脑-机接口
——原理与实践

Brain-Computer Interfaces: Principles and Practice

［美］Jonathan R. Wolpaw　Elizabeth Winter Wolpaw　著

伏云发　杨秋红　徐保磊　李永程　译

国防工业出版社

·北京·

著作权合同登记　图字：军-2014-218 号

图书在版编目（CIP）数据

脑-机接口：原理与实践/（美）乔纳森•R. 沃尔帕乌，（美）伊丽莎白•温特•沃尔帕乌著；伏云发等译. —北京：国防工业出版社，2025.1 重印
书名原文：Brain-Computer Interfaces:Princeples and Practice
ISBN 978-7-118-10161-4

Ⅰ. ①脑… Ⅱ. ①乔… ②伊… ③伏… Ⅲ. ①脑科学—人-机系统—研究 Ⅳ. ①R338.2②R318.04

中国版本图书馆 CIP 数据核字（2017）第 105106 号

Copyright ©2012. by Oxford University Press, Inc.
Brain-Computing Interfaces: Principles and Practice. First Edition was originally pulished in English in 2012. This translation is published by arrangement with Oxford University Press.

※

*国防工业出版社*出版发行
（北京市海淀区紫竹院南路 23 号　邮政编码 100048）
北京虎彩文化传播有限公司印刷
新华书店经售
*
开本 787×1092　1/16　插页 23　印张 33½　字数 900 千字
2025 年 1 月第 1 版第 3 次印刷　印数 2001—2500 册　定价 199.00 元

（本书如有印装错误，我社负责调换）

国防书店：(010) 88540777　　　书店传真：(010) 88540776
发行业务：(010) 88540717　　　发行传真：(010) 88540762

译者序

本书是根据 Brain – Computer Interfaces：Principles and Practice（2012 版）翻译的。原书编者是美国纽约州卫生署沃兹沃思中心神经损伤与修复实验室主任乔纳森·R. 沃尔帕乌教授和纽约劳登维尔锡耶纳大学教授伊丽莎白·温特·沃尔帕乌，他们汇聚并编辑国际著名脑 – 计算机接口（简称脑 – 机接口）研究者的原始创新，从而造就了一部力作。

这是一本关于脑 – 机接口原理、方法和实践的专著。本书全面、系统、深入、具体地介绍了脑 – 机接口的基础、原理、实现方法和应用。全书非常重视脑 – 机接口的基础、原理和方法，着重指出了脑 – 机接口最重要的问题、信号采集问题、验证和宣传问题、可靠性问题；提出了脑 – 机接口六个重要的主题；详细论述了脑 – 机接口的设计、实施和操作，包括从大脑内和从大脑外采集脑信号、脑 – 机接口信号处理、特征提取和转化、脑 – 机接口硬件和软件、脑 – 机接口操作协议及脑 – 机接口应用。此外，本书特别注重原理与实际应用的紧密结合，在上述共性原理和方法的基础上，深入研究了现有的七种脑 – 机接口的具体原理和实现方法，分别是基于 P300 事件相关电位、基于感觉运动节律、基于稳态视觉诱发电位/慢变皮层电位、基于皮层脑电活动、利用运动皮质记录的信号、利用在顶区或运动前期皮层记录的信号、基于大脑代谢信号的脑 – 机接口，这些具体实例便于读者更加深刻地理解和运用原理及方法。因此，本书非常适合高年级本科生和研究生学习脑 – 机接口的基础、原理、实现方法并熟悉各种应用。同样，本书对于工程师、研究人员以及技术管理人员学习脑 – 机接口的基础、原理和实现方法也具有重要的参考价值。

脑 – 机接口是一种变革性的人机交互，是国际重大前沿研究热点，是交叉跨学科的研究，需要多学科研究者的协作。译者在从事脑 – 机交互融合控制的研究中感到，脑 – 机接口系统的研发涉及方方面面的问题，本书不失为一部全面、系统并深入论述的专业性著作。希望本书的出版能够给予从事相关研究的人员以启迪。

本书的完成首先要感谢国家自然科学基金委员会批准的国家自然科学基金面上项目（81470084）、国家自然科学基金地区科学基金项目（61463024）、云南省自然科学基金面上项目（2013FB026）、云南省教育厅重点项目（2013Z130）、云南省级人培项目（KKSY201303048）的资助，如果没有这些项目的资助，就无法开展翻译工作。在本书立项翻译时，得到了清华大学医学院生物医学工程系高小榕教授、北京师范大学认知神经科学与学习国家重点实验室李小俚教授、中国人民解放军国防科学技术大学机电工程与自动化学院自动控制系胡德文教授、中国科学院沈阳自动化研究所机器人学国家重点实验室李洪谊研究员、昆明理工大学信息工程与自动化学院自动化系余正涛教授的推荐和大力支持，译者深表感谢。

本书的翻译也得到了昆明理工大学的支持，在翻译过程中，昆明理工大学脑信息处理与脑 – 机交互融合控制学科方向团队研究生孙会文、刘传伟、张謇、张夏冰、郭衍龙、李松参与了本书的翻译和校正工作，也得到了该团队施霖博士、苏磊博士、熊馨博士、杨俊博士生的支持。同时，该书的翻译和出版也得到了云南省高校模式识别与智能计算重点实验室、昆明理工大学智能信息处理省创新团队老师的支持。

译者对原著印刷方面的错误，一经发现便予以纠正而不加说明。译文不妥之处在所难免，恳请读者指正。

译 者
2016 年 12 月

前　言

在过去的几十年里，从大脑记录的信号可以用来通信和控制，这种可能性已经流行并引起了科学兴趣。然而，只是在过去的 25 年开始了持续的研究，只是在过去的 15 年出现了一个可辨认的领域：脑－机接口（BCI）的研究和开发。目前，在这一新的领域全世界已有数百个研究组，并且新的研究组在不断出现。该领域的发展突飞猛进，其显而易见的事实是，所有以往出版的 BCI 研究论文中，大部分出现在过去的 5 年内。

对 BCI 领域科学兴趣和活动的这种激增源于三个因素的结合：

第一个也是最明显的因素是，最近出现的功能强大、廉价的计算机硬件和软件，它们能够支持对大脑活动复杂高速的分析，这是实时 BCI 操作必不可少的条件。直到最近，大部分用于当前和预期的 BCI 的快速在线信号处理，要么不可能，要么非常昂贵。现在，硬件和软件不再是限制因素：给定适当的专业知识，可以快速和廉价地实现几乎任何有前景的 BCI 设计。

第二个因素是，在过去的 50 年，从动物和人类的研究中，人类对中枢神经系统（CNS）有了更多的理解，特别是关于大脑信号的本质与功能性相关的大量新信息，例如，脑电活动和神经元动作电位。随着这种新的理解，记录这些信号的方法在短期和长期内得到改进。基本知识与技术进步的持续增加促进和稳步地指导更富有经验及富有成效的 BCI 研究。特别重要的是，在理解大脑无论是对正常生活或对创伤或疾病的反应方面具有非凡的适应能力，出现了名副其实的变革。与只在 20 年或 30 年前盛行的硬连接的 CNS 的概念相比，这个新的理解是一个惊人的变化。利用这些自适应能力，可能创建大脑与基于计算机的设备之间新颖的交互，这种可能性令人十分兴奋，交互作用可以替代、恢复、增强、补充或改善大脑与它的内部和外部环境的自然交互。

第三个因素是，对残障患者的需要和能力有了新的认识，他们因疾病而残疾，如脑瘫、脊髓损伤、脑中风、肌萎缩性脊髓侧索硬化症（ALS）、多发性硬化症、肌肉营养不良症。家用呼吸机和其他维持生命的技术，现在能够使最严重的残疾患者活很多年。此外，如果能够给有很少自愿肌肉控制的人即便最基本的通信和控制方式，他们也能够享受令人愉快的和富有成效的生活。脑－机接口在目前有限的发展状态下，可以服务这一需要。

BCI 研究和开发的独特性，超出其近年来非凡的发展，是它内在和必然的多学科性（跨学科性）。从用户大脑到 BCI 动作的操作顺序清晰地表明这个特点。脑－机接口所用大脑信号的适当选择，取决于人们对神经科学的理解，无论是基础和应用神经科学。正确记录这些信号取决于物理科学以及电气和材料工程，也取决于神经外科和组织生物学。记录信号的适当、有效、及时的处理需要计算机科学和应用数学。算法将信号特征翻译为实现用户意图的设备命令，该算法的设计和操作取决于系统工程以及对大脑功能自发（无意识/自然）和自适应变化的理解。适当用户群的选择与适当应用的实现需要临床神经病学和康复工程，并依靠辅助技术的专业知识。最后，用户与应用设备之间复杂持续的交互管理需要理解行为心理学和人类工程学。如果 BCI 研究和开发要实现它们的首要目标，即为严重残疾患者提供重要的新的通信和控制选择，那么这些不同的学科之间的有效合作是至关重要的。

BCI研究的多学科性质是本书的一个主要的动力，也是本书结构和内容的主要原则。本书提供BCI研究与开发基本上是所有主要方面的介绍和总结，并且旨在全面、均衡、协调地介绍该领域的关键原理、现行的方法（实践）和未来的前景。其读者对象是科学家、工程师和各级临床医生，本书设计可使在生物学、物理学和数学方面具有基本的本科水平背景的人容易接受。响应该领域固有的多学科性质，力图向来自许多不同相关学科的人介绍BCI研究的所有方面，从而使他们进行最有效的交互。现在已注意到要确保章节融合为一个合理的协调和逻辑的整体，而同时保留作者个人有时候不同的观点。

每一章尝试以说教的方式介绍它的主题，以便读者能够获得基本的知识，这是来自广泛学科并从事BCI研究的研究者和临床医生有效地开展工作所需要的基本知识。例如，信号处理章节（第7章和第8章）不仅评论已用于BCI的各种信号分析方法，也试图对应用于BCI的广泛的信号分析方法提供一个易理解的介绍，并概述了这些方法对于特定的BCI它们相对的优点和缺点。目的是使读者积极参与并从可替代的方法中进行选择。

这本书共有六篇。第1篇引言部分定义的BCI表明了本书的领域（范围），并确认了贯穿于本书的6个重要的主题。第2篇介绍了BCI使用的不同类型的电的和代谢的大脑信号；这些章节介绍了构成所有后续章节主题的许多基本原理。第3篇从信号采集到输出命令，依次介绍了构成BCI系统的每个组件（部分），并讨论了这些命令控制的应用。第4篇回顾了迄今为止开发的主要BCI类型，并介绍了目前的最新技术（现状）。第5篇解决对严重残疾患者有益的BCI系统所涉及的实现、验证和宣传问题（分发/正面宣传），这些困难任务的成功解决对BCI技术的未来是至关重要的。同时，也考虑了BCI应用的可能性超出到目前为止受到最多关注的辅助通信和控制应用，包括能够（可以）服务有或没有残疾的人的BCI应用。此外，讨论与BCI研究和开发相关的伦理问题。第6篇结论部分，如果BCI要实现许多人对它的高期望，介绍了必须解决的关键问题。

本书的每一章都是一个独特的章节和必不可少的部分，我们希望这些章节一起讲述一个连贯和令人兴奋的故事，因此整本书的作用甚至大于各个部分之和。

Jonathan R. Wolpaw
Elizabeth Winter Wolpaw
Albany, New York
September 2011

致 谢

　　脑－机接口的研究与开发是一项团队协作活动，正如本书的完成也是团队协作的结果。该书不是出自单独的一位作者。对于我们的目标：呈现一本对脑－机接口这一复杂的新领域有一个全面的思考或看法，各章节作者中每一个研究者的贡献都是必不可少的。这些作者来自各种各样的学术领域，他们以自己在 BCI 研究和开发若干重要领域的知识和对研究的责任汇集在这里。在本书中，他们与世界各地其他的研究人员及临床医生分享各自的专业知识和工作成果。一些作者自脑－机接口开始就一直从事这一研究，最近其他人也加入了这一行列，还有一部分人从事相关领域的工作。他们都慷慨地贡献，使本书成书成为可能。感谢所有这些人的这种慷慨奉献，也感谢他们在成书过程的许多步骤中体现的耐心。

　　感谢担任审阅的许多专家，他们代表着许多不同的学科和来自不同地方。他们卓见的评论和建议使本书各章内容变得更加完善。我们也感谢在沃兹沃思中心的同事给予的许多有益的意见和建议；特别感谢 Chadwick Boulay、Peter Brunner、Natalie Dowell－Mesfin、Markus Neuper、Jeremy Hill 和 Stuart Lehrman 的优良的技术咨询和援助。

　　神经肌肉疾病导致的残疾患者一直是 BCI 研发的主要动力。他们面对生活中困难挑战的勇气激励了我们所有的人。感谢他们给予的激励，尤其要感谢参加了这里报道的许多研究的人。他们是本书真正的合作伙伴。

　　全世界许多国家有很多机构，包括公共的和私人的，都支持脑－机接口的研究，该研究是这些章节的内容。没有他们的慷慨和热情支持，完成本书的编写几乎是不可能的。

　　最后，感谢牛津大学出版社负责本书的编辑。我们非常荣幸地认识并与神经科学、神经病学和精神病学的副主编 Craig Allen Panner 一起工作，他首先鼓励我们开展这个项目。衷心地感谢给了我们这个机会，也感谢他在整个过程中的明智指导和坚定耐心。感谢助理编辑 Kathryn Winder，在完成这个项目时的热情和对细节的无过失关注。也感谢编辑制作 Karen Kwak、Viswanath Prasanna、Elissa Schiff 和牛津出版社制作团队将本书手稿打造成精美的作品。

　　BCI 有特权与很多科研人员一起工作，感谢能有这样一个机会。希望本书可以为从事或以其他任何方式涉及 BCI 研究和开发的人提供宝贵的基础、框架和资源。

目 录

第1篇 绪论

第1章 脑-机接口：阳光下的新事物 ········ 2
1.1 脑-机接口简介 ········ 3
1.2 脑-机接口术语 ········ 4
1.2.1 脑-机接口术语的起源和目前的定义 ········ 4
1.2.2 与脑-机接口同义或附属的术语 ········ 5
1.2.3 与脑-机接口相关的神经技术 ········ 6
1.3 脑-机接口6个重要的主题 ········ 6
1.3.1 脑-机接口创建了本质上不同于自然输出的新的中枢神经系统输出 ········ 6
1.3.2 脑-机接口操作取决于两个自适应控制器的交互 ········ 8
1.3.3 选择信号类型和大脑区域 ········ 8
1.3.4 识别并避免伪迹 ········ 9
1.3.5 脑-机接口输出命令：目标选择或过程控制 ········ 10
1.3.6 有效性验证和宣传：有效的脑-机接口应用 ········ 11
1.4 小结 ········ 12
参考文献 ········ 12

第2篇 用于脑-机接口的脑信号

第2章 在运动皮层和相关脑区的神经元活动 ········ 16
2.1 引言 ········ 16
2.2 大脑解剖概述 ········ 17
2.2.1 中枢神经系统方向的术语 ········ 19
2.2.2 大脑皮层结构 ········ 19
2.2.3 大脑新皮质的6层结构 ········ 21
2.2.4 皮层下区域 ········ 22
2.2.5 皮层传出神经投射 ········ 22
2.3 大脑皮层的运动和感觉区域 ········ 23
2.4 大脑皮层区域和运动控制 ········ 27
2.4.1 时间维度：规划与控制 ········ 28
2.4.2 编码维度：抽象与具体的编码 ········ 30
2.4.3 复杂性维度：复杂与简单的运动 ········ 34
2.4.4 源维度：外部与内部运动引发 ········ 35
2.4.5 有视觉引导的伸手-抓握行为 ········ 36
2.4.6 运动控制的躯体感觉反馈 ········ 37

- 2.5 皮质下脑区 ··· 39
  - 2.5.1 丘脑 ··· 39
  - 2.5.2 脑干 ··· 39
  - 2.5.3 基底神经节 ··· 40
- 2.6 小脑 ··· 40
  - 2.6.1 位置、组织和连接 ··· 40
  - 2.6.2 小脑功能 ·· 41
- 2.7 动作电位（尖峰脉冲峰值）中的信息 ··· 42
  - 2.7.1 放电率–编码假说 ··· 42
  - 2.7.2 时间–编码假说 ··· 43
- 2.8 尖峰脉冲峰值记录和处理 ··· 43
  - 2.8.1 微电极 ·· 43
  - 2.8.2 降噪和电极信号调理 ··· 45
  - 2.8.3 动作/峰值电位分类 ··· 46
- 2.9 小结 ··· 46
- 参考文献 ·· 47

第3章 脑产生的电磁场 ··· 57

- 3.1 引言 ··· 57
- 3.2 电路中的电流和电位 ··· 59
  - 3.2.1 电路中的欧姆定理 ·· 59
  - 3.2.2 电流源与电压源之间的等效 ·· 59
  - 3.2.3 电路中的阻抗 ··· 61
  - 3.2.4 电路中的线性叠加 ·· 61
- 3.3 组织容积导电的电流和电位 ··· 62
  - 3.3.1 容积导电的欧姆定理 ··· 62
  - 3.3.2 头部电流分布 ··· 63
  - 3.3.3 容积导电的头模型 ·· 64
- 3.4 颅骨内电位记录 ·· 65
  - 3.4.1 不同尺度下的电位 ·· 65
  - 3.4.2 单极电流源 ··· 66
  - 3.4.3 偶极电流源 ··· 67
  - 3.4.4 动作电位源 ··· 68
  - 3.4.5 局部场电势 ··· 68
  - 3.4.6 皮层脑电位 ··· 68
  - 3.4.7 颅骨内记录 ··· 69
  - 3.4.8 空间分辨率比较 ·· 69
- 3.5 多尺度下的脑源 ·· 69
  - 3.5.1 在大脑皮层脑回产生脑电 ··· 69
  - 3.5.2 皮质源的多尺度 ·· 70
  - 3.5.3 细观源强度为单位容积偶极矩 ·· 71

IX

3.6 头皮记录的电位 ··· 72
    3.6.1 所有头皮记录是双极性 ··· 72
    3.6.2 参考电极 ·· 73
3.7 脑电的正向和逆向问题 ·· 73
    3.7.1 正向问题 ·· 73
    3.7.2 逆向问题 ·· 75
3.8 定量和高分辨率的脑电 ·· 75
    3.8.1 脑电的数学变换 ··· 75
    3.8.2 傅里叶变换 ··· 76
    3.8.3 脑电相位同步和相干 ··· 76
    3.8.4 瞬态和稳态诱发电位 ··· 77
    3.8.5 高分辨率脑电 ·· 77
3.9 大脑磁场 ·· 78
3.10 容积传导和源动力学 ·· 79
3.11 小结 ··· 80
参考文献 ··· 81

第4章 反映脑代谢活动的信号
4.1 引言 ··· 83
4.2 功能神经成像学概述 ··· 83
    4.2.1 分辨率 ··· 83
    4.2.2 血流成像技术 ·· 84
    4.2.3 大脑活动的血流响应 ··· 85
4.3 四种主要的代谢神经成像方法 ·· 86
    4.3.1 功能经颅多普勒 ··· 86
    4.3.2 正电子发射断层扫描 ··· 87
    4.3.3 功能近红外光谱技术 ··· 88
    4.3.4 功能磁共振成像 ··· 91
4.4 代谢神经成像的任务设计 ·· 95
4.5 功能近红外光谱和功能磁共振成像应用于脑－机接口 ······························· 96
    4.5.1 基于功能近红外光谱的脑－机接口 ··· 96
    4.5.2 基于功能磁共振成像的脑－机接口 ··· 97
4.6 未来发展前景 ··· 97
4.7 小结 ·· 98
参考文献 ·· 98

第3篇 脑－机接口的设计、实施和操作

第5章 从大脑内采集脑信号
5.1 引言 ··· 102
5.2 用于脑－机接口的植入微电极概述 ·· 103
    5.2.1 微电极阵列的一般特性 ··· 103

		5.2.2 微丝阵列	105
		5.2.3 亲神经（锥形）电极	105
		5.2.4 基于 MEMS 的微电极	106
5.3	长期植入微电极神经记录的基本概念	108
	5.3.1 微电极如何记录信号	108
	5.3.2 长期神经记录中神经信号保真度的影响因素	110
	5.3.3 在长期记录中引入噪声的因素	111
5.4	皮层内微电极阵列长期记录的性能	112
	5.4.1 信号质量	112
	5.4.2 阵列增益	113
	5.4.3 信号稳定性	113
	5.4.4 记录寿命	113
	5.4.5 整体性能	114
5.5	脑组织对皮质内微电极阵列的响应	114
	5.5.1 植入式微电极阵列周围的微观环境	114
	5.5.2 与微电极植入相关的局部组织损伤	115
	5.5.3 慢性脑组织反应	116
	5.5.4 组织响应随时间变化的评估	118
	5.5.5 组织反应对微电极性能的评估	119
	5.5.6 其他重要问题	119
	5.5.7 解决因组织反应而引起信号质量退化的方法	120
5.6	开发下一代皮层内脑-机接口的策略	121
5.7	未来展望	123
5.8	小结	124
参考文献	124

第6章 从大脑外采集脑信号 133

6.1	引言	133
6.2	脑电记录	133
	6.2.1 脑电电极	133
	6.2.2 脑电记录的双极性	135
	6.2.3 脑电电极布局	135
	6.2.4 采样频率	137
	6.2.5 避免、识别和消除非脑信号（伪迹）	137
6.3	脑磁记录	138
6.4	脑电与脑磁在灵敏度和空间分辨率方面的比较	139
6.5	脑电参考电极选择	141
	6.5.1 参考电极位置选择	141
	6.5.2 参考电极测试	143
	6.5.3 间隔紧密的电极	143
	6.5.4 耳垂相连参考和乳突相连参考	145

		6.5.5 共同平均参考	145
		6.5.6 基于模型的参考	147
		6.5.7 平均参考和参考电极标准化技术比较	148
		6.5.8 参考电极策略小结	148
	6.6	脑电的空间采样	148
	6.7	高分辨率脑电方法——表面拉普拉斯法	151
	6.8	小结	152
	参考文献		152
第7章	脑–机接口信号处理：特征提取		155
	7.1	引言	155
	7.2	信号处理原理	157
		7.2.1 模/数转换	157
		7.2.2 傅里叶分析	159
		7.2.3 数字滤波	160
	7.3	特征提取的三个步骤	162
		7.3.1 信号调理	163
		7.3.2 提取特征	168
		7.3.3 特征调理	174
	7.4	从尖峰序列提取特征	175
		7.4.1 尖峰序列的结构	176
		7.4.2 从尖峰时间提取特征	177
	7.5	小结	182
	参考文献		183
第8章	脑–机接口信号处理：特征转换		185
	8.1	引言	185
	8.2	选择模型	186
		8.2.1 一般原则	187
		8.2.2 常用模型	190
	8.3	为模型选择特征	195
	8.4	参数化模型	196
	8.5	评估转换算法	198
		8.5.1 测量性能	198
		8.5.2 黄金标准：在线评估	201
		8.5.3 脑–机接口研究的重要部分：离线评估	202
		8.5.4 评估转换算法的特定方面	203
		8.5.5 数据竞赛	205
	8.6	小结	205
	参考文献		206
第9章	脑–机接口的硬件和软件		209
	9.1	引言	209

9.2 硬件 210
9.2.1 传感器 210
9.2.2 放大器 215
9.2.3 模/数转换 217
9.2.4 伪迹 220
9.2.5 硬件接口 220
9.2.6 客户机硬件 222
9.2.7 未来方向 223
9.3 软件 223
9.3.1 脑-机接口实现的组件 223
9.3.2 研发脑-机接口软件的设计原则 224
9.3.3 通用脑-机接口研究软件概述 225
9.4 评估脑-机接口硬件和软件 227
9.4.1 典型脑-机接口系统的时序特性 227
9.4.2 代表性结果 230
9.5 小结 233
参考文献 234

第10章 脑-机接口操作协议 239
10.1 引言 239
10.2 脑-机接口操作协议的关键要素 239
10.2.1 脑-机接口操作的启动 239
10.2.2 参数化的特征提取和转换过程 241
10.2.3 脑-机接口的应用协议 242
10.2.4 处理转换误差 243
10.3 用户训练和系统测试操作协议 244
10.4 小结 245
参考文献 246

第11章 脑-机接口应用 248
11.1 引言 248
11.2 脑-机接口应用于辅助技术及其潜在的用户 248
11.2.1 脑-机接口用于辅助技术 248
11.2.2 脑-机接口操作辅助技术的潜在用户 250
11.2.3 面向用户方法的重要性 252
11.2.4 无意激活的代价 254
11.3 控制方案：脑-机接口与应用相匹配 255
11.3.1 脑-机接口的命令到应用：目标选择和过程控制 255
11.3.2 脑-机接口的指令转换为应用的动作：直接与间接 256
11.3.3 应用操作：离散/连续 257
11.4 脑-机接口在辅助技术中当前和潜在的应用 257
11.4.1 用户角度：脑-机接口应用能够提供的功能 258

| 11.4.2 | 技术开发者角度：脑-机接口能够控制的辅助技术应用类型 | 259 |

11.5 为脑-机接口控制选择辅助技术应用 262
 11.5.1 辅助技术专业人员的参与 262
 11.5.2 目标用户的参与 262
11.6 脑-机接口+辅助技术系统与独立的脑-机接口/辅助技术系统 263
 11.6.1 脑-机接口+辅助技术系统 263
 11.6.2 独立的脑-机接口/辅助技术系统 264
11.7 最优化脑-机接口控制的辅助技术性能 265
11.8 小结 265
参考文献 266

第4篇 现有的脑-机接口

第12章 利用P300事件相关电位的脑-机接口 272
12.1 引言 272
12.2 P300事件相关电位和基于P300的脑-机接口 272
12.3 新奇刺激范式 273
12.4 P300的起源和功能 275
12.5 P300的波幅和稳定性 275
12.6 基于P300的脑-机接口 276
 12.6.1 最初基于P300脑-机接口的研究 276
 12.6.2 随后基于P300脑-机接口研究的目标和局限性 278
 12.6.3 可选的电极组合 278
 12.6.4 可选的信号处理方法 279
 12.6.5 可选的刺激和刺激呈现参数 280
 12.6.6 基于P300的脑-机接口性能中注视方向的可能作用 281
 12.6.7 基于P300的脑-机接口利用听觉刺激 282
 12.6.8 基于P300的脑-机接口性能提高的前景 282
 12.6.9 基于P300脑-机接口的独立家庭使用 283
12.7 小结 284
参考文献 284

第13章 利用感觉运动节律的脑-机接口 291
13.1 引言 291
13.2 感觉运动节律 291
13.3 感觉运动行为期间的感觉运动节律 292
13.4 运动想象期间的感觉运动节律 294
13.5 分析感觉运动皮层活动 294
 13.5.1 频率分析 294
 13.5.2 空间分析 295
13.6 分析不同通道之间的关系 296
13.7 把感觉运动节律活动转化为设备控制 296

13.8	在线和离线分析	296
13.9	伪迹	297
13.10	脑－机接口利用感觉运动节律	299
13.11	光标一维或多维运动	299
13.12	通信应用	301
13.13	控制应用	301
13.14	异步脑－机接口	302
13.15	基于感觉运动节律脑－机接口的潜在用户	303
13.16	未来方向	304
13.17	小结	304
参考文献		305

第14章　利用稳态视觉诱发电位或慢变皮层电位的脑－机接口（BCI） …… 312

14.1	引言	312
14.2	稳态视觉诱发电位和基于稳态视觉诱发电位的脑－机接口	312
	14.2.1　稳态视觉诱发电位和相关范式	312
	14.2.2　早期类似稳态视觉诱发的脑－机接口	314
	14.2.3　最近基于稳态视觉诱发电位脑－机接口的设计	315
	14.2.4　基于稳态视觉诱发电位脑－机接口的重要问题	316
	14.2.5　基于稳态视觉诱发电位脑－机接口未来的研究方向	316
14.3	慢变皮层电位和基于慢变皮层电位的脑－机接口	317
	14.3.1　慢变皮层电位	317
	14.3.2　基于慢变皮层电位的脑－机接口	318
	14.3.3　基于慢变皮层电位脑－机接口未来可能的用途	319
14.4	小结	320
参考文献		320

第15章　利用皮层脑电（ECoG）活动的脑－机接口（BCI） …… 325

15.1	引言	325
15.2	皮层脑电探测的电生理特征	328
15.3	目前基于皮层脑电的脑－机接口	331
	15.3.1　皮层脑电信号的采集	332
	15.3.2　基于皮层脑电的脑－机接口协议设计	332
	15.3.3　基于皮层脑电的脑－机接口控制	333
15.4	局限性	335
15.5	有待进一步研究的重要问题和领域	336
15.6	小结	338
参考文献		339

第16章　利用在运动皮层记录信号的脑－机接口（BCI） …… 346

16.1	引言	346
16.2	皮层内脑－机接口系统（iBCI）的研发目标	347
16.3	从小规模神经元群获得复杂控制	347

16.4 对瘫痪患者功能恢复有用的动作 ·· 347
16.5 皮层内脑-机接口与皮层外脑-机接口相比的可能优势 ····················· 348
    16.5.1 安全性 ··· 348
    16.5.2 可靠性 ··· 349
16.6 皮层内脑-机接口可利用的信号和记录它们的传感器 ····················· 349
    16.6.1 皮层内脑-机接口的关键特征 ···································· 349
    16.6.2 皮层内脑-机接口记录的信号 ···································· 351
16.7 皮层内脑-机接口传感器的类型 ··· 355
    16.7.1 多电极阵列（或平台阵列或犹他阵列）······················· 356
    16.7.2 多位点电极（又称柄电极或密歇根电极）····················· 357
    16.7.3 微丝（线）阵列 ·· 357
    16.7.4 锥形电极（或神经营养电极）··································· 357
16.8 皮层内脑-机接口研究 ··· 357
    16.8.1 选择要植入的皮层区 ·· 357
    16.8.2 迄今为止对非人类和人类灵长类动物的皮层内脑-机接口研究 ··· 358
    16.8.3 对体格健全猴子的皮层内脑-机接口研究 ························ 358
    16.8.4 对瘫痪猴子的皮层内脑-机接口研究 ····························· 359
    16.8.5 对瘫痪患者的皮层内脑-机接口研究 ····························· 359
16.9 皮层内脑-机接口的长期性能 ·· 360
16.10 长期记录问题及影响记录稳定性的因素 ··································· 363
    16.10.1 长期记录问题 ·· 363
    16.10.2 影响记录稳定性的因素 ······································· 363
16.11 解码皮层内脑-机接口记录的神经元尖峰脉冲 ····························· 365
    16.11.1 开环和闭环解码 ·· 367
    16.11.2 连续和离散解码 ·· 367
16.12 皮层内脑-机接口的通信和控制应用 ·· 368
16.13 皮层内脑-机接口的用户群 ·· 369
16.14 为实现皮层内脑-机接口实用于长期的人类使用所需要的进展 ········· 370
    16.14.1 完全可植入的、安全和生物相容的系统 ······················· 370
    16.14.2 易用性（容易使用）·· 371
    16.14.3 信号的稳定性和算法的自适应性 ····························· 372
    16.14.4 增强的感觉反馈 ·· 372
16.15 皮层内脑-机接口的其他潜在应用 ·· 372
16.16 小结 ··· 373
参考文献 ·· 374

第17章 利用在顶区或运动前区皮层记录信号的脑-机接口（BCI） ········· 380
17.1 引言 ·· 380
17.2 解剖学结构 ·· 380
17.3 动作规划 ··· 381
    17.3.1 眼动和到达 ··· 381

17.3.2 抓握 ･･ 384
17.4 动作解码 ･･ 386
17.4.1 到达解码 ･･ 386
17.4.2 抓握解码 ･･ 387
17.4.3 快速解码 ･･ 388
17.5 由局部场电位解码 ･･ 389
17.6 展望 ･･ 391
参考文献 ･･ 392

第18章 采用大脑代谢信号的脑–机接口（BCI） ･･ 394
18.1 引言 ･･ 394
18.2 基于功能近红外光谱的脑–机接口（BCI） ･･ 394
18.2.1 功能近红外光谱方法（fNIRS）的原理 ･･･ 394
18.2.2 功能近红外光谱脑–机接口的结构和操作 ･･････････････････････････････････････ 396
18.2.3 迄今功能近红外光谱脑–机接口的实现 ･･ 401
18.2.4 功能近红外光谱脑–机接口系统的前景 ･･ 402
18.3 基于功能核磁共振成像的脑–机接口 ･･ 403
18.3.1 功能核磁共振成像的原理和实践 ･･ 403
18.3.2 基于功能核磁共振成像脑–机接口的结构和操作 ･･････････････････････････････ 404
18.3.3 迄今功能核磁共振成像脑–机接口的应用 ････････････････････････････････････ 408
18.3.4 功能核磁共振成像脑–机接口系统的前景 ･･･････････････････････････････････ 409
18.4 小结 ･･ 409
参考文献 ･･ 410

第5篇 使用脑–机接口

第19章 BCI用户和他们的需求 ･･ 414
19.1 引言 ･･ 414
19.2 恢复因受伤或疾病而丧失的功能 ･･ 414
19.2.1 交流受损 ･･ 414
19.2.2 移动性受损 ･･ 415
19.2.3 自主神经功能受损 ･･･ 418
19.3 脑–机接口用于中风患者的康复 ･･ 418
19.4 其他潜在的脑–机接口用户 ･･ 419
19.4.1 癫痫患者 ･･ 419
19.4.2 具有认知、情绪或其他障碍的患者 ･･ 419
19.5 脑–机接口用户的愿望/需求列表 ･･･ 419
19.6 小结 ･･ 420
参考文献 ･･･ 421

第20章 BCI的临床评价 ･･ 423
20.1 引言 ･･ 423
20.2 能以适合于长期独立使用的形式来实现BCI设计吗？ ･･････････････････････････････････ 423

20.3 需要 BCI 系统的人是谁？他们会使用它吗？ 425
    20.3.1 定义未来 BCI 家庭用户的人群 425
    20.3.2 为脑-机接口的家用研究招募参与者 426
    20.3.3 获得知情同意 427
    20.3.4 确定潜在的研究被试是否能够使用 BCI 427
20.4 家庭环境能够支持 BCI 使用吗？实际使用脑-机接口了吗？ 428
    20.4.1 评估环境与护理人员 428
    20.4.2 启动和评估 BCI 的家庭使用 428
20.5 BCI 改善用户的生活了吗？ 433
20.6 BCI 转化研究面临的困难挑战 434
20.7 未来的改进将推动 BCI 临床转化 435
20.8 小结 435
参考文献 436

第 21 章 传播：让需要 BCI 的人得到它们 441
21.1 引言 441
21.2 设计考虑——我们有一个产品吗？ 441
    21.2.1 科学研究与工程发展 441
    21.2.2 设计控制 442
    21.2.3 风险管理 443
21.3 监管方面的考虑——允许我们销售自己的产品吗？ 444
    21.3.1 产品分类与监管策略 445
    21.3.2 美国食品和药物管理局提交报告的两条路线 446
    21.3.3 欧盟和日本的审批 447
21.4 寻求 BCI 的审批——在美国的审批 447
21.5 实验室原型、罕见疾病治疗产品和定制设备审批的可选途径 448
    21.5.1 实验室原型 448
    21.5.2 罕见疾病治疗产品 448
    21.5.3 定制设备 450
21.6 偿付考虑——会有人愿意为我们的产品支付费用吗？ 451
    21.6.1 偿付策略的要素 451
    21.6.2 保险公司合作 453
    21.6.3 全球营销 453
21.7 金融挑战——这种努力可持续吗？ 453
    21.7.1 资助初创公司：风险投资与天使投资人 453
21.8 传播和支持 BCI 的可能替代方案 456
21.9 趋势和结论 457
参考文献 457

第 22 章 BCI 用于治疗以改善大脑功能 459
22.1 引言 459
22.2 基于 BCI 的反馈作为一种可能的治疗手段 459

22.3	基于EEG的BCI用于治疗	460
	22.3.1 减少癫痫发作频率	460
	22.3.2 治疗注意缺陷障碍并改善认知加工	461
	22.3.3 改善运动功能的恢复	462
22.4	基于fMRI的BCI用于治疗	467
	22.4.1 改善情绪加工与控制	467
	22.4.2 改善运动功能的恢复	470
	22.4.3 疼痛管理	470
	22.4.4 基于fMRI的BCI未来的工作	470
22.5	小结	471
	参考文献	471

第23章 BCI应用于一般人群 477

23.1	引言	477
23.2	优化常规的性能	477
	23.2.1 注意力	478
	23.2.2 工作负荷	480
	23.2.3 情绪	481
23.3	提高常规性能	482
	23.3.1 目标检测	482
	23.3.2 其他可能的基于BCI的性能增强	483
23.4	拓展或丰富生活体验	483
	23.4.1 与媒体相关的活动	483
	23.4.2 艺术的表达	484
	23.4.3 游戏	485
23.5	小结	487
	参考文献	487

第24章 BCI研究中的伦理问题 492

24.1	引言	492
24.2	帮助残疾人的BCI研究	492
	24.2.1 行善：做有益的事，不做有害的事	492
	24.2.2 尊重人：知情同意	499
	24.2.3 公正：回应诉求、报告研究结果并促进广泛传播	500
24.3	用于一般人群的BCI研究	502
24.4	小结	503
	参考文献	504

第6篇 结论

第25章 BCI的未来：满足期望 508

25.1	引言	508
25.2	承诺	508

- 25.3 最重要的问题 ……………………………………………………………… 509
- 25.4 信号采集硬件 ……………………………………………………………… 509
  - 25.4.1 非侵入性（无创）的 BCI ……………………………………………… 509
  - 25.4.2 植入式（侵入性或有创）的 BCI ……………………………………… 510
- 25.5 验证和传播 ………………………………………………………………… 510
  - 25.5.1 比较不同的信号和方法 ………………………………………………… 510
  - 25.5.2 聚焦临床的价值 ………………………………………………………… 511
  - 25.5.3 传播的问题 ……………………………………………………………… 511
- 25.6 可靠性 ……………………………………………………………………… 512
  - 25.6.1 适应性（自适应性） …………………………………………………… 512
  - 25.6.2 控制的分布 ……………………………………………………………… 513
  - 25.6.3 来自多个脑区的信号以及额外的感觉输入 …………………………… 514
- 25.7 小结 ………………………………………………………………………… 515

第1篇 诸 论

第1章 脑－机接口：阳光下的新事物

1924 年，德国耶那大学精神病学教授 Hans Berger 发现了人类大脑产生的电信号可以从头皮记录。经过 5 年的进一步研究后，Berger 发表了奠定脑电图（EEG）作为临床诊断和大脑研究基本工具的 14 篇文章中的第一篇（Berger，1929）。1938 年，正当他的工作开始被国际认可时，德国政府关闭了他的实验室并迫使他退休。但就在这一年，来自北美的年轻神经学家 Herbert Jasper 的节日问候倾刻之间使他露出喜色，此时 Jasper 正处于辉煌职业生涯的开端。Jasper 寄给 Berger 的绘图如图 1.1 所示。这意味着 EEG 信号也可以用于通信领域，尽管是以一种幻想的方式。

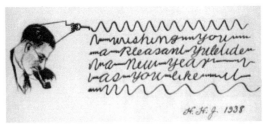

图 1.1　这幅图包含在 1938 年 Herbert Jasper 寄给 Hans Berger 的一个节日问候信中。这是对现在被称为脑－（计算）机接口（Brain－computer Interface，BCI）的一个早期描绘。（图片来自慕尼黑德意志博物馆）

人们通过大脑信号而不是肌肉来行动——这种可能性已吸引了科学家和非科学界人士多年。现在，距 Berger 划时代的发现近一个世纪后，这种可能性正变为现实。虽然这种现实是新的、初步的，也非常适度但其振奋人心和潜在性正推动 BCI 研究这一新兴领域（图 1.2）。本书是关于这一领域所依据的原理，目前为止取得的成就，所面临的问题以及未来的发展前景。

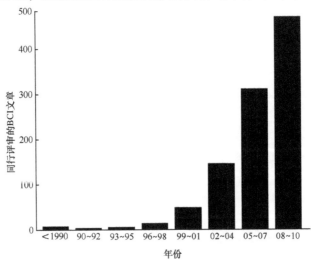

图 1.2　同行评审科技文献中的 BCI 文章

注：在过去的 15 年中，BCI 研究最初仅限于几个孤立的实验室，现在已经成为一个非常活跃和迅速发展的科学领域。大多数的研究文章出现在过去的 5 年里。（Vaughan 和 Wolpaw，2006）

1.1 脑-机接口简介

按照目前的理解,中枢神经系统(Central Nervous System,CNS)的功能是通过产生满足机体需求的输出来响应外界或身体产生的事件。CNS 的所有自然输出都是神经肌肉或荷尔蒙输出。BCI 为 CNS 提供了新的输出,该输出既不是神经肌肉也不是荷尔蒙。BCI 是一种系统,它测量 CNS 的活动并将其转换为人工输出,该输出可以替代、恢复、增强、补充或改善自然的 CNS 输出从而改变 CNS 与其外部或内部环境之间正在发生的交互作用。

理解这个定义需要理解其每个专业术语,从中枢神经系统开始。中枢神经系统由大脑和脊髓组成,与外周神经系统(Peripheral Nervous System,PNS)不同,外周神经系统由周围神经、神经节和感受器组成。中枢神经系统的结构由它们在脑膜内的位置、其独特的细胞类型和组织、它们整合许多不同的感觉输入以产生适当运动输出的功能来区分。相比之下,外周神经系统不位于脑膜内,缺乏独特的中枢神经系统组织结构,主要用于将感官输入传输到中枢神经系统,并从中枢神经系统传递运动输出。

中枢神经系统活动包括电生理、神经化学和代谢现象(例如,神经元动作电位,突触电位,神经递质的释放,氧的消耗),它们不断地在中枢神经系统中发生。这些现象可以利用放置在头皮上、大脑表面上或大脑内的传感器监测电场或磁场、血红蛋白氧合或参数来进行量化(图 1.3)。BCI 记录这些大脑信号,从中提取特定的量(或特征)并把这些特征转换(或翻译)成作用于外界或身体本身的人工输出。图 1.3 说明了 BCI 输出可控制的 5 类应用。其中的每一种应用,该图显示了许多可能的例子之一。

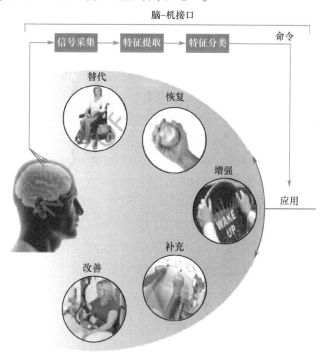

图 1.3 脑-机接口(BCI)系统的基本设计和操作

注:在这个图中,BCI 用绿色显示,反映大脑活动的电信号是从头皮、大脑皮层的表面或从大脑内部采集获得的。对信号进行分析,以测量反映用户意图的信号中的特性(如脑电节律的幅度或单个神经元的发放率)。这些特征被翻译为操作应用设备的命令,如替代、恢复、增强、补充或改善自然的中枢神经系统输出。(修改自 Wolpaw 等,2002)(补充图像由 ⓒ Stelarc,http://stelarc.org;提高图像由 ⓒ Hocoma AG,www.hocoma.com)

BCI 的输出可能取代由于损伤或疾病而丧失的自然输出。例如，不能再说话的人可以使用 BCI 输入文字，然后通过语音合成器发声。或者失去肢体控制的人可以使用 BCI 操纵一辆电动轮椅。在这些例子中 BCI 的输出取代了丧失的自然输出。

BCI 输出可以恢复丧失了的自然输出。例如，由于脊髓受损，手臂和手都瘫痪了的人可以使用 BCI 通过植入的电极来刺激瘫痪的肌肉，让肌肉带动肢体活动。或者由于多发性硬化症失去了排尿功能的人可使用 BCI 刺激控制膀胱的外周神经，从而使膀胱排尿。在这些例子中，BCI 输出恢复了自然输出。

BCI 输出可能增强自然的中枢神经系统输出。例如，执行需要长时间持续全神贯注任务（如驾驶车辆或作为一个哨兵放哨）的人，可以使用 BCI 在注意力丧失之前检测大脑活动并提供一个输出（如一个声音）来提醒人恢复注意力。BCI 通过阻止注意力下降周期性减少自然的中枢神经系统输出（以及可能引起的交通事故），增强了自然输出。

BCI 输出可补充自然中枢神经系统的输出。例如，使用手动操纵杆控制计算机光标位置的人可利用 BCI 来选择光标所达目标。或者可以用 BCI 控制第三方的（即机器人）手臂和手。在这些例子中，BCI 通过额外的人工输出补充了自然神经肌肉的输出。

最后，BCI 的输出可以提高自然中枢神经系统的输出。例如，手臂动作因与感觉运动皮层相关的中风而受损的人，可以使用 BCI 从受损的皮层区测量信号，然后刺激肌肉或控制矫形器，以改善手臂运动。因为这种 BCI 应用能使更多正常运动成为可能，其重复使用可能会引起依赖活动的中枢神经系统可塑性，该可塑性改善自然中枢神经系统的输出，从而帮助人恢复更为正常的手臂控制。

前两种类型的 BCI 应用，是对失去的自然输出的替换或修复，是目前大多数 BCI 研究和开发的目标，它们的例子在这本书中出现了很多次。同时，其他三种类型的 BCI 应用也可能吸引越来越多的关注（第 22 章和第 23 章）。

该定义的最后一部分中指出，BCI 改变了中枢神经系统与其内部或外部环境之间正在进行的交互。中枢神经系统不断与外界和身体进行交互，这些交互包括输出到环境中的运动输出以及从环境中获得的感觉输入。通过测量中枢神经系统的活动并把它转换成影响环境的人工输出，BCI 不仅改变了中枢神经系统的输出，也改变了来自环境的感觉输入。这些感觉输入的变化通常称为反馈。用于简单地监测大脑活动，不改变中枢神经系统与环境之间正在进行的交互作用的装置不是 BCI。

1.2 脑-机接口术语

1.2.1 脑-机接口术语的起源和目前的定义

尽管 1964 年 Grey Walter 证明了基于 EEG 的 BCI（Craimann 等，2010a），但 BCI 这一术语显然是在 20 世纪 70 年代由 Jacques Vidal 首次使用的。他非常广泛地应用这个术语，用它来描述任何能够产生关于脑功能详细信息的基于计算机的系统，然而在他的工作过程中，他开发了一个满足较窄的现代意义的系统（Vidal，1973，1977）。Vidal 系统利用从视觉皮层上方的头皮记录的视觉诱发电位（VEP），确定眼睛注视的方向（视觉注视点），从而确定用户要从哪个方向移动光标。几年前，在首个基于神经元的 BCI 中，Eberhard Fetz 和他的同事们已经证明，猴子可以学会采用单个皮层神经元控制仪表指针来获得食物奖励（Fetz，1969；Fetz 和 Finocchio，1971）。

在本章开头提出的脑-机接口定义是基于过去十年中许多评论的定义和讨论（Donoghue，2002；Wolpaw 等，2002；Schwartz，2004；Kübler 和 Müller，2007；Daly 和 Wolpaw，2008；Graimann 等，2010a）。该定义的目的是为了全面性和权威性（明确性），与此同时，也把 BCI 与感觉运动假说关联起来（Young，1990；Wolpaw，2002），这是现代神经科学的理论基础。感觉运动假说是中枢神经系统的整体功能通过适当的输出来响应外部和内部事件。与这一假说相一致，把 BCIs（BCI 的复数）定义为将大脑信号翻译成各种新输出的系统。

1.2.2 与脑-机接口同义或附属的术语

脑-机器接口（Brain-machine Interface，BMI）这一术语最早是在 1985 年开始使用的，用来描述刺激大脑的植入设备（Joseph，1985），但直到最近它才专门用于提供新输出的设备（Donoghue，2002）。在实践中 BMI 这一术语主要用于采用植入微电极来记录皮层神经元活动的系统。目前，BCI 和 BMI 是同义词，它们之间的选择很大程度上依赖于个人喜好。偏好 BCI 的原因之一是 BMI 中"机器"一词暗示了脑信号不能灵活地转换成输出命令，因而不能反映真实情况：计算机与人脑是有效的 BCI（或 BMI）操作所需要的交互自适应控制的合作伙伴。

2002 年，引入了非独立 BCI 和独立 BCI 这两个术语（Wolpaw 等，2002）。与基本的 BCI 定义一致，二者都使用脑信号来控制应用（程序），但它们对自然中枢神经系统输出的依赖程度有所不同。非独立 BCI 采用依赖肌肉活动的脑信号。例如，Vidal（1973，1977）描述的 BCI 利用了视觉诱发电位的幅度，该幅度依赖于注视的方向，即依赖于控制注视的肌肉。非独立 BCI 本质上是探测自然中枢神经系统输出中携带的信息的一种可选方法。虽然它不能为大脑提供一个新的独立于自然输出的信号，但可能仍然是有用的（Sutter，1992），参见第 14 章。

相反，独立 BCI 并不依赖于自然中枢神经系统的输出；在独立 BCI 中，肌肉活动不是产生 BCI 所需脑信号的必要途径。例如，在基于脑电感觉运动节律（SMR）（第 13 章）的 BCI 中，用户可以采用心理想象来调节感觉运动节律，进而控制 BCI 输出。对患有严重神经肌肉障碍的人，独立 BCI 可能更适用。同时重要的是认识到，大多数实际的 BCI 既不是纯粹的依赖型也不是纯粹的独立型。基于稳态视觉诱发电位的 BCI 其输出可能反映用户的注意力程度（除了用户的注视方向），参见第 14 章。相反，大多数基于感觉运动节律的 BCI 依赖于具有足够视觉功能（由此控制注视）的用户来观察 BCI 输出命令所得的结果（如光标移动）。

混合 BCI 这一近期术语应用于两种不同的方式（Graimann 等，2010b）：一种是描述 BCI 使用两种不同类型的脑信号（如视觉诱发电位和感觉运动节律）来产生相应的输出；另一种是描述一个结合了 BCI 输出和正常肌肉输出的系统（第 23 章）。在后者的用法中，BCI 输出补充了自然中枢神经系统的输出（图 1.3）。

另外一个最近出现的术语被动 BCI，该类 BCI 应用利用与用户当前状态（如注意水平）相关的脑信号（Zander 和 Kothe，2011）。例如，BCI 可以在丧失注意力之前检测脑电的特性并产生一个提醒用户和恢复注意力的输出（如声音信号），参见第 23 章。术语被动 BCI 是为了把这些 BCI 应用与那些提供通信和控制的 BCI 应用（即，主动 BIC）相区别。然而，被动和主动是主观方面，缺乏明确的神经科学的定义。此外，连续使用被动 BCI 可能会很好引起中枢神经系统的适应性从而提高其性能，因而术语被动 BCI 变得不再适用。为此，似乎更可取的 BCI 应用分类简单地如图 1.3 所示，在此种情况下，被动 BCI 通常会被划分到增强或补充类。

1.2.3 与脑－机接口相关的神经技术

最近 BCI 研究的突飞猛进是人们对广泛的新技术和新疗法兴趣急剧上升的一部分，这些新技术和新疗法有望对大脑及其疾病进行前所未有的理解和探查。其中包括高分辨率和特异性的结构和功能成像方法，用于刺激特定结构的长期植入装置，能够激发和引导神经再生及重新连接的分子和粒子，可以取代失去组织的细胞，可以恢复有用功能的康复治疗方案。这些新方法中有很多可以直接作用于大脑，因此与这里定义的 BCI 相反，BCI 允许大脑直接作用于外界。同时，这些方法中的一些（如直接刺激皮层或皮层下的感觉区）有可能被纳入未来的 BCI 系统，用以改善它们的性能（第 5 章和第 16 章）。

直接输入法，连同 BCI（提供直接输出），纳入脑接口的总体类中。直接输入法在未来的某天能否获得自己的名称（如计算机－脑接口（Computer－Brain Interface，CBI））仍有待观察。这里所述的 BCI 定义，认识到能够提供新的中枢神经系统输出装置的新特性。

1.3 脑－机接口 6 个重要的主题

本章的其余部分介绍 BCI 的 6 个主题，我们相信对理解 BCI 的研究和开发是非常重要的。这些主题在本书中直接或间接地提到很多次，在这里介绍是为了强调和说明其重要性。

1.3.1 脑－机接口创建了本质上不同于自然输出的新的中枢神经系统输出

中枢神经系统的正常功能是产生肌肉和荷尔蒙输出，通过作用于外部世界或身体，满足有机体的需求。BCI 为中枢神经系统提供了额外的来自大脑信号的人工输出。因此，它们要求已经进化到能够产生肌肉和荷尔蒙输出的中枢神经系统，现在能够产生全新的输出。例如，感觉皮质区通常与皮质下和脊髓区交互以控制肌肉活动，而现在转而要求它控制大脑的某些信号（如神经元的放电模式或脑电节律）。当根据中枢神经系统如何正常运行考虑 BCI 使用时，这个要求的深刻意义变得很明显。过去 200 年特别是最近几十年的研究，已经揭示了支配中枢神经系统如何产生其正常输出的两个基本原理：

第一个原理是创建正常输出的任务分布在从大脑皮质到脊髓的整个中枢神经系统。没有任何单个的脑区能完全负责正常的输出。正如图 1.4（a）所示的一个非常简化的形式，像走路、说话或弹钢琴这些动作的选择、规划和执行是通过皮质区、基底神经节、丘脑核、小脑、脑干核、脊髓中间神经元和运动神经元之间的协作来实现的。例如，当皮质区启动行走并监督其进展时，需要确保有效运行所需的节律性的高速感觉运动交互，这主要由脊髓回路进行处理（Mc-Crea 和 Rybak，2008；Ijspeert，2008；Guertin 和 Steuer，2009）。这种分布广泛的中枢神经系统活动的最终结果是脊髓（或脑干）运动神经元适当的兴奋以激活肌肉，从而产生动作。此外，虽然参与的各个中枢神经系统脑区的活动常常与动作相关，但任何一个脑区的活动从一个试验（一个特定动作性能）到下一个试验都可能发生很大的变化。尽管如此，所有脑区的协调激活确保了运动本身在整个实验中非常稳定。

第二个原理是中枢神经系统的正常输出（无论是步行穿过一个房间，或讲具体的话，或在钢琴上演奏特定的音乐）通过在所有涉及的中枢神经系统脑区中最初的和持续的适应性变化来控制和维持的。在早期的发育和以后的整个生活中，遍布中枢神经系统的神经元和突触不断变化获得新的动作（新技能）并维持已获得的技能（Carroll 和 Zukin，2002；Gaiarsa 等，

2002；Vaynman 和 Gomez - Pinilla，2005；Saneyoshi 等，2010；Wolpaw，2010）。这种依赖活动的可塑性负责获得和保持标准技能（如走路和说话）以及专业技能（如跳舞和唱歌），并用所产生的结果引导它。例如，当肌肉力量、肢体长度和体重随生长和衰老而变化时，中枢神经系统脑区也会随之变化以维持这些技能。此外，这种不断的自适应所依赖的中枢神经系统的基本特征（解剖学、生理学和可塑性机制）是由产生适当动作这一需求所引导的进化结果。也就是说，适当地控制激活肌肉的脊髓运动神经元。在图1.4（a）中，为强调这种适应性的发生以及它是针对优化正常中枢神经系统的输出（肌肉激活），所有中枢神经系统脑区在图中呈现的颜色与肌肉组织颜色相同。

根据这两个原理，许多脑区对正常中枢神经系统的输出和这些脑区持续自适应的可塑性有贡献，中枢神经系统已进化并不断地自适应以产生正常的中枢神经系统输出。不像正常中枢神经系统输出，其由脊髓运动神经元产生，BCI 输出不是由运动神经元活动产生，而是由反映另一个中枢神经系统脑区（如运动皮层）活动的信号产生的。通常情况下，在这一脑区的活动（如运动皮层）仅仅是正常中枢神经系统输出的许多贡献者之一。然而，当其信号控制 BCI 时，这个活动实际上变成了中枢神经系统的输出。图1.4（b）说明了这一根本性变化。产生 BCI 可用信号的脑区（此图中的皮质区）承担正常情况下由脊髓运动神经元完成的任务。也就是说，皮层产生最终的结果——中枢神经系统的输出。大脑皮层如何执行好这一新任务，部分取决于通常自适应控制脊髓运动神经元（正常 CNS 功能中的下行）的众多中枢神经系统脑区如何替代自适应控制相关神经元和触突（主要是正常 CNS 功能中的上行）。图1.4（b）通过显示与 BCI 具有相同颜色的中枢神经系统脑区，表明了自适应目标的这种变化，现在 BCI 代替肌肉产生了动作。

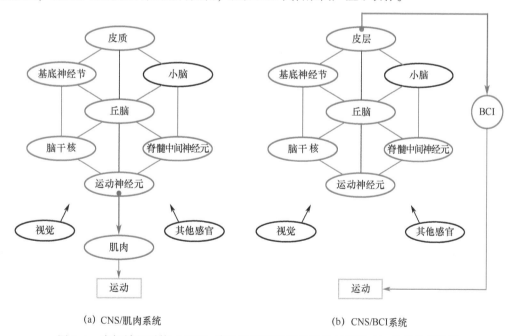

(a) CNS/肌肉系统　　　　　　(b) CNS/BCI系统

图1.4　中枢神经系统（CNS）产生的基于肌肉的动作与基于 BCI 的动作相比较

注：图(a)显示了正常运动行为的产生由许多中枢神经系统脑区协作，以控制脊髓（或脑干）的运动神经元，从而激活肌肉。红色代表所有的中枢神经系统脑区自适应以优化肌肉控制。图(b)显示了 BCI 调节的（或介导的）动作，也由相同的中枢神经系统脑区产生，这些区现在协作以优化皮质区的控制，这些皮质区产生大脑信号，BCI 将大脑信号转化为输出命令。BCI 委派皮层为输出角色，该角色通常由脊髓运动神经元完成。从而要求中枢神经系统脑区自适应以优化全新的输出。图(b)指示了中枢神经系统适应性目标的这个变化，通过所有这些脑区（绿色）的颜色现在与 BCI 的颜色相匹配这一事实来说明。（Wolpaw，2007）

例如，BCI 要求小脑（它通常有助于确保运动神经元激活肌肉，以使运动平稳、快速和准确）改变它的作用，这有助于确保由微电极阵列记录的皮层神经元集合可以产生动作电位模式，这些模式平稳、快速、准确地移动光标（或假肢）。小脑以及其他关键脑区能适应这一新目的的程度仍然不确定。BCI 的最终能力和实用性在很大程度上取决于对这个问题的答案。

迄今为止的证据表明，控制产生 BCI 所需信号的中枢神经系统脑区的活动，必要的自适应肯定是可能的，但它仍然不完善。BCI 的输出通常远不如正常中枢神经系统的输出那样平稳、迅速和准确。最令人疑惑不安的是，BCI 不同的试验、不同的天、不同的星期，它们之间的变化很大。这些问题（特别是可靠性差的问题）以及解决这些问题的各种方法，是 BCI 研究中的主要问题，在本书中多次涉及。

1.3.2 脑-机接口操作取决于两个自适应控制器的交互

优化正常中枢神经系统的输出以实现有机体的目标，而这种优化的自适应性主要发生在中枢神经系统中。相比之下，BCI 的输出可以通过自适应性进行优化，这些自适应不仅发生在中枢神经系统中，也发生在 BCI 本身中。除适应振幅、频率以及用户大脑信号的其他基本特征外，BCI 也可以自适应地提高精度，借助精度其输出匹配用户的意图，并提高对中枢神经系统自适应的有效性，或许可以影响中枢神经系统中的自适应过程。

因此，BCI 引入了第二个自适应控制器，该控制器也可以通过改变来确保有机体目标的实现。BCI 的使用取决于用户的中枢神经系统和 BCI 这两个自适应控制器有效交互。管理中枢神经系统的自适应性和 BCI 的并发自适应性之间的这种复杂的交互作用，是 BCI 研究中最难的问题之一。该问题带来的挑战在本书中多次提到。

1.3.3 选择信号类型和大脑区域

大脑信号可以通过多种不同的电生理的和代谢的方法进行记录，并可以作为 BCI 的输入（第 12~18 章）。这些信号在地形或空间分辨率、频率范围、源区域和技术要求上存在相当大的差异。图 1.5 显示了电生理方法的范围，从脑电到皮层脑电（ECoG），再到皮层内记录，

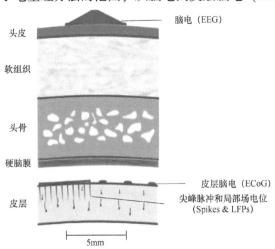

图 1.5　BCI 系统利用的电生理信号的记录位置

注：图中表明脑电（EEG）是由放置在头皮上的电极记录的；皮层脑电（ECoG）是由放置在皮层表面上的电极记录的。神经元动作电位（尖峰脉冲）（Neuronal action potential/spike）或局部场电位（Local field potential, LFP）是由植入皮层（或其他脑区）的微电极阵列记录的。图中标示了一些有代表性的皮层锥体神经元。（修改自 Wolpaw 和 Birbaumer, 2006）

并表示了BCI可利用的多种尺度的脑信号，从厘米级的脑电到毫米级的皮层脑电再到几十微米的神经元动作电位。所有这些电生理方法已用于BCI并保证持续性的评估，正如在第4章和第18章讨论的代谢方法。每种方法都有其自身的优点和缺点。哪种方法对特定目标最有效仍是未知的，而答案将取决于很多科学、技术、临床以及商业因素。

一方面，神经元的动作电位（尖峰信号）作为神经元之间通信的基本单位，这种作用表明从许多神经元记录的尖峰信号可以提供很多的自由度，因此可能是BCI最好的信号。此外，大脑皮质神经元的活动和正常的运动控制之间紧密的关系（第2章）为基于BCI控制装置如机械臂控制（第16章）的研发提供了逻辑起点。另一方面，中枢神经系统的自适应性对所有BCI具有根本的重要性，并有证据表明自适应方法甚至可以从EEG信号（第13章）中提供多自由度，这种重要性和证据表明由单个神经元和EEG提供的BCI的性能之间的差异可能没有它们的地形图（或空间）分辨率之间的差异那样巨大。

信号的选择是经验问题，只能通过实验解决，而不是由一种类型的信号或另一种类型的信号固有的优势做出的先验假设。对于BCI，关键的问题是哪种信号能够给出对用户意图的最佳测量估计。也就是哪种信号可作为与BCI通信的最佳语言，以得到用户所期望的输出。这个问题只有通过实验结果才能得到最终答案。

选择最佳的大脑区域记录信号也是一个经验问题。迄今为止的研究主要集中在从感觉运动（视觉）皮质区采集的信号。其他皮质或皮质下的信号，其有用性也正在探索中（第17章）。这是一个重要的问题，尤其是因为许多潜在BCI用户的感觉运动皮质由于受伤或疾病而损坏或他们的视觉功能可能受到损伤。不同脑区在自适应能力，以及其他可能影响其作为新中枢神经系统输出来源的因素方面可能有所不同。

1.3.4 识别并避免伪迹

像大多数通信和控制系统一样，BCI面临伪迹问题，这些伪迹使传递输出命令的信号模糊化。对于BCI，伪迹可能来自于环境（如电源线或电器的电磁噪声），来自于身体（肌肉（肌电（EMG））活动、眼动（眼电（EOG））、心脏（心电（EKG））活动、身体运动）或来自BCI硬件（如电极不稳定、放大器的噪声）。不同种类的伪迹以及消除或减少其影响的措施将在第6章和第7章进行论述。本章将讨论伪迹存在的危险，特别针对记录大脑信号的非侵入式BCI。

任何BCI研究或演示的第一要求是确保在实际上使用BCI（即：是脑信号而不是其他类型的信号控制BCI输出）。采用其他种类的生物信号，如肌电信号的系统，可能有其自身的价值，但它们不是BCI。不幸的是，非脑信号，如肌电活动可能很容易伪装为大脑信号。放置在头皮上任何地方的电极可以记录颅部肌电活动或眼电运动，其幅度等于或超过EEG活动频率范围与EEG交叠。由于人们可以很容易地控制头部肌电或眼电活动甚至可能无意识地这样做，这种非脑活动可能污染甚至支配BCI记录的信号，因此可能使得BCI输出的部分甚至全部的信号都由非脑信号产生。显然，在这种情况下有效的BCI研究和开发是不可能的。（事实上，甚至在科技文献中也有假定为BCI研究的例子，将肌电信号伪装成脑电信号，使结果反映头部肌肉控制而不是脑信号控制。）目前作为BCI销售的商业设备（如游戏）往往不区分脑电与肌电或其他非脑信号。只有确定了控制信号来自大脑的活动而不是其他活动，BCI研究的结果才可能对严重的残疾人有用，其残疾取消了他们对非脑信号的控制。

为了避免非脑信号污染的危险，基于EEG的BCI研究需要结合地形图与频率分析，这种分析充分全面地区分脑信号和非脑信号。无创基于代谢信号的 BCI 研究可能需要结合类似的预防措施。仅从单个位置记录，或专注于单一窄频带的 EEG 研究，不能可靠地区分 EEG 和 EMG，因此它们的结果可能会产生误导。这些问题详细的解决方法将在第 6 章和第 7 章介绍。

1.3.5　脑-机接口输出命令：目标选择或过程控制

BCI 可以产生两种输出命令：选择目标的命令或控制过程的命令。图 1.6 展示了将这两种命令应用到电动轮椅的运动控制。

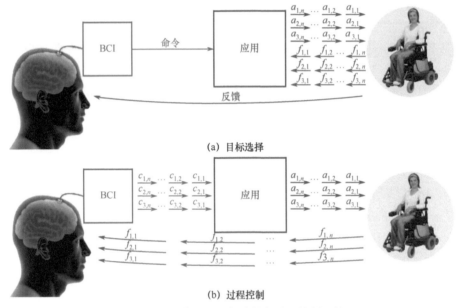

图 1.6　BCI 输出：目标选择与过程控制比较

注：BCI 输出命令可以是选择目标或控制过程。在图（a）的目标选择中，BCI 命令仅仅指定用户的意图，实现这个意图的过程由应用（如电动轮椅）来完成，应用产生若干并发的动作序列（如 $a_{1,t=1}$，$a_{1,t=2}$，…，$a_{1,t=n}$；$a_{2,t=1}$，$a_{2,t=2}$，…，$a_{2,t=n}$；等）控制其运动，并且管理这些动作和所产生的反馈序列（如 $f_{1,t=1}$，$f_{1,t=2}$，…，$f_{1,t=n}$；$f_{2,t=1}$，$f_{2,t=2}$，…，$f_{2,t=n}$；等）之间正在进行的交互作用。提供给用户的反馈主要是最终结果。在图（b）的过程控制中，大脑和 BCI 提供若干并发命令序列（如 $c_{1,t=1}$，$c_{1,t=2}$，…，$c_{1,t=n}$；$c_{2,t=1}$，$c_{2,t=2}$，…，$c_{2,t=n}$；等），对应应用产生的动作序列；并且大脑和 BCI 继续管理这些动作和由此产生的反馈之间持续的交互作用。最成功的 BCI 很可能是适当地结合目标选择和过程控制以适用于每个目的，从而模仿基于正常肌肉的 CNS 输出其分布式的控制特点。（修改自 Wolpaw，2007）

图 1.6 上栏显示的目标选择协议中，用户与 BCI 分布式控制特征只是把用户的目标（用户的意图）传递给应用的软件，然后由应用管理实现这一意图的过程。例如，BCI 可能传递移动到面向电视位置的目标。该应用设备（轮椅）然后产生多个并发的动作序列（如在 x 和 y 方向的移动、转弯、制动，由图 1.6（a）中 a 表示）以安全速度移动轮椅到期望的位置。该轮椅应用也接收并行的详细反馈（由图 1.6（a）中 f 表示），它允许调整其行为以避免如楼梯、墙壁、家具以及其他人等障碍物带来的危险。正如图 1.6（a）中所示，目标选择协议把大部分的负担（对于复杂高速的交互控制）交给应用。BCI 只传递目标，用户只需观察，并从总的结果受益。这个例子类似于使用全球定位系统（GPS），选择一个目的地，然后自动驾驶汽车（当然，前提是它配备了此选项）。

相比之后，在图 1.6（b）显示的过程控制协议中，用户和 BCI 控制所有实现用户意图的详细过程。用户和 BCI 产生的命令序列（由图 1.6（b）中 c 表示），轮椅简单地将其转化为一系列行动（如轮椅在 x 和 y 方向的运动、转向、制动）。用户处理并发的反馈序列以恰当地调整 BCI 的命令。用户和 BCI 管理把用户移到电视机前这一过程的所有细节。轮椅只是精确执行告诉它要做的任务。如果目标选择像使用全球定位系统和自动驾驶仪，那么过程控制就像亲自驾驶汽车并做出所有的决策，如走哪条路，怎样快速走，什么时候停等。

这两种 BCI 输出命令之间的差别简单总结为：在目标选择中 BCI 告诉应用做什么，而在过程控制中它告诉应用怎样做。就像第 12~18 章将介绍的，目标选择与过程控制协议都被用于各种 BCI，包括非侵入式 BCI 和侵入式 BCI。

从中枢神经系统和 BCI 角度来看，目标选择相对容易，它只需要 BCI 提供目标（用户的意图）。这是期望操作的一部分，应用不能单独提供。一旦传递了目标，期望应用软件和硬件迅速并可靠地实现目标。目标选择一般最适合于简单的 BCI 应用，在这类应用中可能的命令集合相对少而且是完全定义好的（例如，字处理或在特定的环境和有限的目的地进行轮椅导航）。对于要求更高的应用，其目标集合可能是大的并且不完全定义的，或其不可预料的复杂性可能发生（例如，机械臂的多维控制或在有许多可能目的地的不同环境中轮椅的导航），可能必须采用过程控制，通常对中枢神经系统和 BCI 提出了更高的要求。

如图 1.4（a）所示，正常中枢神经系统的输出是从皮质到脊髓的很多区域联合活动的结果。此外，控制的分布随动作的不同而适当变化。例如，长期的临床和实验资料表明，皮质在手指的精细控制中比不精细的运动，如手抓握，发挥了更为重要的作用（Porter 和 Lemon，1993）。与这里使用的术语一致，皮质有时以过程控制的方式发挥作用，控制动作的每一个细节，其他时间以目标选择的方式发挥作用，把细节委派给皮质下区域。

最有效和最理想的 BCI 可能是在最大程度上模仿动作适当分布控制的 BCI，该分布控制具有正常中枢神经系统功能的特征。为此，BCI 可能结合目标选择和过程控制这两种方法。例如，用机械臂靠近并抓取物体，皮层和 BCI 可以控制手做三维移动，控制手的方向和握力，而应用设备可以处理个体肢体部分的移动细节和转动手腕以及手指屈曲的细节。这种分布式设计，对用户和 BCI 的要求较少，在目前 BCI 研发的状态下，也可能是更现实的。随着 BCI 不断取得进展，由于 BCI 将逐渐形成的动作中更精细、更及时的反馈纳入中枢神经系统，目标选择和过程控制可能相结合，使 BCI 能够以稳步增长的保真度模拟大脑自然输出的速度、可靠性和易用性。

1.3.6 有效性验证和宣传：有效的脑-机接口应用

由于 BCI 研发的复杂性和多学科要求，大多数的研究组专注于单一方面的研究，如记录硬件、信号处理或应用（程序）的设计。这种专注对做出实质性的贡献是重要的也是可以理解的。同时，BCI 开发的延续和最终成功依赖于实现系统，这个系统对重度残疾人有用，他们是该领域存在的主要因素，并且目前得到了大量的关注和支持。因此，必需开发在临床上有用的系统。

这是一项非常艰巨的工作，它需要有效的跨学科合作、管理人类研究的复杂临床和行政要求（第 20 章）以及关注与 BCI 研究相关的或多或少的特殊伦理问题（第 24 章）。临床上可用的 BCI 系统必须能够有效地发挥作用，并且在复杂和经常变化的环境中具有可靠性。它们必须是无需过多技术支持的非专家也能够使用的，并且必须提供改善用户生活的应用。这些要求构成了严格测试实验室首次开发的系统。同时，满足这些要求能够证明整个 BCI 研究与开发领域的价值。

即使当 BCI 系统在临床上得到验证，但要将它广泛分发给那些更需要的人使用，还面临着若干实际的（实用性的）挑战。新医学技术的传播通常是一种商业行为，因此它需要一个合理的盈利预期。然而，按照典型的营销标准，比较少的人需要目前能力有限的 BCI，或者在不久的将来可能成为可用 BCI 的数量也是比较小的。因此，当前的用户群可能不足以吸引和回报能够生产、销售以及支持那些最需要它们的现有 BCI 的商业实体。解决这个问题的有效方法可能在于完善有助于治疗的（有益于健康的）BCI 应用（第 22 章），该应用可以为更大的群体（如中风患者）服务，也取决于有结构良好的商业举措，其目标是以严重残疾患者为核心的人群以及数量极大的可能使用 BCI 为其他目的的一般人群（第 23 章）。这些难题和可能的解决方案将在第 21 章和第 24 章进行论述。

1.4 小 结

中枢神经系统通过其正常的神经肌肉和荷尔蒙输出不断与外界和身体进行交互。BCI 测量中枢神经系统的活动，并把它转换成人工输出，这种输出可以替代、恢复、增强、补充或改善正常中枢神经系统的输出。因此，BCI 改变了中枢神经系统和环境之间的交互作用。BCI 创建新的中枢神经系统输出，从根本上不同于来自脊髓运动神经元的正常中枢神经系统的输出。BCI 的输出来自脑信号，该信号反映了中枢神经系统脑区的活动（如运动皮层）。有效的 BCI 操作要求中枢神经系统控制的活动几乎和它正常控制运动神经元一样准确和可靠。实现这样的精度和可靠性是 BCI 研究的一个重大挑战。

优化正常的中枢神经系统输出的自适应性主要发生在中枢神经系统。相反，优化 BCI 输出的自适应性也发生在 BCI 中。因此，BCI 的操作依赖于两个自适应控制器之间的交互作用，以及两个自适应控制器（即中枢神经系统和 BCI）的自适应能力。这种额外的自适应控制器（脑－机接口）的设计以及管理其与中枢神经系统的适应性之间的交互作用构成了 BCI 研究的一个特别具有挑战性的问题。

BCI 可以采用从各种不同的脑区以各种不同的方式记录的各种不同类型的脑信号。来自不同脑区的哪个信号对什么应用最佳，这是一个经验问题，需要通过实验解答。

像其他通信和控制接口一样，BCI 中存在伪迹，会模糊或模仿其关键信号。基于 EEG 的 BCI 系统必须格外小心，避免误把从头部记录的非脑信号（如颅部肌电活动）当作脑信号。这就需要适当的综合地形图和频谱分析。

BCI 的输出可以选择目标或控制过程。最终，结合了目标选择和过程控制的 BCI 可能是最成功的，也就是说，以适合当前操作的方式，通过 BCI 和应用之间的分工（分布）控制。它们可以最大程度地模拟正常中枢神经系统的功能。

BCI 研发的延续和最终成功取决于实现对重度残疾人有用的系统。BCI 系统的临床评估和验证要求巨大的努力，这种努力需要多学科协作并满足临床研究的复杂要求。

从事 BCI 研究，在 15 年前只在少数几个实验室，而现在是一个爆炸式增长的领域，涉及遍布世界的几百个研究团队。BCI 的研究令人兴奋和其潜力吸引了许多年轻的科学家与工程师进入这一个充满活力的群体，该群体正解决大量的问题并追求 BCI 技术的巨大前景。本书的目的是通过为 BCI 提供一个坚实的基本原理和方法、总结该领域的当前状态并提出和讨论关键性问题，从而有助于该研究群体进一步的成长和成功。

参 考 文 献

Berger, H. Uber das electrenkephalogramm des menchen. Arch Psychiatr Nervenkr 87: 527 – 570, 1929. t

Carroll, R. C., and Zukin, R. S. NMDA – receptor trafficking and targeting: implications for synaptic transmission and plasticity. Trends Neurosci 25 (11): 571 – 577, 2002.

Daly, J. J., and Wolpaw, J. R. Brain – computer interfaces in neurological rehabilitation. Lancet Neurol 7: 1032 – 1043, 2008.

Donoghue, J. P. Connecting cortex to machines: recent advances in brain interfaces. Nature Neurosci 5 (Suppl): 1085 – 1088, 2002.

Fetz, E. E. Operant conditioning of cortical unit activity. Science 163: 955 – 958, 1969.

Fetz, E. E., and Finocchio, D. V. Operant conditioning of specific patterns of neural and muscular activity. Science 174: 431 – 435, 1971.

Gaiarsa, J. L., Caillard, O., and Ben – Ari, Y. Long – term plasticity at GABA – ergic and glycinergic synapses: mechanisms and functional significance. Trends Neurosci 25 (11): 564 – 570, 2002.

Graimann, B., Allison, B., and Pfurtscheller, G. Brain – computer interfaces: a gentle introduction. In: Brain – Computer Interfaces (B. Graimann, B. Allison, G. Pfurtscheller, eds.), Berlin: Springer, 2010a, pp. 1 – 27.

Graimann, B., Allison, B., and Pfurtscheller, G. (eds.), Brain – Computer Interfaces, Berlin: Springer, 2010b, p. 21 et passim.

Guertin, P. A., and Steuer, I. Key central pattern generators of the spinal cord. J Neurosci Res 87: 2399 – 2405, 2009.

Ijspeert, A. J. Central pattern generators for locomotion control in animals and robots: a review. Neural Netw 21: 642 – 653, 2008.

Joseph, A. B. Design considerations for the brain – machine interface. Med Hypoth 17: 191 – 195, 1985.

Kübler, A., and Müller, K. R. An introduction to brain – computer interfacing. In: Toward Brain – Computer Interfacing (G. Dornhege, J. d. R. Millán, T. Hinterberger, D. J. McFarland, K. – R. Müller, eds.). Cambridge, MA: MIT Press, 2007, pp. 1 – 26.

McCrea, D. A., and Ryback, I. A. Organization of mammalian locomotor rhythm and pattern generation. Brain Res Rev 57: 134 – 146, 2008.

Porter, R., and Lemon, R. Corticospinal Function and Voluntary Movement. Oxford: Clarendon Press, 1993.

Saneyoshi, T., Fortin, D. A., and Soderling, T. R. Regulation of spine and synapse formation by activity – dependent intracellular signaling pathways. Curr Opin Neurobiol 20 (1): 108 – 115, 2010.

Schwartz, A. B. Cortical neural prosthetics. Annu Rev Neurosci 27: 487 – 507, 2004.

Sutter EE. The brain response interface: communication through visually induced electrical brain responses. J Microcomput Appl 15: 31 – 45, 1992.

Vaughan, T. M., and Wolpaw, J. R. The Third International Meeting on Brain – Computer Interface Technology: Making a Difference (Editorial). IEEE Trans Neural Syst Rehab Eng 14: 126 – 127, 2006.

Vaynman, S., and Gomez – Pinilla, F. License to run: exercise impacts functional plasticity in the intact and injured central nervous system by using neurotrophins. Neurorehabil Neural Repair 19 (4): 283 – 295, 2005.

Vidal, J. J. Towards direct brain – computer communication. Annu Rev Biophys Bioeng 2: 157 – 180, 1973.

Vidal, J. J. Real – time detection of brain events in EEG. IEEE Proc 65: 633 – 664 [Special issue on Biological Signal Processing and Analysis], 1977.

Wolpaw, J. R. Memory in neuroscience: rhetoric versus reality. Behav Cognit Neurosci Rev 1: 130 – 163, 2002.

Wolpaw, J. R. Brain – computer interfaces as new brain output pathways. J Physiol 579: 613 – 619, 2007.

Wolpaw, J. R. What can the spinal cord teach us about learning and memory? Neuroscientist 16 (5): 532 – 549, 2010.

Wolpaw, J. R., and Birbaumer, N. Brain – computer interfaces for communication and control. In: Textbook of Neural Repair and Rehabilitation: Neural Repair and Plasticity (M. E. Selzer, S. Clarke, L. G. Cohen, P. Duncan, F. H. Gage, eds.), Cambridge: Cambridge University Press, 2006, pp. 602 – 614.

Wolpaw, J. R., Birbaumer, N., McFarland, D. J., Pfurtscheller, G., and Vaughan TM. Brain – computer interfaces for communication and control. Clin Neurophysiol 113: 767 – 791, 2002.

Young, R. M. Mind, Brain and Adaptation in the Nineteenth Century. Oxford: Oxford University Press, 1990.

Zander, T. O. and Kothe, C. Towards passive brain – computer interfaces: applying brain – computer interface technology to human – machine systems in general. J Neur Engin 8: 025005 (5pp), 2011.

第 2 篇　用于脑-机接口的脑信号

第 2 章　在运动皮层和相关脑区的神经元活动

2.1　引　言

　　1870 年，Eduard Hitzig 和 Gustav Fritsch 用电刺激狗大脑表面的一个区域能引起了它身体对侧的肢体的运动。这个发现在很多方面都重要，它证明了大脑可以像肌肉一样地电兴奋。通过发现表示四肢运动的特定脑区，也解决了较大的问题，即大脑的不同部分，尤其是大脑皮层的不同区域具有不同功能。在 19 世纪中叶，关于这个问题的观点包括了由 Phrenologists（Gall 和 Spurzheim，1809）提出的细微皮层专业化到 Pierre Flourens 提出的大脑皮层大量非特定化（Flourens，1824）。基于他们的实验，Hitzig 和 Fritsch 最终描述了大脑的这个区域，即我们现在知道的初级运动皮层（Fritsch 和 Hitzig，1870）。同时在 19 世纪 70 年代，David Ferrier 用猴子做被试（者）也完成了和 Hitzig 和 Fritsch 相似的实验（Ferrier，1873）。

　　今天，神经外科医生在治疗严重的癫痫和肿瘤切除时依旧沿用电刺激的方式来映射接受手术治疗的清醒的人类患者的大脑。其目的是为了确定运动性语言中枢（例如，某些区域损坏了将导致瘫痪或者失去感觉和辨识的能力）。这些方式首先被加拿大神经外科医生 Wilder Penfield 使用，他的工作启发了现在熟知的运动矮人模型映射图，该映射图以不同的版本几乎出现在每本涉及神经科学的教科书中（Penfield 和 Boldrey，1937；Penfield，1958），如图 2.1 所示。映射图描述了涉及不同运动功能的运动皮层区域，它是身体的变形图，在其中需要更多分级控制（如手）的部分用不成比例的更大的图形表示。

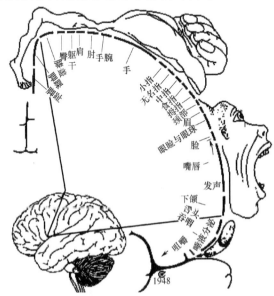

图 2.1　源自 Wilder Penfield 的运动矮人模型图，该图表示了对人类神经外科患者进行皮层电刺激所产生的效应（改编自 Nolte，2002）

除初级运动皮层外，Penfield 还确定了现在称为运动前区皮层区域和辅助运动的区域（Penfield 和 Welch，1951）。这些名字（以及几个其他的运动前区域的名字）反映了它们和初级运动皮层的关系以及其相关稀疏投影到脊髓。同一个时期，另外的研究还包括 Woolsey 和 colleagues 的工作（Woolsey 等，1952），他们在实验动物中使用了各种各样的技术，不仅绘制了运动皮层，而且还绘制了皮层的感觉区域，这个感觉是更大的感觉、联想和运动区网络的一部分，这些区域共同发挥作用，产生正常的运动。

在 Woolsey 实验的时期，Vernon Mountcastle、David Hubel、Herbert Jasper 和 Edward Evarts 在实验室中首次在清醒或者轻度昏迷的动物大脑中记录到单个神经元的电活动（Mountcastle，1957；Hubel，1957；Jasper 等，1958；Evarts，1966）。他们通过把微电极嵌入到皮层中以使得微电极暴露的尖端可以充分接近独立的皮层神经元，从而记录这些神经元中的单个神经元的动作电位或者峰发放。

动作电位是神经元膜电位中一个短暂的（约 1ms）高度定型的波动，它发生在进入神经元的兴奋性突触输入引发细胞膜上的能够让特定离子流动的通道的突然性短时开放的时候。这些动作电位是行动性再生的，因为它们可顺着轴突提供突触输入到下一个神经元。动作电位被认为是神经元内部交流和神经系统中信息传递的基本单元。在任何一本基本的神经生理学教科书中都可以找到关于这个基本现象的详细描述。

这些有创意的神经元记录实验开始揭示出神经元在皮层运动和感觉区域的发放（如峰发放）与运动或者外部感知事件之间的关系。从开始研究以来的几十年中，微电极和电极技术的巨大改进已使得现在同时记录几十个或上百个神经元的活动成为可能。这些记录的神经元信号是可被计算机解读，并且能够作为一个控制信号源最终为一名瘫痪者提供运动或交流，这些新技术的产生很大程度地引发了脑 – 机接口的出现。

本章内容总共分为 6 节。前 4 节介绍与发展 BCI 技术最相关的大脑区域的解剖学特性和功能性特性。这些内容是为不熟悉 BCI 专题的人提供基本的背景介绍以及为熟悉的人提供综述。后 2 节讨论从这些相应大脑区域记录的神经发放的信息内容以及回顾了当前对同时从多个皮层神经元记录和分析峰（spike）发放的方法（这两个专题将在第 5 章和第 16 章进一步讨论）。

2.2　大脑解剖概述

绝大多数的大脑包括两个成对的大脑半球，如图 2.2 所示。每个半球被皮层所覆盖，皮层是一种厚度为 1.5~4mm 的在不同区域厚度不尽相同的大脑结构。由于覆盖皮层的大量神经元赋予的颜色较暗，皮层通常俗称为灰质。在皮层的下方是许多其他深层的灰质结构，这些皮层下区域包括基底神经节、小脑、脑干和丘脑。大脑的白质（因为颜色较亮而如此称呼）包括许多连接不同皮层区域与连接皮层和皮层下区域的神经纤维。

图 2.3（a）展示的是单个皮质脊髓纤维（如从皮层延伸到脊髓的纤维）的轨迹。这条纤维开始于运动皮层，通过大脑脚、脑桥进入髓质，在髓质中它延伸到身体的另一边并进入脊髓，最终投射到在另一边的脊髓腹侧角的中间神经元和运动神经元。因此，一般情况下，在大脑一边的神经元的皮质脊髓纤维激活的是身体另一边的肌肉。

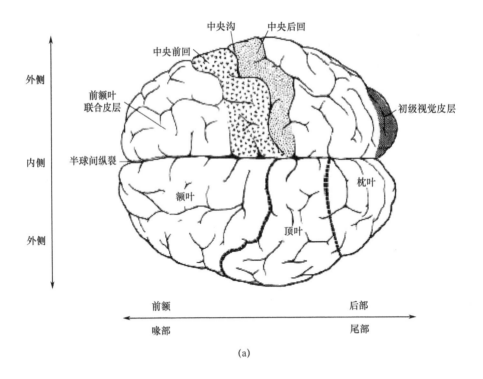

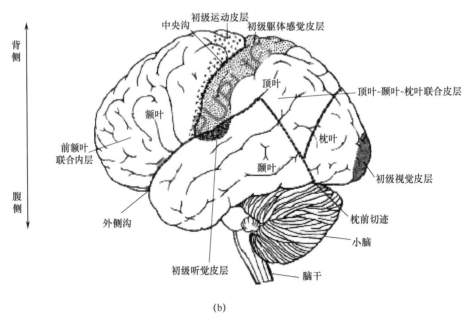

图2.2 从背侧（从上面）和外侧视图的人类大脑皮层的主要分区

注：图中表示了四个主要的脑叶（额叶、顶叶、枕叶和颞叶）以及几个按功能定义的皮层区。（改编自 Kandel 等，1991）

由于大脑皮层是对运动规划负责且其相对容易实验测量，因而它是 BCI 研究主要关注的脑区。相应地，本节将主要关注大脑皮层，同时也将额外的对皮层下区域进行简要讨论，包括讨论它的内部连接与对活动的影响和调节。

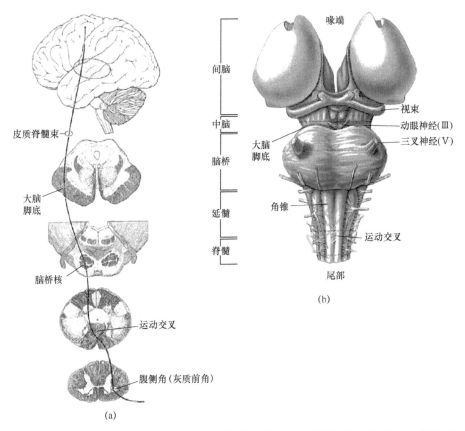

图2.3 图（a）为神经传导从大脑经由脑干再到脊髓下行时的皮质脊髓束。图（b）为中脑、脑桥、延髓和脊髓的腹侧视角；小脑（未示出）在脑桥和延髓的后面（背侧）（改编自 Kandel 等，1991）

2.2.1 中枢神经系统方向的术语

通常采用几个不同的坐标轴描述身体内的方向，特别是用于描述中枢神经系统内的方向，如图2.2所示。中侧轴与中线垂直，而身体双侧对称地沿着这条轴。即中侧轴的零点在中线处，其值随着左右距离的增加而增加。喙部（或头盖处）到尾部轴（或喙尾轴）从头部（更精确地说是脸部或嘴部）延展到了尾部。因此，中枢神经系统的大部分喙部在额叶的前面，大部分尾部在脊髓的末端。第三根坐标轴是背腹侧轴，它同时垂直于中侧轴和喙尾轴，并且从后背（或背部）延展到了前躯（或腹部）。在四足动物中，这些定义对于脊髓和脑仍然是一致的。在双足动物中，喙尾轴和背腹侧轴旋转到了前面，以致背腹侧轴变得平行于重力向量（图2.2（b））。

由于前、后轴的引入，轴术语变得进一步复杂。一般而言，前轴表示的是朝向头或身体（如脸或腹部）前端的方向，而后轴表示的是相反的方向。然而，当前、后轴应用于大脑时，它和喙尾轴是同等的。因此，额叶的前边沿部分是大脑的最喙端的或最前面的部分，而枕叶的尖端是最尾端或最后面的。与此相反，当其应用于脊髓时，前后轴与背腹侧轴是同等的。最后，具体说明沿着一个肢体主轴的位置的术语是近端和远端：近端即靠近身体，远端即远离身体（如手或脚）。

2.2.2 大脑皮层结构

大脑皮层有额叶、顶叶、枕叶和颞叶四个主要脑叶。

低级哺乳动物（如啮齿类动物、兔子以及一些灵长类动物）的大脑皮层是一个相对平滑的薄片；相反，高级哺乳动物的大脑皮层却被一系列的把皮层分成了不同解剖学区域的脑回（脊）和回间沟（沟）高度盘旋化。在维持大脑皮层厚度不变的条件下，盘旋化可假定为皮层逐渐进化来增加其容量。像其他的皮层细分一样（图2.2），回间沟和脑回把大脑皮层定义为四个不同的脑叶。额叶和顶叶被在皮层褶（称为脑回）之间的一个深沟即中央沟分开（图2.2）。额叶在中央沟的前边而顶叶在它的后边。在中央沟的前边的脑回叫做中央前回，而在其后边的叫做中央后回。初级运动皮层（M1）沿着中央沟的前壁延续到了中央前回。初级躯体感觉皮层（S1）沿着中央沟的后壁延续到了中央后回。

即使与最近的灵长类近亲相比，人体中的额叶都被大量地扩展了。这些扩展的部分大都在额叶的较前端，前额区域（图2.2）这部分脑区涉及了人类的高层次的执行能力，包括复杂的认知行为、个性以及决策制定。

中枢神经系统的后部（或尾部）是顶叶，而随后是枕叶。初级躯体感觉皮层（S1）大部分在顶叶的较前区域。较远的后部 在被称为后顶叶皮层（PPC）的地方，是一个多种模式协作的皮层区域，在此处可以接收来自围绕躯体感觉、视觉和听觉感知皮层区域的输入。

在大脑后部的枕叶主要包括视觉皮层。颞叶位于沿着大脑腹侧的一边。它们主要负责听觉信号处理、高层视觉处理和记忆。

大脑皮层具有新皮层、旧皮层和古皮层三个组织结构上有区别的部分。在哺乳动物体内大脑皮层主要由新皮层组成，因此在本章将详细讨论新皮层。旧皮层和古皮层是皮层进化上比较老的形式。旧皮层由大脑底部（如腹侧面）的一个区域组成，这个区域包括嗅觉皮层，但不限制于此。旧皮层（基本上等同于海马体）是一个位于颞叶深处的结构，而颞叶在新记忆的形成和空间导航中具有重要作用。

在20世纪90年代前期，Korbinian Brodmann主要根据大脑皮层中每个区域细胞的类型、密度和分布，大概区别出了大脑皮层中的50个区域（Brodmann，1909）。他发表的细胞构筑图为许多后续的关于大脑皮层功能性差异的研究提供了框架。图2.4为Korbinian Brodmann

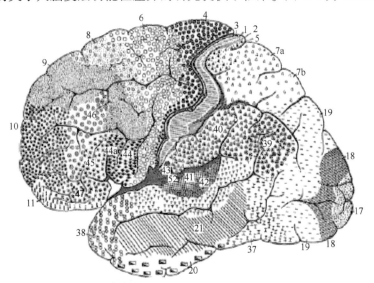

图2.4　大脑皮层的侧视图（Korbinian Brodmann的工作）

注：每个不同的符号代表一个Brodmann脑区，认为它们在解剖学上是不同的。他确定并编号的共有50多个这样的脑区。根据他分区的方法可以最好地理解他的编号。不像现代的大脑分区，通常沿喙尾轴进行，而Brodmann沿背腹侧轴分区，这使得他的脑区编号始于大脑的顶部（即中央沟），进入腹侧时，编号常常前方和后方交替出现。（Nolte，2002）

发表的图，该图的一些重要的区域标注在表 2.1 中。随着现代解剖学和生理学技术的应用，许多 Brodmann 标注的区域被进一步细分。而在解剖学定义的图谱和之后的生理学方法决定的功能性的图谱之间出现的重叠部分是很值得研究的。

表 2.1 主要皮层运动区的常见名称和缩写，以及它们对应的 Brodmann 和 Matelli 名称[①]

常见名称	常见缩写	Brodmann（Vogt，1919）	Matelli
初级运动皮层	M1	4	F1
运动前皮层（背侧、喙部划分）	PMdr	6（6aβ）	F7
运动前皮层（背侧、尾部划分）	PMdc	6（6aα）	F2
运动前皮层（腹侧、喙部划分）	PMvr	6（6aα）	F5
运动前皮层（腹侧、尾部划分）	PMvc	6（4c）	F4
辅助运动区	SMA	6（6aα）	F3
前辅助运动区	pre-SMA	6（6aβ）	F6
扣带运动区（喙部划分）	CMAr	24	24c
扣带运动区（尾部划分）	CMAc	23	24d
前顶内区	AIP	7	
腹侧顶内区	VIP	5/7	
内侧顶内区	MIP	5	
顶叶到达区	PRR	5	
初级躯体感觉皮层	S1	1, 2, 3	
前额叶皮层	PFC	9	

① Matelli 等（1985，1991）

2.2.3 大脑新皮质的 6 层结构

新皮层由 6 个形态学上有区别的分层（由Ⅰ~Ⅵ标记）组成，它主要由这几个分层包括的细胞类型区分。锥体细胞（因其为锥形而得名）是一群投射神经元（例如，它们的轴突延伸到其他的皮层以及皮层下区域甚至远至脊髓）。在大脑中，星形细胞（也叫做颗粒细胞）是最多的非锥体细胞；它具有大量的树突，这些树突从胞体处开始沿着轴突终止于皮层的一个限定的区域。星形细胞主要涉及局部的信息处理。

第Ⅰ层，即新皮层的最外层，称为分子层，这一层几乎没有神经元，它主要由深层锥体细胞发出的树突和水平穿过的轴突组成。第Ⅱ层称为外颗粒细胞层，主要包括星形细胞和小锥体细胞。第Ⅲ层称为外锥体细胞层，包括小型和中型锥体细胞。该层是连接不同皮层区域纤维的主要来源。第Ⅳ层是内颗粒细胞层，它包括许多非锥体神经元以及接收了大部分进入皮层的输入。这些进入皮层的神经纤维（因此称为传入神经纤维）源自丘脑并且传导来自每个主要感受器的信号。第Ⅴ层是内锥体细胞层，它具有最大的锥体细胞，并且是投射出大脑的长轴突（因此称为传出纤维）的来源。在第Ⅴ层中的最大的锥体细胞位于初级运动皮层中并且称为 Betz 细胞（Betz，1874）。第Ⅵ层称为多型细胞层，该层包括最多的细胞类型，它是大部分从皮层到丘脑的神经纤维（如传出神经纤维）的来源。

在不同的皮层区域，涉及一个特定分层的皮层数量根据这个皮层区域的功能而变化。例如，初级视觉皮层和躯体感觉皮层比初级运动皮层具有更厚的输入层第Ⅳ层；相反，输出层第Ⅴ层在初级运动皮层中占有主导地位。在皮层的感觉区域，第Ⅳ层包括很多颗粒细胞，因此这些区域常称为颗粒层。相反，皮层的运动区域缺少显著的第Ⅳ层而被称为无颗粒的。

在第Ⅲ层中出现的皮层内传出神经同侧投射到了特定的脑回并且相互连接起了同侧面的不同额叶的皮层区域。最长的神经纤维在结合束中传播。例如，上纵束包括连接额叶和顶叶的神经纤维。在大脑半球之间投射的神经纤维其传播主要通过胼胝体，胼胝体包括大约30亿条神经纤维。

2.2.4 皮层下区域

大脑中与皮层交互且密切涉及运动和感觉功能的皮层下区域包括丘脑、脑干、基底核和小脑。

丘脑位于皮层的下方大脑深处，它为来自脊髓和包括基底核和小脑的皮层下结构的感觉输入提供了到大脑皮层的主要途径，也接收来自大脑皮层的输入，这些都暗示着丘脑具有复杂的调节功能。

脑干在大脑的底部（图2.2（b））。脑干由中脑、脑桥和延髓组成，在图2.3中能看到更详细的细节。延髓连接到了脊髓。脑干包括向下延伸到脊髓和从脊髓向上延伸的神经纤维，同时包括许多运动与感觉的细胞核和进一步处理这些信号的神经元集群。这种细胞核出现最多的地方是脑桥（统称为脑桥核）。

基底核是位于大脑深层互相连接的细胞核组成的集合，这些细胞核与大脑皮层紧密连接的同时在运动方面起着重要作用。帕金森综合征和亨廷顿氏舞蹈症在病理学上都认为与基底核有关。

小脑（源自拉丁语，指小的大脑）位于大脑半球的后部分的下面（图2.2（b））。小脑不但涉及平衡、协调运动，同时涉及运动的学习和适应。虽然它没有直接与脊髓相连，但是通过与大脑和脑干相连间接地影响了运动。小脑受损的人也能够运动，但运动缺少一般的协调性。这些特征性的缺损统称为运动失调。

2.2.5 皮层传出神经投射

离开皮层的神经纤维称为皮层传出纤维。进入皮层的纤维称为皮层传入纤维。皮层传出纤维汇聚起来通过内囊，内囊是一位于丘脑侧面的皮层传出和传入纤维高度密集的地方。从内囊开始，传出纤维和其他下行纤维形成成对的大脑脚（图2.3中的基脚），每个大脑脚包括大约2000万条纤维。85%~95%的纤维终止到脑干，其中到脑桥核的比例最大。这些皮层－脑桥途径也为许多大脑皮层区域到小脑提供了大量的投射。其他来自皮层的传出纤维终止于尾状核和豆状核（统称为纹状体），以及基底核的输入核。其他皮层传出，统称为皮层延髓纤维，终止于更底部的脑干区域并且包括到运动和感觉脑干核的投射。

剩余的100万条皮层纤维形成了延髓锥体（命名为锥体束）并且延续到脊髓形成皮层脊髓束（CST）。在灵长类和猫中，这些皮层脊髓纤维的80%~90%穿过了在锥体交叉（图2.3）的中线达到了延髓尾端以及穿过了脊髓的侧面列（在老鼠中，皮层脊髓束位于脊髓的背侧列的底部）。剩下的纤维维持不交叉直到双向的终止于脊髓，构成腹正中的皮层脊髓束。特别是，在灵长类中，一些皮层脊髓纤维在脊髓灰质的腹侧（前）角中直接与运动神经元形成突触，特别是与提供肢体末端的运动神经元。一些皮层脊髓束纤维（从S1发出的）投射到了脊髓灰质的背侧（后）角，从而接收来自外周神经系统的感觉传入。然而，大多数的皮层脊髓束纤维投射到了中间区并且通过脊髓中间神经元间接影响运动神经元（位于脊髓灰质的腹侧（前）角）。

2.3 大脑皮层的运动和感觉区域

大脑皮层是 BCI 研究中最感兴趣的区域，因为这是电极（也是头皮记录）最容易进入的区域，也因为它与运动功能的执行和交流高度密切相关。

皮层表面的特征为大脑特殊区域的识别提供了方便的标志。在猴子体内，从弓状沟向后延展的小骨刺就是一个有用的中侧标志（图2.5），其可标示用于控制近侧手臂运动的大致皮层区域（Georgopoulos 等，1982）。在人体中，部分可区别的中央前回，其被称为"手结区"，标记了控制手运动的区域（Yousry 等，1997）。这些标志常用于指导皮层内电极的植入。然而，虽然它们在外科手术中对于定位是有用的，但是深脑沟使得用多电极记录技术实验性的接触皮层变得更加困难。

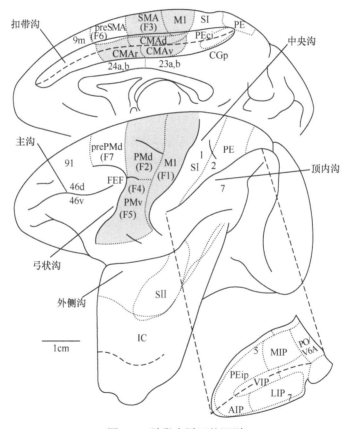

图 2.5 猕猴皮层区的识别

注：前部在左边，后部在右边。展开了扣带沟和外侧沟每个基底（沟最深处）用粗虚线表示。顶内沟同样被展开并由插图显示。细胞结构区域之间的界限用虚线划分。M1 和运动前区域用阴影表示。AIP、LIP、MIP、VIP 分别是前部、外侧、内侧和腹侧顶内区域；CMAd、CMAv、CMAr 分别是背侧、腹侧、喙部扣带运动区；F1～F7 是根据 Matelli 等（1985，1991）研究确认的在额叶中的细胞结构区域；IC 是岛叶皮层；M1 是初级运动皮层；PMd 是背侧运动前区；PMv 是腹侧运动前区；prePMd 是前背侧运动前区；preSMA 是前辅助运动区；SⅠ是初级体感皮层；SⅡ是次级体感皮层；SMA 是辅助运动区；PE 和 PEip 是顶叶区域（Pandya 和 Seltzer，1982）；PO（V6A）是顶枕区域（Wise 等，1997）；9m、9l、46d、46v 是前额叶区域（Walker，1940；Barbas 和 Pandya，1989）。（Dum 和 Strick，2005）

表2.1列出了在许多不同的分类系统中已经标示出来的大脑的主要运动区域。最常用的标示列在表中并且包括：通用名字（第一列）；通用缩写（第二列）；Brodmann（1909）和Vogt（1919）描述了猴子体内的细胞构筑区域（第三列）；早期的基于猴子体内的细胞色素-氧化酶系统（第四列）（Matelli等，1985；Matelli等，1991）。本章主要使用在表2.1第一列和第二列中提到的通用的名字和缩写。

皮层特化作用如下：

(1) 初级运动皮层

位于额叶的初级运动皮层（M1）由于它和运动控制有着密切关联而在BCI研究中是一个及其重要的大脑区域。由于M1区中相对密度较大的锥体细胞的轴突形成了皮层脊髓束，Fritsch、Hitzig（1870）和Ferrier（1873）在M1区能够用相应的弱电刺激激活肌肉。特别是在灵长类动物中，这些细胞频繁地直接投射到了脊髓运动神经元，这些投射可能对运动神经元激活小集合的肌肉群也有作用（Lemon，2008）。

初级运动皮层被躯体特定区组织化，即特定的M1区域主要用于特定身体区域的控制。这种组织化在Penfield的运动矮人模型（图2.1）中有所反映，即在模型中沿着中央沟画出了一个形状奇特身体。腿和脚表示在大脑的中壁上；躯干、上臂和手表示渐渐地出现在大脑半球的较侧面处；而脸在最侧面。虽然邻近身体部分用邻近皮层区域代表性表示，但由于身体某些部分的控制比其他部分要复杂，所以身体这些部分在空间上是畸形的。例如，许多面部或手肌肉的控制比能弯曲手肘较大二头肌的控制要复杂得多。所以，比起上臂的控制需要一个更大面积的皮层区域用于脸或手的控制。同运动皮层区域一样，这种一般的躯体定位组构原则也可应用于感觉。

尽管这幅关于大脑皮层运动表征的教科书漫画具有基本的吸引力，但是真正的运动映射图可能会具有一个较少的与身体的相似性（Schieber，2001）。图2.6绘自Cheney实验室的工作，其内容包括一个与Penfield图相似的图谱，图中展示了不同身体部分运动区域的空间分布（Park等，2001）。图中实线表示中央前回的前喙边缘。并行虚线显示中央沟的底部和M1区的后限。相比Penfield的研究，该研究具有较高的空间分辨率，因为其使用了皮层内而不

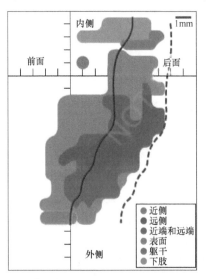

图2.6 猴子初级运动皮层内微刺激的效应图

注：该图表明刺激大脑皮层上的每一个点所激活的身体部位。已展开显示中央沟。虚线表示中央沟的基底（即底部），实线是中央前回的顶部。（改编自Park等，2001）

是皮层表面的刺激，且刺激电流为原来的1/1000。虽然图2.6的总体特征与图2.1的相似（例如，脸在最侧面、腿在最中间、手和手臂在两者之间，也可参见Sessle和Wiesendanger（1982）的结果），但是它缺少单个手指与沿着运动矮人模型的脑沟的简单线性映射。

从Penfield、Woolsey确定了初级和运行前区皮层后，许多其他运动皮层区域也被陆续确认。虽然在图2.5中没有绘出来，但是M1区被细分为尾部M1（M1c）（实际上位于脑回沟里）以及喙部M1（M1r）（在皮层表面的部分同时向喙部或向前扩展到接近弓状沟（图2.5中的ArS）两个区域。在M1c中的神经元，最接近躯体感觉皮层，因此比起在M1r中的神经元更加强烈地受到躯体感觉输入的影响（Strick和Preston，1978a；Strick和Preston，1978b）。其他许多投射到M1区的运动区域也被确认。

（2）运动前区皮层

运动前区皮层（PM）也位于额叶，它在初级运动皮层的前部（喙部）区域（图2.5）。在猴子体内，M1与PM之间的边界大概位于中央沟和弓状沟的中间位置（图2.5）。正如图中所标示的，PM分成了背侧（PMd）和腹侧（PMvc）两个区域。每一个这种区域有时也被进一步分为喙部（PMdr和PMvr）和尾部（PMdc和PMvc）区域。这些细分是根据顶部和前额部输入的不同、它们输出到M1的不同以及它们是否投射到脊髓的不同来划分的（Ghosh和Gattera，1995；Matelli等，1998；Fujii等，2000）。

除了这些运动前区域，在猴子的额叶中也有其他几个与四肢运动有关的运动区域已经确认。这些区域在图2.5的上部绘出：辅助运动区域（SMA）和带皮层运动区（CMA）。SMA位于PMdc的中间，主要在两个大脑半球的裂纹处。它略微扩展到了无遮挡的皮层表面。CMA整个位于扣带沟的中壁。如图2.5所示，CMA进一步细分为喙部（CMAr）、背侧部（CMAd）和腹侧部（CMAv）区域。

给运动前区皮层提供电刺激能够引起像刺激M1区一样的运动。但是，比刺激M1区，此处需要稍微大一点的电流，并且运动没有向M1区一样趋向于手或四肢的某个独立部分。这些运动前区域（除PMdr）都用像来自M1区一样非常广泛的脊髓投射来描绘其特征（Hutchins等，1988；Dum和Strick，1991）。

（3）初级躯体感觉皮层

位于顶叶的初级躯体感觉皮层（S1）对于运动是很重要的，因为它传达了触觉、温度、疼痛和在指挥运动中起到重要肢体位置的感觉。S1位于顶叶的最前部。它开始沿着CS的后（尾）壁并延伸到了中央后回。它同时接收来自脊髓通过丘脑传导的触觉和本体感受的输入。

触觉源自位于皮肤表处或深处的机械性感受器的整合。感受器的深度和空间位置确定了信号传递的空间分辨率，从指尖的细腻感受到躯干皮肤的不太敏感。此外，某些感受器对保持接触（慢慢适应的感受器）维持着敏感，而另一些优化为对变化敏感（迅速适应的感受器）。

S1也传达了本体感受，即肢体位置和运动的感受。比起视觉或躯体感觉形式，虽然少了一部分我们的意识，但本体感受对运动规划和指导极其重要。本体感受的输入主要来自两种在肌肉中的感受器：对肌肉长度和延伸率敏感的肌肉纺锤体；感受肌肉强度的高尔基腱器官。

如同其他的感官，躯体感觉输入通过丘脑传送到大脑皮层。丘脑位于大脑深处，被细分为许多区域，每个区域处理不同的感觉形态的输入。经过丘脑的躯体感觉输入聚集在几个脑皮层区域，共同构成S1。这些区域包括布罗德曼（Brodmann）3a、3b、1和2区域

（图2.7）。3a区域主要接收本体感受的输入，而3b区域接收触觉输入。3a区域和3b区域之间的边界位于中央沟内，但其具体位置个体之间差别很大（Krubitzer等，2004）。1区域与3b区域类似，它主要是为了回应触觉刺激，接收的是来自丘脑和3b区域的输入的整合。另一方面，2区域在很多方面与3a区域相似，它以接收本体感受为主，也接收来自丘脑和3a区域的输入。

也许在意料之外，S1还会发送许多轴突到脊髓，但轴突大部分终止在了脊髓灰质的背侧（脊髓背角）并且轴突还被认为调节了脊髓反射和到大脑的传入输入（Liu和Chambers，1964；Coulter和Jones，1977；Yezierski等，1983；Ralston和Ralston，1985）。

（4）后顶叶皮层

后顶叶皮层（PPC），即5区域和7区域，在图2.5中包括在顶内沟中的区域也参与感觉功能。它是一种典型的多通道联合皮层，这个区域的许多神经元接收视觉、听觉和躯体感觉组合的输入（Blatt等，1990；Andersen等，1997；Breveglieri等，2006）。PPC可能整合了这些感觉输入，形成关于四肢的内部地图和它们与外部世界之间的关系用于指导运动。在大脑的这一部分的病变会引起半侧空间忽视症的障碍，即一个人变得无法识别身体另一侧的肢体。

视觉和本体感受无疑是最重要的指导运动的感觉输入形式。来自枕叶的视觉信号遵循两条不同的路径，一个扩展到PPC，另一个扩展到颞叶。两者分别称为背侧和腹侧视觉流（Ungerleider和Mishkin，1982），这两个视觉流的功能传统上被分为目标 – 定位（"在哪"或背侧流）和物体 – 识别（"什么"或腹侧流）。另一种观点认为，这两个视觉流可能被分别视为动作视觉和感知视觉更恰当（Goodale和Milner，1992），这个观点反映了背侧动作流的解剖结构，即动作流通过视觉皮层到PPC然后进入额叶的运动区域。

视觉系统被划分为感知（物体 – 识别）和行动（目标 – 定位），与其相同，躯体感觉系统可能同样分为表示感知和行动。腹侧流模拟（感知）从次级躯体感觉皮层（图2.5中的SⅡ）投射到脑岛并且被认为参与了触觉学习和记忆（Mishkin，1979；Friedman等，1986）。背侧流模拟（行动）连同视觉输入一起进入PPC，然后投射到额叶。

在PPC内，几个区域在运动控制中起到了重要作用。这些区域靠近顶内沟（IPS），如图2.5所示。外侧顶内区域（LIP）（图2.5显示了IPS的细节）主要参与扫视（如快速）眼球运动的控制（Robinson等，1978）。腹侧顶内区域（VIP）位于IPS底部的沟内，同时它包含了具有复杂的触觉/视觉感受野的神经元，如图2.5所示。VIP被认为参与了在以自己为中心的、以头为中心的坐标中的空间编码（Duhamel等，1997，1998）。以头为中心的坐标是描述头部和肢体运动重要的功能。

如图2.5所示的前部顶内区域（AIP）和中间顶内区域（MIP）参与了手臂和手的动作：MIP主要致力于伸手运动，AIP致力于抓握的控制（Mountcastle等，1975；Taira等，1990；Cohen和Andersen，2002）。

最近获得了大量关注的一个区域是顶叶到达区域（PRR），其中包括MIP以及顶枕的背侧部分（PO，也称为视觉区域，V6A）。在凝视为中心的坐标系中许多PRR的神经元编码肢体运动的终点（Batista等，1999）。这些区域投射到PM区域的PMd，而VIP、AIP投射到PMv（Wise等，1997；Dum和Strick，2005；Chang等，2008）。VIP、AIP分别特定地指向PMvc、PMvr（Luppino等，1999）。

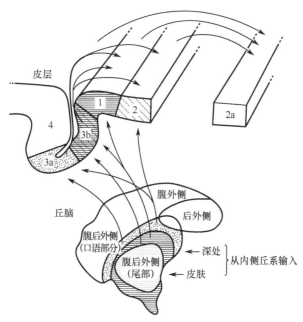

图 2.7 丘脑的体感部分投射到初级体感皮层（Kandel 等，1991）

（5）前额叶皮层

前额叶皮层（PFC），位于额叶，围绕着主沟，包括布罗德曼 9 区域和 46 区域（图 2.5）。在灵长类动物大脑中，由于前额叶皮层不同的解剖连接和刺激诱发运动的缺乏，它通常是不和其他皮层区域组合参与运动的控制。PFC 并没有像初级运动皮层、运动前皮层和部分顶叶皮层一样对皮层脊髓束有所贡献（Lemon，2008）；与运动前和 PPC 区域不同，PFC 并不直接投射 M1 或从 M1 接收输入（Picard 和 Strick，2001）。PFC 的背侧与腹侧部分分别投射到运动前区的背侧和腹侧。尽管与其他皮层运动区有许多差异，PFC 也包含在运动区，因为在涉及运动的高层执行功能时它似乎起了重要的作用。

最引人注目和最著名的由于前额叶损伤而失去功能的例子是菲尼亚斯·盖奇。在 1848 年，盖奇受了伤，当他设置炸药装置来平整铁路路基时，一个较长且直径为 1 英寸（1 英寸 =2.54cm）的铁棒穿过了他的脑袋，伤害了他额叶的一个主要部分（Damasio 等，1994）。尽管在生活的很多方面他一切如常，但是发现他的个性发生了戏剧性变化。盖奇接下来的心理变化很大程度上来自约翰·马丁·哈洛的评论，他是在事故发生后和接下来盖奇死之前的 10 年里照顾盖奇的医生。原来友好和可靠的盖奇已成为"冲动、不可靠"，无法实现他的计划，现在他是好咒骂的以及缺少对他人的尊重。明显由于这种变化，他的朋友说他'不再是盖奇'（Harlow，1868）。

PFC 除执行不确定的功能外，在短期记忆的作用一直被大量控制良好的机能障碍实验、临床研究以及来自动物的电生理学记录强调。空间工作记忆的维持似乎是 PFC 的一个特别功能（Jacobsen，1935；Funahashi 等，1989；Goldman-akic，1995）。区别这个功能与空间注意力集中的控制功能在实验上是困难的，空间注意力集中的控制也可能是 PFC 的一个重要功能（Lebedev 等，2004）

2.4 大脑皮层区域和运动控制

理解大脑如何控制四肢，特别是理解皮层的角色，运动层级的概念框架是非常有用的。在这个概念框架里，运动控制被视为一组功能，其按层级组织并且连续地执行。虽然在不同皮层和皮层下结构中隔离特定的功能不总是可能的，但是运动的概念层次作为一个有用的助手可来帮助理解不同的大脑结构功能上的差异。

一个运动层级的概念可以通过至少四个维度来理解，即时间（计划与执行）、编码（抽象的和实际的编码）、复杂度（简单的和复杂的运动）和源（外部的与内在的运动开始）。使用这四种层级作为指导方针，将考虑在本章中介绍过的 6 个主要的皮层区域，即 M1、PMd、PMv、SMA、PPC 和 S1。之所以选择这些皮层区域，是因为它们与皮层控制 BCI 系统特别相关，这些皮层密切参与自发动作的规划和执行，也因为有几个区域是过去和目前 BCI 的发展关注的焦点。利用电刺激和单神经元记录研究的结果，将按照这四个维度考虑每一种皮层区域。最后，将考虑在一个伸手-抓握目标物的实验中这些皮层区域于运动层次中的角色，抓握是一个自然行为，它回溯了灵长类动物觅食和栖息在树上运动的进化根源。

2.4.1 时间维度：规划与控制

运动行为可以视为一个计划或者准备，然后及时执行此计划的过程。因为计划先于执行且被认为提供了更一般的、抽象的运动信息（见 2.4.2 节），在运动层次中它被认为是一个比执行的发生更高级的过程。计划包括：目标的确定（如目标达到）；选择使用的四肢（如右上肢）；目标路径的规范（如用手移动到目标）。在复杂的动物行为中，由于计划和执行时间上的重叠，所以在时间上区分它们通常是不可能的。在实验上区分计划和执行的一种方法是指示延迟范式。在这个范式中，一个受到控制的提示首先出现通知被试者（人或动物）应该执行哪个动作。紧随提示后的是执行延迟期（通常为几百毫秒），在期间提示出现，计划发生，但是运动的执行是不允许的。延迟结束时，一个执行的提示指示被试者去运动。在某些实验中，延迟周期结束之前需要一段时间通过删除指令提示把短期记忆过程去除。

使用这种范式，研究人员已经能够确定哪些皮层和皮层下区域参与了计划过程。这可以通过在延迟周期检查神经活动的调制来实现。Riehle（2005）提出的三个神经活动被认为是与计划相关的必须满足的标准：①在计划期相对于基线的尖峰（神经动作电位）频率的调制必须发生；②这个调制必须与执行指令之后出现的运动相关；③实验与实验之间的这个调制变化必须预测实验与实验之间的运动特征变化（如反应时间、成功或失败）。

2.4.1.1 初级运动皮层和背侧运动前皮层

虽然在 M1 和 PM 之间有极强的相互联系，但是电生理数据表明在计划期间 PM 参与得更加强烈，而 M1 更密切地参与了运动的执行。

M1 区的调节一般只在运动出现前的 50~200ms 开始，这为 M1 参与执行阶段提供了强有力的证据（Evarts，1968；Georgopoulos 等，1982）。如图 2.8 所示，不同 M1 神经元的调节概况是不同的：它们包括瞬态（阶段性的）和持续（强直性的）成分，以及各种发放率增加和减少的组合（Cheney 和 Fetz，1980；Kalaska 等，1989）。许多研究也注意到，如果使用一个指令性延迟范式（在运动目标出现和随后的运动起始指示之间执行延迟），早期与规划相关的活动可以在起始指令之前观察到（Tanji 和 Evarts，1976）。这个活动已用来预测即将到来的运动方向（Georgopoulos 等，1989）。

运动前区皮层也展现了与运动出现紧密关联的频率调节。在延迟周期中 PM 区的活动比 M1 区强烈（Godschalk 等，1981；Weinrich 和 Wise，1982；Riehle 和 Requin，1989；Riehle，1991；Crammond 和 Kalaska，2000）。此外，一些研究表明，预备调节通常在 PM 区（特别是 PMd）比在 M1 区发生要早（Riehle，1991；Kalaska 和 Crammond，1992），如图 2.9 所示。

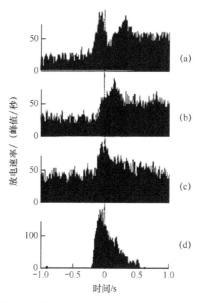

图 2.8 在恒定负载的伸手任务中初级运动皮层 4 个神经元的不同发放率特征

注:每一个图表示平均的发放率随时间而变化。运动开始时刻为 0。(Kalaska 等,1989)

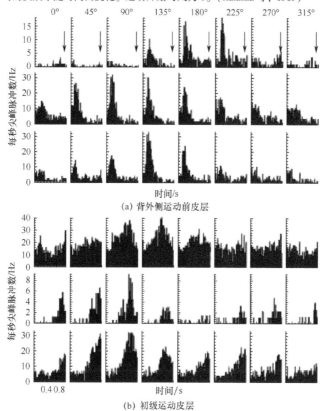

(a) 背外侧运动前皮层

(b) 初级运动皮层

图 2.9 在 8 个方向的到达任务期间同时记录 3 个背侧运动前皮层
(PMd) 神经元和 3 个 (M1) 区神经元进行

注:(a) 一个延迟指示开始后在每个运动方向(列)上 3 个运动前皮层神经元的 Perievent 直方图(行)。箭头指向平均的运动起始时间。(b) 3 个 M1 神经元的 Perievent 直方图。时间零表示两组图的指令提示的开始。需要注意的是,PMd 神经元在指令的延迟期的早期具有调制作用,而 M1 神经元并没有。(Hatsopoulos 等,2004)

这些发现将支持这样的结论，即 PM 与计划更密切相关，而 M1 更密切参与了执行。因此，PM 区比 M1 区在运动层级上处于更高层面（Weinrich 和 Wise，1982）。与此同时，数据显示，虽然 PM 区展示了更稳定和更早的预备活动，但是一个预备－执行功能的梯度仍然沿着中央前回喙尾维度存在（Johnson 等，1996）。

2.4.1.2　后顶叶皮层

对于视觉诱导的动作，PPC（包括布罗德曼 5 区域和 7 区域），以及在顶内沟区域，被视为可能比 PM 具有更高的运动层级。PPC 接收与运动目标和肢体状态相关的视觉信息（从包括 V2、V3、V4、内侧颞区（MT）和内侧上颞区（MST）的纹外区域直接输入）。这种视觉信息是视网膜定位的，即在一个固定在视网膜的坐标系中（Baizer 等，1991）。事实上，PRR 区中的神经元在视网膜定位坐标系统中就像其他视觉皮质区一样似乎编码了手臂运动的方向（Batista 等，1999）。几项研究已经表明，5 区域的神经元像 M1 区域的神经元一样表现出广泛的方向性调节，以致甚至在一个运动前指令控制的延迟期内单个神经元的放电率随着目标方向变化而变化（Kalaska 等，1983；Crammond 和 Kalaska，1989）。

然而，Kalaska 及其同事的研究提供证据表明，在 M1 中的方向信号不一定起源于顶叶皮层（Kalaska 等，1983）。使用同一个由中心－向外的运动任务，直接比较 M1 区域和 5 区域的神经元。并且证明了，平均而言 M1 神经元开始调整放电率比 5 区域神经元大约早 60ms。出现在 M1 区域更早的反应不支持 M1 区域的定向信号起源于顶叶皮层这个想法。作者推测，因为最早的 5 区域神经元在运动起始之前开始调节，而这些神经元至少有一些在 5 区域的方向性反应上可能表示了一个复制于 M1 的输出的信号（一份复制于 M1 区的信号将并行地送到 CST 的指令通知 5 区域）而不是本体感受的反馈。假设 PPC 不是一个同质的区域，一个可以调控这些相互冲突观点的办法是考虑 PPC 的某些部分，如在顶内沟内的 PRR，位于时间层级的较高层并且发送输入到 M1，而其他部分，如在脑回的 5 区域（Kalaska 等，1983），位于时间层级的较低层同时接收来自 M1 区的输出复制信息。

2.4.1.3　前额叶皮层

尽管外侧 PFC 到 M1 区域和脊髓的连接相对遥远，但是在感觉运动任务中外侧 PFC 的活动确实发生了变化（Tanji 和 Hoshi，2008）。DiPellegrino 和 Wise（1991）在修改的延迟指令的任务中比较了前额和运动前皮层神经元的活动。他们发现，像 PM 神经元，前额叶神经元在相应运动开始时显示了方向依赖的放电。然而，前额放电更具有阶段性和更与刺激相关，平均比 PM 早开始放电 150ms。这些观察说明，在运动控制层次上 PFC 比 PM 高。

2.4.2　编码维度：抽象与具体的编码

一个运动可以描述为不同层次的抽象。这些范围从最抽象的（例如，运动目标本身，在空间中的目标表示），到不那么抽象的（例如，达到目标需要的手运动），到最具体的（例如，移动手需要的肌肉收缩的时间序列）。为了阐明这些不同层次抽象生物运动控制的理论，我们从机器人学"借来"相关概念。在机器人中，末端执行的目标及其期望的轨迹规划，在连接到机器人静止部分的坐标系中是指定的。在神经系统中使用这个模型，运动目标及其轨迹规划将在以自我为中心的坐标系统中表示（即固定在身体上的坐标系）。而轨迹规划将进一步使用逆运动学方程从身体坐标转变成关节坐标，这描述了每个关节的角位置 $\boldsymbol{\theta}(t)$ 如何随时间变化从而沿着每个维度执行轨迹规划：

$$F[\boldsymbol{x}(t)] = \boldsymbol{\theta}(t) \tag{2.1}$$

式中：$\boldsymbol{x}(t)$ 为时变的末端执行位置向量；$\boldsymbol{\theta}(t)$ 为关节角度位置向量；F 为非线性函数。

由于运动最终是服从牛顿第二定律，所以关节轨迹使用一组由逆动力学方程决定的转矩轨迹 $\boldsymbol{\tau}(t)$ 来实现：

$$G[\boldsymbol{\theta}(t), \dot{\boldsymbol{\theta}}(t), \ddot{\boldsymbol{\theta}}(t)] = \boldsymbol{\tau}(t) \tag{2.2}$$

式中：$\boldsymbol{\tau}(t)$ 为时变角度扭矩向量；G 为有关角度位置、关节速度和加速度的非线性函数。

使用这种机器人的视角，给定脑区可能代表（或编码）不同级别的运动抽象。也就是说，它在地球坐标系或身体中心坐标系中可能编码一个抽象的目标，它在自我中心或关节中心坐标系中可能编码手臂和手的运动，或需要实现运动的力或肌肉活动。

2.4.2.1 初级运动皮层

1）早期工作

Evarts（1968）的工作开始于40年前并持续到了现在，他的关于行为电生理学的研究试图确定在M1区域中单个神经元的活性编码的运动变量。尽管付出很大的努力，但结果仍不完全清楚。Evarts的假设是，M1区域表征了动力学变量（如关节转矩或其衍生变量），并且其符合于右侧的最终转换方程（2.2）。这个观点被他的实验室早期的以及一些后续研究的数据所支持（Smith 等，1975；Hepp-Reymond，等 1978；Cheney 和 Fetz，1980；Kalaska 等，1989；Taira等，1996；Hepp-Reymond 等，1999；Cabel 等，2001）。进一步研究表明，在M1区域中一群神经元的活动（群活动）可以用来预测握力、关节转矩或EMG活动（Carmena 等，2003；Westwick 等，2006；Pohlmeyer 和 Solla 等，2007；Fagg 等，2009；Pohlmeyer 等，2009）。

2）定向调节

现在已有强有力的证据表明，在 M1 区域的细胞编码表示了手在空间中运动的信号（式（2.1）的输入），包括方向信息。Georgopoulos 及其同事（1982）进行了测试这个假设的经典实验。在这个实验中，要求猴子从一个中央位置到外围的8个目标进行手部运动。在这些运动中，大约75%的M1区域神经元表现出了广泛的方向性调节。即每个神经元表现出优先响应一个方向，称为细胞的首选（优先/偏好）方向（PD）。细胞转换到另一个方向期间的发放率是其首选方向和实际的运动方向之间的余弦角的函数，如图2.10所示。方向性调制的存在已是一个非常有力的发现，它在其他许多关于二维和三维伸手运动的M1研究中已被复制（Schwartz 等，1988；Kalaska 等，1989；Maynard 等，1999；Moran 和 Schwartz，1999）。

3）运动学信息

虽然运动方向一直被最广泛地研究，但也有证据表明，M1区域神经元代表了其他运动的动力学特征，包括速度、位置和运动距离（Georgopoulos 等，1984；Fu 等，1993；Kurata，1993；Ashe 和 Georgopoulos，1994；Fu 等，1995；Paninski 等，2004）。在过去的25年中，这个M1区域的模型作为动力学信号的来源已成为占主导地位的观点。当然也有少数例外（Carmena 等，2003；Pohlmeyer 和 Perreault 等，2007；Moritz 等，2008；Fagg 等，2009；Gupta 和 Ashe，2009；Pohlmeyer 等，2009），作为所有BCI系统的依据，M1区神经元的活动已用来控制运动。

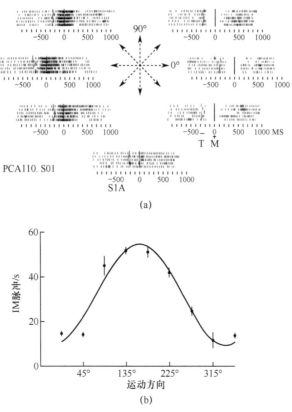

图 2.10 初级运动皮层（M1）神经元的方向性调制

注：图（a）在 8 个运动方向上每一方向重复动作时，一个 M1 神经元的栅格图（即尖峰脉冲）；图（b）同一神经元平均的尖峰发放率随方向而变化（是方向的函数）。采用余弦函数来拟合数据。(Georgopoulos 等，1982)

4）神经元群向量

Georgopoulos 指出，首选方向和一大群神经元的放电率可以组合起来预测运动方向（Georgopoulos 等，1986）。这称为群向量方法。在用相应的神经元的放电率加权了每个 PD 向量后，该方法简单地采用了将一群方向性调节的神经元中的优先方向向量加和的方式。Schwartz 及其同事证明了，更复杂的具有时变的方向的运动路径也可以通过使用群向量的方法解码（Schwartz，1992；Schwartz 和 Moran，1999）。这种方法已经应用于实时 BCI 在三维空间中来指导虚拟的和现实的机器人设备的运动（Taylor 等，2002；Velliste 等，2008）。

5）其他研究

许多证据支持 M1 区域编码了手运动的动力学。此外，也有大量的研究表明了 M1 区域有一个更复杂的情况，如肌肉等长收缩中 M1 放电的研究，即肌肉收缩但没有运动（Taira 等，1996；Boline 和 Ashe，2005；Sergio 等，2005）。在运动期间大部分 M1 神经元的方向性调节是受外部负载、手的初始位置和手臂的姿势的影响（Kalaska 等，1989；Caminiti 等，1990；Caminiti 等，1991；Scott 和 Kalaska，1995）。此外，对于单独的 M1 区域神经元，情境相关的效用也可以改变放电率和力之间的关系（Hepp - Reymond 等，1999）。

Strick 的实验室用一个行为范式测试了姿势依赖的 M1 区域放电，这个范式是训练猴子来执行在其前臂旋转向上、旋转向下或介于这两个极端之间时手腕四个方向运动中的一个，即弯曲、伸展、手桡侧倾、手尺侧倾（Kakei 等，1999）。因为前臂旋转改变了肌肉的拉伸方向（从而改变肌肉在体外的、以身体为中心的坐标计算的首选方向），他们测量了在不同姿势中 M1 神经元 PD 的变化来表明单个 M1 神经元在一个基于肌肉（内在）或以身体为中心（体外的）坐标系统中可表示运动（图2.11）。前臂旋转并不影响20%的神经元的放电率，受影响的神经元中30%不影响 PD 的放电，（大部分可影响肌肉放电）而影响了 PD 的比例为32%。这些结果表明，低级肌肉活动和高级的手部运动都在 M1 区中表示。

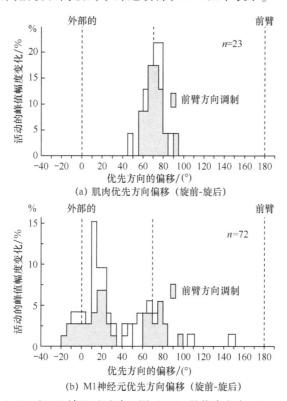

图2.11 肌肉活动（图（a））和 M1 神经元活动（图（b））的优先方向（Preferred direction，PD）变化

注：从完全掌心向下到完全掌心向上的前臂旋转运动中，偏好方向（PD）的变化。阴影区域表示手腕方向改变了30%以上活动峰值幅度。竖虚线显示外部（世界）坐标、前臂固定坐标以及内部的坐标三种可能的坐标系统，反映平均70°的肌肉偏好方向的旋转。许多神经元的偏好方向旋转表现得与肌肉很像，但另一个很大的群组没有旋转。前臂的取向影响了大部分的肌肉和神经元的活动幅度。n 为研究的神经元数量。（Kakei 等，1999）

也有证据表明，M1 区域的放电甚至可能代表目标位置而不管手臂运动方向。Alexander 及其同事们开发了一种行为范式来区分与手臂运动有关的目标空间特征活动（Shen 和 Alexander，1997a）。训练猴子，使用整个手臂的运动来使操纵杆控制光标，与 Georgopoulos 的研究类似（Georgopoulos 等，1982）。在一种条件下，操纵杆和光标的运动是相同的。然而，在另一种条件中，他们90°旋转了操纵杆和光标运动之间的空间映射，这样向上运动的光标就需要向右移动操纵杆。在反应时间和运动时间中，大约40%～50%的神经元活动是完全相关于手臂运动的方向，而不管目标位置或光标移动。然而，在指令、延迟和反应时间中，10%～15%的神经元活动与目标位置或光标移动方向有关却独立于所需的肢体运动。

不同运动关联信号的强相关性已很难解决 M1 区域的实际编码问题。同样，理论研究在 M1 区域中高级或低级调优首要性问题上提出了反对意见（Mussa-Ivaldi，1988；Todorov，

2000；Fagg 等，2002）。鉴于目前文献的矛盾状态，大量的解释都存在可能性：①M1 可能编码一个运动的未发现功能，这个功能可能部分与已经检测的运动的参数相关；②M1 可能不是一个功能性均匀区域，而是可能包含一些异构的神经元，它们共同处理全部范围的从机器人学视角假设的表示；③与②完全一致，即运动皮层作为基底来实现从感官到运动坐标系统的转换。总之，在抽象到具体维度上关于 M1 的定位目前没有明确的共识。

2.4.2.2 运动前皮层和后顶叶皮层

与 M1 区域存在歧义相反，PM 和 PPC 情况似乎更清晰。使用上面所述的旋转的视觉-显示范式，Shen 和 Alexander（1977b）发现表示目标位置的神经元在 PMd 比在 M1 区更为常见。同样，Strick 及其同事们发现，大多数 PMv 神经元在身体中心坐标系中编码了手腕运动方向，而事实上在肌肉坐标系中没有一个神经元编码手腕运动方向（Kakei 等，2001）。

一些研究还描述了目标选择性的空间梯度，其中更多 M1 区具有高阶、抽象属性的神经元在喙部的 M1 和 PMd 之间的边界附近被发现（Alexander 和 Crutcher，1990；Johnson 等，1996）。

最近的一项研究直接比较了同时记录的 M1 和 PMd 神经元群的功能，从而在一个指示延迟、由中心-向外的运动任务中解码离散目标位置与连续的手的位置（Hatsopoulos 等，2004）。虽然目标位置和运动方向不是明确地被分离，但是本研究发现，PMd 区神经元群将更准确地预测先于运动的目标方向，而 M1 区神经元群可以更忠实地重现连续的手的位置。这些发现进一步支持了 PM 的活动与抽象目标相关这种观点。

Kalaska 及其同事在由中心-向外手部运动中比较了系统性地施加于不同方向的偏压荷载力对 M1 和 PPC 的 5 区神经元的影响（Kalaska 等，1989，1990）。M1 区神经元表现出一种不同负载效应的混合。相比之下，5 区神经元几乎完全不会受到增加的负荷的影响，从而表示了运动的动力学特性而不管需要移动的力。

2.4.3 复杂性维度：复杂与简单的运动

许多日常活动是复杂的，且可以被看作简单动作的顺序或同时合成。例如，敲击键盘或弹钢琴需要一系列的手指运动，伸手并抓握一个目标需要近端和远端的上肢部分的协调。此外，用双手的动作需要两边的四肢的协调。在行为层面上，复杂的运动通常不只是简单动作的串联，因为一个动作元素可能会影响另一个元素的执行。这在协同发音的语言现象中特别明显，即在这种现象中产生一个音素被产生下一个音素的需求影响（Daniloff 和 Moll，1968；Benguerel 和 Cowan，1974）。同样明显的是，在钢琴演奏（Engel 等，1997）以及可能在许多其他的复杂运动中。这些行为现象表明，有专门的连接和协调简单的运动成为更复杂的序列的神经回路。

从 Penfield 的典型刺激研究开始（Penfield 和 Welch，1951）已经认识到，在涉及多个肢体段的复杂运动的表示中皮层的辅助运动区（SMA）是一个重要的区域。

单个神经元的记录表明，与简单运动相比 SMA 神经元对复杂运动序列优先激发。在使用一系列推拉操作的运动任务中，单独的 SMA 神经元只有在特定的动作顺序中，而不是在任何隔离的单一的运动中激发（Shima 和 Tanji，2000）。例如，如图 2.12 所示，每当拉动动作之后是推动动作，就发放 SMA 神经元；当这些运动出现在其他序列或在与其他运动组合中，就没有该现象。

最近的研究质疑了运动序列表示属于 SMA 区而不是 M1 区的观点。Lu 和 Ashe 证明，M1 神经元优先编码特定的记忆运动序列（Lu 和 Ashe，2005）。他们还发现，注射毒蝇蕈醇（一种药物，抑制神经元活动）到 M1 区后在记忆序列执行中增加了错误，而错误没有在非序列运动中增加。

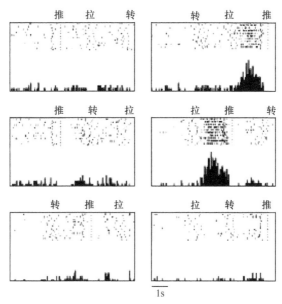

图 2.12　从辅助运动皮层记录的神经元响应推拉相结合的运动过程，
但不响应单个运动要素（Shima 和 Tanji，2000）

在 Penfield 的实验中使用的电刺激通常比在近期的皮层内刺激研究中使用的电刺激具有更大的强度和更长的持续时间。然而，使用冗长的刺激列（500～1000ms）和相对较高的电流强度刺激额叶（包括 M1）和顶叶，Graziano 等（2002，2004）从表面上看来也引起了有目标的运动，从而行为学上模仿了涉及多个肢体段的与复杂运动相关的行为。尽管考虑到较大强度和长时间的电刺激，这些发现的解释是有争议的，但是它们暗示着运动序列的皮层控制可能分布在 SMA 上。

2.4.4　源维度：外部与内部运动引发

运动由外部刺激触发和引起，也可能由内部动机引起。例如，在指令告知后一个人可能在其他几个视觉对象中伸手并抓住一个杯子（外部初始化），或简单地决定伸手去拿杯子来装热咖啡而满足自己的欲望（内部初始化）。内部初始化和外部初始化之间的区别在复杂运动的产生中是特别明显的，比如涉及演奏乐器的一些行为：钢琴师可以用乐谱，它提供了视觉指示去按哪个键，多长时间，以什么顺序（外部起始）；或者，反复练习后，钢琴家可以记住并生成（内部萌生）适当的按键序列而不需要外部刺激的支持。

内部和外部运动指示之间的区别可以在帕金森综合征中很明显看到。虽然严重的运动失能可以阻止一些帕金森病患者根据自己的意愿开始一个简单的步骤，但如果视觉指示放置在地上时，他们也许能够行走。

辅助运动皮层与运动前皮层如下：

实验证据支持存在两个单独的神经回路（SMA 区域和 PM 区域），分别促进内部引导和外部引导动作。猴子行为学的电生理实验表明，SMA 对内部生成的运动特别重要。Mushiake 及其同事训练猴子依不同序列按一组按钮（Mushiake 等，1991）。为了训练动物来执行一个特定的按钮按压序列，按钮内的灯是按适当的序列打开从而提示每个运动。几次重复之后在按钮内的灯光逐渐变暗，直到完全熄灭。大量的 SMA 神经元只有在灯已经熄灭开始调节，而当灯光恢复时停止发放。因此这些 SMA 神经元被认为与运动内部初始有关。

相比之下，涉及 PM 区域的第二个神经回路（PMd 和 PMv）似乎参与外部生成的运动。在相同的实验中（Mushiake 等，1991），当灯仍然亮着时大量的 PMd 和 PMv 神经元发放，然而灯一旦熄灭即停止发放。相反，M1 神经元并没有区分这两个条件。这项研究表明，6 区（包含 SMA 和 PM 皮层）有专门的回路用于处理内部和外部运动的产生。相反，在运动层级中位于较低位置的 M1，不受这个条件差异的影响。

2.4.5 有视觉引导的伸手－抓握行为

到目前为止已经从上述四个维度基础上解释了一个运动层次。这些描述制定了一般性的术语。现在详细察看一个具体的例子，伸手－抓握一个对象的行为，这些贯穿整个皮层的层次功能如何导致有目的的运动。

抓住是人类行为的一个基本特征。它的进化根源可追溯为灵长类动物在树上的环境中觅食栖息，它支持更复杂动作的发生，如工具的使用。当前 BCI 对抓住行为的研究是为了开发皮层控制的 BCI 系统，它具有移动到相应位置和握住对象的能力。

2.4.5.1 两个皮质网络促成抓握

抓握从运动控制的视角来看是有趣的，它是需要手臂近肢和远肢协调的一个复杂的行为。电生理数据提供一些证据表明有支持伸手行为和支持握住行为两个皮层网络（图 2.13）。背侧网络包括 5d 区（在 PPC 区内）、MIP（内侧壁内的区域）、PMdc（背侧 PM 区的尾部）和 M1，专门用于控制肩部和肘部运动（如伸手行为）。从 PMdc 和喙部 M1 区的皮层脊髓投射（如在中央前回）大部分终止在脊髓的上颈椎（如颈部）段，其包含了运动神经元池及其支配的近端肌肉组织（He 等，1993）。最近的一项电刺激的研究表明，在 PMd 区中存在背侧到腹侧的局部投射，以致高于弧形刺激的刺激主要诱发了近端手臂的运动（Raos 等，2003）。相反，腹侧网络包括前壁内的区域（AIP）、腹侧 PM 喙部（PMvr）和 M1（特别是埋在中央沟内的 M1 区的尾部）一直被假设用来控制远端运动如握住（Kurata 和 Tanji 1986；Rizzolatti 等，1988；Jeannerod 等，1995）。PMvr 和 AIP 具有相似的功能性属性，包括握住对象的视觉和运动反应。意料之内的，鉴于 AIP 区与视觉输入的相似，AIP 的放电似乎更依赖握住对象的形状而不是握住行为的实际细节（Jeannerod 等，1995）。

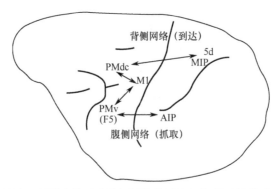

图 2.13　在猕猴皮层中，所提出的两种神经网络分别参与控制近端伸手运动和远端抓取动作

注：背侧伸手网络其由顶叶皮层的上部（5d 和 MIP 区域）、尾背侧运动前皮层的尾部背侧（PMdc）和初级运动皮层（M1）组成。腹侧抓握网络包括顶内前区（AIP）、运动前皮层的前腹侧（PMv；F5）和初级运动皮层（M1）

不像 AIP 神经元，许多 PMvr 神经元似乎对不同类型的握住行为更敏感（Taira 等，1990；Sakata 等，1995；Raos 等，2006）。在 PMvr 区中似乎至少存在两组功能性不同的与抓握相关

的神经元。在猴子中：第一组（称为规范性神经元）不仅在对特定类型的抓握行为，还在当猴子只是观察到抓握对象时发放（Rizzolatti 等，1988；Rizzolatti 和 Fadiga，1998）；第二组（称为镜像神经元）甚至在当猴子看另一个个体（无论是猴子还是人）进行一个特定的抓握运动时也会发放（di Pellegrino 等，1992；Gallese 等，1996）。因此，AIP 似乎比 PMvr 代表了更多的抽象信息（在运动层次中具有更高层次），而 PMvr 本身显然在运动层次中比 M1 区具有更高的层次

2.4.5.2 初级运动皮层

初级运动皮层明显地涉及手臂运动的近肢和远肢的控制。上面已经描述了 M1 区神经元编码多种近端伸手行为运动参数的证据。在行为学猴子实验中电生理学记录还表明，M1 区中的单个神经元会随着许多不同方面的远端肢体功能调整它们的活动，包括手腕的扭转（E-varts，1966；Murphy 等，1979；Cheney 和 Fetz，1980；Kurata，1993；Kakei 等，1999）和握力（Hepp-Reymond 等，1978；Muir 和 Lemon 1983；Wannier 等，1991；Maier 等，1993）。

在猴子体内 M1 区或锥体束的病变会引起瞬时的麻痹性痴呆或近端肢体的瘫痪和手指的运动的丧失（特别是，分别让单个手指运动的能力的丧失）（Denny-Brown，1950；Lawrence 和 Kuypers，1968a；Passingham 等，1978）。使用短刺激序列和低振幅的电流在 M1 区的皮层内微电极刺激可以引起肩、肘、手腕和手指关节的肌肉收缩和运动（Asanuma 等，1976；Huntley 和 Jones，1991；Donoghue 等，1992）。较长的刺激序列（持续几百毫秒）可以引起复杂的、涉及近端和远端关节的明显是有目的的运动，这种现象类似于自然的伸手和握住行为（Graziano 等，2002，2004）。与这些发现相符，许多成像和刺激的研究表明，近端和远端表示在 M1 区域中兼而有之，且分布在整个 M1 区域的手臂区域（Huntley 和 Jones，1991；Donoghue 等，1992；Schieber 和 Hibbard 1993；Sanes 等，1995）。

因此，尽管进行了广泛的研究，在 M1 区手臂区域存在一个严格的拓扑组织仍有争议。现代刺激研究认为，存在一个同心或马蹄形组织，其中远端表示主要是在 M1 区的尾部（包括中央沟前沿），而在尾部周围是近端臂表示的一个区域，如图 2.6 所示（Kwan 等，1978a，1978b；Park 等，2001；Park 等，2004）。在两个区域之间是第三区，在其中用低电流的刺激引起了近端和远端的肌肉活动的组合（Park 等，2001）。关于这个中间地带功能性有两种解释：一种是，编码远端或近端手臂成分的单一神经元是交织的、彼此靠近在一起的，其能够同时被电刺激兴奋；另一种是，这个单一神经元同时编码了近端和远端的手臂成分。基于在刺激诱发和峰诱发的 EMG 信号的平均之间的强烈一致性，Park 等（2001，2004）认为第二种解释更合适。至于内部远端和外部近端区域，伸手和抓握行为的协调可能以这两群神经元时空模式发放的形式出现。

最近，使用逆行跨神经元狂犬病毒从个体肌肉运输的解剖学研究已经证明，从皮层到脊髓运动神经元的直接投射几乎完全出现在来自中央沟前沿的 M1 区的尾部（Rathelot 和 Strick，2006）。此外，这些研究表明，支配近端和远端肌肉运动神经元接收这些单突触的投射，同时在尾部 M1 区形成一个内侧到横向的拓扑图以致近端细胞更偏向内侧及远端细胞更偏向外侧。因此，尾部 M1 区可能是协调伸手-抓握行为的一个特别重要的区域。

2.4.6 运动控制的躯体感觉反馈

2.4.6.1 肌肉运动知觉

目前，控制光标或机械臂运动的 BCI 用户必须依靠相对缓慢的视觉反馈来指导运动和纠

正错错误。相比之下，在正常运动中这些功能在很大程度上靠本体感受系统来完成。本体感受反馈损失的人可以依靠观察四肢，但他们的动作通常比正常人慢和不协调，并且需要更专注（Ghez 等，1995；Sainburg 等，1995）。因此，以本体感受为形式的感觉运动反馈是一个重要的运动控制调制器。

本体感受的感觉源自不同的肌肉和关节感觉器官（如肌梭、高尔基腱器官、关节感受器等）。它们的输入汇聚到大脑皮层初级躯体感觉皮层（S1）的 3a 区和第 2 区。额外的复杂性出现，是因为肌梭的位置和速度敏感性可被大脑的下行输入调节（Burke 等，1978；Loeb 和 Duysens，1979；Prochazka，1981），同时因为高尔基腱器官（Houk 和 Henneman，1967；Crago 等，1982）和关节感受器（Grigg，1975；Millar，1973）对主动或被动生成的力具有差异性敏感。因此，在运动过程中皮层对扰动的反应与在休息时是不一样的。事实上，比较了 S1 神经元在主动和被动运动中放电的研究发现只有部分一致（Soso 和 Fetz，1980；Prud'homme 和 Kalaska，1994）。在这个方面以及其他方面，第 2 区和 3a 区的细胞的放电似乎相当类似。

2.4.6.2　S1 区及相关脑区的神经活动

S1 区与运动相关的神经活动主要是相位性的（如在运动时发放）。它与动作的速度成比例，并且在大多数情况下与弱兴奋或位置相关的放电结合在一起（Soso 和 Fetz，1980；Gardner 和 Costanzo，1981；Wise 和 Tanji 1981）。一项关于平面上多个方向由中心向外伸手运动的研究表明，正弦调制的曲线非常类似 M1 中神经元的发放（Prud'homme 和 Kalaska，1994）。

关于 S1 区信号的最早研究是 Mountcastle 在 20 世纪 50 年代后期主要关于触觉的研究（Mountcastle，1957；Mountcastle 等，1957）。Mountcastle 认为，所有初级感觉和运动皮层脑区是由不同的神经元柱组成的。这些神经元柱从皮层表面一直延伸到皮层中最深层。他进一步推测这些柱可能充当了基本计算单元，它们每一个处理来自身体一部分的输入，或一种类型的感受器（Mountcastle，1957）。随着这些输入信号从 3b 区传输到 1 区再到次级感觉皮层，它们逐渐把来自不同感受器和不同脑区的输入信号混合起来，从而成为更大的感受野以传送更为复杂、代表多种模式的刺激信号。当体感信号传递到 PPC 时，这种对感受野复杂性和大小的处理仍在继续，在这里体感信号进一步与视觉和听觉输入信号混合。

最近在对感觉运动选择过程的研究中，研究人员分析了这种信号处理过程（de Lafuente 和 Romo，2006）。他们训练猴子辨别指尖是否有震动刺激。猴子通过做两个不同的动作来分别表示信号有或无。这项任务很容易，除非刺激幅度非常小。当刺激幅度小时，猴子经常犯错。猴子做出判断时，一部分脑区的信号被记录下来。结果显示，随着记录区域从初级体感皮层换到次级体感皮层再到 PMdc，神经元发放与猴子最终选择的关联性越来越大。相反，无论猴子最终的判断如何，初级感觉皮层的活动总是与机械刺激相对应。

2.4.6.3　大脑受损后躯体特定区地图的变化

若将基于皮层神经活动的 BCI 用于重度残疾患者，必须考虑周围或中枢神经系统损伤后皮层躯体特定区投射的巨大变化。一个很好的例子是许多截肢患者都有的幻肢知觉。在这些案例中，感觉信号从残留的肢体投射区域中传递到邻近的非肢体投射区域，引起患者感受到本不存在的肢体（Flor 等，2007）。

不十分明显的是，长期或特意使用特定的手指会使其相应的皮层表征增加（Pascual-Leone 和 Torres，1993；Nudo 等，1996；Xerri 等，1996）。而且，同时使用两根手指会使其相应投射区域融合（Clark 等，1988；Jenkins 等，1990）。人们已经证明了外周或皮层的电刺激均可引起类似的变化（Nudo 等，1990；Recanzone 等，1990）。

这类研究对神经系统疾病的患者来说尤为重要，因为这关系到能否应用基于特定感觉运动皮层信号的 BCI，以及它能否应用基于皮层刺激的感觉反馈功能。

2.5 皮质下脑区

皮质下区域同样对运动有着重要的作用。然而，由于其在脑中所处的位置，而不适宜用于 BCI 技术，至少对现阶段而言是如此。因此，只简略地讨论这些脑区。将来，随着电生理记录技术的发展与对它们理解的加深，这些皮层下区域也许对 BCI 的研究与开发有着更重要的意义。主要讨论的皮层下区域是丘脑、脑干、基底神经节和小脑。

2.5.1 丘脑

丘脑提供大脑皮层主要的输入，这些输入信号既有来自脊髓神经也有来自其他皮层下区域。丘脑包括一系列不同的核团，这些核团被分为外侧、内侧、前部、板内、中线和网状。外侧组又分为腹侧层和背侧层。丘脑核团主要分为感觉接替核团和扩散投射核团两大类。接替核团负责单一感觉或运动区域，同时它们与大脑皮层边缘的区域有相互作用。相比之下，扩散投射核团影响更广阔的皮层区域，并且与基底神经节和边缘系统也有重要的连接（Morgane 等，2005）。人们认为它们参与觉醒、情绪和意识状态的调节（Jones，1981；Van der Werf 等，2002）。

外侧组腹侧层的丘脑核团包括腹侧前核和腹外侧核。这些是丘脑主要的运动核团，它们把来自基底神经节和小脑的输入传递到大脑皮层的特定区域。反过来，这些皮层区域也通过它投射回基底神经节和小脑。这些相互连接组成了起始和终止于特定皮层区域的清晰的环路。除几十年来人们熟知的运动皮层和前运动皮层区域，也证实大脑内侧壁的运动区域，甚至在颞叶和前额皮层中的非运动区域，也参与了类似的环路（Middleton 和 Strick，2000）。

2.5.2 脑干

已经描述过大脑皮层对皮层下区域和脊髓的投射。对脊髓投射的还有脑干区域，这些区域包括红核、脑干网状结构、前庭核以及上丘。它们的脊髓投射按照投射终端在脊髓的位置可分为外侧系统和内侧系统，它们分别与外侧（交叉）脊髓皮层系统和腹中部（非交叉）脊髓皮层系统大量重叠（Kuypers 等，1962）。脑干运动区域对低等哺乳动物最重要，而随着进化到越来越高级的动物，其与大脑皮层关系的重要性逐渐降低。

脑干边缘系统主要的组成部分是红核，它接收来自小脑的按照不同身体部分组织的投射，同时接收来自初级运动皮层的投射。它的输出即红核脊髓束，穿过脑干的中线，然后在脊髓的外侧柱下降。像交叉脊髓皮层系统一样，主要影响脊髓中控制肢体和手（或爪）部肌肉的运动神经元。红核脊髓束参与肢体的独立运动，主要是伸手和抓握（Lawrence 和 Kuypers，1968b）。

脑干中部系统主要包括网状核、前庭核和顶盖核。它们的输出（脊髓网状核束、脊髓前庭核束以及脊髓顶盖核束）在脊髓的腹侧柱下降。像非交叉脊髓皮层系统一样，其投射的目标主要是中间神经元和固有神经元。这些神经元控制身体双侧的轴向和近肢肌肉，同时对身体的整体姿势、朝向和位移的控制有重要作用（Lawrence 和 Kuypers，1968b）。

2.5.3 基底神经节

基底神经节是一组位于大脑深处的核团，如图2.14所示。这些相互连接紧密的核团与很多运动障碍有关，包括帕金森病和亨廷顿氏舞蹈症。最开始人们认为基底神经节是一个漏斗，接收不同皮层区域的输入然后专门输出到运动皮层（Kemp和Powell，1971）。最近，人们发现基底神经节的输出范围更广，包括（很像小脑皮层通路）几个平行环路（Alexander等，1986）。它们包括运动区域、眼动区域、外侧眶额叶、背外侧前额叶区域，以及前扣带回或边缘环路。虽然人们认为这些环路是彼此分开的，但是从某种角度来看它们的丘脑和皮层投射目标是收敛的（Joel和Weiner，1994；Hoover和Strick，1999）。

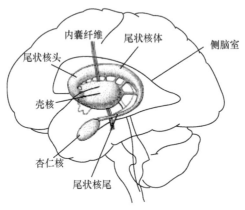

图2.14 大脑皮层内深部的基底神经节，其与外侧脑室平行

注：内囊纤维穿过纹状体使尾状核与壳核分隔开。虽然杏仁核靠近尾状核的尾部，但没有视它为基底神经节的一部分。基底神经节的输出核、苍白球、黑质位于壳核内侧，在图中是不可见的。（Kandel等，1991）

如图2.14所示，尾状核的头部挨着壳核，它们被内囊纤维隔开。功能上，它们被看作一个结构——纹状体，它作为基底神经节初级输入核团。纹状体接收来自大脑皮层、脑干和丘脑的输入。基底神经节也包括苍白球和黑质。这些结构是主要的输出核团。它们发出大量抑制纤维到丘脑的腹侧前核（VA）和腹外侧核（VL）。反过来丘脑发出兴奋性投射到多个运动相关区域，包括初级运动皮层、辅助运动区、PM以及前额皮层。从基底神经节来的输出也直接到达上丘并参与眼睛和头部的运动。

人们认为，基底神经节特别是前额叶和边缘回路，参与对奖励的预期，并且通过对动作进行预测来优化动作（Kawagoe等，1998；Schultz等，2000）。证据显示，基底神经节在有奖励的学习动作（包括一系列动作）中至关重要（Graybiel，1995，2005）。基底神经节的退行性变与很多运动和认知障碍有关，最主要的是帕金森病和亨廷顿氏舞蹈症。

2.6 小　　脑

2.6.1 位置、组织和连接

小脑位于脑干的背侧，大脑的尾部。小脑皮层紧密卷曲成许多褶皱（或称为小脑叶），它比大脑皮层的沟回程度更深，并且被一系列大致向内外侧穿过的裂隙分隔开。图2.15为背侧视角的人类小脑。小脑主裂隙把前叶和后叶分开，后外侧裂隙把后叶和绒球小结叶（又称

为古小脑，图中不可见）分开。虽然小脑沿中线对称，但它与大脑不同，不沿中线分开。

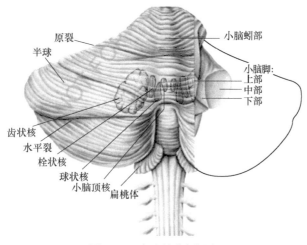

图 2.15 小脑的背侧视角

注：图中显示了皮层表面及底层成对的核团。移除右半球，可显示出三个小脑脚，小脑脚连接着小脑和脑干。（Kandel 等，1991）

小脑皮层只有三层，并且每层之间区别较小，这些都与大脑不一样。除少数例外，小脑皮层每层都由固定比例的神经元种类构成，且都有相同的清晰连接。浦肯野细胞是小脑的输出神经元，并且是中枢神经系统中最大的神经元，它们位于三层小脑皮层的中间层。在小脑皮层之下是小脑核团，它们接收小脑皮层中浦肯野细胞的轴突。这些核团是小脑输出纤维的主要来源。小脑顶核、间位核和齿状核在中侧，分别接收大脑皮层的最内侧（如小脑蚓部）、中间（如小脑蚓旁部）以及最外侧（如半球）部分的信号。小脑半球在从猫到猴子再到人的进化过程中不断增大，因而又称为新小脑，区别于由小脑蚓体和旁蚓体组成的旧小脑。绒球小结叶是小脑中最原始的部分，其轴突直接延伸到脑干的前庭核。

人们已经得到了多重小脑皮层对应体表的映射图（Snider 和 Stowell，1944）。这些映射的主干在小脑蚓部中，四肢对应半球。绒球小结叶主要接收视觉和前庭输入（Snider 和 Stowell，1944；Manni 和 Petrosini，2004），并且主要参与平衡和眼动。

小脑输入和输出经过前、中、后小脑脚。输入来自脑桥和脊髓中不同的来源。小脑输出通过丘脑的腹外侧核团到达大脑皮层，同时也到达一些脑干运动区域，包括连接红核脊髓束的红核。

小脑和大脑紧密连接。腿、手臂和脸部对应的初级运动皮层通过脑桥对小脑发出独立的、平行的投射。小脑也通过丘脑的 VL 核反过来投射的皮层相同的区域。从而闭环地把腿、手臂和脸部在运动皮层中的表示和小脑中对应的区域连接起来。类似的小脑闭环回路还存在于额叶的每个运动前区（Dum 和 Strick，2003；Kelly 和 Strick，2003；Glickstein 等，2009；Strick 等，2009）。

2.6.2 小脑功能

现在对小脑功能的理解是由 Gordon Holmes 最初建立起来的。Gordon Holmes 是一位神经科学家，第一次世界大战时在法国的英军部队服役。Holmes 多次观察了小脑和视觉皮层的枪伤对伤员的影响，这部分相对而言没有头盔保护，所以很容易受伤（Pearce，2004）。Holmes

引用了一位小脑右半球受损病人的话："我左臂的动作可以下意识地完成，但想动右臂我必须想好每一步动作。我转弯的时候会停很长时间，因为必须在转弯之前思考一下。"（Holmes 1939）。基于这些观察，Holmes 给出很多关于小脑损伤的经典描述（Holmes，1939）。

小脑损伤产生的影响和大脑损伤产生的结果不同。其特点在于，运动障碍出现在受损位置的同侧，并且不会引起麻痹。小脑半球的破坏与各种肢体运动障碍都有关系。共济失调只用来描述广义上由伤病引起的不协调，包括辨距障碍（运动幅度出错）、动作快结束时发生的意向性颤动、快速轮替异常（无法完成快速轮替动作）或把一个复杂动作分解为多个动作。这些发现表明，小脑在微调运动细节、协调肢体和肢体节段以使复杂的运动平稳和自动发生方面非常重要。这些发现催生了很多小脑运作的功能模型（Lacquaniti 和 Maioli，1989；Paulin，1989；Miall 等，1993；Kawato，1999；Spoelstra 等，2000；Kawato 和 Gomi，1992；Wolpert 等，1998）。

另外，很久以来人们就知道小脑与运动学习密切相关，包括成长过程中手眼协调的校正，以及由前庭反射来控制眼睛和头部运动的协调（Gellman 等，1985；Stone 和 Lisberger，1986；Kim 等，1987；Wang 等，1987；Lou 和 Bloedel，1992）。小脑损伤与动作适应性的丧失有关。

虽然传统上小脑被看作一个运动中枢，但最近有观点认为它也会协助优化获取感觉信息（Gao 等，1996；Blakemore 等，2001）并且协调高级认知功能（Kim 等，1994；Daum 和 Ackermann，1995；Thach，2007）。人们认为这种更高层次的功能是由半球和齿状核来执行的。

2.7 动作电位（尖峰脉冲峰值）中的信息

在中枢神经系统中，神经元动作电位（或称为峰电位）被看作神经元间通信和信息传递的基本单元。基于这种认识，2.2 节依据活动的总量（如峰电位的数量）讨论了各皮层脑区之间的功能联系。本节考虑峰电位或峰电位序列（峰电位行列）如何具体编码控制动作的信息。很多种假说指出了峰电位活动编码信息可能的方式。弄清楚这个问题对于 BCI 来说十分重要，这样就可以对脑的信号进行解码，并用它来控制机器。

2.7.1 放电率 – 编码假说

现在流行的观点是放电率 – 编码假说，该假说认为信息是通过神经元发放峰电位的频率来编码的。放电率编码的想法由 Adrian 和 Zotterman（1929）第一次明确提出。他们在猫的腿上，记录由摁压足垫引起的皮肤神经纤维的动作电位发放。在这项实验中，峰电位的幅度基本不变，而数秒内发放峰电位的数量与压力成比例。这个观察表明，峰电位频率（或称为发放率）是编码信息的基本机制，称为放电率 – 编码假说。

由于这个实验中所使用的数秒长的时间间隔对编码快速变化的感觉、运动及意识信息显得太长，后来的研究者们又考虑更短的时间窗口来观察其能否适应快速变化的量（Richmond 等，1987）。然而，参考神经元活动的时间尺度和实际测量的发放率都不稳定。

在很多 BCI 应用中，峰电位用段（如一段时间）来记，一段为 20~100ms（Serruya 等，2002；Taylor 等，2002；Carmena 等，2003；Pohlmeyer 等，2009）。以段来记峰电位是测量发放率的一种常用方法。然而，这种方法有特定的问题：一是，段与段间的时间界限是无视单个峰电位随意取的（所以有时候会有一个峰电位"骑"在两个段间的边界上）；二是，当从段宽（时间长度）减少来提高时间分辨率时，发放率的分辨率会减低（因为计算得到的发放率是随段宽的倒数增加的）（Dayan 和 Abbott，2001）。一种 BCI 应用中不常用的替代方法是将峰电位序列与高斯滤波器或类似滤波器进行卷积，以此把离散的发放变成连续的信号（French 和 Holden，1971；Dayan 和 Abbott，2001）。通过这种方法，高斯滤波器的宽度就像标准化的段宽一样来决定发放率测量的时间分辨率。

2.7.2 时间-编码假说

时间-编码假说给出了另一种观点。该假说认为，信息是由完美的峰电位时域发放模式来编码的，即精确的时域发放模式携带着信息，与峰电位发放的数量无关。有许多人争论时间-编码和发放率编码的本质区别究竟是什么。有的研究者指出，若将段宽或高斯滤波器的宽度缩减到任意小，发放率编码和时间-编码会变得无法区分，因此，这两种假说没有本质区别。其他人则说，在毫秒级测量的时域发放模式（与 10ms 级和 100ms 级相对）确实携带行为信息，因而这些发放模式本身就构成了支持时间-编码的证据。Theunissen 和 Miller（1995）提出了这两种假说的正式差别：不仅考虑神经相应的时域波动，还应考虑编码刺激或行为信号中的时域变化，即当一个峰电位列的时域发放模式比其编码的刺激或行为变化更快时，就说明该信号是由时间-编码的。例如，我们来看 Adrian 所做的研究工作：监测皮肤神经纤维在不同压力下的动作电位发放（Adrian 和 Zotterman，1926），在测量区间内（大于平均发放率），任何与压力相关的峰电位发放模式都可以认为是一个时间-编码。

虽然一些数据支持感觉系统用时间-编码（Richmond 等，1987；Middlebrooks 等，1994），但鲜有证据说明运动系统同样采用时间-编码，至少在单神经元水平如此。然而，一些研究表明，在运动皮层中，神经元相互间精确的时间同步性可能携带行为信息。例如，Riehle 及其同事们让猴子完成一项简单的伸手任务，在这项任务中，做动作的指示会在可预期的几个时间点之一发出，同时研究者们记录猴子 M1 区的多个神经元信号。在发出做动作指示的时候，研究者们记录到成对 M1 神经元具有显著的同步性，即使它们的发放率在几次动作中没有变化（Riehle 等，1997）。研究者们认为，时间-编码并不是唯一的编码方式，它更接近一种补充信息，即在神经系统中，单个神经元的发放率编码运动的信息，而神经元间的同步性编码期望或集中注意（Middlebrooks 等，1994）。在另一项研究中（Hatsopoulos 等，1998），M1 神经元在伸手动作接近启动时瞬间同步，然后同步的程度随运动方向的变化而变化。一项后续研究指出，这种出现在 M1 神经元对中的同步性携带了方向信息，而这种信息对单个神经元简单的发放率编码来说是冗余的（Oram 等，2001）。

2.8 尖峰脉冲峰值记录和处理

皮层神经元的峰电位由植入皮层中的微电极来探测，因此这些微电极的尖端（或称为记录表面）离神经元很近。本节将讨论记录和分析峰电位的技术（同时可参考第 5 章、第 7 章和第 16 章）。通过脑电图记录场电势的方法将在第 3 章和第 6 章介绍。

2.8.1 微电极

第一次用植入电极记录单个皮层神经元大概是在 20 世纪 30 年代，Renshaw 的研究中用了一根填满琼脂的滴管和一个电子管放大器（Renshaw 等，1940）。直到 50 年代金属微电极才被用来记录视觉、体感和运动皮层的神经元动作电位（Hubel，1957；Mountcastle，1957；Jasper 等，

1958；Hubel，1959；Evarts，1966）。这些微电极本质上就是带导电尖头的绝缘导线。

现在人们用各种各样的微电极来进行皮层内记录，包括微电极阵列，它可以长时间留在脑内，几个月甚至几年。常用类型如图2.16所示。其中最简单的是微线电极，由一排或几排细线焊在接头上构成（图2.16（a））。线直径一般为25~50μm，其材质一般为钢、钨或铂铱合金。这些线尖端上的截面削出一定角度，可以刺穿软脑膜（三层包围脑的脑膜中最靠里且最薄的）。由于这些线本身高度柔软，因此植入时必须硬化。一般用聚乙二醇的涂层使其硬化并使电极可以维持大于20mm的长度。这种涂料先溶解在温生理盐水中，然后把电极慢慢插入皮层中预期的深度，最后用黏合剂（如甲基丙烯酸甲酯）把接头粘在颅骨上完成固定。

如果阵列中电极的尖端距离小于或等于50μm，那么一个神经元的发放可能被多个电极记录。除造成冗余外，它也会带来好处。单个电极一般记录多个神经元的发放，因此辨别单个神经元的发放比较困难。一般人们通过对峰电位波形的分析来分离不同神经元的发放。如果一个神经元的发放被多个电极记录，峰电位分类过程就会更可靠。这就是支持双电极的原理。这种电极是用2根直径25μm的铂/铱线缠绕在一起，然后剪出一个尖端。随后，由于同样原因，人们把4根线绕在一起制成了四电极（Gray等，1995）。它们又被做成一个12根四电极的阵列，每根长度可调（Wilson和McNaughton，1993；Yamamoto和Wilson，2008；Kloosterman等，2009；Nguyen等，2009），这种阵列可以记录大量神经元，并且同时在多个电极上记录一个给定神经元的发放，如图2.16（b）所示。

一种最近上市的替代设计（Microprobes for Life Sciences，http：//www.microprobes.com/；Plexon Neurotechnology Research Systems，http：//www.plexon.com/）即浮置电极阵列，如图2.16（c）所示。这种阵列由36根安装在陶瓷底座上的电极组成，并且与细连接线（铅制）相连。这种电极的尖端是蚀刻而成的，因此比剪出来的微线电极的尖端记录效果更好。阵列的几何尺寸可任意更改，其中电极长10mm。这种电极植入的方式与微线电极类似，但是柔软的引线要连在一个固定在颅骨上的接头。这让电极可以浮在皮层表面，从而减少与脑组织的相对运动。

一种类似的原理产生了100根电极的犹他阵列，大约20年前由犹他大学的Richard Normann发明（Jones等，1992），现在由Blackrock Microsystems商业化（http：//www.blackrockmicro.com/），如图2.16（d）所示。许多实验室现在都采用这种电极阵列来进行高密度的皮层记录。这种阵列是由一整块硅塑成100个锥形尖头，每根电极相隔0.4mm、长1.0或1.5mm。其尖端镀有铂或铱，茎用氮化硅做绝缘。电极用细线和一个与阵列分离的固定在颅骨上的接头连接。与其他在皮层中相对较慢地植入的微电极阵列不同，犹他阵列可以通过一个气动插入器来非常快地（小于1ms）插入一段标准距离。这项措施是为了减少植入大量电极时产生的表面机械凹陷。

用硅做基底使人们可以制造集成电路。在这方面的例子是密歇根大学开发的密歇根探针，现在由NeuroNexus Technologies商业化（http：//www.neuronexustech.com/），如图2.16（e）所示。其基本电极包含一个用硅蚀刻出的长柄，厚15μm、宽150μm，最长为10ms。沿着长柄分布着64个触点，它们由铱、金或铂制造，每一个都连着长柄根部的接头。有不同几何尺寸和不同触点数目的电极。此外，这些装置可以组合成一个更复杂的平面设备。密歇根探针的设计可以把集成电路集成到电极阵列本身上。

U探针（Plexon Neurotechnology Research Systems，http：//www.plexon.com/）是另一种带有多个触点的电极，如图2.16（f）所示。与密歇根探针不同，其几何形状更像传统的电极，它有一个圆柱形的杆和一个锥形的尖端。

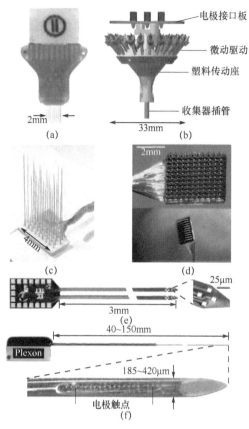

图 2.16 用于记录皮层神经元尖峰脉冲的不同类型微电极阵列

(a) 微丝 (Tucker Davis 技术); (b) 多个四极微驱动 (Kloosterman 等, 2009; Nguyan 等, 2009); (c) 浮置的微电极阵列; (d) 100 硅电极阵列 (犹他阵列) (Blackrock 微系统); (e) 平面多位点硅电极 (密歇根电极) (Neuronexus 技术); (f) 金属多位点电极, "U 型 – 探针"

2.8.2 降噪和电极信号调理

微电极记录到的峰电位信号被放大至数十或数百微伏,这些电极的阻抗为几百千欧至几兆欧。因此,电极记录非常容易受噪声的干扰,如电源、照明以及其他电子仪器。另外,如果不注意,仅弯曲引线就会产生与峰电位一样大的噪声电流。消除记录信号中的噪声的过程称为调理。调理消除了与信号不相关的部分从而可识别出峰电位。最有效的调理方法是在尽可能离电极近的地方调节信号,从而在引线上的后续传导就不容易受影响。这个方法由以下步骤实现:

第一步是通过前级放大器在离电极非常近的地方放大信号。市场上可以买到各种各样的前级放大器,从非常简单的几个独立的晶体管组成的电压跟踪器到更加智能的,具有 10 倍或更大电压增幅以及准确带通滤波的集成电路设备 (参见第 7 章)。绝大部分销售电极的公司提供与其产品配套的前级放大器。由于连接前级放大器和下一级处理设备的导线会产生固定的噪声,因此现在很多人在研究用遥测技术来减少导线的使用。几种带有 96 通道的遥测前级放大器已经商业化 (Triangle Biosystems, Inc., http://www.trianglebiosystems.com/; Biosignal Group Corp., http://www.biosignalgroup.com/)。

经过由前级放大器处理的初始步骤后,信号调整还需要进一步滤波和放大。这些后面的步骤会在第7章和第9章具体讨论。因为需要高增益（10000倍），且考虑到直流偏移（突然的电压变化）和人为活动引起的低频噪声，一些高通滤波（第7章）经常会用到。这种滤波不会损害峰电位探测，大多数峰电位的频率为300Hz～10kHz。但是，除峰电位，电极还经常记录到局部场电势（第3章），这种局部场电势频率较低，因此高通滤波器要限制在10Hz以下。另外，系统中经常会用到一个适当的（5～10kHz）抗混叠低通滤波器（第7章），随后信号以25～40kHz的采样频率被数字化。后面步骤的数字滤波可以解决特定来源的噪声，或帮助识别不同神经元的发放。

2.8.3 动作/峰值电位分类

在单神经元电生理学的绝大部分历史中，研究者们依靠单独可动的电极，将其尖端放得离胞体很近来选择性地捕捉它的胞外电压波形。然而，最近随着多电极技术的出现，孤立单个神经元变得不大现实，既因为把每个电极放到离单个神经元很近的地方花费时间较长，也因为电极牢固地固定在一个位置上后，这个位置可能在也可能不在一个神经元旁边。为了解决这个问题，过去10年中，识别单个神经元发放的智能算法在微电极电生理学界流行起来。这个过程称为峰电位分类。同时还有许多描述不同方法的名词出现（Lewicki，1998）。

所有峰电位分类算法都基于一个假设：一个神经元发放的峰电位的大小和形状都高度定型，并且两个神经元发放的峰电位以上特征互不相同。因此，算法都以找到代表峰电位波形的特征集为第一步。能代表这些波形的特征集可从数分钟的记录数据中选取，然后得到一个平均波形来作为后面峰电位分类的模板。后面收集的每一个峰电位都可以用任意一个相似性矩阵与模板波形进行比较。若它们足够接近，就认为该峰电位是这个模板神经元发出的（Tolias 等，2007；Rebesco 等，2010）。

另一种方法是用合适的降维基集代表峰电位的波形。举例，假设动作电位频率为40kHz并且持续1.5ms，每个动作电位有60个电压值。已知该动作电位在时间上自相关程度很高，则该信号的维度可以利用主成分分析（PCA）技术把维度从60个减到两三个（第7章），而仍会保留绝大部分峰电位。此外，还可以定义一个特征的小集合（如峰宽、峰-谷幅度或达峰时间等）。通过把动作电位的波形投射到一个低维空间中，可以看到它们会自动聚成类，每一类都对应一个神经元。在聚类分割的过程中，将每一个聚类用边界隔开的过程可以手动定义，因而一般来说可以从单个电极的记录中分出多个神经元。

随着同时记录100个或更多神经元的多电极技术的广泛应用，人工识别峰电位的方法变得冗长而且不现实。开发出机器自动识别方法用以解决这个问题，并且减少人工方法所带有的主观性（Wood 等，2004）。无参数的聚类算法（如 k 均值或模糊聚类）可以自动检测类与类之间的间隔，如PCA中的自然聚类和特征空间。然而，这类方法的弱点是，需要大概分出多少个类的先验知识（Lewicki，1998）。人们已经开发出更强大的峰电位分类算法，它可以估计数据集中会有多少个类（Lewicki，1994；Wood 和 Black，2008）。通过应用贝叶斯定理（第8章），给定的峰波形属于特定类的概率大小可以用来把峰电位归类。

2.9 小　　结

之所以能轻易控制手部运动，是由于各个皮层和皮层下区域之间复杂的相互作用。这个网络对于人们来说非常必要，因为它能把抽象的高级动作意念转化为具体的肌肉活动所必需的神经发放。这个动作意念可能是由视觉引起的，也可能是完全自发的。视觉和体感一并为动作提供了反馈。可以认为通过小脑与大脑皮层的相互连接来完善动作。基底神经节对动作的起始和优化有重要的作用。

本章回顾了运动过程中网络的解剖学结构连接和神经活动。虽然小脑和基底神经节对正常运动十分关键，它们解剖上的位置使人们无法对其使用长时间植入电极或非侵入性电生理记录的方法。然而，在暴露在外的大脑皮层表面，既可以用 EEG 电极，也可以用多种植入式的多电极阵列来记录神经活动电位（峰电位）。

在这些暴露在外的皮层区域中，M1 恰如其名，因为它与脑干有着解剖学上密集的连接，而且它的神经活动与运动相关的肌肉的关系较密切，如它可以引导运动的方向。因此，M1 神经元是现在皮层内 BCI 技术开发的热点。在额叶中 M1 区前面的是几个运动前区，它们处理更复杂、更抽象的运动计划。PPC 中的不同区域把视觉和体感信号与身体内部映射和运动环境整合起来，这对于运动来说很重要。很多高级运动区域中的神经元所代表的肢体运动很复杂，并且与注意力有关。在设计 BCI 时，它所计划的应用决定了选择哪个脑区来记录其神经活动。

虽然 BCI 的研究专注于从皮层神经元中抽取运动相关的信息，但是最近研究人员开始尝试把皮肤和肌肉中的体感信息提取出来，然后刺激 BCI 使用者的相关脑区。这种技术的实现可以帮助人们了解这些脑区中的神经编码方式，并且开发刺激单个神经元的方法。

现在有各种各样的多电极阵列，以及用来识别不同神经元发放和提取相关动作信息的智能算法。但是，很多适合应用 BCI 技术的皮层区域，包括部分初级运动皮层、感觉皮层以及与伸手动作相关的 PPC 区域，位于头颅深处，现在的技术还无法利用它们。因此，仍有大量技术问题有待解决。

参 考 文 献

Adrian ED, Zotterman Y (1926) The impulses produced by sensory nerve endings: Part 3. Impulses set up by touch and pressure. J Physiol 61: 465 – 483.

Alexander GE, Crutcher MD (1990) Neural representations of the target (goal) of visually guided arm movements in three motor areas of the monkey. J Neurophysiol 64: 164 – 178.

Alexander GE, DeLong MR, Strick PL (1986) Parallel organization of functionally segregated circuits linking basal ganglia and cortex. Annu Rev Neurosci 9: 357 – 381.

Andersen RA, Snyder LH, Bradley DC, Xing J (1997) Multimodal representation of space in the posterior parietal cortex and its use in planning movements. Annu Rev Neurosci 20: 303 – 330.

Asanuma H, Arnold A, Zarzecki P (1976) Further study in the excitation of pyramidal tract cells by intracortical microstimulation. Exp Brain Res 26: 443 – 461.

Ashe J, Georgopoulos AP (1994) Movement parameters and neural activity in motor cortex and area 5. Cereb Cortex 4: 590 – 600.

Baizer JS, Ungerleider LG, Desimone R (1991) Organization of visual inputs to the inferior temporal and posterior parietal cortex in macaques. J Neurosci 11: 168 – 190.

Barbas H, Pandya DN (1989) Architecture and intrinsic connections of the prefrontal cortex in the rhesus monkey. J Comp Neurol 286: 353 – 375.

Batista AP, Buneo CA, Snyder LH, Andersen RA (1999) Reach plans in eyecentered coordinates. Science 285: 257 – 260.

Benguerel AP, Cowan HA (1974) Coarticulation of upper lip protrusion in French. Phonetica 30: 41 – 55.

Betz W (1874) Anatomischer Nachweis zweier Gehirncentra. Centralblatt Med Wissenschaft 12: 578 – 580, 595 – 599.

Blakemore SJ, Frith CD, Wolpert DM (2001) The cerebellum is involved in predicting the sensory consequences of action. Neuroreport 12: 1879 – 1884.

Blatt GJ, Andersen RA, Stoner GR (1990) Visual receptive field organization and cortico-cortical connections of the lateral intraparietal area (area LIP) in the macaque. J Comp Neurol 299: 421-445.

Boline J, Ashe J (2005) On the relations between single cell activity in the motor cortex and the direction and magnitude of three-dimensional dynamic isometric force. Exp Brain Res 167: 148-159.

Breveglieri R, Galletti C, Gamberini M, Passarelli L, Fattori P (2006) Somatosensory cells in area PEc of macaque posterior parietal cortex. J Neurosci 26: 3679-3684.

Brodmann K (1909) Comparative Localization Study of the Brain According to the Principles of Cellular Structures [in German]. Leipzig: JA Barth Verlag.

Burke D, Hagbarth KE, Lofstedt L (1978) Muscle spindle responses in man to changes in load during accurate position maintenance. J Physiol 276: 159-164.

Cabel DW, Cisek P, Scott SH (2001) Neural activity in primary motor cortex related to mechanical loads applied to the shoulder and elbow during a postural task. J Neurophysiol 86: 2102-2108.

Caminiti R, Johnson PB, Galli C, Ferraina S, Burnod Y (1991) Making arm movements within different parts of space: The premotor and motor cortical representation of a coordinate system for reaching to visual targets. J Neurosci 11: 1182-1197.

Caminiti R, Johnson PB, Urbano A (1990) Making arm movements within different parts of space: Dynamic aspects in the primate motor cortex. J Neurosci 10: 2039-2058.

Carmena JM, Lebedev MA, Crist RE, O'Doherty JE, Santucci DM, Dimitrov D, Patil PG, Henriquez CS, Nicolelis MA (2003) Learning to control a brain-machine interface for reaching and grasping by primates. PLoS Biol 1: 193-208.

Chang SW, Dickinson AR, Snyder LH (2008) Limb-specific representation for reaching in the posterior parietal cortex. J Neurosci 28: 6128-6140.

Cheney PD, Fetz EE (1980) Functional classes of primate corticomotorneuronal cells and their relation to active force. J Neurophysiol 44: 773-791.

Clark SA, Allard T, Jenkins WM, Merzenich MM (1988) Receptive fields in the body-surface map in adult cortex defined by temporally correlated inputs. Nature 332: 444-445.

Cohen YE, Andersen RA (2002) A common reference frame for movement plans in the posterior parietal cortex. Nat Rev Neurosci 3: 553-562.

Coulter JD, Jones EG (1977) Differential distribution of corticospinal projections from individual cytoarchitectonic fields in the monkey. Brain Res 129: 335-340.

Crago PE, Houk JC, Rymer WZ (1982) Sampling of total muscle force by tendon organs. J Neurophysiol 47: 1069-1083.

Crammond DJ, Kalaska JF (1989) Neuronal activity in primate parietal cortex area 5 varies with intended movement direction during an instructeddelay period. Exp Brain Res 76: 458-462.

Crammond DJ, Kalaska JF (2000) Prior information in motor and premotor cortex: Activity during the delay period and effect on pre-movement activity. J Neurophysiol 84: 986-1005.

Damasio H, Grabowski T, Frank R, Galaburda AM, Damasio AR (1994) The return of Phineas Gage: Clues about the brain from the skull of a famous patient. Science 264: 1102-1105.

Daniloff R, Moll K (1968) Coarticulation of lip rounding. J Speech Hear Res 11: 707-721.

Daum I, Ackermann H (1995) Cerebellar contributions to cognition. Behav Brain Res 67: 201-210.

Dayan P, Abbott LF (2001) Theoretical Neuroscience: Computational and Mathematical Modeling of Neural Systems. Cambridge, MA: MIT Press.

de Lafuente V, Romo R (2006) Neural correlate of subjective sensory experience gradually builds up across cortical areas. Proc Natl Acad Sci USA 103: 14266-14271.

Denny-Brown D (1950) Disintegration of motor function resulting from cerebral lesions. J Nerv Ment Dis 112: 1-45.

di Pellegrino G, Fadiga L, Fogassi L, Gallese V, Rizzolatti G (1992) Understanding motor events: A neurophysiological study. Exp Brain Res 91: 176-180.

di Pellegrino G, Wise SP (1991) A neurophysiological comparison of three distinct regions of the primate frontal lobe. Brain 114: 951-978.

Donoghue JP, Leibovic S, Sanes JN (1992) Organization of the forelimb area in squirrel monkey motor cortex: Representation of digit, wrist, and elbow muscles. Exp Brain Res 89: 1 – 19.

Duhamel JR, Bremmer F, BenHamed S, Graf W (1997) Spatial invariance of visual receptive fields in parietal cortex neurons. Nature 389: 845 – 848.

Duhamel JR, Colby CL, Goldberg ME (1998) Ventral intraparietal area of the macaque: Congruent visual and somatic response properties. J Neurophysiol 79: 126 – 136.

Dum RP, Strick PL (1991) The origin of corticospinal projections from the premotor areas in the frontal lobe. J Neurosci 11: 667 – 689.

Dum RP, Strick PL (2003) An unfolded map of the cerebellar dentate nucleus and its projections to the cerebral cortex. J Neurophysiol 89: 634 – 639.

Dum RP, Strick PL (2005) Motor areas of the frontal lobe: The anatomical substrate for the central control of movement. In: Riehle A, Vaadia E (eds.) Motor Cortex in Voluntary Movements. Boca Raton, FL: CRC Press, pp. 3 – 47.

Engel KC, Flanders M, Soechting JF (1997) Anticipatory and sequential motor control in piano playing. Exp Brain Res 113: 189 – 199.

Evarts EV (1966) Pyramidal tract activity associated with a conditioned hand movement in the monkey. J Neurophysiol 29: 1011 – 1027.

Evarts EV (1968) Relation of pyramidal tract activity to force exerted during voluntary movement. J Neurophysiol 31: 14 – 27.

Fagg AH, Ojakangas GW, Miller LE, Hatsopoulos NG (2009) Kinetic trajectory decoding using motor cortical ensembles. IEEE Trans Neural Syst Rehabil Eng 17: 487 – 496.

Fagg AH, Shah A, Barto AG (2002) A computational model of muscle recruitment for wrist movements. J Neurophysiol 88: 3348 – 3358.

Ferrier D (1873) Experimental researches in cerebral physiology and pathology. West Riding Lunatic Asylum Med Rep 3: 30 – 96.

Flor H, Nikolajsen L, Jensen TS (2007) Phantom limb pain: A case of maladaptive CNS plasticity? Nat Rev Neurosci 7: 873 – 881.

Flourens P (1824) Recherches experimentales sur les propriétés et les fonctions du système nerveux dans les animaux vertebres. Paris: Crevot.

French AS, Holden AV (1971) Alias – free sampling of neuronal spike trains. Kybernetik 8: 165 – 171.

Friedman DP, Murray EA, O'Neill JB, Mishkin M (1986) Cortical connections of the somatosensory fields of the lateral sulcus of macaques: Evidence for a corticolimbic pathway for touch. J Comp Neurol 252: 323 – 347.

Fritsch G, Hitzig E (1870) Ueber dir elektrische Erregbarkeit des Grosshirns. Arch Anat Physiol Leipzig 37: 330 – 332.

Fu QG, Flament D, Coltz JD, Ebner TJ (1995) Temporal encoding of movement kinematics in the discharge of primate primary motor and premotor neurons. J Neurophysiol 73: 836 – 854.

Fu QG, Suarez JI, Ebner TJ (1993) Neuronal specification of direction and distance during reaching movements in the superior precentral premotor area and primary motor cortex of monkeys. J Neurophysiol 70: 2097 – 2116.

Fujii N, Mushiake H, Tanji J (2000) Rostrocaudal distinction of the dorsal premotor area based on oculomotor involvement. J Neurophysiol 83: 1764 – 1769.

Funahashi S, Bruce CJ, Goldman – Rakic PS (1989) Mnemonic coding of visual space in the monkey's dorsolateral prefrontal cortex. J Neurophysiol 61: 331 – 349.

* Gall F, Spurzheim J (1809) Recherches sur le Système Nerveux en General, et Sur Celui du Cerveau en Particulier. Shoell, Paris.

Gallese V, Fadiga L, Fogassi L, Rizzolatti G (1996) Action recognition in the premotor cortex. Brain 119: 593 – 609.

Gao JH, Parsons LM, Bower JM, Xiong JH, Li JQ, Fox PT (1996) Cerebellum implicated in sensory acquisition and discrimination rather than motor control. Science 272: 545 – 547.

Gardner EP, Costanzo RM (1981) Properties of kinesthetic neurons in somatosensory cortex of awake monkeys. Brain Res 214: 301 – 319.

Gellman R, Gibson AR, Houk JC (1985) Inferior olivary neurons in the awake cat: Detection of contact and passive body displacement. J Neurophysiol 54: 40 – 60.

Georgopoulos AP, Caminiti R, Kalaska JF (1984) Static spatial effects in motor cortex and area 5: Quantitative relations in a two –

dimensional space. Exp Brain Res 54: 446 -454.

Georgopoulos AP, Crutcher MD, Schwartz AB (1989) Cognitive spatial – motor processes. 3. Motor cortical prediction of movement direction during an instructed delay period. Exp Brain Res 75: 183 – 194.

Georgopoulos AP, Kalaska JF, Caminiti R, Massey JT (1982) On the relations between the direction of two – dimensional arm movements and cell discharge in primate motor cortex. J Neurosci 2: 1527 – 1537.

Georgopoulos AP, Schwartz AB, Kettner RE (1986) Neuronal population coding of movement direction. Science 233: 1416 – 1419.

Ghez C, Gordon J, Ghilardi MF (1995) Impairments of reaching movements in patients without proprioception. II. Eff ects of visual information on accuracy. J Neurophysiol 73: 361 – 372.

Ghosh S, Gattera R (1995) A comparison of the ipsilateral cortical projections to the dorsal and ventral subdivisions of the macaque premotor cortex. Somatosens Mot Res 12: 359 – 378.

Glickstein M, Sultan F, Voogd J (2009) Functional localization in the cerebellum. Cortex 47: 59 – 80.

Godschalk M, Lemon RN, Nijs HGT, Kuypers HGJM (1981) Behaviour of neurons in monkey periarcuate and precentral cortex before and during visually guided arm and hand movements. Exp Brain Res 44: 113 – 116.

Goldman – Rakic PS (1995) Cellular basis of working memory. Neuron 14: 477 – 485.

Goodale MA, Milner AD (1992) Separate visual pathways for perception and action. Trends Neurosci 15: 20 – 25.

Gray CM, Maldonado PE, Wilson M, McNaughton B (1995) Tetrodes markedly improve the reliability and yield of multiple single – unit isolation from multi – unit recordings in cat striate cortex. J Neurosci Methods 63: 43 – 54.

Graybiel AM (1995) Building action repertoires: Memory and learning functions of the basal ganglia. Curr Opin Neurobiol 5: 733 – 741.

Graybiel AM (2005) The basal ganglia: Learning new tricks and loving it. Curr Opin Neurobiol 15: 638 – 644.

Graziano MS, Cooke DF, Taylor CS, Moore T (2004) Distribution of hand location in monkeys during spontaneous behavior. Exp Brain Res 155: 30 – 36.

Graziano M, Taylor C, Moore T (2002) Complex movements evoked by microstimulation of precentral cortex. Neuron 34: 841 – 851.

Grigg P (1975) Mechanical factors infl uencing response of joint aff erent neurons from cat knee. J Neurophysiol 38: 1473 – 1484.

Gupta R, Ashe J (2009) Offl ine decoding of end – point forces using neural ensembles: Application to a brain – machine interface. IEEE Trans Neural Syst Rehabil Eng 17: 254 – 262.

Harlow J (1868) Recovery from the passage of an iron bar through the head. Publ Mass Med Soc 2: 327.

Hatsopoulos N, Joshi J, O'Leary JG (2004) Decoding continuous and discrete motor behaviors using motor and premotor cortical ensembles. J Neurophysiol 92: 1165 – 1174.

Hatsopoulos NG, Ojakangas CL, Paninski L, Donoghue JP (1998) Information about movement direction obtained from synchronous activity of motor cortical neurons. Proc Natl Acad Sci USA 95: 15706 – 15711.

He SQ, Dum RP, Strick PL (1993) Topographic organization of corticospinal projections from the frontal lobe: Motor areas on the lateral surface of the hemisphere. J Neurosci 13: 952 – 980.

Hepp – Reymond MC, Kirkpatrick – Tanner M, Gabernet L, Qi HX, Weber B (1999) Context – dependent force coding in motor and premotor cortical areas. Exp Brain Res 128: 123 – 133.

Hepp – Reymond MC, Wyss UR, Anner R (1978) Neuronal coding of static force in the primate motor cortex. J Physiol [Paris] 74: 287 – 291.

Holmes G (1939) The cerebellum of man. Brain 62: 1 – 30.

Hoover JE, Strick PL (1999) The organization of cerebellar and basal ganglia outputs to primary motor cortex as revealed by retrograde transneuronal transport of herpes simplex virus type 1. J Neurosci 19: 1446 – 1463.

Houk J, Henneman E (1967) Responses of Golgi tendon organs to active contractions of the soleus muscle of the cat. J Neurophysiol 30: 466 – 481.

Hubel DH (1957) Single unit activity in visual cortex of the unanesthetized cat. Fed Proc 16: 63.

Hubel DH (1959) Single unit activity in striate cortex of unrestrained cats. J Physiol 147: 226 – 238.

Huntley GW, Jones EG (1991) Relationship of intrinsic connections to forelimb movement representations in monkey motor cortex: A correlative anatomic and physiological study. J Neurophysiol 66: 390 – 413.

Hutchins KD, Martino AM, Strick PL (1988) Corticospinal projections from the medial wall of the hemisphere. Exp Brain Res 71: 667-672.

Jacobsen CF (1935) Functions of the frontal association cortex in primates. Arch Neurol Psychiatry 33: 558-569.

Jasper H, Ricci G, Doane B (1958) Patterns of cortical neurone discharge during conditioned motor responses in monkeys. In: Wolstenholme G, O'Connor C (eds.) Neurological Basis of Behaviour. Boston: Little, Brown, pp. 277-294.

Jeannerod M, Arbib MA, Rizzolatti G, Sakata H (1995) Grasping objects: The cortical mechanisms of visuomotor transformation. Trends Neurosci 18: 314-320.

Jenkins WM, Merzenich MM, Ochs MT, Allard T, Guic-Robles E (1990) Functional reorganization of primary somatosensory cortex in adult owl monkeys after behaviorally controlled tactile stimulation. J Neurophysiol 63: 82-104.

Joel D, Weiner I (1994) The organization of the basal ganglia-thalamocortical circuits: Open interconnected rather than closed segregated. Neuroscience 63: 363-379.

Johnson PB, Ferraina S, Bianchi L, Caminiti R (1996) Cortical networks for visual reaching: Physiological and anatomical organization of frontal and parietal lobe arm regions. Cereb Cortex 6: 102-119.

Jones EG (1981) Functional subdivision and synaptic organization of the mammalian thalamus. Intern Rev Physiol 25: 173-245.

Jones KE, Campbell PK, Normann RA (1992) A glass/silicon composite intracortical electrode array. Ann Biomed Eng 20: 423-437.

Kakei S, Hoffman DS, Strick PL (1999) Muscle and movement representations in the primary motor cortex. Science 285: 2136-2139.

Kakei S, Hoffman DS, Strick PL (2001) Direction of action is represented in the ventral premotor cortex. Nat Neurosci 4: 1020-1025.

Kalaska JF, Caminiti R, Georgopoulos AP (1983) Cortical mechanisms related to the direction of two-dimensional arm movements: Relations in parietal area 5 and comparison with motor cortex. Exp Brain Res 51: 247-260.

Kalaska JF, Cohen DAD, Prud'homme M, Hyde ML (1990) Parietal area 5 neuronal activity encodes movement kinematics, not movement dynamics. Exp Brain Res 80: 351-364.

Kalaska JF, Cohon DAD, Hyde ML, Prud'homme M (1989) A comparison of movement direction-related versus load direction-related activity in primate motor cortex, using a two-dimensional reaching task. J Neurosci 9: 2080-2102.

Kalaska JF, Crammond DJ (1992) Cerebral cortical mechanisms of reaching movements. Science 255: 1517-1523.

Kandel E, Schwartz J, Jessel T (1991) Principles of Neural Science. Norwalk, CT: Appleton & Lange.

Kawagoe R, Takikawa Y, Hikosaka O (1998) Expectation of reward modulates cognitive signals in the basal ganglia. Nat Neurosci 1: 411-416.

Kawato M (1999) Internal models for motor control and trajectory planning. Curr Opin Neurobiol 9: 718-727.

Kawato M, Gomi H (1992) A computational model of four regions of the cerebellum based on feedback-error learning. Biol Cybernet 68: 95-103.

Kelly RM, Strick PL (2003) Cerebellar loops with motor cortex and prefrontal cortex of a nonhuman primate. J Neurosci 23: 8432-8444.

Kemp JM, Powell TP (1971) The connexions of the striatum and globus pallidus: Synthesis and speculation. Philos Trans R Soc Lond B [Biol Sci] 262: 441-457.

Kim JH, Wang JJ, Ebner TJ (1987) Climbing fiber afferent modulation during treadmill locomotion in the cat. J Neurophysiol 57: 787-802.

Kim SG, Ugurbil K, Strick PL (1994) Activation of a cerebellar output nucleus during cognitive processing. Science 265: 949-951.

Kloosterman F, Davidson TJ, Gomperts SN, Layton SP, Hale G, Nguyen DP, Wilson MA (2009) Micro-drive array for chronic in vivo recording: drive fabrication. J Vis Exp 16: 1094-1097. http://www.jove.com/details.stp?id=1094.

Krubitzer L, Huffman KJ, Disbrow E, Recanzone G (2004) Organization of area 3a in macaque monkeys: Contributions to the cortical phenotype. J Comp Neurol 471: 97-111.

Kurata K (1993) Premotor cortex of monkeys: Set- and movement-related activity reflecting amplitude and direction of wrist movements. J Neurophysiol 69: 187-200.

Kurata K, Tanji J (1986) Premotor cortex neurons in macaques: Activity before distal and proximal forelimb movements. J Neuroscience 6: 403 –411.

Kuypers HGJM, Fleming WR, Farinholt JW (1962) Subcorticospinal projections in the rhesus monkey. J Comp Neurol 118: 107 – 131.

Kwan H, MacKay W, Murphy J, Wong Y (1978a) An intracortical microstimulation study of output organization in precentral cortex of awake primates. J Phyisol [Paris] 74: 231 –233.

Kwan HC, MacKay WA, Murphy JT, Wong YC (1978b) Spatial organization of precentral cortex in awake primates. Ⅱ. Motor outputs. J Neurophysiol 41: 1120 –1131.

Lacquaniti F, Maioli C (1989) Adaptation to suppression of visual information during catching. J Neurosci 9: 149 –159.

Lawrence DG, Kuypers HGJM (1968a) The functional organization of the motor system in the monkey. Ⅰ. The effects of bilateral pyramidal lesions. Brain 91: 1 –14.

Lawrence DG, Kuypers HGJM (1968b) The functional organization of the motor system in the monkey. Ⅱ. The effects of lesions of the descending brain – stem pathways. Brain 91: 15 –36.

Lebedev MA, Messinger A, Kralik JD, Wise SP (2004) Representation of attended versus remembered locations in prefrontal cortex. PLoS Biol 2: e365.

Lemon RN (2008) Descending pathways in motor control. Annu Rev Neurosci 31: 195 –218.

Lewicki MS (1994) Bayesian modeling and classification of neural signals. Neural Comput 6: 1005 –1030.

Lewicki MS (1998) A review of methods for spike sorting: The detection and classification of neural action potentials. Network: Comput Neural Syst 9: 53 –78.

Liu CN, Chambers WW (1964) An experimental study of the cortico – spinal system in the monkey (*Macaca mulatta*). The spinal pathways and preterminal distribution of degenerating fibers following discrete lesions of the pre – and postcentral gyri and bulbar pyramid. J Comp Neurol 123: 257 –283.

Loeb GE, Duysens J (1979) Activity patterns in individual hindlimb primary and secondary muscle spindle afferents during normal movements in unrestrained cats. J Neurophysiol 42: 420 –440.

Lou JS, Bloedel JR (1992) Responses of sagittally aligned Purkinje cells during perturbed locomotion: Synchronous activation of climbing fiber inputs. J Neurophysiol 68: 570 –580.

Lu X, Ashe J (2005) Anticipatory activity in primary motor cortex codes memorized movement sequences. Neuron 45: 967 –973.

Luppino G, Murata A, Govoni P, Matelli M (1999) Largely segregated parietofrontal connections linking rostral intraparietal cortex (areas AIP and VIP) and the ventral premotor cortex (areas F5 and F4). Exp Brain Res 128: 181 –187.

Maier MA, Bennett KMB, Hepp – Reymond MC, Lemon RN (1993) Contribution of the monkey corticomotoneuronal system to the control of force in precision grip. J Neurophysiol 69: 772 –785.

Manni E, Petrosini L (2004) A century of cerebellar somatotopy: A debated representation. Nat Rev Neurosci 5: 241 –249.

Matelli M, Govoni P, Galletti C, Kutz DF, Luppino G (1998) Superior area 6 afferents from the superior parietal lobule in the macaque monkey. J Comp Neurol 402: 327 –352.

Matelli M, Luppino G, Rizzolatti G (1985) Patterns of cytochrome oxidase activity in the frontal agranular cortex of the macaque monkey. Behav Brain Res 18: 125 –136.

Matelli M, Luppino G, Rizzolatti G (1991) Architecture of superior and mesial area 6 and the adjacent cingulate cortex in the macaque monkey. J Comp Neurol 311: 445 –462.

Maynard EM, Hatsopoulos NG, Ojakangas CL, Acuna BD, Sanes JN, Normann RA, Donoghue JP (1999) Neuronal interactions improve cortical population coding of movement direction. J Neurosci 19: 8083 –8093.

McNaughton BL, O'Keefe J, Barnes CA (1983) The stereotrode: A new technique for simultaneous isolation of several single units in the central nervous system from multiple unit records. J Neurosci Methods 8: 391 –397.

Miall RC, Weir DJ, Wolpert DM, Stein JF (1993) Is the cerebellum a Smith predictor? J Motor Behav 25: 203 –216.

Middlebrooks JC, Clock AE, Xu L, Green DM (1994) A panoramic code for sound location by cortical neurons. Science 264: 842 –844.

Middleton FA, Strick PL (2000) Basal ganglia and cerebellar loops: Motor and cognitive circuits. Brain Res Brain Res Rev 31: 236 –250.

Millar J (1973) Joint afferent fibres responding to muscle stretch, vibration and contraction. Brain Res 63: 380 – 383.

Mishkin M (1979) Analogous neural models for tactual and visual learning. Neuropsychologia 17: 139 – 151.

Moran DW, Schwartz AB (1999) Motor cortical representation of speed and direction during reaching. J Neurophysiol 82: 2676 – 2692.

Morgane PJ, Galler JR, Mokler DJ (2005) A review of systems and networks of the limbic forebrain/limbic midbrain. Prog Neurobiol 75: 143 – 160.

Moritz CT, Perlmutter SI, Fetz EE (2008) Direct control of paralysed muscles by cortical neurons. Nature 456: 639 – 642.

Mountcastle VB (1957) Modality and topographic properties of single neurons of cat's somatic sensory cortex. J Neurophysiol 20: 408 – 434.

Mountcastle VB, Davies PW, Berman AL (1957) Response properties of neurons of cat's somatic sensory cortex to peripheral stimuli. J Neurophysiol 20: 374 – 407.

Mountcastle VB, Lynch JC, Georgopoulos A, Sakata H, Acuna C (1975) Posterior parietal association cortex of the monkey: Command functions for operations within extrapersonal space. J Neurophysiol 38: 871 – 908.

Muir RB, Lemon RN (1983) Corticospinal neurons with a special role in precision grip. Brain Res 261: 312 – 316.

Murphy J, Kwan H, Wong Y (1979) Differential effects of reciprocal wrist torques on responses of somatopically identified neurons of precentral cortex in awake primates. Brain Res 172: 329 – 377.

Mushiake H, Inase M, Tanji J (1991) Neuronal activity in the primate premotor, supplementary, and precentral motor cortex during visually guided and internally determined sequential movements. J Neurophysiol 66: 705 – 718.

Mussa – Ivaldi FA (1988) Do neurons in the motor cortex encode movement direction? An alternative hypothesis. Neurosci Lett 91: 106 – 111.

Nguyen, D. P., Layton, S. P., Hale, G., Gomperts, S. N., Davidson, T. J., Kloosterman, F., Wilson, M. A. (2009) Micro – drive array for chronic in vivo recording: Tetrode assembly. J Vis Exp 26: 1098 – 1100 http: //www. jove. com/details. stp? id =1098.

Nolte J (2002) The Human Brain: An Introduction to Its Functional Anatomy. St. Louis: Mosby.

Nudo RJ, Jenkins WM, Merzenich MM (1990) Repetitive microstimulation alters the cortical representation of movements in adult rats. Somatosens Mot Res 7: 463 – 483.

Nudo RJ, Milliken GW, Jenkins WM, Merzenich MM (1996) Use – dependent alterations of movement representations in primary motor cortex of adult squirrel monkeys. J Neurosci 16: 785 – 807.

Oram MW, Hatsopoulos NG, Richmond BJ, Donoghue JP (2001) Excess synchrony in motor cortical neurons provides redundant direction information with that from coarse temporal measures. J Neurophysiol 86: 1700 – 1716.

Pandya DN, Seltzer B (1982) Intrinsic connections and architectonics of posterior parietal cortex in the rhesus monkey. J Comp Neurol 204: 196 – 210.

Paninski L, Fellows MR, Hatsopoulos NG, Donoghue JP (2004) Spatiotemporal tuning of motor cortical neurons for hand position and velocity. J Neurophysiol 91: 515 – 532.

Park MC, Belhaj – Saif A, Gordon M, Cheney PD (2001) Consistent features in the forelimb representation of primary motor cortex in rhesus macaques. J Neurosci 21: 2784 – 2792.

Park MC, Belhaj – Saif A, Cheney PD (2004) Properties of primary motor cortex output to forelimb muscles in rhesus macaques. J Neurophysiol 92: 2968 – 2984.

Pascual – Leone A, Torres F (1993) Plasticity of the sensorimotor cortex representation of the reading finger in Braille readers. Brain 116 (1): 39 – 52.

Passingham R, Perry H, Wilkinson F (1978) Failure to develop a precision grip in monkeys with unilateral neocortical lesions made in infancy. Brain Res 145: 410 – 414.

Paulin MG (1989) A Kalman – filter theory of the cerebellum. In: Arbib MA, Amari S (eds.) Dynamic Interactions in Neural Networks: Models and Data. New York: Springer – Verlag, pp. 241 – 259.

Pearce JM (2004) Sir Gordon Holmes (1876 – 1965). J Neurol Neurosurg Psychiatry 75: 1502 – 1503.

Penfield W (1958) Some mechanisms of consciousness discovered during electrical stimulation of the brain. Proc Natl Acad Sci USA 44: 51 – 66.

Penfield W, Boldrey E (1937) Somatic motor and sensory representation in the cerebral cortex of man as studied by electrical stimulation. Brain 60: 389 – 443.

Penfield W, Welch K (1951) The supplementary motor area in the cerebral cortex. Arch Neurol Psychiatry 66: 289 – 317.

Picard N, Strick PL (2001) Imaging the premotor areas. Curr Opin Neurobiol 11: 663 – 672.

Pohlmeyer EA, Oby ER, Perreault EJ, Solla SA, Kilgore KL, Kirsch RF, Miller LE (2009) Toward the restoration of hand use to a paralyzed monkey: Brain – controlled functional electrical stimulation of forearm muscles. PLoS One 4: e5924.

Pohlmeyer EA, Perreault EJ, Slutzky MW, Kilgore KL, Kirsch RF, Taylor DM, Miller LE (2007) Real – Time Control of the Hand by Intracortically Controlled Functional Neuromuscular Stimulation. In: IEEE 10th international conference on rehab robotics, vol. 10, Noordwijk, The Netherlands, pp 454 – 458.

Pohlmeyer EA, Solla SA, Perreault EJ, Miller LE (2007) Prediction of upper limb muscle activity from motor cortical discharge during reaching. J Neural Eng 4: 369 – 379.

Prochazka A (1981) Muscle spindle function during normal movement. Int Rev Physiol 25: 47 – 90.

Prud'homme MJL, Kalaska JF (1994) Proprioceptive activity in primate primary somatosensory cortex during active arm reaching movements. J Neurophysiol 72: 2280 – 2301.

Ralston DD, Ralston HJ, 3rd (1985) The terminations of corticospinal tract axons in the macaque monkey. J Comp Neurol 242: 325 – 337.

Raos V, Franchi G, Gallese V, Fogassi L (2003) Somatotopic organization of the lateral part of area F2 (dorsal premotor cortex) of the macaque monkey. J Neurophysiol 89: 1503 – 1518.

Raos V, Umilta MA, Murata A, Fogassi L, Gallese V (2006) Functional properties of grasping – related neurons in the ventral premotor area F5 of the macaque monkey. J Neurophysiol 95: 709 – 729.

Rathelot JA, Strick PL (2006) Muscle representation in the macaque motor cortex: An anatomical perspective. Proc Natl Acad Sci USA 103: 8257 – 8262.

Rebesco JM, Stevenson IH, Koerding K, Solla SA, Miller LE (2010) Rewiring neural interactions by micro – stimulation. Front Systems Neurosci 4: 39.

Recanzone GH, Allard TT, Jenkins WM, Merzenich MM (1990) Receptivefield changes induced by peripheral nerve stimulation in SI of adult cats. J Neurophysiol 63: 1213 – 1225.

Renshaw B, Forbes A, Morison BR (1940) Activity of isocortex and hippocampus: Electrical studies with micro – electrodes J Neurophysiol 3: 74 – 105.

Richmond BJ, Optican LM, Podell M, Spitzer H (1987) Temporal encoding of two – dimensional patterns by single units in primate inferior temporal cortex. I. Response characteristics. J Neurophysiol 57: 132 – 146.

Riehle A (1991) Visually induced signal – locked neuronal activity changes in precentral motor areas of the monkey: Hierarchical progression of signal processing. Brain Res 540: 131 – 137.

Riehle A (2005) Preparation for action: One of the key functions of the motor cortex. In: Riehle A, Vaadia E (eds.) Motor Cortex in Voluntary Movements. Boca Raton, FL: CRC Press.

Riehle A, Grun S, Diesmann M, Aertsen A (1997) Spike synchronization and rate modulation differentially involved in motor cortical function. Science 278: 1950 – 1953.

Riehle A, Requin J (1989) Monkey primary motor and premotor cortex: single – cell activity related to prior information about direction and extent of an intended movement. J Neurophysiol 61: 534 – 549.

Rizzolatti G, Camarda R, Fogassi L, Gentilucci M, Luppino G, Matelli M (1988) Functional organization of inferior area 6 in the macaque monkey. II. Area F5 and the control of distal movements. Exp Brain Res 71: 491 – 507.

Rizzolatti G, Fadiga L (1998) Grasping objects and grasping action meanings: The dual role of monkey rostroventral premotor cortex (area F5). Novartis Found Symp 218: 81 – 95; discussion 95 – 103.

Robinson DL, Goldberg ME, Stanton GB (1978) Parietal association cortex in the primate: Sensory mechanisms and behavioral modulations. J Neurophysiol 41: 910 – 932.

Sainburg RL, Ghilardi MF, Poizner H, Ghez C (1995) Control of limb dynamics in normal subjects and patients without proprioception. J Neurophysiol 73: 820 – 835.

Sakata H, Taira M, Murata A, Mine S (1995) Neural mechanisms of visual guidance of hand action in the parietal cortex of the monkey. Cereb Cortex 5: 429 - 438.

Sanes JN, Donoghue JP, Thangaraj V, Edelman RR, Warach S (1995) Shared neural substrates controlling hand movements in human motor cortex. Science 268: 1775 - 1777.

Schieber MH (2001) Constraints on somatotopic organization in the primary motor cortex. J Neurophysiol 86: 2125 - 2143.

Schieber MH, Hibbard LS (1993) How somatotopic is the motor cortex hand area? Science 261: 489 - 492.

Schultz W, Tremblay L, Hollerman JR (2000) Reward processing in primate orbitofrontal cortex and basal ganglia. Cereb Cortex 10: 272 - 284.

Schwartz AB (1992) Motor cortical activity during drawing movements: Single - unit activity during sinusoid tracing. J Neurophysiol 68: 528 - 541.

Schwartz AB, Kettner RE, Georgopoulos AP (1988) Primate motor cortex and free arm movements to visual targets in three - dimensional space. I. Relations between single cell discharge and direction of movement. J Neurosci 8: 2913 - 2927.

Schwartz AB, Moran DW (1999) Motor cortical activity during drawing movements: Population representation during lemniscate tracing. J Neurophysiol 82: 2705 - 2718.

Scott SH, Kalaska JF (1995) Changes in motor cortex activity during reaching movements with similar hand paths but different arm postures. J Neurophysiol 73: 2563 - 2567.

Sergio LE, Hamel - Paquet C, Kalaska JF (2005) Motor cortex neural correlates of output kinematics and kinetics during isometric - force and arm - reaching tasks. J Neurophysiol 94: 2353 - 2378.

Serruya MD, Hatsopoulos NG, Paninski L, Fellows MR, Donoghue JP (2002) Instant neural control of a movement signal. Nature 416: 141 - 142.

Sessle B, Wiesendanger M (1982) Structural and functional definition of the motor cortex in the monkey (*Macaca fascicularis*). J Physiol 323: 245.

Shen L, Alexander G (1997a) Neural correlates of a spatial sensory - to - motor transformation in primary motor cortex. J Neurophysiol 77: 1171 - 1194.

Shen L, Alexander G (1997b) Preferential representation of instructed target location versus limb trajectory in Dorsal Premotor Area. J Neurophysiol 77: 1195 - 1212.

Shima K, Tanji J (2000) Neuronal activity in the supplementary and presupplementary motor areas for temporal organization of multiple movements. J Neurophysiol 84: 2148 - 2160.

Smith AM, Hepp - Reymond MC, Wyss UR (1975) Relation of activity in precentral cortical neurons to force and rate of force change during isometric contractions of finger muscles. Exp Brain Res 23: 315 - 332.

Snider RS, Stowell A (1944) Receiving areas of the tactile, auditory, and visual systems in the cerebellum. J Neurophysiol 7: 331 - 357.

Soso MJ, Fetz EE (1980) Responses of identified cells in postcentral cortex of awake monkeys during comparable active and passive joint movements. J Neurophysiol 43: 1090 - 1110.

Spoelstra J, Schweighofer N, Arbib MA (2000) Cerebellar learning of accurate predictive control for fast - reaching movements. Biol Cybernet 82: 321 - 333.

Stone LS, Lisberger SG (1986) Detection of tracking errors by visual climbing fiber inputs to monkey cerebellar flocculus during pursuit eye movements. Neurosci Lett 72: 163 - 168.

Strick PL, Dum RP, Fiez JA (2009) Cerebellum and nonmotor function. Annu Rev Neurosci 32: 413 - 434.

Strick PL, Preston JB (1978a) Multiple representation in the primate motor cortex. Brain Res 154: 366 - 370.

Strick PL, Preston JB (1978b) Sorting of somatosensory afferent information in primate motor cortex. Brain Res 156: 364 - 368.

Taira M, Boline J, Smyrnis N, Georgopoulos AP, Ashe J (1996) On the relations between single cell activity in the motor cortex and the direction and magnitude of three - dimensional static isometric force. Exp Brain Res 109: 367 - 376.

Taira M, Mine S, Georgopoulos AP, Murata A, Sakata H (1990) Parietal cortex neurons of the monkey related to the visual guidance of hand movement. Exp Brain Res 83: 29 - 36.

Tanji J, Evarts E (1976) Anticipatory activity of motor cortex neurons in relation to direction of an intended movement. J Neurophysiol 39: 1062 - 1068.

Tanji J, Hoshi E (2008) Role of the lateral prefrontal cortex in executive behavioral control. Physiol Rev 88: 37 - 57.

Taylor DM, Tillery SI, Schwartz AB (2002) Direct cortical control of 3D neuroprosthetic devices. Science 296: 1829 – 1832.

Th ach WT (2007) On the mechanism of cerebellar contributions to cognition. Cerebellum 6: 163 – 167.

Theunissen F, Miller JP (1995) Temporal encoding in nervous systems: A rigorous definition. J Comput Neurosci 2: 149 – 162.

Todorov E (2000) Direct cortical control of muscle activation in voluntary arm movements: A model. Nat Neurosci 3: 391 – 398.

Tolias AS, Ecker AS, Siapas AG, Hoenselaar A, Keliris GA, Logothetis N K (2007) Recording chronically from the same neurons in awake, behaving primates. J Neurophysiol 98: 3780 – 3790.

Ungerleider LG, Mishkin M (1982) Two cortical visual systems. In: Ingle DJ, Goodale MA, Mansfi eld RJW (eds) Analysis of Visual Behavior. Cambridge, MA: MIT Press.

Van der Werf YD, Witter MP, Groenewegen HJ (2002) The intralaminar and midline nuclei of the thalamus. Anatomical and functional evidence for participation in processes of arousal and awareness. Brain Res Brain Res Rev 39: 107 – 140.

Velliste M, Perel S, Spalding MC, Whitford AS, Schwartz AB (2008) Cortical control of a prosthetic arm for self – feeding. Nature 453: 1098 – 1101.

Vogt V (1919) Allgemeine Ergebnisse unserer Hirnforschung. Vierte Mitteilung: Die physiologische Bedeutung der architektonischen Rindenfelderung auf Grund neuer Rindenizungen. J Psych Neurol (Leipzig) 25: 279 – 462.

Walker A (1940) A cytoarchitectural study of the prefrontal area of the macaque monkey. J Comp Neurol 73: 59 – 86.

Wang JJ, Kim JH, Ebner TJ (1987) Climbing fi ber afferent modulation during a visually guided, multi – joint arm movement in the monkey. Brain Res 410: 323 – 329.

Wannier TM, Maier MA, Hepp – Reymond MC (1991) Contrasting properties of monkey somatosensory and motor cortex neurons activated during the control of force in precision grip. J Neurophysiol 65: 572 – 589.

Weinrich M, Wise SP (1982) The premotor cortex of the monkey. J Neurosci 2: 1329 – 1345.

Westwick DT, Pohlmeyer EA, Solla SA, Miller LE, Perreault EJ (2006) Identification of multiple – input systems with highly coupled inputs: Application to EMG prediction from multiple Intracortical electrodes. Neural Comput 18: 329 – 355.

Wilson MA, McNaughton BL (1993) Dynamics of the hippocampal ensemble code for space. Science 261: 1055 – 1058.

Wise SP, Boussaoud D, Johnson PB, Caminiti R (1997) Premotor and parietal cortex: Corticocortical connectivity and combinatorial computations. Annu Rev Neurosci 20: 25 – 42.

Wise SP, Tanji J (1981) Neuronal responses in sensorimotor cortex to ramp displacements and maintained positions imposed on hindlimb of the unanesthetized monkey. J Neurophysiol 45: 482 – 500.

Wolpert DM, Miall RC, Kawato M (1998) Internal models in the cerebellum. Trends Cog Sci 2: 338 – 347.

Wood F, Black MJ (2008) A nonparametric Bayesian alternative to spike sorting. J Neurosci Methods 173: 1 – 12.

Wood F, Black MJ, Vargas – Irwin C, Fellows M, Donoghue JP (2004) On the variability of manual spike sorting. IEEE Trans Biomed Eng 51: 912 – 918.

Woolsey CN, Settlage PH, Meyer DR, Sencer W, Pinto Hamuy T, Travis AM (1952) Patterns of localization in precentral and "supplementary" motor areas and their relation to the concept of a premotor area. Res Publ Assoc Res Nerv Ment Dis 30: 238 – 264.

Xerri C, Coq JO, Merzenich MM, Jenkins WM (1996) Experience – induced plasticity of cutaneous maps in the primary somatosensory cortex of adult monkeys and rats. J Physiol [Paris] 90: 277 – 287.

Yamamoto J, Wilson MA (2008) Large – scale chronically implantable precision motorized microdrive array for freely behaving animals. J Neurophysiol 100: 2430 – 2440.

Yezierski RP, Gerhart KD, Schrock BJ, Willis WD (1983) A further examination of effects of cortical stimulation on primate spinothalamic tract cells. J Neurophysiol 49: 424 – 441.

Yousry TA, Schmid UD, Alkadhi H, Schmidt D, Peraud A, Buettner A, Winkler P (1997) Localization of the motor hand area to a knob on the precentral gyrus. A new landm ark. Brain 120: 141 – 157.

第3章 脑产生的电磁场

3.1 引言

目前在大多数 BCI 系统中，使用者脑活动产生的电磁信号用来将使用者的意念传送到 BCI 系统中。本章将集中讨论电信号而非磁信号，因为电信号记录（特别是脑电图）较方便、应用广泛，而且价格便宜；相比之下，脑磁图（MEG）昂贵、笨重，而且很大程度受实验条件限制。本章把脑电场依据神经活动的性质和空间尺度分为四大类。第 2 章介绍了第一大类，即单个神经元产生的动作电位，本章将讨论其他三类。这三大类包括由神经元及其突触产生，三种空间测量尺度上的电场。这三种测量尺度，即微观、介观和宏观场，由记录电极的大小和位置来区分。

微观场，实际上是脑（一般为皮层）中记录到的 LFP。它最能反映 0.1~1.0ms 电极所记录的突触活动电流。其组织容积为 $10^{-3} \sim 1 mm^3$。

介观场一般是在皮层表面记录得到。这种记录称为皮层脑电图。它们主要反映了在局部皮层深度（2~5mm）一块固定部分的突触和其他源活动。其组织容积为 $1 \sim 20 mm^3$。

宏观场由脑电图记录得到。一般在头皮上记录。每个电极都反映了脑中一大片区域的突触源活动，包括 $10 \sim 40 cm^2$ 的皮层板，其组织容积为 $10^3 \sim 10^4 mm^3$。因此，EEG 代表了组织中 100 万甚至 1000 万神经元空间上的平均源活动。

表 3.1 列出了以上三种测量尺度对应的记录方法和相应的神经解剖结构的举例。由此发现，记录方法只能覆盖其中一个尺度。表 3.2 列出了功能相关的皮层结构及其对应的尺度。

表 3.1 皮层组织的近似尺度

空间尺度	信号类型	测量范围/mm	脑结构实例
微观	LFP	$<10^{-1}$	细胞体，突触扣结
介观	ECoG	$10^{-1} \sim 10$	单元到皮层柱
宏观	EEG	>10	布罗德曼分区，脑叶，脑

表 3.2 与功能相关的皮层组织结构的空间尺度

结构	直径/mm	神经元数量	解剖学描述
微柱	0.03	10^2	抑制性连接的空间范围
单元	0.3	10^4	皮层间纤维的输入范围
皮层柱	3.0	10^6	锥体细胞的皮层内分布
区	50	10^8	布罗德曼分区
叶	170	10^9	被主要的皮层沟回分开的区域
半球	400	10^{10}	大脑的一半

BCI 系统一般关注在特定脑区产生的电场或电位。这些特定脑区一般负责具体运动或感知功能，或二者兼备。其作用是让一个人用这些电场来通信和控制肌肉。因此，如同理解肌肉运动需要理解肌肉如何产生力及产生力的性质，BCI 的研究也需要从脑的基本生理学、解剖学和物理学开始：脑的电场是如何产生的；它们是如何分布的；是什么决定了它们的时空特征；如何才能更好地把它们与其他来源的场区别开来，无论是脑内的还是脑外的。这些基本问题将在本章中解答。我们力图简明易懂地说明这些物理原理，并以此来理解 LFP、ECoG 和 EEG 的信号，以及这些信号如何应用到 BCI 的研究和开发中。从讨论电场基础开始，接着说明在人脑和其他组织中的电场所遵循的一些规律。

首先来做一个非技术性的简短概括。突触和神经元膜上的动作电位会产生电流源，它即是 LFP、ECoG 和 EEG 的信号发生器。这些电流源同样会产生磁场（MEG 所检测的信号），但是不同电流源敏感的强度不同。就如即将看到的，从某种程度上来说，MEG 和 EEG 是相互独立的，并且前者是后者的一种补充。在电生理学所感兴趣的低频段，电场和磁场是非耦合的；这就是说，要测量二者之一不必参考另外一方。因此，将避免使用电磁场这个词。因为它让人想到一个单一的（耦合的）场，而且有更复杂的动力学行为。

来自源的大多数膜电流保持在原来的组织中，从而形成可以穿过细胞膜和胞外基质的胞间电流环。这样的局部活动就是记录到的 LFP。此外，一些电流可以到达皮层表面，从而形成记录到的 EEG。电源电流在脑、脑脊液、颅骨和头皮上扩散的方式称为体积传导。它是由组织的几何形状（与表面积相关）和电阻率决定的。比如，颅骨组织电阻率较高，这就让在局部皮层产生的电流扩散得很广。（这就是为什么在头皮电极所记录的信号中，皮层的贡献比电极本身的贡献更大。）空间平均效应的第二个原因是皮层源和头皮物理上的隔离（约 1cm）。在 EEG 中这种电流扩散会引起参考电极的选择问题，这将在第 6 章详细讨论。像 EEG 这种大规模测量提供了一个宏观的概览，但它不提供局部的细节；而像 LFP 这种小规模测量只提供细节但在空间上非常零散。因此，这些测量方法加上中间尺度的 ECoG 形成了完整独立的脑活动测量，它令人们可以在不同层次上观察并描述脑的神经电活动。

很多物理和工程学书籍把电场基础讲得很清楚，本章再复述一遍原因如下：

（1）那些书籍中鲜有提及电生理相关知识，而这些知识非常必要。电子工程入门专注于导线中的一维电流，而对三维空间中的容积传导而言甚少。初等物理课程强调介质中的电荷形成的场，而不怎么讨论膜电流源形成的场。电生理学中的实际问题需要一个不同的着重点，即讨论电流元在导电介质中的情况。

（2）电流和场依赖其所处的介质。活体组织作为电流介质给人们出了一个前所未见的问题。与其他电学问题不同，空间范围是电生理中要考虑的中心因素，特别是在区分微观场、介观场和宏观场时。脑电场的特点非常依赖于所研究的范围。在一个有着不寻常时空动态范围的复杂系统中，很重要的一点是要知道没有哪一个范围本质上比另一个范围更好（Nunez，2010）。关于电荷和电场的一般关系在电生理学中毫无用武之地。静止膜电荷不会产生能被细胞外电极记录到的电场。这是因为很多带电粒子（如 Na^+、Cl^- 等离子）在胞外液中通过改变位置来屏蔽膜电荷。因此，由静止膜电荷产生的电场在细胞外基本为 0（这是在神经水平上，而不是在原子水平）。在如身体组织这种导电介质中，这种电荷屏蔽让人们不再把目光集中在电荷上（描述电场和绝缘体中电势的常用观点），而是集中在电流源上。

（3）电生理只关心低频场。虽然电流一定会产生磁场，但只有在兆赫或更高频率（远高于脑电的频率）上，它们才会形成不可忽略的电磁场和行波。组织中产生场的频率比兆赫要低很多。这就让我们分别研究准静止的电场和准静止的磁场。采用准静止近似，来把脑内电磁活动简化为电场和磁场互不干扰。值得一提的是，虽然有时候 EEG 会被沿头皮传递的波造成一些间隔（渐进式脑电图相移），但这不是电磁场造成的。这种"脑波"真正的来源包括一些突触延迟的混合、细胞内的动力学过程和动作电位传递的延迟。而它们至少部分是由活性细胞膜的非线性行为产生的。

下面介绍 BCI 所测量的生理电场。首先对电路进行简短的概述，其中重点强调其与脑电场的通性。其目的是：给未接触过电场理论的读者提供足够的衔接知识，使其能理解后面关于多尺度脑电场的进阶理论。本章提到的基础物理学和生理学知识的更多细节可参考 Nunez 和 Srinivasan（2006a）。

3.2 电路中的电流和电位

3.2.1 电路中的欧姆定理

单位时间内定向运动的正电荷（库伦（C））称为电流，单位为安培（A）（1A = 1C/s）。然而，正电流是一个武断的定义。在金属导线中电流是由带负电荷的电子向电流反方向运动形成的。相反，活体组织的载流子是相向运动的正、负离子，二者的运动都对组织容积传导有贡献。

在典型的电路中，导线的微小电阻可忽略，因此只有各个分离的电路元件会提供电阻 R 阻碍电流。欧姆定律把电阻两边的电势差 $V_1 - V_2$ 和穿过电阻电路的电流 I 联系起来：

$$V_1 - V_2 = RI \quad (3.1)$$

电流从高电势流向低电势，所以方程（3.1）中电流为正时对应的 $V_1 > V_2$。这个过程可以和水管中的水流进行类比，其中流量（L/s）代表电流，水管两端的高度代表两个电势。根据这种类比，电流如同水流从高处往低处流，如图 3.1 所示。水管对水流的阻碍取决于连接处和管壁对水流造成的摩擦力。这个比喻强调电势差而不是电势使电流流动。在 EEG 研究中，人们考虑参考电极的影响时这一点经常混淆。虽然理想化的电流一般允许设一个合适的位置为电势零点，但在包含各种未知电流源的人脑中，这就没么容易。关于选择合适的参考这一问题，将在第 6 章展开讨论。

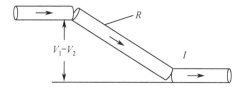

图 3.1　通过中心管的流体流量（L/s）取决于其两端之间的高度差 $V_1 - V_2$ 以及管道的阻力 R

注：以上模型类似于电流通过两端存在电势差的电阻，流体的流动类似于通过电阻的电流，电流是利用电阻两端的电压差。

3.2.2 电流源与电压源之间的等效

电压和电流可以由很多种源产生。图 3.2 展示了两种电路：理想独立电压源（交流（AC）发生器）和理想独立电流源（一般是包含晶体管和电流源的独立电路）。这里的理想是指，它们产生的电压和电流幅度为固定值，而且不会受电路中其他元件的影响。（本章所有电路图中，电路元件都用一个方框表示，如图3.2中的 X 框；其内部细节与讨论的内容无关。）把源看作理想并且独立并不总是适用。比如，一个与电流源串联的开关打开，就把电流源从电路中移除了，电流变为0，除非电流源足够大以致可以击穿打开的开关。尽管如此，当 X 框中为一般电路时，理想源假设是适用的。

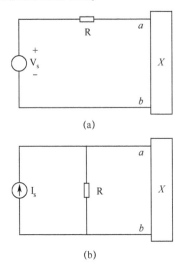

图3.2　具有理想独立电源的电路：电压源上面板 a 和电流源下面板 b

注：在正文中描述了电压和电流源的等效。当（a）中的电压源由（b）中的电流源代替时，以 X 表示的电力网络中所有电流和电压都不变。网络 X 是任意的，也许包含成千上万的非线性电路元件

串联电阻 R 的理想电压源 V_s 和并联电阻 R 的理想电流源 I_s 是等效的。在这两个电路中，$V_s = RI_s$，而且如果不看 X 框两端 a、b 接的是电流源还是电压源，X 框中所有的电流和电压都是相等的。这个等效原则和电工中的戴维宁定理有密切的关系（参阅基础电工教材），并且无论 X 框内部多复杂都适用。电流源和电压源的等效在容积传导中也有应用，如脑。相比对用微电极（见第2章和第5章）测量膜电势的小尺度的电生理的集中研究（LFP 和单神经元研究），宏观的 EEG 更适合研究介观组织中的多突触电流源。正如图3.2所示的电路，脑中的电流源和电压源也可以用等效原则来描述。

图3.2 中所示的源是独立的：它们不受 X 框的影响。相比之下，图3.3 展示的电流包含了理想非独立电流源，由菱形图标表示。此例中，电流 I_s 受电路其他部分的电压调控，即 $I_s = f(V_x)$。这种调控的原因未在图中标出，典型的是离散电路。在已知大脑皮层连接密度时，非独立源可以比独立源更加近似于真实情况。

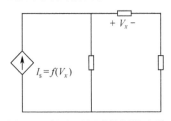

图3.3　具有理想受控源的电路

注：菱形符号表示受控的电流源，其输出由函数 $I_s = f(V_x)$ 给定，即受灰色框（代表任意电路元件）两端的电压 V_x 控制。这种控制的发生过程没有在图中显示，可能是一个单独的电路。白色方框也代表了任意的电路元件

3.2.3 电路中的阻抗

根本上说，电路动力学是由微分方程决定的，这些方程模拟了电路中的电阻、电容和电感元件。然而，电气工程师们有一套更聪明的方法来处理由正弦波源和线性元件组成的电路，从而绕过复杂的数学方程。这种方法是把如阻抗这种复数变量应用到电路分析中。复数即由实部和虚部组成的数。阻抗 Z 是交流电路中电阻的等价量，它还包含了由电容和电感引起的相变信息。只要把电阻 R 换成阻抗 Z，欧姆定律（式（3.1））在交流电路中仍然有效。Z 是包含电流和电压相位差的复数量。电阻、电容和电感一般在混合电路分析中等效为阻抗。Z 的实部与虚部分别称为电路元件的电阻和电抗。

在 EEG 主要研究的频段内，电感效应（电场与磁场的耦合）在宏观神经组织中可以完全忽略。电容效应在大多数研究中也被忽略了，然而，至少有一项研究报告了活人颅骨中存在虽然很小但是可被测量到的电容性相变（Akhtari 等，2002）。因此，当论述宏观组织容积传导时，会交替使用阻抗和电阻两个词。然而在宏观尺度下，电容效应对某些情况下的电极/组织接触面影响很大。在这类情况中，其等效电路为电容和电阻并联的情况。其产生的原因是：在金属/组织接触面发生化学反应，组织中的离子电流对放大器电路产生了微量的电子电流。当然，电容效应对微观尺度上的单个细胞来说十分重要。动作电位阈值下的膜可看作电阻与电容的并联，就与共轴电缆一样，不同的是电感为 0。

组织容积传导有许多电路中没有的复杂之处，但在其他一些方面比电路简单。第一个就是可以忽略磁场。如同之前所提到的，脑电流只会在兆赫或更高的频段上产生真正的电磁场（行波或远场），而那个频段远高于实际的脑电场。这就是可以采用准静态近似的原因。因此，沿头皮传播的 EEG 波不是电磁场，而是由轴突传导和突触（突触后电位）延迟产生的电场。

3.2.4 电路中的线性叠加

组织容积传导的第二个主要的简化是组织的电信号在宏观尺度上为线性。这就是说，神经组织块遵循欧姆定律。（相比之下，由于神经细胞膜的发放活动，它们在接近阈值时呈非线性。这是一个微观尺度上的现象。）在与 EEG 研究相关的宏观组织块上，当频率低至 10～100kHz 时，电流大量越过高电阻的膜，因此符合欧姆定律。

线性电路网络的叠加如图 3.4 所示。其中，方框是任意的混合电路，其中可能有线性的电阻、电容、电感及其他包括独立源的线性元件。图 3.4（a）所示的电流源 I_1 在方框代表的电路中产生电压和电流；V_1 即其中一个电压。同样，图 3.4（b）所示的电流源 I_2 在与 V_1 相同的位置产生电压 V_2。图 3.4（c）画出了两个电流源同时开启时，该地点的电势只要 V_1、V_2 的求和即可。当框中含有非线性元件时，这个简单的结果不再成立。

在皮层宏观上半径 1～3mm 的区域内，约有 1000 万突触产生电流（参见本章"皮质源的多尺度"部分和表 3.2），并且包含 10^5～10^6 个神经元。如果 I_1 和 I_2 代表两个皮层电流源，如两个皮层柱内的网电流源，图 3.4 恰当地说明了硬脑膜和头皮的电势就是各柱电势之和。这个结果并不要求源以相同的频率振动甚至都是正弦波形，只要求欧姆定律有效。这种组织容积传导的线性不能与源之间相互作用的非线性动力学相混淆。一个简单的电路类比能说明二者之间的不同：图 3.3 中的非独立电流源 I_s 和其他在灰方框里的源可能以某些复杂的非线性关系相耦合，这将使其动力学变得异常复杂；然而，这些源产生的网络电压依然可以线性叠加。

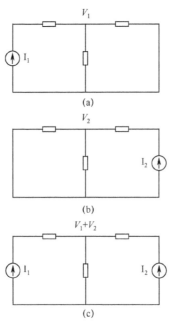

图 3.4 线性电路网络的叠加性

注：在这个图中，矩形表示线性电路元件。在上方（a）和中间（b）面板，当电流源 I_1 和 I_2 单独作用时，它们分别产生电压 V_1+V_2。当两个电源都接通一起作用时（下方（c）图），在同一位置产生的电压为 V_1+V_2。这个简单的结果在非线性电路中不成立

3.3 组织容积导电的电流和电位

3.3.1 容积导电的欧姆定理

从电路转换到容积传导时会面对如下三个重要的问题：

（1）低频电流均匀分布在其穿过的铜导线中，而在脑中的电流分布由几何形状和组织的电阻率来决定，因而呈现复杂的空间模式。

（2）关于电势的定义。在电路中符号 V 一般代表相对电路中的电势零点而言，这个零点一般是随意定义的。这种做法在处理容积传导的分布电路时不方便。因此，为了脑中容积传导在 EEG 中的应用，采用符号 $\varPhi$ 而不用 V 来表示（理论上）。相对无穷远的名义电势，这里名义是指这个电势只与脑内产生的源有关。在实际实验中，无论颅内还是颅外记录，记录的都是实验电势 V 而不是理论电势 $\varPhi$。在实验记录中，若没有人为干扰，电极参考畸变和其他噪声来源时，V 可以认为近似等于 $\varPhi$。通过屏蔽记录电极和参考电极中均存在的电势（共模抑制），现代放大器系统使外部噪声大大降低了，因此（理想化地）也减少了大多数环境（非生物）噪声来源。

（3）与空间尺度有关。在抽象神经网络模型中这个问题常被忽略，但在实际的物理和生物系统中至关重要。电生理测量的空间尺度跨越四五个数量级，其与记录电极的大小和位置有关。在实际应用中，所有电学参量（电势、电流密度、电阻率等）必须在特定的空间范围上定义。比如，膜的电阻率随胞外液和组织尺度不同而不同。

容积传导中的欧姆定律在这里相比原来（式（3.1））被推广了。在容积传导中欧姆定律

由电路密度向量 J（$\mu A/mm^2$）与电场强度 E（$\mu V/mm$）的线性关系表示：

$$J = \sigma E \tag{3.2}$$

式中：σ 为物理或生物材料的电导率，单位为 S/mm。电导率在数学模型中很常用。相比而言，实验员更愿意用它的倒数电阻率来作为标准参数，$\eta = 1/\sigma$。当电导率为标量时，方程（3.2）是一个向量方程，等效于三个方向上有三个标量方程。由于这里只考虑准静态场（不是电磁场），电场强度可以很方便地用电势的梯度来表示：

$$E = -\nabla \Phi = -\left(i\frac{\partial \Phi}{\partial x} + j\frac{\partial \Phi}{\partial y} + k\frac{\partial \Phi}{\partial z}\right) \tag{3.3}$$

电路分析和电生理可以由简单（标量）电势 Φ 的引入来大幅简化。方程（3.3）右边是直角坐标系中的空间求导。人们一般使用较短的向量形式（$-\nabla \Phi$）（式（3.3）中间），因为它与所选取的直角坐标系无关。

欧姆定律的一维简化形式（式（3.1））很容易由方程（3.2）和方程（3.3）在一维情况的特例推得，如图 3.5 所示。假设电流 I 恒定地通过圆柱形导体，其截面积为 A，电阻率为 η，长度为 Δx，就如同铜导线通 60Hz 电流的例子。在本例中，$J = J_x i$ 且 $E = E_x i$，其中，x 表示电流和电场的方向，i 是 x 方向上的单位向量。电流密度在 x 方向上的成分为 $J_x = I/A$。电场强度 $E_x \approx -\Delta\Phi/\Delta x = (\Phi_1 - \Phi_2)/\Delta x$。将该式代入方程（3.1）中，得

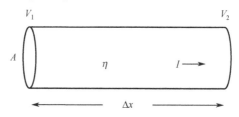

图 3.5 电阻率为 η 的圆柱导体

注：其电阻取决于其截面积 A 和长度 Δx。相反，电阻率 η 仅与电流通过的介质（如铜线、盐溶液、组织）属性有关

$$\Phi_1 - \Phi_2 = \frac{\eta \Delta x I}{A} \tag{3.4}$$

在简单的导线电流中，符号 Φ 和 V 可以互换。对比方程（3.1）和方程（3.4）可以看出，对于导线或其他截面积为 A、电阻率为 η、长度为 Δx 的圆柱介质的电阻，其中的电路密度为

$$R = \frac{\eta \Delta x}{A} \tag{3.5}$$

因此，电阻率是通电介质的一个基本参数。它由运动的电荷与介质原子、分子或细胞结构的相互作用决定。相比之下，电阻既取决于介质本身又与介质几何参数有关。

在与脑部容积传导模型相关的 EEG 应用中，式（3.5）告诉人们任何电流路径上的电阻既与组织的几何参数（组织边界）有关又与组织电阻率有关。前者可以由 MRI 测量得到，麻烦的是测量后者。举例，在头颅上截面积 A 上通过的电流所遇到的电阻率可能为三片颅骨之和，其中间的（松质骨）比顶部和底部（皮层骨）有更低的电阻率（Law，1993；Akhtari 等，2002；Nunez 和 Srinivasan，2006a）。

3.3.2 头部电流分布

脑部容积传导电流有一般简单电路中所不具有的复杂性。其中最明显的是电流为非均匀分布，因此，位置 r 的电流密度 $J(r,t)$ 在截面积 A 上都不是常量。而且脑中不同组织的电导

率不同，所以 $\eta = \eta(r)$。也就是说，该介质是非同质的容积导体。这里标量电阻率的表达式为位置向量 r 的函数；因此电阻率有另一个表达形式 $\eta = \eta(x,y,z)$。这表明组织是各向异性的，即电阻率（或电导率）与方向有关。比如，白质中电阻率在平行轴突的方向较低。在各向异性的组织中（无论同质还是非同质），电导率是张量（矩阵），其矩阵元素可能是位置 r 的函数也可能不是。

在各向异性的导体中，式（3.2）要加入矩阵乘法。所有脑中的容积导体模型都要考虑非同质性（脑、脑脊液、颅骨和头皮组织）。然而，由于缺乏具体的实验数据，几乎所有模型都假设这些组织为各向同性。除粗略的近似，脑部容积导体模型提供了对颅内源和头皮电势之间关系的半定量预测，这在很多实际问题中十分有用。比如，即使非常简单的容积导体模型也可以提供非常重要的"滤波器"来过滤掉欠妥的EEG数据归约方法。这就是说，若一个方法即使连简单的脑部模型都不能处理，就不能处理实际的脑电数据。

抛开复杂的非同质各向异性导体，实验证明活体组织在宏观尺度上是线性的：欧姆定律（式（3.2））有效，但是仅限于矩阵形式。这个实验发现完全符合活性细胞膜的非线性容性特性：在介观（约$1mm^3$）及更大的尺度上，大部分外加电流将穿过细胞外液。值得注意的是高细胞密度会增加介观组织的电阻率，但其电阻率仍是线性的。组织电阻率与测量尺度关系密切：一个尖端直径 $10^{-4} \sim 10^{-3}$cm 的微电极可能在胞外液中探测到电势，其电阻率比介观和宏观组织（包括细胞的）低很多。因此，如果不指明测量的空间尺度，讨论组织"电阻率"就毫无意义。

3.3.3 容积导电的头模型

很多类模型都与人们的直觉相符，它们证明很多关于EEG的民间传说都是错的。应用最广泛的脑部模型是三球模型和四球模型。四球模型如图3.6所示，包括一个内球（脑）及其周围的三层球壳，分别代表脑脊液（CSF）、颅骨和头皮。三球模型把脑脊液划入脑；在实际应用中，它与四球模型准确性差不多，因为非同质各向异性和颅骨电阻率的不确定引起的误差大过模型本身造成的误差（Nunez和Srinivasan，2006a）。

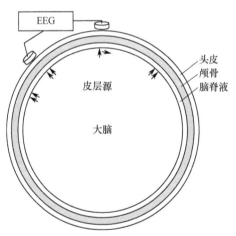

图3.6 大脑的四球头模型

注：通常的四球头模型由一个内球（大脑）及围绕在周围的三层球壳组成，分别代表脑脊液（CSF）、颅骨和头皮。小箭头表示中等尺度的源，闭合的电流环开始并结束于那里。这种电流中的一些电流到达硬脑膜内层并被记录为皮层脑电（ECoG）；这种电流中较少的一些到达头皮而被记录为脑电（EEG）

皮层介观源（图3.6中的小箭头）向周围组织中传输电流。这些电流形成闭合环路，并且经过它们皮层中的源。这些源电流大部分留在颅骨内,但一小部分会到达头皮并且被 EEG 电极记录。皮层形态,特别是锥形细胞的平行分布(第 2 章),暗示源电流应该与皮层表面垂直。因此,涡旋源电流应该与脑脊液层垂直,沟槽源电流应该与脑脊液层平行。然而,考虑到真实情况中复杂的皮层沟回,这种几何分布的预测就显得非常粗糙。

正、负离子沿着电流的方向相向而行,从而在所有位置的介观(或更小)容积上正、负电荷量都相等。导电介质的这一种标准情况称为电中性(可以这样想,一群绅士向北走,同时一群女士向南走,两群人推推搡搡,则这段路上任意地方都满足"性别中性"。若这两群人行进速度相同,则绅士和女士对总"人流"有相同的贡献)。虽然大部分源电流留在颅骨里,但一小部分返回皮层前会进入头皮。从客观上来说,这是非常重要的颅骨电流源,它们产生了头皮内的电流和电势。

虽然 EEG 能记录头皮中的信号,但是头盖骨内的电极会在皮层表面记录到更大的电势,即 ECoG。ECoG 电势显然能更好地反映脑的动力学特性。更多细节可以通过皮层组织内更小的电极记录的 LFP 得到。然而头皮记录的 EEG 所反映的突触电流的组织容积大约包含 1 亿个神经元,颅内电极可记录到的容积大约含有 100 万~1000 万个神经元,这取决于电极的位置和大小。值得注意的是,与头皮记录相比,颅内记录会得到不同的信息,而不是更多或更好的信息。我们做一个恰当的比喻,头皮电极记录到的是一片森林而没有树木,而颅内电极记录的是一些独立的树木,也许还有一些树叶上的蚂蚁。

虽然理想化的 n 球模型在分析中很容易应用,但它们仅提供了粗略的组织边界表示。相比之下,有限元素模型和边界元素模型可以应用核磁共振成像(MRI)从而得到更准确的组织边界,同时也更适于计算机化。这些数字化模型比 n 球模型更准确吗?答案并不清楚,主要是因为精确的组织电阻率正如精确的几何形状对于估计容积传导一样重要。组织电阻率(特别是颅骨电阻)一般是未知的,并且不同被试或同一被试的不同位置,可能相差 100% 甚至更多。此外,颅骨块(包含不同的三层)和白质本质上是各向异性的,意味着这些组织的电导率是非同质张量(3×3 矩阵),其每个矩阵元素都是未知的。一些数据显示,颅骨电阻与厚度非线性相关,该结果与式(3.5)形成强烈对比。原因是厚的颅骨中夹着电阻率更大的松质骨层,因此其电阻与厚度不成比例(Law,1993)。这表明,虽然人们希望通过用 MRI 识别组织边界来进行脑部模型修正,但实际上只产生了微小的提升,除非获得更多准确的组织电导率数据。事实上,很多前沿的研究都进行了组织电阻率的在体测量(Akhtari 等,2002;Lai 等,2005;Others Reviewed in Nunez and Srinivasan,2006a)。这些研究显示了电阻率的变化远比人们估计的更大,在不同的组织、不同的实验室以及不同实验体中都有差异。

3.4 颅骨内电位记录

3.4.1 不同尺度下的电位

皮层组织类分形的惊人复杂性,特别是树突分支上无数的突触,导致复杂的皮层源分布及相应复杂的胞外电势。首先考虑一个思维实验,在这个实验中,人们准确地测量并绘制了直径和高为 3mm、体积为 85mm³ 的巨柱的电势,每一点都在图上标注出来。为了构建胞体旁电势的细节,可以首先对微观尺度成像并随意定义"点",如一个边长为 0.001mm 的立方体体素（容积元素）。若在这种尺度上完全得到巨柱的电势，则需要大约1亿个微电极。图3.7为用球形电极进行的实验，其半径为 ξ，球形位于向量 r 的尖端上。电极尖端的体积 $B = 4\pi\xi^3/3$。记录得到的电势基本上与点电势 Φ_P 有关，并由以下对体积 B 的积分给出：

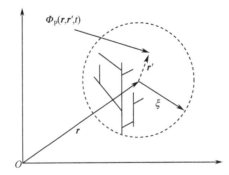

图3.7 理论上的组织电位和实际测得的组织电位

注：$\Phi_P(r, r', t)$ 是由于 $r+r'$ 处的理论组织电位实际测得的以位置 r 为中心（r 箭头指示）的电位，$\Phi_P(r, t, \xi)$ 主要取决于电极的体积（虚线圆），对于半径为 ξ 的球形电极，其体积 $B = 4\pi\xi^3/3$。实际由于皮层组织的分形样的结构，在不同尺度上记录到的电位其动态行为可能完全不同的

$$\Phi(r, t, \xi) \approx \frac{1}{B}\iiint_B \Phi_P(r, r', t) \mathrm{d}B(r') \tag{3.6}$$

式中：使用了约等号，这是因为在实际中电极会扭曲本来的电势和电流分布。由于皮层中类分形的结构以及颅内电生理在空间尺度上跨越三四个数量级，人们希望颅内记录到电势的动态行为与尺度有关。颅内电势的幅度、空间依赖性和时间依赖性主要依赖于电极尺度（半径为 ξ）。大范围记录中的电势幅度一般较小，因为大电极更容易记到更多的信号，而其中的正、负信号会相互抵消（Abeles, 1982; Nunez, 1995）。另外，不能保证一个尺度上观察到的主频率与另一个尺度上记到的频谱能互相匹配。比如，当大脑主频为 α 波时，绝大部分被 ECoG 记到的 β 波和 γ 波却在头皮中同步记录的 EEG 中漏掉了。其原因是：高频皮层源区比 α 源区同步性更差，同时可能面积还更小（Pfurtscheller 和 Cooper, 1975; Nunez, 1981, 1995）。在皮层中产生同时于头皮上被记到的电势，往往只能代表被严重空间平均了的神经活动，这是容积传导要穿过中间组织的缘故。这种影响导致数据在尺度上要大于数厘米，且对电极体积不敏感。式（3.6）就是一个动态变量实验粗粒化（空间平均）的例子。新皮层的动态理论一般会包含理论粗粒化，这反映了一个事实：电生理学中真正有效的理论必须清晰地与恰当的测量范围联系起来。否则，这些理论可能只不过是数学练习。

3.4.2 单极电流源

任意电流源区域都可以抽象为分布式的点源（电流出来的地方）与汇（电流进去的地方）之和。一个点源的 $I(t)$ 在电导率为 σ 的介质中，一个距离点源 r 的点，其电势为

$$\Phi(r, t) \approx \frac{I(t)}{4\pi\sigma r} \tag{3.7}$$

式（3.7）可由一简单论点推得。将点源用一个半径为 r 的假想球包围起来。由于其总电流不变，所有电流都沿径向流动，所以球表面上的径向电流密度 J_r 等于总电流除以表面积。考虑欧姆定律（式（3.2））即可得到式（3.7）。令电流源为 $4\pi\mu A$，令皮层电阻率为 $3000\Omega \cdot mm$。设皮层位于半径1.0mm的球面（包围着点源），假设所有其他源和汇漏都非常

远,则皮层上的电势约为 3000μV。

式(3.7)包含了许多理想化条件,因此需注意:①符号 $\Phi(r,t)$ 代表相对于无穷远的名义电势,类似一个"很远"(相对于源区域)的参考电极;②由于所有电流源必须由电流汇平衡,式(3.7)不能独立使用;③式(3.6)中要注意区分点电势和半径为 ξ 的电极所记录的电势;④假设电导率为标量 σ 的介质是无穷的,即没有其他组织引起的边界效应。

3.4.3 偶极电流源

理想的电流偶极子包括一个点源 +I 和一个点漏 -I,其相距 d,如图3.8(a)所示。然而,偶极子有更一般的额外意义,这个意义使偶极子概念在源-漏结构应用很广:任何源-漏区域总的源和漏的电流量是相等的(局部电流守恒)。这些区域会在离源-漏区域很远的地方产生一个主要的偶极子电势。因此,图3.8(b)画出了数量相等的源和漏,它们在距离 r 处产生了近似偶极子电势,这里 r ≫ d(如 r 为 3d 或 4d 或更多,其取决于所要求的偶极子的近似精度)。因此,皮层偶极子特别是偶极层(板),提供了头皮电势一个主要的源模型。图3.8中的源分布可近似为

$$\Phi(r,t) \approx \frac{I(t)\bar{d}\cos\theta}{4\pi\sigma r^2}, \quad r \gg d \tag{3.8}$$

式中:θ 为指向测量点的向量 r 与偶极子轴之间的夹角。

源-漏的有效偶极距 $\bar{d} = d$(图3.8(a)),而分散源为 $\bar{d} < d$。只有所有源位于纵轴上,式(3.8)中的角度依赖才严格成立。然而,如果所有源都聚在纵轴周围的一个窄缝内,式(3.8)就是一个合理的近似。随着源和漏间的平均距离减少,有效极点分离和对外的电势都会变小。电生理中的封闭场就是 $d \to 0$ 的极限情况,即正、负点场均匀混合,平均分离度非常小。哺乳动物皮层中的层状结构对产生头皮电势十分重要:如果皮层神经元随机排列或兴奋性突触和抑制性突触在皮层柱中高度混合,EEG 就会什么都记录不到。

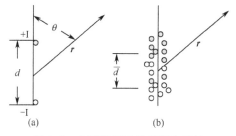

图3.8 电流偶极子及其混合等效

注:图(a)的电流偶极子(图(a))包括一个源点 +I 和一个汇点(负源,-I),其相隔距离为 d。相同数量相同强度的源点和汇点掺在一起(图(b))也在中等长度距离产生一个近似的偶极子电位(如 r > 4d,取决于偶极子近似精度),但它有较小的偶极距 $\bar{d} < d$,其产生的电位相对较小。当源点和汇点充分混合,$\bar{d} \to 0$,这意味着形成了"封闭域",即源区之外电势为 0

两个单极子产生的电势(图3.8(a)中的偶极子)或者源-漏的集合产生的电势(图3.8(b))可以一般地(从数学上)展开到包含偶极子和四极子的多极情况,除了源区域附近不可忽略的高阶级子。值得注意的是,在数学表达式(展开式)中使用偶极子与描述在图3.8(a)理想偶极子是不同的(这是电生理中经常会混淆的问题。)单极子在展开中为 0,这说明局部电流是守恒的;而偶极子电势开始占主导。

3.4.4 动作电位源

在使用孤立的轴突受控实验中，在动作电位经过期间用一个有长度的电极典型地在轴突表面记录能获得一个沿着轴突传播的三相的波形。表面电势（用一个有长度的电极测量）范围一般为 $100\mu V$ 以内。相比之下，相应的跨膜电势（细胞内部和外部之间的电势差）是范围为 $100mV$ 以内传播的单相波形。也就是说，其约比表面电势大 1000 倍。当细胞膜表现为线性导体时（欧姆定律有效），在膜表面的轴突电流源分布与跨膜电势极为相似。然而，激活的细胞膜甚至接近阈值的细胞膜本质上是非线性的。这意味着，明显选择性地违背了欧姆定律。从跨膜电势的单相性质来看这种非线性是一目了然的，即欧姆定律要求沿轴突的膜电流源分布和跨膜电势的方向（进去或出来）相匹配。膜电势不能严格单相地沿着线性膜，原因是膜源电流必须与轴突上的某些地方的槽相匹配。

在真正的组织中，由于轴突的弯曲、轴突髓鞘的形成、附近细胞的影响以及其他因素，来自轴突的动作电位随着距离衰减的过程可能是非常复杂的。在无髓纤维中的来自轴突的动作电位随着距离的衰减非常迅速（几毫米内）。相比之下，在大尺度有髓纤维中垂直于纤维轴的动作电位往往下降缓慢（超过几厘米）（Nunez 和 Srinivasan，2006a）。这就引发了一个问题：在皮层纤维（略低于新皮层处形成了大量的白质层）中是否动作电位可能有助于 EEG。答案部分取决于是否有动作电位足够多的白质纤维在物理上排列，并产生同步的源分布，这些分布相叠加从而产生在头皮上可测量的电位。如果这真的发生，可能期望获得非常快（大于100Hz）的脑电图成分（反映了三相波形的通过），如脑干诱发的电势。然而，一般的观点是，皮层突触源是头皮记录脑电图主要来源。这种观点部分基于使用深层探针探索映射来源的动物研究获得的引人注目的实验证据（Lopes da Silva 和 Storm van Leeuwen，1978）。此外，正如 Nunez 和 Srinivasan（2006a）详细讨论的，皮层突触产生的不同大小的偶极层负责脑电图的生成，这个假设正确预测了在不同的大脑状态中获得的 ECoG 与脑电图振幅的比值。

3.4.5 局部场电势

LFP 是在皮层内记录的微级现象，记录它们是通过放置在足够远离细胞膜表面的微电极，以避免被单个神经元支配，从而有目的地降低空间分辨率。这类似于方程（3.6）的粗粒化。预计记录的场电势中在电极尖的约 1mm 内可测量突触源的电势而在电极尖的约 0.1mm 内测量的是动作电位源的电势（Leggett 等，1980；Gray 等，1995）。这些电势一般通过低通滤波（小于350Hz）（第 7 章）来去除由于动作电位源引起的快速活动。结果导致标准的 LFP，可以使用方程（3.7）建立为一个许多点源求和的模型。尽管任何频率足够低而能通过低通滤波器的电流源的活动理论上都可以形成 LFP，但是预期的 LFP 最大的区域是电流源大多相同的地方。

3.4.6 皮层脑电位

ECoG（更详细地讨论参见第 15 章）是一个中尺度（中间尺度）现象，涉及在大脑表面上的蛛网膜（包围大脑和脊髓的三个脑膜中的中间一个），和仅低于硬脑膜（最外层和最厚的脑膜）处放置电极。因为电极不刺入大脑，ECoG 比 LFP 记录具有较少的创伤以及提供了介于 LFP 和脑电图的空间分辨率。在到达 ECoG 电极之前，皮层的源电流穿过了大脑皮层、软脑膜（最内层和最薄的脑膜）、脑脊液以及蛛网膜。重要的是，这些电流不通过头骨。ECoG 与 LFP 的主要差异包括 ECoG 电极较大，ECoG 具有较大的平均源-电极间隔，以及对时域滤波的不同选择。ECoG 空间分辨率为 2~10mm，显然对 3mm 皮层深度的源分布是部分受限的。ECoG 是用来识别易发生癫痫活动的皮层组织的黄金标准，并经常在癫痫手术前作为指导（Fisch，1999；Niedermeyer 和 Lopes da Silva，2005）。

3.4.7 颅骨内记录

从 ECoG 到脑电图的空间分辨率的大幅度降低是由于其间的头骨。因此，对长期临床应用如 BCI，电极放置在头骨内但高于硬脑膜会提供良好的中间分辨率选择。这样的电极将比 ECoG 电极具有更小的创伤，以及实现更稳定的长期性能。

3.4.8 空间分辨率比较

表 3.3 列出了讨论的每种记录方法获得的待评估的（但非常近似）空间分辨率。高分辨率的脑电图和高分辨率 MEG 表明它们的空间滤波算法无法直接同其他方法比较（见本章的"高分辨率脑电"图）一般来说，空间滤波可以以类似于数字滤波的方式在时间域上应用到任何具有足够多的很好装配了传感器的系统中记录的数据。因此，MEG 高分辨率版本的开发是合理的，尽管仍然存在不同源取向的选择敏感性问题。

表 3.3　由皮层源产生的记录电位或磁场：其估计的空间分辨率的比较

记录方式	典型的空间分辨率/mm
半径为 ξ 的微电极	$\geqslant \xi$
局部场电位（LEP）	0.1~1
皮层脑电（ECoG）	2~5
颅内记录	5~10
未转化的脑电（EEG）	50
未转化的脑磁（MEG）	50
高分辨率脑电[①]	20~30
高分辨率脑磁[①]	未知

① 与列出的其他方法没有直接可比性；参见正文

3.5　多尺度下的脑源

3.5.1　在大脑皮层脑回产生脑电

几乎所有的未经平均记录的头发电位都起源于至少占 10~40cm² 或更多的皮层表面的皮层偶极层（表）（Nunez 和 Srinivasan，2006a）。此外，其他所有条件都相同的情况下，大脑皮层脑回冠（第 2 章）预计将比皮层折叠源提供更多的源。孤立的皮层偶极子常被作为躯体感觉诱发的电势和癫痫峰的模型而采用，后者是具有尺寸非常小的偶极层的特殊情况。同步皮层源具有支配地位的两个主要原因已经被证明：一是，在局部生成的电势从其来源区域随着距离下降，同时皮层源最靠近头皮；二是，皮层锥体细胞形态学上允许偶极子源并行排列，有可能形成大的偶极层。由于在这种脑层中的偶极子向量垂直于皮层表面，所以比起裂纹和回间沟，在其中与皮层相反的偶极层往往相互抵消，脑回冠通常对于 EEG 的生成更有效率。当在连续的脑回冠中接近平行的源同步活动时，它们通过线性叠加来产生相对较大的电势，而当脑电图振幅减小时标记为去同步，参见第 13 章（Kellaway，1979；Pfurtscheller 和 Lopes da Silva，1999）。

3.5.2 皮质源的多尺度

皮层形态学的多尺度、电流源以及记录电极在表3.1、表3.2和图3.9中进行了总结。在图3.9中，新皮层中的皮层柱（中尺度）由仍然在皮层内的轴突分支（称为复发性络脉）的空间范围定义（图3.9中大括号内的E区域）。大锥体细胞（C）是皮层柱中包括的 $10^5 \sim 10^6$ 个神经元中的一个。几乎所有的锥体细胞发出一个轴突（G）到白质中，同时大多数这些细胞在一些较远的位置进入大脑皮层（皮质纤维）。每个大锥体细胞有 $10^4 \sim 10^5$ 突触输入（F和右侧细节图）导致了微电流的起源和汇合。一个方便的源变量 $s(r,t)$ 表示为单位体积 ΔH 的总电流，即穿过一个球面集中在位置 r 的电流：

$$s(r,t) = \frac{I(r,t)}{\Delta H} \tag{3.9}$$

式中：体积 ΔH 是小于式（3.6）中的测量体积。当小电极触点（A）有序地沿着胞体的直径移动时，实际测量可以预期会出现极大的波动。小规模的记录在一些体积（B）内测量了空间平均的电势，其主要取决于电极触点的大小。一个在大括号区域（D）和（E）内的起源或汇合处的瞬时失衡将导致一个穿过皮层的散射的电流密度 J 和电位差 $\Delta \Phi$。

电导率（或电阻率）以及其他大块组织的电气特性总是指超过一定规模体积的空间平均值。这些参数根据不同的测量尺度具有不同的含义。相对于微电极尖端一个锥体细胞是一种大型结构。如图3.9所示，当小电极（如B或在A中的单独触点）有序地沿着胞体直径移动时实际测量可以预期会出现极大的波动。在微电极尺度，基本电生理参数以胞内、胞外的液和膜分别定义。

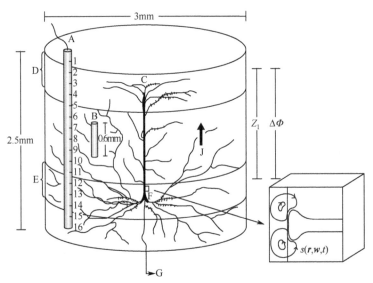

图3.9 由轴突分支E（复现的经络）在皮层内的空间范围定义的大圆柱

注：大锥体细胞C是大圆柱中的 $10^5 \sim 10^6$ 个神经元之一（该图基本上是黑色实心的，只显示1%）。几乎所有的锥体细胞发送一个轴突G到白质；大部分轴突重新进入一些远距离位置的皮层（皮层—皮层纤维）。每个大锥体细胞有 $10^4 \sim 10^5$ 个突触输入F（右侧细节图）产生微电流源和汇点 $s(r,w,t)$，其中向量 r 位于组织体积 W（如在图3.10中的大圆柱），向量 w 位于组织体积 W 中的微源。在区域D和E中的源或汇点的瞬间失衡（见图左边的括号）会导致经由皮层的扩散电流密度 J 和电位差 $\Delta \Phi$（z 为阻抗）。当小的电极接触（在沿着A的编号的位置上）在细胞体直径级的距离上移动时，可以预期现场测量波动会很大。在更大尺度上的记录由区域B表示，这可以代表一个更大的电极接触。（改编自Nunez，1995）

宏观电极记录，如脑电图体现了相对不同的一面。由于在组织块中也许包含10^8个神经元的神经活动，所以头皮电极测量的是场电势。这种情况下，电导率必须参考在大体积组织中的平均属性。因为细胞膜提供了相应的高阻电流通路，所以组织的电导率（或电阻率）预计将强烈地依赖于细胞的堆积密度。

在细胞膜的微源函数$s(r,t)$中包括了在突触上的主动源和来自较远地方的细胞被动（返回）电流。因此，除突触活动密度外微电流源-汇分离取决于在体积中的细胞的电容-电阻膜的性质。结果，由于平均源-汇分离的减少，一个简单模型预计的低通滤波效应在头皮（和在程度较轻的ECoG中）中的电势可能低于50~100Hz（Nunez和Srinivasan，2006a）。动作电位有助于记录来自头盖骨内的电势，但它们（未平均的）对头皮电位的贡献是微小的。

3.5.3 细观源强度为单位容积偶极矩

人类新皮层中的每个中尺度体积（mm^3）包含了平均约10^5个神经元和约10^9个突触。每个活动的突触产生局部膜电流，同时根据电流守恒返回来自更远膜表面的电流。兴奋性突触在局部膜表面产生负向源区域（汇）和在较远的膜位置分布正向源。抑制性突触产生相反方向的电流（在局部膜表面的源和较远部位的汇）。因此，在每个细胞上被动的源和汇分布取决于突触极性、细胞的电容-电阻特性和周围的空间。

一个组织块的单位体积的当前的偶极矩$P(r,t)$可定义为一个加权空间的在体积内的所有的微源$s(r,t)$的平均（图3.10）。对任意坐标系统向量r位于组织体积或组织块（体元W）的中心。体元尺寸也是部分任意的，即偶极矩可以定义在不同的尺度。向量w是位于容量W内部的微源，因此，在适当的时候符号$s(r,t)$可以被$s(r,w,t)$取代。在图3.10中实心圆表示了正电源，而空心圆圈表示负电源。由于正电源主要在组织块W的上部，所以$P(r,t)$是正值。$P(r,t)$为介观源函数或每单位体积偶极矩。这是通过对组织容积元素W的积分定义的：

$$P(r,t) = \frac{1}{W}\iiint_W ws(r,w,t)\mathrm{d}W(w) \tag{3.10}$$

当容积W被选择来大致匹配同种程度的源活动时，式（3.10）在脑电图中是有用的；W可能是在宏列和微列之间的任何可能的东西（表3.2）。之后，在EEG的应用中新皮层可视为一个连续统一体，所以$P(r,t)$是一个连续的场变量。然而，这种方法有两个限制：

(1) 由于局部突触活动以及其无源返回电流，组织容积应该大到足以容纳许多微元$s(r,w,t)$。与此同时，其特征尺寸应远小于到记录电极最近的距离。以往的情况表明，微元的总强度将被一个相等的微小的回强度大致平衡，以致组织容积W的单极贡献近似于0，即

$$I_W(r,t) = \iiint_W s(r,w,t)\mathrm{d}W(w) \approx 0 \tag{3.11}$$

这种情况在图3.10中用相同数量的空心和实心圆圈象征性地表示。如果W是一个完整的含有皮层神经元胞体和树突的某个直径的皮层柱且当容积W部分任意时，方程（3.11）更容易满足。

(2) W的尺度与记录距离相比足够小，确保了四阶和更高阶关系的头皮电势的影响可以忽略不计。

如果W的两个条件都满足，在表达头发电位的广义多极展开中，偶极项占主导地位。

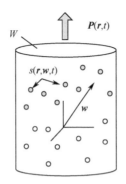

图 3.10 组织容积 W（如皮层大圆柱）

注：微源或汇点的混合 $s(r,w,t)$ 导致容积 W 中的中等尺度源 $P(r,t)$（即单位体积的偶极矩）。只要 W 足够大使局部电流守恒，那么这种尺度源表征对计算头皮电位是有用的，如式（3.11）给出的

体积微元 $s(r,w,t)$ 和介观源强度 $P(r,t)$ 单位分别为 $\mu A/mm^3$、$\mu A/mm^2$。因此，$P(r,t)$ 具有电流密度的单位，同时对图 3.11 中展示的在一个皮层柱下半部分中的抑制性突触活动（产生的电流源）被在其上部（没有中间来源）的兴奋性突触的活动（产生电流汇）平衡的理想化源分布给出了一个简单的解释。在这个高度理想化的模型中，单位体积偶极矩 $P(r,t)$ 本质上是穿过皮层的散开的（负向的）宏观电流密度 $J(r,t)$。$P(r,t)$ 和 $J(r,t)$ 这两个变量有相反的迹象，它本质上分别表示了流到柱的外部和内部的电流。只有一小部分的外部电流（柱外的薄灰色箭头）到达头皮产生了脑电图。

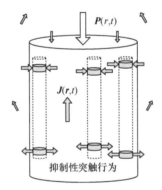

图 3.11 在理想化的情况下，提供一种对每单位体积偶极矩 $P(r,t)$ 的直观解释

注：在本例中，突触作用产生的所有源和汇点位于皮层柱的深层（产生抑制性的源）和浅层（产生兴奋性的汇）。因此，中尺度源为 $P(r,t) \approx -J(r,t)$，即源和汇层之间的扩散电流密度（$\mu A/mm^2$）。因为较低层的电流离开柱，经由远距离的组织传播（包括少量被传播到头皮从而产生了脑电（EEG）），并经由柱的顶部返回到上层的皮层汇点，所以符号发生改变，三个虚线的圆柱区域表示较大组织块中的神经细胞亚群

3.6 头皮记录的电位

3.6.1 所有头皮记录是双极性

任何电压测量都需要一个记录电极和参考电极。脑电图研究者一直困惑于为脑电图记录试图找到一个适当的参考电极。对于 ECoG 测量，参考电极位于头骨外通常被认为是有效的、"安静"的，因为头骨外的电压远小于头骨内。相比之下，头皮电势一般不能在某个被称为

"无穷大"的理论位置进行记录。这为脑电图记录提出了一个重大的挑战。

假设 $V(r,t)$ 为未知的头皮电势。每个 EEG 通道依赖于一对头皮记录位置 $(r_n - r_R)$ 记录了一个实验的头皮电势

$$V(r_n, r_R, t) = V(r_n, t) - V(r_R, t) \tag{3.12}$$

或一个缩略的记法

$$V_{nR} = V_n - V_R \tag{3.13}$$

在标准的脑电图用语中,参考记录包括选择一些固定的位置 r_R,通常包括耳朵、乳突、或颈部位置,以及记录关于这个固定位置的所有电势。不幸的是,r_R 很少有条件成为真正中立的参考。而双极记录测量了两个接近的电极之间的电位差,假定两个电极在电势上是正在改变的,这些记录没有从根本上不同于参考记录,只是除双极记录明确地承认参考电极的存在和影响。

记录关于某些固定位置 r_R 所有的电势是有利的,因为它允许对其他任何位置 B 的参考。即假设电势关于位置 R 用一个 N 通道和 $N+1$ 头皮电极的系统记录。假设希望发现已被记录的电势有位于位置 B 的参考,这可用以下(恒等式)转换完成:

$$V_n - V_B \equiv (V_n - V_R) - (V_B - V_R) \tag{3.14}$$

式中:第一个括号代表原始的参考记录;第二个括号是一个从相同的数据集中得到的电位差。然后,式(3.14)等号左边获得了新的参考记录。如果电势 V_B、V_R 不受伪迹影响(非脑活动如心脏、肌肉或其他生物或非生物电位),V_B、V_R 就等同于理论上的无穷大的电势和用符号 Φ_B 和 Φ_R 表示。式(3.14)只是在本章后面讨论(第6章和第7章)的几个 EEG 数据转换的一个。

3.6.2 参考电极

一个真正的参考的重要特点是,它位于远离任何源的地方。然而不幸的是,远这个词往往被误解。一个真正的参考(在无穷远处)必须在电气特性上较远。这个概念和用于尽可能实现它的方法的细节将在第6章中详细讨论。为强调和说明,一个参考电极的选择绝对是脑电图信号记录正确解读的关键。事实上,不同的参考的选择能产生显著不同的而且往往是误导性的结果。因此,为具体的记录情况选择一个适当的参考是至关重要的。第6章描述了不同的选择,以及讨论了在选择它们时的重要因素。

3.7 脑电的正向和逆向问题

3.7.1 正向问题

在脑电图理论中,正向问题包括从一个已知的中间源函数 $P(r',t)$ 计算的头皮电势,在式(3.10)中定义为在位于 r' 的每个介观组织体元中生成的每单位体积的偶极矩。然后,在任何头皮的位置 r 名义上无穷大的宏观电势由下面对体积 K 的积分给出:

$$\Phi(r,t) = \iiint_K G_K(r,r') \cdot P(r',t) \mathrm{d}K(r') \tag{3.15}$$

式中:K 为具有活跃的大脑源的组织的总量,一般指整个大脑(不包括脑室)。头容积导体的所有几何和导电性能包含在格林函数 $G_K(r,r')$ 中,它可看作在一个源 r' 和一个获得电

势的位置 r 之间的逆电距离（平方）。在一个无限、均匀、各向同性的容积导体中，电气距离等于实际的距离，但由于当前路径的扭曲，对于真正的头这种理想化将是一个很差的近似。

尽管式（3.15）似乎很复杂，但它提供了非常有用的关于电势与脑源的一般关系的信息。这个一般观点的大部分相对不依赖于头模型的不精确。定义 $P(r',t)$，使得在式（3.10）中容积 W 是一个 $1mm^3$ 的体元。将向量 $P(r',t)$ 的三个成分考虑在内，在一个 $1000cm^3$ 的大脑中源可能会用 300 万个离散的中间源以 $P_k(t)$ 表示。在任何位置的电势只是简单地对所有源的加权线性求和，所以式（3.15）可表示为一个 300 万元素的和：

$$\Phi_n(t) \approx \sum_{k=1}^{3M} g_{nk} P_k(t) \tag{3.16}$$

事实上，在不同位置或在不同尺度上脑电图可能出现完全不同的频率内容，这只是取决于选择标量中间源成分，即每个体素的 $P_k(t)$ 的权值 g_{nk}。

由于一些原因，EEG 或 ECoG 电势被认为是几乎完全由皮层源生成的：①靠近皮层表面的源与较大的格林函数（$G_k(r,r')$ 或 g_{nk}）相关；②被大锥体细胞在皮层组织生成的大的源-汇分离产生了较大的中间源 $P_k(t)$，如式（3.10）；③平行排列的锥体细胞允许向量 $P(r',t)$ 在光滑的皮层部分（脑回冠）排成一列。相比之下，在皮层褶皱中（也是在更深的地方），这些向量可能倾向于抵消。因此，对 EEG 和 ECoG，在脑回冠中的源比在皮层褶皱中的源通常要产生更大的表面电势。

相比之下，外部磁场（用 MEG 检测）主要由平行于局部头皮的源向量（平行于 MEG 线圈平面）生成。在某种程度上，皮层褶皱垂直于局部头皮（垂直于 MEG 线圈），作用于 MEG 的偶极子向量往往主要来自在皮层褶皱两侧的源（如果它们没有被在对侧的源抵消）。这个特性往往让 MEG 数据与局部源模型相匹配，即使实际的源是广泛分布的（一个可以是好或是坏的结果，这取决于应用和如何对数据进行解释）。

从这些论点可得出结论，皮层解剖学本身对由皮层源产生的相对较大的头皮电势起到主要的决定作用。然而，在不同的大脑状态下脑电图振幅范围可以从几微伏达到几百微伏。大的头皮电势要求微源 $P(r',t)$ 在大的皮层区域上是（在相位上）同步的。一般的规则是，源区域在超过约 $6cm^2$ 或更多的皮层区域时必须是同步，以使得在头皮上不需平均也是可记录的（Cooper 等，1965；Ebersole，1997；Nunez 和 Srinivasan，2006a）。（在这段内容中，是通过皮层表面的记录来标记同步活动，且是一种定性的描述。）对于扩展到回间沟的偶极层，要产生可测量的头皮电势，组织区域大于 $6cm^2$ 显然是必需的。头皮电势量级很大程度上取决于源同步这个想法，在临床和脑电图的研究中是被公认的，而幅度减少常被认为是去同步（Kellaway，1979；Pfurtscheller 和 Lopes da Silva，1999）。具有典型的振幅为 $20 \sim 100\mu V$ 的脑电图，显然需要至少有数十平方厘米的光滑的皮层表面的同步。最大的头皮电位可能需要超过 $50 \sim 100cm^2$ 或者更大范围的皮层区域同步（Nunez 和 Srinivasan，2006a）。

因为几乎所有的脑电图信号是由皮层源生成的，所以通常用方程（3.17）替换方程（3.15），方程（3.17）是在皮层表面对在方程（3.10）表示为皮层列的微元体积元素 W 进行积分，其中 $P(r',t)$ 表示每个平行于锥体细胞轴的向量（与局部皮层表面正交）。然后头皮电势以修改的格林函数 $G_s(r,r')$ 和单位向量 $\hat{a}_s(r')$ 表示，单位向量 $\hat{a}_s(r')$ 与局部的皮层表面处处正交且可以用 MRI 图像估计。头皮电势（方程（3.15））然后可表示为

$$\Phi(r,t) = \iint_s G_s(r,r') \cdot P(r',t) \mathrm{d}S(r') = \iint_s G_s(r,r') \cdot \hat{a}_s(r') P(r',t) \mathrm{d}S(r') \quad (3.17)$$

注意：方程（3.17）不能用于 ECoG，因为电极太接近皮层源而使得偶极子近似法无效。ECoG 更多地取决于在皮层的突触源分布的细节，这样的皮层电势可以使用方程（3.6）的分布式微元来估计。

3.7.2 逆向问题

在脑电图中经典的逆向问题关注于寻找从容积导体表面电势 V_{nR}（对于某些参考）上离散采样，并表示在方程（3.15）、方程（3.16）或方程（3.17）右边的电流源的位置和强度。即记录电势 V_{nR} 通常用于评估关于无限远电势 $\Phi(r,t)$（可简化为符号 Φ_n）的实际电势。在实践中，无论在固定时间片（如时间段）中或时间窗中，运用复杂计算机算法进行的偶极子搜索是基于 20~128 或更多的表面位置的记录。与正向问题相反，反向问题没有唯一解。如果一个偶极子对表面数据提供了一个合理的匹配，2 个或 3 个或 10 个偶极子可以提供更好的匹配。头皮电势总是可以做到匹配大范围的分布式皮层源。考虑实验误差，任何头皮电势图可以匹配专门的皮层源分布，甚至可以匹配专门的皮质回的信号源。在没有额外信息的情况下，要求获得这些匹配的约束（如生理假设）一般无法是准确的，同时逆解决方案（计算源位置）通常没有比生理假设和头部模型精度好。如 Nunez 和 Srinivasan（2006a）所述，许多逆解决方案表明脑电图生成方式包括了一些与已知的生理学和解剖学不一致的孤立的偶极子。一个不好的解决方案的警告标志是估计的源强度不能够充分地解释头皮电势的量级。复杂的计算机算法是有用的，只有它们是基于良好的生理学；复杂的数学永远不能弥补不切实际的物理假设。

3.8 定量和高分辨率的脑电

3.8.1 脑电的数学变换

未经加工的脑电图数据的重新参考提供了最简单的可以在定量脑电图分析中使用多种变换的例子。一些数据转换有明确的物理和生理根据；其他的则是纯粹的数学变换。傅里叶变换在许多应用程序中是很有用的，主要是因为特定的脑电波频率波段与特定的大脑状态密切相关。其他的转换有较限定的使用情况，在极端情况下，它们在应用中可能仅是数学分析。我们如何区分真正有益的变换方法和无用的数学练习呢？

一个明显的但未充分利用的方法是于几个基本的生理动态和容积传导模型上应用每一个有可能有效的转换方法。如果该方法产生的转换变量，在这些仿真中揭示了已知源模型的重要的动态属性，对真正的脑电图数据而言它可能是有用的；如果不是，这种方法可能是不值得使用的。注意，即使简单解析的头模型，如 n 球体模型，尽管这样的头模型可能不是很准确，但是在这样的测试中也是很有价值的。简单的头模型提供一个关键的"过滤器"，即任何待测试的方法在进一步测试之前首先应该通过它。这种策略已应用于脑电图中超过了 40 年（应用计算机更容易获得），大大减少了错误的脑电图报告。适当的和不恰当的转换例子的讨论参见 Nunez 和 Srinivasan（2006a）。

观察到的电势差 $V_{nR} = V(r_i, r_j, t)$ 与大脑源 $P(r,t)$ 之间的关系，取决于脑组织和通过人类的头的容积传导的物理性质的解剖学和生理学。定量的脑电图分析包括对记录的电势向新的因变量 X 和自变量 $x_1,x_2,x_3,\cdots$ 的数学变换，即

$$V(\boldsymbol{r}_i,\boldsymbol{r}_j,t) \longrightarrow X(x_1,x_2,x_3,\cdots) \tag{3.18}$$

在方程（3.18）中的转换可以提供重要的源动态性 $\boldsymbol{P}(\boldsymbol{r},t)$ 行为的估计，补充了由未处理数据 $V(\boldsymbol{r}_i,\boldsymbol{r}_j,t)$ 提供的估计。在改变参考电极简单的情况中，新的因变量 X 保留作为电势的身份。用表面拉普拉斯变换时（如在高分辨率 EEG 中），X 是与估计的头骨的局部电流和大脑表面电势成正比的。其他转换包括希尔伯特变换、小波、主成分或独立成分分析、约束反解（源定位）、关联维数估计和几种在头皮位置之间的锁相方法，尤其是相干方式。相干估计通常是基于傅里叶变换（光谱分析）。这些方法将在第7章中讨论。

3.8.2 傅里叶变换

历史上，特别是在光谱分析进入更普遍使用的 20 世纪 70 年代，脑电图频率信号经常被简单地计算波形零点交叉描述。对于纯正弦信号，这种方法准确地显示信号频率；10Hz 正弦波有 20 个/s 零点交叉。然而，当信号包含一个混合的频率，零交叉的数量会产生误导。例如，中等幅度的 β 波（18～30Hz）和较大幅度的 α 波（8～12Hz）的振荡通过零点交叉的视觉检查可能被简单分类为 β 波（Nunez 和 Srinivasan，2006a）。

傅里叶（或谱）分析可将任意时间序列表示为一系列不同频率和相位的正弦波的加和。最广为人知和一般的实用算法是快速傅里叶变换（FFT）。每个波形以每个频率分量的幅度或功率（振幅的平方）和相位的形式表达。相位信息需要为每个频率分量估计脑电图通道对之间的一致性。实际的 FFT 分析方法在几部著作（Bendat 和 Piersol，2001；Nunez 和 Srinivasan，2006a）中有描述并将在第 7 章中综述。FFT 是包括相干分析在内的多种统计工具应用的一个起点。

其他谱分析的方法包括小波分析（Lachaux 等，2002）、自回归模型（Ding 等，2000）和希尔伯特变换（Bendat 和 Piersol，2001；Le Van Quyen 等，2001）。这些方法有时在短数据段中比 FFT 更有用。它们中的任何一个皆可以应用于脑电图，但这些方法得到的转换变量的解释比 FFT 方法可能更依赖于假设和参数的选择。在某些应用中这些限制是苛刻的，一般不像最小限制的 FFT 得到广泛赞赏。因此，通常是在相同的数据集上谨慎地应用不同谱分析方法，然后比较结果。每一个数学工具的有效性可以通过在相同的数据集（包括真实和模拟）上比较不同的方法来评估。

3.8.3 脑电相位同步和相干

在标准的脑电图术语中，"同步"是一个定性的术语，其通常指微元 $\boldsymbol{P}(\boldsymbol{r},t)$ 近似处于锁相（对时间同步），具有较小或零偏移。在这种情况下，源往往通过线性叠加产生大的头皮电势。因此，术语去同步通常用来表示脑电图振幅的减少。例如，在 α 阻塞例子中眼睁开或某种认知任务的执行。

术语"相干"引用的是标准的数学定义，它与归一化的交叉谱密度函数相等，通常用 FFT 估计。相干是锁相的一种测量，特别是通道对之间的相位一致性。在某些时期保持同步的源（例如有零或小相位滞后）在同一时期产生较大的相干值。然而，取决于它们的相位偏移，相干源可能或可能不同步；保持约 180° 相位差两个振荡是完全异步的，但表现出高度一致性。相干是一个平方相关系数，表示为一个频带的函数。例如，当一些研究对象进行心理

计算（闭着眼睛），许多电极对在 θ 波和上 α 波（约 10Hz）带表现出增强的 EEG 相干（相比静止时），而在较小幅度的 α 波（约 8Hz）相干减少（Nunez 等，2001；Nunez 和 Srinivasan，2006a）。

3.8.4 瞬态和稳态诱发电位

平均诱发电位（EP）是由感官刺激如闪烁、听觉音调、手指压力或轻微的电击产生的。EP 通常以时间平均的单刺激波形记录到，以删除任何不是对刺激时间锁定的噪声或其他来源。事件相关电位（ERP）（第 12 章）以 EP 同样的方式记录，但它们通常发生在刺激后的更长时间内，并与内部的大脑状态更相关。产生瞬态 EP 或 ERP 的刺激由重复的短脉冲组成，产生一个平均诱发电位所需脉冲数量可在任何地方从 10 个视觉 EP 到几千个（听觉脑干 EP）。每个脉冲的头皮响应被平均到单个脉冲上。在任何实验中的 EP 或 ERP 是包含一系列的特征成分或电位峰（局部最大值或最小值）的波形，它们通常发生在刺激之后的第一个 0.5s 内。刺激以后，一个成分的振幅、延迟或协方差（在多个电极位置）将在认知任务情况（通常为 ERP）或没有任务情况下（通常为 EP）进行研究（Gevins 等，1983 Gevins 和 Cutillo，1995）。

稳态视觉诱发电位（SSVEP）（第 14 章）使用一个连续的正弦曲线调制刺激，这个刺激通常是由一个特殊的护目镜产生的闪烁的光和在提供认知任务的计算机显示器上的图像的叠加。在围绕刺激频率的狭小的频带（小于 0.1Hz）上的大脑的反应将被测量。量级、相位和相干（对于多个电极位置）可能与不同任务的形式相关。SSVEP 比瞬态 ERP 有两个主要优势：一是在窄带内的研究大大增加了信噪比；二是认知通常会影响选择的频带。因此，SSVEP 很大程度上避免了常混淆认知实验的 ERP 伪迹的问题。

SSVEP 的相干揭示心理任务一致地涉及了所选电极之间的在 13Hz 波段的增加的相干和其他电极之间的减少的相干（Silberstein 等，2004）。使用稳态磁场记录的双眼竞争实验显示，来自刺激闪烁的有意识的感知极大地与增加的交叉半球的在 7Hz 波段的相干性有关（Srinivasan 等，1999）。这些数据在中心到中心大致 5~20cm 的头皮间隔内的选择频率与大规模细胞集群间的形式是一致的（如皮层偶极层）。

3.8.5 高分辨率脑电

将记录的头皮电位 $V(r_n, r_R, t)$ 投射到基本的脑部微元函数 $P(r, t)$ 的过程长期以来一直受参考电极失真和通过头容积导体的非均匀电流传播的影响。平均参考的方法（AVE）（第 6 章）在参考电极失真问题上提供了一个近似解，但未能解决不均匀电流传播这一问题。这些问题，加上实际逆解问题的严重限制，对在标准工具箱中添加高分辨率脑电图估计提出了极大的需求。

存在着两种不同的解决方法：一种是硬脑膜成像，在这种方法中头模型被用来找到估计的硬脑膜的电势映射；另一种是拉普拉斯算子（Nunez 和 Srinivasan，2006a），它不需要头模型，但当同步源的皮层区域不太大时近似与硬脑膜电势成正比（如小于约 40cm² 的光滑皮层时）。花键拉普拉斯算子完全消除了参考问题和在容积导体电流传播上提供了部分解决方案。颅骨电导率低于相邻组织 10~40 倍。因此，大多数到达头皮的源电流均能正常地通过头骨。基于此系数和欧姆定律，在头皮位置的表面拉普拉斯算子 L_n 与局部头骨外电势 Φ_{Kn} 和头骨内（脑脊液外）电势 Φ_{Cn} 具有近似关系（Nunez 和 Srinivasan，2006a）：

$$L_n \approx A_n(\Phi_{Kn} - \Phi_{Cn}) \tag{3.19}$$

式中：A_n 取决于局部头骨和头皮厚度和电阻率；L_n 取决于皮层源的性质。因为具有较大的偶极层，通过头骨下降的电势是最小的，所以 Φ_{Kn} 和 Φ_{Cn} 有相似的大小以及较小的表面拉普拉斯算子。因此，占据上皮层表面较大比重的非常大的偶极层（可能会出现在癫痫的全局波峰上，以及休眠阿尔法节律波段的低频部分）对拉普拉斯算子的贡献很小甚至微不足道。相比之下，当皮层源区域包括小的或者中等大小的偶极层，通过头骨下降的电势是明显的，这样 $\Phi_{Kn} \ll \Phi_{Cn}$。因此，对于中小型偶极层，直径小于 5～10cm，负向拉普拉斯算子大约与硬脑膜的表面电势成正比。然后拉普拉斯算子充当一个空间滤波器，以去除由容积传导或实际源动态性引起的低空间频率头皮信号。然而，它不能区分这两种干扰。

硬脑膜成像和拉普拉斯算子算法不仅删除（如过滤）了容积传导失真，还删除了真正的大规模的皮层模式。原始的头皮电势和高分辨率脑电图对不同大小的源区域选择性敏感。因此，它们是对新皮层动态的补充测量。高分辨率脑电图补充，但不能取代未加工的电势。

在过去的 20 年中，作者的研究小组在几千个模拟和许多套实际的脑电图数据中测试了墨尔本硬脑膜成像和新奥尔良花键拉普拉斯算子算法（Nunez，1995；Nunez 等，2001；Nunez 和 Srinivasan，2006a）。当把高密度电极阵列应用于脑电图记录，这两个完全独立的算法提供几乎相同的硬脑膜的电势模式的估计。即在 64 个电极和 131 个电极的电极 - 电极比较中两个估计获得的相关系数一般在 0.85 和 0.95 之间。但是应注意，硬脑膜图像和拉普拉斯算子变量的实际大小是不能直接比较的，因为它们有不同的单位，分别是 μV 和 μV/cm²。在用 n 球体模型和 131 个表面样本采用的理想化仿真中，通过计算在几个四球体头模型的局部和分布的源模式中产生的估计的和实际的脑硬膜表面电势之间的位置到位置的相关性来评估算法的性能。在这些仿真中两种算法典型地产生相关系数约为 0.95（Nunez 等，2001；Nunez 和 Srinivasan，2006a）。

虽然硬脑膜成像和花键拉普拉斯算子的算法很好地补充了未过滤的脑电图，但一个额外的警示是必要的。当高分辨率算法在归一化操作之前（例如，相干性估计，其对局部信号量级相对不敏感），我们已经采用相关系数而不是均方误差的误差估计方法（因为相关系数提供了更合适的测试）。由于真实的组织属性，如头骨区域电阻随头部表面不同而变化，在方程（3.19）中的参数 A_n 实际上是必须随位置变化的。因此，拉普拉斯算子估计的量级提供了一种比它所说明的可靠性更少的皮层源模式的指标。然而，大的局部拉普拉斯算子通常将提供一个准确的局部源区域的标示（Nunez 和 Srinivasan，2006a）。

3.9 大脑磁场

本章中更多强调的是电场（如脑电图和 ECoG）而不是磁场（如 MEG）记录，因为前者（特别是对于 EEG）是方便的，比磁测量更容易使用，并被广泛应用于 BCI。在这里包含的脑磁图描记术（MEG）的简短的描述是为了在一般 BCI 相关问题上提供一个稍微更广泛的视角。

MEG 是记录大脑的极其微小的磁场的一个令人印象深刻的技术（Hamalainen 等，1993）。自 20 世纪 80 年代初可用以来，由于真正的科学考虑和稍微不合适的商业应用，这项技术被认为比 EEG 更好。MEG 的优点是选择性敏感：它对方向平行于传感器线圈（其放置大约平行于局部头皮）的源 $P(r,t)$ 更敏感。这意味着，MEG 往往是对在脑沟壁的切向偶极子源

$P(r,t)$ 更敏感而对沿着脑回表面的源较不敏感（虽然皮层的复杂几何结构提供许多例外的区域）。相比之下，未经加工的脑电图和拉普拉斯算子似乎对皮层脑回的信号源更敏感。因此，要么在源定位的背景要么在更一般的时空模式的分析中，MEG 和脑电图相对优劣取决于潜在中间 $P(r,t)$ 的性质。然而，这样的源信息在决定选择脑电图和 MEG 系统之前几乎是从不可预先获得的。

与脑电图相比，MEG 具有某些重要优势，也有一些缺点。一个重要的 MEG 的优势是：对于磁场来说头骨和其他组织是可穿透的，因此源和传感器之间有最小的失真，从而更接近在均匀球体源产生的信号。出于这个原因，与 EEG 相比，建立大脑中的电流源（组织电导率和边界近似规划）与 MEG 的关系的模型似乎有更少的不确定性。然而，在实践中，脑电图有一个重要优势，即头皮电极接近适当皮质来源的程度是 MEG 线圈接近其程度的 2 倍多。用现在的 MEG 系统，这些线圈必须放置在头皮上方 2～3cm 处。因此，MEG 组织透明度的优势被它的传感器位置的劣势抵消了。当对切向源感兴趣时，MEG 主要优势是其对切向源的（但主要是来自皮层褶皱对面的非切向源的区域）选择性敏感。

对于某些应用，特定源区域的识别是特别重要的。当源位于回间沟时，癫痫灶或初级感觉皮层源由于被源自皮层脑回的较大电势掩盖而使其很难或者不可能用脑电图区别开来。很容易想象在临床或其他的应用中 MEG 定位或特征化这些特殊的来源，尤其是在癫痫病人手术中。然而，认识到 MEG 在这方面的优势是因为它对脑回源相对不敏感，并非通常比脑电图更精确是重要的（Malmivuo 和 Plonsey，1995；Nunez 和 Srinivasan，2006a）。

在实践方面，MEG 科技是昂贵和繁琐的，它必须用于磁屏蔽室以及它的线圈必须用液态氦过度冷却。除了其他人在本节中讨论的缺点，这些实际的缺点使它成为一个可以支持但不可能是 BCI 发展的主要方式。

3.10 容积传导和源动力学

脑电图的物理性质主要分为容积传导和大脑动态性（更具体地说，新皮质动力学）两个不同的子主题。容积传导关注的是微源 $P(r,t)$ 之间的关系和由此产生的头皮电势；恰当的表达式是方程（3.15）～方程（3.17），它们提供了前向解。虽然支配容积传导的基本规律（电荷守恒和欧姆定律）是众所周知的，但是它们在脑电图上的应用仍是朴实且重要的物理术语。在这些定律中时间变量是一个参数，同时脑电图的时间依赖性只是所有起作用的大脑源的加权体积平均。这在方程（3.16）表明得最明显。由此产生的脑电图在理论和实践中的简化是重要的：由于多个源的电势的线性叠加在容积传导细节和源的动态行为的未知海洋中描述了一个极其有价值的干岛。

大脑动态性专注于大脑电流源的时间依赖行为的起源，这是一个相当不同的描述。在图 3.3 所示的电路的依赖源的简单的例子中，函数关系 $I_s = f(V_x)$ 源于隐藏的电路元素之间的交互。希望类似的（但更复杂）现象在大脑发生，即多个大脑源在细胞集群（网络）中交互来产生复杂的、类分形的、能以不同的方法记录的动态行为（并提供意识的神经关联）（Nunez，2010）。尽管许多基于数学理论的似是而非的生理学方法得到了发展，但仍然远离任何大脑动态性的综合理论（Nunez 和 Srinivasan，2006b；Nunez，2011）。然而，即使非常近似的、推测性的或不完整的动态理论在支持通用概念框架和设计新的实验也可以有实质性的价值。

记录的电势与新皮层全部动态性的关系可以以一个海洋波浪的比喻来说明。任何类型的空间映射可表示为在两个维度的空间频率的求和，该方式类似于在一维时间域内的傅里叶分析。例如，海洋波能量分布在空间和时间频率上达到四个数量级以上。最长的海浪、海啸和潮汐有数百或数千英里的波长。风动波有中等的长度。涟漪由于表面张力有不到 1 英尺的波长。同样，电生理跨越了约五个取决于电极的大小和位置的空间尺度（和空间频率）的数量级。

因为较差的空间分辨率，在皮层动态性的全空间谱中脑电图只对最长的波长敏感（类似海洋波浪测量将在海洋表面沿海洋块位移平均1000多英里一样，只有潮汐，没有风动波，在此类实验中会观察到）。大脑电势的颅内记录（LFP 和 ECoG）只有对皮层空间谱选中的部分敏感。电极的大小和位置确定哪些部分谱被记录，记录有可能排除大部分的长波的动态性（依此类推，取自船舶或低空飞行的直升机的浪高测量值主要看到的是被局部风推动的波切，而完全看不到潮汐和海啸。这样的小规模的海洋数据将无法匹配任何基于潮汐机制的概念框架）。因此，颅内记录观察到的动态行为可能与头皮记录到的电势存在着显著不同。

作者提出了一个可能的皮层微源的动态行为的概念框架（Nunez，1995，2010）。根据这一框架，$P(r,t)$ 是由网络整合（更准确地说细胞集群）和全局突触场源生成。后者仅仅是在每个组织容积中的活跃的兴奋性和抑制性突触的数目。网络可视为嵌入到全局的突触场中（包括驻波和行波）类似于社会网络嵌入到了一种文化中。这种理念被人类的 α 节律证明，其包含长波长（低空间频率）电势以及更多的局部化（明显的）网络活动。局部皮层块，这个活动的发生通过现代拉普拉斯算子方法最近被确定，但最初在典型的脑电图和 ECoG 研究中几年之前已被先驱 Grey Walter、Herbert Jasper 和 Wilder Penfield 发现（见 Nunez 和 Srinivasan（2006a）的综述）。能反映丘脑皮层部分的局部皮层块产生了振荡的可能会或可能不会匹配全局 α 频率的阿尔法频带活动（Nunez 1974，2000a，2000b，2010，2011）。标签"全局"意味着动态性主要由长的空间波长支配，这意味着对头皮记录电势有大的贡献但对拉普拉斯算子的贡献很小。网络和全局突触场之间的实质性的交互是假设，全局场在局部和区域网络功能集成上扮演着一个中心的角色。这个一般性的概念框架解决了大脑科学捆绑问题：意识感知的整合如何由单独的和分布式的，嵌套在层次结构中的网络所带来（Nunez 和 Srinivasan 2006a，2006b；Nunez 2010）。

3.11 小　　结

本章的目的是为读者提供一个基本信息，即在 BCI 研究和发展中需要使用一个有效的电场或磁场记录方法。为此已经解决了这些场在微观、中微观和宏观尺度上的生成、分布、检测，从而说明了多尺度的脑组织结构的成因。由大脑皮层电流源产生的电势，可在所有三个尺度中记录到。被 LFP 和 ECoG 活动表示的微观和中间尺度提供更多的局部细节但只有稀疏的空间覆盖。大规模的脑电图覆盖整个上层皮层表面的大部分，但它只有非常粗糙的空间分辨率。被拉普拉斯算子或硬脑膜图像算法实现的高分辨率的脑电图可以补充未处理的脑电图，提供更好的空间分辨率，但代价是消除了可能感兴趣的非常大规模的动态性。因此，未处理和高分辨率脑电图提供互补的皮层动态性测量方法。在所有情况下，观察到的记录的电势或磁场动态行为是由基本源的加权线性加和（线性叠加）产生的。不同的大脑区域和测量尺度可以表现出完全不同的动态性（如主要频率），但这种差异只是由于在加和中涉及不同的源位置和记录方法的权值不同。

在 BCI 研究和发展中有效地使用这些方法也取决于知道附加的实际问题：记录这些场的电极（或磁线圈）的关键特性是什么？需要多少？它们应该被放置在哪？它们应该如何选参考？应该如何对记录的数据进行分析以达到最大信噪比以及如何专注于最适合通信和控制的测量方法？这些操作问题部分地基于在本章中的大脑物理学的基本原理，更多的细节将在第 6 章和第 7 章中讨论。

参 考 文 献

Abeles M, *Local Cortical Circuits*, New York: Springer – Verlag, 1982.

Akhtari M, Bryant HC, Mamelak AN, Flynn ER, Heller L, Shih JJ, Mandelkern M, Matlachov A, Ranken DM, Best ED, Di-Mauro MA, Lee RR, and Sutherling WW, Conductivities of three – layer live human skull, *Brain Topography* 14: 151 – 167, 2002.

Bendat JS, and Piersol A, *Random Data: Analysis and Measurement Procedures*, 3rd Ed. New York: Wiley, 2001.

Bertrand O, Perrin F, and Pernier J, A theoretical justification of the average reference in topographic evoked potential studies. *Electroencephalography and Clinical Neurophysiology* 62: 462 – 464, 1985.

Cooper R, Winter AL, Crow HJ, and Walter WG, Comparison of subcortical, cortical, and scalp activity using chronically indwelling electrodes in man, *Electroencephalography and Clinical Neurophysiology* 18: 217 – 228, 1965.

Ding M, Bressler SL, Yang W, and Liang H, Short – window spectral analysis of cortical event – related potentials by adaptive multivariate autoregressive (AMVAR) modeling: data processing, model validation, and variability assessment. *Biological Cybernetics* 83: 35 – 45, 2000.

Ebersole JS, Defining epileptogenic foci: past, present, future, *Journal of Clinical Neurophysiology* 14: 470 – 483, 1997.

Fisch BJ, *Fisch & Spehlmann's EEG Primer*. Amsterdam: Elsevier, 1999.

Gevins AS, Schaffer RE, Doyle JC, Cutillo BA, Tannehill RL, and Bressler SL, Shadows of thought: rapidly changing asymmetric brain – potential patterns of a brief visuo – motor task. *Science* 220: 97 – 99, 1983.

Gevins AS, and Cutillo BA, Neuroelectric measures of mind. In: PL Nunez (Ed), *Neocortical Dynamics and Human EEG Rhythms*. New York: Oxford University Press, pp. 304 – 338, 1995.

Gray, CM, Maldonado PE, Wilson M, and McNaughton B, Tetrodes markedly improve the reliability and yield of multiple single – unit isolation from multi – unit recordings in cat striate cortex. *Journal of Neuroscience Methods* 63: 43 – 54, 1995.

Hamaleinen M, Hari R, Ilmoniemi RJ, Knuutila J, and Lounasmaa OV, Magnetoencephalography — theory, instrumentation, and applications to noninvasive studies of the working human brain. *Reviews of Modern Physics* 65: 413 – 497, 1993.

Kellaway P, An orderly approach to visual analysis: the parameters of the normal EEG in adults and children. In: DW Klass and DD Daly (Eds) *Current Practice of Clinical Electroencephalography*. New York: Raven Press, pp. 69 – 147, 1979.

Lachaux JP, Lutz A, Rudrauf D, Cosmelli D, Le Van Quyen M, Martinerie J, and Varela F, Estimating the time – course of coherence between single – trial brain signals: an introduction to wavelet coherence. *Electroencephalography and Clinical Neurophysiology* 32: 157 – 174, 2002.

Lai Y, van Drongelen W, Ding L, Hecox KE, Towle VL, Frim DM, and He B, Estimation of in vivo human brain – to – skull conductivity ratio from simultaneous extra – and intra – cranial electrical potential recordings. *Clinical Neurophysiology* 116: 456 – 465, 2005.

Law S, Thickness and resistivity variations over the upper surface of human skull. *Brain Topography* 3: 99 – 109, 1993.

Legatt AD, Arezzo J, and Vaughan HG, Averaged multiple unit activity as an estimate of phasic changes in local neuronal activity: effects of volumeconducted potentials. *Journal of Neuroscience Methods* 2: 203 – 217, 1980.

Le Van Quyen M, Foucher J, Lachaux J, Rodriguez E, Lutz A, Martinerie J, and Varela FJ, Comparison of Hilbert transform and wavelet methods for the analysis of neuronal synchrony. *Journal of Neuroscience Methods* 111: 83 – 98, 2001.

Lopes da Silva FH, and Storm van Leeuwen W, The cortical alpha rhythm in dog: the depth and surface profile of phase. In: MAB Brazier and H Petsche (Eds) *Architectonics of the Cerebral Cortex*. New York: Raven Press, pp. 319 – 333, 1978.

Malmivuo J and Plonsey, *Bioelectromagnetism*. New York: Oxford University Press, 1995.

Niedermeyer E and Lopes da Silva FH (Eds) *Electroencephalography. Basic Principals, Clinical Applications, and Related*

Fields. 5th Ed . London: Williams & Wilkins, 2005.

Nunez PL, The brain wave equation: a model for the EEG, *Mathematical Biosciences 21* : 279 –297, 1974.

Nunez PL, *Electric Fields of the Brain: The Neurophysics of EEG* , *1st Ed* , New York: Oxford University Press, 1981.

Nunez PL, Comments on the paper by Miller, Lutzenberger and Elbert, *Journal of. Psycholophysiology* 5: 279 –280, 1991.

Nunez PL, *Neocortical Dynamics and Human EEG Rhythms,* New York: Oxford University Press, 1995.

Nunez PL, Toward a quantitative description of large scale neocortical dynamic function and EEG (invited target article), *Behavioral and Brain Sciences* 23: 371 –398, 2000a.

Nunez PL, Neocortical dynamic theory should be as simple as possible, but not simpler (reply to 18 commentaries by neuroscientists), *Behavioral and Brain Sciences* 23: 415 –437, 2000b.

Nunez, PL, Implications of white matter correlates of EEG standing and traveling waves, *NeuroImage* 57: 1293 –1299, 2011.

Nunez PL, *Brain, Mind, and the Structure of Reality* , New York: Oxford University Press, 2010.

Nunez PL, and Srinivasan R, *Electric Fields of the Brain: The Neurophysics of EEG, 2nd Ed,* New York: Oxford University Press, 2006a.

Nunez PL, and Srinivasan R, A theoretical basis for standing and traveling brain waves measured with human EEG with implications for an integrated consciousness, *Clinical Neurophysiology* 117: 2424 –2435, 2006b.

Nunez PL, Wingeier BM, and Silberstein RB, Spatial – temporal structures of human alpha rhythms: theory, micro – current sources, multiscale measurements, and global binding of local networks, *Human Brain Mapping* 13: 125 –164, 2001.

Pfurtscheller G, and Cooper R, Frequency dependence of the transmission of the EEG from cortex to scalp, *Electroencephalography and Clinical Neurophysiology* 38: 93 –96, 1975.

Pfurtscheller G, and Lopes da Silva FH, Event related EEG/MEG synchronization and desynchronization: basic principles. *Electroencephalography and Clinical Neurophysiology* 110: 1842 –1857, 1999.

Silberstein RB, Song J, Nunez PL, and Park W, Dynamic sculpting of brain functional connectivity is correlated with performance, *Brain Topography* 16: 240 –254, 2004.

Srinivasan R, Nunez PL, and Silberstein RB, Spatial filtering and neocortical dynamics: estimates of EEG coherence. *IEEE Transactions on Biomedical Engineering* 45: 814 –826, 1998.

Srinivasan R, Russell DP, Edelman GM, and Tononi G, Frequency tagging competing stimuli in binocular rivalry reveals increased synchronization of neuromagnetic responses during conscious perception, *Journal of Neuroscience* 19: 5435 –5448, 1999.

第4章 反映脑代谢活动的信号

4.1 引　　言

大脑活动包括电、化学和代谢三种类型的过程。其中最为人所知的是电磁活动，它在一个神经元的活动中将导致动作电位，这本身也是发生在神经元上或其周围的化学反应的结果。动作电位和其他神经电现象允许用脑电图、脑磁图、脑皮层电图或用植入大脑组织的微电极进行大脑活动的电测量。然而，这些方法有各种各样的缺点。脑电图和脑磁图传感器位置远离神经元，获得的信号不能精确地识别大脑的活跃区域。此外，由于相对于传感器的神经元的取向强烈地影响测量，对这些传感器而言某些大脑区域是不可测量的。直接放置在皮层上或皮层内的电极测量了它们周围的电活动，但是只能覆盖非常有限的大脑的一部分。因此，基于电信号的这些方法有明显的内在局限性。大脑活动也可以通过测量化学过程被检测到，但这样的方法应用于人类上（主要是通过正电子发射断层扫描（PET））仍相当粗糙，它涉及特别制成的标记注射，并有较差的时间分辨率。由于电方法和化学方法的局限性，最近更多的努力倾向于测量代谢过程来研究大脑活动。这些代谢方法将是本章的重点。

代谢过程涉及能量的利用。当神经元增加发放率时，它们使用更多的能量。这种能量是由在神经元和其周围的化学反应供应。增加的代谢活动将增加基本代谢燃料的需求：葡萄糖（糖）和氧气。因为它伴随着区域性血流量的增加，这个需求变化可以被检测到。由于大脑的血流量是高度控制和局部监管的，因此它可以作为一个神经元活动的标记。本章阐述了在大脑中指示增加血流量的信号（也称为血流动态性（动力学）响应），如何能（包括人类的）被检测到以及用其构建大脑的详细图像，以揭示大脑活动。

4.2　功能神经成像学概述

4.2.1　分辨率

理想情况下，一个成像技术应该捕获在每一个神经元上的每一个事件。然而这在目前是不可能的，因此我们的目标是尽可能展示最高的空间细节和时间细节。空间细节和时间细节依据分辨率来测量，分辨率是指两个相邻点之间在空间或时间上可以相互区别的距离。例如，在数字摄影中具有一个1M像素相机拍的相片产生一个方块组成的图像，没有显示太多的细节。相比之下，一个10M像素的相机拍到的照片将会有更多的方块和将显示更多的细节。方块的大小（对高分辨率图像而言要小得多）称为分辨率。这个术语也可应用于大脑成像。然而，由于脑成像的测量是在三维空间中，体素（体积元素）这个词被用来代替像素（图片元素）。空间分辨率为1mm意味着每个立体像素大小为沿着每个方向都是1mm。

时间分辨率反映的是进行一次测量所用的时间。再使用一个熟悉的比喻，数字视频记录的时间，我们知道每秒更多的帧将产生更平滑、更清晰的动态影像，从而给出更高的时间分辨率。时间分辨率典型的以毫秒（ms）或秒（s）为单位测量。对于空间和时间分辨率，一个较小的值（在mm或ms）显示较高分辨率；相反，一个更大的值表示较差的分辨率。

尽管电、化学和代谢过程都可以用当前技术测量，但是它们用具有不同程度的分辨率的技术来测量并且依赖于测量过程的类型和测量技术的性能取得了不同程度的整体成功。图4.1显示了测量大脑活动最常用的技术的性能。多种化学物质可以用正电子发射断层扫描仪采用注射特殊制造的标记物的方式成像（Tai和Piccini，2004）。但是，当与电和代谢方法产生的图像相比时，其时间细节和空间细节都非常差，需要几十分钟来记录大脑的一个PET图像，而空间分辨率也仅是中间级别（约5mm）。相比之下，电过程的成像具有非常好的时间细节。用电学的方法，在相同的脑区几毫秒内可以检测和区分两个相继发生的事件。然而，由于在大脑中的电流受弱导电材料如厚膜和头骨影响，除非电极放置在大脑内或大脑表面，否则很难精确定位到这些电活动的精确位置（第3章和第6章）。因此，信号的确切来源是不确定的，而电学方法产生的图像有较低分辨率（1~2cm）。

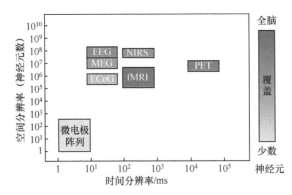

图4.1 不同脑成像技术的分辨率比较

注：颜色梯度表示一次实验中，在多大尺度上可以对大脑进行成像

4.2.2 血流成像技术

本章关注的代谢过程用于追踪血流量变化，它是最近开发的相关成像技术。测量代谢过程的方式提供了良好的空间分辨率（从5mm精确到少于1mm），并且所有的大脑区域都可以成像。图像捕获的速度可以非常快，成像可以在不到0.5s内完成。然而，因为血流本身的改变慢得多，时间细节的获取只能是中级水平而已：血管需要约2s来反应氧耗的增加，还需另外12s反应之后显示血流的减少（Donaldson和Buckner，2001）。尽管有这样的限制，良好的空间分辨率和广泛的大脑覆盖面使血流成像在许多神经科学的研究中成为一个有趣和有用的方法。由于这些原因，血流成像技术已被越来越多应用在BCI研究中。

目前，有如下四种主要的方法用于人类大脑血流量的变化及其相关过程的成像：

（1）功能经颅多普勒（fTCD）：测量的是在大脑的主动脉血流的改变（Stroobant和Vingerhoets 2000）。在列于此的四种代谢测量方法中，因为其设备是可移动和负担得起的，所以最容易使用。因为它可以用一个小探头紧贴在头的一边（高于颞骨）来完成，其几乎允许在任何位置进行测量。虽然它非常敏感，但只能测量左脑和右脑的差异。因此，它最少用于 BCI 研究中。

（2）正电子发射断层扫描。除用于跟踪化学事件，这种技术也可以追踪血流（Fox 等，1984）。然而，它是缓慢的，需要注射放射性化合物。因此，它已几乎不被 BCI 应用使用，因为 BCI 应用对于速度和易用性的要求是至关重要的。

（3）功能近红外光谱（fNIRS）：通过跟踪不同形态的血红蛋白的变化测量血流（Villringer 等，1993；Boas 等，2004）。伴随大脑活动的血红蛋白的变化，被称为"血氧水平依赖响应"（BOLD）（Ogawa 等，1990）。功能近红外光谱使用特定波长的可通过头骨且在它被检测的地方反射出来的红外光。它拥有较低的空间分辨率（厘米尺度）但具有相当好的时间分辨率。然而，其时间分辨率仅限于几秒，主要是因为血流动态性反应缓慢的速度（Vladislav 等，2007）。因为它相对容易使用，所以它为 BCI 发展提供了一个很有潜力的应用方案。

（4）功能性核磁共振成像（fMRI）：功能磁共振成像也通过追踪相对数量的不同形态的血红蛋白显示的血流改变来测量血氧水平依赖的响应（Ogawa 等，1990）。功能性核磁共振成像依赖于不同形态的血红蛋白对高磁场的独特的反应。虽然这种方法昂贵且在技术上有不少要求，但它是四种血流动态性方法中最敏感和空间分辨率最高的。无论是在基础研究还是 BCI 发展中，fMRI 是四种血流动态性方法中应用最广泛的成像方法。

这四种方法在本章会更详细地描述。这样做之前，必须首先讨论相关的生理事件以及基于血液流动有可能获取的大脑活动图像的因素。首先探讨血流量和大脑活动之间的关系。

4.2.3 大脑活动的血流响应

氧运输是血液的一个重要功能。含氧血液通过动脉从心脏泵出直到最小的动脉血管，再到遍布所有器官和肌肉的毛细血管。在那里，它释放出氧气，支持新陈代谢过程，同时吸收代谢过程产生的二氧化碳。血液通过静脉回到心脏，然后循环通过肺部，在那里释放二氧化碳和吸收氧分子（O_2）。新的富氧血液回到心脏，循环再次开始。每一个完整的周期大约需要 1min。血液中通过血红蛋白（Hb）——一种含铁的可以运载 O_2 的复合蛋白质。血红蛋白在血液中以两种形式存在：脱氧血红蛋白（脱氧 Hb），它不包含运载的 O_2；氧合血红蛋白（含氧 Hb），包含 O_2。当血液通过肺部时，每个脱氧的血红蛋白分子带走四个 O_2，从而成为氧合血红蛋白。当血液通过器官和肌肉，氧合血红蛋白释放氧气，成为脱氧血红蛋白。

当一个大脑区域的代谢活动增加时，其耗氧量将增加。经过约 1s，神经元开始从附近毛细血管血液中的含氧 Hb 中吸收更多的氧气（延迟期间发生什么是不太清楚的，参见 Hyder 等（2006））。据估计，用于脑组织的能量中，神经细胞耗氧量占 80%；相反，神经胶质细胞约占 5%，因此胶质细胞对代谢需求贡献较小（Renaud 等，2009；Attwell 和 Iadecola，2002）。毛细血管通过扩张而允许更多的新鲜（含氧血红蛋白）血液流入该区域来响应神经元对氧需求的增加。在这个过程中，出现三个重要变化：

（1）紧邻的血液（血容量）的数量增加。

（2）血液流速增加。

（3）含氧 Hb 输送氧气到细胞，成为脱氧 Hb。

当在这个区域的大脑活动落回到基线水平，这三个属性也回到它们原来的状态。本章讨论的血流成像四种方法测量了这三个变化的一个或多个。

与 BCI 技术最相关的两种方法是功能近红外光谱和功能性磁共振成像。它们测量两个状态的血红蛋白的颜色的不同或磁特性：

(1) 含氧 Hb 是浅红色的，而脱氧 Hb 是深红色的。

(2) 含氧 Hb 是无磁性（反磁性的），而脱氧 Hb 略有磁性（顺磁性的）。

具体来说：fNIRS 测量当含氧 Hb 变成脱氧 Hb 时的近红外光吸收的改变；而 fMRI 测量磁特性的改变，即在大脑活动中相对数量的含氧 Hb 和脱氧 Hb 发生的变化。

大脑活动涉及神经元之间的交流。因为一个特定的交流包括发送方与接收方（通常位于大脑的不同部分），所以知道发送方和接收方的血流动态性的变化相同或不同是重要的。直接测量交流是不可能的，因为每个神经元连接多达 10000 个其他神经元，形成一个高度复杂的系统（Buzsaki，2006）。交流的变化可以间接地测量到，通过测量单神经元放电率或局部场电势（如用微阵列，参见第 5 章），或通过在皮层脑电图（第 15 章）或脑电图（第 6 章）中测量较大尺度的电位。交流的变化也可以使用 fMRI 或 fNIRS 成像测量与交流有关的血流动态性的变化。这些血流动态性的变化在接收端最为明显，即在神经末梢，突触前神经元传递神经递质到突触后神经元（Logothetis，2008；Attwell 和 Iadecola，2002）。（这些终端也对局部场电势、皮层脑电图和脑电图负有主要责任。）血流动态性变化极少明显发生在发送端，即在神经元胞体，胞体能产生沿神经纤维传到终端的动作电位（Logothetis，2008）。总之，无论是血流动态性变化还是从大脑皮层测量的场电势都主要由神经末端产生。

4.3 四种主要的代谢神经成像方法

下面研究这四种血流测量的方法和从 BCI 应用角度来评估它们的相对优点。

4.3.1 功能经颅多普勒

血液由前、中、后部脑动脉三个主要的动脉供给每个大脑半球，每个都来自大脑下面的动脉环并且供应半球的一个特定的部分（图 4.2）。当人开始执行任务时，皮层特定区域增加其活动水平，需要更多的氧气。这些氧气由主要的动脉传递，在这些动脉中通过增加血流的速度来增加富氧血液的提供，从而满足氧气供给的需求。在功能经颅多普勒成像中，多普勒探头接触头皮并发送一个恒频（以 2MHz 为主）的声波到三个主要的脑动脉之一（Stroobant 和 Vingerhoets，2000）。这种声波通过足够薄的头骨而能让声音穿过的三角区域进入颧骨之上的头部右边。同时，探头检测到那个声波的反射。反射声音的频率表明目标动脉的血液流动速度（Stroobant 和 Vingerhoets，2000）。变化发生是因为通过的血液引起声波的相移，血液速度的具体改变体现在血液反射回探头的声波的频率中。功能经颅多普勒用于临床检测与脑病理相关的异常血流（如中风）。当应用到大脑功能的测量时，它的依据是：当一个人开始执行被那个大脑区域控制的任务时，特定大脑区域的血液流速将变化（Stroobant 等，2000）。

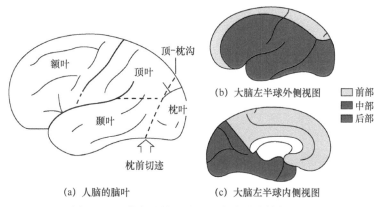

图 4.2 人类大脑的脑叶和左半球的内外侧视图

注：图（b）和图（c）中三个主要大脑主干（见颜色图例）提供不同的（和部分重叠的）区域。(b) 和 (c) 分别是左半球的外侧（Lateral, LAT）和内侧（Medial, MED）视图。（改编自 O'Rahilly 等，2004）

在任何一个时间中，功能经颅多普勒可以只针对在每个半球中的一条动脉。以这种方式使用，举例来说，它可以决定一个指定的人的语言侧化（尽管 90% 以上的人语言功能位于左半球，一些人位于右大脑半球，而另一些人位于双边（Deppe 等，2000））。尽管它对于获得这种类型的信息有用，但是功能经颅多普勒对 BCI 应用不大可能是有用的，因为它只测量发生在大尺度的大脑区域中变化（提供三大主要动脉的每一个所覆盖的大面积区域的信号）。任何发生在其中的一个大面积上的事都会增加血流量，所以如果功能经颅多普勒用于 BCI，许多不同的大脑功能（包括运动想象、看到别人移动）都会触发 BCI 系统，导致频繁的错误检测。

4.3.2 正电子发射断层扫描

正电子发射断层扫描可以产生化学过程的图像（Cherry 和 Phelps，2002），也可以产生代谢过程的图像。它是通过检测血流量变化来完成成像的（Fox 等，1984）。虽然正电子发射断层扫描对化学过程成像是非常缓慢的（需要几十分钟），但它对血流量的成像快了很多（小于 1min）。

正电子发射断层扫描需要注入放射性化合物，其可以在现场回旋加速器中准备，即在一个特定的标记分子中插入一个放射性原子（使用的放射性同位素要有较短的半衰期，通常实施时剂量足够小以排除有害的生物效应）。在血流的正电子发射断层扫描成像中，放射性氧（^{15}O）首先被插入到水分子中，使其具有放射性。放射性水分子被注射并通过身体。因为水对血脑屏障是容易渗透的，这使在血液中的放射性水可与在大脑中的水交换。这个过程的发生与血液流动的速度成比例。当大脑活跃的同时流向大脑的血液流量增加，放射性水就会集中在大脑。

在标记物注射后，正电子发射断层扫描仪的扫描器通过在扫描器上的环状探测器测量辐射来开始收集图像。每当一个放射性氧原子（^{15}O）发布一个正电子与在周围电子碰撞，两个粒子彼此湮灭同时发出两个伽马光子飘向相反的方向。然后这些伽马光子打在位于扫描器中围绕目标头部的晶体（闪烁体）组成的块状物上。随着光子对晶体块的冲击，发生短暂的闪光。这种闪光能被安装在晶体外的高性能光学相机检测到。由于这两个光子在相反的方向沿着一条单线运动，因此它们渗透到了两个截然相反的闪烁体中。从检测成千上万这样的撞击中，来自大脑的发射源能够被重建。

用正电子发射断层扫描的扫描仪构造的图像显示了大脑内放射性示踪剂的分布密度。当一个大脑区域活动且在该区域的血液流增长时，越来越多的放射性水进入脑组织，而正电子发射断层扫描相机检测到放射物从而创建一个大脑图像。然而，由于大脑的不同部位有不同的代谢率，放射性示踪物密度高的区域不一定是那些活跃的区域。为了确定哪些区域是活跃的，收集当目标在扫描器上但不执行任务时的参考是必要的。从任务激活的图像中减去参考图像生成一个差分图像，即可用于标识在任务中活跃的区域。脑部的正电子发射断层扫描影像的例子如图4.3所示。

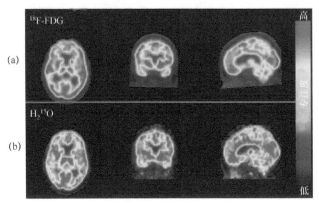

图4.3 一个被试大脑的正电子发射断层扫描（DET）成像

注：图（a）为^{18}F-氟脱氧葡萄糖（^{18}F-FDG）的分布，一种葡萄糖代谢的放射性标记物，在每个轴向、冠状和矢状位方向上呈现了一个切片。图（b）为脑血流量的放射性标记物（在水里为^{15}O）分布，其反映了大脑活动。（由荷兰阿姆斯特丹自由大学医学中心的 B. N. M. van Berckel 提供）

正电子发射断层扫描的时间分辨率是适中的，因为至少需要40s收集足够的信息来构造一个图像。空间分辨率约5mm。因为半衰期约2min的^{15}O会迅速衰减，所以它需要在紧邻处有一个回旋加速器，导致正电子发射断层扫描的扫描仪是昂贵的。对于扫描而言，这种快速衰变是一个优势，因为它使多个扫描可能在一个会话期间完成，从而允许映射出一个个体内不同的大脑功能（相比之下，一个缓慢衰减会导致从一个扫描的辐射影响下一个）。回旋加速器的代价和需要注射放射性标记化合物是该方法的主要缺点。因此，当磁共振成像出现并发展成为一个可行的成像方法后，人们就减少了对^{15}O正电子发射断层扫描成像的兴趣。

4.3.3 功能近红外光谱技术

4.3.3.1 功能近红外光谱技术原理

功能近红外光谱也可测量血液流动，它揭示的只是皮层表面几毫米的大脑活动，是无创的，并且其基于当氧气送到脑组织时的血液颜色的变化（Villringer 等，1993；Boas 等，2004）。功能近红外光谱是一项血氧水平依赖响应的技术，主要测量在大脑活动期间的含氧血红蛋白和脱氧血红蛋白的相对含量的变化。富含含氧血红蛋白的富氧血存在于大脑的主要动脉，以及小动脉和毛细血管的上游段。富含脱氧血红蛋白的缺氧血存在于毛细血管下游段，其随之进入小静脉然后逐步到大静脉，其中，最大的静脉是流经两个半球之间的略低于头骨的上静脉窦。

当一个实验对象执行某一特定任务时，这些与任务相关的大脑区域的活动增加，以及在这些区域附近的含氧和脱氧血红蛋白数量变化。在静息状态中（在一个实验对象执行任务之前），有一些基线的神经元活动，一些正在进行的代谢活动，则会有一些脱氧血红蛋白的产生，因此具有一些基线的脱氧血红蛋白的存在。在任务执行期间，当一个特定的大脑区域活动增加时，神经元和神经胶质代谢增加。起初，当细胞从血液中获取氧以支持增加的与神经活动相关的代谢，脱氧血红蛋白水平增加。然后血管系统迅速响应，防止下游的大脑区域缺氧，并提供比需要更多的富氧血（Fox 和 Raichle，1986）。这种新鲜血液激增导致局部含氧血红蛋白浓度增加和局部脱氧血红蛋白的有效浓度下降（几乎所有局部区域附近的脱氧血红蛋白都被冲走了）。功能近红外光谱利用了含氧血红蛋白和脱氧血红蛋白在局部区域的相对数量变化的特点，这种变化与神经活动的程度成正比。氧与脱氧比率的变化可以被探测到，因为含氧血红蛋白和脱氧血红蛋白在近红外波段吸收光谱是不同的（Boas 等，2004）：

(1) 脱氧血红蛋白是深红色，它吸收光的波长为690nm（比含氧血红蛋白程度更大）；

(2) 含氧血红蛋白是浅红色，它吸收光的波长为830nm（比脱氧血红蛋白程度更大）。

在均匀介质中，光的衰减是可用朗伯 – 比耳定律表示（Villringer 和 Chance 1997），即衰减或吸收，与吸收分子的浓度成正比：

$$A = c \times \varepsilon \times l \tag{4.1}$$

式中：c 为吸收分子的浓度；ε 为吸收系数（特定材料特性）；l 为光学路径长度。

吸收分子的浓度的变化 Δc，将使吸光度比例 ΔA 变化：

$$\Delta A = \Delta c \times \varepsilon \times l \tag{4.2}$$

A 可以被功能近红外光谱传感器在不同的时间点检测到，所以 ΔA 可以确定。因为头部提供了一个复杂的非均匀介质光路，朗伯 – 比耳定律在功能近红外光谱应用中将被修改（Villringer 和 Chance，1997）而包括额外的参数以便解释光散射的影响（如由于射线偏离开传感器的信号损失和在到达传感器之前光线扭曲的光路长度的增加）。然而，朗伯 – 比耳方程表达了功能近红外光谱测量大脑活动变化的基本原理。

在功能近红外光谱中，波长为690nm 和 830nm 的光用放置在头皮的探测器照射在头骨上（图4.4）。这种光可以通过皮肤和骨骼直到底层的脑组织。部分光线被脑组织吸收，部分光散射。部分散射光被反射出头部。反射少，意味着更多的吸收。因为脱氧血红蛋白和含氧血红蛋白对波长690nm 和 830nm 的光有不同的吸光模式，且由于特定波长的吸光度与吸收分子的浓度成正比，波长690nm、830nm 的反射光的测量分别表示了吸收分子脱氧血红蛋白和含氧血红蛋白的浓度。当大脑活动增加时，脱氧血红蛋白浓度先增加（因为血液的血红蛋白释放氧气到细胞）。这是一个小效果，因为波长690nm 光的吸收这个小增加被检测到（表示有更多的脱氧血红蛋白）。几秒后，流动到这个区域的富含含氧血红蛋白的新鲜血液增加，波长830nm 光（表示含氧血红蛋白）的吸收增加。这是一个更大的影响，主要由于提供了超过应在该地区增加的足够血流而引起（Fox 和 Raichle，1986）。

4.3.3.2 功能近红外光谱技术硬件

功能近红外光谱设备由位于头部的光源/检测器对（一起称为传感器）组成，如图4.4所示。目前，约52个通道可同时应用，这就允许测量相当一部分大脑的表面。因为头发会阻碍光的通道（头发运动会干扰信号），因此最好的信号是从前额获得。其他位置也是可能的，但需要仔细地重新定位可能会阻碍源和探测器的头发位置。

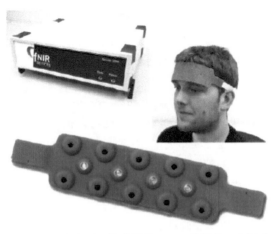

图 4.4　具有光源和传感器的 fNIRS 装置的一个例子

注：在中间一行的四个发光器是光源，边缘的两排装有 10 个探测器。（转载自 Biopac 系统；检索自 fNIRdevices.com）

当光源照射时，特定波长的近红外光以一定的角度通过头骨，光线穿透到大脑，穿透几毫米的皮层，之后反射回来到头部的位于光路上的探测器能检测到的位置。穿过不同组织接口之间的光子折射，导致光线从源到探测器的路径是一条曲线。这条光路称为光子香蕉（Hongo 等，1995），其形状由组织的光学特性决定。随着源和探测器之间的距离增加而使吸收增加（由于路径长度变长），更多的光子香蕉将通过大脑皮层。这种效果如图 4.5 所示。然而，尽管增加源 - 检测器距离增加吸光度（由于光程变长），但是也导致更多的光散射，降低了功能近红外光谱灵敏度和空间分辨率。因此，距离的选择是这两种对立因素之间的妥协，其应该取决于特定的应用。从一组功能近红外光谱传感器获得的数据，可以构造一张与任务性能有关的血流动力学变化图。这张图类似于功能近红外光谱图，虽然覆盖面有限，但是空间分辨率低得多（图 4.6）。

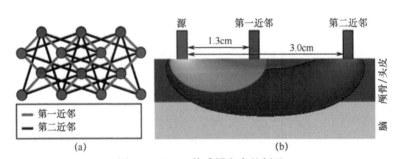

图 4.5　fNIRS 传感器方案的例子

注：因为光束在离开头部之前会发生散射，可以用多个位置的传感器来探测它。(a) 14 个光源和传感器可能的源传感器配对。(b) 光源和传感器之间的距离效应（附近是第一近邻，其次是第二近邻）。需要注意的是：从光源到散射光束抵达的传感器，其路径形成了一个香蕉形状。对于第二近邻，光束路径较远且较深。（转载自 Gregg 等，2010，允许转载）

功能近红外光谱无损伤，相对容易使用，相对于其他血流测量技术是轻便和便宜的。其时间分辨率相对较好（在几秒钟的时间内），但其空间分辨率却相对较低（厘米级别）。尽管有其局限性，但是它仍有一些作为 BCI 方法发展的潜力。进一步的功能近红外光谱技术的细节以及功能近红外光谱在 BCI 上的应用将在第 18 章中讨论。

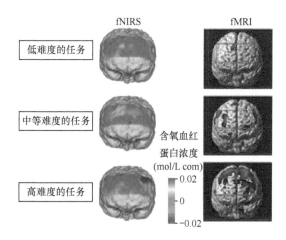

图 4.6　在一个三级难度的心理任务期间用 fNIRS 和 fMRI 获得的大脑活动映射图

注：颜色指示激活的强度（即氧合血红蛋白浓度，Oxy – Hb concentration）。注意这两种技术之间的空间细节（分辨率）上的差异。（转载自 Tsunashima 和 Yanagisawa，2009）

4.3.4　功能磁共振成像

我们讨论的第四种代谢成像方法是功能性磁共振成像，它在 1990 年首次成为一个潜在有用的成像技术（Ogawa 等，1990；Kwong 等，1992），并且自那时以来发展非常迅速。它提供了良好的空间细节，是目前使用最为广泛的大脑功能成像技术之一（其被广泛采用的一个重要的实际原因，也是它使用了与放射科医生在多种临床应用中使用的相同的核磁共振成像扫描仪）。它对脑组织中的含氧和脱氧血红蛋白含量的测量，功能磁共振成像与功能近红外光谱一样，也是依赖血氧水平响应的方法。它是无创的。在描述功能磁共振成像方法及其在 BCI 技术中的适用性之前，首先需要了解核磁共振扫描仪的性质及核磁共振的基本原理（核磁共振细节可参看 McRobbie 等（2007））。核磁共振扫描仪由大主磁铁、射频发射机、一副接收机天线、梯度线圈、一台前端计算机和重建计算机 6 个关键组件组成。

4.3.4.1　主要的磁铁

大型主磁铁是一个铝管，通常长 2m，具有宽 100cm 的隧道贯穿其中心。电线缠绕管道形成几个环，如图 4.7 所示。核磁共振磁体不使用标准的铜线，因为产生成像的高磁场需要的高电流将造成铜线过高的温度，并增加铜线的电阻，从而阻止高磁场的创建。核磁共振磁体是由铌钛和铜组成的超导材料制成的导线代替铜。这种超导材料在非常低的温度下对电流有零电阻。在磁铁中，线圈沉浸在包含液态氦的铝制外壳中，温度维持在 –269℃。在这个温度下，导线成为超导。也就是说，它可以通过高电流而不产生热量，从而创建一个非常强大的磁场。通过冷却的超导线的大电流所产生的磁场称为 B_0 场。当前使用的最强的磁铁产生的 B_0 场大于 20T。最强的磁铁产生最高强度的核磁共振信号（注意，由于需要一个对人足够大的通道，在人类身上使用的核磁共振扫描仪磁场强度是有限的（Robitaille 和 Berliner，2006）。目前，最强的磁铁产生的用于人类的 B_0 场为 11.7T。大多数现代医院具有一个 3T 的核磁共振扫描仪用于临床诊断和研究）。

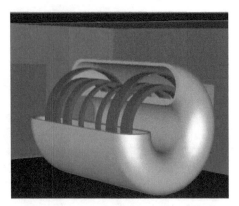

图 4.7 核磁共振成像的主磁铁示意图

注：6 个红色内圆环表示在隧道内产生主磁场（B_0）的电线束。两个红色外圆环产生一个反向磁场以减少扫描仪外的磁场，使得核磁共振成像可以安装在有限的空间内。（转自 Cobham 技术服务允许转载；从 http：//www.wordsun.com 检索）

人体组织本身是没有磁性的，然而它富含氢原子。氢原子的原子核（一个质子）有一个内在的自旋，并伴随着一个小磁矩（图 4.8 中点划线指出）和一个角动量。虽然这些物理性质只能通过量子力学严格描述，但是在通常条件下出现在核磁共振扫描仪中时，它仍然有可能（McRobbie 等，2007）由经典力学和电动力学来描述大量质子的属性。正常情况下，由许多旋转的质子创建的微小磁场（存在于人体组织的氢核）会相互抵消，因为分子的布朗运动使其旋转轴（磁矩）随机取向。

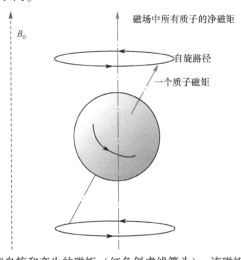

图 4.8 氢质子核自旋和产生的磁矩（红色斜虚线箭头），该磁矩绕 B_0 磁场轴旋动

注：图中显示了一个质子的运动。磁场中所有质子的净磁矩（红色垂直虚线箭头）方向与 B_0 场（蓝色垂直虚线箭头）一致

在外部磁场中，如核磁共振成像扫描仪的 B_0 场（图 4.8 中的虚线，通常定义为 $+z$ 轴），由质子的自旋产生的小磁矩（图 4.8 中的斜点划线），将经受一个力矩，其使它们绕着 B_0 场轴的磁矩产生进动（摆动）（图 4.8 的圆形路径的旋进）。刚刚超过一半的这种进动（摆动）质子的磁矩（图 4.8 所示质子）与 B_0 场同向；它们绕着 $+z$ 轴进动。剩余的质子的磁矩（图 4.8 中未显示）绕着 $-z$ 轴进动。因为这些进动彼此间不是同相位的，所有单独的质子核磁矩的总和获得一个与 B_0 场一致的小净磁矩（图 4.8 中竖直点划线）。这个小净磁矩允许组织在正确的条件下产生一个可观察的信号。质子磁矩进动（摆动）的频率与 B_0 场强度成正比：在一个更高强度的 B_0 场中，进动更快。

尽管除氢以外的许多原子将以这种方式响应磁场，但氢在目前磁共振信号中占主导地位的因素主要有两个：①氢是在人体组织最丰富的原子（在生物组织中约有65%的原子氢，主要存在于水和脂肪中）；②氢在核磁共振中对能量的吸收（可解释为信号强度）较敏感。在其他原子中的核如碳、磷、氧被围绕着它们的大量充当盾牌的电子保护而避免着磁操纵。尽管这些其他核存在于人体并且可以生成核磁共振信号，但由于它们的数量少、灵敏度低使得检测非常困难。出于对这些因素的考虑，所有当前临床核磁共振扫描是基于来源于氢的信号。

4.3.4.2 射频发射机和接收机天线

射频发射器是核磁共振成像扫描仪的第二个重要组成部分。当它在扫描时，会发送简短的射频脉冲（太小而不能引起目标注意）到头部。射频辐射传输时通常具有方向垂直于B_0场的磁性成分。因此，样品的净磁矩现在也将开始绕着射频脉冲的磁性成分的轴进动（这个短暂的样品磁矩的旋转也用来把单个核自旋进动轴带入了相位相干性）。通常，射频脉冲很简短（几毫秒），并且当样品的磁矩旋转到垂直于静态B_0场时就终止。脉冲结束时，质子松弛到原来的方向。从能量的观点出发，整个周期表示了质子的一个高能激发态的激发（净磁矩远离B_0场转向射频场），然后通过松弛返回到基态（净磁矩与B_0场一致）。松弛步骤期间，许多的质子以射频辐射的形式释放出能量。

被质子吸收然后又发出的射频辐射的能量、波长和频率是由它们的旋磁比（每一个原子独有的一个常数，如氢为$2.68 \times 10^8 \text{rad}/(\text{T} \cdot \text{s})$）和暴露其中的静态外部磁场的强度决定的。在较大的磁场中，质子吸收较高能量的射频辐射（更高的频率）。回想一下，在更大的磁场中，质子的磁矩进动（摆动）更快（处于更高的频率）。事实上，质子吸收射频辐射的频率与它们进动的频率相等。这个频率称为拉莫尔频率，由拉莫尔方程描述（McRobbie 等，2007）。（注意，高磁场对这个进动频率具有强烈的影响。在地球的磁场中，这个频率约为1Hz，但在1.5T磁场中约为6400万Hz。）

被质子吸收然后又发出的射频脉冲的特定的拉莫尔频率称为共振频率（因此得名磁共振成像或核磁共振成像）。拉莫尔频率以进动的频率（摆动）、吸收射频辐射的频率、共振频率三种方式定义。对于每种类型的原子核（如氢），这个频率的变化精确地与周围的磁场强度成比例。在一个更高强度的磁场中，质子吸收更高频率的射频辐射；在较低强度的磁场中，质子吸收射频辐射的频率较低。接收器天线（或接收线圈）在松弛到基态的期间检测质子发出的射频信号。

4.3.4.3 梯度线圈

为了识别大脑中负责特定信号的区域，图像重建计算机必须能够区分检测信号的空间起源。这些信息是通过梯度线圈提供的。梯度线圈由排列在主磁铁内部的额外的磁铁组成（图4.9）。与主磁铁相比梯度线圈的磁场较弱，但通过增加B_0场，它们可以在成像的组织中创建一个梯度磁场。

在核磁共振成像扫描仪中，梯度磁场开启时，B_0场和梯度线圈的综合效应使大脑的不同部分呈现不同磁场强度。由于不同的磁场强度给出了不同的拉莫尔频率，所以在大脑中不同位置的质子将吸收（然后释放）不同频率的射频辐射。因此，在每个体素中，质子吸收然后释放具有对应于局部磁场精确的共振（拉莫尔）频率的射频辐射。这是B_0场和梯度线圈组合的结果。

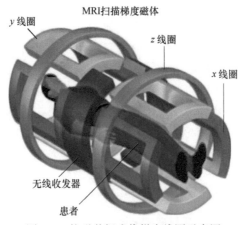

图4.9　核磁共振成像梯度线圈示意图

注：每组线圈（这里用颜色编码）建立一个额外的磁场：x线圈产生从右到左的磁场，y线圈产生从前到后的磁场，z线圈是产生从脚到头的磁场。（转载自http：//www.magnet.fsu.edu）

4.3.4.4　前端计算机和重建计算机

前端计算机控制脉冲序列（也称为扫描协议），是一个复杂的结合了射频脉冲和在扫描期间使用的梯度线圈的设置的序列。脉冲序列有许多种，每种序列用于不同类型的图像（如解剖、血流量、肿瘤检测、水肿等）。对于功能磁共振成像，只有少数脉冲序列可以使用，其中最为广泛使用的脉冲序列称平面回波成像（Bandettini，2001）。

脉冲序列不仅产生一个磁场强度梯度（导致拉莫尔频率的梯度），同时影响在不同的位置不同质子的松弛时间。重构计算机（或重构器）使用该磁场的具体分布信息（由梯度线圈在每个位置创建）和质子的松弛特性（被脉冲序列操作）来关联特定信号到特定的初始位置。

4.3.4.5　功能磁共振成像测量大脑的血氧水平依赖响应

基于脱氧血红蛋白对磁场的影响，功能磁共振成像方法生成反应大脑活动的血流动态性的图像。正如在本章前面提到的，血流动态性效应产生了血氧水平依赖的信号（该信号首先被Ogawa等（1990））发现。其关键的原理是：顺磁性的脱氧血红蛋白在主磁铁和梯度线圈产生的磁场外提供了一个额外的干扰。脱氧血红蛋白改变了在其附近的磁场强度，这样实际的局部磁场强度略低于脉冲序列预设的磁场强度。这种由于脱氧血红蛋白的存在而造成的磁场减少，将在重建图像中显示自己为一个小黑点。暗点的强度与脱氧血红蛋白出现的数量相关。

因为功能核磁共振成像扫描非常快（只需几秒就可以得到整个大脑的图像，甚至在一些扫描仪上不到1s），基于脱氧血红蛋白随着时间的推移在大脑中的特定位置的数量，创建一系列的大脑图像（大脑的影像）是可能的。大脑活动会导致大量的氧合血红蛋白和脱氧血红蛋白的变化。起初，氧气释放到细胞，脱氧血红蛋白增加，导致大脑图像中活跃部分的阴影区。然后，随着血管对细胞需要氧气的反应，新鲜血液的激增导致脱氧血红蛋白的浓度下降，从而导致图像中大脑活动的位置变亮。因此，在大脑活动开始期间，图像先变黑（由于脱氧血红蛋白浓度较高）后变亮（由于脱氧血红蛋白浓度变低）。亮度的增加与大脑活动成正比。因此，大脑活动的映射可以基于功能磁共振成像图像的亮度变化创建。一组这样的映射如图4.10所示。通过这种方式，功能磁共振成像图像能显示在特定任务执行期间激活的大脑区域。

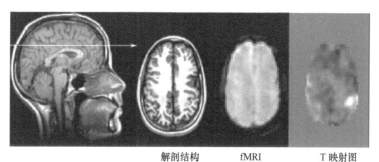

　　　　　　　　　　解剖结构　　　　fMRI　　　　　T 映射图

图 4.10　在右手手指做敲击期间一个研究被试的功能磁共振成像扫描图

注：左图像中的箭头指示用于功能磁共振成像的大脑"切片"的位置和平面。标记为解剖的图像表明了用于激活显示的解剖扫描。标记为功能磁共振的图像显示一次功能磁共振成像扫描。标记为 T 映射的图像显示任务的 T 映射图。灰度的水平表示激活的强度（白色表明活动的增加，黑色表示活动的减少）。在标记为解剖、功能磁共振成像以及 T 映射标记的图像中，图像上的左侧是大脑的右侧（影像学定位）

　　使用功能磁共振成像获得有效的功能神经影像需要进行大量扫描，因为许多依赖血氧水平响应的效应很小，同时头部动作、呼吸、血管脉动在图像中也会引入大量噪声（Jones 等，2008）。许多软件包可用于功能磁共振成像的数据分析，这些软件包合并了减少噪声影响的算法。最广泛使用的程序是 SPM（http：//www.fil.ion.ucl.ac.uk/spm/）、AFNI（http：//afni.nimh.nih.gov/afni）、FSL（http：//www.fmrib.ox.ac.uk/fsl/）以及商业应用项目"大脑航行者"（http：//www.brainvoyager.com/）。这些程序大多基于统计方法，如 T 统计或 f 统计来生成脑–活动映射。每个目标主题的活动映射通常被称为 T 映射（Ramsey 等，2002）。在 T 映射中，所有体素都有一个值，该值反映了在扫描期间任务执行引起的信号数量变化，除以原因不明的信号可变性。更高的 T 值意味着活动变化比噪声更加突出。

4.4　代谢神经成像的任务设计

　　本章所述的技术都产生了大脑的功能图像。结果映射所表示的内容取决于在图像获取期间被试正在执行的任务。因此，设计的实验任务旨在揭示执行特定的功能的大脑的特定部分（Ramsey 等，2002）。这个任务设计或范式设计，是一个独立的领域并且需要在这里进行一些讨论（Donaldson 和 Buckner，2001）。

　　功能性神经成像的一个主要目标是揭示大脑的哪些部分执行特定的功能。例如，在阅读一本书，它不仅语言网络是活跃的，而且视觉系统、记忆系统甚至运动系统都必须参与，从而阅读、理解和解释该文本，来回移动眼睛和翻页。假设想了解大脑的哪些部分参与语言，当一个人在扫描器中阅读时，可以执行功能磁共振成像扫描。然而，单独扫描这个活动本身不提供有益的活动映射，因为大脑一直是活跃的，即使睡眠或麻醉时。当一个人执行任务，许多大脑区域可能参与其中。人们所需要的是在图像中找到配合阅读的变化。

　　一般是通过设计提供给被试的任务来完成，使用特定的软件如 Presentation（http：//www.neurobs.com/）或 Eprime（http：//www.pstnet.com/）。例如，在扫描时，被试可能首先看到一个 30s 的空白屏幕，然后看 30s 的文本阅读，然后一个空白屏幕。这个循环会不断重复几次。随后的分析将对在扫描仪中的每个体素进行计算，分析任务和信号强度之间的相关性（阅读和看一个空白屏幕）。相关性越强，越有可能是在图像中参与阅读任务的体素。

这些体素然后叠加在一个结构扫描仪上，产生与阅读相关的大脑活动映射，如图4.11所示。

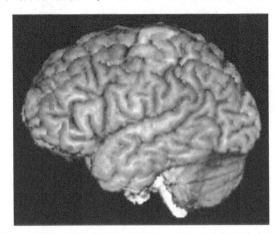

图4.11 在一个健康志愿者阅读任务期间的功能磁共振成像产生的图像例子

注：视图是从大脑左边看的，大脑前部在左边。显著的活动显示为红色

虽然这个映射显示在阅读时活跃的大脑区域的解剖位置，还包括仅与特定任务相关但不一定特定与语言相关的区域（如视觉系统）。这些系统分离可以用在任务中随机出现的空白屏幕来完成。在这个任务设计中，视觉系统会激活但可以被减去而得到只显示语言区域的映射。

4.5 功能近红外光谱和功能磁共振成像应用于脑-机接口

代谢功能成像方法如功能近红外光谱或功能磁共振成像，原则上可作为BCI技术的基础。这样的例子将在第18章~第22章中进行更详细的讨论。与所有BCI方法一样，至关重要的是信号能够实时处理，从而实时提供反馈给用户。第18~22章所讨论的研究中，如果他们得到实时反馈时正如功能近红外光谱或功能磁共振成像检测到的，人们可以通过学习来调节大脑活动的某些特定方面。

在一个典型的BCI实验中，被试首先执行一个固化的任务，在这个固化的任务中特定任务（如想象手运动）执行期间的大脑活动将被记录，并且要控制任务和休息间隔交替出现。数据处理后创建一个T映射来识别参与任务的大脑区域。接下来选择一个大脑区域，该区域可基于被试固化任务中被激活的大脑位置，也可以基于预定义的大脑区域的解剖图谱，或这两个的组合。在随后的成像阶段，被试执行相同或类似的任务，并且接收即时的基于功能近红外光谱或功能磁共振成像反馈的在感兴趣区域的信号。例如，这个反馈可能，在视觉的形式上用竖线，代表该区域活动水平。被试可基于心理意象，试图调节竖线的高度。任务可以是一个与BCI相关的任务，如移动计算机光标到目标（Wolpaw等，2002）或移动光标来玩Pong™游戏。随着训练继续，被试大脑活动的控制往往会改善。以这种方式开发的控制方法可能应用到基于功能磁共振成像或功能近红外光谱的BCI中。

4.5.1 基于功能近红外光谱的脑-机接口

通过使用基于功能近红外光谱的BCI系统，为重度残疾人提供基本的沟通能力（Coyle等，2007）。功能近红外光谱的主要优势是无损伤、可移植并且相对便宜。然而，由于它测量的是血氧水平依赖的响应，其时间分辨率是有限的。此外，血流的功能近红外光谱成像在两个方面不如功能磁共振成像：一是空间分辨率；二是功能近红外光谱仅能显示皮层的几毫米活动。然而，在未来随着传感器数量的增加和放置方法的标准化，基于功能近红外光谱的BCI可能为需要基本的通信系统的人构成实用的选择。这些问题和可能性将在第 18 章中进一步探讨。

4.5.2 基于功能磁共振成像的脑－机接口

实际上，由于费用的高昂、需要大量设备、液态氦来冷却超导线圈和一个射频发射屏蔽室，基于功能磁共振成像的 BCI 目前不是很实用（不过，处于植物人状态的患者，功能磁共振成像的信号调制却是有用的（Monti 等，2010））。尽管功能磁共振成像速度本身很快，但是其测量的血氧水平依赖响应反应是缓慢的（几秒的延迟），所以与电信号反馈的 BCI 相比功能磁共振成像反馈是相对缓慢的。

然而，因为功能磁共振成像活动与大脑皮层电活动密切相关（Ramsey 等，2006，Hermes 等，2011），功能磁共振成像可以帮助识别通过使用其他成像方法的 BCI 所需的最有前途的大脑区域。这可能是对植入式 BCI 的开发和使用特别有价值的支持。微电极阵列（第 5 章和第 16 章）不能在整个皮层植入，所以在植入前选择最佳区域的方法将是至关重要的。未来的 BCI 用户，可用功能磁共振成像确定最好的植入阵列的区域。此外，植入之前基于功能磁振成像的训练可能帮助识别出在训练之前并不被认为是有前途的大脑区域。

这种功能磁共振成像辅助的植入前的定位在把更高的皮层功能，如语言（Brumberg 等，2010）作为目标的 BCI 方法中是有价值的，特别是因为这些功能区皮层定位个人差异千差万别。因此，功能磁共振成像提供的植入前的指导是重要的。此外，因为它是无创的，所以功能磁共振成像也可以用于旨在识别大脑区域和功能的大型控制研究和为残疾人应用的 BCI 开发训练协议。

最近研究表明，使用先进的多变量模式分析（Kamitani 和 Tong，2006），这样的功能磁共振成像定位在未来可能会更精确。Miyawaki 等（2008）最近发现使用模式分析，他们可以确定出一组复杂的形状（如字母）中被试正在看的那一个。可以想象，在将来的进一步发展中，功能磁共振成像分析可识别出一个人想要沟通的特定的话或想实现的特定的行为。

4.6　未来发展前景

几个方面的研究对 BCI 技术和代谢方法的进一步发展是特别重要的。功能磁共振成像允许调查人员和研究对象发现，最适合他们的获得来自特定的大脑皮层区域的信号的控制方式；该区域随后可以作为微电极植入点的目标（或非植入便携式功能近红外光谱系统的传感器位置）。功能磁共振成像还可以追踪发生在随后练习中的大脑活动的变化，以及用来识别导致这些变化的因素。因为它允许植入系统的一些关键问题在健康被试者和个别患者上的许多大脑区域非植入的研究，所以功能磁共振成像在植入式 BCI 的发展中发挥着重要作用。

提高空间分辨率将在功能磁共振成像对 BCI 技术的贡献中起着至关重要的作用。核磁共振成像磁铁的强度决定了功能磁共振成像大脑映射的空间细节。随着为人类使用的 7T 系统的出现，已经清楚功能性映射可以获得较高的空间细节（分辨率 1mm），这个程度的细节不可能在标准 3T 功能磁共振成像扫描仪中获得。这些更高分辨率的映射通过区分不同的大脑灰质层提供更多的细节（Siero 等，2011），这表明大脑功能比此前认为的更加高度局域化（Formisano 等，2003）。用高场功能磁共振成像进行功能解析的进一步研究中将为颅内 BCI 提供最佳的空间细节信息，以致颅内 BCI 从一个单独的皮层内微电极阵列（Hatsopoulos 和 Donoghue，2009）或从一个新开发的高密度的皮层表面阵列（Leuthardt 等，2009）获得多个自由度的输出命令是可能的。

　　高场核磁共振成像系统目前正在用于开发新的信号形式，包括新的脑功能成像方法。如在神经递质和细胞内代谢过程的核磁共振测量所做的一样（Jasanoff，2010；Zhu 等，2011），这些也包括分子成像来直接测量神经化学过程。神经化学的核磁共振成像形态可能比电生理形态复杂得多，因为每个神经元可能使用一种以上的神经递质，而且每个递质可能涉及不同的大脑活动。功能磁共振成像也可以直接用来测量电生理事件（神经电路功能磁共振成像）。到目前为止，这种可能性只有在体外实验被证实（Petridou 等，2006）。如果神经电流功能磁共振成像方法在人体上能工作，它将消除在血氧水平依赖响应时，功能磁共振成像中固有的由于血管的反应延迟引入的多个问题，它将提高定位的准确性。但是，现在神经化学和神经电流核磁共振成像都不可供人体使用。

4.7 小　　结

　　尽管大多数 BCI 使用电信号作为大脑活动的测量，但是代谢信号也可以使用。目前，功能近红外光谱成像和功能磁共振成像两种代谢方法可用于 BCI 中。两种方法都测量血流动态性反应：它们跟踪脱氧和氧合血红蛋白数量的相对变化来测量脑血流量的变化，从而推断大脑活动的变化。这两种方法的时间分辨率受到血流动态性反应本身较缓慢的限制；时间分辨率远低于电 BCI 测量的信号。功能磁共振成像的空间分辨率较高（mm 级），但功能近红外光谱空间分辨率较低（cm 级）。功能磁共振成像可以对整个大脑成像，功能近红外光谱仅限于略低于头骨的顶部几毫米的皮层。另外，功能磁共振成像是非常昂贵、繁琐和技术复杂的，而功能近红外光谱相对廉价和便携。目前，功能磁共振成像是最有用的作为在微阵列或其他植入式 BCI 设备植入之前的定位（也可是训练）脑功能的无创方法，而功能近红外光谱可以在提供基本沟通的简单的 BCI 系统中使用，这种系统为严重残疾的人提供长期家用是可行的。

参 考 文 献

Attwell D, Iadecola C (2002) The neural basis of functional brain imaging signals. Trends Neurosci 25：621-625.

Bandettini PA (2001) Selection of the optimal pulse sequence for functional MRI. In Functional MRI：An Introduction to Methods, Jezzard P, Matthews PM, Smith SM (Eds). Oxford：Oxford University Press.

Boas DA, Dale AM, Franceschini MA (2004) Diffuse optical imaging of brain activation：approaches to optimizing image sensitivity, resolution, and accuracy. NeuroImage 23 (1)：S275-288.

Brumberg JS, Nieto-Castanon A, Kennedy PR, Guenther FH (2010) Braincomputer interfaces for speech communication. Speech Commun 52 (4)：367-379.

Buzsaki G (2006) Rhythms of the Brain. Oxford：Oxford University Press.

Cherry S, Phelps M (2002) Imaging brain function with positron emission tomography, In Brain Mapping：The Methods, Toga AW, Mazziotta JC (Eds), San Diego, Academic Press.

Coyle SM, Ward TE, Markham CM (2007) Brain-computer interface using a simplified functional near-infrared spectroscopy system. J Neural Eng 4 (3)：219-226.

Deppe M, Knecht S, Papke K, Lohmann H, Fleischer H, Heindel W, Ringelstein EB, Henningsen H (2000) Assessment of hemispheric language lateralization: a comparison between fMRI and fTCD. J Cereb Blood Flow Metab 20: 263-268.

Donaldson DI, Buckner RL (2001) Effective paradigm design. In Functional MRI: An Introduction to Methods, Jezzard P, Matthews PM, Smith SM (Eds). Oxford: Oxford University Press.

Formisano E, Kim DS, Di Salle F, van de Moortele PF, Ugurbil K, Goebel R (2003) Mirror-symmetric tonotopic maps in human primary auditory cortex. Neuron 13; 40 (4): 859-869.

Fox PT, Mintun MA, Raichle ME, Herscovitch P (1984) A noninvasive approach to quantitative functional brain mapping with H_2 (15) O and positron emission tomography. J Cereb Blood Flow Metab 4 (3): 329-333.

Fox PT, Raichle ME (1986) Focal physiological uncoupling of cerebral blood flow and oxidative metabolism during somatosensory stimulation in human subjects. Proc Natl Acad Sci USA 83 (4): 1140-1144.

Gregg NM, White BR, Zeff BW, Berger AJ, Culver JP (2010) Brain specificity of diffuse optical imaging: improvements from superficial signal regression and tomography. Front Neuroenerget 2: 14.

Hatsopoulos NG, Donoghue JP (2009) The science of neural interface systems. Annu Rev Neurosci 32: 249-266.

Hermes D, Miller KJ, Vansteensel MJ, Aarnoutse EJ, Leijten FSS, Ramsey NF (2011) Neurophysiologic correlates of fMRI in human motor cortex. Human Brain Mapping (Epub ahead of print june 20, 2011)

Hongo K, Kobayashi S, Okudera H, Hokama M, Nakagawa F (1995) Noninvasive cerebral optical spectroscopy: depth-resolved measurements of cerebral haemodynamics using indocyanine green. Neurol Res 17 (2): 89-93.

Hyder F, Patel AB, Gjedde A, Rothman DL, Behar KL, Shulman RG (2006) Neuronal-glial glucose oxidation and glutamatergic-GABAergic function. J Cereb Blood Flow Metab (2006) 26: 865-877.

Jasanoff A (2010) MRI contrast agents for functional molecular imaging of brain activity. Curr Opin Neurobiol 17 (5): 593-600.

Jolivet R, Magistretti PJ, Weber B (2009) Deciphering neuron-glia compartmentalization in cortical energy metabolism. Front Neuroenerg 1: 4.

Jones TB, Bandettini PA, Birn RM (2008) Integration of motion correction and physiological noise regression in fMRI. NeuroImage 42 (2): 582-590.

Kamitani Y, Tong F (2006) Decoding seen and attended motion directions from activity in the human visual cortex. Curr Biol 16: 1096-1102.

Kwong HK, Belliveau JW, Chesler DA, Goldberg IE, Weiskoff RM, Poncelet BP, Kennedy DN, Hoppel BE, Cohen MS, Turner R, Cheng H, Brady TJ, Rosen BP (1992) Dynamic magnetic resonance imaging of human brain activity during primary sensory stimulation. Proc Natl Acad Sci USA 89: 5675-5679.

Leuthardt EC, Freudenberg Z, Bundy D, Roland J (2009) Microscale recording from human motor cortex: implications for minimally invasive electrocorticographic brain-computer interfaces. Neurosurg Focus 27 (1): E10.

Logothetis NK (2008) What we can do and what we cannot do with fMRI. Nature 453 (7197): 869-878.

McRobbie DW, Moore EA, Graves MJ, Prince MR (2007) MRI, from picture to proton. Cambridge: Cambridge University Press.

Miyawaki Y, Uchida H, Yamashita O, Sato MA, Morito Y, Tanabe HC, Sadato N, Kamitani Y (2008) Visual image reconstruction from human brain activity using a combination of multiscale local image decoders. Neuron 60 (5): 915-929.

Monti MM, Vanhaudenhuyse A, Coleman MR, Boly M, Pickard JD, Tshibanda L, Owen AM, Laureys S (2010) Willful modulation of brain activity in disorders of consciousness. N Engl J Med 362 (7): 579-589.

Ogawa S, Lee TM, Kay AR, Tank DW (1990) Brain magnetic resonance imaging with contrast dependent on blood oxygenation. Proc Natl Acad Sci USA. 87 (24): 9868-9872.

O'Rahilly RR, Müller F, Carpenter SJ, Swenson RS (2004) Basic human anatomy. http://www.dartmouth.edu/~humananatomy.

Petridou N, Plenz D, Silva AC, Loew M, Bodurka J, Bandettini PA (2006) Direct magnetic resonance detection of neuronal electrical activity. Proc Natl Acad Sci USA. 103 (43): 16015-16020.

Ramsey NF, Hoogduin H, Jansma JM (2002) Functional MRI experiments: acquisition, analysis and interpretation of data. Eur Neuropsychopharmacol. 12 (6): 517-526.

Ramsey NF, van de Heuvel MP, Kho KH, Leijten FS (2006) Towards human BCI applications based on cognitive brain systems: an investigation of neural signals recorded from the dorsolateral prefrontal cortex. IEEE Trans Neural Syst Rehabil Eng 14 (2): 214-217.

Robitaille PM, Berliner LJ (2006) Ultra high field magnetic resonance imaging. Berlin: Spinger.

Siero JCW, Petridou N, Hoogduin H, Luijten PR, Ramsey NF (2011) Cortical depth – dependent temporal dynamics of the BOLD response in the human brain. J Cereb Bloodflow Metab (Epub ahead of print april 20, 2011)

Stroobant N, Vingerhoets G (2000). Transcranial Doppler ultrasonography monitoring of cerebral hemodynamics during performance of cognitive tasks. A review. Neuropsychol Rev 10, 213 – 231.

Tai YF, Piccini P (2004) Applications of positron emission tomography (PET) in neurology. J Neurol Neurosurg Psychiatry 75: 669 – 676.

Toronov VY, Zhang X, Webb AG (2007) A spatial and temporal comparison of hemodynamic signals measured using optical and functional magnetic resonance imaging during activation in the human primary visual cortex. NeuroImage 34: 1136 – 1148.

Tsunashima H, Yanagisawa K (2009) Measurement of brain function of car driver using functional near – infrared spectroscopy (fNIRS). Comp Intell Neurosci, Article 164958.

Villringer A, Chance B (1997) Non – invasive optical spectroscopy and imaging of human brain function. Trends Neurosci 20 (10): 435 – 442.

Villringer A, Planck J, Hock C, Schleinkofer L, Dirnagl U (1993) Near infrared spectroscopy (NIRS): a new tool to study hemodynamic changes during activation of brain function in human adults. Neurosci Lett 14 ; 154 (1 – 2): 101 – 104.

Wolpaw JR, Birbaumer N, McFarland DJ, Pfurtscheller G, Vaughan TM (2002) Brain – computer interfaces for communication and control. Clin Neurophysiol 113: 767 – 791.

Zhu H, Edden RAE, Ouwerkerk R, Barker PB (2011) High resolution spectroscopic imaging of GABA at 3 Tesla. Magn Reson Med 65: 603 – 609.

第3篇 脑-机接口的设计、实施和操作

第5章 从大脑内采集脑信号

5.1 引　言

BCI 的神经接口是指检测脑信号的硬件设备。神经接口可以把采集到的脑信号发送给 BCI 的其他组件进行分析并转换为有用的指令。由于不同的 BCI 系统控制的执行器不同（如计算机光标、开关、机械臂），它们采集的信号在脑区、分辨率、植入与否等方面也各不相同，因此 BCI 系统的设计和功能需求各不一样。某一个特定用途的 BCI 设计和功能需求由其目标用途和目标人群所决定。比如，为肌萎缩性脊髓侧索硬化症患者提供光标控制的 BCI 与为截肢患者提供假肢控制的 BCI 在设计和功能需求方面显著不同。

BCI 系统设计的主要挑战之一是，开发有效、灵活、通用的神经接口检测神经信号并为 BCI 的功能需求提供支持。要达到这一目的，必须满足以下基本要求：

(1) 安全性。
(2) 信息丰富性。
(3) 可靠性。
(4) 最小侵入性。

在这些要求中，神经接口技术的研究与开发遵循的总体策略是在提高信息内容和可靠性的同时最大限度地降低风险及复杂性。由于神经接口的特性常成为 BCI 性能的限制因素，因此神经接口的谨慎、优化设计至关重要。

目前，BCI 神经接口可分为三大类：

(1) 头皮脑电电极阵列：非植入式附着在头皮表面，记录大脑皮层中大范围内大集合神经元和突触的场电位，其信息量相对较低。

(2) 皮质电信号电极阵列：通过手术定位在皮层表面，记录大脑皮层中小范围内小集合神经元和突触的场电位，其信息量相对适中。

(3) 微电极阵列：通过手术插入大脑皮层内部，记录单个神经元的动作电位或高度集中的小集合神经元和突触的局部场电势，其信息量最高。

通过工程方法实现，选择神经接口的典型策略是：力争在植入性最小的前提下提供丰富的大脑信号达到控制目的，并且满足可靠性、安全性、长寿命和低成本等要求（Wolpaw 等，2002，Wolpaw，2004）。

本章重点介绍皮质内的 BCI 神经接口。这种神经接口采用微电极阵列永久性植入大脑皮层运动相关区，对单个神经元或局部神经元群进行记录或刺激。微电极阵列被植入大脑皮质内部，并定位在靠近目标神经元群，是皮质内 BCI 神经接口的记录工具。微电极阵列（或微电极）是多种可植入式、多点记录的微电极类型的统称，包括微丝阵列、犹他电极阵列和密歇根式阵列。

微电极阵列检测神经信号并发送给 BCI 的其他组件进行处理，是皮质内 BCI 的信号转换部件。要创建一个完整的皮质内 BCI 神经接口系统,微电极阵列必须采用高度专业化的低功耗电路进行信号调理和通信,采用灵活的多通道电缆连接微电极和电子电路,并采用密封包装保护电子电路和内部互连导线。BCI 系统微尺度神经接口的最主要目的是:为高维度假肢和相关执行器件的控制提供丰富的神经信息。

植入式微尺度接口的有效设计非常具有挑战性,因为接口周围的微观环境对微电极的特性极其敏感,可能会引发不良组织反应并可能对附近的神经元生理状态和局部的神经元网络产生影响。在实际使用中,植入微电极必须要可靠持久地工作、具备高保真度并使组织不良反应尽可能小。

虽然 BCI 皮质内神经接口的工程应用面对诸多挑战,但这一目标切实可行。这依赖于对微尺度神经接口和植入微电极的最新理解、植入式微电极周围脑组织的生物信息的获取和植入式器件背后复杂神经技术的不断进步。

过去 5~10 年期间,对微尺度神经接口和高质量微电极技术的不断理解使这一前景变得更加明朗。先进的下一代微电极技术与材料使新的研究策略和范式具有避免生物功能失效(组织损伤或功能衰减)及设备故障的潜力。这些方法使电极在几十年间始终以 100% 的性能为高维 BCI 工作成为可能。

本章对 BCI 中采用的皮质内神经接口技术的研究现状进行介绍和讨论。5.1 节概述了目前正在使用和不断发展的各种皮质内微电极技术。5.2 节讨论细胞外神经记录和微电极阵列设计、分析的基本原理。5.3 节讨论目前各类植入式微电极阵列的性能。5.4 节讨论与这些设备相关的局部脑组织的反应。5.5 节讨论通过先进的设计和技术提高植入式微电极性能的策略。

5.2 用于脑-机接口的植入微电极概述

皮质内 BCI 神经接口用于 BCI 系统的基本技术要求是:能够以足够高的质量、信息量、稳定性、可靠性和长寿性记录神经元的尖峰活动或目标神经元群的局部场电势。众多研究者对皮质内神经接口特别感兴趣,因为这种类型的接口可为诸如多自由度机械臂的控制提供足够高的信息量。

用于 BCI 的各种类型的神经接口可以追溯到 60 年前,当时植入式的微电极已经在神经科学研究中开始应用。在 20 世纪 50 年代,Strumwasser (1958) 采用了 $80\mu m$ 的不锈钢丝插入松鼠的网状结构并进行了 4 天的多单元尖峰活动记录。这种方法后来被改进为采用更小直径的蚀刻成尖端的铂丝 ($30\mu m$),使单个单元记录超过 3 天,并使功能性植入的持续时间长达 3 个月 (Burns 等,1973)。虽然有人推测,小直径的铂电极可以更好地记录单神经元活动,但其脆性会导致难以穿透软脑膜。另一种假设是采用鱼叉形的电极,以增加插入后的牢固性。第一个成功的长期微电极阵列由 5 个绝缘的捆绑在塑料管中的蚀刻成尖端的钨微丝组成 (Marg 和 Adams,1967)。尽管这些器件在电极空间排列和植入方面有更高的可控余地,但缺点是需要耗费大量的劳动力,并且制造过程中的变异性很大。采用皮质信号进行直接脑控的初期研究采用的就是这种电极 (Fetz,1969;Schmidt 等,1977)。

5.2.1 微电极阵列的一般特性

现在长期植入式微电极阵列在材料、制造技术、封装和组件集成等方面具有非常广阔的发展空间。在图 5.1 所示的分类方案中,一个微电极阵列首先依据是采用微丝束制作或微电子机械系统 (Micro Electro Mechanical System,MEMS) 工艺制作进行分类。MEMS 工艺涵盖了很多技术，包括硅材料和用于小型传感器、执行器和微集成系统的复合材料的精密加工。MEMS 微电极阵列在硅或聚合物基板的晶圆级别上进行微加工，而微丝阵列对单独的微丝进行组装。微电极阵列根据其制造过程的细节（如平面、薄膜或体微加工的 MEMS 工艺）、材料（如铂或铱，聚合物或无机介质）和封装形式可进一步进行细分。通过在动物身上开展的研究和在人类身上开展的皮质内 BCI 早期临床实验，各种微电极阵列设计已进行了不同等级的验证。本章将对其中几种设计方式进行更为详细的论述。

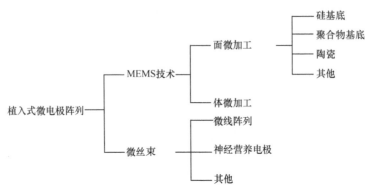

图 5.1 BCI 神经接口常见的植入式微电极阵列分类

注：分类是基于它们主要的制备方法以及原材料。第一个层次区分为微丝束和 MEMS 技术；第二个和第三个层次涉及逐步更加专业化的过程和材料

接下来了解微电极阵列的功能需求和不同类型的器件如何满足这些要求。一个典型的微电极阵列通常具有以下 5 个主要功能部件：

（1）生物电位信号转换的电极点（接触点）阵列：这些位置与脑组织直接接触，在其表面进行电荷转换并产生电容性电流。电极电特性的主要决定因素是接触面的材料、面积、粗糙度和形状。

（2）连接电极点和电子电路接口的导线：导线一般埋藏在电介质中，不与组织直接接触。其基本要求是：阻抗足够低，以使接触电极和电子电路之间的信号损失最小化；足够的灵活性和健壮性，可同时避免破损和对抗电极触点上的机械应力；制造工艺具有兼容性和一致性；周围覆盖的介质部分或全部破坏时产生的腐蚀或细胞毒性可忽略不计。

（3）电介质：电隔离导线和周围组织的材料或复合材料。其基本要求是在导线和周围组织之间保持足够高的电绝缘作用，并具有足够的柔韧性、强度和健壮性以满足长期植入的需求。电介质的性能评价指标包括介电常数、漏泄电阻、寄生电容和在组织中性能随时间降低的特性。虽然介电特性随时间改变是可接受的，但变化必须是可预测的，并且不能造成显著的功能丧失（如产生了组织通路）。

（4）基底：为电极阵列尖齿提供结构完整性的组件。并非所有类型的微电极阵列具有明显的基底组件；在某些情况下，电介质材料或导线可同时提供电隔离和结构支撑。另外，基底可为电介质层和组织提供一个额外的水分隔离屏障。

（5）可选的表面涂层：这可以用来修改微电极阵列的电气特性、力学性能或生物特性。通常情况下，微电极阵列的基底/介电层和电极点直接接触脑组织，并且基底/介电层的表面积通常显著大于电极点的总表面积。功能性电介质涂层可以在组织和导线之间提供额外水分屏蔽，微调器件-组织的接口特性（如粗糙性或润滑性），或衰减/控制组织反应。另外，电极点涂层可以用来微调电极点的电气特性（如降低其阻抗，检测神经化学物质或传递小剂量的药物）。

这5个主要组成部分在材料、制造工艺兼容性和应用要求等方面是相互关联的。例如，高温氧化硅和氮化硅薄膜是适合长期工作的电介质，但这些薄膜必须高温沉淀，不适合与金属导线同时使用。另一种方法是使用导电多晶硅导线，但其代价是多晶硅比薄膜金属的电阻率更高。

5.2.2 微丝阵列

微丝阵列（图5.2）一直是实现皮质内 BCI 神经接口的重要技术。有许多制作微丝阵列的手段，这些手段都是把小直径（10~100μm）绝缘微丝组装在结构化线束中。线束的精度和一致性随装配过程的复杂性而变化。阵列的记录点是每个微丝暴露在外的尖端。微丝一般由钨、铂或铂/铱制作而成，并涂以聚对二甲苯、环氧树脂或聚四氟乙烯的薄绝缘涂层。虽然微丝本身是很成熟的技术，但在制作具有更多微丝的精确阵列（Nicolelis 和 Ribeiro，2002；Nicolelis 等，2003；Williams 等，1999）、加工微丝尖端（Bullara 等，1983）、制造"悬浮"电极（电极不固定在颅骨或硬脑膜上）（Musallam 等，2007；Rennaker 等，2005）等方面已获得显著的创新。扭合微丝，即把两个微丝扭合在一起形成两头微丝或把四个微丝扭合在一起形成四头微丝（Gray 等，1995；McNaughton 等，1983）被广泛用于神经科学研究中，其能在单束多股微丝的端部形成密集的多测量点。四头微丝在 BCI 研究中不太受重视，因其聚合的测量点并不能显著提高大脑皮层锥体细胞的单元活动记录效果（由于细胞尺寸和其聚集程度相对较弱等原因）。然而，四头微丝的确能提高大脑某些区域的单个单元记录效果，如海马区。

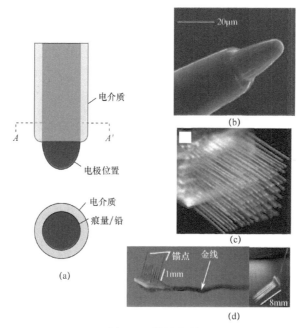

图 5.2　微丝阵列

注：(a) 单个微丝末端构成组件示意图。在典型情况下，微丝未隔离的尖端为电极位置；隔离微丝的部分作为互连元件；隔离涂层为电介质层。微丝没有单独的基底组件。(b) 一个典型的利用激光刻蚀绝缘层形成的铂–铱（PtIr）微丝尖端以及它的化学成形的扫描电子显微照片（Cogan，2008）。(c) 精确排列的微丝束形成的微丝阵列（Nicolelis 等，2003）。(d) 采用陶瓷作为基底和多股金丝互连的微丝阵列可以创建一个"悬浮式"的植入阵列，可用于记录和刺激。(Musallam 等，2007)

5.2.3 亲神经（锥形）电极

亲神经电极（也称为锥形电极）是一类特殊的采用生物活性策略设计的基于微丝的电极，

可诱导神经元靠近微丝生长（Brumberg 等，2010；Kennedy 等，1989）。亲神经电极由几个插入两端开放并填充亲神经材料的玻璃圆锥的微丝组成。这种电极植入大脑皮层数周后神经元就会向着圆锥内部生长，从而使得某些神经过程非常靠近圆锥内的微丝（Kennedy 等，1992）。亲神经电极与其他微电极技术的区别在于：它可以为神经接口创建一个相对封闭的环境，并且诱导目标神经元塑造成长期的、具有生物活性的神经接口。虽然亲神经电极可以可靠、高质量地记录神经信号，但缺点是记录的神经元数量相对于更高通道数的微电极阵列要少得多。

5.2.4 基于 MEMS 的微电极

基于 MEMS 的微电极包括犹他电极阵列、密歇根式探针和其他类型探针。MEMS 涉及很多技术，包括微型传感器硅结构和聚合物结构、执行器和集成微系统的精密加工。虽然基于 MEMS 的可植入式微电极阵列和微丝阵列同样具有神经信号记录和刺激的功能，但使用了显著不同的精密加工技术。MEMS 技术采用的导电材料和介电材料范围广泛，制作的微电极阵列尺寸和结构多种多样，并且具有很高的制造精度和一致性。MEMS 阵列的生产和装配比微丝阵列更加复杂，生产过程包括一系列的选择性沉积、基底上特定图案导电或介质材料的薄膜去除，以及通过蚀刻、磨削和切割等手段对材料进行体微加工。

5.2.4.1 犹他电极阵列

犹他电极阵列（图5.3）是非常知名的 MEMS 微电极阵列，在过去的20年中获得了系统的发展和细化（Bhandari 等，2010；Campbell 等，1991；S. Kim 等，2009）。目前，这是皮质内 BCI 神经接口使用最广泛的植入微电极阵列类型。这种设备把单晶硅块加工成针床式结构（图5.3）。每个犹他阵列的腿柄尖端都具有一个圆锥形的测量点，在功能上与单一微丝类

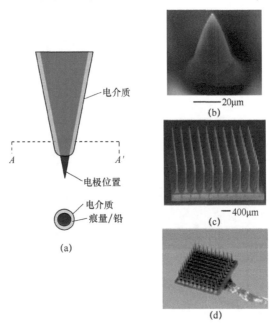

图 5.3　犹他电极阵列（Utah electrode array，UEA）

注：(a) UEA 单个尖头的末端结构组件示意图。掺杂硅尖未隔离的末端为电极位置；隔离尖头的部分为互连组件；聚对二甲苯薄膜涂层和氮化硅为电介质部件；硅尖本身是基底。(b) UEA 尖头的末端其扫描电子显微照片（Bhandari 等，2010）。(c) 典型的 10×10 UEA（100 个尖头，间距为 400μm）底部侧（脑）的扫描电子显微照片，表示了"钉床"的结构（Bhandari 等，2010）。(d) UEA 结合多股金丝互连电缆构成的"悬浮式"植入阵列，可用于皮层内记录和刺激。（Donoghue 等，2007）

似。早期的犹他阵列的测量点材料为铂，电介质材料为聚酰亚胺（Campbell 等，1991），但最近制作工艺已经发展到利用溅射氧化铱和聚对二甲苯完成上述功能（Bhandari 等，2010）。犹他电极阵列的典型布局为 10 个 ×10 个尖齿，尖齿的长度为 1.5~2.0mm，齿尖间距为 400μm，封装的总尺寸为 4mm×4mm。犹他阵列通常连接到固定在颅骨的电子电路（Nurmikko等，2010年），或通过细丝电缆连接到一个连接器（Rousche 和 Normann，1998），或通过连接区直接连接到一个电子芯片（S. Kim 等，2009）。电极通过细致的外科手术，利用详细的手术步骤和特制的高速植入器植入大脑皮层（Rousche 和 Normann，1992）。犹他阵列设计方案扩展灵活，其尺寸和封装过程具有精确性和可重复性。因此，其尖齿长度、齿尖间距和齿尖数量都可以很容易地改变。目前，犹他阵列的临床级版本已经开始进行皮质内 BCI 的初步研究（Hochberg 等，2006），并且使用犹他阵列在动物身上进行长期皮质记录（Suner 等，2005）和刺激应用的研究也已经大量开展（Rousche 和 Normann，1999）。

5.2.4.2 密歇根式探针

密歇根式探针（图 5.4）是另一种很知名的 MEMS 微电极阵列。最初的密歇根式探针是一个平面器件，采用硼扩散的硅作为衬底、二氧化硅和氮化硅作为电介质层、多晶硅作为导线、铱作为测量点（Anderson 等，1989；BeMent 等，1986；Hetke 等，1990；Najafi 等，1990；Wise 等，1970；Wise 和 Angell，1975；Wise 等，2004）。通过该项目的发展，这种基于 MEMS 技术的探针在电极设计、材料和精密加工等方面取得了很大发展，并使基于密歇根式微电极技术的探针在各种各样的神经接口中取得了大量应用。

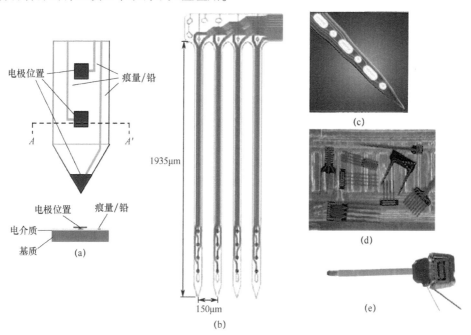

图 5.4 平面密歇根式电极阵列

注：(a) 典型的平面密歇根式电极阵列单个柄末端的结构组件示意图。电极为沿柄指定位置处薄层的金属点。多晶硅薄膜或金属导线把各个电极位置连接到探针后端单独的纽带衬垫处。该金属导线被掩埋在无机（通常是氮化硅或二氧化硅）或有机的薄膜层里，这些薄膜层组成电介质组件。电极的硅质后端为基底。(b) 典型的密歇根电极设计布局具有 4 个柄，每个柄有 4 个测量点。(c) 密歇根式电极的柄尖端的电子显微镜照片显示有 6 个精确排列的电极测量位置点。(d) 8 个不同测量位置点和柄设计用于皮层内记录的例子。(e) 密歇根式电极阵列连接到一种柔性聚合物薄膜带状电缆，从而创建一个"悬浮式"的植入阵列，可用于皮层内记录和刺激。（由 NeuroNexus, Ann Arbor, MI 提供）

密歇根式探针技术的传统形式是在薄（5~50μm）平面穿透腿柄上制造平面测量点（图5.4（a）、(b)）。探针通过在硅基底上平面印刷电介质和导体薄膜形成非常精确的阵列记录（或刺激）点。探针通过集成或独立的薄膜带状电缆连接到连接器或电子接口。该技术具有广阔的设计空间，允许在一个或多个平面腿柄上合理设计一维、二维或三维电极记录点布局。密歇根式探针相对于其他类型的电极技术具有独特的优势，包括：电极记录点密度高；记录点处的组织移位少；可重复生产；可精确制作两维和三维的几何结构。密歇根式探针技术在神经科学研究领域已经成功地实现了商业化和有效性验证。密歇根探针在生物活体内的性能已经得到广泛报道（Csicsvari等，2003；Drake等，1988b；Kipke等，1991；Ludwig等，2006；Vetter等，2004a），并且正在朝着包括BCI系统在内的临床应用发展。

5.2.4.3 其他基于MEMS的探针

自从密歇根式探针开创了平面薄膜微电极阵列的灵活应用之后（Drake等，1988），基于光刻的平面MEMS技术在多个研究小组的努力下得到了极大发展（Han和McCreery，2008；Kewley等，1997；Kovacs等，1994；McCarthy等，2011a；McCarthy等，2011b；McCreery等，2007；Moxon等，2004；Muthuswamy等，2005；Neves，2007）。现在，各种各样的精密加工工艺、装配技术和微系统集成技术使微电极阵列技术的设计空间得到极大扩展。

为了开发比薄膜硅探针更加灵活和健壮的植入式微电极阵列，研究人员们研发了基于聚合物薄膜和聚合物-硅混合薄膜的微电极阵列（Fernandez等，2009；Guo等，2010；Lee等，2004a；Rousche等，2001；Schuettler等，2005；Seymour和Kipke，2007；Seymour等，2009；Seymour等，2011；Stieglitz等，2000；Yu等，2009）。有人曾建议，采用较低弹性模量可以提高材料的灵活性，减少脑组织的弹性失配，减少设备相对于周边的皮质的移动（Lee等，2005；Subbaroyan等，2005）。正如下面所述，这种方法有可能减少组织的不良反应（Fernandez等，2009；Mercanzini等，2008）。

总之，经过过去20年的发展，微电极技术使得长期皮质内神经记录在技术上可行，为神经科学基础研究和神经假肢的应用提供了很大帮助。该技术目前面临的挑战包括提高可靠性、使用寿命、信号保真度以及整体安全性。

5.3 长期植入微电极神经记录的基本概念

无论BCI采用什么类型的脑信号或记录技术，BCI系统的性能和记录的神经信号的质量是密不可分的。接下来对神经信号记录的保真度（记录的信号和真正的神经信号的匹配程度）进行分析。最简单的构想是，最大化BCI的皮质-控制信号的信息内容是实现足够神经信号记录保真度的手段。

达到长期细胞外神经记录高保真度的整体策略是：最大化并保持电极对感兴趣神经元信号的记录以及减少干扰信号源。这需要采用具有足够选择性、灵敏度和稳定性的微电极阵列记录目标神经元群的大幅度信号，同时使干扰和附加噪声源最小化。为了有效地解决这个问题，深刻了解微电极如何记录神经信号、长期神经记录中神经信号特性的影响因素和噪声源对神经记录的贡献等几个方面至关重要。

5.3.1 微电极如何记录信号

电极表面的生物电势是电极记录点周围的神经信号源通过脑组织作用到电极表面的结果

（Bretschneider 和 De Weille，2006）。神经信号源是产生动作电位和突触电位的膜电流。脑组织是一个导体。作为近似，脑组织可假定为线性的、有阻抗的且均匀的，但不一定是各向同性的（第3章）。大脑内无数的活动神经元和神经胶质细胞线性组合（一种假设）构成大脑内不断活动的电场，并被电极记录点记录。植入式电极记录的生物电势的特性（如尖峰幅值、波形和局部场电位频谱），受随时间不断变化的组织响应的影响，这种影响又会改变组织的局部电导率。由于微电极阵列的存在而引起的神经元损伤、退化或形态变化也会影响记录效果。

微电极记录点的生物电势通过复杂但已经得到很好解释的电极-组织表面的电化学反应转化为导线上的电流信号（Cogan，2008；Merrill 等，2005；Robinson，1968）。信号转换通过两种可逆的电极-电解液接口电流完成：一种是由电极-组织接口的固有电容产生的电容式位移电流；另一种是由于电极表面固有的氧化还原反应产生的化学电流。胞外尖峰记录主要是容性电流，因为胞外尖峰速度快并且电荷位移数量少。胞外动作电位幅度为50～500μV，带宽为500～5000Hz。与BCI相关的局部场电势幅度为10～800μV，带宽为0.1～200Hz。从信号的带宽和振幅来看，局部场电势很可能包含电容位移电流和氧化还原电流两种电流。

微电极记录的集总元件功能模型如图5.5所示。该模型可以很好地解释长期胞外神经记录的主要功能组成。图5.5中所示的模型描述了采用 L 个电极记录点的电极阵列从 K 个神经元记录神经信号的情形，其中有一个单独的电极提供参考信号。每个记录通道有三个串联的子模型（图5.5(a)）：生物电势检测表示电极记录点周围神经信号活动的总和；神经接口组织阻抗表示电极记录点周围组织的电导性；电极-组织接口表示电极电化学和电特性。

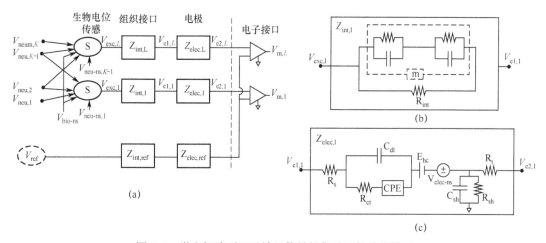

图5.5 微电极阵列记录神经信号的集总元件功能模型

注：(a) 采用 L 个通道的电极阵列从 K 个神经元胞外记录神经活动的系统模型。每个通道的三个组件是生物电传感（S）、组织接口阻抗（$Z_{int,j}$）和电极的等效阻抗（$Z_{elec,j}$）（注意，j 为1～L）。(b) 与反应性的组织响应相关联的神经接口阻抗变化的集总元件等效电路。该模型结合了相邻的神经胶质细胞和巨噬细胞层，以及它们与包裹厚度和细胞层内细胞之间黏附度相关的膜面积、膜电容、膜电导率度项（m）。细胞之间的胞外通路定义为一个阻抗。(c) 微电极记录点处的集总元件等效电路。R_s 为记录点接入电阻；C_{dl} 为双层电容；R_{ct} 为电荷转移电阻；CPE 是与测量点形态、扩散限制及接口复杂性相关的广义相移（延迟时间）；电压 E_{hc} 为电极-电解质接口的半电池电位；$V_{elec-ns}$ 为接口处的加性噪声源；C_{sh} 为并联电容；R_{sh} 为泄漏电阻；R_t 为电极导线电阻

简单表述（图5.5(a)），生物电势测量子模型可以看作一个以振幅大小和电极距离倒数作为比例因子的求和节点。更详细表述还包括电极测量点的生物电势，这一点在考虑记录选择性和灵敏度时非常重要。需要注意的是，在这种描述中，电极测量点并不能简单地认为是

一个点,而是看作具有特定几何表面积的表面(这一点非常重要,因为直径 30μm 的圆环具有 750μm² 的面积,这相对于神经元的大小、位置和堆积密度以及电极表面的电荷分布是一个重要的尺寸)。太小或太远以致于没法辨识的神经活动以及与 BCI 控制无关的内在的神经噪声表示为输入到求和节点的 V_{neu-ns}。肌肉激活(如颅部肌肉或眼外肌肉的肌电活动)、眼球运动(眼电)、心跳(心电)及运动伪迹引起的外在的生物噪声由集总输入 V_{bio-ns} 表示。

神经接口组织阻抗子模型(图 5.5(b)),表示记录点周围的局部组织被动响应引起的组织阻抗。虽然目前研究人员对局部组织的阻抗变化和其对长期神经记录的影响还没有完全理解,但图 5.5(b)中的模型还是体现了观察到的组织阻抗的两个特性:一个是与胞外空间电导通路相关的电阻成分;另一个是与电极测量点周围包裹细胞相关的复杂的阻抗成分。

电极-组织接口处的生物电势信号转换和获得的电流信号从导线到电子接口的传输可用图 5.5(c)中的集总元件等效电路子模型表示(Merrill 等,2005;Robinson 等,1968)。电压 E_{hc} 表示电极组织接口的半电池电势。电容 C_{dl} 代表双电层电容。电阻 R_{ct} 表示电荷转移产生感应电流时的电阻。常相位角元件(Constant Phase Element,CPE)表示由于测量点形态和扩散区离子扩散的非线性引起的电荷转移变化。电阻 R_s 表示扩散离子运动的电阻。电容器 C_{sh} 和电阻器 R_{sh} 表示被隔离的导线对周围组织体的泄漏通路。电阻器 R_t 表示电极记录点到电子接口之间导线的电阻。电压 $V_{elec-ns}$ 表示由于几个电生理和电现象引起的集总电极内部噪声。其中最主要的噪声是由电极-组织接口处的电子布朗运动、由浓度梯度引起的带电离子漂移和扩散,以及电极-电解液接口处发生的氧化还原反应等因素所产生的(Hassibi 等,2004;Kovacs,1994;Robinson,1968;Schmidt 和 Humphrey,1990;Shoham 和 Nagarajan,2003)。噪声的幅度与测量点的材料、大小、表面形状和污染等因素有关。其他噪声源还包括半电池电势的随机波动和不稳定性。这些干扰的影响因素包括双电层电容的扰动、电极表面的污染、电极导线内电子随机运动引起的热噪声(也称为 Johnson 噪声或 Nyquist 噪声)以及与频率相关的 $1/f$ 噪声(也称为闪烁噪声或粉色噪声)。这些噪声源可以合理近似为热噪声(Johnson,2005)并表示为电压:

$$V_{elec-ns} = (4kTZ\Delta f)^{0.5}$$

式中:k 为玻耳兹曼常数;T 为热力学温度;Z 为电极幅度阻抗;Δf 为感兴趣的频率范围。

这个细胞外神经记录的功能性系统级模型对于评价电极的性能非常有用,如记录选择性、灵敏度、信噪比。对电极设计和使用参数也非常有用,如电极记录点大小、电极材料以及目标大脑区域的电极放置等。然而,模型的结构和假设并不直接映射内在的生物物理机制的详细信息(如生物电势采样、神经接口的电阻路径和电极测量点的形态具有复杂的空间特性和电特性)。更复杂的模型需要对神经信号源、神经接口的组织阻抗以及电极-电解质接口进行有限元分析。

5.3.2 长期神经记录中神经信号保真度的影响因素

在电极的设计和分析中,神经信号保真度可认为是传感器的通用属性,即灵敏度、选择性和稳定性。

记录灵敏度定义为所记录的信号差分变化(图 5.5(a)的 V_{e2})相对于真实信号源差分变化(V_{neu})的比例。根据这一定义,灵敏度的最大值为 1(所有输入尖峰的差分电荷都被转化为电极导线上的输出尖峰的差分电荷)。灵敏度与电极的尺寸大小成反比,因为当生物电势集合到一个更大的区域范围时,任何一个目标神经信号源对转换信号的相对贡献都会降低。灵敏度也受分流通路（C_{sh} 和 R_{sh}）、组织中的阻性损耗（R_{int} 和 R_s）和导线的电阻损耗 R_t 等因素的影响。

记录选择性定义为电极在何种程度上优先记录目标神经元信号源群，并排除不需要的神经信号源。因此，选择性与电极记录点大小成反比（更大的感应区会整合更多的神经信号源生物电势）。

记录稳定性定义为在何种程度上电极阵列的功能特性（包括生物电势检测、神经接口的组织阻抗和电极-组织接口组件等）不随时间而改变。精心设计的电极有相对稳定的电极-组织接口特性（表明记录稳定性主要取决于图 5.5 中的生物电位检测模块和组织接口模块）。当神经信号源发生损坏、退化以及形态或电生理变化时，也会影响记录稳定性。另外，记录稳定性也受电极周围组织反应随时间变化的影响。

因此，优化神经信号保真度的基本策略是设计具有足够灵敏度、选择性和稳定性的电极来最大化感兴趣的神经信号，并尽量减少各种噪声源的影响。该策略与最大化信噪比非常类似。神经信号振幅的主要影响因素是电极测量点与神经元的距离、电流源与电流槽的幅值和空间分布以及电极测量点的大小。膜电流最大时会发生胞外电势的最大变形。通常情况下，细胞体/轴突被认定为动作电位的起源。胞外电势随着距离增加按照 $1/r$ 降低（r 为测量点到信号源的距离）。对于在形态学和通道分布上可以近似为局部电流源和电流槽对的神经元来说（电流偶极子，皮质椎体细胞的尖峰放电经常采用这种假设），由于电流源和电流槽在胞外的相互作用，胞外电势会按照 $1/r^2$ 的规律衰落。另外，具有较大胞体和树突的神经元相对于较小的神经元会具有更大的膜电流。这些因素会导致记录到的尖峰更偏向于较大的神经元和距离电极测量点更近的神经细胞。为了最大限度地提高记录的选择性和灵敏度，电极测量点的大小应该与细胞大小、细胞堆积密度及电流源幅值相匹配。

5.3.3 在长期记录中引入噪声的因素

电极内部噪声首先通过适当选择电极材料和电极设计来降低电极阻抗（噪声功率随阻抗变化）来达到最小化的目的。导线阻抗可以通过合理选择导线材料和尺寸来降低，并通过选择高质量的电介质材料来减少旁路电流（这通常不会造成性能损失）。双层电容和电荷转换阻抗与材料和测量点大小有关。扩展电阻与测量点大小有关。综合来看，增加测量点尺寸以降低电极阻抗会降低记录选择性和灵敏性。高级微电极测量点材料，如氧化铱薄膜（Cogan，2009）和导电性聚合物（Abidian 等，2010；Abidian 等，2009；Ludwig 等，2011；Ludwig 等，2006；Venkatraman 等，2011）可在不改变电极尺寸的前提下显著降低电极阻抗。

内部神经噪声可以通过增加记录选择性和把测量点靠近目标神经元放置的手段来降低。然而，这通常包含降低记录点区域，而又会提高电极阻抗（这样会增加电极内部噪声）并降低记录稳定性。

外部生物噪声的作用可以通过合理的信号参考和信号调理来降低（Horsch 和 Dhillon，2004；Kovacs，1994；Linderman 等，2006；Ludwig 等，2009；Schmidt 和 Humphrey，1990；Shoham 和 Nagarajan，2003；Webster，1998）。合理参考的重要性在第 3、6 和 15 章中有详细的讨论，也可参考 Donoghue（2007）。通常情况下，参考或记录一个额外的微电极测量点，或记录一个放置在神经活动很小的较大的测量点。从测量信号中减去参考信号以去除通道之间的相关噪声（Blanche 等，2005；Henze 等，2000；Ludwig 等，2009；Nelson 等，2008；Vetter 等，2004b；Webster 1998；Williams 等，1999）。每一种配置方式都各有优缺点。

另外一种可选方案是采用共同平均参考（AVE 或 CAR），EEG 中为了观察噪声记录中的微小信号经常采用这种方式（Cooper 等，2003；Offner 1950；Osselton 1965），参见第 6、7 章。与更复杂的通过事后检验的方法去除记录信号噪声（Aminghafari 等，2006；Bierer 和 Andersen，1999；Oweiss 和 Anderson，2001）的方法不同，CAR 的计算量小，因此可以集成到记录设备硬件之中并实时应用于 BCI。如其名字所示，微电极中所有的记录都被平均并作为参考从单个记录点中减去（Ludwig 等，2009）。通过平均过程，所有测量点中共同出现的信号或噪声（相关联的信号，如 50/60Hz 工频干扰或运动伪迹）会在 CAR 中保留，并通过相减从每个测量点记录中去除。

5.4 皮层内微电极阵列长期记录的性能

越来越多的证据表明，采用皮质内微电极阵列长期可靠地记录信息丰富的神经活动是可行的。然而，目前的技术还没有达到所期待的长期记录的性能。除各种各样的材料失效和器件失效之外，生物过程对记录性能降低也起到了非常大的影响。

由于长期微尺度神经接口内在的复杂性和变异性，以及量化评价记录性能的困难，对皮质内微电极阵列的长期记录性能做精确的描述是很困难的。通观对几种微电极技术的诸多研究，并考虑到微电极和植入式技术的高质量要求，主要观察到四种现象（Hochberg 等，2006；Jackson 和 Fetz，2007；Kim 等，2008；Kipke 等，2003；Liu 等，1999；Maynard 等，1997；McCreery 等，2004；Nicolelis 等，2003；Rousche 和 Normann，1998；Santhanam 等，2006；Suner 等，2005；Vetter 等，2004b；Ward 等，2009；Williams 等，1999）：

（1）记录性能（信号持久性、稳定性和质量）一般在几周到几个月后开始下降，导致用于 BCI 高维控制的信息丰富的神经信号逐渐减少并消失。

（2）长期记录随着时间的推移并不会完全失效，阵列中还可以记录一些低质量的多神经元信号或 LFP。

（3）随着时间的推移，某一个特定微电极或所有微电极阵列获得的神经信号会逐渐变化并变得不可靠；好的记录和坏的记录会随天数而变化，并且这种变化很难预测、观察或控制。

（4）在某些特例情况下，某个特定记录点或阵列特定区域记录的单神经元信号在长期内保持稳定（1 年到数年）。

对长期记录的性能随时间推移进行有意义的评估需要对几个互相关联的记录特性做出评价，包括信号质量、阵列增益、信号稳定性、记录寿命和整体可靠性。虽然这些特性目前还没有最终被普遍接受的测量方法，但是越来越多的文献开始采用这些术语对电极性能进行评价（Kipke 等，2003；Liu 等，1999；Liu 等，2006；Nicolelis 等，2003；Suner 等，2005；Vetter 等，2004a）。不同类型微电极阵列的定性推理比较常见，但由于采用了不同的实验准备、技术和分析算法（Polikov 等，2005；Suner 等，2005；Ward 等，2009；Williams 等，1999），真正有意义的定量比较却很少见。此外，发展 LFP 相关的性能测量方法尤其困难，因为这些信号的幅值和带宽特性与非神经背景噪声很难区分。因此，LFP 的记录性能通常采用测量使用该信号的 BCI 系统的性能这种非直接的手段进行评估。

5.4.1 信号质量

对于记录动作电位（尖峰）而言，信号质量通常用信噪比进行描述。在这种方法中，信号被定义为可辨识尖峰的幅值，噪声水平被定义为去除可辨识尖峰之后记录的均方根

（RMS）或平均信号水平的 2~6 个标准差。信号质量对皮质内 BCI 应用很重要，因为这直接影响用于 BCI 解码算法（第 7、8、16、17 章）的尖峰序列（识别单神经元或多神经元尖峰活动的时间）的可靠性。通常情况下，2.5~4 之间的信噪比（尖峰幅值是 RMS 噪声水平的 2.4~4.0 倍）被认为是多神经元活动，并作为可接受的尖峰活动水平的最低值。大于 4.0 的信噪比被认为是单神经元活动。绝大多数具有有用信号的微电极测量点采集的是多神经元活动，或者一两个可辨识的单神经元活动与多神经元活动的叠加。

5.4.2 阵列增益

阵列增益在操作上定义为在一个给定的时间区间内，具有足够质量可辨识尖峰活动（或 LFP）的电极所占阵列的部分。阵列增益之所以重要，是因为它可用于度量提供给 BCI 解码算法的尖峰序列的数量。在老鼠上的研究显示，在植入数周到数月后每天的阵列增益为 50%~90%（Vetter 等，2004a；Ward 等，2009）。在非人类的灵长类动物体上的研究也有类似的阵列增益（Nicolelis 等，2003；Suner 等，2005）。在人类身上开展的为期数月的皮质内 BCI 的初步研究也获得了类似的阵列增益（Hochberg 等，2006）。在这些研究中，阵列增益的变化范围很大，这表明对长期记录性能某个特定水平进行精确的先验假设的能力是有限的。

5.4.3 信号稳定性

信号稳定性可定义为在某个时间区间内某个特定微电极记录点记录相同神经元的相似性。信号稳定性之所以重要，是因为它与尖峰识别设置每天的一致性和 BCI 解码算法直接相关。如果神经信号高度稳定，尖峰识别设置就只需要做很小的调整，并且每天的解码算法的输入设置也可以始终保持一致。虽然充满了警告，信号稳定性一般通过追踪主要（约 1ms）胞外尖峰波形的一致性来获得，有时也采用如尖峰间间隔的尖峰序列统计进行放大的方法（Chestek 等，2007；Dickey 等，2009）。很难确认每天记录的电压波形稳定的动作电位来自相同的神经元。

在一个具有里程碑意义的研究中，Harris 等（2000）同时采用胞内记录和四头电极的胞外记录，通过让经验丰富的操作者对尖峰进行手动分类来研究稳定性。尽管操作者经验丰富，并且可以获得多维的四头记录，第一类错误（假阳性错误）和第二类错误（假阴性错误）的显著性却高达 30%。另外，测量的胞外尖峰波形的波峰特征在 24h 的区间内变化高达 30%（Santhanam 等，2007）。因此，该类实验好像不但存在记录假定相同神经元的内在的技术困难（通过尖峰波形判断），也存在辨别错误难以识别的问题。尽管如此，仍有能力在短期或长期内记录单个神经元的信息，并且采用长期记录的 BCI 控制效果很不错，其稳健性也很好（Chestek 等，2007；Ganguly 和 Carmena，2009；Heliot 等，2010；Hochberg 等，2006；Santhanam 等，2006；Velliste 等，2008）。

5.4.4 记录寿命

记录寿命在操作上可定义为神经记录的记录质量、阵列增益和稳定性等特性保持一致的时间长度。已经有很多研究报道了微丝阵列（Nicolelis 等，2003）、陶瓷基底阵列（Moxon 等，2004）、犹他阵列（Suner 等，2005）和密歇根式阵列（Vetter 等，2004a）的神经记录时间长达数月或更长。2009 年，Ward 等对这些不同类型的微电极阵列的性能进行了客观的比较（Ward 等，2009）。这份研究确认了之前报道的各种电极寿命，并且表明不同的微电极技术具有较好的可比性。然而，这些可比较的性能仅仅基于老鼠大脑，并没有考虑在更大体积的大脑内可能出现的失效模式（如非人类灵长类动物头部的高速加速运动（Santhanam 等，2007）。

5.4.5　整体性能

除考虑微电极阵列的长期性能，皮质内植入过程本身的性能也需要加以考虑。接收皮质内 BCI 神经接口有什么风险？植入式接口获得并维持有用水平功能的可能性有多大？这一领域内的大部分动物研究并没有采用全面的方法解决这些问题，而相关的临床经验又十分有限。一个特别的既包含了成功植入研究又包含了失败植入研究（Williams 等，1999）的定性评估显示，在有经验的实验室团队中，采用经过验证的协议和经过训练的人员，保持有用植入式性能最低名义水平的概率为 60%～90%。这份评估最重要的结论是，虽然成功率很高，但低于 100%。也就是说，任何一种植入过程都可能在一定程度上取得成功，但不一定保证成功。虽然目前的临床研究还很有限，但也支持这一结论（Hochberg 等，2006）。

总体而言，迄今为止的动物体研究和人体研究都表明，采用皮质内电极进行长期、信息丰富的神经记录最终是可行的。然而，BCI 皮质神经接口还没有完成研究阶段到临床阶段的转换。这个转换需要完成两个任务：一是增加阵列记录点数，提高每个记录点的信号保真度和提高每天记录的稳定性；二是把记录寿命和可靠性从数周提高到数月，并（最终）提高到数十年。

5.5　脑组织对皮质内微电极阵列的响应

除长期记录性能的评价外，皮质内微电极阵列对植入点周围组织的局部组织响应也需要进行评估。虽然脑组织响应（组织学）和长期神经性记录性能（功能）之间的详细关系还不十分清楚，可以合理地预期这两者之间关系密切，因为感兴趣区域的神经元状态和电极-组织接口的电特性直接影响系统的功能特性（Liu 等，2006；Nicolelis 等，2003；Polikov 等，2005；Rousche 和 Normann，1998；Schwartz 等，2006；Williams 等，1999；Biran 等，2005；Purcell 等，2009a；Purcell 等，2009b；Silver 和 Miller，2004）。虽然对这些反应过程的阐述才刚开始，但希望更好地理解微尺度神经接口周围的动态生物过程，因为这可以指导设计更高级的微电极来更好地长期记录信息丰富的神经信号源。这一点对于皮质内记录用于 BCI 系统控制是必不可少的，尤其是对于如多维运动控制的复杂应用。

通常的工作假说是有害的脑组织反应导致了记录性能随时间逐渐降低，而提高长期记录性能包括减弱、减轻或适当引导这些脑组织反应（Kennedy 等，1992；Lee 等，2004b；Maynard 等，1997；Rousche 等，2001；Shain 等，2003；Stensaas 和 Stensaas，1978；Suzuki 等，2003；Takeuchi 等，2004；Zhong 和 Bellamkonda，2007）。本节将总结对于电极-脑微观环境和微电极功能性能之间复杂微妙关系的现有理解。

5.5.1　植入式微电极阵列周围的微观环境

大脑和脊髓被包裹在脑膜中，周围的脑脊液起到缓冲作用。在典型的大脑区域中，细胞（神经元和神经胶质）占据 78% 的空间，微脉管系统占据 2%，胞外空间占据 20%（Nicholson 和 Syková，1998；Tsai 等，2009）。在人体中，皮质内的平均细胞密度约为 100 000 个/mm^3，在不同的皮质区域和同一区域内不同的层之间有显著的差异（综述可见 Tsai 等（2009））。由于神经胶质和神经元细胞的比例大概为 2∶1，大脑内的平均神经密度约为 30 000 个/mm^3（Tsai 等，2009）。人类皮质内的脉管系统长度大概为 0.4m/mm^3。对老鼠而言，平均脉管直径约 4μm，皮质内任何一点距离最近的血管距离为 13μm（Tsai 等，2009）。皮质脑组织的总体构成如图 5.6 所示。该图描述了典型的植入式微电极柄尺度下老鼠大脑皮层微观环境的详细图像。

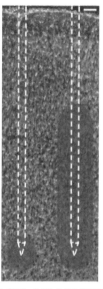

图 5.6　植入老鼠大脑皮层（图中上部为大脑皮层表面）的微电极周围的脑组织微观环境

注：该图像由 64 个三维图像布局合成，这些三维图像是采用混合像元分解的 Zeiss LSM META 系统采集的。图中蓝绿色的 CyQuant 标记为细胞核，紫色的 NeuroTrace 标记为尼氏体，黄色 Iba1 标记为小神经胶质，红色的 GFAP 标记为星形胶质细胞，绿色的 EBA 标记的为血管（感谢伦斯勒理工学院的 C. Bjornsson 为本章修改图片（Tsai 等，2011））。为了说明植入的微电极相对于主要脑组织元素密度的比例，两个典型的微电极柄/尖头（直径 50μm，间隔 400μm）的外形（虚线）被叠加在布局合成的图像上。左侧的微电极描绘的是在尖端只有一个测量点（如微丝或犹他电极阵列）。右侧的微电极描绘的是一个尖端测量点和沿柄的一组测量点（如密歇根式电极阵列）。它们各自近似的记录范围（距电极位置约 100μm 的半径）用蓝色显示

需要注意的是，在正常活动中大脑和脊髓会相对颅骨和脊椎运动（如呼吸、心跳和身体运动）。在灵长类动物中的移动尤其突出。

5.5.2　与微电极植入相关的局部组织损伤

大脑皮层皮质内植入微电极阵列需要切开或至少穿透脑膜，包括硬脑膜、蛛网膜和软脑膜。穿透蛛网膜会释放脑脊液，并且蛛网膜和软脑膜的穿透会破坏脉管系统。皮质植入会造成神经元、胶质细胞和皮质内微脉管系统的移位或损伤。

由于微电极阵列植入造成的局部损伤反应会立即启动。这种局部反应涉及微观环境中的四个主要构成因素：神经元、反应性的细胞（小胶质细胞、巨噬细胞和星形胶质细胞）、血管和细胞外基质。从血管的堆积密度和微电极的尺寸形状来看，开始时电极的植入会在某些点穿透血脑屏障，在造成水肿的同时红细胞和巨噬细胞也会释放到脑组织中（Schmidt 等，1993）。典型微电极柄（15μm×50μm 的尺寸植入大脑皮层内 2.5mm 的深度）的简单存在可能会造成约 120 个胶质细胞、60 个神经元和 80 个微血管的移位或损坏。

除细胞、血管和胞外损伤的体积估计，由于神经组织的黏弹性本质，还会引发更加复杂的损坏。Bjornsson 等在 2006 年设计了一个新颖的体外实验来比较穿透速度和器件尖锐度对老鼠脑厚切片组织畸变的影响。通过对脉管系统的荧光标记和显微镜观察组织变形发现，对脉管系统的切割、破裂和拖拽造成的损伤范围可以达到距离插入点 300μm 远。他们通过电极柄周围胞外空间的局部 pH 值，来研究插入速度对微电极阵列插入造成的严重组织破裂和损伤的影响，如图 5.7 所示（Johnson 等，2007）。

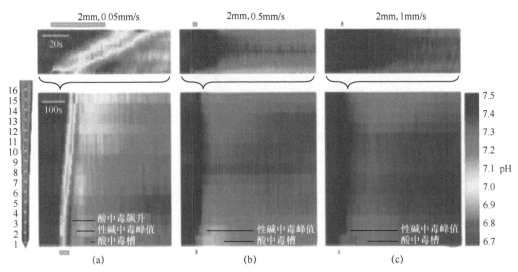

图 5.7 沿电极柄细胞外 pH（pHe）水平的时 - 空变化所测量的插入损伤

注：图中的电极柄以三种不同的速度（（a）：0.05 mm/s；（b）：0.50 mm/s；（c）：1.00 mm/s），插入2mm深。pHe 的时 - 空图显示慢速插入会引起更稳健的长期酸性过多症（如（a）），以及沿探针柄反应的变异性。上面的图给出了插入过程中 pHe 反应的详细情况（底部的灰色条指示插入时间）。下面的图显示了 10min 的响应窗口。在最慢的插入速度下，包括大量的长期酸性过多症的三相酸性 - 碱性 - 酸性波形非常明显（a）。0.50mm/s 和 1.00 mm/s 的插入速度（b）和（c）通常会引起双相的碱性 - 酸性波形，其酸性区间微弱。（Johnson 等，2007）

尽管微电极阵列的植入往往会造成局部组织损伤，值得注意的是相同阵列邻近的电极导线会产生非常不同的组织反应（Rousche 和 Normann，1998；Williams 等，2007），并且同一根电极导线上不同位置观察到了不同范围的组织损伤（Stensaas 和 Stensaas，1976）。这些发现表明，组织在微尺寸水平的异质性可能会导致不同的局部损伤。Kozai 等在 2010 年采用双光子成像技术对电极插入前的神经血管表面进行了三维重构，发现基于重构图像适当的选择插入位置可以减少 80% 以上的血管损伤。这表明，成像或其他植入前信息可以减轻插入造成的局部组织损伤。

总之，现有研究表明，尽管存在减少插入损伤的策略，现有植入式微电极阵列由于其尺寸、刚性和锋利程度造成初始血管损伤和随之而来的血脑屏障破坏是不可避免的。除破坏血脑屏障，阵列插入还会损伤或破坏神经元、少突胶质细胞、星形胶质细胞和小胶质细胞，从而造成不同程度的初始组织反应。长期植入式阵列的存在会造成慢性炎症和伴随的组织反应，导致慢性脑组织反应。有趣的是，如果阵列被移除，组织损伤就会降低（Biran 等，2005）。

5.5.3 慢性脑组织反应

慢性脑反应是一个随时间变化的、涉及很多信号分子和细胞类型的一系列复杂的事件。器件插入带来的慢性炎症并不仅在微电极阵列这样的微尺度器件植入时发生，进行深度脑刺激时的电极植入也会发生（Haberler 等，2000；Moss 等，2004；Nielsen 等，2007）。然而，由于微尺度器件的尺寸很小，并且其主要用途是进行记录而不是进行刺激，慢性神经炎症造成的脑组织反应很可能会长期影响它们的性能和可靠性。

5.5.3.1 细胞反应

小神经胶质细胞是植入装置后局部损伤中产生反应的第一类细胞。研究者在插入器件后的一天内就在电极周围观察到了激活的小神经胶质细胞（Szarowski 等，2003）。激活小神经胶质的细胞因子、趋化激素和炎症分子在植入器件周围出现并被其吸附。小神经胶质从网状形态（休息状态）变化为与巨噬细胞类似的变形形态（Fawcett 和 Asher，1999）。在这种激活状态下，小神经胶质细胞的行为类似于巨噬细胞，通过释放额外的细胞因子和试图吞噬植入的器件来传播炎症级联反应。Winslow 和 Tresco 在 2010 年使用对小神经胶质和巨噬细胞特异的免疫标记 ED-1，发现在典型尺寸的微丝植入后 12 周这些细胞仍然处于激活状态，但是激活区域大部分被限制在距离电极 100μm 以内。这个发现表明神经炎症具有持续性。在同一个研究中，电极导线周围的 IgG 免疫反应性的存在也验证了这一结论，并且表明同样存在血脑屏障泄漏。

星形胶质细胞是第二种参与局部损伤反应的细胞。星形胶质细胞通常在神经环境中扮演支持角色，调节营养素和神经传导物质，也帮助形成血脑屏障。在慢性组织反应中，并且显然是由于相同的小神经胶质响应的细胞因子信号，星形胶质细胞的反应表现特性有肥大、增殖和分泌各种各样的神经生长抑制分子（如 NG2 软骨素－硫酸盐蛋白聚糖（Levine，1994）或 Nogo 蛋白（Grandpre 等，2000））。在这个激活过程中，星形胶质细胞会在微电极周围形成神经胶质鞘（Edell 等，1992；Turner 等，1999）（图 5.8（c）、(d)），这或许是反应性胶质细胞调整空隙连接蛋白（连接蛋白类）以形成更紧密连接时（Haupt 等，2007）重新形成血脑屏障过程的一部分。

神经元本身也受慢性组织反应的影响。虽然还没有定义相关的信号级联，组织反应通常伴随着微电极周围区域长期的神经元死亡或损伤，产生神经元死亡区，或者更精确地说是神经元损耗区（Biran 等，2005；Edell 等，1992；Polikov 等，2005），如图 5.8（e）所示。这个发现随后与电极周围的慢性局部炎症相关（McConnell 等，2009a）。除了解剖学上的耗尽区，也会造成生理（功能）影响，或者通过突触损伤引起的网络重组，也或者通过创建沉默神经元（Henze 等，2000）。

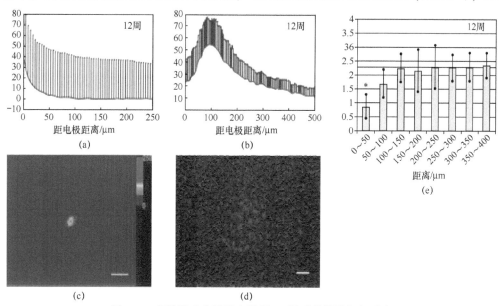

图 5.8 老鼠运动皮层植入微丝 12 周后的慢性组织反应

注：(a) 小神经胶质是离植入物距离的函数，由平均 ED-1 免疫反应性（±标准差）指示。(b) ED-1 免疫反应性的平均表面图显示了在微丝周围呈对称分布（图中比尺为 100μm）。(c) 星形胶质细胞随距植入物距离而变化，由平均胶质原纤维酸性蛋白（GFAP）的免疫反应性（±标准差）指示。(d) 典型的指截面说明了肥厚型星形胶质细胞的反应，由 GFAP 免疫反应性（粉红色）指示。DAPI（4′，6－二脒基－2－苯基）染色（蓝色）表明在电极－组织接口周围存在其他的类型细胞。图中比例 R 为 100μm。(e) NeuN 标记的神经元细胞体平均数（±标准差）随距植入物距离而变化。与未植入的组织中的平均数相比（由浅灰色水平线标记），在距离微丝 50mm 范围内，神经元细胞核的数目有显著的减少（$^*p \leq 0.05$）。(Winslow 和 Tresco，2010)

近期的研究发现，少突胶质细胞也参与了组织反应。器件植入后 2 周、4 周和 12 周在其周围发生了髓磷脂的缺失（Winslow 和 Tresco，2010）。这些影响会沿着皮质列扩展，表明生理影响很广泛（Woolley 等，2009）。髓鞘脱失（很多神经变性疾病的标记）会降低动作电位的传导速度，从而破坏正常的功能。神经元沉默的一个可能的机制（虽然还没有经过证实）是基于 Hebbian 动力学（Hebb，1949）。该假设认为，由于不再与来自其他轴突的输入保持同步，来自这些慢速轴突的突触输入逐渐减弱到一个临界值，并使得这些慢速轴突在本质上脱离了网络。

5.5.3.2 细胞外基质的变化

电极穿透时也会发生细胞外基质改变的反应。在脊髓损伤时，伴随着反应性星形胶质细胞产生细胞外基质蛋白（如 γ_1 型层粘连蛋白、Ⅳ型胶原、α_1 型层粘连蛋白），会形成胶质瘢痕（Liesi 和 Kauppila，2002）。有些报告表明，这些细胞外基质的变化也会在皮质受到穿透损伤时发生（Liu 等，1999；Stensaas 和 Stensaas，1976），并且对观察到的阻抗谱增加有贡献。然而，部分原因是缺少适当的方法，目前仅有少量数据直接表明细胞外基质变化与长期微电极阵列有关。

5.5.4 组织响应随时间变化的评估

有多种最近发展的组织学方法有助于阐明细胞水平和胞外基质的变化。例如，一个新的设备提取组织学方法可以通过免疫组织化学抗体和生物标记的方式避免微电极阵列周围潜在的人为过度标记。虽然原位组织学（Woolley 等，2011）可以提供传统方法无法采集的接口水平的细节（图 5.9），这种原位方法仅能提供终点数据。与此相反，活体成像（Kleinfeld 和 Griesbeck，2005）可以重复评估慢性组织反应随时间的发展。如果该技术进一步发展，它可以提供与电极总体寿命期间慢性组织反应的时间和成分有关的更多信息。

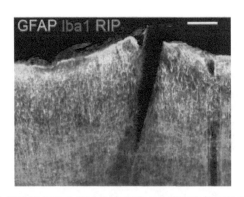

图 5.9　电极放置在运动皮层的神经接口微观环境的原位组织学图像

注：图中显示了在成像前 1 周植入硅基密歇根式微电极阵列，该阵列位置处的单个光条（经由运动皮层，约 50μm 后进入到 300μm 厚的矢状面）。黄色为 GFAP；红色为钙离子结合适配器分子 1（LBA1）；蓝绿色为受体相互作用蛋白（RIP）。比例尺度为 200μm。（Woolley 等，2011）

图 5.10 给出了大脑皮层皮质内长期植入微电极后为期 6 周的组织反应的定性总结。

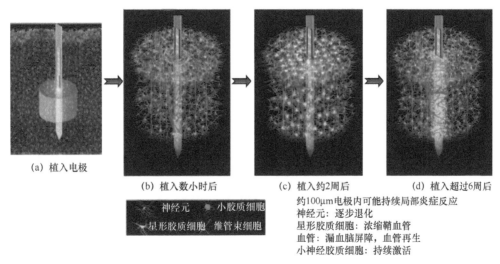

图 5.10 皮层内植入微电极后引起的典型慢性脑组织反应总结

注：慢性阶段包含不同程度的动态神经炎症过程，该过程由对植入式电极这种异物的反应引发。（a）在电极插入以后细胞损伤、局部出血、局部缺血和水肿为特征的急性损伤反应立即发生。（b）慢性反应的早期阶段，包括激活的小胶质细胞（紫色）和反应性的星形胶质细胞（黄色），同时伴随着一定程度的神经元损伤或缺失（蓝色）。（c）、（d）慢性反应贯穿植入物整个寿命过程并包括谱响应。其中可能包括连续的神经元逐渐退化、反应性星形胶质细胞凝缩进入电极周围的鞘内、持续的低水平小胶质细胞激活以及漏血的脑屏障。造成反应性细胞对电极渐进式包裹（包括（c）到（d）转移过程中的反应性星形胶质细胞的凝结）因素目前还没有被完全理解。包裹的发生似乎与电极设计、手术技术和电极 – 组织微观环境的局部特性有关。（来自作者与西雅图华盛顿大学 W. G. Shain）

5.5.5 组织反应对微电极性能的评估

上面提到的急性和慢性组织反应都有可能影响电极性能。测量活体器件 – 组织接口的阻抗是评估慢性组织反应对性能影响的方法之一（Grill 和 Mortimer，1994）。Williams 等在 2007 年观察到在老鼠感觉运动皮质区植入微丝阵列后 7 天内组织阻抗发生了逐渐的、重要的增加。并不是所有的阵列都发生了阻抗增加，只有死后验尸组织学中有严重 GFAP 反应（发生了严重的包裹）的老鼠有这种现象。

研究人员发展了集总参数电路模型来描述电极、细胞和胞外空间对电阻的实际和假想的贡献（Williams 等，2007）。随后，McConnell 等在 2009 年提出了一个更加详细的模型来描述阻抗参数与组织学的 GFAP 和 4, 6-DiAmidino-2-PhenylIndole（DAPI）测量值之间的定量关系（McConnell 等，2009a）。这些阻抗研究的结论已经被三维神经胶质细胞培养下观察到的神经探针周围高密度的胶质细胞生长所证实（Frampton 等，2010）。阻抗增加与胶质鞘的增加有关（Frampton 等，2010）。这些研究提供的纵向数据可以证实早期关于微电极阵列植入引起的慢性脑组织反应扩展的组织学观察。

5.5.6 其他重要问题

还有几个重要的问题需要解决，这关系到微电极阵列植入的慢性脑组织反应和其对电极性能的影响。

星形胶质细胞鞘会逐步凝结在微电极阵列周围吗？这是否会增加神经信号源和电极测量点之间的组织阻抗？包含几个早期微电极阵列类型和植入技术的早期研究支持了这一假设（Turner 等，1999；Williams 等，2007）。然而，近期几个采用最新类型微电极阵列和插入技术的研究（McConnell 等，2009b；Winslow 等，2010；Winslow 和 Tresco，2010）表明星形胶质细胞鞘凝结形成连续性包裹并非不可避免。

信号随时间逐渐损失的真正原因是什么？是神经元退化、沉默神经元，还是断开连接的神经元？最近的髓鞘脱失数据表明后两个因素在信号损失中扮演了重要的角色（Winslow 和 Tresco，2010）。

慢性组织反应中持续的炎症和小胶质细胞成分是导致记录不可靠性或失效的原因吗？好几个研究表明长期神经植入的持续炎症是导致这一现象的原因（Winslow 和 Tresco，2010；Woolley 等，2009；Biran 等，2005；Polikov 等，2005；Szarowski 等，2003；Turner 等，1999）。对触发各种各样组织反应过程的影响因素的仔细实验研究用于指导设计有害组织反应最小化的电极设计和技术。

5.5.7　解决因组织反应而引起信号质量退化的方法

虽然人们对长期植入式微电极阵列引起的脑组织反应理解得越来越多，但是提供慢性组织状态（组织学）和微电极记录特性（功能）之间机制联系的直接、详细的信息相对稀少，而现有的因果连接主要通过推测获得。神经记录性能不断下降由多种互相影响的机制共同决定。下面讨论几个现有的推测机制。

由于大脑把典型的植入式电极当作外来物进行反应，器件的组分特性（如材料、力学特性、形状和尺寸等）都在一定程度上决定大脑的被动反应。考虑到材料 – 宿主反应中的生物相容性，可以选择高质量的电极材料使微电极在大脑内保持完整而不引发对材料本身的严重的毒性组织学反应（Kipke 等，2003；Stensaas 和 Stensaas，1978）。合适的材料包括聚对二甲苯 C 或氧化硅制作的薄膜和铂、铂/铱、铱或聚乙烯（3，4-ethylenedioxythiophene）（PEDOT）制作的电极测量点（Abidian 等，2009；Cogan 等，2009；Ludwig 等，2011；Ludwig 等，2006；Wilks 等，2009）。虽然现在看起来这些材料不会引起功能损失，但是随着微电极技术的不断完善，这些材料引起的有害反应可能会越来越明显。

生物淤积（电极测量点的分子吸附）被认为是引起慢性组织反应和记录性能降低的原因之一。考察生物淤积对器件性能影响的方法之一是在植入后的某个时刻去除生物淤积。这可以通过对测量点通过少量相对于远地端的直流电（几百毫安）的方式来达到（Johnson 等，2005；Otto 等，2006）。虽然这样做可以显著降低阻抗，并可能使某些微电极测量点偶尔重新获得大幅值的神经信号，但是并不适合作为解决生物淤积的长期方法，因为重复使用可能会逐步降低电极测量点的电化学状态。

另一种减少生物淤积的方法是在植入前把器件涂上抗生物淤积材料。这些涂层可以阻止初期的细胞因子和趋化因子的蛋白吸附并为微电极阵列创造一个隐蔽环境（在这个环境中微电极阵列或测量点不会被附近的神经元和神经胶质所感应）。迄今为止最成功的防生物附着剂是聚乙二醇（PEG）（Alcantar 等，2000）。近期的活体实验表明，PEG 涂层可以降低微电极表面的蛋白吸附（Sommakia 等，2009）。这表明，PEG 有可能阻止引起生物预期的初期先导蛋白吸附到微电极阵列上。虽然这些初步的研究很振奋人心，但这些涂层在体内的寿命还有待研究。

另一个很有价值点的疑问是相对软的脑组织和相对硬的电极之间的机械失配。典型的微电极硬度是脑组织的 3~6 倍，这会引起机械失配。例如，硅和聚酰亚胺的弹性模量分别为 166GPa 和 2.5GPa，而脑组织的估计弹性模数只有 5kPa（与室温下的明胶差不多）。直接、单独验证机械失配引起组织损伤和组织反应的假设是很困难的。已经有几个模型仿真研究表明，高硬度的电极比低硬度的电极在电极尖端产生了更高的应变场（Lee 等，2005；Subbaroyan 等，2005）。也有人研究了电极表明柔软程度的影响，但是由于还存在电极硬度，这个影响很难被单独测量。采用相对柔软的水凝胶涂层并没有显著影响组织反应（Kim 等，2010）。虽然硬度可能是性能降低的影响因素，但近期的研究显示传统硬度和硬电极类型的组织反应都很小（Winslow 等，2010），这说明硬度并不是主要因素。

微运动在操作上定义为电极相对周围组织的小幅运动（亚微米到微米级别），也可能在信号质量下降中扮演了角色。这些运动可能是由于正常的大脑脉动（如呼吸和心跳）和与身体运动相关的大脑运动引起的。把电极固定在硬脑膜或头骨上，以及电极和大脑的机械失配会加重这种影响。电极相对于脑组织的运动被认为产生重复的细胞破裂和拉紧而引发慢性炎症反应。然而，这只是合理的假设，活体中的真实发生的微运动迄今没有被精确测量，也没有与特定的脑组织反应过程联系在一起（Liu 等，2006；Schmidt 和 Humphrey，1990；Subbaroyan 等，2005）。

5.6 开发下一代皮层内脑-机接口的策略

植入式微电极技术和应用背后的工程科学已经具有数据驱动的、合理的开发下一代皮质内 BCI 接口的能力。这预示着具有 50 多年历史的微电极技术已经发展到了一个新的纪元。人们最初采用现成的实验室材料和技术来制作早期的微丝阵列。这些早期研究的科学结论给人们能够采用新发展的 MEMS 技术来制造更加复杂和专业的微电极类型，并极大地扩展了微电极设计的空间。现在，主要的挑战已经不仅仅是制作高质量的微电极阵列并且植入大脑。更进一步，是发展更高级的设计、材料和技术以使电极更有效地在细胞和亚细胞尺度与大脑融为一体，并且能够可靠地工作很多年。由于这个高级功能使新兴的临床应用成为焦点，还需要面对微电极技术用于临床转换的挑战。

最大化神经记录质量、稳定性和可靠性的微电极设计高级策略可以产生高保真的神经记录。另外，信号处理的新方法也可以进一步提升用于神经解码算法的信号质量。这些内容在其他章节中进行了论述，包括重参考策略、多通道去噪和滤波技术，以及结合尖峰记录和局部场电势的混合技术（Gaumond 等，2004；Ludwig 等，2009）。

开发下一代皮质内微电极阵列有一个一般性策略。这个策略包含四个要素。

1) 微创手术插入和植入

虽然微电极插入和植入相关的损伤不能明确预测长期性能，但是初期损伤的组分（脑表面出血、脑膜反应、皮质内微出血和细胞损伤）可以引发植入后的炎症反应和组织修复过程。电极微观环境中损失或损伤的神经元几乎没有能力进行修复。使损伤最小化的插入方法包括对插入轨迹、位置、速度和深度的精确控制，以及优化设计的电极边缘。在植入后，微电极阵列应该能够与脑组织一起进行微小的正常脑部运动。最后，为了减少组织微电极插入点处的液体渗出和最小化硬膜对脑外电极连接线的粘连，对硬膜进行缝合或修复是必不可少的（Nunamaker 和 Kipke，2010；Nunamaker 等，2011）。

2）具有高级组分特性的微电极阵列

开发微电极的一个强制数据驱动的和直观的原理是电极要更小、更灵活并且具有开放的网状架构。同时，微电极必须具有合适的电特性可以进行高质量的生物电信号转换并传导给电子电路。它们必须具备外科操作与植入皮层的足够的强度与健壮性。最后，微电极阵列和涂层必须具备充分的完整性以实现长期的完整性和功能性。

在一个活体研究中，研究人员考察了直径为 $2\sim27\mu m$ 的单根聚合物纤维对大鼠皮下组织的影响（Sanders 等，2000）。结果显示直径为 $2.1\sim5.9\mu m$ 的纤维组周围的包膜厚度显著降低。其他研究表明，黏合基底形状的几何尺寸决定细胞凋亡（程序性细胞死亡）的发生，并且能通过控制细胞扩散影响生长（Chen 等，1997；Chen 等，2004；Turner 等，2000）。根据这些结果可以做出假设：如果微电极的尺寸小于 $7\mu m$，通过阻止细胞黏附和电极表面的增长可以使脑组织响应显著降低。

这个假设已经被一个跨学科的研究所证实。该研究把 $5\mu m$ 的薄聚合物横向扩展到了一个传统微电极柄上。亚细胞边缘电极，或 SEE 探针（图 5.11（a））具有多种不同的形式，它们在老鼠大脑皮层中引起的慢性组织反应已经得到了证实（Seymour 和 Kipke，2007；Seymour 等，2011）。如图 5.11（c）、(d) 所示，SEE 探针引起的包裹远小于传统柄状电极，并能在其周围保留健康的神经元。一个非常显著的结果是在薄平台侧棱周围的包裹密度显著降低：横向平台边缘的包裹密度下降到传统微电极柄的 1/2。更重要的是，神经元损失也得到了显著降低：在 $25\mu m$ 范围内的损失只有传统微电极柄损失的 30%~48%。这个发现有助于开发更深入的技术来制造带有开放结构和位于侧棱上的小电极测量点的功能版本（图 5.11（b））。这种亚细胞边缘电极的初步短期活体测试表明，在平均水平上，位于边缘的测量点可以获得比附近平面控制测量点更高的尖峰幅值。该技术还需要进一步发展，以应用于长期记录。

3）具有生物活性表面的微电极阵列

除满足严格的尺寸、机械和电学要求，微电极阵列的表面也需要设计。表面与周围细胞和胞外基质相互作用需要满足异物反应局部化和最小化，并且有利于电极和组织融合。这可以通过薄膜涂层（Pierce 等，2009）或者精确控制电介质表明形态和电极测量点的基底组分来达到。基本策略是消弱炎症信号、降低生物淤积、维持血脑屏障以及促进神经元生长和修复（Azemi 等，2011；He 等，2006；He 等，2007）。

4）局部脑组织反应的主动控制

除了微电极阵列设计和植入技术之外，另一个创新的指导方向是对局部动态脑组织反应进行主动管理。这种干预手段主要是对局部炎症过程进行局部或系统的治疗（Abidian 等，2010；Abidian 等，2009；Anderson 2008；Purcell 等，2009b）。这个概念可以扩展到基于电极功能特性、局部组织状态或被试状态进行反馈控制。这个策略主要是促进皮质内接口的自我修复。该策略有可能成为具有数年到数十年稳定可靠功能特性的皮质内植入系统的一部分。

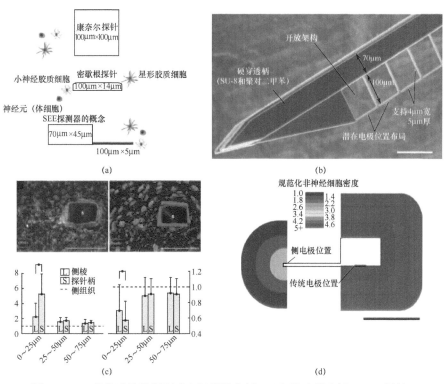

图 5.11 一种先进的数据驱动电极设计实例：亚细胞边缘电极（SEE 探针）

注：图中的亚细胞边缘电极（SEE 探针）是基于亚细胞大小调节异物反应的仿生原理。(a) 中用细胞的相对大小来显示：一种相对较厚的硅探针（康奈尔探针）（顶部）、密歇根式硅探针（中间）以及 SEE 探针设想（底部）的横截面示意图。上面的两种结构在植入 4 周后发现有类似的组织反应（Szarowski 等，2003）。SEE 探针横向平台具有亚细胞的尺寸；注意小胶质细胞的大尺寸是相对于 5μm 的边缘。(b) 一种 SEE 探针原型的扫描电子显微照片，该原型具有一个传统尺寸的稳定柄，并带有一个薄的、格子状的横向平台。标尺长度为 100μm。(c) 两种非功能性 SEE 探针周围的定性和定量结果。左上：GFAP（红色）和 OX42（绿色）抗体分别标记星形胶质细胞和小胶质细胞（比例尺为 100μm）。右上：GFAP（红色）和 NeuN（绿色）分别标记星形胶质细胞和神经元细胞体（比例尺为 100μm）。左下：归一化的平均非神经元密度随距离探针接口的距离而变化（$P < 0.05$）。右下角：平均的神经元密度随探针接口而变化（$P < 0.05$）。尺寸小于 7μm 和基板上有大穿孔的先进体系结构可以通过降低包裹并减少神经元的损失来改善长期植入神经接口的性能。(d) 电极放置示意图比较了 SEE 和传统探针并显示相应的平均非神经元密度区域。组织学结果表明，最佳的电极放置是在横向边缘（比例尺为 100μm）。(Seymour 和 Kipke，2007；Seymour 等，2011)

5.7 未 来 展 望

当前状态下的微电极技术要实现临床级别的 BCI 神经接口，使得可以自然控制假肢和手完成正常运动，其发展途径何在？接下来的研究与发展应该更多地受到皮质生物过程和器件技术的高度集中的工程及科学研究的推动。要达到这一目的，还需要长期微电极阵列周围组织反应的量化分析来评估它们和记录性能之间的关系。电极性能（和失效）的详细机制的调查研究应该扩展到组织反应和电极阵列性能相关分析之外。更进一步，既然我们试图开发能够在人体工作数十年的微电极阵列，评价安全性、有效性以及加速寿命测试等高级方法也至关重要。

最后，虽然本章的重点集中在神经记录上，神经接口技术近期的发展和在非人类灵长类动物和人身上开展的初步研究（Bak 等，1990；Bartlett 等，2005；Bradley 等，2005；Schmidt 等，1996）表明，皮质内的电学微刺激可能是一种为 BCI 提供感觉反馈的有用方法（第16章）。微刺激只需要一个能量源，对所有的感觉系统采用相同的物理编码参数（电压或电流的刺激频率、持续时间、形状和幅度）作为接口，并且在位置、时间特性和其他参数方面对提供的刺激进行高度控制（Koivuniemi 等，2011；Koivuniemi 和 Otto，2011；Romo 等，1998；Rousche 和 Normann，1999；Rousche 等，2003；Salzman 等，1990；Scheich 和 Breindl，2002；Talwar 等，2002）。几个最近在 BCI 任务中结合了皮质微刺激的研究（Fitzsimmons 等，2007；Marzullo 等，2010；O'Doherty 等，2009）显示，在某些情况下反应延迟相对于采用自然感觉刺激的情况更短。这些报告表明皮质内微刺激对于提供多种任务感觉反馈的潜在价值。另外，皮质微刺激是高度人为的，因为它越过了感觉处理的早期前皮质状态，仅是把外围不同的感觉位置与强度转化为皮质刺激位置和强度的不同。因此，它对 BCI 应用的有用性还有待进一步考察。然而，还有无数的生理和技术相关的问题需要解决，皮质内微刺激有可能采用用于记录的微电极阵列传导信号，也可能会为能够处理复杂控制应用的 BCI 系统提供重要的附加特性。

5.8 小　　结

已经有各种各样不同的微电极设计被证明可以在较长的时期内稳定高效地记录皮质内神经信号。这些结果表明，在几个月到几年范围内，长期记录从很多（如200多个）微电极上同时获得的神经尖峰序列在技术上是可行的。因此，使用这些信号的实际的 BCI 系统看起来也是可以获得的。同时，如果要实现临床上可行的实用皮质内 BCI 系统，植入式器件的可靠性、稳定性和信号质量还需要大幅提高。现有的科学技术基础已经足够成熟和健壮，可以为微电极阵列实现必不可少临的临床需求提供持续的支持。要成功实现这一目的，科学技术手段必须综合相关的重要的生物、物理和化学因素，并考虑它们之间的相互关系。

参 考 文 献

Abidian, M. R., Corey, J. M., Kipke, D. R., and Martin, D. C. (2010), Conductingpolymer nanotubes improve electrical properties, mechanical adhesion, neural attachment, and neurite outgrowth of neural electrodes, *Small*, 6 (3), 421 – 429.

Abidian, M. R., Ludwig, K. A., Marzullo, T. C., Martin, D. C., and Kipke, D. R. (2009), Interfacing conducting polymer nanotubes with the central nervous system: Chronic neural recording using poly (3, 4 – ethylenedioxythiophene) nanotubes, *Adv Mater*, 21 (37), 3764 – 3770.

Alcantar, N. A., Aydil, E. S., and Israelachvili, J. N. (2000), Polyethylene glycolcoated biocompatible surfaces, *J Biomed Mater Res*, 51 (3), 343 – 351.

Aminghafari, M., Cheze, N., and Poggi, J. M. (2006), Multivariate de – noising using wavelets and principal component analysis, *Comp Stat Data Anal*, 50, 2381 – 2398.

Anderson, D. J. (2008), Penetrating multichannel stimulation and recording electrodes in auditory prosthesis research, *Hear Res*, 242 (1 – 2), 31 – 41.

Anderson, D. J., Najafi, K., Tanghe, S. J., Evans, D. A., Levy, K. L., Hetke, J. F., Xue, X. L., Zappia, J. J., and Wise, K. D. (1989), Batch – fabricated thin – film electrodes for stimulation of the central auditory system. *IEEE Trans Biomed Eng*, 36 (7), 693 – 704.

Azemi, E., Lagenaur, C. F., and Cui, X. T. (2011), The surface immobilization of the neural adhesion molecule L1 on neural probes and its effect on neuronal density and gliosis at the probe/tissue interface, *Biomaterials*, 32 (3), 681 – 692.

Bak, M. J., Girvin, J. P., Hambrecht, F. T., Kufta, C. V., Loeb, G. E., and Schmidt, E. M. (1990), Visual sensations produced by intracortical microstimulation of the human occipital cortex., *Med Biol Eng Comput*, 28 (3), 257 – 259.

Bartlett, J. R., DeYoe, E. A., Doty, R. W., Lee, B. B., Lewine, J. D., Negrao, N., and Overman, W. H., Jr. (2005), Psychophysics of electrical stimulation of striate cortex in macaques, *J Neurophysiol*, 94 (5), 3430–3442.

BeMent, S. L., Wise, K. D., Anderson, D. J., Najafi, K., and Drake, K. L. (1986), Solid–state electrodes for multichannel multiplexed intracortical neuronal recording, *IEEE Transact Biomed Eng*, 33 (2), 230–241.

Bhandari, R., Negi, S., and Solzbacher, F. (2010), Wafer–scale fabrication of penetrating neural microelectrode arrays, *Biomed Microdevices*, 12 (5), 797–807.

Bierer, S. B., and Andersen, D. J. (1999), Multi–channel spike detection and sorting using an array processing technique, *Neurocomputing*, 26–27, 947–956.

Biran, R., Martin, D. C., and Tresco, P. A. (2005), Neuronal cell loss accompanies the brain tissue response to chronically implanted silicon microelectrode arrays, *Exp Neurol*, 195 (1), 115–126.

Bjornsson, C. S., Oh, S. J., Al–Kofahi, Y. A., Lim, Y. J., Smith, K. L., Turner, J. N., De, S., Roysam, B., Shain, W., and Kim S. J. (2006), Effects of insertion conditions on tissue strain and vascular damage during neuroprosthetic device insertion, *J Neural Eng*, 3, 196–20.

Blanche, T. J., Spacek, M. A., Hetke, J. F., and Swindale. (2005), Polytrodes: High–density silicon electrode arrays for large–scale multiunit recording, *J Neurophysiol*, 93 (5), 2987–3000.

Bradley, D. C., Troyk, P. R., Berg, J. A., Bak, M., Cogan, S., Erickson, R., Kufta, C., Mascaro, M., McCreery, D., Schmidt, E. M., Towle, V. L., and Xu, H. (2005), Visuotopic mapping through a multichannel stimulating implant in primate V1, *J Neurophysiol*, 93 (3), 1659–1670.

Bretschneider, F., and De Weille, J. R. (2006), "Electrochemistry," in *Introduction to electrophysiological methods and instrumentation*, Amsterdam: Elsevier, 103–130.

Brumberg, J. S., Nieto–Castanon, A., Kennedy, P. A., and Guenther, F. H. (2010), Brain–computer interfaces for speech communication, *Speech Commun*, 52 (4), 367–379.

Bullara, L. A., McCreery, D. B., Yuen, T. G., and Agnew, W. F. (1983), A microelectrode for delivery of defined charge densities, *J Neurosci Methods*, 9 (1), 15–21.

Burns, B. D., Stean, J. P., and Webb, A. C. (1973), Recording for several days from single cortical neurones in the unrestrained cat, *J Physiol*, 231 (1), 8P–10P.

Campbell, P. K., Jones, K. E., Huber, R. J., Horch, K. W., and Normann, R. A. (1991), A silicon–based, three–dimensional neural interface: Manufacturing processes for an intracortical electrode array, *IEEE Trans Biomed Eng*, 38 (8), 758–768.

Chen, C. S., Tan, J., and Tien, J. (2004), Mechanotransduction at cell–matrix and cell–cell contacts, *Annu Rev Biomed Eng*, 6, 275–302.

Chen, C. S., Mrksich, M., Huang, S., Whitesides, G. M., and Ingber, D. E. (1997), Geometric control of cell life and death, *Science*, 276 (5317), 1425–1428.

Chestek, C. A., Batista, A. P., Santhanam, G., Yu, B. M., Afshar, A., Cunningham, J. P., Gilja, V., Ryu, S. I., Churchland, M. M., and Shenoy, K. V. (2007), "Single–neuron stability during repeated reaching in macaque premotor cortex," *J Neurosci*, 27 (40), 10742–10750.

Chestek, C. A., Cunningham, J. P., Gilja, V., Nuyujukian, P., Ryu, S. I., and Shenoy, K. V. (2009), Neural prosthetic systems: current problems and future directions, *Conf Proc IEEE Eng Med Biol Soc*, 2009, 3369–3375.

Cogan, S. F. (2008), Neural stimulation and recording electrodes, *Annu Rev Biomed Eng*, 10, 275–309.

Cogan, S. F., Ehrlich, J., Plante, T. D., Smirnov, A., Shire, D. B., Gingerich, M., and Rizzo, J. F. (2009), Sputtered iridium oxide films for neural stimulation electrodes, *J Biomed Mater Res B Appl Biomater*, 89B (2), 353–361.

Cooper, R., Binnie, C. D., Osselton, J. W., Prior, P. F., and Wisman, T. (2003), EEG, pediatric neurophysiology, special techniques and applications, in Binnie, C. D., Cooper, R., Mauguiere, F., Osselton, J. W., Prior, P. F., and Tedman, B. M. (Eds.), *Clinical Neurophysiology, Vol 2*. Amsterdam: Elsevier BV, 8–103.

Csicsvari, J., Henze, D. A., Jamieson, B., Harris, K. D., Sirota, A., Bartho, P., Wise, K. D., and Buzsaki, G. (2003), Massively parallel recording of unit and local field potentials with silicon–based electrodes, *J Neurophysiol*, 90 (2), 1314–1323.

Dickey, A. S., Suminski, A., Amit, Y., Hatsopoulos, N. G. (2009), Single–unit stability using chronically implanted multielectrode arrays, *J Neurophysiol*, 102 (2), 1331–1339.

Donoghue, J. P., Nurmikko, A., Black, M., and Hochberg, L. R. (2007), Assistive technology and robotic control using motor cortex ensemble-based neural interface systems in humans with tetraplegia, *J Physiol*, 579 (Pt 3), 603 –611.

Drake, K. L., Wise, K. D., and Farraye, J. (1988), Performance of planar multisite microprobes in recording extracellular single-unit intracortical activity, *IEEE Trans Biomed Eng*, 35 (9), 719 –732.

Edell, D. J., Toi, V. V., McNeil, V. M., and Clark, L. D. (1992), Factors influencing the biocompatibility of insertable silicon microshaft s in cerebral cortex, *IEEE Trans Biomed Eng*, 39 (6), 635 –643.

Fawcett, J. W., and Asher, R. A. (1999), The glial scar and central nervous system repair, *Brain Res Bull*, 49 (6), 377 –391.

Fernandez, L. J., Altuna, A., Tijero, M., Gabriel, G., Villa, R., Rodriguez, M. J., Batlle, M., Vilares, R., Berganzo, J., and Blanco, F. J. (2009), Study of functional viability of SU-8-based microneedles for neural applications, *J Micromechan Microeng*, 19 (2), 025007.

Fetz, E. E. (1969), Operant conditioning of cortical unit activity, *Science*, 163 (870), 955 –958.

Fitzsimmons, N. A., Drake, W., Hanson, T. L., Lebedev, M. A., and Nicolelis, M. A. (2007), Primate reaching cued by multichannel spatiotemporal cortical microstimulation, *J Neurosci*, 27 (21), 5593 –5602.

Frampton, J. P., Hynd, M. R., Shuler, M. L., and Shain, W. (2010), "Effects of glial cells on electrode impedance recorded from neural prosthetic devices in vitro," *Ann Biomed Eng*, 38 (3), 1031 –1047.

Ganguly, K., and Carmena, J. M. (2009), Emergence of a stable cortical map for neuroprosthetic control, *PLoS Biol*, 7 (7), e1000153.

Gaumond, R. P., Clement, R., Silva, R., and Sander, D. (2004), Estimation of neural energy in microelectrode signals, *J Neural Eng*, 1 (3), 127 –134.

GrandPre, T., Nakamura, F., Vartanian, T., and Strittmatter, S. M. (2000), Identification of the Nogo inhibitor of axon regeneration as a Reticulon protein, *Nature*, 403 (6768), 439 –444.

Gray, C. M., Maldonado, P. E., Wilson, M., and McNaughton, B. (1995), Tetrodes markedly improve the reliability and yield of multiple single-unit isolation from multi-unit recordings in cat striate cortex, *J Neurosci Methods*, 63 (1–2), 43 –54.

Grill, W. M., and Mortimer, J. T. (1994), Electrical properties of implant encapsulation tissue, *Ann Biomed Eng*, 22 (1), 23 –33.

Guo, L., Meacham, K. W., Hochman, S., and DeWeerth, S. P. (2010), A PDMSbased conical-well microelectrode array for surface stimulation and recording of neural tissues, *IEEE Trans Biomed Eng*, 57 (10), 2485 –2494.

Haberler, C., Alesch, F., Mazal, P. R., Pilz, P., Jellinger, K., Pinter, M. M., Hainfellner, J. A., and Budka, H. (2000), No tissue damage by chronic deep brain stimulation in Parkinson's disease, *Ann Neurol*, 48 (3), 372 –376.

Han, M. and McCreery, D. B. (2008), A new chronic neural probe with electroplated iridium oxide microelectrodes, *Conf Proc IEEE Eng Med Biol Soc*, 2008, 4220 –4221.

Harris, K. D., Henze, D. A., Csicsvari, J., Hirase, H., and Buzsaki, G. (2000), Accuracy of tetrode spike separation as determined by simultaneous intracellular and extracellular measurements, *J Neurophysiol*, 84 (1), 401 –414.

Hassibi, A., Navid, R., Dutton, R. W., and Lee, T. H. (2004), Comprehensive study of noise processes in electrode electrolyte interfaces, *J Appl Physics*, 96 (2), 9.

Haupt, C., Witte, O. W., and Frahm, C. (2007), Up-regulation of Connexin43 in the glial scar following photothrombotic ischemic injury, *Mol Cell Neurosci*, 35 (1), 89 –99.

He, W., McConnell, G. C., and Bellamkonda, R. V. (2006), Nanoscale laminin coating modulates cortical scarring response around implanted silicon microelectrode arrays, *J Neural Eng*, 3, 316.

He, W., McConnell, G. C., Schneider, T. M., and Bellamkonda, R. V. (2007), A novel anti-inflammatory surface for neural electrodes, *Adv Mater*, 19 (21), 3529 –3533.

Hebb, D. O. (1949), *The organization of behavior: A neuropsychological theory*, New York: Wiley.

Heliot, R., Ganguly, K., Jimenez, J., and Carmena, J. M. (2010), Learning in closed-loop brain-machine interfaces: Modeling and experimental validation, *IEEE Trans Syst Man Cybern B Cybern*, 40 (5), 1387 –1397.

Henze, D. A., Borheqvi, Z., Csicvari, J., Mamiya, A., Harris, K. D., and B uzsaki, G. (2000), Intracellular features predicted by extracellular recordings in the hippocampus in vivo, *J Neurophysiol*, 84 (1), 390 –400.

Hetke, J. F., Najafi, K., and Wise, K. D. (1990), Flexible miniature ribbon cables for long-term connection to implantable sensors, *Sens Actuat A-Physical*, 23 (1-3), 999-1002.

Hochberg, L. R., Serruya, M. D., Friehs, G. M., Mukand, J. A., Saleh, M., Caplan, A. H., Branner, A., Chen, D., Penn, R. D., and Donogue, J. P. (2006), Neuronal ensemble control of prosthetic devices by a human with tetraplegia, *Nature*, 442 (7099), 164-171.

Horsch, K. W., and Dhillon, G. S. (2004), *Neuroprosthetics theory and practice, Series on bioengineering and biomedical engineering*, River Edge, NJ: World Scientific.

Jackson, A., and Fetz, E. E. (2007), Compact movable microwire array for longterm chronic unit recording in cerebral cortex of primates, *J Neurophysiol*, 98 (5), 3109-3118.

Johnson, M. D., Kao, O. E., and Kipke, D. R. (2007), "Spatiotemporal pH dynamics following insertion of neural microelectrode arrays," *J Neurosci Methods*, 160 (2), 276-287.

Johnson, M. D., Otto, K. J., and Kipke, D. R. (2005), Repeated voltage biasing improves unit recordings by reducing resistive tissue impedances, *IEEE Trans Neural Syst Rehabil Eng*, 13 (2), 160-165.

Kennedy, P. R. (1989), The cone electrode: A long-term electrode that records from neurites grown onto its recording surface, *J Neurosci Methods*, 29 (3), 181-193.

Kennedy, P. R., Mirra, S. S., and Bakay, R. A. (1992), The cone electrode: Ultrastructural studies following long-term recording in rat and monkey cortex., *Neurosci Lett*, 142 (1), 89-94.

Kewley, D. T., Hills, M. D., Borkholder, D. A., Opris, I. E., Maluf, N. I., Storment, C. W., Bower, J. M., and Kovacs, G. T. A. (1997), Plasma-etched neural probes, *Sens Actu A: Physical*, 58 (1), 27-35.

Kim, D. H., Wiler, J. A., Anderson, D. J., Kipke, D. R., and Martin, D. C. (2010), Conducting polymers on hydrogel-coated neural electrode provide sensitive neural recordings in auditory cortex, *Acta Biomater*, 6 (1), 57-62.

Kim, S, Bhandari, R., Klein, M., Negi, S., Rieth, L., Tathireddy, P., Toepper, M., Oppermann, H., and Solzbacher, F. (2009), Integrated wireless neural interface based on the Utah electrode array, *Biomed Microdev*, 11 (2), 453-466.

Kim, S. P., Simeral, J. D., Hochberg, L. R., Donoghue, J. P., and Black, M. J. (2008), Neural control of computer cursor velocity by decoding motor cortical spiking activity in humans with tetraplegia, *J Neural Eng*, 5 (4), 455-476.

Kipke, D. R., Vetter, R. J., Williams, J. C., Hetke, J. F. (2003), Silicon-substrate intracortical microelectrode arrays for long-term recording of neuronal spike activity in cerebral cortex, *IEEE Trans Neural Syst Rehabil Eng*, 11 (2), 151-155.

Kipke, D. R., Clopton, B. M., and Anderson, D. J. (1991), Shared-stimulus driving and connectivity in groups of neurons in the dorsal cochlear nucleus, *Hearing Res*, 55 (1), 24-38.

Kleinfeld, D. and Griesbeck, O. (2005), From art to engineering? The rise of in vivo mammalian electrophysiology via genetically targeted labeling and nonlinear imaging, *PLoS Biol*, 3 (10), e355.

Koivuniemi, A. S. and Otto, K. J. (2011), "Optimized waveforms for electrical microstimulation of auditory cortex," *IEEE Transactions in Neural Systems and Rehabilitation* (In press).

Koivuniemi, A. S., Wilks, S. J. Woolley, A. J., and Otto, K. J. (2011), "Neural microstimulation and interfacial quality effects," *Progress in Brain Research* (In press).

Kovacs, G. T., Storment, C. W., Halks-Miller, M., Belcynski, C. R., Jr., Della Santina, C. C., Lewis, E. R., and Maluf, N. I. (1994), Silicon-substrate microelectrode arrays for parallel recording of neural activity in peripheral and cranial nerves, *IEEE Trans Biomed Eng*, 41 (6), 567-577.

Kovacs, G. T. A. (1994), Introduction to the theory, design, and modeling of thin-film microelectrodes for neural interfaces, in Stenger, D. A., and McKenna, T. (Eds.), *Enabling technologies for cultured neural networks*, New York: Academic Press, 121-165.

Kozai, T. D., Marzullo, T. C., Hooi, F., Lanhals, N. B., Majewska, A. K., Brown, E. B., and Kipke, D. R. (2010), Reduction of neurovascular damage resulting from microelectrode insertion into the cerebral cortex using in vivo two-photon mapping, *J Neural Eng*, 7 (4), 046011.

Lee, H., Bellamkonda, R. V., Sun, W., and Levenston, M. E. (2005), Biomechanical analysis of silicon microelectrode-induced strain in the brain, *J Neural Eng*, 2 (4), 81-89.

Lee, K., He, J., Clement, R., Massia, S., and Kim B. (2004a), Biocompatible benzocyclobutene (BCB)-based neural implants with micro-fluidic channel, *Biosens Bioelectron*, 20 (2), 404-407.

Lee, K. K., He, J. P., Singh, A., Massia, S., Ehteshami, G., Kim, B., and Raupp, G. (2004b), Polyimide-based intracortical neural implant with improved structural stiffness, *J Micromechan Microeng*, 14 (1), 32-37.

Levine, J. M. (1994), Increased expression of the NG2 chondroitin-sulfate proteoglycan after brain injury, *J Neurosci*, 14 (8), 4716-4730.

Liesi, P., and Kauppila, T. (2002), Induction of type IV collagen and other basement-membrane-associated proteins after spinal cord injury of the adult rat may participate in formation of the glial scar, *Exp Neurol*, 173 (1), 31-45.

Linderman, M. D., Gilja, V., Santhanam, G., Afshar, A., Ryu, S., Meng, T. H., and Shenoy, K. V. (2006), Neural recording stability of chronic electrode arrays in freely behaving primates, *Conf Proc IEEE Eng Med Biol Soc*, 1, 4387-4391.

Liu, X., McCreery, D. B., Bullara, L. A., and Agnew, W. F. (2006), Evaluation of the stability of intracortical microelectrode arrays, *IEEE Trans Neural Syst Rehabil Eng*, 14 (1), 91-100.

Liu, X., McCreery, D. B., Carter, R. R., Bullara, L. A., Yuen, T. G., and Agnew, W. F. (1999), Stability of the interface between neural tissue and chronically implanted intracortical microelectrodes," *IEEE Trans Rehabil Eng*, 7 (3), 315-326.

Ludwig, K. A., Langhals, N. B., Joseph, M. D., Richardson-Burns, S. M., Hendricks, J. L., and Kipke, D. R. (2011), Poly (3,4-ethylenedioxythiophene) (PEDOT) polymer coatings facilitate smaller neural recording electrodes, *J Neural Eng*, 8 (1), 014001.

Ludwig, K. A, Mirriani, R. M., Langhals, N. B., Joseph, M. D., Anderson, D. J., and Kipke, D. R. (2009), Using a common average reference to improve cortical neuron recordings from microelectrode arrays, *J Neurophysiol*, 101 (3), 1679-1689.

Ludwig, K. A., Uram, J. D., Yang, J., Martin, D. C., and Kipke, D. R. (2006), Chronic neural recordings using silicon microelectrode arrays electrochemically deposited with a poly (3,4-ethylenedioxythiophene) (PEDOT) film, *J Neural Eng*, 3 (1), 59-70.

Marg, E., and Adams, J. E. (1967), Indwelling multiple micro-electrodes in the brain in, *Electroencephalogr Clin Neurophysiol*, 23 (3), 277-280.

Marzullo, T. C., Lehmkuhle, M. J., Gage, G. J., and Kipke, D. R. (2010), Development of closed-loop neural interface technology in a rat model: Combining motor cortex operant conditioning with visual cortex microstimulation, *IEEE Trans Neural Syst Rehabil Eng*, 18 (2), 117-126.

Maynard, E. M., Nordhausen, C. T., and Normann, R. A. (1997), The Utah intracortical electrode array: A recording structure for potential braincomputer interfaces, *Electroencephalogr Clin Neurophysiol*, 102 (3), 228-239.

McCarthy, P. T., Otto, K. J., and Rao, M. P. (2011a), "Robust penetrating microelectrodes for neural interfaces realized by titanium micromachining," *Biomedical Microdevices*, 13: 503-515.

McCarthy, P. T., Rao, M. P., and Otto, K. J. (2011b), "Simultaneous recording of rat auditory cortex and thalamus via a titanium-based multi-channel, microelectrode device," *Journal of Neural Engineering*, 8 046007.

McConnell, G. C., Butera, R. J., and Bellamkonda, R. V. (2009a), Bioimpedance modeling to monitor astrocytic response to chronically implanted electrodes, *J Neural Eng*, 6 (5), 055005.

McConnell, G. C., Rees, H. D., Levey, A. I., Gutekunst, C. A., Gross, R. E., and Bellamkonda, R. V. (2009b), Implanted neural electrodes cause chronic, local inflammation that is correlated with local neurodegeneration, *J Neural Eng*, 6 (5), 056003.

McCreery, D., Lossinsky, A., and Pikov, V. (2007), Performance of multisite silicon microprobes implanted chronically in the ventral cochlear nucleus of the cat, *IEEE Trans Biomed Eng*, 54 (6 Pt 1), 1042-1052.

McCreery, D. B., Pikov, V., Lossinsky, A., Bullara, L., and Agnew, W. (2004), Arrays for functional microstimulation of the lumbrosacral spinal cord, *IEEE Trans Neural Syst Rehabil Eng*, 12 (2), 195-207.

McNaughton, B. L., O'Keefe, J., and Barnes, C. A. (1983), The stereotrode: A new technique for simultaneous isolation of several single units in the central nervous system from multiple unit records, *J Neurosci Methods*, 8 (4), 391-397.

Mercanzini, A., Cheung, K., Buhl, D. L., Boers, M., Maillard, A., Colin, P., Bensadoun, J., Bertsch, A., and Renaud, P. (2008), Demonstration of cortical recording using novel flexible polymer neural probes, *Sens Actuat A: Physical*, 143 (1), 90-96.

Merrill, D. R., Bikson, M., and Jeffreys, J. G. R. (2005), Electrical stimulation of excitable tissue: design of efficacious and safe protocols, *J Neurosci Methods*, 141 (2), 171–198.

Moss, J., Ryder, T., Aziz, T. Z., Graeber, M. B., and Bain, P. G. (2004), Electron microscopy of tissue adherent to explanted electrodes in dystonia and Parkinson's disease, *Brain*, 127 (Pt 12), 2755–2763.

Moxon, K. A., Leiser, S. C., Gerhardt, G. A., Barbee, K. A., and Chapin, J. K. (2004), Ceramic-based multisite electrode arrays for chronic singleneuron recording, *IEEE Trans Biomed Eng*, 51 (4), 647–656.

Musallam, S., Bak, M. J., Troyk, P. R., and Andersen, R. A. (2007), A floating metal microelectrode array for chronic implantation, *J Neurosci Methods*, 160 (1), 122–127.

Muthuswamy, J., Okandan, M., Gilletti, A., Baker, M. S., and Jain, T. (2005), An array of microactuated microelectrodes for monitoring single-neuronal activity in rodents, *IEEE Trans Biomed Eng*, 52 (8), 1470–1477.

Najafi, K., Ji, J., and Wise, K. D. (1990), Scaling limitations of silicon multichannel recording probes, *IEEE Trans Biomed Eng*, 37 (1), 1–11.

Nelson, M. J., Pouget, P., Nilsen, E. A., Patten, C. D., and Schall, J. D. (2008), Review of signal distortion through metal microelectrode recording circuits and filters, *J Neurosci Methods*, 169 (1), 141–157.

Neves, H. (2007), Advances in cerebral probing using modular multifunctional probe arrays, *Med Device Technol*, 18 (5), 38–39.

Nicholson, C., and Syková, E. (1998), Extracellular space structure revealed by diffusion analysis, *Trends Neurosci*, 21 (5), 207–215.

Nicolelis, M. A., Dimitrov, D., Carmena, J. M., Crist, R., Lehew, G., Kralik, J. D., and Wise, S. P. (2003), Chronic, multisite, multielectrode recordings in macaque monkeys, *Proc Natl Acad Sci USA*, 100 (19), 11041–11046.

Nicolelis, M. A., and Ribeiro, S. (2002), "Multielectrode recordings: The next steps," *Curr Opin Neurobiol*, 12 (5), 602–606.

Nielsen, M. S., Bjarkam, C. R., Sorensen, J. C., Bojsen-Moller, M., Sunde, N. A., and Ostergaard, K. (2007), Chronic subthalamic high-frequency deep brain stimulation in Parkinson's disease — a histopathological study, *Eur J Neurol*, 14 (2), 132–138.

Nunamaker, E. A. and Kipke, D. R. (2010), An alginate hydrogel dura mater replacement for use with intracortical electrodes, *J Biomed Mater Res B Appl Biomater*, 95 (2), 421–429.

Nunamaker, E. A., Otto, K. J., and Kipke, D. R. (2011), Investigation of the material properties of alginate for the development of hydrogel repair of dura mater, *J Mech Behav Biomed Mater*, 4 (1), 16–33.

Nurmikko, A. V, Donoghue, J. P., Hochberg, L. R., Patterson, W. R., Song, Y., Bull, C. W., Borton, D. A., Laiwalla, F., Park, S., Ming., Y., and Aceros, J. (2010), Listening to brain microcircuits for interfacing with external world — Progress in wireless implantable microelectronic neuroengineering devices, *Proc IEEE*, 98 (3), 375–388.

O'Doherty, J. E., Lebedev, M. A., Hanson, T. L., Fitzsimmons, N. A., and Nicolelis, M. A. (2009), A brain-machine interface instructed by direct intracortical microstimulation, *Front Integ Neurosci*, 3, 20.

Offner, F. F. (1950), The EEG as potential mapping: The value of the average monopolar reference, *Electroencephalogr Clin Neurophysiol*, 2 (1–4), 213–214.

Osselton, J. W. (1965), Acquisition of EEG data by bipolar unipolar and average reference methods: a theoretical comparison, *Electroencephalogr Clin Neurophysiol*, 19 (5), 527–528.

Otto, K. J., Johnson, M. D., and Kipke, D. R. (2006), Voltage pulses change neural interface properties and improve unit recordings with chronically implanted microelectrodes, *IEEE Trans Biomed Eng*, 53 (2), 333–340.

Oweiss, K. G., and Anderson, D. J. (2001), Noise reduction in multichannel neural recordings using a new array wavelet denoising algorithm, *Neurocomputing*, 38–40, 1687–1693.

Pierce AP, SS Sommakia, JL Rickus, and KJ Otto. (2009), "Thin-film silica solgel coatings for neural microelectrodes," *Journal of Neuroscience Methods*, 180: 106–110.

Polikov, V. S., Tresco, P. A., and Reichert, W. M. (2005), Response of brain tissue to chronically implanted neural electrodes, *J Neurosci Methods*, 148 (1), 1–18.

Purcell, E. K., Seymour, J. P., Yandamuri, S., and Kipke, D. R. (2009a), "In vivo evaluation of a neural stem cell-seeded prosthesis," *J Neural Eng*, 6 (2), 026005.

Purcell, E. K., Thompson, D. E., Ludwig, K. A., and Kipke, D. R. (2009b), Flavopiridol reduces the impedance of neural prostheses in vivo without affecting recording quality, *J Neurosci Methods*, 183 (2), 149−157.

Rennaker, R. L., Ruyle, A. M., Street, S. E., and Sloan, A. M. (2005), An economical multi−channel cortical electrode array for extended periods of recording during behavior, *J Neurosci Methods*, 142 (1), 97−105.

Robinson, D. A. (1968), The electrical properties of metal microelectrodes, *Proc IEEE*, 56 (6), 1065.

Romo, R., Hernandez, A., Zainos, A., and Salinas, E. (1998), Somatosensory discrimination based on cortical microstimulation, *Nature*, 392 (6674), 387−390.

Rousche, P. J., and Normann, R. A. (1992), A method for pneumatically inserting an array of penetrating electrodes into cortical tissue, *Ann Biomed Eng*, 20 (4), 413−422.

Rousche, P. J., and Normann, R. A. (1998), Chronic recording capability of the Utah intracortical electrode array in cat sensory cortex, *J Neurosci Methods*, 82 (1), 1−15.

Rousche, P. J., and Normann, R. A. (1999), Chronic intracortical microstimulation (ICMS) of cat sensory cortex using the Utah intracortical electrode array, *IEEE Trans Rehabil Eng*, 7 (1), 56−68.

Rousche, P. J., Otto, K. J., and Kipke, D. R. (2003), "Single electrode microstimulation of rat auditory cortex: An evaluation of behavioral performance," *Hearing Res*, 179 (1−2), 62−71.

Rousche, P. J., Pellinen, D. S., Pivin, D. P., Jr., Williams, J. C., Vetter, R. J., and Kipke, D. R. (2001), Flexible polyimide−based intracortical electrode arrays with bioactive capability, *IEEE Trans Biomed Eng*, 48 (3), 361−371.

Salzman, C. D., Britten, K. H., and Newsome, W. T. (1990), Cortical microstimulation influences perceptual judgements of motion direction, *Nature*, 346 (6280), 174−177.

Sanders, J. E., Stiles, C. E., and Hayes, C. L. (2000), Tissue response to singlepolymer fibers of varying diameters: Evaluation of fibrous encapsulation and macrophage density, *J Biomed Mater Res*, 52 (1), 231−237.

Santhanam, G., Ryu, S. I., Yu, B. M., Afshar, A., and Shenoy, K. V. (2006), A high−performance brain−computer interface, *Nature*, 442 (7099), 195−198.

Santhanam, G., Linderman, M. D., Gilja, V., Afshar, A., Ryu, S. I., Meng, T. H., and Shenoy, K. V. (2007), HermesB: A continuous neural recording system for freely behaving primates, *IEEE Trans Biomed Eng* 54 (11), 2037−2050.

Scheich, H., and Breindl, A. (2002), An animal model of auditory cortex prostheses, *Audiol Neuro−Otol*, 7 (3), 191−194.

Schmidt, E. M., Bak, M. J., Hambrecht, F. T., Kufta, C. V., O'Rourke, D. K., and Vallabhanath, P. (1996), Feasibility of a visual prosthesis for the blind based on intracortical microstimulation of the visual cortex, *Brain*, 119 (Pt 2), 507−522.

Schmidt, E. M., Bak, M. J., McIntosh, J. S., and Thomas, J. S. (1977), "Operant conditioning of firing patterns in monkey cortical neurons," *Exp Neurol*, 54 (3), 467−477.

Schmidt, E., and Humphrey, D. R. (1990), Extracellular single−unit recording methods, in *Neurophysiological techniques*, edited by Boulton B, Baker B, and Vanderwolf H. Clifton, NJ: Humana Press, 1990, 1−64.

Schmidt, S., Horch, K. W., and Normann, R. A. (1993), Biocompatibility of silicon−based electrode arrays implanted in feline cortical tissue, *J Biomed Mater Res*, 27 (11), 1393−1399.

Schuettler, M., Stiess, S., King, B. V., and Suaning, G. J. (2005), Fabrication of implantable microelectrode arrays by laser cutting of silicone rubber and platinum foil, *J Neural Eng*, 2 (1), S121−128.

Schwartz, A. B., Cui, X. T., Weber, D. J., and Moran, D. W. (2006), Braincontrolled interfaces: Movement restoration with neural prosthetics, *Neuron*, 52 (1), 205−220.

Seymour, J. P., Elkasabi, Y. M., Chen, H. Y., Lahann, J., and Kipke, D. R. (2009), "The insulation performance of reactive parylene films in implantable electronic devices," *Biomaterials*, 30 (31), 6158−6167.

Seymour, J. P., and Kipke, D. R. (2007), Neural probe design for reduced tissue encapsulation in CNS, *Biomaterials*, 28 (25), 3594−3607.

Seymour, J. P., Langhals, N. B., Anderson, D. J., and Kipke, D. R. (2011), Novel multi−sided, microelectrode arrays for implantable neural applications, *Biomed Microdevices*. Epub 2011, February 08.

Shain, W., Spataro, L., Dilgen, J., Haverstick, K., Retterer, S., Isaacson, M., Saltzman, M., and Turner, J. N. (2003), Controlling cellular reactive responses around neural prosthetic devices using peripheral and local intervention strategies, *IEEE Trans Neural Syst Rehabil Eng*, 11 (2), 186−188.

Shoham, S., and Nagarajan, S. (2003), The theory of central nervous system recording, in Horch, K. W., and Dhillon, G. S. (Eds.), *Neuroprosthetics: Theory and Practice*, Singapore: World Scientific Publishing, 448 – 465.

Silver, J., and Miller, J. H. (2004), Regeneration beyond the glial scar, *Nat Rev Neurosci*, 5 (2), 146 – 156.

Sommakia, S., Rickus, J. L., and Otto, K. J. (2009), Effects of adsorbed proteins, an antifouling agent and long – duration DC voltage pulses on the impedance of silicon – based neural microelectrodes, *Conf Proc IEEE Eng Med Biol Soc*, 2009, 7139 – 7142.

Stensaas, S. S., and Stensaas, L. J. (1976), The reaction of the cerebral cortex to chronically implanted plastic needles, *Acta Neuropathol*, 35 (3), 187 – 203.

Stensaas, S. S., and Stensaas, L. J. (1978), Histopathological evaluation of materials implanted in cerebral – cortex. *Acta Neuropathologica*, 41 (2), 145 – 155.

Stieglitz, T., Beutel, H., Schuettler, M., and Meyer, J. (2000), Micromachined, polyimide – based devices for flexible neural interfaces, *Biomedical Microdevices*, 2 (4), 283 – 294.

Strumwasser, F. (1958), "Long – term recording" from single neurons in brain of unrestrained mammals, *Science*, 127 (3296), 469 – 470.

Subbaroyan, J., Martin, D. C., and Kipke, D. R. (2005), A finite – element model of the mechanical effects of implantable microelectrodes in the cerebral cortex, *J Neural Eng*, 2 (4), 103 – 113.

Suner, S., Fellows, M. R., Vargas – Irwin, C., Nakata, G. K., and Donoghue, J. P. (2005), Reliability of signals from a chronically implanted, silicon – based electrode array in non – human primate primary motor cortex, *IEEE Trans Neural Syst Rehabil Eng*, 13 (4), 524 – 541.

Suzuki, T., Mabuchi, K., and Takeuchi, S. (2003), A 3D flexible parylene probe array for multichannel neural recording, *Conference Proceedings. First International IEEE EMBS Conference on , Neural Engineering* 154 – 156.

Szarowski, D. H., Andersen, M., Retterer, S., Spence, A. J., Isaacson, M., Craighead, H. G., Turner, J. N., and Shain, W. (2003), Brain responses to micro – machined silicon devices, *Brain Res*, 983 (1 – 2), 23 – 35.

Takeuchi, S., Susuki, T., Mabuchi, K., and Fujita, H. (2004), 3D flexible multichannel neural probe array, *J Micromechan Microeng*, 14 (1), 104.

Talwar, S. K., Xu, S., Hawley, E. S., Weiss, S. A., Moxon, K. A., and Chapin, J. K. (2002), Rat navigation guided by remote control, *Nature*, 417, 37 – 38.

Tsai, P. S, Kaufhold, J. P., Blinder, P., Friedman, B., Drew, P. J., Karten, H. J., Lyden, P. D., and Kleinfeld, D. (2009), Correlations of neuronal and microvascular densities in murine cortex revealed by direct counting and colocalization of nuclei and vessels, *J Neurosci*, 29 (46), 14553 – 14570.

Tsai, C. – L., Lister, J. P., Bjornsson, C. S., Smith, K., Shain, W., Barnes, C. A., and Roysam, B. (2011), Robust, globally consistent, and fully – automatic multiimage registration and montage synthesis for 3 – D multi – channel images, *J Microsc*, Epub 2011 Mar 1.

Turner, A. M., Dowell, N., Turner, S. W., Kam, L., Isaacson, M., Turner, J. N., Craighead, H. G., and Shain, W. (2000), Attachment of astroglial cells to microfabricated pillar arrays of different geometries, *J Biomed Mater Res*, 51 (3), 430 – 441.

Turner, J. N., Shain, W., Szarowski, D. H., Andersen, M., Martins, S., Isaacson, M., and Craighead, H. (1999), Cerebral astrocyte response to micromachined silicon implants, *Exp Neurol*, 156, 33 – 49.

Velliste, M., Perle, S., Spalding, M. C., Whitford, A. S., and Schwartz, A. B. (2008), Cortical control of a prosthetic arm for self – feeding, *Nature*, 453 (7198), 1098 – 1101.

Venkatraman, S., Hendricks, J., King, Z., Sereno, A., Richardson – Burns, S. Martin, D., and Carmena, J. (2011), In vitro and in vivo evaluation of PEDOT microelectrodes for neural stimulation and recording, *IEEE Trans Neural Syst Rehabil Eng*. Epub 2011, Jan 31.

Vetter, R. J., Williams, J. C., Hetke, J. F., Nunamaker, E. A., and Kipke, D. R. (2004a), Chronic neural recording using silicon – substrate microelectrode arrays implanted in cerebral cortex, *IEEE Trans Biomed Eng*, 51 (6), 896 – 904.

Vetter, R. J., Williams, J. C., Hetke, J. F., Nunamaker, E. A., and Kipke, D. R. (2004b), Spike recording performance of implanted chronic siliconsubstrate microelectrode arrays in cerebral cortex, *IEEE Trans Neural Syst Rehabil Eng*, 52 (1), 896 – 904.

Ward, M. P., Rajdev, P., Ellison, C., and Irazoqui, P. P. (2009), Toward a comparison of microelectrodes for acute and chronic recordings, *Brain Res*, 1282, 183 – 200.

Webster, J. G. (1998), *Medical instrumentation —Application and design*, 3rd ed. New York: John Wiley & Sons.

Wilks, S. J., Richardson – Burns, S. M., Hendricks, J. L., Martin, D. C., and Otto, K. J. (2009), "Poly (3, 4 – ethylene dioxythiophene) (PEDOT) as a microneural interface material for electrostimulation," *Frontiers in Neuroengineering*, 3: 3.

Williams, J. C., Hippensteel, J. A., Dilgen, J., Shain, W., and Kipke, D. R. (2007), "Complex impedance spectroscopy for monitoring tissue responses to inserted neural implants," *J Neural Eng*, 4 (4), 410 – 423.

Williams, J. C., Rennaker, R. L., and Kipke, D. R. (1999), Long – term neural recording characteristics of wire microelectrode arrays implanted in cerebral cortex, *Brain Res Proto*, 4 (3), 303 – 313.

Winslow, B D, Christensen, M. B., Yang, W. K., Solzbacher, F., Tresco, P. A. (2010), A comparison of the tissue response to chronically implanted Parylene – C – coated and uncoated planar silicon microelectrode arrays in rat cortex, *Biomaterials*, 31 (35), 9163 – 9172.

Winslow, B. D., and Tresco, P. A. (2010), Quantitative analysis of the tissue response to chronically implanted microwire electrodes in rat cortex, *Biomaterials*, 31 (7), 1558 – 1567.

Wise, K. D., Anderson, D. J., Hetke, J. F., Kipke, D. R., and Najafi, K. (2004), Wireless implantable microsystems: High – density electronic interfaces to the nervous system, *Proc IEEE*, 92 (1), 76 – 97.

Wise, K. D., and Angell, J. B. (1975), A low – capacitance multielectrode probe for use in extracellular neurophysiology, *IEEE Trans Biomed Eng*, 22 (3), 212 – 219.

Wise, K. D., Angell, J. B., and Starr, A. (1970), An integrated – circuit approach to extracellular microelectrodes, *IEEE Trans Biomed Eng*, 17 (3), 238 – 247.

Wolpaw, J. R. (2004), Brain – computer interfaces (BCIs) for communication and control: A mini – review, *Suppl Clin Neurophysiol*, 57, 607 – 613.

Wolpaw, J. R., Birbaumer, N., McFarland, D. J., Pfurtscheller, G., and Vaughan, T. M. (2002), Brain – computer interfaces for communication and control, *Clin Neurophysiol: J Int Fed Clin Neurophysiol*, 113 (6), 767 – 791.

Woolley, A. J., Desai, H., Steckbeck, M. A., Patel, N., and Otto, K. J. (2010), Characterizing tissue around intracortical microelectrode interfaces using imaging strategies which minimize morphological disruption, *40th Annual Meeting of the Society for Neuroscience*, San Diego, CA.

Woolley, A. J., Desai, H., Steckbeck, M. A. Patel, N., and Otto, K. J. (2011), In situ characterization of the brain – microdevice interface using Device Capture Histology, *Journal of Neuroscience Methods*, 201, 67 – 77.

Yu, Z., Graudejus, O., Lacour, S. P., Wagner, S., and Morrison, B III. (2009), Neural sensing of electrical activity with stretchable microelectrode arrays, *Conf Proc IEEE Eng Med Biol Soc*, 2009, 4210 – 4213.

Zhong, Y., and Bellamkonda, R. V. (2007), Dexamethasone – coated neural probes elicit attenuated inflammatory response and neuronal loss compared to uncoated neural probes, *Brain Res*, 1148, 15 – 27.

第6章 从大脑外采集脑信号

6.1 引　　言

绝大多数的 BCI 系统通过放置在头皮或头皮上方的传感器非侵入式地获取电磁信号来对用户的意图做出判断。如第 3 章所描述的，用于 BCI 的非侵入式颅外检测的两个主要手段是脑电和脑磁。第 3 章讨论了由神经活动引起的偶极子电流源产生 EEG 和 MEG 信号的原理，以及决定它们在脑内分布的机制。本章介绍了记录这些信号的方法。EEG 是主要的焦点，它是目前为止使用最为广泛的非侵入式 BCI 方法。EEG 价格便宜，使用方便，可在多种环境下使用，并且已经发展出了商业化的便携式和无线版本，满足各种需要。总之，已经有大量关于 EEG 和基于 EEG 的 BCI 技术的理论及实际研究文献。与此相反，仅有一小部分研究组从事基于 MEG 的 BCI 系统研究，因为 MEG 设备昂贵、笨重，并且不适合日常应用。因此，MEG 到目前为止仍然主要用于实验室的 BCI 研究。

6.2 节 6.3 节主要介绍 EEG 和 MEG 记录实际方面的内容。本章其他内容介绍了与这些方法的使用有关的关键物理问题。这些问题将通过实际 EEG 数据和在理想化头部生理模型仿真阐明 EEG 和 MEG 信号的主要特征。EEG 和 MEG 记录的生理模型是源分析方法的基础，并且基于大脑中电流源产生的电场和磁场的基本属性进行构建。我们重点关注 EEG 信号记录中参考位置和电极数量两个实际问题。这些模型会帮助我们理解这两个实验参数对于记录控件属性的影响。可以通过 BCI 应用中其他可选数据获取策略进行总结。

6.2　脑电记录

6.2.1　脑电电极

EEG 记录至少需要三个电极：一个接地电极和两个记录电极。图 6.1 描述了从一位被试记录 EEG 的情况，该被试已经与电源的接地进行了隔离。接地电极连接到放大器的地端，并与电源的接地隔离。如第 3 章中详细叙述的，头皮表面测量的电压差 $V_2(t) - V_1(t)$ 为由脑电流源 $P(r,t)$（每一个单位体积的电流偶极矩）和生物伪迹产生的。环境中的电磁场也会产生头皮电势，通常是由于身体和电极导线对周围电磁场的电容耦合引起的（如来自电力线和其他电子设备）。

在图 6.1 中，头皮位置 1、2 处相对于外接地（"无穷大"）的电势分别用 $V_1(t) + V_{CM}(t)$ 和 $V_2(t) + V_{CM}(t)$ 表示，其中，$V_{CM}(t)$ 为共模电势（两个位置共有的电势，通常由电力线场引起）。心电信号（ECG）和其他因素也会对图 6.1 中使用差分放大器的 EEG 系统产生贡献，因为差分放大器被设计成抑制（空间不变的）共模电势 $V_{CM}(t)$ 并且放大头皮位置对之间的电势差，从而使输出电压 $E(t)$ 与产生自身体内部的头皮电势成比例，即

$$E(t) = A[V_2(t) - V_1(t)] \quad (6.1)$$

式中：A 为整个系统的增益，一般由几个放大器环节共同决定。

放置在头皮、鼻子或脖子上的接地电极为放大器提供一个参考电压，从而避免放大器的漂移并达到更好的共模抑制。如图 6.1 所示，接地端被用来作为差分放大器的参考输入。残存的不想要的共模信号贡献，主要是由于两个记录电极不相等的接触电阻造成的（Ferree 等，2001）。

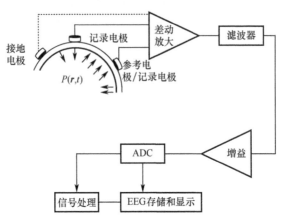

图 6.1 典型 EEG 记录系统的主要组成部分

注：电极记录由脑电流源（箭头）产生的头皮信号；该信号被传递到差分放大器，这种放大器对电极对之间的电位差很敏感，对共模电压（一般是较大的电压更大，在头皮表面均匀稳定分布）不敏感。现在的脑电系统可同时从约 32 ~ 131 个头皮位置记录。模拟滤波器低通滤波（第7章）输入信号，通常是去除高于 50Hz 或 100Hz 以上的大量 EEG 功率。高通模拟脑电滤波器通常剔除低于 0.5Hz 的大量功率（依具体应用而定）。有可能会用陷波器（第7章）来去除工频干扰（如美国的 60Hz，欧洲和亚洲的 50Hz）。头皮信号由放大器增益时行大幅的提升（如放大 20000 倍）。在现代 EEG 系统中，采样和数字化被放大的模拟信号，并把编号分配给连续的波形段，这一步称为模/数转换（Analog - to - dsgital Onversion，ADC）。它需要通过测量由已知的校准信号产生的 ADC 输出来校准。随后 EEG 波形显示在计算机屏幕上，并保存在硬盘上以进行其他处理。在 BCI 系统中，EEG 信号的在线处理往往从频谱分析（采用快速傅里叶变换或其他方法）开始处理每个数据通道。更多关于低通、高通、陷波滤波以及 FFT 和其他频率分析方法参见第7章（改自 Cadwell 和 Villarreal, 1999; Fisch, 1999）

传统的 EEG 实践对接触阻抗的指标是小于 10kΩ（Picton 等，2000）。这可通过对电极点处的头皮进行研磨并且在头皮和电极之间使用导电膏来实现。当使用具有高输入阻抗（如 200MΩ）的现代放大器时，30~50kΩ（相对于传统指标比较大）的电极接触阻抗因不会降低 EEG 质量，也是可以接受的（Ferree 等，2001）。此时唯一可观察的影响是增加 50Hz（欧洲、亚洲、非洲和大洋洲）或 60Hz（南、北美洲）的电力线伪迹，这可以通过在线模拟滤波器或后处理中的数字滤波器（第7章）去除。由于放大器高输入阻抗可以容忍高电极接触阻抗，这使得使用埋藏在含有导电盐溶液海绵中的电极进行测量成为可能。这种海绵-盐水电极系统比用于 EEG 的传统导电膏电极系统具有更高的接触阻抗。从另一方面讲，这使得电极的应用速度显著加快：大量（如 128 一个）的海绵-盐水电极可以在 15min 内佩戴好，而传统的导电膏电极需要 20min 或者更长时间。海绵-盐水电极的最大缺点在于其记录时间很有限（约 1h），因为阻抗会随着海绵变干而增加。

导电膏电极系统和海绵-盐水电极系统都采用金属电极，这些电极通常由锡（Sn）、银/氯化银（Ag/AgCl）、金（Au）或铂（Pt）制作而成。锡电极价格最便宜，但会引入 1Hz 以下的低频噪声。在必须记录低频信号的应用中（如大多数的时间相关电位，第 12、14 章），通常采用 Ag/AgCl 电极，大多数商业化的 EEG 电极系统都采用 Ag/AgCl 电极，金电极相对于 Ag/AgCl 电极具有更低的漂移和高频噪声。

导电膏电极和海绵-盐水电极通常称为湿电极。由于使用电极膏带来的不方便和混乱，以及电极盐水溶液的低寿命，近年来人们对于开发不需要湿电极的低接触阻抗的干电极很感兴趣。干电极的传感器材料可以是惰性金属（如铂、金或不锈钢）甚至是绝缘体。不管采用哪种材料，在皮肤和电极之间都会有容性耦合。已经有很多文献对干电极进行了描述（Taheri 等，1994；Searle 等，2000；Popescu 等，2007；Matthews 等，2007；Sullivan 等，2008；Sellers 等，2009；Gargiulo 等，2010；Grozea 等，2011），其中一些已经可以从商用供应商处买到（Nouzz，http：//nouzz.com；Quasar，http：//www.quasarusa.com）。然而，干电极还存在运动相关问题、环境噪声、传感材料接触到皮肤汗液之后的性能降低等问题，并且这些问题还没有满意的解决方案。因此，虽然很多人急切期待 EEG 干电极，但是这种技术还处于不断改进之中。对于非侵入式 BCI 的应用而言，干电极的成功发展代表了非常大的进步。

值得注意的是，还有几个可以减少（而不是消除）对导电膏（或盐水）和皮肤研磨需求的选择（Brunner 等，2011）。很多供应商提供了（虽然非常贵）一种在电极上放大 EEG 信号的主动电极，另一个选择是对电极和放大器之间的连接进行主动屏蔽，以阻止和周围环境的容性耦合（Twente Medical Systems International，http：//www.tmsi.com）。

6.2.2 脑电记录的双极性

如第 3 章所强调的，明确 EEG 中不存在单极记录是非常重要的。所有的 EEG 记录都是双极的：采用电极对测量头皮电势是必需的，因为这样的记录依赖于穿透测量电路的电流（Nunez 和 Srinivasan，2006），并且电极对中的每个电极都是活动的（它们的电压随时间波动）。因此，EEG 记录并不测量活动电极和非活动（或不变化）电极之间的电压差。通常情况下，这两个电极中的一个称为记录电极，另一个称为参考电极。在实际应用中，EEG 信号对记录电极点和参考电极点的电势依赖是相等的。

在大多数的应用中，所有其他电极（通常 32~256 个）相对于被选择为参考电极的电势都会被记录。每一种参考放置的选择方法都有优缺点，这与产生 EEG 的信号源位置有关。由于在记录 EEG 之前通常不知道信号源的精确位置，因此不能提前知道最优参考位置。参考通常在没有清晰理解它们对记录所施加的偏差的情况下被频频选择。例如，很多研究者使用过或者还在使用耳垂或者乳突连接作为信号源，但是几乎没有对这种选择的理论校正。本章后面会对这两种参考选择的特性做详细讨论。幸运的是，所有的电极相对于同一个参考是可能的，之后，可以通过后处理中的简单相减把参考点变换为另外一个有效的位置。其他简单的线性转换也可能是有用的，包括最近邻拉普拉斯和共同平均参考，这些将在 7 章做详细讨论。当记录过程中所有的电极都是相对于同一个电极作为参考时，参考点的位置可以随意选取，其原因是获得的数据可以通过后处理的方法轻易地改变为其他参考。

6.2.3 脑电电极布局

所有电极位置的全体称为电极布局。在实际应用中，不同实验室采用的电极布局差异很大。标准的电极放置策略是采用图 6.2 中所示的国际 10–20、10–10 和 10–5 放置系统（Oostenveld 和 Praamstra，2001）。这些布局都是基于对标准临床 EEG 10-20 电极布局（Kiem 等，1999）的系统性扩展，并被广泛（并不普遍）使用。这些标准电极放置方法的基础是定义头骨地标（如鼻根和枕骨隆突）的轮廓，并把所得轮廓按照成比例的距离进行分割。标准的 10-20 系统采用的比例距离为头骨地标之间轮廓长度的 20%，而 10-10 和 10-5 系统分别采

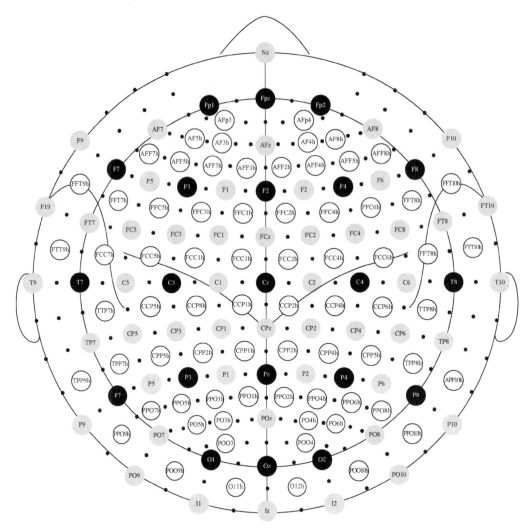

图 6.2 标准的 10 – 20、10 – 10 和 10 – 5 电极布局

注：10 – 20 电极布局由图中的 21 个标为黑圆圈的电极表示。10 – 10 电极布局（共计 74 个电极）由 10 – 20 布局的 21 个电极（黑圆圈）加上 53 个额外标为灰圆圈的电极组成。10 – 5 布局中的附加电极由黑点和空白圆圈表示。68 个空白圆圈和 74 个 10 – 10 电极一起构成 142 通道的布局，该布局提供了更为完整和均匀的头部覆盖。图中也指示了标准的 10 – 20、扩展 10 – 10 和 10 – 5 布局电极的命名。需要注意，右边的电极用偶数标识，左边的电极用奇数标识，而沿中线的电极用 z 标识。(Ooostenveld 和 Praamstra，2001 许可转载)

用轮廓长度的 10%、5%。图 6.2 中的黑色圆圈展示了包含 21 个电极的标准的 10-20 系统。采用主要的头盖骨区分电极所用的标准术语已经在每个电极上做了标注（AES, 1994）。注意：左边的电极采用奇数标记，右侧的电极采用偶数标记，中间线上的电极采用 z 标注。10-10 系统包含 74 个电极：这包括 10-20 系统的电极（黑圆圈）和 53 个其他电极（灰圆圈）。这些电极之间采用 10-5 系统定位的电极用点或开放圆圈表示。68 个开放圆圈电极（通过扩展标准命名法进行扩展命名）加上 10-10 系统组成了包括 142 个电极的子集，该子集可以更加完整和均匀地覆盖整个头部（Oostenveld 和 Praamstra, 2001）。包含这些电极中 128 个位置的电极帽可以从很多供应商处获取。需要注意的是，针对通道数量很多的情况（大于 64），研究人员们开发了其他的放置系统，以期获得更加均匀间隔的头皮电势，并且这种方式对于源定位和高分辨率 EEG 方法具有潜在的优势（Tucker, 1993）。

6.2.4 采样频率

EEG 信号通过电极进行检测，通过模拟电路进行放大和滤波，之后被数字化。模拟电路可以同时去除低频、高频噪声和由 ADC 采样率所决定的奈奎斯特频率（第 7 章）以上的高频信号成分。连续信号的离散化采样在时间序列采集和分析中已经得到了很好解释（Bendat 和 Piersol，2001）。如第 7 章所述，中心思想是奈奎斯特准则：$f_{dig} > 2f_{max}$。式中：f_{dig} 为采样率；f_{max} 为采样之后信号中的最大频率。例如，若信号中的最大频率为 20Hz（20 个周期每秒），则需要的最低采样率为 40Hz（25ms 一个样本）。这个频率保证了 20Hz 振荡的每一个峰和每一个谷都能被采样一次，因此才能够检测到这个振荡。低采样率会引起混淆现象，也就是高频信号会因为 ADC 的采样频率低于奈奎斯特频率而被错误地表达为低频信号。如果一个时间序列由于欠采样而发生混淆，那么没有任何一种数字信号处理方法能够还原信号（因为采样后的信号中并不存在精确表达这个时间序列所必需的信息）。

在传统的 EEG 数字化采样中，选定采样频率之后通过对模拟信号使用低通滤波器（第 7 章）来避免混淆误差（如其名字所示，低通滤波器允许给定频率范围以下的信号通过）。低通滤波器可以消除高于由奈奎斯特频率决定的最高频率以上的信号功率（幅值的平方）。在实际应用中，经常采用的是工程师的奈奎斯特准则。根据该准则，低通滤波的截止频率应该是采样频率的 2/5（如果感兴趣的频率范围小于 30Hz，则截止频率为 30Hz，而采样率至少为 75Hz）。工程师的奈奎斯特频率是一个更为严格的限制，它经常用来解释采样和信号高频成分之间的锁相（Bendat 和 Piersol，2001）。当 ADC 和信号高频成分同步时就会发生锁相。这时，如果发生锁相，并且 ADC 采样率仅仅是某成分频率的 2 倍，那么该成分就会一直在其周期的同一点处被采样，这样就会产生对其幅值的失真测量。例如，如果它总是在其负峰和正峰处被采样，则它被测量的功率就会虚高；而如果它总是在其过零点处被采样，则它被测量的功率就为 0。采用工程师的奈奎斯特准则就可以避免这种失真。

EEG 通道的模拟信号通常以 200~100Hz 的频率被采样、数字化（与瞬时幅值成比例赋予数字）并从 ADC 单元被转化为电压（V）。在传统的临床 EEG 应用中，这些采样被保存到一个磁盘上。在 BCI 应用和某些临床应用中，这些也经常用来在线处理（第 7 章和第 8 章）并产生实时输出。

6.2.5 避免、识别和消除非脑信号（伪迹）

非大脑生理源对 EEG 记录具有显著（产生不良影响）的贡献，主要包括颅骨肌肉活动（采用肌电（EMG）进行测量）、眼球运动（采用眼电（EOG）进行测量）和心脏肌肉活动（采用心电（ECG）进行测量）。EMG 伪迹是 10Hz 以上的宽频噪声。EOG 伪迹由于眨眼和眼球运动产生。ECG 伪迹由心脏产生，并且具有典型的波形，可以很容易在 EEG 记录中识别（Fisch，1999）。电极或导线运动产生的机械影响一般包含低频振荡（小于 2Hz）、基线的突然改变，或者高频瞬变。像早期研究中提到的，电极的高阻抗会增加电力线干扰(50/60Hz)。其他类型的环境干扰源也能污染 EEG 记录。这些伪迹很明显的结果是可以降低用于产生 BCI 输出的 EEG 特征的信噪比。更进一步，伪迹（尤其是 EMG）可以冒充 EEG 并使基于 EEG 的 BCI 控制产生错误的输出，干扰用户真实 BCI 控制的信号采集（McFarland 等，2005）。虽然非脑活动可能对某些目的有用（如采用 EMG 开关用于辅助交流），但是在 BCI 研究和发展的应用中，非脑活动构成的伪迹需要避免、检测和消除。

EEG 信号中很多潜在伪迹发生在比较高的频率（如工频噪声（50/60Hz）和 EMG 活动）。这表明采用放大器的低通滤波器去除高频伪迹是可能的。然而，滤波器参数设置的选择需要仔细考虑。显然，低通滤波器必须设置得能保证去除奈奎斯特频率以上的信号功率。然而，过分严格的低通滤波器增加了肌电伪迹冒充 EEG 的风险。之所以会发生这一风险，是因为 EMG 通过其高频（远高于 EEG 频率范围）功率来识别；利用低通滤波器去除高频 EMG 实际上会妨碍低频范围内 EMG 伪迹的识别。结果是残留的低频 EMG 会被错误地认为是 EEG 信号（Fisch，1999）。例如，设想一个模拟滤波器用来去除大部分 30Hz 以上的功率，从而获得看上去很"干净"的 EEG 信号。滤波后的信号很可能包含显著的 8~30Hz 范围内（μ 频带和 β 频带）的肌电噪声，由于没有高频信息提供指导，使得识别 EMG 伪迹更加困难。尤其是，这些微弱的肌肉伪迹会严重降低 β 频带甚至 μ 频带的信噪比。识别出 EMG 伪迹对 EEG 信号（甚至是在中央脑区域）的污染是非常重要的（Goncharova 等，2003）。

很多商业 EEG 系统包含陷波器（第 7 章）去除工频干扰（南、北美洲为 60Hz，欧洲、亚洲、非洲和大洋洲为 50Hz）。从另一方面看，该伪迹的出现是电极阻抗升高（或电极甚至完全脱离接触）的一种警告。因此，自动去除工频干扰会失去检查系统功能的一种方法。甚至，如果 EEG 处理和分析是基于 FFT 或其他谱分析方法，适当的 60Hz 噪声的出现对包含绝大多数 EEG 信息的低频成分没有实际影响。这意味着，最小化噪声污染的最优策略（尤其对 BCI 研究而言）是从不太可能被污染的频带内识别出有用的 EEG 特征，并执行复杂的地形图分析和谱分析来从非 EEG 信号（尤其是 EMG）中识别出 EEG 信号。

6.3 脑磁记录

除产生电信号外，脑电流源也会产生外磁场并被特殊的传感器所检测到。这些磁信号的检测通过脑磁图来实现（第 3 章），详细综述可参考 Hamaleinen 等（1993）。MEG 方法利用超导量子干涉器件（Superconducting Quantum Interference Device，SQUID）磁强计来记录大脑产生的微弱磁场。SQUID 在 20 世纪 70 年代首次被用来测量大脑的磁场（Cohen，1972），对磁通量很敏感。如第 3 章所述，意识到与脑活动相关的磁场和大脑的电场并不是耦合的非常重要。也就是说，它们并不是人们所熟悉的电磁场。

与 EEG 记录相比，MEG 既有优势也有劣势。对 BCI 应用而言，MEG 最大的劣势在于与脑电流相关的磁场相对于不受实验控制（如地磁场的波动）的周围环境中的磁场变化非常小。此外，MEG（与 EEG 类似）最常见的问题是电力线磁场的干扰。因此，在典型的应用中，MEG SQUID 线圈仅当被试放置在特殊的磁屏蔽室中时才能够测量到大脑产生的微弱磁场。磁屏蔽室通常采用高磁导率的合金制作（Hamaleinen 等，1993），它可以使外磁场对 MEG 测量的干扰最小化。超导性对于 SQUID 线圈的功能是必需的，因此这些线圈被放置在含氦的隔热舱（杜瓦瓶）内低温保存。其测量点位于头皮上方 1~2cm。距离脑活动源距离较大，会严重降低空间分辨率。

单个 SQUID 线圈（也叫做磁强计）可以进行不同的布局排列以满足不同的需求。最简单的布局是使用 1 个磁强计。100~200 个磁强计的阵列可以提供整个大脑的覆盖。每 1 个传感器仅检测脑信号源产生磁场的径向分量。另一种常见的线圈布局是斜度计，包含拾波线圈和位于其上的补偿线圈。这两个线圈按照相反的方向缠绕以消除非脑磁场产生的噪声。虽然简单磁强计和斜度计布局具有与 EEG 类似（有时较小）的空间分辨率（Malmivuo 和 Plonsey，1995；Srinivasan，2006；Srinivasan 等，2007），但是它们对某个特定的信号源子集更加敏感。然而，EEG 同时检测切向和径向的信号源活动；而 MEG 只对探测器切向的信号源敏感，对径向的信号源没有检测能力（Nunez 和 Srinivasan，2006）。MEG 的这一特性与大脑的球面模型（第 3 章）一样有效，与包含返回电流产生场的真实模型近似有效。MEG 对切向源的敏感性偏好在大脑主感觉区的研究中具有特殊的价值，因为这些区域位于与 MEG 线圈相切的褶皱沟内（Hamaleinen 等，1993）。对切向源的灵敏性偏好（在本章后面会详细讨论）解释了 EEG 和 MEG 之间的主要区别。

最近刚研发的 MEG 系统采用了平面梯度仪，由两个缠绕方向相反的相邻线圈（具有平行轴）组成。这样的布局可以在一个方向测量磁场径向分量的梯度。平面梯度仪策略与双极 EEG 记录策略（见 6.5 节 "EEG 参考电极选择"部分）类似，并使得 MEG 比传统的 MEG 具有更高的空间分辨率。

MEG 相对于 EEG 最主要的优势在于 MEG 可以提供某个特殊点的真实场测量值，而 EEG 仅能测量大脑两个点的电势差。因此，MEG 不需要选择参考传感器。如本章"EEG 参考电极选择"部分所介绍，参考选择是 EEG 记录很重要的因素，因为不恰当的选择会使信号产生误导或完全不可用。此外，MEG 受大脑通路和其他组织非齐次性的影响比 EEG 的更小（因为电流流向阻抗更小的路径，因此非齐次性可能会导致 EEG 电极记录到远离测量点的显著的头皮电流）。在评估 EEG 和 MEG 对于某个特殊应用的优缺点时，这些和其他因素如信噪比和电极密度等必须综合考虑。MEG 的其他实际问题，如时域滤波和 ADC 等，与 EEG 类似。

6.4 脑电与脑磁在灵敏度和空间分辨率方面的比较

在某些程度上，EEG 和 MEG 在对皮质活动的灵敏性方面是互补的，这一点在图 6.3 中做了说明。图中每个箭头表示一个皮质偶极子。在大脑皮层中，EEG 对皮层脑回中的偶极子最敏感（图 6.3 中的区域 a–b、d–e、g–h）。EEG 对位于皮层沟（区域 h–i）内的偶极子活动不太敏感，对位于槽内（区域 b–c–d 和 e–f–g）的反向偶极子集合（集合内部的偶极子由于方向相反而相互抵消）和方向随机的偶极子（区域 i–j–k–l–m）不敏感。与此相反，MEG 对沟内的最小反向偶极子（区域 h–i）最敏感，对图中所示所有其他类型的偶极子（径向的、随机的和反向偶极子）不太敏感。皮质下的结构，如丘脑对 EEG 和 MEG 信号的贡献可以忽略不计，因为它们的表面积小，并且距离传感器的距离更远（Nunez，1981）。

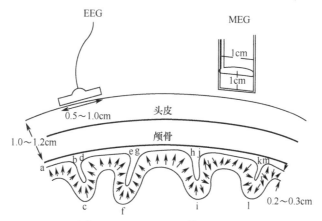

图 6.3　EEG 和 MEG 信号的来源

注：新皮层源一般可以描绘为褶皱在皮层裂缝和沟内外的偶极层或偶极片，具有中等尺度信源强度（见本书第 3 章），强度随皮层位置而变化。EEG 对脑回中的相关偶极层（如区域 a–b、d–e 和 g–h）最敏感，对脑沟内的相关偶极层（如区域 h–i）不太敏感，对脑回中反向偶极层（如区域 b–c–d 和 e–f–g）和随机取向的偶极子（区域 i–j–k–l–m）不敏感。MEG 对脑沟内相关的最小反向偶极层（如区域 h–i）最敏感，对所示的所有其他源，包括径向的、反向的或随机取向的偶极子层不太敏感

MEG 并不总是比 EEG 具有更高的空间分辨率，这一事实已经成为神经科学界的共识。这个事实可以通过直接检测 EEG 的导电属性和 MEG 的场传播属性进行鉴别（Malmivuo 和 Plonsey，1995；Srinivasan 等，2007）。图 6.4 展示了单个 EEG 电极（图中的黄色圆圈）和单个 MEG 线圈（图中大脑外部的小绿线）的灵敏度分布。Srinivasan 等（2007）为该图定义了一个灵敏度函数来表述每个位置源对于传感器记录到信号的贡献。图 6.4（a）展示了 EEG 电极对于离电极最近的回冠中的源最为敏感。虽然灵敏度随着距电极的距离增大而衰减，但位于半球其他位置的回冠的贡献差不多为电极正下方回冠电势贡献的 1/2。沿着沟壁的源即使很靠近电极，对 EEG 的贡献也远小于回冠上源的贡献。图 6.4（b）为对同一个电极使用拉普拉斯变换（见 6.7 节部分和第 3、7 章）后的灵敏度分布。如期望的那样，EEG 拉普拉斯变换后的灵敏度在电极正下方的回冠上最大。与此同时，拉普拉斯电势对于远处的回冠灵敏度非常小，因此能够测量更加局部的源活动。图 6.4（c）为 EEG 电极上方 2cm 处的 MEG 线圈的灵敏度分布。该灵敏度函数在沟壁上具有局部最大值。因为沟壁上并列的偶极子（如图 6.3 中的区域 b–c–d 和 e–f–g）由于源的方向相反，对线圈具有相反的作用，与脑功能活动相关的反向的沟壁对 MEG 的贡献非常小或可以忽略。

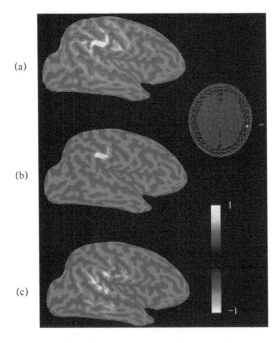

图 6.4　与 (a) 原始头皮脑电、(b) 头皮脑电的表面拉普拉斯以及 (c) MEG 相关的大脑灵敏度分布

注：右边插图中的黄色圆圈为单个脑电电极位置，右边插图中的绿色线为单个磁线圈位置。皮层表面由一个被试的磁共振成像（MRI）来构建。模拟的偶极子源 $P(r, t)$（单位体积的偶极矩，一个半球里为 100000 个）被假定为对局部皮层表面是正态的。基于同心三椭球头模型来计算每个偶极子在插图中所示位置的电极和线圈位置处引起的头皮表面电位、头皮拉普拉斯以及表面正态的磁场（对于这些模拟的细节见 Srinivasan 等（2007））。原始电位、拉普拉斯和磁场根据它们的最大值（即比例尺上的 +1 和 −1）进行了归一化处理，以便能够比较这三种测量的相对灵敏度。(a) EEG 电极对电极下方的脑回源最敏感，但这个电极对相对远的脑回中区域的源也敏感；它对皮层褶痕里面的源不太敏感。(b) 拉普拉斯算子对电极下方的脑回源最敏感；对中等距离和远距离处的脑源，灵敏度下降非常迅速。(c) MEG 对于皮层褶痕中的源最敏感，该源往往相切于 MEG 线圈。发生在褶皱的最大 MEG 灵敏度，在相切于表面的方向上距离线圈大约 4cm 处。蓝色区域对 MEG 的贡献与对反映褶皱两侧的偶极子黄色/橙色区域的贡献相反；这些会趋向于抵消线圈处的磁场

从图6.4可以看到，MEG线圈与EEG电极一样，对大脑皮层的很大范围都敏感。的确，对敏感性区域的估计（Srinivasan等，2007；Malmivuo和Plonsey，1995）表明MEG对大脑皮层的敏感区域比EEG的更大。这个影响是MEG传感器距离源的距离比EEG电极距离源的距离更大的直接结果。MEG硬件（平面梯度仪线圈）的最新进展具有提供更高分辨率的潜力（与双极EEG记录的角色类似）。虽然如此，即使考虑到MEG记录技术的进步，EEG和MEG的主要区别并不与空间分辨率有关。EEG和MEG的主要区别是它们对不同源的敏感性偏好不同。测量方法的选择依赖于测量源区域的位置、方向和大小，而这些信息都无法事先得知。MEG源定位的主要优势在于，其磁场传播模型比电流的体积导电模型更加简单和易于理解。MEG的主要劣势在于，其测量设备相对于EEG的成本和复杂性较高。

6.5 脑电参考电极选择

6.5.1 参考电极位置选择

EEG记录策略重要问题之一是参考电极位置的选择。图6.5展示了在右侧枕骨电极（10-20系统中的O_2位置；图6.5（a）和6.5（c）中的X位置）记录的视觉诱发电位，其参考在不同的电极位置中按照数学方法（6.2.2节"EEG记录的双极性"部分和第3章）依次轮换。由于枕区皮层包含条纹视觉区域和外条纹视觉区域，VEP在理论上包含枕区皮质源产生的信号。图6.5（a）展示了VEP的参考在顶点电极（C_z）周围2.7cm范围内的三个不同电极之间用数学方法进行轮换的结果。在记录中采用的C_z作为参考电极。VEP经常通过正峰幅值和负峰幅值等属性进行表征。位于刺激后大概120ms的第一个正偏向的尖峰幅值在参考由中间线位置（1）变换到其他两个位置（2，3）时下降了1/3。其他VEP波形中尖峰的幅值偏差变化也非常明显。图6.5（b）展示了参考位置切换到额部中间线位置的三个间距小于2.7cm的电极（4，5，6）时同一个VEP的波形。第一个正峰相对于参考位于图6.5（a）中头顶点的情况有所减少，并且诱发电位在刺激后100~350ms之间的波形变形严重。但参考位于额区位置时，VEP相对于以顶点位置为参考时获得波形而言，被更快的振荡所主宰（比较图6.5（a）和图6.5（b））。图6.5（c）展示了参考为左侧乳突或颞电极时VEP的数学转换波形。此时，刺激后120ms的正峰已经很难从噪声中进行分辨，其可分辨的第一个峰发生在刺激后200ms。因此，枕叶位置记录的VEP的幅值和时间结构会随着参考位置的选择发生很大变化。哪一个才是真正的VEP？答案是所有的都是。VEP既依赖于记录电极的位置，也依赖于参考电极的位置。图6.5中不同的波形和尖峰幅值表明，视觉刺激引发的源和/或体电流并不仅仅局限于主视觉皮层，因此所有的电极（记录电极和参考电极）都会受到它的影响。VEP的源或许分布广泛，并且/或者大脑的容积导体可能提供了远距离的低阻抗通路。事实上，这两种可能性都可能发生并且影响VEP。

是否存在一个理想的或正确的参考位置？虽然研究EEG的一般人建议非活动电极是参考电极的理想位置，但是这个观点起源于一个无根据的观点。这个观点认为，如果记录电极靠近源（一个偶极子源）且参考电极远离源，那么参考电极可看作在无穷远处，因此是不活动的。如果这个理想化的图景是精确的，那么人们可以相对于一个标准零电势参考进行电势记录。然而，这个非活动电极不能确定是否为一个好的参考。不管是否部分依赖于发生源区域的大小，这是多种因素共同作用的结果。在皮质表面很大区域分布的同步偶极层和部分对齐的皮质神经元可能是头皮 EEG 的主要发生源，因此，发生源的尺寸可能有几十厘米。头部的直径约为 20cm，因此在头部找到距发生源区域无穷远的位置是不可能的。由于体积传导的原因，把电极放置在下面没有发生源的位置对于看作无穷远来说是不足够的。此外，不均匀（或各向异性）的大脑中的低阻抗电流通路会使实际的电气距离小于实际的物理距离。即使电极的正下方没有发生源活动，如果被认为参考位置无穷远，参考电极和记录电极之间的电气距离必须相对于发生源的区域非常大才可以。

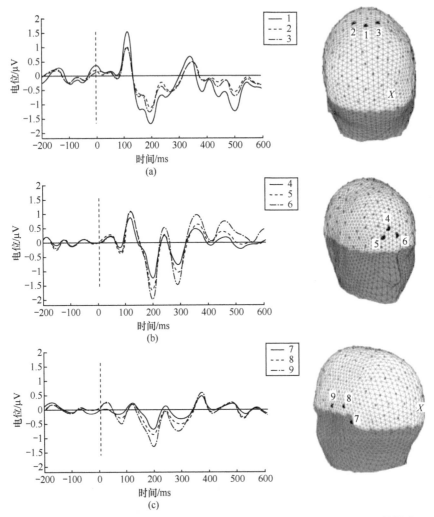

图 6.5 参考电极位置对视觉诱发电位（Visual evoked potential, VEP）的影响

注：在枕部位置 O_2（图（a）中头部位置 X），相对于 C_z（位置1）参考。三个图中的其他位置也以 C_z 为参考进行了记录。这使得 VEP 不但可以对位置1进行参考，也可以重参考图（a）中的位置2和3，图（b）中的位置4、5和6，图（c）中的位置7、8和9。这样就获得了9个 VEP 的样例，如左侧的曲线所示。如文中详细的讨论，可以明确的是，即使当这些参考位置看起来远离在 O_2 下方的初级视皮层时，参考位置的选择对 VEP 波形有实质性的影响。（Nunez, Srinivasan, 2006）

由于在 EEG 中所有感兴趣的源和槽位于大脑内部，这些源除相对较窄的颈部通路外，被从身体其他部分（电气）隔离，因此脑部信号源产生的电流被认为大部分局限于大脑之中（Nunez 和 Srinivasan, 2006）。我们希望有很少量的电流通过相对较窄的颈部区域。（的确，如果颈部的几何尺寸没有严格限制颈部电流，头皮电势会经常受到 ECG 源的严重污染，而 ECG 源的强度比 EEG 源强约100倍。）这样，对于 EEG 而言，如果忽略身体其他部分较小的附加串联阻抗，位于颈

部的参考在本质上就与位于身体其他任何部位的参考效果一样（Nunez 和 Srinivasan，2006）。

6.5.2 参考电极测试

一个简单的测试揭示任何备选的参考位置是否都可以看作是真正的参考（无穷远）。例如，假设在右侧运动皮质区有一个 β 活动。如果这个发生源的区域假设是正确的，那么任何大脑左侧的位置都可能具备作为合适参考的资格。我们可能会选择一个公认的位于左侧前额的皮质作为参考。严格的参考测试是，当参考电极从左前额移动到左颞或左乳突或左颈部等位置时记录到的 β 活动是否保持不变。如果在做出这些参考位置改变时记录信号的幅值和频率没有发生变化，那么可以判断通过了真正参考测试。另一方面，如果记录的 β 活动随着参考位置的变化而变化，那么备选参考位置没有通过真正参考测试，这可能是由于假设的源区域不正确所导致。

图 6.5 所示的在枕部电极记录到的 VEP 的例子表明，所有的参考位置都没有通过真正参考测试。尖峰幅值和时域波形随着参考位置发生了变化。对每一个参考位置集合（图 6.5（a）、(b) 或 (c)），参考位置即使在三个空间位置很接近的局部区域移动，也会引起 VEP 尖峰幅值和频率内容的剧烈变化。这意味着，对三个参考位置中的每一个而言，记录电极和参考电极之间的电势差异反应的是不同的信号源集合。这个 VEP 例子中，信号源的分布范围可能很大，从而使得大脑上的任何一个点都不能被看作无穷远。

结论是，在 EEG 记录中没有足够远的参考点。我们事先不知道 EEG 源的位置（或者这些源是否分布集中），因此不知道是否存在一个真正的参考位置，或者存在的情况下不知道参考位置在哪。即使在源的位置是局部集中的，也必须事先知道它们的位置才能够选择一个合适的参考。因此，EEG 参考的事实情况（可能有些悲观）是记录电极和参考电极之间没有本质的区别：在 EEG 中，测量头部两个位置之间的电势差，并且这些差异依赖于两个电极的位置以及脑源的布局和位置。也就是说，每一个 EEG 记录都是一个双极记录，它反映的是两个活动电极之间的电压差。

6.5.3 间隔紧密的电极

尽管真实情况是所有的 EEG 都是双极记录，但在 EEG 的术语中经常使用双极记录表示测量两个位置很接近的电极之间电势差这一特殊情况。今天，双极记录这个术语被广泛应用于临床环境中。当两个电极越来越近时，它们能提供对沿着两个电极直线上的头皮表面局部电势梯度（电压）越来越好（或更细密）的估计。如第 3 章所述，电场强度与沿头皮表面的电流密度成正比。当两个电极被放置得越来越接近时，记录到的电势差基本上和与头皮相切的电流密度成正比。电流从高电势流向低电势。

具有两个相邻分布电极（小于 2~3cm 的间隔）的双极记录在定位源（至少是理想化的表层源）方面比采用一个相对较远位置的固定参考进行记录效果更好。采用双极电极对测量局部切向电场是对远距离参考记录的一个提高，因为双极记录明确认为两个电极都是活动的（因此参考问题就变得毫无意义）。如果双极对穿过等电位线，它可以感受到从高电势区流向低电势区的电流。相反，如果双极对被沿着等电势线放置，那么就会记录到零电势差。临床脑电图操作人员经常使用不同的双极对来强调不同的源，并且会根据使用这种方法的长期经验来对其方向和集中程度进行定量的判断（Pilgreen，1995；Fisch，1999）。另外，如果记录电极之间的距离足够近，则可以先采用远参考点进行 EEG 记录，再通过减法运算（见第 3 章中的"EEG 双极记录"）转化为双极记录。

图 6.6 展示了采用双极对时 VEP 记录的三个额外电极集合的情况。每一个集合的 VEP 包含

6个不同的双极对。每个双极对包含1个固定（中心）记录电极（图中 X）和6个周围位置中的1个电极，所有的电极距离中心 X 的距离为2.7cm。在每个图形中，6条黑色曲线表示双极电势，灰色粗线表示6个双极电势的平均。这些双极电势记录的 VEP 与图6.5中采用远参考点获得的 VEP 差别很大。刺激后100ms 和200ms 的尖峰依然很明显，但是图6.5中300ms 和之后很明显的较慢振荡在图6.6中每个双极对的 VEP 中都降低了。刺激后120ms 的正峰在图6.6（b）中最明显，其中6个双极对中有5个表现出了正峰。图6.6（b）中的双极 VEP 比图6.6（a）和（c）中的双极 VEP 更大。这表明，活动源集中位于图6.6（b）的中心电极（X）正下方的脑组织中。在图6.6（a）和（c）中，不同的双极对在120ms 的峰具有不同的极性，并且它们的均值接近于0（灰色轨迹）。这表明，图6.6（a）和（c）中的中心电极（X）处有从高电势流向低电势的切向电流通过。因此，尽管双极 VEP 表明图6.6（b）中心电极的下方存在一个源，但是它们并没有证据表明图6.6（a）和（c）的中心电极下方也存在源。

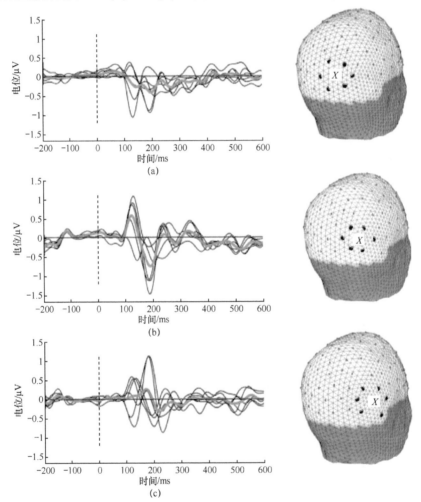

图6.6 双极电极对记录的视觉诱发电位（VEP）例子

注：以头顶作为参考记录的 VEP 开始，通过计算每组电极中周围6个电极每个电极和中心电极的电位（也以头顶为参考）差获得双极电极的 VEP。以这种方式，原来的参考电极（头顶）的影响（或效应）就可以完全消除。双极电极对之间的间隔距离为2.7cm。每个图（a）、（b）、（c）对应每组中心电极在不同的右后区域位置的 VEP。每个图中6个不同的黑色 VEP 来自右边所示位置集中的6个双极对。每个图中灰色粗线为6个双极 VEP 的平均值。见正文的讨论

对图6.6中邻近双极对的分析可以成为识别局部源的有效策略。通过把参考电极放置在

头部附近而不是远离的位置，限定了每对电极仅对局部源敏感。事实上，当使用32个或更少的电极时，相邻间隔的双极记录或许是可获得的提高空间分辨率的最好方法（Srinivasan等，1996）。与这个策略密切相关的是本章讨论的 Hjorth 或最近邻拉普拉斯方法（Hjorth，1975）。

6.5.4 耳垂相连参考和乳突相连参考

耳垂相连参考和乳突相连参考是一种很流行的参考策略。然而，它们广泛使用的原因似乎仅仅是因为使用传统而非其令人信服的理论校正。也就是说，并没有令人信服的原因让人相信这种参考方式是理想参考的近似（无穷远参考）。

发表的 EEG 研究通常有两种使用耳垂相连参考和乳突相连参考的方法：一种是物理耳垂相连或物理乳突相连参考，也就是在物理上把双耳或双侧乳突通过导线连接起来，并把这根导线作为参考；另一种是数学耳垂相连参考或数学乳突相连参考，在这种方法中，每一个头皮电势 V_x 都以其中一个耳朵作为参考进行记录（$V_x - V_{Ear1}$），另一个耳朵也以该耳朵作为参考进行记录（$V_{Ear2} - V_{Ear1}$），数学耳垂相连参考通过把每个头皮电势减去第二个耳朵电势的一半进行计算，从而创造一个对两耳或两乳突电势平均值的虚拟参考。

现在研究人员已经广泛认识到，物理相连参考实际上是一种随机参考，这意味着有效的参考点通常在被试之间不断变化，或者在同一个被试的不同时间里变化，因为存在着不相等的电极接触阻抗（Nunez，1991；Nunez 和 Srinivasan，2006）。此外，较低的阻抗（10～20kΩ）相对于现代放大器的高输入阻抗存在着非常大的反差。（高输入阻抗的目的是为了严格限制通过头皮—电极边界的电流；这样，测量头皮电势的行为对被测电势的影响就可以忽略。）物理连接双耳或双乳突允许更多的电流通过头皮—电极边界，并趋向于使头两侧的头皮电势人为地相似。

物理连接参考这些弊端的结果是使用数学相连参考的方法越来越流行。数学相连参考通过计算来获得参考位置 1 和 2（位于左、右侧耳垂，或者左、右侧乳突）的平均电势作为人工参考：

$$V_n - V_1 - \frac{V_2 - V_1}{2} = V_n - \frac{V_2 + V_1}{2} \tag{6.2}$$

虽然数学相连参考已经被看作解决参考问题的一种方法，但实际上离这个目标还很远。电极对之间的电势差异依赖于源引起的头电流模式，而源的位置并不需要紧靠电极。采用连接参考时，电势依赖于三个不同位置的头电流（两个耳朵和记录电极位置）。这可能更加复杂，而不是简化源分布估计。式（6.2）中明显的对称是具有误导性的：相连电极可能会人为地使靠近乳突区域记录的电势法相关联，从而产生半球源不对称的错误估计（Srinivasan 等，1998a）。

6.5.5 共同平均参考

平均参考（The Average Reference，AVE）也称为共同平均参考（Common Average Reference，CAR）或全局平均参考，目前在 EEG 研究中应用广泛。共同平均参考也的确具有一些理论验证（Bertrand 等，1985）。在具有 N 个电极的情况下，测量电势 $V_n (n = 1, 2, \cdots, N)$ 的大小与相对于无穷远处的头皮电势 $\Phi(r)$ 有关，其计算公式为

$$V_n = \Phi(r_n) - \Phi(r_R) \tag{6.3}$$

式中：r_n 为第 n 个电极的位置；r_R 为参考电极位置。

如果指定所有测量电势的平均值为 V_{AVG}，则参考点的电势写成头皮电势的形式为

$$\Phi(r_R) = \frac{1}{N}\sum_{n=1}^{\infty}\Phi(r_n) - V_{AVG} \tag{6.4}$$

式中：右侧的第一项是所有记录点头皮表面电势平均。理论上讲，如果所有电极的位置可以使得电势的平均近似为包含所有电流空间的表面积分，则会消失。即使当参考电极放置在躯体上时，也仅有少量的电流从头部流向脖子，因此假设头部是一个包含所有电流的闭合空间体是很合理的。这一假设的结果是，位于包含偶极子源的空间导体上的电势的曲面积分一定为 0（Bertrand 等，1985）。在这种情况下，参考电势可以通过式（6.4）右侧的第二项进行估计（通过对所有的记录电势进行平均，并改变均值的符号）。该参考电势可以利用式（6.3）添加到每个测量电势 V_n 上，从而估计与参考点无关的电势 $\Phi(r_n)$（每个位置的电势都是相对于无穷远处）。

因为不能测量包含大脑的闭合曲面上的电势，因此式（6.4）中右侧第一项通常并不会消失。例如，无法测量位于头部下侧（在脖颈区域内）的电势分布。其至，任何电极位置集合的平均电势（式（6.4）右侧第二项）也仅能估计导体空间上的曲面积分。因此，如果采用标准的 10-20 系统，这仅是非常弱的假设。当电极数量增加到 64 个或更多时，近似误差会降低。这样，就像其他参考选择一样，平均参考提供了参考无关电势的有偏估计。然而，当研究中采用大量的电极（如 128 个或更多）广泛覆盖头部时，平均参考似乎能提供参考无关电势的合理估计，即理想参考估计（Srinivasan 等，1998a）。

图 6.7 描述的是采用两个偶极子源产生的头皮电势仿真：一个为头皮径向源（垂直方向），另一个为头皮切向源（水平方向）。径向源（图 6.7 中侧面蓝色负号）的深度和正好位于颅骨下方的脑回深度相当。切向源（图 6.7 中心位置处的红色正号和蓝色负号）的位置更深一些，相当于某个大脑半球内侧壁表层部分的脑回。图 6.7（a）显示了两个源的位置（蓝色和红色符号）和从一个四同轴球体头部模型（第 3 章）的外层球体上获得的 111 个电极位置参考无关电势（相对于无穷远处）。这些电极之间的平均最近邻间隔（中心点到中心点）为 2.7cm。地形图采用每个电极位置处计算电势的差值获得。与这个切向电极相关的电极分布的正瓣（实线）和负瓣（虚线）很明显，其极性在中心线处发生翻转。径向电极（在表层一侧为负）产生的电势分布更加受限于右侧乳突电极附近的范围。

图 6.7（b）显示的是当参考位于头顶点位置（X 标记处）时的电势分布。由于正好位于切向偶极子的中心上方，切向偶极子产生的电势为 0，而径向偶极子产生了较小的正向电势。这个径向偶极子产生的较小的正向贡献造成了切向偶极子电势分布明显不对称，其右侧的正峰幅值削弱，而左侧的负峰幅值增强。图 6.7（c）和（d）分别显示了当参考位于左、右侧乳突时的电势分布。左侧乳突参考与图 6.7（a）中的电势分布相比变化很小，因为左侧乳突处的电势几乎为 0。与此相反，参考位于右侧乳突时（图 6.7（d）），所有的电极点电势都因为叠加了一个正电势而产生了严重变形。当数学连接乳突参考被采用时也会有这个效应，只是其幅值小一些，如图 6.7（e）所示（该图展示了采用头顶点电势参考的 110 个电极点转化为连接乳突参考的情况）。而当采用平均参考时，图 6.7（f）所示的电势分布与图 6.7（a）所示的理想参考的电势分布很近似。因此，如图 6.7（a）和（f）的相似性所表明的那样，平均参考效果很好，至少在本例中是这样的。

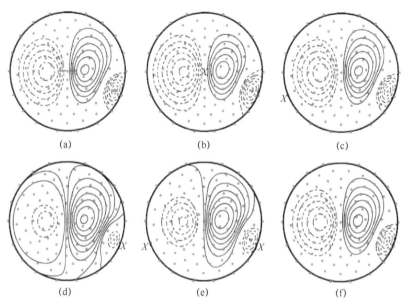

图 6.7 四球头部模型（见第 3 章）表面的仿真电势图

注：图中显示了两个偶极子源：一个切向的（位于头皮下方 3.2 cm 处，由接近头顶点处的蓝色减号和红色加号标示），一个径向的（位于头皮下方 1.4cm 处，由头部右外侧边缘附近的蓝色减号标示）。切向源的强度是径向源的 2 倍。以头顶点为中心的 128 通道电极阵列导出的 111 个表面位置计算电位，覆盖了从头顶 109°角对着的区域。模拟电极位置在图中以灰色小圆圈标示。采用样条内插值的方法获得电势分布地形图（Srinivasan 等，1996）。(a) 以模拟偶极子作为参考的电位图。(b) 以头顶点（由 X 标示）作为参考的电位图。(c) 以左侧乳突（X）为参考的电位图。(d) 以右侧乳突（X）为参考的电位图。(e) 以数学上相联系的（平均）乳突（X 和 X）作为参考的电位图。(f) 以平均参考获得的平均（Avdeage，AVE）参考电位图，其中平均参考通过先计算头顶 110 个电极位置的电位，再计算平均参考，最后把每个位置重新以这个平均参考为参考。见正文中的讨论

采用 AVE 参考时经常考虑的一个问题是位于大脑深部的强信号源可能会对记录数据造成比较大的扭曲。在大多数的 EEG 记录中大脑底层源是很少见的。因此，靠近大脑中心朝向顶点的偶极子会对电极阵列贡献的正电势比负电势更多。通过采用 AVE 参考，强迫被电极覆盖的头部区域（通常占到头表面的 50%~70%）的电势分布均值为 0。然而，虽然平均参考会使深层源产生的电势发生扭曲（Junghofer 等，1999），但是这个影响通常很小（因为深层源产生的 EEG 电势远小于表层源产生的电势）。在一项研究中，研究人员采用球面曲线拟合的方法，通过上层电极电势估计深层源引起的下层电极点电势，提高平均参考的估计精度（Ferree，2006）。

需要强调的是，AVE 参考的有效性依赖于其包含的电极数量和分布，以及源的种类和数量。虽然 AVE 参考提供了理论上和事实上的优势，只有当采用足够数量电极（64~128 个或更多）分布在整个头皮，包括头部下部表面的情况（如果可行的话）下才可以发挥其有效性。限制采用头部下部表面电极的实际考虑因素包括肌电活动之类的伪迹。

6.5.6 基于模型的参考

最近发展的一个参考问题解决方法是基于头部模型进行参考，该方法称为参考电极标准化技术（Reference Electrode Standardization Technique，REST）（Yao，2001；Yao 等，2005）。该理念首先定义等效源，即可以对记录头皮电势分布进行解释的源。之后，采用

这些假想的源来寻找与无穷远处相对应的参考电势。该方法采用的哲学方法与逆问题（在第 3 章进行了讨论）的不同之处在于，它并没有声明等效源和真实大脑源之间的紧密联系（Nunez，2010）。

6.5.7 平均参考和参考电极标准化技术比较

不考虑伪迹和外部噪声，AVE 的误差主要是由于有限的电极密度和不完整的电极覆盖（仅对头部上部区域进行了采样）。如果这些误差能够完全消除（这仅在分离的大脑上有效），AVE 可以提供理想的标准，也就是该方法在本质上与无穷远参考等效。REST 的误差除受电极密度和电极覆盖范围的影响外，还受头部模型不确定性的影响。后面的附加误差源是造成 REST 的使用不太被人接受，并且没有早期应用的主要原因。

然而，REST 的这一缺陷通常并不是不可改进的，这三个误差源是相互关联的，尤其是当头部模型提高时覆盖误差的影响会逐渐变小。因此，如果头部模型是足够精确的，则 REST 方法（即使有三个误差源）可以获得比 AVE 方法（仅有两个误差源）更精确的结果。从这个讨论中可以看出，选择 AVE 和 REST 的主要考虑因素依赖于真实（相对于理想化的）头部模型的精确程度。因为 REST 采用的真实头部模型的精确程度目前未知，可信的策略是对同数据集同时采用 AVE 和 REST（Nunez，2010）。任何 AVE 代替 REST（或反之）时变化显著的结果都是可疑的。

6.5.8 参考电极策略小结

不管采用哪种参考策略，都是记录头部某一点相对于零位电势。从定义上讲，该电势差是任何连接参考点和记录点电场的综合结果。电势并不是某一个点的独特性质，而是两点之间电场路径的特性。

由参考位置改变而引起记录电势改变直觉上很容易理解，因为任何改变都包含从头部某点电势减去某一个位置的电势。这不但对 EEG 的空间特性估计产生影响，也对其时域特性产生影响，因为参考位置处的电势也会随时间而变化。这个影响如图 6.5 中所示，图中展示了 VEP 的时间轨迹依赖于参考电极的位置。最主要的一点是，任何一个参考，包括数学连接双耳或连接乳突参考，都会对每个记录电极的电势贡献远端记录点的电势。任何参考选择的特性影响依赖于 EEG 源的结构。基于广泛覆盖整个头部的多个电极点的平均参考可以提供参考无关电势的良好估计，因为它结合了通过记录点的众多可能路径。

6.6 脑电的空间采样

除参考位置的选择，EEG 记录需要考虑的另一个重要因素是获得相关 EEG 精确空间表征的电极数量及其放置位置。通过奈奎斯特理论来考虑这个问题：如果通过离散采样来表达一个连续信号，采样率必须大于信号最高频率的 2 倍（第 7 章）。也就是说，要避免混叠现象，每个周期至少需要两个采样点。这个要求与对时间序列进行数字化采样的研究很相似。另外，对任何模拟信号进行离散采样的奈奎斯特准则不但适用于时域采样，也适合于空域采样。

在 EEG 记录中，任何时间点的头皮表面电势都是一个随头部表面而变化的连续域。电极阵列提供了对这个域的离散采样，因此也适用于奈奎斯特准则。然而，与单个放大通道的时间序列的连续性不同，空间信号是离散的（它只能在头部表面的有限个点处进行采样）。虽然时域信号可以很容易地通过模拟滤波器进行低通滤波来满足奈奎斯特准则所要求的采样率，原始的空间信号却不能采用相同的方式处理，因为并不存在该空间信号的连续表示。这个限制的结果是，任何由于欠采样（两个电极之间的空间过宽）所引起的混淆并不能消除。因此，在开始时具有足够的空间采样是很有必要的。

没有混叠现象产生的最高空间频率由电极密度（假设一个相对均匀的电极位置分布）和电极大小所决定。如果 EEG 包含的信号采用的空间频率相对于电极密度过高，信号就会产生空间混叠。它们在地形图或空间谱上出现且表现为较低空间频率的信号，造成电势空间图的扭曲、相干或其他影响。有一点需要格外注意，当 EEG 是空间欠采样时（如仅采用一个记录电极和一个参考电极），测量的时间序列虽然是两个位置电势差异的有效测量，但该电势的空间分布是未知的。

为了更进一步说明空间采样的问题，考虑在包含偶极子电流源的球面上进行电势分布离散采样的问题。球表面上的任何分布都可以表示为球面谐波的和 Y_{nm}。Y_{nm} 是球面上定义的函数的自然基组，与 EEG 时间序列频谱分析中在时间间隔上定义的傅里叶序列函数相类似（第3、7章）。Y_{nm} 函数中的 n 和 m 索引表示两个表面方向（如南/北和东/西）的空间频率。索引 n 定义角度 θ，这是一个必需的范围（此处是指从北极点处测量（如顶点电极 C_z 而不是从赤道处测量））。索引 m 定义角度 ϕ，这是必需的经度。球脑模型中偶极子源产生的任何电势分布都可以表示为两个索引上的球谐函数的二重和（Arfken，1985）。这样，$n=4$、$m=3$ 的电势分布，当从北极点沿着球面移动到南极点并返回到北极点时电势会精确地升高降低 4 次，当沿着赤道移动 1 圈时电势会精确地升高降低 3 次。

图 6.8 展示了球谐函数中 n 为 4、5、7 或 9，m 固定为 3 的例子。左侧一列（图 6.8（a））显示的为完美采样情况下对每个球谐函数做出的估计，而中间一列和右侧一列显示的是对同样的球面谐波采用 111 个仿真电极（图 6.8（b））或 36 个仿真电极（图 6.8（c））进行离散采样的结果。假定的采样覆盖球面上部（包含顶点的北极点）和赤道下方的最大纬度（$0° \leq \theta \leq 109°$）。采用 111 个电极位置时，最近电极中心间隔的均值为 2.7cm（略小于 10-10 系）；采用 36 个电极位置时，平均间隔为 5.8cm（与 10-20 系统的间隔类似）。图 6.8 中的地形图采用差值的方式产生（Srinivasan 等，1996）。该图表明，当 n 升高时，离散采样会造成球谐函数的失真。该图中，36 个和 111 个电极的阵列都可以精确地描述 $n=4$ 时的球谐函数（对比最上端三列图形）。然而，对于 $n=5$ 的球谐函数，111 个电极的阵列（地形图中 $n=5$ 行，图（b））还可以给出精确地表达，但 36 个电极的阵列却产生了严重的畸变（地形图中 $n=5$ 行，图（c））。对于 $n=7$ 的球谐函数，111 个电极的阵列仍然能给出精确的表达，但是对 $n=9$ 的球谐函数造成了空间细节的丢失（开始产生畸变）。这样，随着 n 的升高，畸变会造成空间频率低于真实空间频率的错误表达。也就是说，畸变会扭曲具有相对集中空间分布的 EEG 成分，以致于它们看上去具有更宽的不太集中的分布。

从这些例子中很明显地看出，EEG 中的最高空间频率决定了能够真实反映其空间分布的采样密度。虽然时间序列可以根据奈奎斯特准则（如在进行 100Hz 采样之前对信号进行 40Hz 以下的模拟滤波）设计的抗混叠滤波器进行滤波，但不存在等效的空间滤波来对单个的头皮电极进行采样（因为这样的采样在本质上就是离散的）。如果电极数量不足够多，电势的空间图像会不可避免地产生畸变（如采用 36 个电极的图 6.8（c）中下方的 3 个图像）。

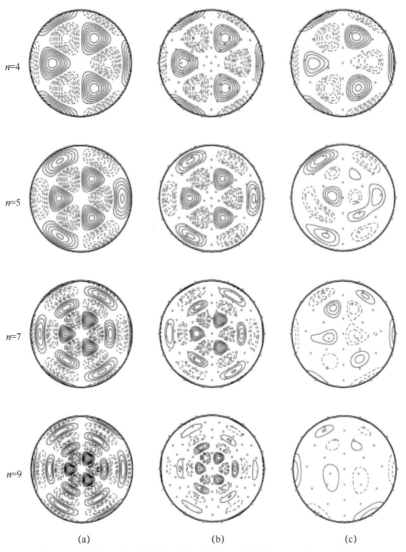

图6.8 电极密度对不同空间频率的电位计算的空间分布的影响

注：图中的顶点（北极点）是中点。圆圈延伸到了中纬线下方19°。电位的球形谐波指数 m（经度）是固定在3。每一行对应球形谐波指数 n（纬度）的一个不同的电位值（4、5、7或9）。图（a）为金标准，也就是说，用无限（完美）采样绘制的电位分布。图（b）、（c）是分别通过采样111个电极（2.7cm间隔）和36个电极（5.8cm间隔）的电位，并经样条插值获得的分布图。灰色圆圈表示电极位置。见正文的讨论。

  对于头皮记录的EEG，由于大脑组织的介入，高空间频率的功率会因为大脑电势的模糊化而受到严重限制。这个限制实际上会使得头皮电势的离散采样更容易操作。脑脊液、颅骨和头皮的体积导电的影响可以造成皮层电势的空间低通滤波（Srinivasan 等，1996；Nunez 和 Srinivasan，2006）。也就是说，大自然为人们方便地提供了一个低传导性颅骨形式的低通空间滤波器。然而，需要注意的是，虽然这个低通滤波器存在于EEG记录中，在ECoG采集中却不存在这样的低通滤波器（第15章）。这会造成在动物和人身上采集的ECoG严重空间畸变。（从另一方面看，ECoG记录中这一自然空间低通滤波器的缺失也使得它可以精确地测量更高空间频率的信号，这也是其相对于EEG记录的一个主要优势，详见第15章）。

  总之，利用奈奎斯特准则选择EEG电极阵列密度和位置方面需要具有EEG空间谱和源分布的先验知识。一般而言这样的信息是无法获得的，这一方面是由于如果要获知一个特定的EEG信号的足够电极数量，就需要先对电势分布进行过采样来确定数据中存在的最高空间频率。一项采用近距离间隔的针状电极的研究表明，1.9~2.7cm的电极间隔对于避免感觉运动诱发电位的畸变是足够的（Spitzer等，1989）。这对应于覆盖头部上表面的128~256个电极。Srinivasan等（1998b）以及Nunez和Srinivasan（2006）采用体积传导模型对能够为EEG信号产生显著贡献的最高空间频率进行了估计。研究表明，对头皮电势进行足够的空间采样需要128~256个电极。

6.7 高分辨率脑电方法——表面拉普拉斯法

EEG的低空间分辨率限制了基于EEG的BCI开发，尤其是对于采用某个特殊局部皮质区域的BCI范式（如主运动皮质的手部区域）。为了解决这个限制，高分辨率EEG方法比源定位方法具有更高的价值。事实上，高分辨率方法已经在BCI研究中取得了成功应用（McFarland等，2006）。高分辨率EEG方法基于的概念框架与EEG源定位方法区别很大（Nunez和Srinivasan，2006）。因为头皮记录EEG本身并不具备估计头内源分布的足够信息，源定位方法必须依赖于对源数量和类型的假设。与此相反，高分辨率EEG方法并不需要对源进行假设，其核心是提高每个电极的灵敏度。

每个电极记录的EEG信号是分布于大脑空间体中活动电流源的空间平均。球体的大小和形状依赖的因素包括头部的体积传导特性和参考电极的选择。每个源对该空间平均的贡献依赖于源和电极之间的电气距离，以及源的方向和强度。当两个电极在空间分布非常紧密时，由于它们反映的是大部分相互重叠组织体的平均活动，所以记录的信号很相似。高分辨率EEG方法可以通过减少每个电极平均的有效容积来提高空间分辨率。

表面拉普拉斯法（第7章）可以通过使电极对表层、径向和电极下方局部区域更敏感，并对深层源和分布广泛的源（低空间频率）不敏感，来提高空间分辨率。表面拉普拉斯法是头皮电势在两个表层方向（球面纬度和经度）上的第二个空间衍生物。它是对通过颅骨流入（或流出）头皮的电流密度的估计（Srinivasan等，2006；Nunez和Srinivasan，2006）。拉普拉斯法的唯一要求是容积导体（头）的外层表面形状是特定的，典型的情况是采用最优拟合的球面。对头皮EEG进行解释的一个复杂因素包含参考电极的影响：在每个瞬间，参考电极记录的电势都要从其他电极记录的电势中减掉。因为表面拉普拉斯法是一个（第二个）空间衍生物，电极共有的电势自动从拉普拉斯法估计中移除。这样，参考电极可以移动到头部的任何位置而不影响表面拉普拉斯法计算的结果。与此同时，因为表面拉普拉斯法估计沿着头皮表面的电势衍生物，一般推荐采用高密度电极阵列并利用现代拉普拉斯算法（64~131个电极或更多）获得好的空间分辨率（Srinivasan等，1996）。然而，一个给定电极的拉普拉斯法可以最少通过5个电极利用最近邻拉普拉斯法进行估计，也就是该二阶导数的有限差分逼近（Hjorth，1975）。相对于更精确且需要大量计算的方法而言，虽然是对拉普拉斯法的一个粗略估计，但最近邻拉普拉斯法在BCI应用中非常有效。因为它仅需要集中于某个头皮有限区域的5个电极，并且容易计算，可以有效地实时计算（如作为真实BCI操作的一部分）。

事实上，表面拉普拉斯算法表现为一个可以增强集中于电极下方表层皮质源的带通空间滤波器。目前，已经开展了大量通过采用球状或理想形状头模型内的偶极子源进行的表面拉普拉斯法仿真研究（Srinivasan等，1996；Srinivasan等，1998；Nunez和Srinivasan，2006；

Srinivasan 等，2007）。研究结果表明，表面拉普拉斯法可以有效地使电极灵敏度受限于 2～3cm 范围内的集中源。图 6.4（b）展示了采用理想头模型利用表面拉普拉斯法提高空间分辨率的例子。在这个例子中，拉普拉斯法使电极灵敏度集中位于电极正下方的脑回表面。被拉普拉斯滤波器去除的 EEG 信号部分不具有好的集中性，它由很深的源产生（可能性比较小）或者分布在广泛区域的相干源产生（如整个皮质叶，可能性很大）。在后一种情况下，EEG 源定位问题实际上是不相关的，因为这些源本身就不集中在某一点而是区域性或全局性分布（Nunez，2000）。总而言之，表面拉普拉斯滤波是通过去除对所有电极有影响的组织容积活动来提高 EEG 分辨率的。

6.8 小　　结

EEG 是非侵入式 BCI 最主要的方法，MEG 也可以应用于 BCI。EEG 和 MEG 具有相似的空间分辨率，它们的主要区别在于对不同脑源敏感性的偏好：EEG 偏重于浅层脑回表面的同步偶极子源和产生较大头皮电势的较大偶极子层；MEG 侧重于脑沟壁上与头皮和线圈切向的源。

目前，还不清楚 MEG 能在实际的 BCI 应用中扮演什么角色，因为 MEG 的价格非常昂贵。另外，它需要对超导线圈进行冷却，需要把被试隔离在磁屏蔽室中检测远小于周围环境磁场的脑磁信号，使用很不方便。然而，MEG 在开发新型 BCI 范式或定位其他 BCI 方法相关脑区，尤其是需要植入记录阵列等实验室研究中还是有价值的。

EEG 记录需要对电极使用、数量、位置、采样率、参考选择以及非脑伪迹污染等方面进行仔细考虑。为了获得足够低的阻抗，通常进行轻微的皮肤磨损和使用导电膏。干电极技术也正处于研发之中。

为了避免 EEG 的时域混叠，采样率必须超过工程师的奈奎斯特频率，即采样率必须高于记录放大器所敏感的最高频率的 2.5 倍。与此类似，头皮电极密度也应该足够高以消除 EEG 特性相关的空域混叠。非脑伪迹（如 EMG）的辨识需要足够复杂的空域分析和频域分析。

参考选择至关重要。理想情况下的非活动电极是无法获得的。然而，采用广泛覆盖头皮的很多电极（128 个或更多）进行记录并采用平均参考（也叫做共同平均参考）可以对参考无关 EEG 记录进行很好的估计。但是，这种方法虽然对于研究或临床目的可能是理想的，但对日常生活中 BCI 应用缺失是不实际的。BCI 通常需要非常少量的电极（如 5 个），便于移动、使用，能够进行快速的在线处理。因此，由于实际 BCI 系统中的 EEG 记录是双极的，可能把双极策略的变种包含至 BCI 研究中是很好的选择。基于这点考虑，如表面拉普拉斯法这样的高分辨率 EEG 方法具有潜在的优势，尤其是对于使用的特定的皮质区域（如运动皮层）的 BCI 应用（McFarland 等，2008）。

参 考 文 献

American Electroencephalographic Society. Guideline thirteen: Guidelines for standard electrode position nomenclature. *J Clin Neurophysiol* 11: 111–113, 1994.

Arfken G. *Mathematical Methods for Physicists*, 3rd ed. Orlando, FL: Academic Press, 1985.

Bendat JS, and Piersol A. *Random Data: Analysis and Measurement Procedures*, 3rd ed. New York: Wiley, 2001.

Bertrand O, Perrin F, and Pernier J. A theoretical justification of the average reference in topographic evoked potential studies. *Electroencephalogr Clin Neurophysiol*. 62: 462–464, 1985.

Brunner P, Bianchi L, Guger C, Cincotti F, and Schalk G. Current trends in hardware and software for brain – computer interfaces (BCIs). *J Neural Eng.* 8, 025001, 2011.

Cadwell JA, and Villarreal RA, Electrophysiological equipment and electrical safety. In: Aminoff MJ (Ed), *Electrodiagnosis in Clinical Neurology* 4th ed. New York: Churchill Livingstone, 15 – 33, 1999.

Cohen D Magnetoencephalography: Detection of brain's electrical activity with a superconducting magnetometer. *Science* 175: 664 – 666, 1972.

Cohen D, Cuffin BN, Yunokuchi K, Maniewski R, Purcell C, Cosgrove GR, Ives J, Fein G, Raz J, Brown FF, and Merrin EL, Common reference coherence data are confounded by power and phase effects. *Electroencephalogr Clin Neurophysiol* 69: 581 – 584, 1988.

Ferree TC. Spherical splines and average referencing in scalp EEG. *Brain Topogr.* 19 (1/2): 43 – 52, 2006.

Ferree TC, Luu P, Russell GS, and Tucker DM, Scalp electrode impedance, infection risk, and EEG data quality. *Clin Neurophysiol.* 112: 536 – 544, 2001.

Fisch BJ, *Fisch & Spehlmann's EEG Primer*, Amsterdam: Elsevier, 1999.

Gargiulo G, Calvo RA, Bifulco P, Cesarelli M, Jin C, Mohamed A, and van Schaik A. A new EEG recording system for passive dry electrodes *Clin Neurophysiol* . 121: 686 – 693, 2010.

Goncharova II, McFarland DJ, Vaughan TM, and Wolpaw JR. EMG contamination of EEG: Spectral and topographical characteristics. *Clin Neurophysiol.* 114: 1580 – 1593, 2003.

Grozea C, Voinescu CD, and Fazli S. Bristle – sensors – low – cost flexible passive dry EEG electrodes for neurofeedback and BCI applications. *J Neur Engin.* 8 (2): 025008, 2011.

Hamaleinen M, Hari R, Ilmoniemi RJ, Knutilla J, and Lounasmaa OV. Magnetoencephalography: Theory, instrumentation, and applications to noninvasive studies of the working human brain. *Rev Modern Physics.* 65: 413 – 497, 1993.

Hjorth B. An on – line transformation of EEG scalp potentials into orthogonal source derivations. *Electroencephalogr Clin europhysiol.* 39: 526 – 530, 1975.

Junghofer M, Elbert T, Tucker DM, and Braun C. The polar average reference effect: A bias in estimating the head surface integral in EEG recording. *Clin Neurophysiol.* 119 (6): 1149 – 1155, 1999.

Kamp A, Pfurtscheller G, Edlinger G, and Lopes da Silva FH, Technological basis of EEG recording. In Niedermeyer E, and Lopes da Silva FH. (Eds), *Electroencephalography. Basic Principals, Clinical Applications, and Related Fields.* 5th ed. London: Williams & Wilkins, 127 – 138, 2005.

Klem GH, Lüders HO, Jasper, H. H. and Elger, C., The ten – twenty electrode system of the International Federation. *Electroencephalogr Clin Neurophysiol Suppl.* 52: 3 – 6, 1999.

Malmivuo J, and Plonsey R. *Bioelectromagnetism* . New York: Oxford University Press, 1995.

Matthews R, McDonald NJ, Hervieux P, Turner PJ, and Steindorf MA. A wearable physiological sensor suite for unobtrusive monitoring of physiological and cognitive state. Engineering in Medicine and Biology Society. EMBS. *29th Annual Int Conf IEEE*, 5276 – 5281, 2007.

McFarland DJ, Krusienski DJ, Wolpaw JR. Brain – computer interface signal processing at the Wadsworth Center: Mu and sensorimotor beta rhythms. *Prog Brain Res* . 159: 411 – 419. 2006.

McFarland DJ, Sarnacki WA, Vaughan TM, and Wolpaw JR. Brain – computer interface (BCI) operation: Signal and noise during early training sessions. *Clin Neurophysiol.* 116: 56 – 62, 2005.

Murias M, *Oscillatory brain electric potentials in developmental psychopathology and form perception* , PhD Dissertation, niversity of California, Irvine, 2004.

Nunez, PL. *Electric fields of the brain: The neurophysics of EEG* , New York: Oxford University Press, 1981.

Nunez PL, A method to estimate local skull resistance in living subjects. *IEEE Trans Biomed Eng.* 34: 902 – 904, 1987.

Nunez PL, REST: A good idea but not the gold standard. Clinical Neurophysiology, 121: 2177 – 2180, 2010.

Nunez PL. Toward a quantitative description of large – scale neocortical dynamic function and EEG. *Behav Brain Sci.* 23 (3): 371 – 398, 2000.

Nunez PL, and Srinivasan R. *Electric Fields of the Brain: The Neurophysics of EEG* , 2nd ed. New York: Oxford University Press, 2006.

Nunez PL, Srinivasan R, Westdorp AF, Wijesinghe RS, Tucker DM, Silberstein RB, and Cadusch PJ, EEG coherency I: Statistics, reference electrode, volume conduction, Laplacians, cortical imaging, and interpretation at multiple scales. *Electroencephalogr Clinical Neurophysiology* 103: 516 – 527, 1997.

Oostenveld R, and Praamstra P, The 5% electrode system for high – resolution EEG and ERP measurements, *Clin Neurophysiol*. 112: 713 – 719, 2001.

Picton TW, Bentin S, Berg P, Donchin E, Hillyard SA, Johnson R J r, Miller GA, Ritter W, Ruchkin DS, Rugg MD, and Taylor MJ, Guidelines for using human event – related potentials to study cognition: Recording standards and publication criteria *Psychophysiology* 37: 127 – 152, 2000.

Pilgreen KL, Physiologic, medical and cognitive correlates of electroencephalography. In: Nunez PL (Au), *Neocortical Dynamics and Human EEG Rhythms*. New York: Oxford University Press, 195 – 248, 1995.

Popescu F, Fazli S, Badower Y, Blankertz B, and Muller KR. Single trial classification of motor imagination using 6 dry EEG electrodes. *PLoS One* 2 (7): e637, 2007.

Searle A, Kirkup L. A direct comparison of wet, dry and insulating bioelectric recording electrodes. *Physiol Meas*. 22: 71 – 83, 2000.

Sellers EW, Turner P, Sarnacki WA, Mcmanus T, Vaughan TM, and Matthews R. A novel dry electrode for brain – computer interface. In *Proceedings of the 13th International Conference on Human – Computer Interaction: Part II. Novel Interaction Methods and Techniques*. Berlin: Springer, 623 – 631, 2009.

Spitzer AR, Cohen LG, Fabrikant J, and Hallett M, A method for determining the optimal interelectrode spacing for cerebral topographic mapping. *Electroencephalogr Clin Neurophysiol* 72: 355 – 361, 1989.

Srinivasan R. Anatomical constraints of source models for high – resolution EEG and MEG derived from MRI. *Technol Cancer Res Treat*. 5: 389 – 399, 2006.

Srinivasan R, Nunez PL, and Silberstein RB, Spatial filtering and neocortical dynamics: Estimates of EEG coherence. *IEEE Trans Biomed Eng*. 45: 814 – 826, 1998a.

Srinivasan R, Nunez PL, Tucker DM, Silberstein RB, and Cadusch PJ, Spatial sampling and filtering of EEG with spline Laplacians to estimate cortical potentials. *Brain Topogr*. 8: 355 – 366, 1996.

Srinivasan R, Tucker DM, and Murias M. Estimating the spatial nyquist of the human EEG. *Behav Res Methods Instrum Comput*. 30: 8 – 19, 1998b.

Srinivasan R, Winter WR, Ding J, Nunez PL. EEG and MEG coherence: Estimates of functional connectivity at distinct spatial scales of neocortical dynamics. *J Neurosci Methods*. 166: 41 – 52, 2007.

Sullivan TJ, Deiss SR, Jung TP, and Cauwenberghs G. A brain – machine interface using dry – contact, low – noise EEG sensors. In *2008 IEEE International Symposium on Circuits and Systems*, 1986 – 1989, 2008.

Taheri A, Knight R, and Smith R, A dry electrode for EEG recording. *Electroencephalogr Clin Neurophysiol*. 90: 376 – 383, 1994.

Tucker DM. Spatial sampling of head electrical fields: The geodesic sensor net. *Electroencephalogr Clin Neurophysiol*. 87: 154 – 163, 1993.

第7章 脑-机接口信号处理：特征提取

7.1 引　言

BCI的目的是对包含用户意图的脑信号进行测量和定量的特性分析，并把测量结果实时转化为设备意图指令，同时为用户提供反馈。用于这一目的的脑信号特性称为信号特征（简称为特征）。特征提取是从无关内容中辨识相关信号特性，并把其表达为简洁/有意义形式的过程，这样人或计算机就可以对其进行解释。特征提取是本章关注的焦点。图7.1展示了BCI的整体结构，以及特征提取（图中阴影标注）在该结构中所占据的位置。特征提取发生在信号采集后，它为BCI输出指令所需要的信号转换做准备。特征提取的过程通过把信号的重要特征从多余的干扰信息中分离出来达到这一目的。这些干扰信息一般称为噪声。

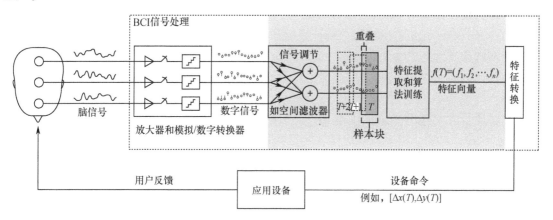

图7.1　BCI系统框图

注：阴影表示特征提取部分。脑信号由多种方法的一种来记录，它们被放大和数字化，之后进行信号调理（如空间滤波），并转化为一系列连续的样本块（图中当前处理的样本块编号为T，其后的样本块编号为$T+1$，依次类推），然后发送到特征提取（如频域分析）和调理（如归一化）算法。对于每个被处理的连续样本块，将产生一个单一的特征向量（函数T），该特征向量被转换为一个设备命令（如光标相对于前一个位置的垂直位移量，也是T的一个函数）。应用设备执行该命令并向用户提供反馈，从而完成这个闭环。

测量的信噪比（Signal-to-Noise Ratio，SNR）是信号功率对噪声功率的比例。功率是单位时间内信号能量的一种度量，与幅值的平方成正比。功率广泛应用于电信号的定量处理，如语音、通信和脑电。高信噪比说明感兴趣的信号被背景噪声干扰很少。

在讨论特征提取时，理解噪声和伪迹之间的区别是很重要的。噪声和伪迹都会污染信号。噪声是由背景神经性活动引起的；相反，伪迹是由与神经活动不相关的源引起的，而这些活动在本质上并不属于测量目的。伪迹可以是生理源或外部源引起的，如眨眼或人为的呼吸活动。测量中，伪迹通常与要测量的信号叠加在一起，而且经常覆盖想要的信号。因此，明白信噪比并不能直接应用于伪迹是非常重要的。

基本信号特征是对信号的直接测量（如某个时间点刺激前后之间的电压差）。基本信号特征本身提供的关于复杂脑信号的信息通常很有限，因此，在 BCI 中采用的特征通常是多个电极和/或多个时间点处基本信号特征的线性或非线性组合、比例、统计特征或其他转换方式。如果选择合适，这些复杂特征可以比基本信号特征本身更精确地反映用户意图。BCI 应用中使用的大多数特征是基于脑信号的空间、时间和/或频谱分析，以及它们之间的相互关系。此外，为了尽可能精确地识别用户意图，绝大多数 BCI 同时提取多个特征。这一特征集合称为特征向量。

为了有效地应用于 BCI 系统，特征应具有如下属性：

（1）其空间、时间和频谱特征以及动态特性可以对单个用户或用户集合进行精确定制；

（2）它可以被用户进行调制，可以与其他特征同时使用以可靠反映用户意图；

（3）它与用户意图之间的关系可靠，不随时间发生变化，并且（或者）可以采用一致可靠的方法进行追踪。

图 7.1 展示了 BCI 系统框图，该图对其信号处理部分进行了强调。首先，从传感器获得的模拟脑信号被放大到适合电子处理的水平（并且它们也经过了模拟滤波器的处理）；这些信号在被数字化后传输到计算机上。被数字化后的信号之后经过一个可选择的信号调理阶段，该阶段的目的是强化信号并/或去除额外信息。之后，数字信号被分组为包含当前（也可能有以前的）系列数字化值的样本块。特征提取和调理算法分析每一个到来的一个或多个信号通道的样本块并产生组成特征向量的特征。这个分析可以包含任何一个应用广泛的空间、时间和/或频谱转换。该特征向量之后被传递到特征转换阶段，在该阶段被转化为设备指令并反馈给用户。

本章对信号放大/数字化进行了综述，之后集中于特征提取的一些细节。特征转换会在第 8 章中进行讨论。然而，需要强调的是，特征提取是基本信号特征产生特征向量的转换过程的一部分，而特征转换仅是把该特征向量转化为适合设备控制的形式。因此，在某些设计中（如人工神经网络，见第 8 章），需要一个单独的转换把数字信号直接转化为设备指令，这时特征提取和特征转换阶段并不存在清晰的界限。

作为把脑信号转换为完成用户意图动作的信号处理过程的第一个阶段，特征提取至关重要。精确鲁棒的特征提取可以简化随后的特征转换阶段，并且能产生更加精确和可靠的动作，并为用户提供更自然的反馈。从另一方面讲，通过更加复杂的转换算法对性能较差的特征提取进行补偿以达到相同有效的结果也是可能的。意识到特征提取和特征转换相互影响、密不可分是很重要的。实际的 BCI 系统会对这两个阶段的侧重进行平衡，从而使它们一起更有效地工作。

本章的内容主要集中于应用 EEG、ECoG 或单神经记录的非常有效的特征提取方法。其目的是为常见的 BCI 特征提取方法提供介绍和参考。BCI 文献中出现的大多数特征提取方法基于本章中介绍的方法，或与之密切相关。

本章的写作和组织假设用户具有大学水平的代数和微积分知识、基本的概率论和统计知识、少量的信号处理或机器学习背景，以及从前面章节获得的基本知识。本章首先概述基本的数字信号处理原理，讨论用于在特征提取之前增强信号的常用技术。之后介绍方法选择、典型的处理原则和用于 BCI 特征提取的常用方法。

7.2 信号处理原理

7.2.1 模/数转换

从头皮上记录的电信号是微伏（μV）到毫伏（mV）量级，通常情况下需要用一个标准的生理信号放大器进行放大，以使该信号适合处理和存储。大多数现代的生理信号放大器也会采用模数转换器（Analog – to – Digital Converter，ADC）对信号进行数字化；如果放大器本身不能执行数字化，则需要一个单独的ADC来完成这项工作，以使得计算机可以对信号进行处理和存储。模/数转换包含采样和量化两个连续的步骤。

7.2.1.1 采样

采样是在某个特定瞬间获取连续模拟信号值（通常为电压，也可能是来源于其他生理信号的值，如血流）的过程。这些瞬间的信号值称为样本。在传统的ADC中，样本在时间上均匀分布。这个间隔或采样率采用赫兹（Hz，样本/s）进行衡量。例如，用100Hz进行采样的模拟信号会产生在1s内均匀分布的100个连续数字信号样本，样本值和对应时间点的模拟信号相对应。采样率越高，时间分辨率越高，采样信号对原始模拟信号的表达就越精确。然而，很多情况下，利用一个特定的最小采样率就可以完美的重构模拟信号。最小的可接受采样频率可以通过奈奎斯特 – 香农采样定理获得。该定理表明，以模拟信号最高频率的2倍以上的采样率对其采样，即可完美地重构信号。这个阈值称为奈奎斯特采样频率（奈奎斯特准则或奈奎斯特界限）。如果对某个信号的采样频率低于奈奎斯特频率，包含在样本序列中的信息就会发生失真，从而不能真实地反映原始信号的频谱特性。

由于采样率低于奈奎斯特准则而发生的失真称为混叠。混叠的概念可以通过暗室中旋转风扇和闪光灯的经典例子进行说明。风扇以一个固定的速率旋转（类似为以恒定频率振荡的模拟信号）。闪光灯以恒定的速率（类似为数字采样频率）闪烁（与风扇转速无关）。如果闪光灯的闪烁频率设定为与风扇的转速相同，那么风扇看上去就是静止不动的。这显然不能代表风扇的真实运动，这就是混叠的一种形式。

为了避免混叠，模拟信号通常在进行采样之前进行低通滤波（见本章数字滤波部分）以确保没有频率成分高于要使用的奈奎斯特界限。该滤波器称为抗混叠滤波器。为了理解这一点，考虑一个使用EEG的例子。在头皮记录的EEG中，很少会观察到80Hz以上的活动。因此，可以使用80Hz的抗混叠滤波器（但是，如果原始EEG信号中不存在80Hz以上的信号功率，这也不是必需的）。这样，160Hz的采样频率就足以进行数字化，并且能够完美地重构信号。高于160Hz的采样频率也是可以接受的，但不是必需的，那也会要求更多的数据存储空间。

7.2.1.2 量化

量化是把每个样本（如其模拟电压值）转化为二进制数字的过程，以便于计算机进行处理和存储。用于量化的二进制位数的数目 k 决定可以用于表示数字信号的离散幅值个数。这些离散幅值被称为量化水平。量化水平的个数等于 2^k。例如，一个8位的ADC可以产生 2^8（即256）个量化水平，而一个16位的ADC可以产生 2^{16}（即65536）个量化水平。这些量化水平通常均匀分布于ADC的模拟电压范围内。模拟电压的每个样本通常会四舍五入为最近的量化水平。使用的量化水平越多，数字幅值代表原始模拟信号就越精确。例如，如果ADC的电压范围为±5V（范围为10V），一个8位ADC（具有256个量化水平）的量化水平间隔为

39mV（因为10V被256等分即为39mV）；而一个16位ADC（具有65536个量化水平）的量化水平间隔仅为0.153mV。需要注意的是，模拟信号放大和ADC的电压范围需要相协调以把量化水平分布于整个期望的模拟信号幅值范围内（称为动态范围）。否则，如果被放大的模拟信号动态范围小于ADC的电压范围，那么只用到ADC的低水平的量化水平，就会造成次优的幅值分辨率。通过选择ADC分辨率的位数进行过补偿可以在一定程度上缓解这种情况，也就是说选择的ADC分辨率可以满足在信号动态范围降低到期望的ADC电压范围内的情况。另外，如果被放大模拟信号的动态范围大于ADC的电压范围，所有高于最大正和最大负量化水平的电压会被分别映射为最大正量化水平和最大负量化水平。这会造成数字信号的剪裁失真，在信号峰值超过最大量化水平的位置产生类似方波的剪裁伪迹。

ADC的位数也会影响SNR，SNR大小通常用分贝（dB）表示：

$$\text{SNR} = 10\lg \frac{P_{\text{signal}}}{P_{\text{noise}}} = 20\lg \frac{A_{\text{signal}}}{A_{\text{noise}}} (\text{dB}) \tag{7.1}$$

式中：P为信号或噪声功率；A为信号或噪声幅值。

本例中的噪声代表由于四舍五入引起的量化误差。例如，8位ADC使用1位表示符号（极性），7位表示幅值。可以接受的经验法则是ADC的每一位都具有6dB的SNR。这样，对于7位的幅值，SNR≈6dB/位×7位≈40dB。让式（7.1）的右侧项等于40dB，解这个方程，可以得知$A_{\text{signal}}/A_{\text{noise}} = 100$。这意味着，对于8位的ADC，获得的数字信号幅值大概是量化噪声幅值的100倍。

与此同时，需要注意更高的采样率和更精细的量化需要更多的数字存储空间。因此，高效的BCI系统要求采样率和量化水平不但能够充分地获取模拟信号，也应该能够在硬件和软件上实现。赋给每个数字样本的二进制值能够重新映射回对应的电压值用于信号可视化和处理。图7.2描述了采样和量化过程。关于采样和量化理论的其他细节可以在Proakis（2007）中获得。

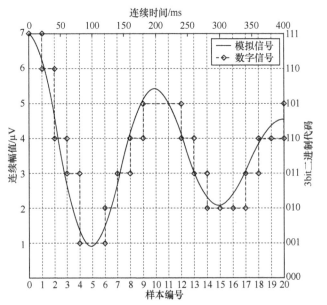

图7.2 基本的对模拟信号进行3位二进制编码的例子

注：仅在对应于样本编号的采样时刻存在数字样本；虚线是为说明目的而提供的

7.2.2 傅里叶分析

很多信号处理理论都是基于傅里叶分析。傅里叶分析把时域（x轴为时间）信号转换为等效的频域（x轴为频率）信号。傅里叶分析最主要的用途是把一个信号分解为单个的正弦成分，这些正弦成分可以分离出来单独进行评估。事实上，采用傅里叶分析，任何信号都可以被精确地表示为一些（也可能是无穷多个）特定频率幅值不同地随时间变化的正弦波的和，如图7.3所示。图中表述了采用正弦波加和对神经元动作电势（左列）和双极脉冲（右侧）的一系列近似。需要注意的是，采用更多的正弦波（第三行，尤其是第四行）进行建模可以对连续信号（第一行）进行更好的近似。

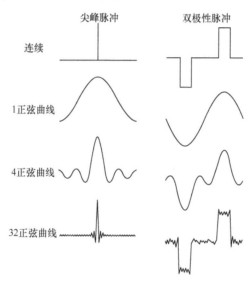

图7.3　用傅里叶分析法建模连续信号

注：在图的最上面一行显示了一个尖峰脉冲和一个双极性脉冲；第二行显示的是采用一个单一的正弦波来逼近，图中显示的时间区间为一个正弦波周期。下一行显示的是采用在区间里具有1、2、3和4个完整周期的正弦波（具有均匀频率间隔的四个正弦波）的总和来逼近。请注意，在所显示的区间内这四个正弦信号是正交的（即不相关）。最后一行显示的是采用32个正交正弦波的叠加来逼近。需要注意的是，随着采用更多的正弦波用于建模，连续信号能被更好地逼近

为了对这些连续信号进行建模，必须对每个正弦波的相位和幅值进行适当的调整。对任意信号$x(t)$，表示任意信号所需要的每个频率（$\omega(\text{radians}) = 2\pi f(\text{Hz})$）处正弦波的幅值（尺度）和相位（位移）由傅里叶变换所决定：

$$X(\omega) = \int_{-\infty}^{\infty} x(t) e^{-j\omega t} dt = \int_{-\infty}^{\infty} x(t) [\cos \omega t + j\sin \omega t] dt$$

$$= \underbrace{\int_{-\infty}^{\infty} x(t) \cos \omega t dt}_{a(\omega)} + j \underbrace{\int_{-\infty}^{\infty} x(t) \sin \omega t dt}_{b(\omega)}$$

$$= a(\omega) + jb(\omega) \tag{7.2}$$

每个正弦成分的幅值和相位如下：

幅值为

$$|X(\omega)| = \sqrt{a^2(\omega) + b^2(\omega)} \tag{7.3a}$$

相位为

$$\theta = \arg(X(\omega)) = \arctan\frac{b(\omega)}{a(\omega)} \tag{7.3b}$$

傅里叶变换描述了从时域向频域的转换。需要注意的是幅值和相位表达式产生的是实数。为了对信号的频率成分进行可视化，这些与频率相关的数值是可以用来作图的。傅里叶逆变换利用幅值和相位精确地对时域信号进行重构。利用各个频率的不同幅值和相位正弦波重构的原始的时域信号如下：

$$x(t) = \int_{-\infty}^{\infty} |X(\omega)| \cos(\omega t + \theta(\omega)) d\omega \tag{7.4}$$

数字信号的傅里叶变换其有限的频率分辨率由采样数与采样周期乘积的倒数给出，在计算机上可以通过快速傅里叶变换算法高效地完成。关于傅里叶方法的更多细节可以在本章快速傅里叶变换部分获得，也可以在 Proakis 和 Manolakis（2007）的文献中获得。

7.2.3 数字滤波

数字滤波器是数字信号处理的中心环节。它们通过衰减某些频率（或频率带）和增强其他频率来达到对数字信号频率内容修改的目的。数字信号的每一个系列采样都被传输给数字滤波器产生新的输出值。

给定一个数字信号 $x[n]$，$x[n]$ 的每一个输入样本都依次进入滤波器（注意现在用 n 表示数字信号的样本序号，与连续时间信号中的 t 类似）。数字滤波器在任何时刻的输出 $y[n]$ 是当前和过去样本输入（也可能包含过去样本输出）的简单权重和：

$$y(n) = \sum_{l=0}^{M} b_l x[n-l] - \sum_{l=1}^{N} a_l y[n-l] \tag{7.5}$$

式中：$x[n-l]$ 为第 l 个过去输入样本；$y[n-l]$ 为第 l 个过去输出样本；b_l、a_l 分别为每个输入样本和输出样本的尺度权重；M、N 分别为滤波器使用的输入样本权重和输出样本权重的个数。

滤波器输出的结果 $y[n]$ 是与 $x[n]$ 具有相同样本数的数字信号，其中 $y[n]$ 的第一个样本对应 $x[n]$ 的第一个样本。滤波器的过去输入值和输出值通常被初始化为 0。仅依赖于当前、过去输入和输出样本的滤波器称为因果滤波器。大多数的实际（实时）应用因为无法获得将来的输入和输出样本，必须使用因果滤波器。

数字滤波器最简单的例子是均匀滑动平均计算。在计算统一滑动平均时，数字信号通过滤波器后，滤波器在某个特定瞬间的输出等于过去 N 个连续样本以 $1/N$ 为权重的加和（这相当于把当前输出样本计算为过去 N 个样本的平均）。在这个例子中，周期小于 N（"高"频）的信号频率幅值的平均值在滤波器的输出端趋向于 0 或被削弱。之所以会发生这样的情况，是因为对于高频信号，N 个样本既来自于每个周期的正半周期也来自于负半周期，这会趋向于彼此抵消从而降低滤波器产生的均值。周期大于 N（"低"频）的信号频率经过滤波器后幅值趋向于被保留，由于 N 还不足够长到同时包含正、负半周期的样本，大多数的样本具有同样的极性，因此滤波器输出的幅值相对于高频信号更大。因为高频被衰减，低频被保留，所以均匀滑动平均计算称为低通滤波器。采用同样的方法，通过改变系列输入样本的权重极性可以构建一个简单的高通滤波器。在这种情况下，恒定或变化缓慢的信号在平均后滤波器的输出会趋向于 0，而更多快速的信号却被保留。总之，通过适当调整滤波器的长度（包含的样本序列数量 N）和赋给连续样本的权重，某一个特定频率范围的信号频率就会放大、衰减、保留或消失。这样，数字滤波器可以增强、隔离或者消除某个特定频率的信号功率。除了低通滤波和高通滤波，还有另外两种很常见的滤波器，即带通和陷波（带阻）。即带通滤波器保留某个特定连续频率范围内的信号功率，衰减该范围以外的信号功率。陷波器与带通滤波器相反，它衰减某个特定连续频率范围内的信号功率，而增强该范围之外的信号功率。

图 7.4 展示了这四类常用滤波器的幅频响应。幅频响应是指滤波器对输入信号的某个特定频率所采用的幅值比例因子或增益。一个实际的滤波器会产生快速变化的响应，而不是在频率域突然地截断。虽然创造在某个特定频率具有完美截止频率（分段不连续）的理想滤波器是不可能的，但对于绝大多数的应用而言要获得足够的近似还是完全可以的。

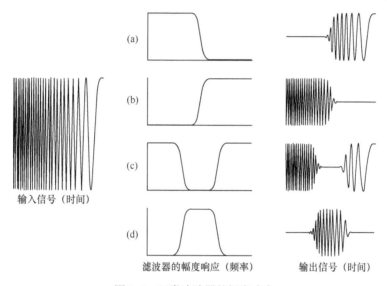

图 7.4 四类滤波器的幅度响应

注：图左边信号的频率随时间线性地减小（称为线性调频信号）（横轴为时间）。图中间一列（横轴为频率）分别显示的是四个滤波器的幅度响应（即振幅比例因子或增益）：（a）低通；（b）高通；（c）带阻/陷波；（d）带通。右列中的信号（横轴是时间）是当中间一列的滤波器用于左侧信号时的输出。

这四种滤波器的任何一种，包括其他类型的滤波器，都可以通过式（7.5）实现。不过，根据是否采用过去输出值的反馈，也存在很多折中方案。如果滤波器不采用过去输出值的反馈（$a_l = 0$），则称为有限脉冲响应（Finite Impulse Response，FIR）滤波器。如果滤波器采用了过去输出值的反馈（$a_l \neq 0$），则称为无限脉冲响应（Infinite Impulse Response，IIR）滤波器。接下来讨论这两种最基本的线性数字滤波器结构。其他关于数字滤波器设计的资料可以参考 Proakis 和 Manolakis（2007）。

7.2.3.1 有限脉冲响应滤波器

FIR 滤波器是不需要过去输出值反馈的加权滑动平均滤波器。用有限这个术语来表述这种滤波器，是因为当对滤波器输入一个单一样本时，其对输出信号的影响时间不会多于滤波器的阶数（滤波器获得这些样本的持续时间用于决定每个输出样本）。因为在 FIR 滤波器中不存在反馈（输出不用来计算后续输出），这种滤波器是稳定的。换句话说，如果输入信号的幅值是有限的，其输出信号的幅值不会无限的增加。更重要的是，FIR 滤波器可以设计为具有线性的相位响应。这意味着，该滤波器对所有频率引起的时间延迟是一样的。这样，滤波器就不会因为与频率有关的延迟而改变输出信号的形态。这对于通过形状（连续样本的相对幅值）辨识感兴趣的信号具有极大的优势。FIR 滤波器的主要缺点在于滤波器的长度会随着期望的幅频响应过渡的锐利程度的增加而增加。需要很长的滤波器才能达到幅频响应的非常锐利的过渡，以接近理想滤波器。这是实时 BCI 应用需要考虑的一个关键因素，因为长因果 FIR 滤波器会造成很大的输出延迟。对于具有对称权重的因果 FIR 滤波器，输出样本的时间延迟大概相当于滤波器长度的 1/2。

图 7.5 显示的是两个不同的时域信号（冲激信号和 16Hz 正弦波）输入三个不同的 FIR 滤波器（分别为 4Hz、16Hz 和 40Hz 带通）时的输出及其傅里叶频谱。冲激信号在每个 FIR 滤波器都产生了输出，其傅里叶频谱在各个频率的值恒定。与此相反，正弦波仅在同频特性的 FIR 滤波器产生了输出，其傅里叶频谱为一个尖峰。因此，仅考虑单个 FIR 滤波器的输出或频谱带是具有误导性的。通常检查整个频谱。

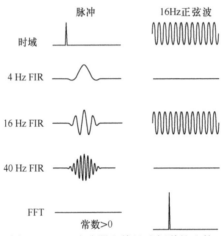

图 7.5　FIR 滤波器和傅里叶频谱的比较

注：第一行显示了两个时域波形（脉冲和正弦波），下面的三行显示了这两个时域信号分别通过 4Hz、16Hz 和 40Hz 的 FIR 带通滤波器之后的输出。底部一行显示了相应的基于傅里叶的频谱。需要注意的是：脉冲（左列）在所有的频率产生输出，而正弦波（右列）在对于输入的频率时产生输出。因此，仅考虑一个单一的 FIR 滤波器或频谱带的输出可能是误导性的。应该检查整个频谱。

7.2.3.2　无限脉冲响应滤波器

IIR 滤波器可看作两个 FIR 滤波器的组合，其中一个滤波器包含现在和过去的输入，而另一个滤波器包含过去的输出。IIR 滤波器的输出是两个 FIR 滤波器输出的和。之所以把"无限"这个术语应用到这种滤波器，是因为一个单独的输入样本会通过输出反馈而对无限个输出样本产生影响。IIR 滤波器的主要优势在于，它可以采用较少的输入和输出样本权重来产生尖锐的幅频响应。然而，与 FIR 滤波器不同，IIR 滤波器会因为反馈的存在而不稳定。因此，它们必须进行稳定性设计。另外，IIR 滤波器具有非线性的相位响应。也就是说，除非经过特殊设计，不同频率的信号成分具有不同的时间延迟。根据不同的应用，相位失真可能并不是特征提取主要的考虑因素，因为在特征转换阶段可以对非线性相位特性进行补偿。

7.3　特征提取的三个步骤

特征提取分为三个过程：
(1) 通过信号调理来减低信号噪声并增强相关特性；
(2) 从调理后的信号中提取特征；
(3) 利用特征调理为特征转换阶段适当地准备特征向量。

7.3.1 信号调理

特征提取的第一步为信号调理或预处理。这一步通过消除已知干扰（伪迹）或无关信息，以及（或）增强与应用相关的信号的空间、频谱或时间特性来增强信号。研究者通常情况下需要具有与特定应用相关的信号特性的先验知识，并利用这一知识进行信号调理。信号调理包含很多不同的步骤，归类如下：

(1) 频率范围前置滤波；
(2) 信号抽取和归一化；
(3) 空间滤波；
(4) 去除环境干扰和生理伪迹。

7.3.1.1 频率范围前置滤波

通常采用前置滤波来消除与应用相关的脑活动频率范围之外的信号频率。根据应用和使用的硬件不同，前置滤波既可以在信号数字化之前进行，也可以在信号数字化之后进行。例如，因为观察到的 EEG 信号功率按照 1/频率进行衰减，以及颅骨和头皮组织造成的额外信号衰减，头皮记录的 EEG 信号在 40Hz 以上的成分具有很低的信噪比，因此在 BCI 应用中用处不大。另外，EEG 中包含了放大器产生的低频漂移，会对信号的可视化产生畸变。当结合使用有限幅值范围的 ADC 时，很可能对幅值进行衰减，因此会降低数字化信号的幅值分辨率。结果是，通常在 EEG 特征提取的开始采用 0.5~40Hz（或更窄）的带通滤波器来对相关脑活动进行隔离。例如：采用 8~12Hz 的带通滤波可以隔离 μ 频带活动；采用 8~30Hz 的带通滤波可以同时隔离 μ 频带和 β 频带活动。相反，对于如 P300 这样的诱发电位（第 12 章），通常采用截止频率为 0.1~0.5Hz 的高通滤波器来保留相应的低频特征信息（根据诱发响应本质的不同，低通截止频率一般为 5~40Hz）。通常，滤波器的宽度需要谨慎地设置以避免不必要的信息丢失。这也同样有益于信号的离线分析。

7.3.1.2 数据抽取和归一化

如果信号数字化的频率高于获取相关脑活动所必需的奈奎斯特频率，把采样信号抽取到最低有效采样频率或许更有利于进行更有效的处理和存储。信号抽取是采用周期性方式消除样本的方法。例如，利用因子为 2 的参数进行信号抽取会每隔一个样本消除一个样本，从而有效地使采样率和信号长度（样本数量）降低为原来的 1/2。而然，与模/数转换的采样类似，这个过程中避免混叠是非常重要的（见本章前面的"采样"部分）。为了避免混叠，在抽取之前必须进行低通滤波，低通滤波的截止频率等于抽取后采样频率的 1/2。

信号归一化最常见的方法是从信号中减去均值后除以方差。信号归一化在比较具有不同的均值和动态范围（幅值）的与特定应用无关的信号时非常有用。例如，在两个不同脑区记录的 EEG 信号通常具有不同的幅值范围；但对于一个给定的 BCI 应用而言，主要感兴趣的是这些范围内的信号动态特性而不是每个信号实际的幅值偏差。归一化也可以用来调整电极阻抗变化（这明显与应用无关）对信号的影响。通过把信号转换为同一尺度，归一化可以潜在地简化信号的分析、解释和后续的处理步骤。然而，与此同时，在使用归一化时应该格外注意，因为这也很可能会消除有用的真实信号变化信息。

7.3.1.3 空间滤波

在从头皮或颅内测量电信号的方法中，定量测量的是两个电极之间的电势差（V），这个获得的电势差通常称为一个通道。每个通道都会反映由多个脑源和非脑源（如肌肉活动、工频干扰等）产生的电场。通道对不同脑源的灵敏度依赖于脑源的大小，以及其相对于该通道两个电极位置的方向。因此，可通过适当地选择组成每个通道的电极对，使通道对某些脑源敏感而对其他脑源不敏感。如果所有记录通道都具有一个共同的电极，那么通过改变数字化后通道的权值和组合来重构任何想要的通道集合。这个过程称为空间滤波。这个共同的电极（也称为参考电极或参考）通常放置在相对不活动的位置，或者对脑活动不敏感的位置。在这种情况下的记录称为单极记录（即使如此，如第3章和第6章所述，严格意义上讲，所有的电极记录都是双极的）。当一个通道的两个电极都受脑活动影响时，这种记录称为双极记录。

空间滤波器通常被设计为增强某个特定脑源的敏感性，提高源的局部性，并且/或抑制特定的伪迹。一般情况下，空间滤波器通过不同通道的线性组合（权重和）实现，其可以表现为如下的矩阵形式：

$$\begin{bmatrix} y_{11} & y_{12} & \cdots & y_{1P} \\ y_{21} & y_{22} & \cdots & y_{2P} \\ \vdots & \vdots & & \vdots \\ y_{M1} & y_{M2} & \cdots & y_{MP} \end{bmatrix} = \begin{bmatrix} w_{11} & w_{12} & \cdots & w_{1N} \\ w_{21} & w_{22} & \cdots & w_{2N} \\ \vdots & \vdots & & \vdots \\ w_{M1} & w_{M2} & \cdots & w_{MN} \end{bmatrix} \begin{bmatrix} x_{11} & x_{12} & \cdots & x_{1P} \\ x_{21} & x_{22} & \cdots & x_{2P} \\ \vdots & \vdots & & \vdots \\ x_{N1} & x_{N2} & \cdots & x_{NP} \end{bmatrix} \quad (7.6)$$

或用等效的矩阵符号表示：

$$Y = WX \quad (7.7)$$

式中：X 的每一行由 N 个通道的 P 个连续的数字信号构成；W 中的每一行是构成某个特定空间滤波器的 N 通道权重集；Y 中的每一行是获得的空间滤波通道（M 个空间滤波通道×P 个样本）。从本质上讲，Y 中每个空间滤波后的通道都是 X 中所有通道的权重和，其通道权重在 W 中对应的行中进行定义。有几个决定空间滤波权重集合 W 的常用方法。这些方法可以分为数据无关空间滤波器和数据相关空间滤波器。

1）数据无关空间滤波

数据无关空间滤波器通常采用固定的几何关系来决定空间滤波器的权重，因此与要滤波的数据无关。滤波器具有特定的局部或全局特性，这些特性虽然是通用的，但在很多应用中非常有效。McFarland 等（1997）描述了适当的数据无关空间滤波器对 BCI 的价值。图7.6描述了四种类型滤波器的特性：共同平均参考和两个表面拉普拉斯空间滤波器。

（1）共同平均参考空间滤波器。

共同平均参考（Common Average Reference，CAR）空间滤波器通过记录具有相同参考的所有通道、计算每个时间点处所有数字化通道的整体平均，再从每个单独通道中减去这个均值而实现。这有利于消除所有通道中存在的伪迹影响（如工频干扰）。

（2）两个表面拉普拉斯空间滤波器（大和小）。

表面拉普拉斯空间滤波器是基于二阶空间导数的计算。如果所有通道都是采用同一个参考进行记录的，那么这种计算等于选取一个感兴趣的中心通道并减去这个中心通道某个固定半径距离内的所有其他通道的平均值。虽然这种简单的拉普拉斯滤波器很有效并使用广泛，还可以基于精确的空间微分构造更加精确的拉普拉斯滤波器。空间相邻的通道因为相对很多脑源具有类似的位置，它们的信号一般高度相关。通过消除这种相关活动，拉普拉斯滤波器可以增强通道中的局部活动（所有位置中不一样的活动）。因此，这种滤波器的固定半径距离应该基于感兴趣活动的空间特性进行设定。

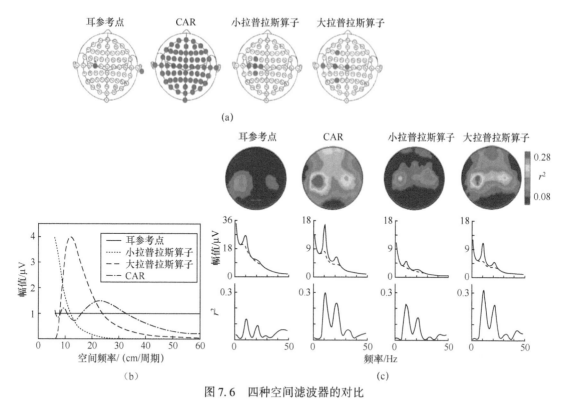

图 7.6 四种空间滤波器的对比

注：图中显示的是：在训练有素的（训练良好的）被试（well-trained subjects）采用感觉运动节律（using sensorimotor rhythms）把光标移动到视频监视器顶部或底部边缘上的目标（Online control and feedback results，在线控制并反馈结果）时采集了 64 通道的脑电数据，对采集到的数据利用四个空间滤波器进行离线分析所得到的结果。(a) 四个不同的空间滤波器用于处理从 C3 电极位置（红色）记录的脑电时所采用的电极位置。对于共同平均参考（Common Average Reference，CAR）和拉普拉斯方法，所有绿色电极的脑电被平均并从 C3 电极的脑电中减去。(b) 空间带通。对每种方法，图中曲线显示了当头皮的空间频率从 6cm（两倍的电极间距，即不会引起空间混叠的最高空间频率）变化到 60cm（近似头的周长）时，幅值按正弦变化的信号其均方根值的平方根（幅值，mV）。(c) 是在线使用每种空间滤波器方法，对训练有素的 BCI 用户的脑电数据进行处理后，在不同频率和电极位置处得到的平均 r^2 地形图、幅值和 r^2 谱（r^2 是用户有意把光标指向目标方向的信号特征其方差所占的比例）。每种方法都是用相同的数据集。对每种方法，脑电控制（用 r^2 进行测量）集中在感觉运动皮层和 μ 以及 β 节律频带。在这个采用感觉运动节律的例子中，共同平均参考（CAR）和大拉普拉斯空间滤波器的 r^2 值是最高的，耳垂参考的 r^2 值是最低的。（改编自 McFarland 等，1997；已获得临床神经生理学（Clinical Neurophysiology）的重印转载许可）

2) 数据相关空间滤波

与一般的数据无关滤波器相反，数据相关空间滤波器直接从每个 BCI 用户的数据中衍生得到。虽然这些滤波器在求导和空间几何方面更加复杂，它们却能对某个特定用户或应用产生更加精确的结果。这对于相关脑活动的详细信息知之甚少的情况尤其有用。数据相关滤波器通过对式（7.7）中的权重矩阵 **W** 施加客观约束并进行推导得到。因为 **Y** 包含了所有原始通道的线性组合，施加在 **W** 上的约束通常设计为线性地包含原始通道 **X** 以在 **Y** 中产生更少、更有意义和/或更局部化的通道，从而有效地降低要解决问题的维度。此处讨论主成分分析（Principal Components Analysis，PCA）、独立成分分析（Independent Component Analysis，ICA）和共同空间模式（Common Spatial Patterns，CSP）三种常见的推导数据相关空间滤波器的方法：

（1）主成分分析。给定一个空间信号集，这些信号的某个特定的线性组合（一个空间滤波器）可以用能最大比例地解释原始信号集的幅值方差这个原则进行确定。因为 EEG 通道倾向于高度相关，采用 PCA 对于局部定位和增强某个特定脑活动是有用的，尤其是当幅值方差与 BCI 任务条件相关时。

PCA 确定的权重集 W 把通道集 X 转化为具有相同维度（W 为一个方阵）的新的通道集 Y，并使得与第一主成分（W 中的权重行）相关的 Y 中滤波后的信号是 X 中信号能产生最大幅值方差的线性组合。当使用 PCA 时，获得的主成分是彼此正交的。也就是说，获得的输出通道是彼此无关的。每一个主成分系列占原始通道中幅值方差的一小部分。因为前几个主成分通常能够捕获 X 中通道的大部分方差，剩余的主成分通常被丢弃掉。通过只保留 Y 中能解释 X 中大部分方差的信号，可以极大地降低问题的维度。这样，通常很大数量的原始（输入）通道被降低为很小数量的输出通道（如 64 输入通道的大部分方差都可以被 PCA 后的 5 个或更少的通道所捕获）。理想情况下，这个过程会丢弃很少量的相关信息，但这是不能保证的。

用 PCA 识别 BCI 应用中不同类型脑活动的缺点之一是，由于没有使用 BCI 的任务条件推导权重矩阵 W，所获得的用于解释大部分幅值方差的 PCA 信号可能与任务条件并不相关。例如，如果所有的原始通道都被相对于 EEG 信号功率很严重的工频 60Hz 干扰所污染，那么工频 60Hz 信号很可能会出现在第一个 PCA 分量中，虽然它和任何一种 BCI 任务条件都无关。因此，PCA 的缺点在于，与任务条件高度相关的功率相对较低的通道很可能不会包含在 PCA 分量集合的顶部。Dien 等（2003）讨论了使用空间 PCA 和时间 PCA 检测 EEG 事件相关电势的应用。

（2）独立成分分析。虽然使用 PCA 获得的通道是不相关的，但它们在统计上不一定是独立的。如果要在统计上独立，通道 x 和 y 的联合概率分布函数 $F_{XY}(x,y) = \Pr\{X \leq x, Y \leq y\}$ 必须满足

$$F_{XY}(x,y) = F_X(x)F_Y(y) \tag{7.8}$$

相反，对于不相关而言，通道数据需要满足

$$E\{XY\} = E\{X\}E\{Y\} \tag{7.9}$$

因此，通道之间的独立在统计意义上相对于不相关是更加严格限制。假设脑活动的特定源是局部化的并且功能上相互独立，识别能够产生独立通道的空间滤波器是很重要的，因为在理论上它更强倾向于能识别对脑内不同信号产生源敏感的通道。ICA 寻找能够产生 Y 中独立通道的权重矩阵 W。因为获得的空间权重倾向于对应局部活动，这个过程也可以理解为源分离和源定位的一种形式。与 PCA 类似，某个应用可能仅适用最相关的 ICA 分量（与 BCI 任务条件相关度比较好的通道）来降低维度。

一般来讲，ICA 是对 BCI 应用的一个严重挑战。ICA 不但算法相对复杂，其独立源的数量必须精确估计以有效地分离想要的源信息。另外，ICA 能够识别的独立源的最大数量受 X 中通道数量的限制。当原始通道的数量远大于想要分离的独立源的数量，以及/或者通道之间高度相关时，通常优先使用 PCA 而不是 ICA 来去除不相关通道。Hyvärinen（1999）对 ICA 算法进行了一个很有用的综述，Makeig 等（2000）也对 ICA 在 BCI 中的应用进行了讨论。

（3）共同空间模式。共同空间模式是一种与 PCA 密切相关的方法，其不同之处在于 CSP 采用了任务条件标签（如运动相对于休息，向右移动光标相对于向左移动光标等）来确定权重 W，并使得对应的分量对某个条件产生最小方差而对其他条件产生最大方差；反

之亦然。通过这种方法，CSP 是用于区分两个任务条件的最优空间滤波器。对 CSP 而言，X 中的通道先进行带通滤波，这可以使方差等于带功率（见本章"频谱/频谱特征"部分讨论的带功率）。与 PCA 和 ICA 类似，只有相关的 CSP 分量被保留。由于降维之后的 CSP 信号矩阵已经是区分任务条件最优的，因此所获得的 CSP 映射可以直接传递给转换算法而不需要进一步的特征提取。同样，通过转化滤波矩阵 W 并在空间上描绘其分量，可以对不同任务条件对应的真实空间模式进行可视化。Müller-Gerking 等（1999）对 BCI 的基本 CSP 应用进行了讨论，而 Lemm 等（2005）和 Dornhenge 等（2006）对基本 CSP 方法的扩展进行了讨论。

7.3.1.4 检测与去除环境干扰和生理伪迹

环境干扰是对生理源没有贡献的脑信号记录中的伪迹。它包含来自环境因素的干扰，如电力线或其他环境电源。生理伪迹由肌肉活动、眼球运动、心跳活动、呼吸活动等产生。接下来将讨论经常遇到的干扰和生理伪迹。其他类型的非脑干扰通常采用与本节类似的方法解决。

1）50/60Hz 电力线干扰

电力线干扰一般是由于建筑内的电力系统产生的。这些系统产生的电场和/或磁场可能会在身体内产生电场并被记录脑信号的电极所探测，尤其是 EEG 电极。这种类型的干扰一般表现为 50Hz（欧洲和亚洲）或 60Hz（南、北美洲）的连续正弦波信号。严重的电力线干扰通常是由于高电极阻抗或阻抗错配（包含单个通道的电极或接地电极）所引起。一定程度的电力线干扰通常是不可避免的，尤其是 BCI 经常使用的家庭环境或非实验室环境。然而，即使这类干扰在记录通道中很明显，如果它随时间稳定并且在通道之间恒定，或者其包含在 BCI 应用相关的频率范围内，也不会对特征提取产生不良影响。如果电力线干扰的问题很严重，可以采用带阻（或陷波）滤波器来消除包含电力线干扰的窄频率带（55～65Hz）。采用多通道记录时，拉普拉斯和 CAR 空间滤波器都可以去除各个通道之间共同存在的电力线干扰，而不需要频率滤波。

2）来自肌电、眼电活动和眨眼的干扰

肌电（EMG）活动是由肌肉收缩所引起的电活动，表现为时常具有显著变化的宽频谱活动。眼电（EOG）活动是由眼球运动所引起的电活动。原因很明显，这种干扰倾向于在额部 EEG 活动中起主导作用。与此类似，眨眼会产生很大的瞬间前额脉冲，并会影响到更后面的通道。EMG、EOG 和眨眼伪迹是 EEG 中存在的主要问题。它们在 EcoG 或者皮质内信号中很少或不存在，这些信号通常具有比 EEG 更高的幅值，并且被颅骨阻挡了大部分的伪迹污染。

在 EEG 记录中，EMG 通常是最主要的伪迹，很难去除甚至很难完全识别出来。在头皮 EEG 记录中，头盖 EMG 活动在外围通常很显著（前额、颞叶、枕叶等）并很容易超出脑活动的幅值。EMG 也可以污染更加中心脑区域的 EEG 记录（Goncharova 等，2003）。由于 EMG 是宽带（从 μ/β 范围到高达几百赫）信号，它通常很难被检测，很难通过使用频域滤波的方法进行去除，并且很容易伪装成 EEG。因此它是 BCI 记录的一个严重挑战。通常，它需要采用充分复杂的地形图分析才能够被识别出来（Goncharova 等，2003）。

空间滤波或许对去除 EMG、EOG 或眼电伪迹有帮助。例如，空间滤波器的权重可以对前额和颞部电极（如果颞部 EMG 存在）进行回归的方法来推导得到，或者基于靠近眼睛的电极（如果 EOG 存在）。由于大多数的 EOG 和眨眼伪迹的功率是低频的（约为 1Hz），因此，只要 BCI 相关的 EEG 信号不是低频的，就可以采用高通或带通滤波器来去除这些伪迹。

7.3.2 提取特征

在经过信号调理通过增强最相关特征并/或消除伪迹完成信号优化之后，接下来是测量或提取要选择的特征。该部分介绍特征提取的过程，并着重介绍广泛应用于 BCI 应用的方法。这些方法通过处理单通道数据的过程进行描述，但它们同样适合于多通道数据。

7.3.2.1 方法选择

迄今为止，大多数 BCI 应用采用具有明确空间、频谱或时间特性的脑信号部分（如感觉诱发电位或感觉运动节律）。在这种情况下，这些成分和特定 BCI 应用的已知特性通常会只为特征提取一个逻辑起始点。例如，由于感觉运动节律是感觉运动皮质上某个特定频率的幅值调制，用适合这些节律动态特性的处理参数来提取频域特征是合乎逻辑的。相反，在更加具有探索性的研究中，当对最优特征选择知之甚少时，应优先对时域和频域特征同时进行评估。在开始时构建一个包含时域和频域特征的特征向量是非常值得的。然而，从长期来看，最好消除应用中冗余的或不太相关的特征。因为特征提取和特征转换需要同时工作，转换算法的选择会影响特征提取算法的选择；反之亦然。McFarland 等 (2006) 和 Bashashati 等 (2007) 对 BCI 特征提取和转换算法进行了详细的综述。

7.3.2.2 块处理

对大多数 BCI 应用而言，研究者们强烈倾向于对数据进行在线处理（速度足够快，以满足用户和完成用户意图的系统之间的实时通信）。在特征提取之前，采集到的信号样本通常被分割为连续的、具有一定重合度的样本块（图 7.1）。特征向量（一个或多个特征值）从每个单独的样本块中获得。从连续样本块中获得的特征向量之后传递给转换算法，由转换算法产生对应于每个样本块或连续样本块集的设备指令或用户反馈。为了有效地在线实施，这些样本块的长度和重叠应该满足信号、特征提取算法、应用本质特性、用户反馈以及可用处理能力的相关时域动态特性。例如，对于光标控制的 BCI 应用，通常情况下不需要对每个新输入的样本计算一个特征向量（这样会产生一个光标移动），因为采样率（如 128Hz）通常远高于用户能够接受的光标运动速率（如 20 次/s）。比应用需要更频繁地计算特征向量是对计算时间和能力的浪费。

对某些应用而言，没有必要对每个样本块都计算特征向量。例如，在瞬态刺激锁响应的情况下，如 P300 响应（第 12 章）这样的刺激诱发电位，仅在每个刺激之后（也有可能之前）的某个时间区间内计算特征向量是非常重要的。另外，对某些应用，一定数量连续样本块的特征向量会在传递给转换算法产生输出之前进行平均以提高信噪比。

7.3.2.3 时间特征

1）峰值拾取和融合

峰值拾取和融合是两个最直接和基本的特征提取方法。峰值拾取简单地判断在某个特定时间块（通常是相对于之前某个特定的刺激）中信号样本的最大值和最小值，并把这些值（也可能包含这些值的发生时间）作为该时间块的特征。或者，时间块中的所有或部分信号也可以被平均或融合来产生该时间块的特征。某些形式的平均或融合比简单的峰值拾取更具有优势，尤其是在对刺激的响应会随潜伏期进行变化并且/或者当无关的高频活动叠加在相关特征的情况时。另外，相同的方法也可以应用在追踪频域中的瞬间幅度峰值。Farwell 和 Donchin (1988) 在第一个基于 P300 的 BCI 研究中使用这些直接方法获得了不错的效果。

2）相关性和模板匹配

响应对某个定义模板的相似性也可以作为特征。计算响应对模板的相似性或相关性在本质上等效于使用以这个模板作为滤波器权重的 FIR 滤波。对于一个给定的响应，模板滤波器的输出对于和模板非常相似的数据块产生高输出，而对于和模板有差异的数据块产生低输出。小波分析（见本章"时频特征"部分）可以看作这种方法的一个变种，它使用具有特定分析特性的模板来产生一个与傅里叶分析相关的频率分解。Krusienski 等（2007）和 Serby 等（2005）分别把模板策略应用到基于感觉运动节律的 BCI 和基于 P300 的 BCI。

7.3.2.4 频率（谱）特征

很多脑活动表现为连续幅值调制和频率调制的波动。因此，在频率域中精确地追踪这些变化通常很有优势。虽然傅里叶变换是把信号从时域转换到频域时最常用的方法，但是还有其他几种可选方法，并且这些方法的特性对于某些给定的特殊限制或特殊目的很有效。这些方法包括频带功率、快速傅里叶变换和自回归（AR）模型。

1）频带功率

对某个特定频率的幅值调制进行追踪最直接和直观的方法是，先利用带通滤波器对信号进行滤波来隔离出感兴趣的频率，会产生大部分的正弦波信号。之后，为了产生纯粹的正值，信号通过平方或计算绝对值进行整波。最后，相邻的峰值通过融合或低通滤波平滑到一起。每个步骤的效果在图 7.7 中进行了描述。虽然平滑后的信号（图 7.7（d））可以追踪感兴趣频率的幅值包络，所得到的瞬时幅值估计却由于平滑步骤而产生轻微的延迟。当需要对多个频带进行追踪时，通常优先使用基于 FFT 或 AR 方法，而不是使用多带通滤波器并计算每个输出的频带功率。

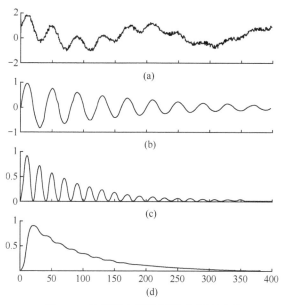

图 7.7 从信号中提取频带功率的过程

注：图（a）为原始信号；图（b）对（a）中的数据施加带通滤波之后得到的结果；图（c）对（b）中滤波后的幅度进行平方所得的结果；（d）用低通滤波器平滑（c）之后得到最终的频带功率结果。横轴为时间。

2）快速傅里叶变换

FFT 是离散傅里叶变换的高效实施方法，是本章中已经讨论过的连续傅里叶变换的离散时间等效。FFT 以采样率/FFT 点数的频率分辨率描述数字信号的频谱。其中 FFT 点数是一个可选择的标量，必须大于或等于数字信号的长度，并且通常选择以 2 为基值提高计算效率。因为其简单性和有效性，FFT 通常被其他频谱分析方法作为比较的基线方法。

FFT 采用 N 个数字信号样本，产生在正负采样频率/2 的频率范围内均匀分布的 N 个频率样本。因此，这是一对一的转换，不会导致信息丢失。这些频率域中的样本通常称为频率区，是具有特定频率分辨率的连续傅里叶变换的数字化等效。FFT 会产生复数值，这些值可以转化为幅值和相位，如图 7.8（a）和（b）所示。真实信号的 FFT 频谱具有对称性，因此只有 1/2 的频率区是独特的，其范围从 0 到正采样率/2。几个组成最底行周期信号的正弦波的正频率区如图 7.8 所示。从零到负采样率/2 之间的频率区是正频率区的镜像。因此，对于包含 N 个样本的真实信号，从零到采样率/2 的范围内存在 N/2 个特定频率区。知道这个事实可以使不具备对负频率相关的复数数学运算的研究者使用和解释 FFT。

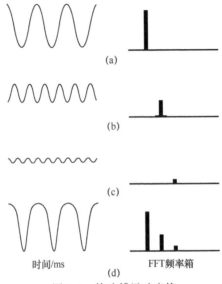

图 7.8 快速傅里叶变换

注：在图的左边显示了四个时域数字信号（为说明目的，显示为连续信号）。在图的右边显示四个对应的 FFT 幅度谱。时间和频率曲线具有各自相同的幅值尺度。最左边的 FFT 频率区间以 0Hz 为中心，最右边以采样率的一半为中心。信号（a）、（b）和（c）是谐波关系的正弦信号（即信号（a）频率的整数倍），它们的和产生非正弦周期信号（d）。因为 FFT 是线性变换，因此同样适用于幅度谱。虽然没有显示 FFT 相位，但是注意到正弦信号的相位对时域信号（d）的形状具有重要的作用（即（a）、（b）或（c）的相移将改变（d）的形状）

更加精细的频率采样可以通过在 N 个信号样本上添加 M 个 0 来达到，从而在 0 到采样率/2 的范围内产生 (M+N)/2 个频率区。这就是所谓的补零。补零不会真正增加频谱分辨率，因为在计算中并没有包含额外的信号信息。但是它的确可以提供不同的频率区的插值频谱。

因为 N 样本数据块可能会把信号突然截断并在数据块的边缘形成假的非连续性，这会在频谱峰值附近产生假的波纹。通过把数据块中的样本与一个锥形窗口函数相乘可以缓解这种情况，因为它会使样本块边缘的样本逐渐减少，从而减少频谱中的波纹。虽然这可以使频谱波纹变得平滑，但也使得频谱的频率峰值变宽，从而降低整体的频谱分辨率。在很多情况下，为了获得更加平滑的频谱需要做一些权衡。

需要注意的是，通常情况下会使用功率谱而不是幅度谱。回想一下，信号的功率与信幅值的平方成比例。FFT 幅度谱的每一个区间都可以追踪相应信号频率的正弦波幅值。功率谱的一个简单估计就是对 FFT 幅值谱进行平方。然而，更加鲁棒性的基于 FFT 的估计可以通过周期图法（Hayes，1996）的诸多变种来实现。Wolpaw 和 McFarland（1994），Pregenzer 和 Pfurtscheller（1999），以及 Kelly 等（2005）提供了在 BCI 中使用基于 FFT 方法的例子。

3）自回归模型

AR 模型是计算信号频谱的另一种可供选择的基于傅里叶的方法。AR 模型假设要被建模的信号是把白噪声输入一个 IIR 滤波器产生的。IIR 滤波器特定的作用可以把输入的白噪声匹配为与要建模的信号相一致的特性。白噪声在本质上是随机噪声，它具有与本身的任何延迟都完全不相关的独特性质。AR 模型的特殊 IIR 滤波器结构使用无延迟的输入项和 p 延迟的输出项。这个结构可以使 IIR 滤波器的权重计算更加高效。由于白噪声具有完全平坦的功率谱（所有的频率都具有相同的功率），因此 IIR 滤波器的权重被设计成产生的频谱与要分析信号的真实频谱相匹配。研究人员已经假设，利用 AR 滤波器对白噪声进行滤波，产生 EEG 的适合可用的模型，因为 EEG 在本质上讲是不同位置（电极位置）测量的空间产生源（突触和神经元）相互混合的结果。这个过程可以近似为对白噪声过程进行滤波（实际上它假设了一个具有恒定激励的 EEG 线性产生模型，但这在大脑中是不太可能发生的）。总之，用于 EEG AR 功率谱分析的滤波器权重是基于 EEG 可以等效为用 IIR 滤波器对白噪声进行滤波这一假设。

因为 IIR 滤波器的权重定义了信号频谱，AR 模型可以使用更少的信号块产生比 FFT 更高的频谱分辨率。类似光标控制这样的 BCI 输出通常需要短信号块，在这些应用中必须进行快速的特征更新。另外，IIR 滤波器结构可以精确地对具有尖峰的频谱进行建模，此类型的频谱在 EEG 这样的生理信号中是很常见的。Hayes（1996）讨论了从观察信号进行 IIR 权重（AR 模型）计算的理论和各种各样的实现方法。利用 IIR 滤波器权重进行功率谱估计的计算如下：

$$\hat{P}_{\text{AR}}(\omega) = \frac{|b(0)|^2}{\left|1 + \sum_{k=1}^{p} a_p(k) e^{-jk\omega}\right|^2} \quad (7.10)$$

式中：$a_p(k)$、$b(0)$ 为估计的 IIR 滤波器权重；p 为 AR 模型的阶数。

在本例中，与 FFT 类似的频率区可以利用式（7.10）估计感兴趣的频率。另一种选择方法是，既然滤波器权重中包含了相关信息，就采用权重本身作为特征。

使用 AR 模型最主要的问题是频谱估计的精确度和选择的模型阶数 p 高度相关。不足够高的模型阶数会对频谱估计造成模糊，而过高的模型阶数又会造成频谱的伪峰。一个途径是把 EEG 看作由 3~6 个频谱峰值组成，这些峰值代表了 δ、ξ、α、β 和 γ 波（第 13 章）的某些组合。在这种情况下每个峰值可以被 AR 模型的一对 p 极点（式（7.10）分母的根）表示，通常需要相对较低的模型阶数（6~12）。然而，这个推理不能区分频谱上邻近的或相互覆盖的信号（如 μ 节律和视觉 α 节律活动），或者其他污染信号的窄带和/或宽带活动（如 EOG 和 EMG）。要获得精确的频谱估计需要考虑 EEG 信号的复杂本质，而采用如此小的模型阶数通常不能进行可信的估计。需要注意的是，模型阶数依赖于信号频谱内容和采样率。对于一个给定的信号，模型阶数需要随着采样率增加而成比例提高。对于以 160Hz 采样的头皮 EEG，10~20 的模型阶数通常是比较明智的。另外，当只对少数几个频率感兴趣，以及信号其他部分在 AR 频谱分析之前已经通过带通滤波器消除的情况下，较小的模型阶数或许也可以满足要求。McFarland 等（2008）对 BCI 应用的 AR 模型阶数选择进行了讨论。

Burg 算法（Hayes，1996）通常用来对式（7.10）中的权重进行估计，因为与其他算法不同，它可以保证产生稳定的 IIR 模型。多个信号也可能产生一个单独的 AR 模型，称为多变量 AR 建模。Anderson 等（1998）、Pfurtscheller 等（1998）、Wolpaw 和 McFarland（2004）及 Burke 等（2005）在 BCI 应用中使用了各种各样的 AR 建模方法。

7.3.2.5 时频特征（小波）

时频分析可以解决基于功率谱的传统谱分析技术的一个主要缺点：估计结果的时间分辨率和频谱分辨率高度依赖于选择的数据块长度、模型阶数和其他参数。这尤其对于包含很宽相关频率成分，并且每个成分在时间域上都具有独特的幅值调制特性的信号是一个问题。例如，对于一个给定的样本块长度，某个特定高频成分（相对于数据块长度）的幅值可能会在样本块的每个周期内都强烈波动。相反，低频率成分的幅值不会这样，因为在样本块中只有较少数量的周期发生。对于给定的样本块，FFT 和 AR 模型仅能在各自的频率处产生代表这些波动的一个频率区。通过观察这个隔离的频率区，不确定特定频率的脉冲发生在样本块中的哪个时间点。小波分析通过产生信号的时-频表达来解决这个问题。然而，如 Heisenberg 的不确定性原理所描述的，在信号处理中总会存在一个时-频分辨率的权衡：不可能同时对事件的频率和发生时间进行精确的估计。这意味着：更长的时间窗可以进行更高的频率分辨率谱估计；更短的时间窗只能进行低频率分辨率的估计。

FFT 的输出可以通过一组平行带通滤波器实现（滤波器组），其中每个滤波器都以统一的频率间隔为中心。相反，小波分析设计的滤波器组可以获得更高的时－频分辨率。在小波分析中，一个特殊时间宽度的脉冲形状称为小波母函数，被构建为模板用来设计滤波器组中每个时域 FIR 带通滤波器。通常情况下，小波母函数在本质上是具有波动性的，因此具有带通的幅值响应。滤波器组中的每个模板滤波器都与感兴趣的信号进行比较，当覆盖的部分信号与模板滤波器相似时，某个给定模板滤波器会产生一个比较大幅值的输出。这个滤波过程通过滤波器组并行、重复地多次执行。执行过程中对每个滤波器采用相同模板，但是会对滤波器组中不同的滤波器按照不同的尺度或因子进行拉伸或压缩。因为每个尺度的母小波滤波器都具有特定的时间长度并代表一个特定的振荡频率，因此每个滤波器的输出都代表信号的一个特定的时-频内容。这个方案的结果是产生了一个相对于 FFT 更有效的、不均匀的时－频方格（相邻时-频区的分辨率），因为高频特性的变化可以采用比 FFT 所使用的数据块长度更短的时间间隔进行识别。这种时-频方格和对应的母小波尺度变换在图 7.9 中做了说明。

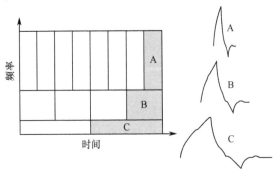

图 7.9 小波时－频分析和不同尺度的母小波

注：图中左侧显示由小波分析获得到的时－频拼接图（即相邻时-频区的分辨率）。需要注意的是，信号的较高频率内容是在较短的时间间隔内计算的，如图中 A 所示；而信号的较低频率内容是在较长的时间间隔内计算的（如 C 所示）。右侧的时域波形表示不同尺度的母小波例子，它可以用来计算相应的时-频拼接的小波系数

小波母函数多种多样，每种母函数都具有特殊的时-频特性和数学属性。另外，如果已知大体的脉冲特性或者有需要，也可以构建特定应用的小波母函数。此外，可以应用不同的尺度和移动因子组，这些因子之间存在的相关关系可以用来计算小波变换。就像FFT提供了用于数字信号的傅里叶变换的高效计算一样，离散小波变换（Discrete Wavelet Transfarm，DWT）也通过使用特定的比例和移动因子为小波变换提供了高效的计算方法。这种计算可以把时-频表达的冗余最小化。Graimann等（2004）、Bostanov（2004）以及Qin和He（2005）在各种各样的BCI范式中采用了小波分析。Mallot（2008）对小波的理论进行了详细的讨论。

7.3.2.6 相似性特征

1）锁相值

多个通道之间同步发生（相位相同）的脑活动可以应用在BCI之中。锁相值（Phase Locking Value，PLV）是对具有相同窄频率范围的两个信号之间发生的相位耦合水平的一种测量。这是定量测量两个不同的EEG电极之间信号相位关系的一种有用手段。首先，两个信号都是用窄通带滤波器进行滤波。之后，被滤波之后信号之间的瞬时相位差通过使用希尔伯特变换（Proakis和Manolakis，2007）或FFT提供的相位信息进行计算。因为瞬时相位差会随时间变化，所以这些值需要进行平均来计算两个信号之间相位耦合的一致性。然而，因为相位是圆周的（0rad等效于2πrad），所以相位不能直接进行平均。而是把每个观察到的相位差转化为幅值等于1的向量（此处表示为复指数）。对这些向量进行求和并除以向量的数量，如下：

$$\theta(t) = \theta_{\text{signal1}}(t) - \theta_{\text{signal2}}(t) \tag{7.11}$$

$$\text{PLV} = \left| \frac{1}{N} \sum_{t=1}^{N} e^{j\theta(t)} \right| \tag{7.12}$$

式（7.11）表示两个带通滤波信号之间的瞬间相位差。式（7.12）中，得到的向量幅值的计算结果表示PLV。当求和中每个单独的向量都具有相同的瞬时相位时，所有的向量都指向一个方向，求和所得的结果等于1。PLV越接近于1，信号之间的相位差就越一致（它们之间彼此锁相）。当瞬间相位差是均匀分布的随机变量时，PLV会接近于0。这意味着，信号在要检查的频率带中并不是耦合的。Gysels和Celka（2004）、Brunner等（2006）及Wei等（2007）在BCI中使用了PLV。

2）相干性

PLV测量两个窄带信号之间的相位关系，而相干性测量两个窄带信号之间的幅值关系。在这种情况下，"窄带"是从FFT或其他频谱估计方法中获得的频谱区间。一般使用信号的功率谱$S_{xx}(f)$，而不是用幅度谱。$S_{xx}(f)$等效于信号傅里叶变换的平方。$S_{xy}(f)$是信号x和y之间几个单独互谱估计的平均。这两个信号之间的相干性通过下式计算：

$$\gamma_{xy}^2(\omega) = \frac{|S_{xy}(\omega)|^2}{S_{xx}(\omega)S_{yy}(\omega)} \tag{7.13}$$

$\gamma_{xy}^2(w)$的值位于0（不存在相干性）~1（完全相干）之间。需要注意的是，必须采用足够数量的观察值才能够精确估计相干性。因此，相干性不太适合作为在线BCI操作的特征。

3）马氏距离

特征可以通过某个信号特征和预定义基线或这些特征原型分布之间的相似性测量进行定义。欧氏距离（空间中两个点的"直线"距离）可作为一种相似性特征来对特征向量和基线特征向量进行比较。当需要对相关的特征向量进行特征比较时，优先推荐马氏距离。因为它可以解释特征之间的协方差，并且具有比例不变性，即

$$D_M(x) = \sqrt{(x-\mu)^T \sum^{-1}(x-\mu)} \tag{7.14}$$

式中：x 为多变量特征观察值；$\sum$、μ 分别为协方差矩阵和原型分布的均值。

图 7.10 展示了一个二维特征空间中距离平均值的欧氏距离和马氏距离包络。在图 7.10 中，特征 1 和特征 2 是相关的。沿着等欧氏距离包络的观察值明显不具有和特征联合分布一致的关系，而马氏距离包络却具有这种关系。在本质上讲，位于在原型特征定义的联合概率密度函数等概率包络上的特征向量观察值具有与分布均值相等的马氏距离，因此具有属于该原型分布相同的可能性。

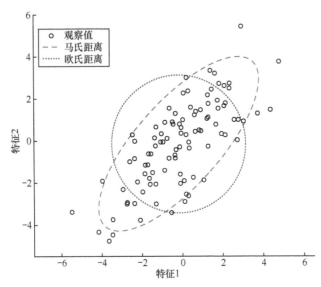

图 7.10 从具有相关特性的二维特征分布的平均值得到的等距马氏距离和欧氏（蓝色）轮廓线例子

注：马氏轮廓线能够捕捉特征方差，而欧氏轮廓线则不能。

7.3.3 特征调理

特征的分布和特征之间的关系对特征提取之后的转换算法的性能具有重要的影响。这些影响依赖于特定转换算法的特性。本节对能提高特定转换算法性能的常见的特征调理（后处理）方法进行综述。

7.3.3.1 归一化

在信号调理中，信号归一化通常采用减去信号均值并把信号幅值缩放为具有单位方差（方差等于 1）来完成。特征也可以被归一化。当组成特征向量的特征具有不同的均值和动态范围与 BCI 使用不相关时，特征归一化具有很大的优势。例如，多元回归算法的特征权重推导对特征幅值的变化非常敏感。更高幅值的特征有可能会主导结果，即使其更高幅值与有用性没有关系。此外，当组成特征向量的特征具有相似动态范围时，转换算法也倾向于能更好地工作。如果特征的动态范围具有显著性的差异，算法可能会偏置为对某些特征很敏感而对其他特征不敏感。然而，使用归一化时也应该小心，并且仅能在明确合适的情况下使用，因为它的确会丢弃在特定 BCI 应用中确实存在的通道之间的信息。

7.3.3.2 对数–正态转换

某些特征转换算法，如 Fisher 线性判别（第 8 章），在输入特征具有高斯分布时能够获得最好的效果。输入特征通常并不是天然的高斯分布。例如，由 FFT 幅值区间的幅值所定义的特征很可能不具有高斯分布或对称分布，因为特征下面的范围以 0 为界限，而上面的范围没有界限。此外，EEG 频率谱的功率与频率成反比。在很多情况下，单峰的非高斯分布特征可以通过使用单调递增的非线性变换有效地塑造为更加高斯的分布。单调递增变换可以保证转换后的特征值具有和原值一样的顺序，仅是值之间的空间距离不同而已。

虽然可以通过特定的转换把已知特征分布转化为更加高斯的分布，但是下面简单的对数–正态转换已经被证明可以有效地把多种一般的单峰分布转化为更加高斯的分布：

$$y = \log x \tag{7.15}$$

这个转换对于 EEG 尤其有效，由于它对随频率增加的功率下降进行了补偿，因此可以创造更加对称的分布。

7.3.3.3 特征平滑

对某些特征提取算法和应用而言，获得的特征可能会在短周期内出现不好的波动。虽然这些波动可能是或可能不是处理中的伪迹，但会破坏对用户的反馈，而用户是 BCI 操纵中的关键因素。不管这些波动是如何产生的，都可以通过采用一个简单的中值滤波或基于波动频率而设计的低通滤波对它们进行抑制。需要注意的是，因果低通滤波器会对信号造成一定的延迟。这可能会造成某些大脑响应特征之后跟随一个反映该响应的瞬间反弹效果，这个反弹可以对响应检测进行强化，但是也可以通过一个适当设计的数字滤波器进行抑制。

7.3.3.4 主成分分析和独立成分分析

当提取的特征高度相关时，可以采用主成分分析（PCA）和独立成分分析（ICA）来对特征进行去相关，并且/或者降低特征向量的维度。有效降低特征向量的维度可以极大地简化转换算法的训练和有效性，尤其是当转换算法仅能获得少量观察值时（第 8 章）。在特征域使用 PCA 和 ICA 与对原始信号样本使用它们基本相同；其不同点在于对特征域，矩阵 X 是由特征观察值而不是由信号样本组成的。

7.4 从尖峰序列提取特征

到目前为止，已经集中讨论了从连续变化的信号中提取特征的方法，如 EEG、ECoG 和局部场电势。这些信号中的每一种（也包括非直接记录的信号，如 MEG、fMRI、fNIRS 和 PET）都是很多不同突触和神经源活动的复杂反应。同时，神经元之间通过在特定时间产生离散脉冲（第 2 章中描述的动作电位或尖峰）进行通信。这种神经活动产生非常不同的信号类型，即反映单神经元活动的尖峰序列。本章最后总结经常应用到尖峰序列中的特征提取方法。

就人们目前的理解，动作电位（或神经元尖峰）是大脑中神经元之间传递信息的基本电活动。与 EEG、ECoG 或其他反应神经元和突触活动的连续变化信号不同，每一个尖峰序列都反映一个特定神经元的活动。每当神经元的内部状态和其同时接收的突触输入结合在一起超出某个特定电压阈值时，神经元就会产生一个尖峰。因此，尖峰序列可以反映特定的信息，即神经元发放。与此同时，它也较少反映了该神经元所属的网络中正在发生什么事件。相反，EEG 信号告诉人们大群体神经元的活动，但仅有很少关于特定神经元活动的信息。尖峰序列是微尺度脑活动（第 2 章），是由脑内的微电极所记录的（与 LFP 一样）。相反，EEG 是从头皮记录的，ECoG 是从大脑表皮记录的，它们分别属于大尺度和中尺度（第 3 章）脑活动。尖峰的时间（发生的时间）是非常重要的，通常采用 1ms 的分辨率进行测量。

7.4.1 尖峰序列的结构

EEG、ECoG 或 LFP 活动中的关键信息是电压值随时间的连续波动。相反，尖峰序列中的关键信息是每个尖峰发生的时间（第 2 章）。在大多数与 BCI 应用相关的尖峰记录情况下，假设某个给定神经源产生的所有尖峰都是相同的。这种类型的信号意味着，它仅在离散时间发生的时刻携带信息。这称为点过程（Snyder，1975）。由于 EEG 这样的连续信号和如尖峰距离这样由点过程组成的信号之间的巨大差异，它们提取信息的方法显著不同。为了讨论尖峰序列分析，通过介绍一些特征定义所需要的术语和尖峰序列的数学模型开始。

因为假设给定神经元产生的所有尖峰是一样的，并且尖峰序列中的关键信息存在于尖峰的发生时间点上，因此可以很合理地把尖峰序列建模为相同瞬间数学函数序列，其中每一个都表示一个单独的尖峰。这些函数用来表示尖峰的时间信息，不考虑实际尖峰记录中经常存在的假峰值波动。因此，尖峰序列可以在数学上建模为称为 delta 函数（δ 函数）的理论尖峰序列：

$$s(t) = \sum_{i=1}^{n} \delta(t - t_i)$$

式中：$\delta(t)$ 为 δ 函数。

它在直觉上仅当 $t = t_i$ 时才具有单位取值，而在其他情况下都为 0。

更精确地讲，δ 函数可以提取 $\delta(t)$ 参数值为 0 时刻的任何函数值，或者对任意 $x(t)$ 有

$$x(t_i) = \int x(t) \delta(t - t_i) dt$$

其中，积分的区间是 $x(t)$ 的整个域（McClellan 等，2003）。这与本章在"采样"部分讨论的信号采样过程等效，其中，$x(t)$ 代表信号。然而，在本例中，δ 函数不是用来对连续模拟信号采样；相反，用来在数学上表达一个尖峰序列。

在尖峰序列中应用最多的特征是测量单位时间内事件的发射率（Dayan 和 Abbott，2001）。这个属性可以在不同的特征中获得。尖峰计数率是在给定时间区间 T 内的尖峰数量，或

$$V = n/T = 1/T \int s(t) dt$$

如果把 $s(t)$ 替换为 delta 函数，就会发现积分的值正好是 $[0, T]$ 区间内的尖峰数量。问题在于神经元的发射率会随时间而发生变化，因此很有必要计算时间依赖的发射率。然而，需要足够大的 T 来可靠地估计发射率。如果神经发射率相对于这个值变化非常快，获得发射率变化的精确描述就非常困难。因此，通常在选择用于提取发射率相关特征的参数（如 T 值）时做出妥协。

必须做出妥协的严重程度可以通过获取更多的数据来缓解。假设一个研究人员重复地刺激相同的神经元，采集每个刺激的数据，之后把数据和刺激一一对应。在每次实验中，尖峰计数的平均值以 $T_1 < T$ 并在整个实验上进行平均的方式计算。这称为实验平均，此处用 $<r>$ 表示。采用足够数量的实验时，T_1 可以降低到一个相当小的值（ΔT）。发射率定义为

$$r(t) = 1/\Delta T \int_{t}^{t+\Delta T} <s(\tau)> d\tau$$

这种估计发射率的方法称为时间柱形图（Peristimulus Time Histogram，PSTH）（Dayan 和 Abbott，2001），它能够提供比给定时间窗内尖峰计数速率更高的时间分辨率。

观察 r 的定义，可以明确发现它实际计算了一个预先给定时间区间内的尖峰数量。关注

单位时间窗内尖峰数量的优势在于，它使得人们可以使用与EEG连续幅值时间序列类似的整数值。实验者必须选择对实验有意义的时间区间（10～100ms），而这样做会限制分析的时间分辨率。总之，从尖峰序列中提取特征与从连续信号中提取特征没有太大的区别。本章中讨论的用于连续信号的相同方法（如子相关函数、滤波器、FFT等）都可以应用到已经合并到区间中的尖峰序列。然而，这样做会牺牲包含在单独尖峰精确时间中的信息；如果这种信息是重要的（如对于BCI应用），就需要采用不同的方法从尖峰序列中提取特征。

用于描述尖峰序列中单个尖峰时间的最简单的模型是泊松过程（Papoulis，1965）。在泊松过程中，定义时间区间$[0, T]$，并假设需要在这个时间区间内放置n个点。之后的问题是：在一个给定的$[0, T]$子区间t_0中获得n个点中的k个的概率是多少？这显然是一个由概率规律支配的随机实验。假设每个点放置和其他点放置之间是独立的，并且每个点被放置在区间中的概率为p（$p = t_0/T$），放置在区间外的概率为q（$q = 1 - p$），那么k个点落入t_0的概率为二项分布：

$$P\{k\} = \binom{n}{k} p^k q^{n-k} \tag{7.16}$$

采用非常大的n和非常小的区间，可得

$$P\{k\} = e^{-\lambda t_0} \frac{(\lambda t_0)^k}{k!} \tag{7.17}$$

式中：$\lambda = n/T$。

如果区间t_0变得无限小，并且仅关注单个点落入无穷小区间t_0（这变成一个时间点t）的概率，则可以忽略指数并得到$P\{k = 1\} = \lambda$。λ为速率（或强度），它测量一个宏观区间内的点密度。

为了从线中的点过渡到尖峰序列，定义一个以时间随机变量作为索引的随机过程。特别是，令

$$z(t) = \sum_i \delta(t - t_i)$$

如果t_i的值是符合式（7.16）中二项分布的随机变量，则这个随机过程被称为泊松过程。泊松过程中均值和子相关函数完全由λ决定：

$$E\{z(t)\} = \lambda \tag{7.18}$$
$$R(t_1, t_2) = \lambda^2 + \lambda \delta(t_1 - t_2) \tag{7.19}$$

如果把尖峰理想化为δ函数，并且假设尖峰按照上面描述的统计随机发生，尖峰序列就变成随机过程的一次实现。

所描述λ的另一个结果是可以忽略真实尖峰发生的位置，而仅仅大体地描述尖峰序列，但可以通过其强度值λ来更简洁地描述。由此产生了两种主要的尖峰序列处理方法（Sanchez和Principe，2007）：关注真实尖峰时间的时间方法和仅关注与λ有关的速率方法。总体而言，λ也可能是时间的函数（$\lambda(t)$），使得这个过程变成不均匀的泊松过程（Dayan和Abbott，2001）。

7.4.2 从尖峰时间提取特征

7.4.2.1 单通道尖峰序列

分析尖峰序列的第一步是采用发射率（也称为强度或速率函数）对它们进行描述。为了使用泊松过程模型，需要做两个重要的决定：时间窗（或区间）的大小和在时间上对整数值

进行平滑的方法。有四种估计强度函数的基本方法，分别为窗口法、核方法、非参数回归法及再生核希尔伯特空间法（Paiva 等，2009）。接下来讨论这些方法的前两个，后面的两个方法过于复杂此处不做讨论（可参考 Paiva 等（2009））。

对简单的窗口法，每个时间区间的发射率估计值与区间内的尖峰数量的比例是恒定的。更加精确地估计可以通过使用核或核函数来达到。核是以每个尖峰为中心的简单的数学函数。图 7.11 展示了一个尖峰序列的例子（图（a））和采用矩形窗（图（b））、高斯核（图（c））、拉普拉斯核（图（d））以及指数函数（图（e））对其进行的重建。这些核的数学表达如下：

矩形窗：

$$\kappa_R(x) = \begin{cases} 1, & |x| < a \\ 0, & |x| \geq a \end{cases} \tag{7.20}$$

高斯核：

$$\kappa_G(x) = \exp\left(\frac{-x^2}{2\sigma^2}\right) \tag{7.21}$$

拉普拉斯核：

$$\kappa_L(x) = \exp\left(\frac{-|x|}{\tau}\right) \tag{7.22}$$

指数函数：

$$\kappa_E(x) = \exp\left(\frac{-x}{\tau}\right)u(x) \tag{7.23}$$

每个时间点的发射率都可以通过图 7.11 进行估计，但记住这一点很重要，由于分块或划分（即窗口长度，或者指数函数中称为核带宽的分母）的存在，所有重构中的分辨率都存在固有的限制。

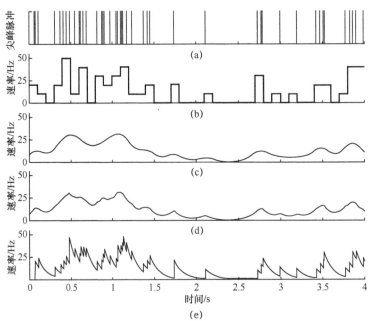

图 7.11 采用三种方法重建尖峰脉冲序列

(a) 尖峰脉冲序列；(b) 采用矩形窗解析重构 (a) 中显示的尖峰脉冲序列；(c) 采用高斯核解析重构；
(d) 采用拉普拉斯核解析重构；(e) 采用指数函数解析重构。

在分析感觉皮质的尖峰序列时描绘尖峰起因的特征通常是重要的，在这种情况下可以使用尖峰－触发平均（Spike-Friggered Average，STA）。相反，在分析运动皮质的尖峰序列时目标通常是描述尖峰的结果，在这种情况下可以使用调谐曲线（第 2 章），这有时对感觉皮质的神经元也有效。

1）尖峰－触发平均

STA 估计尖峰发生之前刺激的平均值。提供几个刺激，并把它们与尖峰发生时刻对齐。这可以表述为

$$S_A(\tau) = \langle \frac{1}{n} \sum_{i=1}^{n} x(t_i - \tau) \rangle \quad (7.24)$$

式中：t_i 为假设的尖峰发生的时刻；$x(t)$ 为输入的刺激（Dayan 和 Abbott，2001）。

STA 可以揭示趋向于发生在动作电位产生之前的刺激波形，也可以指示相关的刺激长度。

2）调谐曲线

在一些情况下描述某些属性的刺激变化引起的神经反应特性是很重要的（如观察亮线旋转时的视觉皮层反应）。如果神经元处理来自该刺激的信息，那么当刺激发生变化时其发射率也会变化。因此，研究者可以对呈现的刺激位于每个角度时的尖峰数量进行计数，之后画一条该参数（本例中为角度）的曲线（Georgopoulos 等，1986）。高斯调谐曲线的构造方法如下：

$$T(\theta) = r_{max} \exp\left(-1/2 \left(\frac{\theta - \theta_{max}}{\sigma}\right)^2\right) \quad (7.25)$$

式中：r_{max} 为观察到的最大发射率；θ_{max} 为使用的最大角度（通常有正、有负）；σ 为高斯函数的宽度；T 的单位为 Hz。

一个非常相似的策略可用于运动控制，但本例中感兴趣的是尖峰发射率的外部结果。例如，实验中的被试可能正在致力于在中心－外围任务（通常用手）中把一个目标移动到位于圆周上的不同点。圆周上的每个方向处的神经发射率都采用如下关系进行估计：

$$T(\theta) = | r_0 + (r_{max} - r_0)\cos(\theta - \theta_{max}) | \quad (7.26)$$

式中：r_0 为平均发射率。此处使用绝对值来避免当对 $T(\theta)$ 采用单位 Hz 进行测量时对负值进行发射率的解释。

评价神经元调谐特性的衡量标准称为调谐深度，它定义为神经调谐曲线 $T(\theta)$ 的最大值和最小值之间的差异，并通过发射率的标准差 std（r）进行归一化（Paiva 等，2009）：

$$\text{tuning depth} = \frac{r_{max} - r_{min}}{\text{std}(r)} \quad (7.27)$$

为了一致，调谐深度归一化后的值在 0～1 之间。然而，归一化会丢失不同神经元调谐深度之间的相对尺度，有些情况下必须对不同发射率的神经元进行对比。图 7.12 表述了两个运动皮层神经元的调谐曲线。

调谐曲线可以显示运动皮质神经元对空间中所有可能的方向都是敏感的，是 Georgopoulos 等（1986）提出的群体向量算法的基础（第 2 章）。因此，群体向量算法可以作为 BCI 的一个生成模型，由于运动方向可以从每个时间点处活动神经元的优先方向向量中进行预测，并且根据每个神经元的调协曲线可以对神经元添加适当的权重。Taylor（2002）和 Velliste 等（2008）报道了基于这个想法的 BCI。这个基本算法可以通过使用贝叶斯公式中的状态模型进一步提高（Schwartz 等，2001；Wu 等，2006；Brockwell 等，2004）。

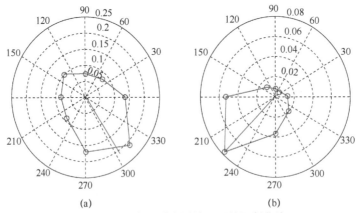

图 7.12 两个运动皮层神经元的调制曲线

注：每个神经元的调制（或调谐）曲线用蓝色折线显示。每条调制曲线上的每个点都在以结点为中心的 45°扇形区来估计它。调制曲线显示神经元对空间中每个运动方向的敏感度。在本例中，相对于被试的位置进行测量，左侧神经元被调谐到 300°的运动方向，右侧的神经元被调谐到 230°的运动方向。每个图中的红色直线代表神经元的首选方向（或偏好）方向（第 2 章）。（根据来自 Principe laboratory 实验室）

7.4.2.2 成对尖峰序列分析

1) 反映尖峰序列之间相似性的特征

有时会需要对两个尖峰序列之间的相似性进行定量描述。这与采用互相关在两个连续信号之间进行比较类似（Eliasmith 和 Anderson，2003）。问题在于尖峰是 δ 函数，因此交叉相乘的结果很可能为 0，除非每个序列中的尖峰发生时间都精确相同（重叠）。通过对尖峰采用核的方法可以避免这一困难，使用核本质上是对尖峰序列进行线性滤波。最常用的核是指数核：

$$h(t) = \exp(-t/\tau)u(t)$$

式中：$u(t)$ 为 Heaviside 函数（时间为负时值为 0，时间为正时值为 1）；τ 为控制指数的衰减率。

也可以使用其他函数，但是这个衰减的指数是一个很好的例子，因为它是因果的，因此可以在线使用。

尖峰序列

$$s_i(t) = \sum_{m=1}^{N_i} \delta(t - t_m^i)$$

被 $h(t)$ 滤波后输出

$$y_i(t) = \sum_{m=1}^{N_i} h(t - t_m^i)$$

选择第二个尖峰序列 $s_j(t)$ 并采用相同的滤波器进行滤波得

$$y_j(t) = \sum_{m=1}^{N_j} h(t - t_m^j)$$

式中：尖峰时间 t_j（也可能包括尖峰的数量 N_j）与第一个尖峰序列不同。

两个尖峰序列 $y_i(t)$ 和 $y_j(t)$ 之间的互相关定义为（Dayan 和 Abbott，2001）：

$$C_{i,j}(\tau) = \int y_i(t) y_j(t-\tau) \mathrm{d}t \tag{7.28}$$

这个互相关函数是通过在时间轴上移动其中一个被滤波的尖峰序列获得的。它测量两个尖峰序列在不同时间偏移（不同的延迟）下的相似性。$C_{i,j}(\tau)$ 的峰值时间可以反映在哪种延迟水平上这两个尖峰序列最相似。

图 7.13 展示了对采集自杠杆按压任务中啮齿类动物运动皮质的微电极阵列数据使用核互相关（图 7.13（a））和正态窗互相关函数（图 7.13（b）、（c））的结果对比。该分析采用了 34 个神经元。在图 7.13（a），采用式（7.28）对成对相关进行了计算，其中 $h(t)$ 是 $t = 1$ms 时间常数的一阶低通滤波；同样杠杆按压下的所有神经元对的计算结果进行了平均。该图显示在杠杆按压（用红杠标注）期间神经发射之间的相似性发生了缺失，而在按压结束后又回归到了基线。图 7.13（b）、（c）展示了采用本章"尖峰序列的结构"部分讨论的速率方法在零延迟时的互相关结果。该数据基于对选择的一对通道（肉眼判断在杠杆按压任务时具有高相关性）采用 200ms 的滑动窗和 1ms 的递增（图 7.13（b）），并对所有神经元进行平均的结果（图 7.13（c））。如预计的那样，尖峰发射精细结构的大部分时间分辨率都在这个分析中发生了丢失（尖峰活动的高频变化），但是杠杆按压期间的尖峰序列相关性的衰减还是很明显的。

作为一个特殊的例子，可以对单一的滤波后的尖峰序列执行相同的操作来计算其自相关：

$$C_{i,i}(\tau) = \int y_i(t) y_i(t-\tau) dt \tag{7.29}$$

该自相关函数测量尖峰序列的结构在不同时间延迟下的相似性，这对于检测尖峰序列中的周期性非常有用。

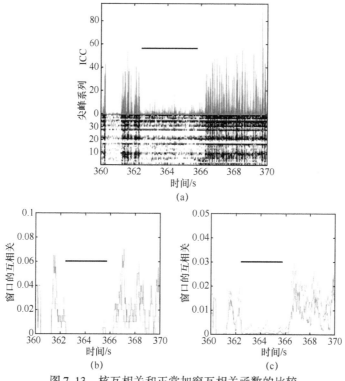

图 7.13 核互相关和正常加窗互相关函数的比较

注：图（a）为 34 个运动皮层神经元的核互相关的类内相关系数（Intraclass Correlation Coefficient，ICC）和尖峰序列（即栅格畔：Rester Plts/spike trams）。图（b）、（c）为两种不同策略的标准加窗的互相关函数。图（b）对一对神经元采用 200ms 滑动窗，1ms 步长的结果。图（c）与核互相关相同，但是在通道对之间在空间上求平均。数据采集自老鼠的运动皮层（蓝色为右侧皮质，绿色为左侧皮层）。红色部分表示老鼠按压杠杆的时间区间。核互相关（图（a））同时显示了高频和低频的变化，但是高频变化在传统的互相关中不太明显（图（b）、（c））。（数据来自 Principe laboratory）实验室

2) 反映尖峰序列之间差异的特征

测量尖峰序列之间的相异性也是很重要的。相异性在使用发射模式区分不同类型神经元时很重要。真实的神经元不同种类数通常是未知的，这使得把尖峰序列分成不同种类的尝试是不实际的。然而，聚类仍然能探测反应的结构。

聚类是把数据分割成子组，从而使得同一个子组中的元素彼此相似，而与数据集中的其他成员不太相似。恰当的相异性度量（为了简单起见称为距离）定义对于精确的聚类至关重要。最广泛使用的尖峰序列距离包括 van Rossum 距离（van Rossum，2001）、Cauchy-Schwarz 距离（Paiva 等，2009）和 Victor-Purpura 距离（Victor 和 Purpura，1997）。

尖峰序列之间的 van Rossum 距离是欧氏距离的延伸，它把所有的尖峰序列映射为一个点。两个尖峰序列 S_i 和 S_j 之间的距离定义为

$$d_{vR}(S_i, S_j) = \frac{1}{\tau} \int (y_i(t) - y_j(t))^2 \, dt \tag{7.30}$$

这样，当两个尖峰序列的时间结构相似时就会得到很小的距离值。

Cauchy-Schwarz 距离度量是向量对之间的内积距离（两个向量之间角度的余弦）。该度量可以通过 Cauchy-Schwarz 不等式推广得到

$$d_{CS}(g_i, g_j) = -\log \frac{g_i, g_j}{\|g_i\| \|g_j\|} \tag{7.31}$$

式中：g_i、g_j 为两个尖峰序列的向量。

为了把式（7.31）应用到尖峰上，研究者们通常采用具有高斯函数响应的滤波器对尖峰时间差异进行滤波，从而得到

$$d_{CS}(S_i, S_j) = -\log \frac{\sum_{m=1}^{N_i} \sum_{n=1}^{N_j} \exp\left[-\frac{(t_m^i - t_n^j)^2}{2\sigma^2}\right]}{\sqrt{\left(\sum_{m=1}^{N_i} \sum_{m=1}^{N_j} \exp\left[-\frac{(t_m^i - t_m^j)^2}{2\sigma^2}\right]\right)\left(\sum_{n=1}^{N_i} \sum_{n=1}^{N_j} \exp\left[-\frac{(t_n^i - t_n^j)^2}{2\sigma^2}\right]\right)}} \tag{7.32}$$

Victor-Purpura 距离评估把一个尖峰序列采用三种方法转化为另一个尖峰序列的代价。这三种方法是尖峰插入、尖峰删除和尖峰移动。这种方法在操作尖峰序列时不需要滤波器。为了达到这个目的，定义把一个尖峰从 t_m 移动到 t_n 的代价为 $q|t_m - t_n|$，其中，q 为设置分析的时间尺度的参数，其选择目的是最后可以得到一个距离度量（符合距离特性的度量）。删除或插入一个尖峰的代价为设置为 1。令

$$K_q(t_m^i, t_n^j) = \min\{q|t_m^i - t_n^j|, 2\} = \begin{cases} q|t_m^i - t_n^j|, & |t_m^i - t_n^j| < 2/q \\ 2, & \text{其他} \end{cases} \tag{7.33}$$

两个尖峰序列 S_i 和 S_j 之间的 Victor-Purpura 距离定义为

$$d_{VP}(S_i, S_j) = \underset{c(S_i \leftrightarrow S_j)}{\text{man}} \sum_l K(t_{C_i[1]}^i, t_{C_j[1]}^j) \tag{7.34}$$

式中：最小化是在把 S_i 转换为 S_j 的所有单一操作 $c[l]$ 的集合中完成。

7.5 小　　结

大脑记录的信号通常包含大量的噪声和外部信息，这会对能够反映用户真实意图的 BCI 应用有用的信号特征的探测和测量产生干扰。因此，在信号转换为输出之前，需要从信号中提取有用的特征并以适当的格式传递给转换算法。本章对从脑信号中提取特征的所有标准方法进行了综述。这些方法包括适合连续信号如 EEG 的方法（空间和时间滤波、模板匹配、频

谱分析），也包括适合反映点过程信号如单神经元活动的方法（发射率、尖峰－触发平均、调谐曲线、尖峰序列相似性和相异性测量）。总体而言，最适合的方法是具有理论基础、可生物实现并且在真实的实时 BCI 应用中表现良好的方法。BCI 操作要想成功，特征提取之后必须有适合所提取特征、应用和用户的转换算法，对于转换算法，将在下一章详述。

参 考 文 献

Anderson CW, Stolz EA, and Shamsunder S. 1998 Multivariate autoregressive models for classification of spontaneous electroencephalographic signals during mental tasks. *IEEE Trans. Biomed. Eng.* 45 277－286.

Bashashati A, Fatourechi M, Ward RK, and Birch GE. 2007 A survey of signal processing algorithms in brain－computer interfaces based on electrical brain signals. *J. Neural Eng.* 4（2）R32－R57.

Blankertz B, Müller KR, Krusienski DJ, Schalk G, Wolpaw JR, Schlogl A, Pfurtscheller G, Millán JR, Schroder M, and Birbaumer N. 2006 The BCI competition：III. Validating alternative approaches to actual BCI problems. *IEEE Trans. Neural Syst. Rehabil. Eng.* 14 153－159.

Bostanov V 2004 BCI competition 2003－data sets Ib and IIb：feature extraction from event－related brain potentials with the continuous wavelet transform and the t－value scalogram *IEEE Trans. Biomed. Eng.* 51 1057－1061.

Brockwell AE, Rojas AL, and Kass RE. 2004 Recursive Bayesian decoding of motor cortical signals by particle filtering. *J. Neurophysiol.* 91 1899－1907.

Brunner C, Scherer R, Graimann B, Supp G, Pfurtscheller G. 2006 Online control of a brain－computer interface using phase synchronization. *IEEE Trans. Biomed. Eng.* 53（12）2501－2506.

Burke DP, Kelly SP, de Chazal P, Reilly RB, and Finucane C. 2005 A parametric feature extraction and classification strategy for brain－computer interfacing, *IEEE Trans. Neural Syst. Rehabil. Eng.* 13 12－17.

Dayan P, and Abbott L. 2001 *Theoretical Neuroscience*, Cambridge, MA：MIT Press.

Dien J, Spencer K, and Donchin E. 2003 Localization of the event related potential novelty response as defined by principal components analysis. *Cognit. Brain Res.* 17 637－650.

Dornhege G, Blankertz B, Krauledat M, Losch F, Curio GK, and Müller KR. 2006 Combined optimization of spatial and temporal filters for improving brain－computer interfacing. *IEEE Trans. Biomed. Eng.* 53（11）2274－2281.

Eliasmith C, and Anderson C. 2003 *Neural Engineering*, Cambridge, MA：MIT Press.

Farwell LA, and Donchin E. 1988 Talking off the top of your head：Towards a mental prosthesis utilizing event－related brain potentials. *Electroencephalogr. Clin. Neurophysiol.* 80 510－523.

Freeman W. 1975 *Mass Activation in the Nervous System*, Englewood Cliffs, NJ：Prentice Hall.

Garrett D, Peterson DA, Anderson CW, and Thaut MH. 2003 Comparison of linear, nonlinear, and feature selection methods for EEG signal *IEEE Trans. Neural Syst. Rehabil. Eng.* 11 141－144.

Georgopoulos A., A. Schwartz, R. Kettner, 1986 Neural population coding of movement direction, *Science* 233 1416－1419.

Goncharova II, McFarland DJ, Vaughan TM, and Wolpaw JR. 2003 EMG contamination of EEG：spectral and topographical characteristics *Clin. Neurophysiol.* 114 1580－1593.

Graimann B, Huggins JE, Levine SP, and Pfurtscheller G. 2004 Toward a direct brain interface based on human subdural recordings and wavelet－packet analysis. *IEEE Trans. Biomed. Eng.* 51 954－962.

Gysels E, and Celka P. 2004 Phase synchronization for the recognition of mental tasks in a brain－computer interface. *IEEE Trans. Neural Syst. Rehabil. Eng.* 12 406－415.

Hayes MH, 1996 *Statistical Digital Signal Processing and Modeling*. New York：John Wiley & Sons.

Hyväinen A. 1999 Survey on independent component analysis. *Neural Comput. Surv.* 2 94－128.

Kelly SP, Lalor EC, Finucane C, McDarby G, and Reilly RB 2005 Visual spatial attention control in an independent brain－computer interface. *IEEE Trans. Biomed. Eng.* 52 1588－1596.

Krusienski DJ, Schalk G, McFarland DJ, and Wolpaw JR. 2007 A mu－rhythm matched filter for continuous control of a brain－computer interface. *IEEE Trans. Biomed. Eng.* 54 273－280.

Lemm S, Blankertz B, Curio G, and Müller KR. 2005 Spatio－spectral filters for improving the classifi cation of single trial EEG. *IEEE Trans. Biomed. Eng.* 52 1541－1548.

Lyons RG. 2004 *Understanding Digital Signal Processing*, Englewood Cliff s, NJ：Prentice Hall.

Makeig S, Enghoff S, Jung T‑P, and Sejnowski TJ. 2000 A natural basis for efficient brain‑actuated control. *IEEE Trans. Rehabil. Eng.* 8 208–211.

Mallat, SG. 2008 *A Wavelet Tour of Signal Processing*. Orlando, FL: Academic Press.

McClellan J, Schafer R, and Yoder M. 2003 *Signal Processing First*. Upper Saddle River, NJ: Pearson.

McFarland DJ, Anderson CW, Müller KR, Schlogl A, and Krusienski DJ. 2006 BCI meeting 2005—Workshop on BCI signal processing: feature extraction and translation. *IEEE Trans. Neural Syst. Rehabil. Eng.* 14 135–138.

McFarland DJ, McCane LM, David SV, and Wolpaw JR. 1997 Spatial filter selection for EEG‑based communication *Electroencephalogr. Clin. Neurophysiol.* 103 386–394.

McFarland DJ, and Wolpaw JR. 2008 Sensorimotor rhythm‑based brain‑computer interface (BCI): Model order selection for autoregressive spectral analysis. *J. Neural Eng.* 5 155–162.

Müller‑Gerking J, Pfurtscheller G, and Flyvbjerg H, 1999 Designing optimal spatial filters for single‑trial EEG classification in a movement task. *Clin. Neurophysiol.* 110 (5) 787–798.

Paiva A, Park I, and Principe J. 2009 A spike train framework for spike train signal processing, *Neural Comput.* 21 (3) 424–449.

Papoulis A. 1965 *Probability, Random Variables and Stochastic Processes*. New York: McGraw‑Hill.

Pfurtscheller G, Neuper C, Schlogl A, and Lugger K. 1998 Separability of EEG signals recorded during right and left motor imagery using adaptive autoregressive parameters. *IEEE Trans. Rehabil. Eng.* 6 316–325.

Pregenzer M, and Pfurtscheller G. 1999 Frequency component selection for an EEG‑based brain to computer interface. *IEEE Trans. Rehabil. Eng.* 7 413–419.

Proakis JG, and Manolakis DG, 2007 *Digital Signal Processing — Principles, Algorithms and Applications*. New York: Macmillan.

Qin L, and He B. 2005 A wavelet‑based time‑frequency analysis approach for classification of motor imagery for brain‑computer interface applications. *J. Neural Eng.* 2 65–72.

Rieke F, Warland D, van Steveninick RdR, and Bialek W. 1997 *Spikes: Exploring the Neural Code*. Cambridge, MA: MIT Press.

Sanchez J, and Principe J. 2007 *Brain Machine Interface Engineering*. San Rafael, CA: Morgan & Claypool.

Schwartz AB, Taylor DM, and Tillery SIH. 2001 Extraction algorithms for cortical control of arm prosthetics. *Curr. Opin. Neurobiol.* 11 (6) 701–708.

Serby H, Yom‑Tov E, and Inbar GF 2005 An improved P300‑based brain‑computer interface. *IEEE Trans. Neural Syst. Rehabil. Eng.* 13 89–98.

Snyder DL. 1975 *Random Point Process in Time and Space*. New York: John Wiley & Sons.

Taylor DM, Tillery SIH, and Schwartz AB. 2002 Direct cortical control of 3D neuroprosthetic devices. *Science* 296 1829–1832.

van Rossum MCW. 2001 A novel spike distance. *Neural Comp.* 13 (4) 751–764.

Velliste M, Perel S, Chance Spalding M, Whitford AS, and Schwartz AB, 2008 Cortical control of a prosthetic arm for self‑feeding, *Nature* 453 1098–1101.

Victor JD, and Purpura KP. 1997 Metric‑space analysis of spike trains: Theory, algorithms, & application. *Network: Comp. Neural Syst.* 8 127–164.

Wang Y, Príncipe J, Paiva A, and Sanchez J. 2009 Sequential Monte Carlo estimation of point processes on kinematics from neural spiking activity for brain machine interfaces. *Neural Comput.* 21 (10) 2894–2930.

Wei Q, Wang Y, Gao X, and Gao S, 2007 Amplitude and phase coupling measures for feature extraction in an EEG‑based brain‑computer interface. *J. Neural Eng.* 4 120–129.

Wolpaw JR, and McFarland DJ. 1994 Multichannel EEG‑based brain‑computer communication. *Electroencephalogr. Clin. Neurophysiol.* 90 444–449.

Wolpaw JR, and McFarland DJ. 2004 Control of a two‑dimensional movement signal by a noninvasive brain‑computer interface in humans. *Proc. Natl Acad. Sci. USA.* 101 17849–17854.

Wu W, Gao Y, Bienenstock E, Donoghue JP, and Black MJ. 2006 Bayesian population decoding of motor cortical activity using a Kalman filter. *Neural Comput.* 18 80–118.

第8章 脑-机接口信号处理：特征转换

8.1 引　言

第7章讨论了用于 BCI 的脑信号特征提取的一般方法。理想情况下，这些特征应该具有能够直接传达用户意图的形式。然而，因为特征表达是对用户意图的非直接测量，它们必须转换为可以传达意图的合适的机器指令。这一步是通过转换算法来完成的。转换算法的核心是一个模型，通常是由数学方程、方程组和/或查表类的映射机制组成的数学过程。这个模型在某个给定的时间点接收特征向量（向量组）作为其输入，对特征向量进行处理后输出一组应用设备可以识别的指令。例如，一个特定 EEG 频率带的幅值可以转化为二进制的 0 或 1，这两个值可以为一个灯开关分别产生"关"或"开"的指令。更复杂的应用会要求特征组转换为能用来更新机械臂位置的三维空间坐标。

用来构建模型的数据可能是少数几个特征的少量观察值，也可能是多个特征的大量观察值。不管是哪种情况，建模的目标是以比实际测量的数据更简单的形式来表述这些特征和用户意图之间的关系。这样描述的价值在于，它可以把特征观察值转化为适当的输出（可以泛化为新数据）。例如，X 和 Y 两个变量之间的关系可以采用一个简单的线性函数进行描述：

$$Y = bX + a \tag{8.1}$$

式中：b 为线性函数的斜率；a 为 y 轴的截距。

如果把式（8.1）作为某 BCI 的模型，则 X 为特征向量（如利用第7章中的方法提取的 EEG 特征），Y 为传递给输出设备的指令向量（如光标运动）。如本章后面所述，b 和 a 是可以用多种不同方法进行定义的模型参数。

该模型定义的 X 与 Y 之间的关系通常并不是实际特征值和 BCI 用户所想输出指令之间关系之完美描述。然而，像简单线性方程这样的模型通常能提供非常好的关系描述。如果存在大量的观察值，那么模型能够提供比简单罗列原始数据更加紧凑的数据表达。这可能会以一定的 Y 值精度为代价。对 BCI 系统最重要的是，模型可以提供从过去观察值到未来观察值的泛化。给定一个新的观察值 X（如一个 EEG 特征向量），那么模型就可以提供一个 Y 的预测值（如用户想要的三维机械臂运动）。

因为在本质上模型是由一个或多个方程组成的，因此特征向量的每一个单独的特征都可看作方程的独立变量。方程的因变量是传递给输出设备的指令。模型通常包含作用域特征的初始未定义常数，如比例因子、指数项、求和范围和时间窗长度等（如式（8.1）中的 b 和 a）。这些常数称为模型参数。对简单线性模型（这些模型通常简单地对缩放过的特征和一个常数进行求和）而言，比例因子（与特征相乘的参数）通常称为特征权重或系数。某些模型，如人工神经网络，不把模型的特征提取和转换作为分离的、级联的阶段。相反，这些类型的模型会把原始的 EEG 信号作为输入，不经过中间明显的特征提取阶段而直接输出对应的设备指令。

模型参数通常使用一组训练数据进行选择或训练（也称为学习或参数化）。每一个训练数据单元都由一个特征向量（或训练样本）和其正确（想要的）输出（或训练标签）组成。通过监督学习的迭代过程，这些参数被重复不断地调整指导模型能够足够精确地把特征向量转化为输出指令（与正确的输出指令尽可能接近）。

模型的精确性采用目标函数（也称为代价函数或拟合函数）进行评估。例如，一个常用的目标函数是模型输出和正确输出之间的均方误差（也称为偏差）；误差越小，模型越精确。在监督学习的过程中，特征向量（训练样本）被具有某些初始参数（随机选择或采用某些先验信息选择）的模型处理，之后采用目标函数对比模型输出和正确输出（训练标签），并基于目标函数对模型参数进行更新；最后，该过程一直重复直到满足停止准则（如均方误差最小化）。

实际中的 BCI 在线实时操作仅对 BCI 数据的建模有要求，对很多其他的神经科学研究领域要求不多。仅能够对以前获得的数据体应用效果良好的模型进行事后分析是远远不够的。相反，重要的是模型同样能够适用于新的数据，也就是模型必须具有泛化能力。模型的泛化能力通过使用测试数据的一组独立的观察值进行测试（或评估）。每一个测试数据单元都是由一个特征向量（每个观察值）和其正确（期望的）输出（或测试标签）组成的。测试数据用来对经过训练后已经确定参数的模型进行评估。在评估过程中，测试数据被模型处理，模型的输出通过使用与模型训练一样的目标函数或其他测量模型精度的目标函数与对应的测试标签做对比。评估模型对新观察值的泛化能力是该模型验证过程必不可少的。然而，某些模型和训练过程会倾向于过度拟合，在这种情况下，参数化的模型对于训练数据拟合得过度精确，以致于测试数据和训练数据之间的微小差异都会使得该模型不能精确地应用于测试数据。

本章讨论 BCI 中最常用的转换算法，其目的在于为应用于 BCI 的大量算法提供均衡的介绍。BCI 文献中的绝大多数算法基于本章所展示的算法，或者与之密切相关。与第 7 章类似，本章假设读者具有大学水平的线性代数和微积分、少量的信号处理或模式识别背景，以及从前面章节中获得的基本知识。

本章分为四个部分：8.2 节考虑模型选择的重要因素，并对应用于 BCI 转换算法的模型进行概览，如上所述，模型是任何转换算法的核心组件；8.3 节和 8.4 节讨论转换算法的两个部件，即包含在模型中的特征选择和模型的参数化；8.5 节描述用于转换算法评估的方法。

8.2 选择模型

选择合适的模型是创建成功转换算法的关键。假设输入特征包含与用户意图相关的信息，选择的模型将决定该意图传递给 BCI 输出设备（应用设备）的速度和精度。模型选择和参数化的过程包含基于 BCI 应用、可获得的用于模型创建和优化的数据特性和数量等方面的决策。例如，有些应用仅要求二进制选择，而其他应用要求几个维度的连续高精度控制。用于二进制选择的简单模型或许不能提供精确复杂的输出指令。另外，能提供这种指令的模型可能在新数据的泛化方面会遇到困难。

有大量能用于 BCI 转换算法的模型（McFarland, Anderson 等，2006；Lotte 等，2007；Principe 和 McFarland，2008），并且这个列表还在不断地增加。的确，可用的模型数量是无限的（Kieseppa，2001）。本章集中常用的具有代表性模型的简单示例，介绍它们是如何工作的，并讨论选择和使用它们的重要因素。

8.2.1 一般原则

8.2.1.1 判别模型和回归模型

模型根据输出是离散类别还是连续数值可以分为两类。明确地说，模型或是判别函数（也称为分类函数），或是回归函数（McFarland 和 Wolpaw，2005）。图 8.1 表述了简单判别函数和回归函数的例子。判别函数把观察值（特征向量）转化为离散的输出种类（特定的标签）。回归函数把观察值转化为连续变量（如光标移动）。如图 8.1 所显示的，对于两类目标（两个可能输出）的情况，两种模型只需要一个函数进行参数化。然而，对于五类目标的情况（五个可能输出），判别模型需要四个函数进行参数化，而回归模型仍然只需要一个函数进行参数化。判别函数在产生简单"是/否"或"目标/非目标"输出的 BCI（如基于 P300 的 BCI（Donchin 等，2000；见第 12 章））中尤其有用，而回归函数非常适合于必须提供一维或多维连续等级输出的 BCI（如产生二维光标运动的 BCI（Wolpaw 和 McFarland，2004；第 13 章））。

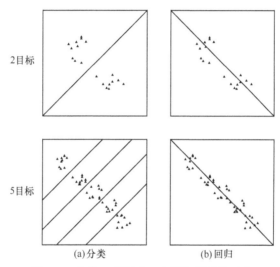

图 8.1 分类（判别式）和回归模型的对比

注：对角线是特定的函数。对于两类目标（两个可能输出）的情况，这两种模型只需要一个函数来分离不同的输出。然而，对于五类目标（五个可能输出）的情况，分类模型需要四个函数，而回归模型仍然只需要一个单一函数

为了简单起见，本章采用的例子为判别函数（它们具有离散类别的输出）。然而，需要注意的是：这里讨论的模型类型都可用于能提供连续输出的回归函数。

8.2.1.2 数据的变化

如上所述，模型参数通常是基于先前的观察值（训练数据）。该模型假设特征数据会与训练数据相似，因此参数化的模型可以继续良好工作（对新观察值具有泛化能力）。然而，一般而言，生理数据，尤其是脑信号，通常会随时间表现出很明显的自发（或偶然）变化。这种偶然变化对所有的模型都是个问题，尤其是对于 BCI 中必须使用新数据进行有效操作的模型。

图 8.2 描述了采用一个简单判别模型（称为 Fisher 线性判别（Fisher，1936））对该问题进行了描述。该模型使用两个特征产生两个可能输出，在图中分别采用实上三角和空下三角表示。数据（观察值）和判别模型在特征空间中进行了绘制。图 8.2（a）显示的是一个具有

10个观察值的小训练数据集和采用最小二乘目标函数从该数据集参数化得到的判别模型。该模型可以对训练数据完美地工作，把每个观察值转化为正确的输出。图8.2（b）显示了把相同的模型应用于新数据集的情况。在这种情况下，它可以较好地工作，但并不完美：10个观察值中有1个没被正确转换。该模型可以使用这些新的观察值重新进行参数化（虚线），但是当应用到更新的数据集时还会重新遇到性能下降。该例子说明了一个事实：参数化的模型应用或泛化到一个新数据时，其性能通常会有一定的下降。然而，成功的模型泛化能力是BCI的关键要求，因为其在线操作必须使用新数据。

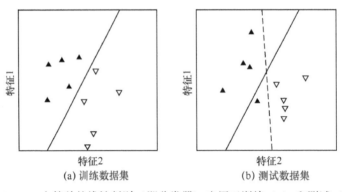

图8.2 一个简单的线性判别（即分类器）应用于训练（a）和测试（b）

注：特征向量具有两个特征，判别函数具有两个可能输出（如是和否）；分别由向上的实心三角形和向下的空心三角形表示。（特征由随机数发生器的输出与对两个输出相异的常数相结合产生）。（a）基于训练数据的判别函数（实线）对训练数据完美地分类。（b）基于训练数据的判别函数（实线）对测试数据较好但不能完美地分类。基于测试数据的判别函数（虚线）能完美地分类，但因为它是由事后分析得到的，它不能被用于实际的在线BCI操作。

偶然变化的问题或许可以通过使用大量的训练数据（与图8.2中使用非常小的数据集相反）进行降低。模型的泛化能力倾向于随着训练数据集中观察值数量的增加而提高。与此同时，虽然具有更多参数（自由度）的模型通常能提供对训练数据更接近的拟合，泛化能力却倾向于随着模型参数数量的增加而降低。模型参数数量的选择通常包含在最小化模型误差和最大化泛化能力之间进行均衡。因此，能获得的训练数据数量是决定模型复杂度的一个重要因素。

当数据统计特性随时间变化时还会遇到另一个问题。数据可以用简单的统计变量进行描述，如每个特征的平均值（均值）和变异性。特征变异性通常使用方差进行测量，该变量是特征中每个样本（观察值）和特征均值之间差异平方的平均值。数据也可以使用不同特征之间关系的术语（如两个特征之间的线性关系或协方差）进行描述。这些测量中的一个或多个在BCI操作中可能会变化。一天的实验中被试疲惫时、被试获取BCI经验并采取新的策略时、类似ALS疾病的恶化或其他多种原因都可能引起这些变化。当数据发生这些统计特性的变化时，数据称为不平稳的。

图8.3描述了非平稳性的影响。如图8.3（a）所示，参数化的模型对于训练数据可以良好的工作。但是，如图8.3（b）所示，因为测试数据的均值和方差都发生了变化，对于测试数据它并不能良好地工作。因为数据的统计特性发生了变化，原始训练数据中即使数据数量再多，模型也不能具有良好的泛化能力。当然，采用能够随数据变化而进化或适应的转换算法是必不可少的。给定变化的统计特性，理想的方法是采用自适应算法。虽然适应数据均值的变化相对容易实现，但适应数据协方差的变化更加困难。

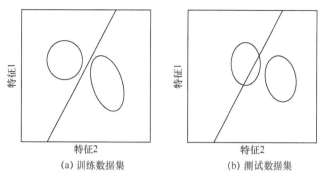

图 8.3 一个简单的线性判别应用于有不同统计特性（均值和标准差）的训练（a）和测试（b）

注：在本例子中对应于两种可能输出结果（是和否）的观察由椭圆表示而不是显示每个单独的观察值。每个椭圆的中心和形状分别代表对应每个输出的观察值的均值和协方差。图（a）中的判别函数（实线）很好地分离了这两类输出。然而，图（b）中的数据统计特性已发生了变化，从而使得原来的判别函数不再有效。（Vidaurre 等，2006）

除转换算法所具有的适应能力，BCI 用户也可以概念化为一个自适应实体：用户学习使用 BCI 系统（这通常能提高性能）。结果是，BCI 操作可以看作 BCI 用户和 BCI 系统这两个自适应控制器的相互作用（Wolpaw 等，2002）。图 8.4 显示了三种可以选择的与 BCI 操作相关的自适应策略。在图 8.4（a）中，用户被认为是可以提供不随时间变化的信号特征。BCI 系统被期望为可以通过机器学习来适应这些特征。机器学习是一个转换算法通过最小化（或最大化）目标函数逐渐提高模型精确的过程（Blankertz 等，2003）。相反，在图 8.4（b）中，转化算法不变，用户需要通过一个操作调理过程来使信号特征适应于转换算法（Birbaumer 等，2003）。这个过程通过强化过程进行驱动：当用户调整到适当的特征时，BCI 产生用户想要的输出。图 8.4（c）结合了图（a）、（b）中的调整策略：用户和 BCI 系统都进行调整，使得 BCI 操作依赖于这两个动态过程适当的相互作用（Wolpaw 等，2002；Taylor 等，2002）。用户和系统在用户学习和系统适应用户信号统计特性变化的过程中协同适应，这些不间断的变化使得选择具有对新数据泛化能力的模型和参数化变得更加复杂。

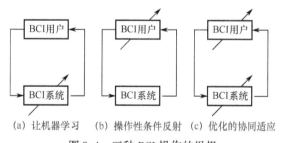

图 8.4 三种 BCI 操作的思想

注：穿过用户或 BCI 系统的箭头表示它们通过自适应来完善并维持用户意图和 BCI 输出之间的相关性

8.2.1.3 有监督和无监督学习

设计 BCI 转换算法的另一个因素是，考虑是否需要对模型算法的参数化进行监督。图 8.2 和图 8.3 中的判别模型是通过监督学习进行参数化的，即使用了具有已知正确输出（输出标签化）的训练数据集。然而，有些情况下并不能获得已知标签的训练数据。在这种情况下，模型可以通过无监督学习技术进行参数化（Schalk 等，2008）。

到目前为止，绝大多数的 BCI 转换算法主要依赖于监督学习来进行模型参数化。然而，在实际生活操作中，BCI 通常不具有标签化的训练数据，即它们并不知道正确输出（用户的意图是什么）的完美知识。大多数常用的解决方法是采用定期的校准过程，在这个过程中 BCI 提前告诉用户想要的正确输出是什么。例如，复制-拼写通常用来校准基于 P300 的 BCI（Krusienski 等，2008；第 12 章）。也可以选择其他解决方案。例如，如果一个 BCI 应用包含误差校正选项（一个退格命令），BCI 可能会认为任何被选择并且没有被校正的输出都是用户的真实意图。

8.2.2 常用模型

8.2.2.1 线性最小二乘判别函数（分类）

线性最小二乘判别（或分类）函数基于经典统计理论，是最简单、最常用的模型之一（Fisher，1936）。线性模型的一般形式为

$$Y = b_1X_1 + b_2X_2 + \cdots + b_nx_n + a \tag{8.2}$$

式中：Y 为预测值（BCI 输出）；$b_1,\cdots,b_n$ 为需要确定的权重（参数）；a 为需要确定的常数（另一个参数）；$X_1,\cdots,X_n$ 为用来预测 Y 的特征。

图 8.5 表述了一个基于最小二乘准则的简单线性判别。它采用 X_1 和 X_2 两个特征来区分 Y 两种可能的输出（或类别）。图 8.5（a）描述了这个过程。采用能获得的数据，可以推导出如式（8.2）一样的线性方程；它从对应的 X_1 和 X_2 值来预测 Y 值。在图 8.5（b）中，Y 的预测值为 0 的 X_1 和 X_2 用实线进行了标注（判别函数）。该线区分两种类别，并产生两个不同的输出。

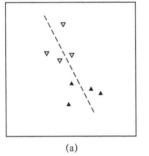
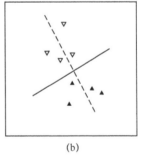

图 8.5 一个简单的最小二乘线性判别函数用于把一组观察值分离为两种可能的 BCI 输出（或分类结果）

注：坐标轴是两个预测变量 X_1 和 X_2，Y 是取值为 +1 和 -1（分别用空心和实心三角形表示）的二值变量（BCI 输出）。左边的面板（a）预测类成员的函数（即函数 $Y' = b_1X_1 + b_2X_2 + a$）。预测值 Y' 是从正到负的连续变量。面板（a）中的虚线表示预测的 Y' 值从更正（左上）变化到更负（右下）的方向。右边的面板（b）显示的是判别函数（实线），它与预测类成员的函数垂直，并指示预测 $Y' = 0$ 的 X_1 和 X_2 取值。因此，这种判别线把数据分为两种可能的 BCI 输出或类别（$Y = +1$ 和 $Y = -1$ 的类）

事实上，线性判别函数可以通过求解正规方程获得，即

$$b = (X'X)^{-1}X'Y \tag{8.3}$$

式中：b 为判别函数的系数向量；Y 为类成员属性向量；X 为用来预测类成员属性的 $n \times k$ 阶特征矩阵。X 的 n 行代表每一组单独的观察，k 列代表单独特征。$X'X$ 的积代表特征之间的协方差。$(\ )^{-1}$ 操作表示矩阵求逆，$X'Y$ 的积表示 X 和 Y 之间的叉乘（类成员属性和特征之间的协方差）。式（8.3）可以求解包括判别分析和多元回归在内的多个最小二乘问题。它和用于求解直线斜率的单变量方程类似，可以直接计算求解。

现在考虑如何把判别方程应用于一个简单的基于 P300 矩阵拼写的 BCI（Donchin 等，2000；第 12 章）。BCI 用户注视一个行和列持续快速闪烁的字母矩阵，同时记录 EEG 数据。

要求用户执行一个复制-拼写任务，为训练数据提供标签集，创建一个可以区分用户目标反映（要拼写的字母）和非目标反映（其他字母）的分类器。对于目标身份的先验知识，使得人们可以对类成员属性向量（如分别对目标和非目标赋予+1、-1）Y赋予正确的值。EEG中特定的特征（特定电极和时间的电压值）是X矩阵的元素。通过求解式（8.2）中的$b_1,\cdots,b_n$，可以得到一个判别方程，使得人们可以根据与每个字母相关的特征值来判断该字母是否为目标：如果式（8.2）产生的$Y>0$，则该字母是目标。假设该参数化的方程对新数据的泛化性很好，用户就可以使用该BCI来拼写所想要的任何字母。

8.2.2.2 贝叶斯分类器

统计学的贝叶斯方法使用最大似然的概念来结合先验知识和新获取的知识，并产生一个后验概率（Bickel和Levina，2004）。它基于所获得的数据产生最可能正确的模型参数。例如，对于使用一个特征的BCI：首先是把每一个特征值标定为属于有限数量类别中的一个（如EEG电压值的离散范围）；其次这些类别赋予值用来计算每个可能类别成员的概率（每个可能的BCI输出是用户想要输出的概率）。这可以通过贝叶斯定理的方法完成：

$$P(Y|X) = \frac{P(Y)P(X|Y)}{P(X)} \tag{8.4}$$

式中：Y为事件（一个特定的BCI输出）；X为特征种类；$P(Y|X)$为给定X情况下Y的概率。

贝叶斯定理的表述为：从X预测Y可以通过先计算Y的先验概率与给定Y时X的概率的乘积，之后除以X的概率的方法来获得。这个简单的关系构成了贝叶斯统计的基础。

该方法可以通过很多途径使用，最简单的是朴素贝叶斯分类器，假设所有的特征是独立的，则有

$$P(Y|X_1,X_2,\cdots,X_n) = \frac{P(Y)P(X_1|Y)P(X_2|Y)\cdots P(X_n|Y)}{P(X_1)P(X_1)\cdots P(X_n)} \tag{8.5}$$

式中：$X_i(i=1,2,\cdots,n)$为各特征。简单地描述，朴素贝叶斯分类器认为对给定X_i（$i=1$，$2,\cdots,n$）的Y值进行预测的计算方法是先使Y的先验概率与给定Y值的每个X_i（$i=1,2,\cdots$，n）的概率相乘，之后除以$X_1,X_2,\cdots,X_n$概率的乘积。分类器计算每个可能Y值的后验概率，从选择具有最大似然值的那个作为分类结果。

朴素贝叶斯分类器是从训练特征设计分类器的一个非常简单、直观的方法。不过贝叶斯方法能够处理多维的复杂性问题（如贝叶斯网络（Shenoy和Rao，2005）），因此与经典的最小二乘判别函数（Fisher，1936）相比，朴素贝叶斯分类器是一个有效的手段。如上所述，朴素贝叶斯分类器考虑彼此分离的特征，而最小二乘判别考虑特征的方差和协方差。因此，朴素贝叶斯分类器更简单，并在某些情况下表现很好，即使特征不像模型假设的那样真正独立。它被证明在具有很多特征和很少量的训练数据时也是有效的（Bickel和Levina，2004）。这是BCI使用初始阶段的典型情况，此时并没有足够多的观察值来对协方差矩阵进行准确的估计。总之，朴素贝叶斯方法提供了一种把先验信息包含进判别中的方法。然而，这种方法不能够处理由于特征之间相关性所产生的问题（共线性问题）。

当特征彼此相关的情况下，通过赋予在归属关系上具有独特协方差的特征更高的权重可以提高预测精度。由于体积传导的存在，EEG特征通常彼此相关。图8.6描述了具有相关特征的例子，图中变量之间和变量内的关系用文氏图进行了描述。每个变量的方差用圆圈表示，它们之间的协方差用圆圈之间的交集部分表示。X_1、X_2和X_3为三个特征，Y为BCI的输出。X_1

和 Y 之间的交集部分约为它们面积的30%，而 X_2 和 Y 之间的交集部分约为它们面积的40%（X_1、X_2 的 r^2 值分别为0.30、0.40，其中 r^2 值表示 X_1、X_2 能解释的输出 Y 总方差的比例）。因此，X_2 能比 X_1 更好地预测 Y。X_3 也和 Y 的交集约为40%，但绝大部分是与 X_2 共享的。X_2 或 X_3 与 Y 特有的相关仅占10%，而 X_1 与 Y 特有的相关为30%。像朴素贝叶斯分类器这样的假设特征彼此独立的模型给 X_2 和 X_3 权重要比 X_1 更多。相反，考虑到协方差的模型给 X_1 的权重会比 X_2 和 X_3 更多。

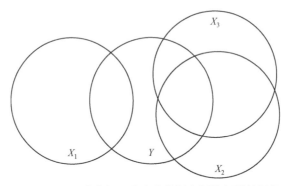

图8.6　特征（X_1, X_2, X_3）三者之间以及这些特征之间的相关性以及BCI的输出（Y）

注：每个变量的方差都用一个圆圈表示，任何两个变量之间的协方差用圆圈的重叠表示。注意到 X_1 与 Y 独有的相关性要大于 X_2 或 X_3 与 Y 的相关性。这是因为 X_2 和 X_3 与 Y 共享更多的重叠

图8.7描述了两个变量相关，但其中只有变量 X_1 能预测BCI的输出 Y 的例子。然而，X_2 和 X_1 之间的重叠可以消除 X_1 中的某些预测误差。在这个例子中，X_2 是抑制变量（Friedman 和 Wall，2005）。朴素贝叶斯模型不会给 X_2 较大的权重，因为它不能独立预测 Y。相反，最小二乘判别函数会给 X_2 与 X_1 符号相反的权重，从而使得它可以消除 X_1 的一部分预测误差。

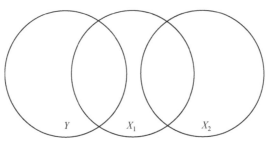

图8.7　抑制变量的图解

注：特征 X_1 与BCI的输出 Y 重叠，特征 X_2 与 X_1 重叠，但 X_2 不与 Y 重叠。如果把 X_2 包含在模型中，那么它可以作为抑制变量通过消除 X_1 引入的某些噪声提高 X_1 的有用性

McFarland 和 Anderson 等（2006）描述了在基于P300的BCI中使用抑制变量的例子。给定来自电极 C_z 的两个特征：一个位于刺激后0ms，另一个位于刺激后240ms。0ms处的特征不能预测正确输出，但240ms处的特征可以。然而，结合0ms特征和240ms特征的模型可以比仅采用240ms特征的模型极大地提高预测精度。可能是因为包含0ms的特征可以提供噪声消除的功能（它可以提供一个基线校正，从而消除EEG信号的漂移）。

线性最小二乘判别和朴素贝叶斯分类器的对比说明，当在一般的模型族中进行选择时需要做一些权衡。朴素贝叶斯分类器简单，并且对于少量训练观察值和多维特征的情况下工作良好。而当具有足够数量的观察值可以精确估计协方差矩阵时，考虑特征之间关系的最小二

乘判别可以表现得更好。

8.2.2.3 支持向量机

前面介绍的两个模型通过直接对数据（特征）进行计算来解决不同类别（不同的BCI输出）之间的判别问题。在现代机器学习方法中，计算机算法通过迭代来不断地对模型的某些参数进行最小化（或最大化），从而不断地提高其性能。这种方法的一个例子是支持向量机，如图8.8所示。支持向量机选择两个种类之间边界上特定的观察值，并用这些值来定义能够区分这两种类型的区域的上、下边界（虚线）。这样做可以最大化地区分这两个类别，从而获得更大的泛化能力。在图8.8中，两种类型对应的观察值分别用圆圈和三角表示。实心圆圈表示的支持向量，定义了超平面的上界，实心三角是定义下界的支持向量。支持向量机从数据集中选择真实的观察值，在特征空间中定义能够把数据分成不同种类的边界。新观察值通过判断位于两个边界中间位置实线的上方还是下方来进行分类。

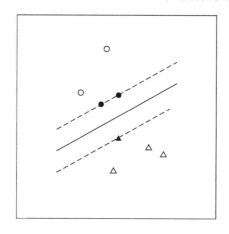

图8.8 支持向量机产生超平面（实线）

注：图中超平面定义属于两个不同类型（BCI输出）的观察值之间的边界，用圆圈和三角表示这两类。支持向量是实心符号。它们定义了两类区域之间的上、下边界（虚线）。分隔这两类的超平面（实线）放置在这两个连界的中间

支持向量机通过一系列的迭代来最小化目标函数。这个目标函数包括两个部分：第一部分由每个种类内的观察值和分割超平面之间的欧氏距离组成，位于边界正确侧的观察值不会对这一部分产生贡献；第二部分是边界之间的欧氏距离，支持向量机必须从数据中选择能同时最小化目标函数这两个部分的观察值。模型中的一个参数允许这两个部分之间的相对影响调整到数据类型。支持向量机的支持者建议采用相对较少的观察值对该算法进行训练；同时由于上、下界的存在其具有很好的泛化能力，且对奇异值不敏感（Parra等，2005）。

8.2.2.4 非线性模型

目前为止，讨论都集中在使用线性方法把观察值（特征）划分到其正确的类别（BCI输出）。然而，线性方法并不总是有效的（Müller等，2003）。有多种方法解决非线性问题。一种方法是采用某些使数据更适合线性分析的手段对数据进行转换。这在图8.9中做了说明。图8.9（a）采用直线对数据进行了拟合。拟合获得的直线（线性模型）能够解释数据总方差的比例是0.76（即 r^2）。图8.9（b）采用一个二阶方程对数据进行了拟合（二次式模型）。二次式模型的 $r^2=0.95$，说明它能更好地对数据进行拟合。在线性模型的例子中，仅有 X 一个变量对 Y 进行预测。在二次式的例子中，Y 的预测变量是 X 和 X^2。通过把单一的 X 映射到

二维空间（X 和 X^2），预测精度可以得到提高。这是一个简单的线性映射，也可以使用其他更复杂的映射。使用判别函数或回归函数时可以采用类似的数据映射。

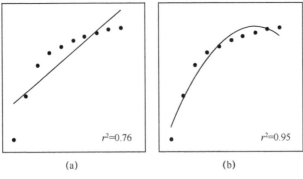

图8.9　线性回归和二次回归

注：在图（a）中，用给定的线性函数 $Y = bX + a$ 拟合数据。在图（b）中，用给定的二次函数 $Y = b_1X^2 + b_2X + a$ 拟合数据。图（b）中拟合线与数据点之间的平均距离应远小于 A，因此具有更高的 r^2 值

现代机器学习算法大量使用数据高维特征空间映射的方法来进行非线性问题的线性化，通常称为核方法。科研人员已经设计出了大量的核，其中，有些核如高斯核，可以创建形状不规则的分类超平面。

解决非线性的另一种可供选择的方法是使用人工神经网络（Müller 等，2003）。人工神经网络是生物神经网络的简化模型。其主要目的不是模拟或复制生物神经网络或脑活动，而是获得应用于多种分类问题的像生物神经网络一样强大的决策能力。这样，对于 BCI 而言，网络的输入由特征向量组成，输出由发送给应用的指令组成。

人工神经网络由被称为神经元的单个单元组成。其基本形式如图 8.10（a）所示，这些神经元组成求和节点对所有神经元的输入进行求和，并通过随后的激活函数产生输出。激活函数对求和节点的结果进行转换，它可以是任何形式。阈值类型的激活函数（产生是/否的二值输出）是用于分类应用最常见的形式。每个神经元可看作一个简单的分类单元。通过对单独的神经元以平行和级联的方式进行互联形成神经网络，它可以结合单个神经元的输出并形成复杂的决策边界。每个神经元都是用一个决策超平面把权重和转化为一个输出。其阈值激活函数决定求和落入超平面的哪一边，这定义了神经元的输出。神经网络通常具有隐藏层神经元（图 8.10（b））来构造这些决策边界的集合，从而区分每个单独区域所对应的不同可能的网络输出。这样，通过训练（迭代调整每个神经元的求和节点和阈值函数），网络中每个神经元产生的超平面都可对特征空间进行划分，从而得到能表示每个可能输出的决策界限。

神经网络的神经元数量、网络层数和神经元之间的互联变化范围很大。图 8.10（b）表述的是一个简单的具有四个输入和两个输出的前馈网络。例如，四个脑信号特征和两个可能的 BCI 输出指令。在网络训练中，网络处理对带标签的训练数据进行处理（已经知道正确输出的特征向量）。每个观察值被处理后，网络的输出值都会与正确的标签做比较，从而定义输出误差（真实输出和正确输出之间的差异）。之后，每个神经元的求和节点都做轻微的调整（或更新）来减少误差。更新过程通过网络从输出层向输入层反向传递，因此称为反向传播。使用带标签的训练数据进行训练的过程中，网络的输出误差不断减小。

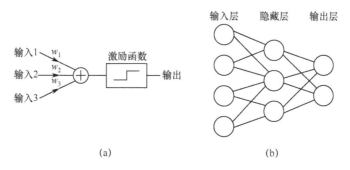

图8.10 神经网络的单个单元(或神经元)以及一种神经网络分类器

注:图(a)左边的三个输入是加权求和,如果结果达到激活函数的阈值,该单元产生一个输出;图(b)从左到右的三层单元分别是输入层、隐藏层和输出层,这些层的单元都是通过具有可变权重值的链接相连的。在训练过程中,采用反向传播方法调整这些权重,以尽量减少网络的实际输出和其正确的输出之间的差别。

具有足够神经元的神经网络在理论上讲能够对任何函数进行近似。因此,神经网络可以用来处理 BCI 特征转换问题的非线性方面。然而,因为神经网络结构会变得复杂,而且每个单独的权重都需要进行训练,训练的过程可能会比较长,并且需要大量带标签的训练数据。更重要的是,由于实际中对训练算法和数据集的限制,通常并不能保证能够获得满意的结果。

如上所述,为简单起见,本部分讨论的模型样例都采用判别函数的形式(具有离散的类别输出)。然而,这些模型中的每一种都可以设计成产生连续输出,从而以回归函数的方式工作。例如,根据 Y 向量值的离散或连续性,式(8.3)可以产生判别函数或回归函数的系数。类似地,贝叶斯模型和支持向量机可以是判别函数也可以是回归函数,神经网络也能产生离散或连续的输出。

8.3 为模型选择特征

在任何一个 BCI 中,信号处理的两个部分(特征提取和特征转换)都必须一起良好工作。因此,特征类型的选择(诱发电位幅值、频带功率、单神经元发射率)和模型类型选择(如线性判别、贝叶斯分类器、支持向量机等)必然会相互影响。例如,如果特征类型是 P300 幅值,那么最适合的是两类分类算法。相反,如果特征类型是 μ 节律功率,那么线性回归是比较明智的选择。一旦选择好特征类型和模型类型,下一步就是决定要使用的具体特征和应用于这些特征的参数。这两步必须依次进行(先进行特征选择,之后进行参数选择),或者采用一个相互结合的操作完成。后面将讨论常用的特征选择和参数化方法。

由于来自大脑的记录通常会产生数量很大的信号,因此需要某些特征选择(丢弃对模型精度没有正贡献的特征)或降维(对现存特征进行预处理以消除无关特征维度)手段。如前所述,在采用多个特征获得更好的测试数据输出精度和采用较少的特征获得对新数据更好的泛化能力之间存在均衡。参数值的计算通常受误差的限制;误差会随着特征数量进行累积,因此参数的数量也会增加。相反,参数误差会随着训练数据数量的增加而降低。因此,能够获得的用于训练函数的数据数量是决定采用多少特征的重要因素。较简单的模型(采用较少特征的模型)通常对新数据具有更好的泛化能力,因此可能在实时在线处理的限制下能够更好地实施。此外,更少的特征可以使获得的模型更容易理解,因此更容易对模型进一步提升。

目前存在两种基本的方法从较大特征集合中选择一个特征子集:第一种是启发式的,这是一个基于普通常识或经验的简单规则，启发式选择的一个很简单的例子是基于单独预测正确输出能力排名中前10%的特征；第二种方法是在处理规则化步骤的过程中加入参数计算，在这个过程中添加对参数的限制，规则化的一个例子是对特征权重的绝对值求和添加限制。这些方法严格控制模型中使用特征的数量和/或权重。

根据单独表现来选择最优预测特征的简单的启发式算法可能不会获得最优的特征组，因为，如上所述，特征之间的相关性可能会使问题变得复杂。通常情况下，对输出具有单独贡献的特征更有用。另外，由于一些特征抑制了其他特征的误差，从而不能够预测本身的输出，这可能会有价值。

理想情况下，对最优特征子集的搜索应该考虑所有可能的组合情况。然而，这个理想的方法由于可获得特征数量巨大通常是不可行的。一种选择方案是使用逐步启发式搜索。前向逐步启发式搜索以最优的单独特征开始（该特征单独使用时能够提供最优预测），并考虑每一个剩余特征与该最优特征的逐对组合。基于某些准则选择最优配对，之后对这对特征与剩下的每个特征逐个组合，不断重复该过程直到获取最优特征子集。另一种选择是后向选择过程。该过程以所有的特征组和作为开始，去除某个对模型预测精度贡献最小的特征，并对剩下的特征集重复这个过程。也可以同时结合前向和后向过程。不管采用哪一种方法，必须有一些停止准测来判断过程中的哪个点选择了最优特征。停止准则通常基于某些准则变量（如 r^2 或正确预测输出的百分比）。例如，特征选择过程继续指导每个新迭代的 r^2 值不再有显著性变化。

特征选择的规则化方法会在确定参数值的步骤中对特征权重采用惩罚项。该方法的一个例子是 Lasso 回归（Tibshirani，1996）。在应用到最小二乘回归模型时，该方法会对某个特定值的特征权重绝对值求和进行限制。如 Tibshirani（1996）所述，应用该方法时可以使很多特征获得 0 权重，从而有效地从模型中取出它们。因为这个规则化的方法把特征选择包含进了参数化的过程中，因此称为嵌入式技术。

8.4 参数化模型

选择模型和该模型要包含的特定特征之后，下一步是为模型参数赋予特定值。这一步通常称为参数估计，以区分从训练数据计算获得的参数和对新数据理想的参数。参数化通常会存在一些误差。

参数可以通过很多种方法进行估计。对于线性最小二乘回归模型而言，参数（特征权重和常数）可以通过直接求解方程（8.2）计算得到。另外，也可以通过任何一种迭代优化算法进行估计（Press 等，2007）。这些算法先产生一个大概的估计，之后通过重复的修正对其进行改进直到获得可以接受的精度。该方法的优势在于，可以应用到非线性方程（如支持向量回归）。然而，迭代优化算法比直接求解的计算量更高，并且不能保证一定能获得满意解（它们可能都无法获得想要的精度）。

参数化过程也需要考虑训练数据的时间帧（需要使用多少训练数据）。时间帧称为数据窗。长的数据窗可以提供更精确的参数估计。然而，短时间窗更能反映数据的变化（非平稳性）。根据图 8.4（a）中显示的 BCI 操作的静态概念，最好的方法是采用尽可能多的数据，因为这样可以获得更精确的参数估计。但是，根据图 8.4（c）中展示的更加实际的互适应概念，数据窗应该更短以使得参数追踪数据统计量的变化。

图 8.11 展示了三种数据窗方法。在图 8.11 （a） 中，参数利用时间段 0 – 1 之间获得的数据进行估计。在图 8.11 （b） 中，参数利用时间段 0 – 1 的数据在时间 1 处进行估计，并利用时间段 1 – 2 的数据在时间 2 处重新估计。在图 8.11 （c） 中，参数估计的方法与图 8.11 （b） 基本相同，不同之处在于给予近期数据更高的权重。不同于 8.11 （a） 中的策略，图 8.11 （b）和 （c） 中的策略都可以追踪数据统计量的变化。

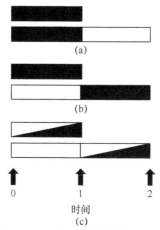

图 8.11　三种可能的数据加窗方法

注：在任何给定时间内可用的训练数据用矩形表示。实际用于参数化的训练数据用填充的区域表示。（a） 由时刻 0 到时刻 1 之间的数据确定时刻 1 的参数，并保持参数不变；（b） 利用时刻 0 到时刻 1 的数据确定时刻 1 的参数，利用时刻 1 到时刻 2 的数据重新确定时刻 2 的参数；（c） 参数的确定和 （b） 相同，不同之处在于最近的数据被给予更大的权重。与 （a） 中的静态窗口方法相比，（b） 和 （c） 中的滑动窗方法能够跟踪数据统计特性的变化。

如果数据的统计量不随时间变化 （数据是稳态的），那么图 8.11 （a） 中的稳定数据窗有意义。然而，如果数据是非稳态的，那么图 8.11 （a） 或 （b） 中的滑动窗技术更有意义。这很可能更符合实际情况。例如，如果用户的脑信号变化是一天中时间的函数，或者如果用户随时间增加更加有效地适应了 BCI。任何 BCI 转换算法都可以通过周期性的改变用于参数化的训练数据来使用该滑动窗技术。更小的时间窗可以更加精确地追踪数据变化，而更长的数据窗可以更加稳定地估计参数值。因此，在追求精度和稳定性之间存在一个均衡。

图 8.11 （c） 中的模型也使用了滑动窗，但是在该例中更近期的数据被赋予了决定参数的更大的影响力。该方法最简单的例子是最小均方 （Least Means Squares, LMS） 算法 （Haykin, 1996）。LMS 可用来更新线性方程的参数，如式 （8.1）。要达到这一目的，当前参数值用来估计的下一个 $Y(t)$ 值。如果 $Y'(t)$ 是预测值，则预测误差为

$$e(t) = Y(t) - Y'(t) \tag{8.6}$$

参数向量中的每一个参数都根据下式进行更新：

$$b(t + 1) = b(t) + l \cdot e(t) \cdot X(t) \tag{8.7}$$

式中：$b(t + 1)$ 为 $t + 1$ 时刻的参数向量；l 为控制调整速率的参数学习速率；$X(t)$ 为当前特征向量。

通过这样的更新，每个参数都在减小当前实验误差的方向上做了很小的改变。结果是，该方法会慢慢收敛于最佳参数值。每获得一个新的观察值都会进行一次更新，并且算法秩序记住最近一次更新产生的参数。采用适当选择的学习速率，LMS 算法可以获得参数的最小二乘解。该算法与前面讨论的反向传播算法相关。它们之间的主要区别是用来参数化的模型性质。

刚刚讨论的 LMS 算法使用是监督学习的一个例子。正确输出的知识用来适应性地估计模型参数。这是可能的，例如，当 BCI 用户在校准环节中要求产生特定的输出时可以获得带标签的训练数据。然而，在之后的 BCI 使用中，用户的真实意图是不被 BCI 所获知的。如 McFarland 和 Krusienski 等（2006）所讨论的，估计某些模型参数的确需要带标签的训练数据，但估计其他参数不需要。例如，可以在不知道用户意图的情况下估计特征的均值和方差。对于一个 BCI 光标运动的应用，该信息可以用来标准化转换算法的输出以维持恒定的光标速度并最小化方向偏差。另外，确定最优特征权重需要有用户意图的知识。

LMS 算法是最简单的一种广泛使用的自适应参数化方法。更加复杂的自适应方法（如递归最小二乘（Recursive Least Squares，RLS）和相关的卡尔曼滤波）也用于 BCI 转换算法中对模型进行参数化（Black 和 Donoghue，2007）。

自适应参数化方法如 LMS 和卡尔曼滤波在误差面（特征向量输出误差和标签输出之间的关系）相对简单的情况下可以良好地工作。在误差面复杂的情况下，自适应方法可能会收敛于一个局部最小误差，从而错过位于误差面上其他位置的更小的误差。可以使用进化算法（如遗传算法和粒子群优化）之类的最优化方法来避免次优局部最小值，并获得复杂情况下出众的参数化效果（Krusienski 和 Jenkins，2005）。

8.5 评估转换算法

8.5.1 测量性能

一般的 BCI 系统性能，尤其是 BCI 转换算法的性能，可以通过把它们的实际输出与正确输出（假设正确输出已知）做比较进行评估。目前存在大量的评估方法（McFarland 和 Anderson 等，2006）。

8.5.1.1 精度

最简单的评估方法是测量某个给定应用的精度。例如，在一个 P300 矩阵应用中，精度是总正确输出选择的比例。虽然精度是直接测量，但也存在一些限制，即依赖于 BCI 的设计和应用，可能需要额外测量或其他测量。

在某些应用中会有不同类型或程度的误差，并有不同的后果。例如，在移动光标选择一个特殊图标时，误差会使光标无法达到图标，或者会移动到另一个（不正确的）图标。第一种错误仅仅是浪费时间，但第二种错误却需要矫正。

在表 8.1 中对更形象化例子的总结中，假设用户正在使用一个能够往前移动或待在原地的 BCI 驱动的轮椅。如果 BCI 正确识别了用户意图，不管轮椅往前移动（一个真阳性（True Positive，TP）输出）或是待在原地（一个真阴性（True Negative，TN）输出），一切都很好。如果 BCI 不能识别用户意图，其错误可以是疏忽错误、假阴性（False Negative，FN）错误或者假阳性（False Positive，FP）的执行错误。在 FN 错误中，用户想要前向移动，但轮椅待在原地不动。其结果是用户浪费了时间并且会变得沮丧。在 FP 错误中，用户想待在原地不动但轮椅前向移动，其结果可能是灾难性的：如果轮椅面对一个交通繁忙的街道或位于悬崖边上，用户可能会受伤或死亡。会产生 FN 错误但不会产生 FP 错误的 BCI 驱动轮椅，明显比不产生 FN 错误但产生少量 FP 错误的轮椅更受欢迎。因此，在这个例子中，单纯的精度不能够满意地测量 BCI 性能。

表 8.1 BCI 驱动轮椅的可能结果

用户意图	动作	
	轮椅停留处（N）	轮椅推进（P）
前进（P）	错误：用户停留处（FN）	调整（TP）
停留处（N）	调整（TN）	错误：用户可能坠入悬崖（FP）

这种 P/N 选择的 BCI 性能通常用一组四种测量的组合来进行评估。这四种可能的输出已经在上面做了描述，它们是：

灵敏度（TP 率或命中率）＝ TP／（TP + FN）
选择性（也称为阳性预测值或精度）＝ TP／（TP + FP）
特异性（也称为阴性预测值）＝ TN／（TN + FN）
精度 ＝（TP + TN）／（TP + TN + FP + FN）

根据 P 和 N 输出的性质，这些测量中的一个或多个可能是最重要的。因此，在表 8.1 的例子中，FP 可能是灾难性的，因此选择性尽可能接近 1.0 是非常重要的。单纯的精度并不能满意地测量性能。

精度也有其他限制。两个不同的转换算法可能具有相同的精度，但其中的一个算法可能需要更少的时间来产生每个输出；精度本身并不能反映这个重要的性能差异。此外，精度本身不能反映性能的一致性。例如，具有 80% 稳定精度的算法比具有 90% 平均精度但精度在每天变化范围 40% ~ 100% 的算法更有用。

采用精度时尤其麻烦的一个问题是，在可能选择数目不恒定的情况下对性能进行比较。例如，不能立即分清对两个可能输出具有 90% 精度的算法与对四个可能输出具有 75% 精度的算法哪个更好。明确这个问题可能对某个特定转换算法的应用配置非常重要。

虽然目前为止的大多数 BCI 都采用同步操作协议（第 10 章）（在这种情况下 BCI 知道用户何时想使用它），但更自然和灵活的 BCI 应该采用异步协议，即由 BCI 本身识别用户何时想使用它（这个问题的全面讨论见第 10 章）。异步协议可能会引入与 BCI 识别用户何时想使用它相关的错误：在假阴性错误中，系统无法识别用户要使用 BCI 的意图；在假阳性错误中，系统在用户不想使用的时候产生 BCI 输出。

虽然精度可以评估产生一系列离散输出指令的 BCI 的性能，它可能并不适合评估产生连续输出（如光标运动）的 BCI。

8.5.1.2 评估连续输出

产生连续输出的 BCI 的性能可以采用连续度量进行评估。每个时间点处真实输出和正确输出之间的平方差（预测误差）用来实现这一目的。如果所有的平方预测误差被相加，那么得到的统计参数就是 χ^2（即 chi-squared）。χ^2 统计表示由 BCI 误差所引起的输出方差。该值经常通过除以输出中的总方差进行标准化，从而得到误差占的总方差比例，或 $1 - r^2$。模型所引起的输出方差的比例是 r^2。这些统计变量可用来概括离散数据和连续数据的拟合优度。

在工程领域误差通常采用均方根（Root Mean Squared, RMS）误差进行定量表达。该度量是平均平方误差（实际输出和正确输出的差异）的平方根。它与统计学中使用的测量类似，都是基于预测值和观察值之间平方差。

如果对 BCI 的所有预测误差进行简单的相加，那么由于正误差会抵消负误差，得到的结果可能会趋向于 0。可以通过对它们的绝对值（忽略它们的符号）或平方值进行相加来避免发生这种情况。一直以来都使用平方误差，因为它们更容易采用传统（不使用计算机）方法处理。然而，现代计算机技术已经消除了原来计算上的实际限制。结果是，现代机器学习算法（如支持向量机）经常使用真实输出和正确输出之间的绝对差异（欧氏距离）对误差进行评估。

8.5.1.3 减少误差和减少复杂性之间的均衡

在所有其他条件相同的情况下，应该使用产生最小预测误差的转换算法。然而，如前所述，简单性也是重要的考虑因素。更简单的模型对新数据具有更好的泛化能力，或者更容易在实时操作中实施。模型复杂性通常采用必须估计的参数的数量进行评估。一般情况下具有更多参数的模型会获得更小的预测误差，最起码对训练数据是这样的。因此，在误差和复杂性之间通常需要做一些均衡。选择最优模型的一种客观方法是最小化赤池信息准则（Akaike's Information Criterion，AIC）（Akaike，1974）。该方法结合了权重化的预测误差和模型复杂度。赤池准则可以用 r^2 表述如下：

$$AIC = 2k + n\ln(1 - r^2)/n \tag{8.8}$$

式中：k 为模型参数的数量；n 为样本大小（训练集的大小）。

因此，AIC 随着预测误差或参数数量的减少而降低。误差和复杂性之间的最优均衡并不清晰。该不确定性需要考虑如何确定误差和简单性之间的相对重要性。研究者们也提出了很多种方法（这方面的综述见 Stoica 和 Selen（2004））。

在评估性能时，比较不同的转换算法比隔离起来评估单一算法能提供更多的信息。转换算法是否能够很好地产生正确输出，很大程度上取决于是否有其他替代算法存在。例如，AIC 的一个普遍应用是比较不同复杂性的模型，并从中选择具有最小值的一个，这样一来就可能获得精度和复杂性的最优组合。

8.5.1.4 比特率作为脑–机接口的性能度量

Wolpaw 等（2002）建议采用比特率（又称信息传输率）评估 BCI 性能。比特率或信息传输率是测量通信和控制系统的标准方法，是单位时间内传输的信息量。比特率基于 Shannon 和 Weaver（1964）的理论，由 Pierce（1980）做了很好的综述。它的测量对速度和精度合并为一个单一值。比特率已经在评估整个 BCI 系统中广泛使用，而不是其单独的转换算法。如果使用恰当，它可以成为一个很有价值的测量。如果使用不恰当，它会产生误导性或不相关的结果。

图 8.12 显示了不同数量可能选择情况下精度和比特率之间的关系。比特率同时以比特/实验（比特/选择）和比特/min 为单位进行了显示。在本例中每分钟可以做 12 次选择（基于 P300 的 BCI 的合理速度）。例如，具有 10% 错误率的两类选择 BCI 的比特率与具有 35% 错误率的四类选择 BCI 的比特率是相同的。图 8.12 为本部分前面提出的问题提供了一个客观的回答：两类选择 10% 的错误率比四类选择 25% 的错误率更差。

图 8.12 表明，精度的重要性对 BCI 研究而言并不是完全的。对于两个选择的情况，90% 的精度在表面上比 80% 的精度高 2 倍，是 100% 精度的 1/2。比特率为测量 BCI 转换算法的提高和不同算法的比较提供了一个客观度量。它也可以帮助在不同的应用之间进行选择（Wolpaw 等，2002）。其他基于香农定理（Shannon 和 Weaver，1964；Pierce，1980）的测量，如交互信息（Schlogl 等，2002），也是有用的。

与此同时，在使用比特率评估 BCI 性能时，需要意识到该度量可以采用不同的方式用于一个给定应用，并且获得的比特率可能会有很大的差异（使用幅值的阶数进行比较）（Luce，

2003）。例如，在一个光标运动的应用中，比特率通过光标运动轨迹进行计算，或者简单地用获得的选择输出进行计算。前一种方法会比后一种方法产生更高的比特率，因为确定一个轨迹需要的信息远大于在有限数量输出中进行选择的信息。如果分析仅集中于运动的早期部分（如开始的 0.5s），那么由于采用了一个非常小的分母计算比特/min，这个差异会进一步加深。

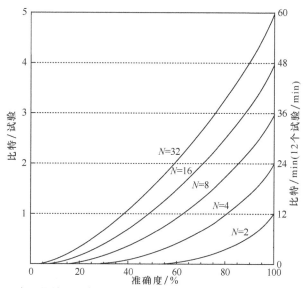

图 8.12　当可能输出的数量（N）为 2、4、8、16、32 时的信息传输速率

注：图中的信息传输率用比特/试验（即比特/选择）和比特/分钟（12 个试验/分钟）作为单位。根据 Pierce（1980）（基于 Shannon 和 Weaver，1964）的研究，如果一次实验具有 N 个可能的输出，如果每个输出与用户想要的那个输出具有相同的概率，如果实际产生的概率（P）与预期输出的概率（P）是相同的，并且其他（不要的）输出具有相同的选择概率，即 $(1-P)/(N-1)$，那么比特率或比特/试验（B）为 $B = \log_2 N + P\log_2 P + (1-p)\log_2[(1-P)/(N-1)]$，对每个 N 仅显示了精度大于或等于 $100/N$（即大于或等于偶然概率）时的比特率。（Wolpaw 等，2002）

一般而言，在采用比特率评估 BCI 性能时，需要注意两个基本原则：一是，分子（信息）应该是给定应用最终输出中的信息，而不是产生输出的某个部分中的信息。例如，在光标运动应用中，一次实验中的信息通过输出的数量进行定义，而不是运动的细节。二是，分母（时间）应该是输出所需要的总时间，而不是产生输出的过程的某个有限区间所占用的时间。例如，在 P300 矩阵应用中，时间是一个选择（实验）开始到下一个选择开始的时间。总之，如果要使比特率成为评估 BCI 性能最有用的手段，其使用方法必须尽可能地近似 BCI 能为其用户提供的真实性能。

单一的评估度量（即比特率）不能满足所有 BCI 应用的需求。例如，以比特率为例，如果误差率小于 $1-(1/N)$，式中，N 为输出的数量，则 BCI 传输信息。这样，只要使选择错误率低于 $1-(1/36)$（<97.2），那么一个基于 P300 的具有 36 个可能输出的 6×6 矩阵的 BCI 应用就传输信息。然而，在实际中，只有当错误率低于 30% 或更少（Sellers 等，2006）时，该应用才具有实际价值。如果错误率更高，频繁地改错（如在拼写应用中的退格）会使得系统运行非常慢。比特率和 r^2 这样的度量对于比较不同的 BCI 转换算法非常有用，它们对于为发展和优化新方法提供基准是必不可少的。

8.5.2　黄金标准：在线评估

BCI 实时操作。用户和 BCI 系统有效交互以确保完成用户意图。用户产生 BCI 能够解释

的脑信号，BCI 把这些信号转化为输出，并且用户被及时告知这些输出以使其能继续产生包含想要意图的信号。结果是，任何 BCI 转换算法的最终测试都是如何真正实施的执行操作。用工程术语讲，这称为闭环性能：BCI 用户被持续地告知 BCI 操作的结果，并且调整脑信号来确保正确意图不断被执行。实时性能是转化算法对新数据泛化能力的最终测试。实施环境确保训练数据和测试数据是独立的。因此，实时闭环性能的效率是评估 BCI 转换算法的金标准。虽然闭环性能是比较可选算法的理想方法，但它经常不容易完成直接比较，尤其是当需要比较很多不同算法或一个单一算法的变种时。

闭环性能对用户（也包括 BCI，如果它也是自适应的）的影响可能会很复杂，在长期性能评估上复杂性会进一步加剧。通常单个用户的初始特征和（或）后续闭环性能的适应性有很大的差异。另外，某个给定算法的闭环实验结果很难与单一被试的几种不同算法进行充分的比较。结果是，闭环评估是非常耗时耗力的，它通常仅在可能算法的设置为一个相当好的小窗口后才有实际意义。

因此，对于一个给定的 BCI 应用，不同模型与不同方法进行特征选择和参数确定的评估过程通常以比闭环操作更简单的范式开始，以使得对大量可变选项的比较变得简单一些。这些范式的一般特性是它们并不对 BCI 为用户提供的实时输出做评估，即不包含闭环操作。它们对以获得的 BCI 数据进行离线分析。

最有效的 BCI 研究通常包含离线评估和在线评估两个方面。离线评估可以用来确定小数量的最优选择，这些选择可以提交给在线闭环测试（Krusienski 等，2008；McFarland 和 Wolpaw，2005）。通过确认这些少量选项中的最优值，在线结果会产生一系列新的对该算法不同版本的评估比较，并且新的离线分析结果会反过来引起新的在线研究。这个迭代的离线/在线分析过程在 BCI 函数最优化方面很有效。然而，到目前为止，这个协调研究设计在 BCI 研究中相对稀少。

需要注意的是，虽然在线研究因为实现性通常采用正常志愿者，但这些研究最适合的 BCI 用户是特定 BCI 应用所面向的人群。产生 BCI 通信与控制需求的很多不同的神经肌肉疾病会影响用户和 BCI 系统的交互，因此影响转换算法的性能。

8.5.3 脑-机接口研究的重要部分：离线评估

离线评估具有明显的限制。最重要的是，它们无法在在线闭环操作中对不同算法提供的当前反馈的差异影响进行评估。因此，它们不能够确定特定算法对用户与系统之间持续不断的相互适应有多大的帮助和鼓励，而这对于获得稳定高效的 BCI 性能是必需的。

离线评估对特定 BCI 应用具有额外的限制。例如，考虑这样一个应用，即用户在屏幕上移动光标到一个想要的图标通常以到达该图标结束。结果是，这个过程所花费的时间不仅是用户脑信号的函数，也是把这些信号转化为光标运动的算法的函数。因此，如果对脑信号的离线评估采用了一种新算法，并且在在线操作中和一种不同的算法一起工作，那么存储的数据不够多，从而导致在新算法把光标移动到图标之前就已经用完了存储的脑信号。

虽然如此，如果使用正确，并且主要以随后的在线测试选择特定最优算法提供选择指导为目的，离线评估还是很有价值的。事实上，它对于 BCI 研究和开发是必不可少的。

8.5.3.1 离线评估可选择的范式

BCI 应用中的离线评估通常选择三种范式。其中两种范式开环收集大脑信号，之后在离线分析中比较不同算法产生适当输出的效率。

在第一种范式中，BCI 用户仅需要简单地集中精力进行认知操作，如没有任何反馈的心算或想象旋转几何形状；与此同时记录大脑信号（很多常见的心理生理学实验提供这种类型的数据）。其目的是，之后设计一种算法可以利用脑信号区分用户正在集中精力进行哪种操作。闭环 BCI 操作过程中用在线实时实验的认知操作产生具体的 BCI 输出，然而评估过程经常停在这一点上，不能够进行在线实时实验。

在第二种范式中，脑信号在被试正在使用 BCI 时被记录，但是用户被告知要产生什么样的输出，却不给用户任何实际产生输出的反馈。获得的信号用几种不同的备选算法进行分析，并对其结果进行对比。能够获得最好结果（对正确输出和实际输出的匹配最好）的算法之后进行在线闭环性能的比较。

在第三种范式中，采集某个特定转换算法闭环操作中的数据，之后在离线分析中对备选算法集的性能进行比较。这种范式适合用户适应性最小（如在基于 P300 的 BCI 中）或比较的备选算法彼此差异不很大的情况。例如，Krusienski 等（2006）使用来自基于 P300 的矩阵拼写的数据对五种方法进行了比较：Fisher 线性判别，逐步判别分析，线性支持向量机，高斯核支持向量机和单变量特征的 Pearson 相关。虽然在线技术的性能差别并不显著，但是 Fisher 线性判别和逐步判别分析在所有方法中取得了最好的结果。

8.5.3.2 离线评估中的交叉验证

设计新 BCI 转换算法的主要目标是获得一个对新脑信号和原脑信号都很有效的算法。也就是说，算法必须对未来数据有很好的泛化能力。因此，对它的性能评估应该使用不同于对其定义和参数化的数据。这个过程称为交叉验证。

最简单的交叉验证策略是把数据划分成训练集和测试集。训练集用来参数化算法，测试集用来评估性能。当能获得大量数据时，这种方法可以很好地工作。理想情况下，训练集应该包含足够的数据避免过度拟合，并且测试集应具有足够的数据对性能进行精确的估计。然而，通常情况下获得的数据是有限的。因此，通常使用如 K 倍交叉验证的重采样策略。在 K 倍交叉验证中，数据集被分割成 K 份。每一个 K 样本子集都会有一次作为测试数据，而剩余的 $K-1$ 个样本子集用做训练；这样，每个样本子集都可以提供一重交叉验证。获得的 K 个结果之后进行平均获得算法最终的交叉验证性能。也可以采用其他方法，例如，在 bagging 方法（Li 等，2010）中，训练集和测试集通过对整个数据体进行随机采样的方法获得（通过采样进行数据划分没有对一个给定样本使用频率的限制）。

8.5.4 评估转换算法的特定方面

前面部分的例子展示了对具有多方面不同的算法进行比较所包含的复杂性（如使用特征的类别和数量、模型类型、训练数据数量、参数化方法等）。很显然无法对哪种算法做一个简单的结论。多种因素（如可获得的训练数据数量）会影响不同算法彼此间的相对性能。一般来说，虽然更复杂的模型需要更多的训练数据是没什么问题的，但是还需要更深入地研究来确定不同模型族的某个特定方面与训练和测试数据特性（如数量、平稳性）之间的相互作用。

8.5.4.1 评估不同的模型

在对比转换算法中使用不同模型时，重要的是考虑模型之间最相关的差异是什么，以及这些差异可以改变到什么程度。例如，某个研究者会观察到 Fisher 线性判别波形和高斯核支持向量机之间的性能差异。该差异可能是由几个因素引起的，如支持向量机采用核函数处理非线性这个事实。然而，核函数也可以应用到 Fisher 线性判别（Müller 等，2001）中，可能显著改变这两个模型之间的性能差异。类似地，支持向量机中隐含的标准化参数也可以应用到 Fisher 线性判别中。这样就可确定这两种算法之间引起它们性能差异的主要方面。

Lotte 等（2007）对关于 BCI 分类算法进行了综述。他们注意到，虽然回归和分类算法都会被使用，但分类算法是最受欢迎的。因此，这是综述的一个结论。支持向量机通常表现很好，并把这一点归功于标准化（见上面的"特征选择"部分）。他们也讨论了相同条件下在分类器之间进行系统比较的必要性。需要注意的是，综述的大部分工作都是在离线分析中的应用。

8.5.4.2 考虑训练数据量

大量的研究表明，不同模型类型的相对性能随可获得的用于训练的数据数量变化很大。例如，Vidaurre 等（2007）使用被试做左、右手运动想象时采集数据的谱特征来对线性、二次和正规化判别函数识别每次实验中被试想象类别的精度进行了对比。他们发现对比结果依赖于用于训练函数的数据数量。在仅能获得少量训练数据时，线性判别函数性能最好。在获得更多训练数据时，三种函数的性能相似。Besserve 等（2007）也对影响训练转换算法的可获得数据量进行了研究。他们采用被试执行视觉运动跟踪任务时采集数据的谱特征产生轨迹。他们比较了三种模型：线性判别、支持向量机和 k 近邻算法。在训练数据的量很大时，三种算法因为都在模型中包含了更多的特征，其性能类似。然而，当数据量很小时，线性判别函数由于采用了额外特征，其性能的下降比另外两个模型更剧烈。这两个研究得到的关于线性判别函数的两个截然不同的结论说明文献之间存在不一致性，以及对特定目的选择方法时所包含的复杂性。

8.5.4.3 评估特征选择

几个离线研究已经对特征选择过程进行了评估。Millán 等（2002）使用了被试做运动想象时采集数据的 EEG 谱特征。它们的研究显示仅选择最相关的特征可以提高性能。Krusienski 等（2008）使用基于 P300 的 BCI 矩阵选择应用中的数据来研究在分段线性判别分析中包含不同电极子集的影响。他们发现，更多的电极数量可以提高性能，并且认为 8 个电极的集合可以获得最好的结果。Krusienski 等（2008）继续把这一离线结果包含在在线测试中进行了评估，结果显示，至少在这个例子中离线结果的确对在线闭环性能有泛化能力。

McFarland 和 Wolpaw（2005）报道了一个在采用 EEG 感觉运动节律谱特征进行光标运动控制的 BCI 应用中研究特征选择影响的离线分析。他们发现，采用逐步回归选择的小特征子集获得的 r^2 值与采用整个特征集获得的值几乎一样大。研究显示，这样的结果同样适用于在线闭环性能。

综上所述，这些研究表明，谨慎地（从通常能获得的很多特征中）选择与特定 BCI 应用最相关的特征可以提升转换算法，使它们更简单并且在在线闭环操作中表现更好。

8.5.4.4 评估自适应算法

几个研究组已经对自适应 BCI 转换算法的使用进行了研究。他们的结果显示，自适应是有好处的，并且建议转换算法的几个方面是非常有价值进行自适应的。自适应算法的优越性并不让人感到惊讶，因为大量的因素会影响数据的非平稳性。这些因素包括：电极位置和阻抗变换之类的技术性因素、准备运动/沮丧和自发性变化之类的用户因素以及用户学习之类的特定应用的用户因素。Shenoy 等（2006）研究发现，校准和在线控制之间的数据统计特性会发生变化。为了对线性判别算法进行校准，它们要求被试集中精力完成几个屏幕刺激相对应的运动想象任务，并采用共同空间模式分析从 EEG 数据中提取特征。之后采用该算法于一个两目标应用中在线移动光标，但是发现校准和在线操作中的数据统计特性不同。结果表明，利用任何一种简单的自适应过程来对算法参数进行更新都可以提高性能，没有必要对特征选择进行调整。他们讨论了引起校准和在线数据差异的原因，如在线操作中需要处理大量的视觉信息。校准和在线性能之间的变化进一步强调了在线闭环测试的重要性。

线性回归算法经常应用在采用皮质单个神经元活动（如神经元发放率（Serruya 等，2002；Taylor 等，2002））特征的 BCI 中。Wu 和 Hatsopoulos（2008）离线研究了来自猴子完成目标追踪任务时被调制过的单个神经元数据。结果显示，自适应卡尔曼滤波比静态算法更精确地预测手臂位置，这说明运动系统一直随时间发生变化。

在一项在线研究中，Vidaurre 等（2006）评估了算法自适应性对由记录自感觉运动皮质区 EEG 的谱特征控制的两目标光标运动应用的影响。他们发现自适应算法比静态算法表现更好。此外，连续自适应比周期性（在不同 session 之间）自适应更好。他们建议，自适应算法对于训练经常产生不稳定脑活动特征的没有经验的 BCI 用户尤其有用。

与此同时，自适应可能对某些 BCI 比其他 BCI 更重要。例如，对使用 P300 反应的 BCI 来说，使用感觉运动节律的 BCI 的学习效果更加显著。因此，自适应算法，尤其能进行连续调整的算法，对基于感觉运动节律的 BCI 更有价值。

8.5.5 数据竞赛

BCI 研究社区已经在促进离线评估和可用 BCI 转换算法对比方面做出了努力。在这方面，研究人员已经组织了世界范围的几位研究人员参与的数据竞赛（Sajda 等，2003；Blankertz 等，2004；Blankertz 等，2006）。在这些竞赛中有一些数据集提供给研究社区。每一个数据集都是在各种各样的闭环或开环范式（如基于 P300 的 BCI 数据、基于感觉运动节律的 BCI 数据、自行点击数据）中采集的。通常情况下，每个数据集中有一部分是训练数据，它们提供了 BCI 输出进行校正；而数据集中剩余部分是没有提供正确输出标签的测试数据。竞争者的任务是确定测试数据的正确输出。他们算法的性能决定每个竞赛的结果。

在对这些竞赛结果的评估中，Blankertz 等（2004）注意到某些算法对测试数据的精度接近偶然水平。这意味着，他们的算法虽然训练数据效果很好，但是对测试数据不能良好泛化。相反，其他算法可以对测试数据获得优异的结果。Blankertz 等（2006）也发现绝大多数竞赛获奖者采用了线性方法（如 Fisher 线性判别或线性支持向量机）。也发现有几个获奖算法同时包含了时域和频域特征。

虽然这些数据竞赛为算法改进提供了有用的建议，但评估这些方法相应的优点还是很困难的。虽然竞赛结果部分依赖于采用的算法，但它也依赖于算法执行的优劣。另外，由于算法在多个方面（如不同的预处理和信号提取算法，以及不同的转换算法）各不相同，造成各个算法之间优越性差异的原因经常不清晰。此外，由于大多数 BCI 竞赛数据集相对较小，最成功的几个算法之间通常不具有统计性差异。由于这些竞赛仅包含离线分析，其结果仍然需要在线闭环测试来验证有效性。

8.6 小　　结

BCI 转换算法使用从脑信号提取的特征产生传达用户意图的设备指令。有效转换算法的核心部件是适当的模型。模型是独立变量（脑信号特征）和依赖变量（BCI 输出所表达的用户意图）之间关系的数学抽象。模型根据 BCI 的应用可以产生离散种类输出（分类）或一维或多维上的连续输出（回归）。模型可以采用多种形式，既可以简单也可以复杂。转换算法的另外两个部分是模型所使用的特征选择方法和模型参数确定方法（如赋予特征的权重）。

发展转换算法的主要目标是最大化对新数据的泛化能力，因为 BCI 必须实时在线操作。事后检验数据分析的成功虽然对发展算法有帮助，但并不充分。作为一个总体原则，泛化能力随着参数化使用的数据量增加而提高，随着特征数量（参数数量）的增加而降低。与此同时，脑信号特征随时间的变化（如由于自发变化、学习或技术性因素）需要发展和使用自适应转换算法（如周期性在参数化模型的算法）。

线性模型，如 Fisher 判别分析和多元回归已经在 BCI 中使用了很长时间。最近，其他方法，如贝叶斯方法和支持向量机开始变得越来越流行。在这些一般模型族之间进行选择，以及为某个特定模型的参数化选择特征时，必须考虑很多均衡。复杂的模型有时会比简单模型更好地拟合现有数据，但是它们对新数据的泛化能力不太好。仅在模型中采用最相关的信号特征通常可以提高泛化能力。

BCI 的发展大量依赖于对 BCI 操作过程或各种各样开环生理心理学研究中获得数据的离线分析，这些分析对于比较不同模型、不同特征选择算法和不同参数化方法非常有用。在这个工作中，必须采用不同于参数化数据的数据集对这些备选算法进行测试（有必要对它们进行交叉验证）。

然而，离线分析不能确定一种算法在实际的在线闭环操作中能够多好地工作（它不能处理新算法和 BCI 用户之间不可预见的交互作用）。因此，一旦离线分析确定了最好的几个算法，必须对这些算法进行实际的在线闭环评估。虽然正常志愿者进行在线研究是有用的且可行的，但这些研究最适合的 BCI 用户是 BCI 应用主要面向的严重残疾患者。因此，他们应该尽可能地包含在研究中。

参 考 文 献

Akaike, H. (1974) A new look at statistical model identification. *IEEE Transactions on Automation and Control*, 19, 716 – 723.

Besserve, M., Jerbi, K., Laurent, F., Baillet, S., Martinerie, J., and Garnero, L. (2007) Classification methods for ongoing EEG and MEG signals. *Biological Research*, 40, 415 – 437.

Bickel, P., and Levina, E. (2004) Some theory for Fisher's linear discriminant function, "naive Bayes," and some alternatives when there are many more variables than observations. *Bernoulli*, 10, 989 – 1010.

Birbaumer, N, Hinterberger, T., Kübler, A., and Newman, N. (2003) The thought – translation device: Neurobehavioral mechanisms and clinical outcomes. *IEEE Transactions on Neural Systems and Rehabilitation Engineering*, 11, 120 – 123.

Black, M. J., and Donoghue, J. P. (2007) Probabilistic modeling and decoding neural population activity in motor cortex. In G. Dornhege, J. R. Millán, T. Hinterberger, D. J. McFarland, and K. - R. Müller (Eds.) *Toward Brain – Computer Interfacing*, Cambridge, MA: MIT Press, 147 – 159.

Blankertz, B., Dornege, G., Schafer, C., Krepki, R., Kohlmorgen, J., Müller, K - R., Kunzmann, V., Losch, F., and Curio, G. (2003) Boosting bit rates and error detection for the classification of fast – paced motor commands based on single – trial EEG analysis. *IEEE Transactions on Rehabilitation Engineering*, 11, 100 – 104.

Blankertz, B., Müller, K. – R., Curio, G., Vaughan, T. M., Schalk, G., Wolpaw, J. R., Schlogl, A., Neuper, C., Pfurtscheller, G., Hinterberger, T., Schroder, M., and Birbaumer, N. (2004) The BCI competition 2003: Progress and perspectives in detection and discrimination of EEG single trials. *IEEE Transactions on Biomedical Engineering*, 51, 1044 – 1051.

Blankertz, B., Müller, K. – R., Krusienski, D., Schalk, G., Wolpaw, J. R., Schlogl, A., Pfurtscheller, G., Millan, J., Schroder, M., and Birbaumer, N. (2006) The BCI competition III: Validating alternative approaches to actual BCI problems. *IEEE Transactions on Neural Systems and Rehabilitation Engineering*, 14, 153 – 159.

Donchin, E., Spencer, K. M., and Wijesinghe, R. (2000) The mental prosthesis: Assessing the speed of a P300 – based brain – computer interface. *IEEE Transactions on Neural Systems and Rehabilitation Engineering* , *8*, 174 – 179.

Fisher, R. A. (1936) The use of multiple measurements in taxonomic problems. *Annals of Eugenics* , *7*, 179 – 188.

Friedman, L., and Wall, M. (2005) Graphical views of suppression and multicollinearity in multiple linear regression. *American Statistician*, 59 , 127 – 136.

Haykin, S. (1996) *Adaptive Filter Theory* , Upper Saddle River, NJ: Prentice – Hall.

Kieseppa, I. A. (2001) Statistical model selection criteria and the philosophical problem of underdetermination. *British Journal of the Philosophy of Science*, *52* , 761 – 794.

Krusienski, D. J., and Jenkins, W. K. (2005) Design and performance of adaptive systems based on structured stochastic optimization strategies. *IEEE Circuits and Systems Magazine* , *5* , 8 – 20.

Krusienski, D., Sellers, E. W., Cabestaing, F., Bayoudh, S., McFarland, D. J., Vaughan, T. M., and Wolpaw, J. R. (2006) A comparison of classification techniques for the P300 speller. *Journal of Neural Engineering*, *3* , 299 – 305.

Krusienski, D. J., Sellers, E. W., McFarland, D. J., Vaughan, T. M., and Wolpaw, J. R. (2008) Toward enhanced P300 speller performance, *Journal of Neuroscience Methods* , *167* , 15 – 21.

Li, Y., Kambara, H., Koike, Y., and Sugiyama, M. (2010) Application of covariance shift adaptation techniques in rain – computer interfaces. *IEEE Transactions on Biomedical Engineering*, *57*, 1318 – 1324.

Lotte, F., Congedo, M., Leuyer, A., Lmarche, F., and Arnaldi, B. (2007) A review of classification algorithms for EEG – based brain – computer interfaces, *Journal of Neural Engineering*, *4*, 1 – 13.

Luce, R. D. (2003) Whatever happened to information theory in psychology, *Review of General Psychology*, *7*, 183 – 188.

McFarland, D. J., Anderson, C. W., Müller, K. R., Schlogl, A., and Krusienski, D. J. (2006) BCI meeting 2005—Workshop on BCI signal processing: Feature extraction and translation. *IEEE Transactions on Neural Systems and Rehabilitation Engineering*, *14*, 135 – 138.

McFarland, D. J., Krusienski, D. J., and Wolpaw, J. R. (2006) Brain – computer interface signal processing at the Wadsworth Center: Mu and sensorimotor beta rhythms. *Progress in Brain Research* , *159* , 411 – 419.

McFarland, D. J., and Wolpaw, J. R. (2005) Sensorimotor rhythm – based brain – computer interface (BCI): Feature selection by regression improves performance. *IEEE Transactions on Neural Systems and Rehabilitation Engineering*, *14* , 372 – 379.

Millán, J. del R., Franze, M., Mourino, J., Cincotti, F., and Babiloni, F. (2002) Relevant features for the classification of spontaneous motor – related tasks. *Biological Cybernetics*, *86* , 89 – 05.

Müller, K. – R., Anderson, C. W., and Birch, G. E. (2003) Linear and nonlinear methods for brain – computer interfaces. *IEEE Transactions on Neural Systems and Rehabilitation Engineering*, *11*, 165 – 169.

Müller, K. – R., Mika, S., Ratsch, G., Tsuda, K., and Scholkopf, B. (2001) An introduction to kernal – based learning algorithms. *IEEE Neural Networks*, *12*, 181 – 201.

Parra, L. C., Spence, C. D., Gerson, A. D., and Sajda, P. (2005) Recipes for the linear analysis of EEG. *Neuroimage* 28 , 326 – 341.

Pierce, J. R. (1980) *An Introduction to Information Theory.* New York: Dover Press.

Press, W. H., Teukolsky, S. A., Vetterling, W. T., and Flannery, B. P. (2007) *Numerical Recipes: The Art of Scientifi Computing* . 3rd ed. New York: Cambridge University Press.

Principe, J. C., and McFarland, D. J. (2008) BMI/BCI modeling and signal processing. In: TW Berger, JK Chapin, DJ McFarland, JC Principe, WV Soussou, DM Taylor and PA Tresco (Eds.) *Brain – computer interfaces: An international assessment of research and development trends* . Berlin: Springer 47 – 64.

Sajda, P., Gerson, A., Müller, K – R., Blankertz, B., and Parra, L. (2003) A data analysis competition to evaluate machine learning algorithms for use in brain – computer interfaces. *IEEE Transactions on Neural Systems and Rehabilitation Engineering*, *11* , 184 – 185.

Schalk, G., Leuthardt, E. C., Brunner, P., Ojemann, J. G., Gerhardt, L. A., and Wolpaw, J. R. (2008) Real – time detection of event – related brain activity. *NeuroImage* , *43*, 245 – 249.

Schlogl, A., Neuper, C., and Pfurtscheller, G. (2002) Estimating the mutual information of an EEG – based brain – computer interface. *Biomedizinische Technik* , *47*, 3 – 8.

Sellers, E. W., Krusienski, D. J., McFarland, D. J., Vaughan, T. M., and Wolpaw, J. R. (2006) A P300 event – related potential brain – computer interface (BCI): The effects of matrix size and inter stimulus interval on performance. *Biological Psychology*, *73*, 242 – 252.

Serruya, M. D., Hatsopoulos, N. G., Paminski, L., Fellows, M. R., and Donoghue, J. P., (2002) Instant neural control of a movement signal. *Nature*, 416, 1411 – 1142. Shannon, C. E., and Weaver, W. (1964) *The Mathematical Theory of ommunication*. Urbana, IL: University of Illinois Press.

Shenoy, P., Krauledat, M., Blankertz, B., Rao, R. P., and Müller, K – R. (2006) Towards adaptive classification for BCI. *Journal of Neural Engineering*, *3*, 13 – 23.

Shenoy, P., and Rao, R. P. N. (2005) Dynamic bayesian networks for brain – computer interfaces. In L. K. Saul, Y. Weiss, and L. Bottou (Eds.). *Advances in Neural Information Processing Systems*, Vol. 17. Cambridge, MA: MIT Press, 1265 – 1272.

Stoica, P., and Selen, Y. (2004) Model order selection: A review of information criterion rules. *IEEE Signal Processing Magazine* 21 *(4)*, 36 – 47.

Taylor, D. M., Tilery, S. I. H., and Schwartz, A. B. (2002) Direct cortical control of 3D neuroprosthetic devices. *Science*, *296*, 1829 – 1832.

Tibshirani, R. (1996) Regression shrinkage and selection via the Lasso. *Journal of the Royal Statistical Society*, Series B, *58*, 267 – 288.

Vidaurre, C., Scherer, R., Cabeza, R., Schlogl, A., and Pfurtscheller, G. (2007) Study of discriminant analysis applied to motor imagery bipolar data. *Medical and Biological Engineering and Computing*, *45*, 61 – 68.

Vidaurre, C., Schlogl, A., Cabeza, R., Scherer, R., and Pfurtscheller, G. (2006) A fully on – line adaptive BCI. *IEEE ransactions on Biomedical Engineering*, *53*, 1214 – 1219.

Wolpaw, J. R., Birbaumer, N., McFarland, D. J., Pfurtscheller, G., and Vaughan, T. M. (2002) Brain – computer interfaces for communication and control. *Clinical Neurophysioogy*, *113*, 767 – 791.

Wolpaw, JR and McFarland, DJ. (2004) Control of a two – dimensional movement signal by a noninvasive brain – computer interface in humans. *Proceedings of the National Academy of Sciences*, *101*, 17849 – 17854.

Wu, W., and Hatosopoulos, N. G. (2008) Real – time decoding of nonstationary neural activity in motor cortex. *IEEE Transactions on Neural Systems and Rehabilitation Engineering*, *16*, 213 – 222.

第 9 章 脑－机接口的硬件和软件

9.1 引　言

　　硬件和软件对 BCI 的实施以及确保其高效实时地完成相关功能至关重要。近期出现的、能够广泛获得的、功能强大并且成本低廉的硬件与软件是 BCI 研究和发展在近期获得快速增长的主要原因。BCI 硬件提供了脑信号采集、数字化、存储和分析的物理手段。它通常包括检测脑活动的传感器、具有模/数转换器的放大器、处理数字信号的计算机以及连接这些部件的电缆。BCI 软件控制数字信号的存储和分析，并把其转化为输出实现用户意图。

　　BCI 硬件和软件的有效发展面临一些其他技术发展中不存在的挑战。例如，由于目前还不明确哪种传感器形态、哪种脑信号以及哪种处理方法对一个给定的 BCI 应用是最优的，通常不得不对很多不同传感器、脑信号、处理方法的效率进行评估和比较。与此同时，由于 BCI 目标用户群相对较少，很少有商业公司对研究这些问题感兴趣。这个情形在很多方面与计算机技术的早期类似，当时计算机技术的市场机会和相关技术标准都很少。发展早期阶段的成功依赖于对多种不同可行选择的快速评估和比较。结果是，BCI 技术的一个重要功能是不但确保给定的 BCI 系统可以实施，也必须确保该实施是快速高效的。换句话说，必须优化新 BCI 设计转化为功能实施的过程。

　　这种过程优化可以通过能够广泛获得和广泛应用的明确定义的技术规范集以及基于这些规范的工具来完成。例如，在早期的计算机发展中，用于串行连接的 RS-232 标准和基于该标准的连接器的引入，去除了为每个新打印机和其他设备开发新通信协议的必要，从而促进了各种各样输入/输出设备的开发和使用。与此类似，对硬件与软件使用适当的规范和工具集也有助于 BCI 开发，尤其是当新 BCI 系统开发变得越来越复杂时。

　　为了能够成功运行，这些规范和工具集必须满足两个准则：第一个准则是，它们能适用于大量明确定义的需要。例如，一个仅适用于很小范围需求的特制的电极配置规范在使用时可能会很受限。相反，用于连接器的规范（如用于植入式器件或 EEG 帽）可能适用于很大范围的 BCI 应用，因此更可能被大范围采纳。第二个准则是，这样的技术规范需要伴随着一些容易使用的实现方法。以连接器规范为例，这些实施是具有不同形状和尺寸的物理连接器，或者用于其他通用连接器的适配器，等等。对 BCI 软件而言，技术规范伴随着一组可以实现技术规范的软件实施。除这两个准则，技术规范和其实现必须正确传达给 BCI 系统的开发工程师。

　　本章讨论目前应用于 BCI 研究与设计的硬件与软件的关键部件，并表述能够帮助确认研发的 BCI 系统能够按照理想方式运行的评估程序。（其他 BCI 系统，如用于商业目的的，可能会包含一个由数字信号处理（Digital Signal Processing，DSP）芯片、现场可编程门阵列（Field Programmable Gate Array，FPGA）或其他与放大器和输出/显示设备紧密结合的固定算法组成的闭环系统（Brunner 等，2011））。本章分为三个主要部分：第一部分覆盖 BCI 硬件，并讲述检测脑信号的传感器、用于放大和数字化这些信号的组件、连接不同部件的接口和运行 BCI 软件的客户机。第二部分覆盖 BCI 软件，并描述：记录、数字化和存储脑信号的数据采集；提取表达用户意图的信号特征并把其转化为体现用户意图指令的信号分析；实现用户意图的输出；决定操作配置、参数化和时序进度的操作协议。该部分也展示设计 BCI 软件的重要原则并列出了目前用于 BCI 研究的软件工具。第三部分采用代表性结果描述一个 BCI 系统时序特性的成分及其评估流程。

9.2 硬 件

9.2.1 传感器

传感器检测生理信号并将其转化为能够被放大和数字化的可以用计算机处理的电压，最终提供有用的输出信号。绝大多数 BCI 系统使用电生理学传感器（如 EEG 电极、ECoG 电极栅、微电极、针电极或无线电极）。BCI 也可以使用检测磁场信号或代谢信号的传感器（如脑磁图（Mellinger 等，2007），功能性近红外光谱或功能性核磁共振）。因为目前绝大多数 BCI 使用电生理信号，所以本章的讨论主要集中于电生理技术。在第 3、4、18 章中讨论了采用非电传感器的方法。

在所有的电生理技术中，电极测量由神经活动产生的电压并传递给放大单元。虽然不同类型的电极为完成这一功能共享了类似的操作原则，但设计（如大小、材料、形状等）通常依赖于记录位置（如头皮、皮质表面或皮层内部）和具体应用。图 9.1 展示了四种传感器。对于 EEG 记录（图 9.1（a）），电极放置在头皮上，并且不与导电组织直接电接触，因此通常在电极和头皮之间使用导电性的电极膏（虽然不使用电极膏的"干电极"正处于开发之中（Popescu 等，2007；Taheri 等，1994））。其他传感器，如 ECoG 电极（图 9.1（b））或微电极（图 9.1（c）和（d））与导电性组织直接电接触，因此不需要导电膏。图 9.2 展示了 EEG、ECoG 和皮质内电极的位置。

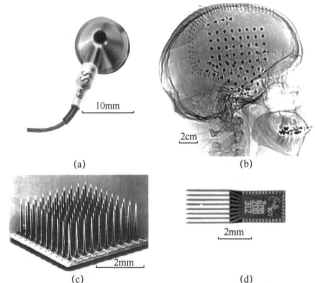

图 9.1 （a）单个 EEG 电极（由 Grass Technologies，West Warwick，RI 提供）。（b）X 射线显示两个植入硬膜下的 Ad-Tech 公司的 ECoG 电极网以及一个有 4 个电极的短条（Ad-Tech，Racine，WI）。（c）犹他电极阵列（Maynard 等，1997）。（d）密歇根式电极阵列的一种配置。（Kipke 等，2003）

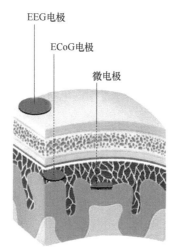

图9.2 不同BCI记录方式

注：脑电（EEG）电极、皮层脑电（ECoG）电极和皮层内微电极被放置于不同的位置（修改自Leuthardt等，2006b）

传感器不测量单个电极点的电势，而是测量两个电极之间的电势差（第3和第6章）。根据电极类型、位置和要从记录中获得的信息类型，可以使用不同的电极配置。两个最常用的为单极配置和双极配置（虽然如第3章所解释的，所有记录的电压从严格意义上讲都是双极的，因为它们必须测量两个位置的电势差）。在双电极配置中，从每个电极记录的信号都是该电极和放置在大脑不同区域的另一个电极之间的电势差。在这种情况下，两个电极通常对大脑活动敏感，即它们被认为是信号电极。相反，在单极配置中，每个电极记录的信号都是该电极和指定参考电极之间的电势差，该参考电极放置在远离大脑的地方。参考电极是中性的（对大部分脑活动都不敏感），该问题的详细讨论见第6章。一个非中性参考的例子是在包含听觉皮层（位于乳突附近）的EEG实验中使用乳突。因此，在双极配置中每个信号电极都以另一个信号电极作参考。相反，在单极配置中，每个信号电极都以一个中性电极作参考。这些配置可以用于EEG、ECoG或微电极记录中的任何一种。需要注意的是，在传统的EEG用语中，信号和参考电极通常称为活动和非活动电极。然而，此处活动这个术语会以本章后面的定义使用，而非活动基本上不会出现。

1. 脑电

1）脑电介绍

在人体中记录脑信号最常用的方法是脑电，这是一种非侵入式的、安全的并且相对便宜的方法。EEG通过放置在头皮上的电极进行记录。它是大脑内，尤其是皮层内数百万计突触、神经元和轴突的电活动的总和产生的可测量的头皮电压，如第3章所述（Fisch和Spehlmann，1999）。很多因素会影响信号的质量，包括源的强度及其距离电极的位置、电极在头皮上的位置、电极及其与源之间组织的电阻抗，以及记录电极布局。据估计至少$6cm^2$的同步皮质活动才能产生一个可靠探测的头皮电势（Nunez和Srinivasan，2006）。第3、6章对EEG记录的基本原理进行了详细描述，这里重温EEG电极的类型、电特性和其放置方法。

2）脑电电极设计

如第6章所述，EEG电极可以采用不同的金属或金属/金属盐的组合。金属的选择对记录的类型和质量具有重要的影响。最常使用的EEG电极采用金、锡或银/氯化银（Ag/AgCl）（图9.1（a））制作。金和锡电极不需要维护，其频率响应可以满足绝大多数EEG需要。对于记录低于 0.1Hz 频率的信号，Ag/AgCl 电极可以提供更好的结果。为了降低大的偏置直流电压，连接到同一个放大器的电极必须使用相同的材料。但是，即使使用相同的材料，小的偏置电压也会由于运动伪迹的影响而加剧，如本章后面所述。

EEG 电极可以是无源的或有源的。无源电极是通过电缆连接到放大器的简单金属圆盘（采用锡、银、银/氯化银或镀金、银制作）。好的电极-头皮接口对于获得好的记录至关重要。这通过对皮肤进行清洁或轻微研磨，以及在头皮和电极之间的接口处使用导电膏来使电流从头皮流向传感器，之后沿着电缆传输到放大器。由于脑信号的幅值很小，所以它们很容易受电缆移动和工频干扰之类的环境电磁场噪声污染。因此，对电缆采取屏蔽、缩短长度以及固定很重要。无源电极相对便宜，在临床和研究 EEG 记录中广泛使用。

有源电极内包含一个 1~10 倍的前置放大。虽然这个部件本身会引入一些噪声（由于输入阻抗和信号放大），但使电极对环境噪声和电缆运动的敏感性大幅降低。因此，有源电极可以在更高环境噪声或更高电极-皮肤阻抗条件下工作。与无源电极类似，有源电极也需要在头皮和电极的接口之间使用导电膏。

EEG 电极必须使用电极膏，但对于长期记录却并不理想，因为电极膏通常会变干并且在一定时间后失去功能。因此，一些研究组正在尝试开发干电极，即不需要电极膏的电极。虽然这些努力取得了证明干电极可行性的令人鼓舞的结果（Fonseca 等，2007；Luo 和 Sullivan，2010；Popescu 等，2007；第 6 章），但是目前还不存在稳定的广泛用于 EEG 记录的干电极。科研人员也在研究水基电极，这可以简化 EEG 安装并便于清理（Volosyak 等，2010）。

皮肤-电极结合点处的阻抗称为电极阻抗。它对变化电流具有阻碍作用，通常采用欧姆（Ω）为单位进行计量。该头皮与电极之间的阻抗是决定 EEG 记录质量和稳定性重要的因素之一。放置在电极和头皮之间的导电膏可以降低阻抗，并且允许电流更容易地从头皮流向传感器。阻抗在头皮的两个电极之间测量。也就是，对于单极记录，它可能是在信号电极和参考电极之间测量，或者在一对信号电极之间（对于双极记录），或者在一个信号电极和其他电极之间测量。阻抗通常依赖于具体情况而变化。用于定义一个系统阻抗的特定频率依不同的厂家而不同，通常在 20Hz 左右的范围内变化。阻抗依赖于电极的表面积，皮肤状态和准备情况，导电膏的特性，以及放置电极后使用时间。有时会对皮肤进行轻微研磨（如使用研磨电极膏或钝针）来降低阻抗。包含质量分数 5%~10% NaCl 的电极膏也有利于降低阻抗。要获得好的 EEG 记录，阻抗应小于 5000Ω（Fisch 和 Spehlmann，1999）。

3）脑电电极位置和信号特征

维护头皮上电极位置的安全稳定是 EEG 记录中最关键的要求。高阻抗、不稳定放置是低质量或伪迹过多 EEG 记录的常见原因。很多研究组和临场组使用可商业化获得的电极帽（Electro-Cap International, Eaton, OH；g. tec, Graz, Austria），这些电极帽可以便于对电极进行快速精确的放置。很多电极帽使用标准的国际 10-20 电极放置系统（第 6 章和 Klem 等，1999），或者该系统的扩展版本（Oostenveld 和 Praamstra，2001；Sharbrough 等，1991）。很多电极帽在固定位置嵌入了电极，如图 9.3（b）所示，这种方式布局不灵活，并且在电极坏掉的情况下重新放置电极很困难。图 9.3（a）电极帽具有很多可以旋入单个电极的位置。其优势在于，可以采用很多不同的布局，在电极失效的情况下能重新替换，并且电极高度可以根据需要进行调整以降低阻抗。另外，这种电极必须分别插入或移除，其导线放置在一起并且进行适当的捆绑以最小化环境噪声和运动伪迹。

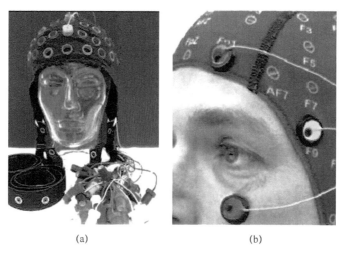

(a)　　　　　　　　　　　(b)

图9.3　右边（b）内置电极的电极帽给出了一种特定的电极布局及
左边（a）具有许多位置可以单独旋入电极的电极帽

EEG信号通常具有10~20μV的幅值，具有几厘米的空间分辨率和0~70Hz的带宽（它们记录在这个频率范围内的信号）。这些相对差的信号特性是脑和电极之间组织体积传导作用的结果。当EEG信号穿过硬膜、脑脊液、颅骨和皮肤时会扩散并变得模糊。另外，组织会具有低通滤波器的效果，可以对信号中的快速高频成分衰减。因此，EEG仅能提供大脑总体、高度同步区域的电活动信息。

2. 皮层脑电

1）皮层脑电介绍

皮层脑电通过外科手术植入颅骨下方的电极上记录到。电极可以放置在硬膜上方（硬膜上），也可以放置在硬膜下方（硬膜下）。因为电极放置需要外科手术，因此人体中的ECoG记录通过记录已经植入类似电极用于短期（1~2周）临场评估的患者中获得。这些人通常需要对癫痫或肿瘤消除进行手术评估，并且对参与该研究协议很感兴趣。因为这类人群有限，可用于ECoG - BCI研究的受试要远少于用于EEG - BCI研究的受试。

2）皮层脑电电极设计

人体中的ECoG电极通常采用铂、银或不锈钢制作，采用条状或网状布局（如8×8阵列布局的64电极，如图9.1（b）所示），参见第15章。这种阵列格式的电极通常嵌入进一个很薄的灵活的硅胶片上。每个暴露在外的记录点直径为2~3mm，电极间距为5~10mm。每个单独的电极连接到一个带状电极上，该电极长通常为几英寸，并且连接至放大器和数字转换器。几个研究组已经开始使用高度灵活的光刻流程，如聚酰亚胺的生物兼容性基底和铂材料的电极点等方法来构建ECoG记录阵列（Kim等，2007；Rubehn等，2009）。虽然这些新的设计在动物研究方面提供了令人鼓舞的结果，但还没有证明能用于人类。因为ECoG电极包括很多不同依据单个患者临床需求选择的电极布局，目前几乎不存在用于ECoG-BCI研究的电极布局。

3）皮层脑电电极位置和信号特征

由于ECoG电极植入在人体中用于临床目的（如用于癫痫病灶定位和癫痫患者的功能性成像（Crone等，1998），或者用于慢性棘手疼痛的连续刺激（Stadler等，2010；Tsubokawa

等，1991），患者的临床目的拥有最高优先级，而不是研究目的。虽然有这方面的劣势，但是ECoG记录也具有很多优势：①相对于EEG传感器，ECoG记录电极距离记录脑信号源位置更近；②ECoG信号具有比EEG信号更高的幅值（如ECoG信号的最高值一般为50~100μV，而EEG最高幅值一般为10~20μV（Leuthardt等，2004b））；③空间分辨率是毫米尺度，而EEG是厘米尺度（Freeman等，2000；Slutzky等，2010）；④ECoG可以记录的频率带宽高达250Hz（Leuthardt等，2004a），而EEG的最高带宽只有70Hz。这些优势特性可以解释ECoG用于脑手术前评估的原因。与此同时，它们促进了BCI和其他领域的研究。

ECoG通常采用单电极布局记录；信号以某个位于皮层功能沉默区或放置在皮下（位于皮肤下颅骨外）电极作参考。由于ECoG信号具有相对更大的幅值，并且在颅骨内记录，因此当具有很好的接地电极时它们对脑外的噪声源很不敏感。另外，与EEG记录中一样，参考电极应放置在幅值不被实验条件调制的区域。

3. 皮质内记录

1）皮质内记录介绍

通过手术植入脑内的微电极用来记录细胞外神经元动作电位（尖峰）或局部场电位。这些微电极（图9.1和图9.2）由一个放置在绝缘基底上的导电金属区域组成；电极金属与绝缘基底可以根据制造方法和实验应用而变化。除了少量很知名的案例外（Hochberg等，2006；Kennedy等，2004），采用这种记录技术的BCI研究基本上都局限于动物（主要是啮齿类和猴子类）。如第5章所述，微电极可以采用不同的过程生产，并且有不同的配置方式；具有远参考的单个微丝；能获得四头布局的缠绕微丝（Harris等，2000）；硅微加工阵列（如犹他阵列（Nordhausen等，1996），图9.1（c）），基于MEMS的硅阵列（如密歇根式电极阵列（Wise等，1970），图9.1（d））；以及在中空玻璃锥中放置标准微丝并能在内部生长皮质神经突的锥形电极（Kennedy，1989）。犹他阵列和密歇根式电极已经广泛应用于长期皮质记录。每一种电极系统都具有在形状、维度和电极数量等方面可以改变的电极阵列。犹他阵列设计为"针床"结构，在这种电极中记录点放置在一个10×10的平面上，并且通常记录皮层内的单一深度（图9.1（c））。每个电极针长通常为1.2mm，暴露在外的表面长为50μm，相邻针之间的距离约为400μm。密歇根式电极在一个或多个探针上具有记录不同深度的记录点，可以实现三维空间的记录。密歇根式电极阵列至少具有16个电极位置，并且可达64以上。记录点间隔和直径可以根据应用（如是记录尖峰还是LFP）而改变。

2）皮质内电极设计

很多材料可以用于电极记录点和电极支持结构。微丝阵列通常采用不锈钢或钨制作。犹他阵列使用特氟隆绝缘铂铱丝焊接到微加工的硅底上。密歇根式电极阵列由带金导线的硅基底和使用光刻法沉积的铱记录点组成。锥形电极使用放置在中空玻璃锥体内的绝缘金导线。

由于它们暴露在外的记录区域尺度很小，微电极具有很高的阻抗，一般为几百千欧到几兆欧。因此，信号通常在传输给主放大器之前由一个距离电极较近的前置放大器放大。这可以降低信号的环境噪声（如工频噪声和运动伪迹），因为脑信号在引入噪声之前就已经被放大。

3）皮质内信号特征

微电极记录的两个最重要限制是在高带宽（如25~50kHz）下从许多记录点进行记录和处理所带来的技术要求，以及在较长时间内建立和维持对单个神经元记录的困难。

在记录动作电位时，记录质量通常采用信噪比（第7章）进行评估，即信号幅值（动作电位的峰－峰值）对噪声幅值（背景噪声）的比率。可以接受的背景噪声标准差为 10 ~ 20μV，而想要的动作电势幅值通常为 100μV 或更多量级。

9.2.2 放大器

脑信号具有相对小的幅值（如对 EEG 为 10 ~ 20μV，对 ECoG 为 50 ~ 100μV，对诱发电位只有 1μV）。因此，它们在被电极检测后、使用计算机应用于 BCI 之前，必须进行放大（也可能包含滤波）和数字化。信号放大和（依赖于系统设计）信号数字化是通过生理信号放大器实现的。

生理信号放大器必须没有畸变地放大源信号，并要尽可能抑制噪声。放大器具有模拟输出，或集成一个模/数转换单元。当放大器用于人体记录时，必须是安全的且被证明可以用于人体。这对于侵入式记录方法尤其重要（如在 ECoG 和皮质内记录的情况），因为电极与脑组织直接接触，必须与任何电源隔离。

1. 放大器设计

用于神经记录的生理信号放大器是仪表放大器，它们是差分放大器（测量电势差），具有高阻抗输入缓冲区，并且具有高共模抑制比（Common Mode Rejection Ratio，CMMR）。CMMR 用来测量一个差分放大器能够去除出现在两个输入端的共模信号的优良程度。一个通道包含一对电极，并由放大器测量这两个电极之间的电势差。理想情况下，放大器应只放大两个输入电极之间不同的信号，并减弱或消除两个信号之间的共性成分。CMRR 通常为 60 ~ 100dB 之间（两个电极之间共性成分的 99.9% ~ 99.9997% 都被消除）。仪表放大器之前每个单独电极上采用的额外的电子器件（如前置放大器或其他滤波）可能会在每个通道上引入不同的增益，从而降低放大器的 CMRR。

对于在头皮上采用 128 个电极进行 EEG 记录而言，128 通道的放大器具有 128 个电极输入，并具有参考电极的输入以及一个接地输入。对 BCI 而言，较少通道（如 8 或 16）的放大器可以更有效地使用。图 9.4 展示了典型的仪表放大器。该放大器包含缓冲阶段和放大阶段。缓冲阶段包括对每个信号输入使用电压跟随电路制作的高阻抗输入缓冲器。由于这个高阻抗仅允许非常少量的电流流入放大器，它可以阻止高阻抗源被负载拉低（Clark 和 Webster，1995）。在缓冲之后的放大阶段，两个输入信号之间的差异被放大。该放大器的差分增益公式为

$$V_0 = \left(1 + \frac{2R_1}{R_g}\right)\frac{R_s}{R_2}(V_2 - V_1) \tag{9.1}$$

在 EEG 记录中，电极通常放置在头皮上，电极间距一般为 2.5 ~ 10cm，并且接地电极放置在头部的其他位置（如在前额或耳后的乳突）。图 9.4 显示了典型的布局。所有的 EEG 记录都测量两个电极之间的电势差。如前面表述的那样，传统上当一个电极与放置在电活动末端位置的参考电极作比较时称为单极记录，当一个电极电位与头上任何一个信号电极作比较时称为双极记录（第 3、6 章）。在任何一种情况下，每个通道都包含一对电极，并且放大器测量它们之间的电势差。通常在双极记录的情况下，根据头皮位置、电极间距以及电极下的脑活动的不同为 5 ~ 20μV。双极记录对于分布广泛的噪声和其他伪迹不太敏感，但对于局部脑活动更敏感。

在单极记录中，放大器的所有通道把负输入端作为一个共同电极或参考电极，该电极放置在耳垂或乳突（图 9.5）。其他电极连接到放大器通道的正输入端。与双极布局一样，接地

电极放置在头部。单极 EEG 记录的幅度高达 50μV。单极记录对分布广泛的 EEG 活动更加敏感，对分布广泛的噪声和其他伪迹也很敏感；但对于局部脑活动不太敏感。然而，单极记录具有显著的优势：因为所有电极具有相同的参考，数字化的信号可用软件重构任何想要的布局。通过这种方法聚焦于具有特殊空间分布特性的 EEG 成分（McFarland 等）（空间滤波的讨论见第 7 章）。

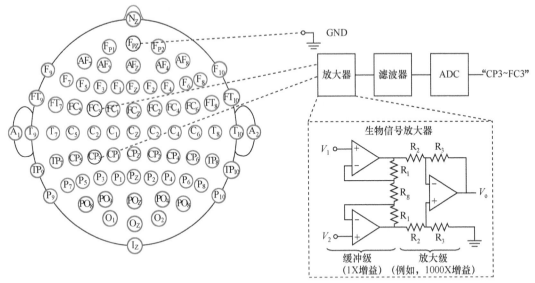

图 9.4　双极脑电通道放大器

注：在本例中，电极 CP3 和 FC3 之间的电位差组合为通道 CP3～FC3。电极 FPz 用作接地。图中也显示了差分放大器电路

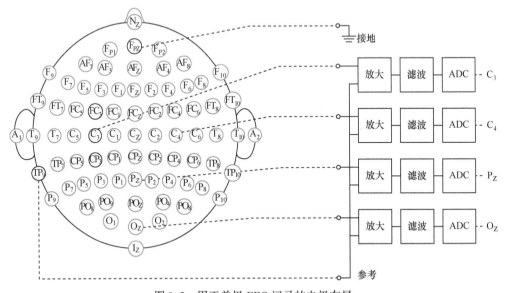

图 9.5　用于单极 EEG 记录的电极布局

注：在本例中，电极 C_3、C_4、P_z 和 O_z 都以乳突电极（TP9）作为参考电极。电极 F_{PZ} 作为接地电极。参考图 9.4 放大器电路

在大多数情况下，EEG 放大器可用来记录 ECoG 信号。ECoG 信号在带宽、幅值和阻抗方面（都在 EEG 幅值的约 1 个数量级内）与 EEG 具有类似的特性。然而，也存在重要的区别：

首先，ECoG信号，尤其是用于BCI的信号，包含EEG记录中不存在的高频信息（如70～250Hz）；而EEG记录通常采用截止频率为70Hz或更低的低通滤波器（第7章）。因此，放大器的滤波部分必须允许信号的高频成分无衰减地通过。其次，抗畸变滤波器（第7章）必须具有更高的低通截止频率，并且采样率必须足够高以记录高频信号。

用于皮质内记录的放大器设计也具有特殊要求：首先，ADC必须具有非常高的采样频率（大于25kHz），因此必须包含一个适当的抗畸变滤波器。其次，要记录的信号类型可能会影响所需要的滤波。例如，单神经元记录通常移除所有低频信号（小于300Hz）仅保留尖峰波形。因为用于单神经元记录的电极阵列也可以记录LFP，因此放大器必须要根据记录信号类型和应用进行特殊设计。不过也可以先记录宽带信号，之后在软件中执行数字滤波。

2. 放大器要求

放大器的输入阻抗应远大于电极阻抗（电极－头皮接口的阻抗），否则，信号就会被严重衰减。EEG或ECoG电极阻抗通常为0.10～20kΩ（在1kHz处）。放大器的输入阻抗至少比该值大100倍（至少几兆欧姆）。电极阻抗越高，对应的放大器输入阻抗越高，如用于记录单神经元的微电极。在这种情况下通常使用具有很高输入阻抗的前置放大器，图9.4中所示的差分放大器的缓冲阶段可以满足这个要求。

选择放大系统的一个重要考虑是需要的通道数量。这部分是由记录和处理的信号类型决定的。例如，对于具有低空间频率的慢波或P300诱发响应等EEG成分，8个或更少的通道满足要求（Birbaumer等，2000；Guger等，2003；Krusienski等，2006；Pfurtscheller等，1997）。需要的通道数量也有助于决定应该使用的信号分析方法。例如，集合不同皮质位置信息的算法（如共同空间模式（Common Spatial Patterns，CSP））要求更多的通道（Guger等，2000；McFarland和J. R. Wolpaw，2003；Ramoser等，2000）。ECoG和神经元记录通常使用16到上百个通道（Campbell等，1989；Leuthardt等，2004a；Rousche等，2001）。现代放大系统可提供很多通道和很高的通道采样率（如供应商Plexong. tec、Tucker-Davis Technologies和Alpha-Omega生产的系统）。与此同时，ADC的幅值分辨率和动态范围对记录信号的带宽有重要影响。例如，16位分辨率的ADC通常不具有足够的精度记录DC电势。相反，具有24位分辨率的ADC具有足够的范围来避免DC电势值过大时出现的饱和，与此同时保持对小且快的电势变化的足够的分辨率。结果是，大多数16位ADC在数字化之前使用高通滤波器消除DC偏置电势。因此，采用低频波的BCI研究需要考虑16位的ADC是否是合适的。

9.2.3 模/数转换

从大脑记录的信号是模拟信号，它们通常在进一步处理之前转化为数字信号。这个模拟到数字的转化称为数字化。数字化通过模/数转换器（ADC）来完成。ADC在每秒内把每个电极的信号数字化很多次，称为采样频率。例如，采样率为256Hz的ADC要求每秒进行256次采样，或者每1/256s（每4ms）采集一次。如第7章所述，为了精确捕捉和重构信号中存在的信息，采样频率必须满足奈奎斯特准则的要求，即必须大于信号中最高频率的2倍。如果不能满足奈奎斯特准则，即如果信号中存在大于采样率1/2的频率成分，那么数字信号由于混叠会出现失真（第7章）。当发生混叠畸变时，数学化信号频率大于采样率的1/2认为是低频信号。之后在数字化的信号中就不可能分辨一个混淆信号和一个真实的低频信号。实际上，采样率应为感兴趣信号的频率数倍，因为抗混淆滤波器并不完美，且不能完全消除高频信号。

1. 滤波

生理信号通常包含很大范围的频率，因此，有必要利用很高的采样率进行数字化，或在数字化之前利用抗混淆滤波器滤除不必要的高频信息。例如，由于头皮记录的 EEG 信号大部分局限于 100Hz 以下的频率，EEG 记录中更高的频率活动主要是非 EEG 噪声（如肌电活动）。这个不想要的活动可以通过在数字化之前对信号使用转角频率为 100Hz 的抗混淆滤波器滤除。该信号之后采用至少为 200Hz 的相对中等的采样频率安全地数字化。相反，神经动作电势包含频率高到几千赫的相关信息。这样，神经元动作电势需要的滤波频率范围和采样频率远大于 EEG 需要的范围。总之，数字化参数的选择由要记录的信号种类和记录它们的传感器的频率敏感特性决定（如 EEG 电极、ECoG 电极或微电极）。

除抗混淆滤波器，放大系统也包含其他模拟滤波器把信号频率内容限制在一个特定的频率范围内。模拟滤波器由电阻器、电容器和电感器构成，但是由于电感器的物理尺寸，绝大多数放大器只包含电阻器和电容器。这些称为 RC 滤波器。RC 滤波器使得在阻碍某些频率（如包含噪声的频率）的同时允许其他频率通过成为可能。把它们构建成不同的配置相对简单，只需要使用不同的电阻器和电容器即可，电阻器和电容器决定要阻止的特定的频率范围。RC 滤波器有两种类型，分别为低通滤波器和高通滤波器。低通滤波器允许低频通过的同时阻碍更高的频率；高通滤波器允许高频通过的同时阻碍低频（如信号的直流成分）。低通滤波器和高通滤波器也可以组合在一起构成带通滤波器。当低通滤波器和高通滤波器结合在一起消除一个窄频率带时，它们创建的滤波器称为陷波器。与带通滤波器允许一定的频率带通过不同，陷波器阻碍一定的频率范围通过，并且通常用来抑制 50Hz 或 60Hz 的电力线干扰。

选择一个适合信号和应用特性的模拟滤波器（如 Bessel 滤波器、Butterworth 滤波器或 Chebychev 滤波器）是重要的。模拟滤波器的特性可以用其阶数、转角频率和相位表述（Thomas 等，2004）。滤波器的阶数也就是滤波器的阶段数（滤波器连续应用的时间点数）。滤波器的转角频率是通带和阻带之间的过渡频率，即信号幅值相对于峰值幅值衰减 3dB 的频率（减少到峰值的 29.3%）。滤波器的相位描述滤波器产生的与频率有关的时间位移（它对某个特定频率成分的延迟程度）。更高阶数的滤波器可以更有效地抑制不想要的频率，但是会产生更大的信号相位延迟。高阶数的滤波器也可能不稳定。

由于多种原因，在数字化之前使用模拟滤波器比数字化之后使用数字滤波器更有优势。首先，模拟滤波器用来阻止混淆（不能对数字信号应用数字滤波器消除混淆，因为混淆发生在数字化的过程中）；其次，数字滤波器会由于数字处理器的取整误差而变得不稳定。一方面，数字滤波器不能消除原始信号（总是返回到原始未滤波信号），而模拟滤波器（该滤波器被集成到放大系统中）不允许重新获得原始未滤波数据（仅能获得滤波后的信号）。另一方面，对相同的数据使用不同的数字滤波器并比较其结果是很容易的。与模拟滤波器类似，数字滤波器的特性也可以使用阶数、转角频率、相位和类型（Butterworth 滤波器或 Chebychev 滤波器）来描述。图 9.6 显示了带模拟滤波器的典型的生理信号放大器。

2. 数字化

模拟信号一旦适当放大且滤波，应被 ADC 数字化。采样率的选择大部分依赖于要记录脑信号的类型。EEG 信号通常使用 256Hz 的采样频率获得。通常，使用 0.5~100Hz 模拟滤波器（Guger 等，2001），虽然特定的脑信号要求其他滤波范围。例如，记录慢波要求使用具有很低转角频率（如 0.01Hz）的高通滤波器（Birbaumer 等，2000）。基于 P300 的系统使用 0.1~30Hz 的带通滤波器（Sellers 等，2006）。ECoG 记录采用 0.5~500Hz 的带通滤波器进行滤波，之后采用1000Hz的采样频率进行数字化（Leuthardt等，2004a）。神经元动作电势（尖峰）记录通常进行100Hz～6kHz的带通滤波，之后以40kHz的采样频率进行数字化（Zhang等，1998），因为尖峰通常具有小于1ms的持续时间。

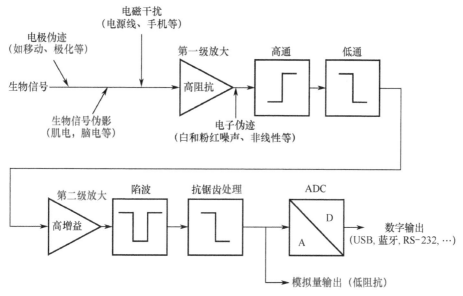

图9.6 典型的生物信号放大器设计原理和相关伪迹示意图

除使用适当的ADC采样频率，确保ADC的电压范围和分辨率适合要数字化的信号也是非常重要的。大多数ADC在输入范围（如±250mV）内使用16位、24位或32位的分辨率对信号进行数字化。ADC可以检测的最小的信号变化依赖于分辨率和输入范围：

$$V_{res} = \frac{V_{range}}{2^N} \tag{9.2}$$

式中：V_{res}为分辨率；V_{range}为输入电压范围；N为位数。

例如，一个具有±250mV范围的24位放大器可以检测的最小信号（分辨率）为500mV/2^{24}=0.03μV，而一个相同输入范围的16位放大器的分辨率为500mV/2^{16}=7.6μV。相反，分辨率为0.03μV的16位ADC输入范围只有1.95mV，而分辨率为0.03μV的32位ADC可以处理的输入范围超过127V。因此，要记录包含低频电势或DC电势的信号至少需要24位精度的ADC。同时应注意ADC的理论分辨率要小于实际分辨率，因为ADC本身对信号也会引入噪声，所以最小位也不总能可靠地表达信号。

用很多通道（很多电极）记录的脑信号可以获得脑活动的空间表达。如果使用不同的通道用于一个分析（很多BCI分析技术都是这种情况），那么所有的通道都应该同时被数字化。然而，如果数字化系统仅包含一个ADC来对不同的通道依次进行数字化，不同通道的样本就是在不同的时间点处获得的。这个问题可以通过以下方式解决：①使用带有同步采样－保持的放大器，可以同时保持多个模拟值直到数字转换器准备好读取该值。②利用非常高的采样频率进行采样，使得通道之间的样本时间差异很小。③对每个通道使用独立的ADC并且同步化其采样时间。④对每个通道的连续样本进行插值来推导所有通道在某个特定时间点的预期值（McFarland等，1997）。当使用多个放大系统时，非同时采样的问题会大大加剧，除非这些系统同步。

9.2.4 伪迹

从大脑记录的电信号（尤其是 EEG 信号）具有很小的幅值，所以，尽管采取了很多预防措施仍非常容易受到多种形式的污染（图 9.6）。如第 7 章所述，记录可以被生理伪迹（如 EMG 活动、ECG 活动、EOG 活动）、电极或连接器伪迹（如电极振动（不稳定的组织接触）、运动电势、DC 偏置）、电磁干扰（如与电力线的电容或电感耦合）以及放大和数字化过程中固有的噪声所污染。每种伪迹都可以对生理信号的不同频率范围产生影响。例如，对于低频 EEG 记录（如小于 30Hz），可能更重要的是消除宽带 EMG 伪迹（这会对整个信号产生扭曲），不太重要的是消除 60Hz 噪声。

然而，额外的电噪声，尤其是 50Hz 或 60H 交流电力线通常是伪迹的主要来源。因此，最大化被试与电子设备和电力线之间的距离是很重要的，同时有必要在被试周围采取额外的屏蔽措施降低噪声伪迹。这个问题对医院环境或家中的严重残疾患者尤其困难，因为其附近经常有通风机等设备。伪迹也可能来自于磁场。由于这种类型的伪迹依赖于连接每个通道的两个电极到放大器的电线之间的物理间隔，这些电线通常被扭缠到一起来降低它们之间的距离，从而降低由于磁场引入的伪迹。

电极运动也会通过改变由金属－电解液和电解液－皮肤连接引起的 DC 偏置电压而产生伪迹。例如，具有高电阻抗的不锈钢电极可以产生比脑信号本身（如放大器输入端的 EEG 幅值通常为 5～20μV）更高的 DC 电压（毫伏至伏）。DC 偏置可以通过确保所有的电极都采用相同的材料和相同的电极膏来降低。这可以避免引入大 DC 偏置电势的电极之间的极化。（总是使用相同的材料这一原则对于使用一个参考（如颅骨螺钉）进行脑内记录也是有效的。）与此同时，如果一个 DC 电压是稳定的并且不会使放大器饱和，就不是一个严重问题。然而，如果 DC 电压使放大器饱和或随时间变化，就是一个严重问题。这样的变化是由于电极运动影响了电极－组织接口的电特性而产生的。

电极运动可以通过几种方式最小化。银/氯化银电极是不可极化的，因此比可极化电极（如铂）具有更小的运动伪迹（Bronzino，2006）。一般而言，EEG 电极、导线和电极帽的设计和集成对于最小化金属－电极膏和电极膏－皮肤连接的非稳定性都是重要的。电极膏－金属连接处的运动可以通过使电极仅接触电极膏而不接触皮肤本身来降低。电极膏－皮肤连接处的运动可以通过对皮肤使用磨砂膏来达到最优阻抗以及确保电极紧密固定在原位（如使用胶棉或绷紧的帽子）来降低。对于使用有源电极的情况，可以在使用电极膏之前不使用磨砂膏。最小化连接电极到放大器的导线的移动也是值得的（如把它们捆绑到一起固定到椅子或床上），同时要使帽子、电极和电极线尽可能轻。对于所有的记录方法（EEG、ECoG、皮质内记录），灵活的导线对于降低其对电极牵引的危险是很重要的。目前研究中的电极平台包含片上滤波、放大、数字化和无线传输，可以降低或消除很多伪迹方面的影响。

9.2.5 硬件接口

在数字化之后，脑信号通过硬件接口传达到主机设备，通常是个人计算机。常用的硬件接口及其属性列于表 9.1。即使是蓝牙传输也不是完全的无线，因为它需要在电极阵列和放大器以及 ADC 之间使用连接器。其优点是它不会把用户和计算机捆绑到一起，允许其自由活动。

表9.1 常用的硬件接口及其属性

接口	数据速率/（MB/s）	易用性	可利用性	#连接设备	与电脑的距离
RS-232	0.25	++	+	1	<1
蓝牙2.0	0.26	++	++	8	<100
USB 2.0	60	+++	+++	127	<10
Pcte2.0	500/lane	++	+	1~4	<1
火线800	100	++	+	63	<10
以太网	25~250	++	+++	NA	<1000

1. 接口协议

RS-232是首先被标准化的传输协议之一。计算机串口使用RS-232进行串行二进制数据传输。它具有鲁棒性并且易于使用，但低数据传输率（或带宽）限制了其只能以较低的速率传输少量几个通道。虽然RS-232的电气定义是标准化的，但仍然有以下5种不同的RS-232连接器可以使用：

（1）蓝牙是用于在100m范围内传输数据的无线协议。该无线协议提供的可移动性对生理信号记录有巨大的优势，因为被试可以相对于记录设备自由移动。然而，这种无线或移动系统需要很高的能量消耗。在现有技术下，设备可以设计为在不充电的情况下工作几天。一个单独的计算机可以同时无线连接高达8个蓝牙设备。然而，设备之间需要共享带宽，所以最大数据传输率也会被设备数平分。

（2）USB是用于把设备连接到主机的串行总线标准。USB协议最近变成了多数新设备的实际标准通信协议，取代了其他串行和并行端口设备。USB2.0提供了比蓝牙或RS-232更高的带宽，从而允许更多的数据传输（如更高的采样率和/或更多的通道）。USB的主要优势在于它是所有新计算机（包括笔记本计算机）的标准。然而，如果多个设备连接到同一个USB集线器上（具有多个端口的集线器），其带宽会被所有设备共享，从而降低每个设备的整体带宽。

（3）火线是一种计算机常用的用于高速通信的串行总线接口标准。它是目前最快的接口之一，并且具有很多与USB协议一样的特性。它还具有额外的技术优势。例如，火线设备可以让多个设备在同一集线器上进行顺序连接。新的火线800协议比USB2.0协议要快66%，但适用范围不比USB协议广泛。

（4）外部设备互联（Peripheral Component Interconnect, PCI）是一种用于硬件组件内部连接的总线标准，如一个数据采集（Data-Acquisition, DAQ）主板。PCI相对于USB可以提供非常高的数据传输率，并且依赖于主板具有不同等级的数字分辨率（如16位、24位或32位）。新的PCIe接口提供了更高的数据传输率，这可以提高通道数量和/或每个通道可能达到的采样率。PCI的主要缺点是PCI卡必须安装在PC内部。这意味，只有具备PCI插槽的台式计算机或笔记本计算机（大多数笔记本计算机没有）才能使用，并且PC必须先断电才能安装PCI卡。结果是，基于PCI的系统不如使用以上接口的系统移动性好。

（5）以太网是一种大多数计算机能使用的网络接口。它可以实现非常高的数据传输率。其缺点是大多数计算机仅有一个以太网端口。

为了对上述不同接口进行比较，比较它们的传输能力是有帮助的。具有115kb/s带宽的RS-232接口允许11通道的16位采样数据（每个字节加上一个起始位和一个结束位）以每通道512Hz进行通信。这对于EEG已足够，对于ECoG记录有些限制，对于尖峰记录完全不可用。单一的基于 USB2.0 的接口以每通道 38.4kHz 的频率传输高达 26 个通道的 32 位采样数据，如果出现错误能保证带宽和再次传输。PCIe2.0 卡在使用 16 条线路时可以 8GB/s 传输数据（每条线 500MB），因此具有以每通道 40kHz 的采样率传输上千个 32 位采样通道的能力。因此，对需要高采样率和多通道的应用，PCIe 接口是唯一可能的选择。

2. 传输原理

在任何一种接口中，数字信号通常是以块为单位从数据采集设备传输到计算机。最小可能的块大小是一个样本，在这种情况下每个时间步每个通道只有一个样本被传输。例如，如果要记录 64 通道，每个块会一共包含 64 个样本。然而，对于接收数据的计算机软件，在接收每个数据块时会耗费大量的计算，不管这个块有多大。这个花费通常使得使用仅包含每个通道一个样本的块是不现实的，尤其采样率高时。由于这种原因，大多数设备传输更大的块（如每通道 30 个样本）。例如，如果在 1000Hz 采样率时对 64 通道数据使用 30ms 的块，那么每个块会传输 1920 个样本（64 通道×30 样本）。如果采样率为 500Hz，每个块就传输 960 个样本（64 通道×15 样本）。

9.2.6 客户机硬件

生理信号经电极检测后被传送给放大器与 ADC 中分别实现滤波和数字化。被滤波和数字化后的数据传送给客户机（如 PC 或专用的微控制器）。客户机硬件可以处理几项任务：控制数据采集；存储来自 ADC 的数据；对数据进行处理以提取脑信号特征并翻译成输出指令；把输出指令传送给应用设备。根据 BCI 的不同目的，不同的客户机硬件选择及其特性，见表 9.2。选择依赖于要计划的使用需求，尤其是这些需要考虑移动性、计算能力和是否需要带有兼容驱动的标准操作系统（如 Windows）。下面简要考虑几种不同应用的客户机选择。

表 9.2 不同的客户机硬件选择及其特性

客户机	价格	接口可用	性能	屏幕	可移植性
笔记本计算机	-	++	++	+	+
上网本	+++	+/-	-	-	++
个人计算机	+/-	+++	+++	+++	-
掌上计算机	+/-	-	-	-	+++

对于临床 EEG 和 ECoG BCI 应用，使用可靠、便于操作、采样率和通道数充足的完全 BCI 系统是重要的。在这些情况下，尤其青睐能够固定在轮椅或患者床旁的移动和可穿戴的数据采集设备。虽然掌上计算机非常便携，可以迅速开启并很容易固定，但是其处理能力和屏幕尺寸是有限的。由于 BCI 研究和开发解决的问题通常要求更多的通道、更高的采样率和更实时的处理，所以必须使用功能强大、高度灵活的 BCI 系统。传统的笔记本计算机和 PC 更有能力满足多通道、高采样率和高接口带宽的需求。

使用微电极阵列的尖峰记录通常要求比 EEG/ECoG 记录更高的采样频率，因此，它们要求非常高的数字化能力和数据传输率。高性能的 PC 工作站或专用的硬件通常用于这种情况。

为了与本书对 BCI 的定义保持一致，需要注意的是硬件本身的使用（如轮椅、机械臂等）并不是 BCI 自身的一部分。也就是说，BCI 负责获取脑信号并处理它们产生输出指令。这些指令之后由应用完成，这些应用可以（如一个拼写器）是也可能不是（如一个机械臂）

物理安置在完成BCI其他功能（如信号处理）的计算机中。

9.2.7 未来方向

对提高BCI系统有重要影响的未来硬件发展方向包括提高传感技术。对EEG电极而言，非常期望电极能够被快速安装并且在不使用电极膏的情况下就能获得稳定的功能。开发实用且鲁棒的干电极是达到这一目标的重要一步（第6章）。对ECoG而言，希望开发出具有很多通道数和很高空间分辨率的高度灵活的ECoG阵列（第15章）。对于植入式微电极阵列，希望能够通过进一步微小化来提高空间分辨率并降低由于慢性植入造成的脑组织损伤（第5章）。

9.3 软　　件

9.3.1 脑-机接口实现的组件

BCI硬件组件提供了从大脑采集信号的技术能力，而对这些信号进行分析并产生实时输出是由BCI软件决定和协调的。BCI软件包含四个关键部件：

（1）数据采集：放大、数字化、传输并存储脑信号。

（2）信号分析：提取代表用户意图的脑信号特征，并把这些特征转换成包含用户意图的指令。

（3）输出：使用这些指令控制输出设备（如光标、环境控制器、轮椅）并为用户提供输出结果的反馈。

（4）操作协议：对采集、分析和输出指令进行配置和参数化，决定操作的开始、结束和时序。

在数据采集中，脑信号被记录、存储从而便于分析。描述数据采集的参数包括采集的信号通道数、信号采样率、块大小（每一批传输给信号处理模块的数据的信号采样点数）。不同BCI的数据采集参数不同。例如：基于P300临床应用的BCI要求以每通道256Hz的采样率采集8通道数据；用于ECoG研究的BCI要求以每通道1000Hz的采样率采集128个通道；采用微电极阵列记录单神经元的BCI要求以每通道40kHz的采样率采集超过128个通道。硬件供应商如Neuroscan、EGI、BrainProducts、Plexon、TuckerDavis和Ripple提供可在其硬件上使用的软件来采集和存储脑信号。

在信号分析中，采集的脑信号被转化为输出设备的指令。该过程分为两个阶段（第7、8章）：第一个阶段是特征提取，包括提取反映用户意图的特定脑信号特征；第二个阶段是特征转换，该阶段中特征被转化为设备指令。这两个阶段使用数学操作实现，如频谱分析或尖峰分类（用于特征提取），以及线性或非线性算法（用于特征转换）。这两个阶段可以使用能够解决特定需求或适用不同需求的软件产品实现。生产商如Tucker-Davis、Cyberkinetics和Plexon提供能够从神经元活动中提取特征（如发射率）的软件。能够处理很多不同分析的更多的通用软件包括Matlab™（很多领域中用于信号分析的事实标准），LabView™，或开源语言Octave（大部分与Matlab兼容）或Python的数值分析包。

软件输出部件控制输出设备并把输出的适当信息传输给用户（反馈）。对某些应用而言，输出和反馈是一样的，如对于把输出放置到用户前面屏幕上的BCI拼写应用，或者用户看到的机械臂运动。在其他应用中输出和反馈是不同的，如在环境控制应用中输出是室内温度改变指令，而反馈是显示在用户屏幕上的变化指示。所有的 BCI 都要求以某种形式执行反馈达到并维持最优性能。商业软件如 E-prime、Presentation、Inquisit、DirectRT、STIM、Cambridge Research VSG 和 Superlab 能够通过视觉或听觉刺激提供反馈。在其中某些应用包中，刺激可以依赖于外部输入，从而用来提供 BCI 的反馈。

第 10 章讨论的操作协议定义了数据采集、信号分析和输出部件的配置和参数化，并决定操作的开始、结束和时序。因此，操作协议把这三个独立的部件连接到一起并确保 BCI 功能高效执行。

9.3.2 研发脑-机接口软件的设计原则

BCI 软件的四个关键组件可以通过多种技术途径实现。成功构建 BCI 软件使用的技术途径，尤其是在目前 BCI 研究和开发的早期阶段，必须满足三个准则：

（1）软件必须满足实时操作的技术要求。它必须全方位的采样和更新率，具有足够的分析速度，以及较低可靠的输出延迟。

（2）软件必须允许很大范围 BCI 设计的高效执行，并且有助于随后的修改。也就是说，能适应不同类型的脑信号、信号分析和输出。

（3）软件应该能适应不同的硬件组件和不同的操作系统。

9.3.2.1 满足脑-机接口的技术要求

第一个准则很具有挑战性。一个高效的 BCI 必须采集来自大脑的信号，分析这些信号来产生输出指令并产生输出（与反馈相结合），同时它必须以最小的延迟和稳定的时序实时完成所有的工作。软件对这三个步骤中的任何一个步骤进行最优化，如上述提到的软件（E-Prime 等），但不能以实时的方式与其他步骤有效互动。例如，刺激呈现时的脑信号分析要求刺激呈现时间相对于数据采集时间已知。现有的结合信号采集和刺激呈现的实验协议通常配置刺激呈现软件在刺激呈现时输出时间（如输出到并口），之后同时记录该输出信号和脑信号。虽然这种方法可以精确地获得脑信号采样和刺激时间组合，但它所能支持的范式复杂性受到限制。其原因是：①这种方法中需要注册的每种事件类型都要求自己的信号通道（如果没有足够的同步数字输入通道，会降低要记录的脑信号通道数量）；②完成这个要求的硬件需要新的数据线连接等；③在数据文件中没有记录不同事件通道的事件特性（这会阻碍离线解释）。

9.3.2.2 适应许多设计和后续的修改

第二个准则是软件应该能够完成任何特定的 BCI 设计，并且适应随后需要的修改。后续修改应相对简单，并且不需要大量重新编程。这对用于人体的 BCI 研究尤其重要，因为这些研究通常包含不同研究者在不同场合做的很多不同种类的研究。然而，这一原则还没有得到重视。这一要求的成功坚持主要依赖于 BCI 软件的架构（灵活性和软件不同组件及它们之间互动的能力），这必须足够通用以适应系统关键参数的变化。例如，BCI 软件不应局限于一个特定信号通道数、特定采样率或特性信号分析方法的 BCI 系统。虽然具有这些限制的软件可以在特定配置下高效工作，但是如果要对该配置进行一些改变，就需要对整个系统进行大量重新编程。简单地采用在一个特定配置下评估的方法来评估 BCI 系统通常是很困难的，也是不可能的。

9.3.2.3 适应不同硬件组件和不同操作系统

第三个准则是软件必须能够适应不同的硬件组件和不同的操作系统。这使得它在实际上可用于 BCI 系统的数据采集和数据分析,同时被不同地方具有不同硬件的不同研究人员进一步开发。系统或实验开发由使用特定数据采集硬件品牌的实验室研究人员完成,而数据采集由使用其他硬件的实验室研究人员完成。不幸的是,这一原则也很少考虑。

此外,在线操作中的数据存储应能用来被其他研究组分析。大多数情况下数据存储为用于特定研究的格式,同时研究相关的必需细节存储在其他位置(如笔记本计算机、临床数据块等)。这样做会妨碍合作研究项目中其他人员对数据进行分析。相反,当数据和相关参数存储为标准格式时,可以很容易地被不同的研究人员获取和评估。这样,BCI 软件将所有在线数据和相关参数保存为一个标准格式会极大地促进 BCI 研究和开发,并且可以有效地对临床应用进行监管。

总之,BCI 软件必须首先是一个系统,该系统能够在技术角度完成适当的功能,这一点也是最重要的。另外,由于大多数研究环境包括不同的人、不同的实验以及多个位置(包含多个研究组的研究项目,而非单独的研究组),因此使用能够适应不同 BCI 范式的不同参数和能够促进不同人之间合作互动的软件架构来构建 BCI 实施系统是至关重要的。从零开始创建满足这些要求特性的系统是复杂的、困难的,也是昂贵的,不管采用什么语言或软件环境(如 C++ 或 Matlab)。总体而言,人们期望能够使用通用目的 BCI 软件来构建 BCI 系统,该软件要能够适当地满足上述要求,并且解决系统开发相关的复杂性、困难性和成本性问题。

9.3.3 通用脑-机接口研究软件概述

在 BCI 发展的最早期,所有实验室都编写自己的软件来处理其 BCI 应用的特定需求。通常,一个研究组努力的产出(软件和硬件)并不具备满足其他研究组需求的能力。基于以上考虑,可以明显地看出这是一种不需要的低效的方法;开发能够执行多种不同 BCI 设计、适应很多不同脑信号、处理方法、输出类型、硬件组件和操作系统等的通用 BCI 软件平台是大有益处的。目的是:使研究人员能够轻易地改变 BCI 系统,不需要大量的重复编程。

已经开发出的通用软件系统包括:

(1)最近被实现商业化的基于 Matlab/Simulink 的系统:g.BCIsys(http∥www.gtec.at/products/g.BCIsys/bci.htm)和 intediX(http:∥www.intendix.com/)。

(2)由 Bayliss(2001)描述的灵活的 BCI。

(3)BF++ 框架(Bianchi 等,2003)(http:∥www.brainterface.com)。

(4)xBCI(http:∥xbci.sourceforge.net)。

(5)rtsBCI,这是基于 Matlab/Simulink 的系统,是 BioSig 工具包的一部分(Schlögl 等,2004)(http:∥biosig.sf.net)。

(6)Pyff,用 Python 编写的用于开发 BCI 反馈应用的跨平台框架(Venthur 和 Blankertz,2008)。

(7)实时消息架构(Real-Time Messaging Architecture,RTMA)(Velliste 等,2009)。

(8)OpenViBE(Renard 等,2007)。

(9)BCI2000(Schalk 等,2004;Mellinger 等,2007;Schalk,2009;Schalk 和 Mellinger,2010;Wilson 和 Schalk,2010)。

在这些系统中,公开可用并已用于实验室外的开发平台是 OpenViBE 和 BCI2000,这两个系统是在专项基金的支持下开发的。因此，这两个项目具有继续开发、维护与软件宣传的动力和资源。OpenViBE 和 BCI2000 展示了通用 BCI 软件架构，可以用作其他数据采集、刺激呈现和大脑监测应用。这两个软件是基于模块化设计用 C ++ 编写的。

OpenViBE 可以使用 10 种不同的数据采集设备。目前的实现支持基于 EEG 的使用运动想象的一维或二维 BCI，基于 P300 的拼写器和二维或三维的脑活动实时显示。用户和开发人员可以在一个 wiki 项目上获得 OpenViBE 的功能文档。有几个已经发表的使用 OpenVIBE 的研究（Lécuyer 等，2008；Lotte 等，2010）。OpenViBE 在 LGPL 许可下的 http：//openvibe.inria.fr 中可用。

BCI2000 使用超过 18 种不同的数据采集设备，把它们与多种其他输入设备同步，如 joystick、mouse、keyboard、Nintendo Wii controller、Tobii ™ eye trackers。它目前支持使用 EEG 信号（如 P300、感觉运动节律、慢皮层电势）、ECoG 信号或局部场电位的 BCI，具有支持使用尖峰的 BCI 的基本能力。目前的实现支持三维光标运动、P300 拼写器和连续菜单拼写器，也支持可编程的声音 – 视觉刺激。有一个认证过程对任何 BCI2000 配置的系统时序建立文档（Wilson 等，2010）。BCI2000 及其使用在一个面向用户和开发者的 wiki 项目和一本书中做了描述（Schalk 和 Mellinger，2010）。BCI2000 对于研究和教育目的的使用可以从 http：//www.bci2000.org 获得。

BCI2000 基于通用模型，该模型包含源（数据采集和存储）、信号处理、应用和操作者接口四个互联模块，这些模块通过使用基于 TCP/IP 的通用协议进行通信，所以它们可以在任何操作系统上使用任何编程语言编写。模块之间的通信使用这个通用协议传输操作所需的信息。因此，如果模块变化，协议并不需要发生改变。这个结构的特有属性是：一个或多个模块发生改变时，不需要对其他模块或它们之间相互通信的规则进行改变。另外，模块是可互换的（例如，信号采集模块可以与信号处理模块一起使用，而不需要做额外的编程或配置）。这使得新的采集系统、算法和应用可以快速地开发和融合进 BCI2000 的框架，而不需要担心对以前现有的模块进行重新编程。

BCI2000 在 BCI 研究中产生重要影响。到 2010 年年底，全世界大约 600 个实验室获取了该软件。它已经为超过 150 个同行评审的描述基于 EEG、ECoG 和 MEG 记录的 BCI 研究论文提供了研究基础。例如，它用来展示光标控制使用：EEG（McFarland 等，2008a，2008b，2010；J. R. Wolpaw 和 McFarland，2004）；ECoG（Blakely 等，2009；Felton 等，2007；Leuthardt 等，2004a；Leuthardt 等，2006a；Miller 等，2010；Schalk 等，2008c；Wilson 等，2006））；MEG 信号（Mellinger 等，2007）。它用来使用非侵入式的 BCI 控制人形机器人（Bell 等，2008），研究使用 P300 诱发电位的 BCI（Furdea 等，2009；Kübler 等，2009；Nijboer 等，2008；Sellers 等，2006，2010；Townsend 等，2010；Vaughan 等，2006）和基于稳态视觉诱发电位（Steady-State Visual Evoked Potentials，SSVEP）的 BCI（Allison 等，2008）。它已经用于基于高分辨率 EEG 技术的 BCI（Cincotti 等，2008a）和用于辅助技术的 BCI 控制（Cincotti 等，2008b）。BCI2000 也提供了 BCI 技术对严重运动残疾患者的需求的首次广泛临床评估（Kübler 等，2005；Nijboer 等，2008；Vaughan 等，2006）和 BCI 技术首次应用于中风后患者的功能恢复（Buch 等，2008；Daly 等，2009；Wisneski 等，2008）的基础。最后，也有几个研究使用 BCI2000 实现非在线 BCI 控制的目的（例如，使用 ECoG 进行皮质功能绘图（Brunner 等，2009；Kubánek 等，2009；Leuthardt 等，2007；Miller 等，2007a，2007b；Schalk 等，2007，2008a，2008b）及 BCI 信号处理算法优化（Cabrera 和 Dremstrup，2008；Royer 和 He，2009；Yamawaki 等，2006））。

总之，通用 BCI 软件已经有效地应用于 BCI 系统，降低了这些 BCI 系统的复杂性、开发时间和搭建维护费用，以及实现了多地域使用多采集系统和计算机的研究。

虽然可以满足 BCI 研究和开发项目的要求，未来当用于临床的特定 BCI 设计被检验和确定时，通用 BCI 软件可能会变得冗余，甚至有些笨重。当这个事件来临时，最优的方案是为每个特定目的实现特定的 BCI 系统。然而，在这些情况下，即使继续保留能够适应将来变化的组件模块化特性，也是很有优势的。这有助于未来修改、扩展和连续系统功能监督的实现。

9.4 评估脑-机接口硬件和软件

时序性能是评估 BCI 硬件和软件有效支持 BCI 系统最关注的技术度量。为了正确工作，BCI 系统必须按照一定的时序协调地执行一系列任务。没有恰当的时序，BCI 的性能会很差或完全失效。必须按照时序执行的任务包括：脑信号采集，脑信号存储以便进行块处理，分析（提取特征和转换特征）以产生输出指令以及由应用程序实现这些指令。另外，这些任务必须通过给用户提供任务性能反馈以闭环的方式完成。同时，这些步骤必须实时地协调工作，并且定时发生。必须迅速且无时序偏差或很小偏差完成连接用户脑信号到输出设备的所有 BCI 任务。因此，时序的考虑对评估 BCI 硬件和软件最为关键。BCI 系统的时序特性和其对特定应用的适用性依赖于每个硬件和软件以及它们之间的互动。下面对评估 BCI 时序的原则进行了综述，更详细的讨论可参考 Wilson and Schalk（2010）。

9.4.1 典型脑-机接口系统的时序特性

9.4.1.1 延迟概述

任何 BCI 的操作由通常可看作数据采集、数据处理和输出三个阶段。三个阶段都由一个单独的程序控制（如一个单独的 Matlab 脚本或 C 语言程序），或通过特定通信协议（如 BCI2000 或 OpenViBE 使用的网络通信协议）互动的多个单独程序控制。不管采用哪种方式构成这三个步骤，每个步骤都需要时间，因此必须引入延迟。如果这些延迟太长或不可预测，就会干扰或完全阻碍 BCI 系统的实时有效操作。

图 9.7 显示了一个典型 BCI 系统操作过程中事件的时间线。该图展示了显示了三个数据块（N_1、N_2 和 N_3）从脑信号到达放大器、到产生 BCI 输出、到应用执行 BCI 指令的过程，图中每个连续时间的发生时间都做了标注。

检查第一个数据块 N_1 的过程。数据在 $t_{-2} \sim t_{-1}$ 期间采集，同时被 ADC 放大、数字化并存储在硬件缓冲器中等待传送给 PC。数据块中采集的第一个样本在数据块的持续周期内（如 30ms）一直保留在缓冲区中，等待数据块中剩余的数据被采集、放大、数字化和存储在缓冲区。在图中这个过程用标签"ADC"做了注释。这个过程称为样本块持续时间，通常长达几十毫秒。例如，以 1000Hz 采样率采集到的 30ms 数据块会在每个通道中包含 30 个样本。在 t_{-1} 时刻，被数字化的数据块（块 N_1）已经准备好被传送给 PC。在时间 $t_{-1} \sim t_0$ 期间（该过程标记为"DT"，表示数据传输），数据被传送给 BCI 的 PC；该传送过程在时刻 t_0 时结束。因此，在 t_0 时刻，数据块 N_1 已经存储在 PC 的内存（RAM）中，并等待被处理。$t_0 \sim t_1$（该过程标记为"SP"，表示信号处理）期间，数据被处理并转换为指令在时刻 t_1 传递给应用设备。$t_1 \sim t_2$ 期间，指令被应用设备处理并在时刻 t_2 时执行指令。

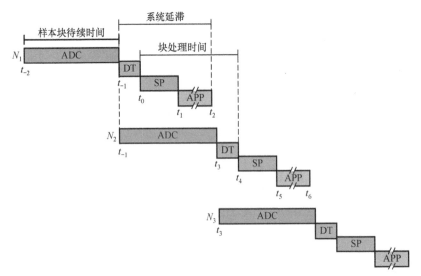

图 9.7 典型 BCI 系统中显示事件时间线的系统时序图

注：该图显示从放大器输入到 BCI 应用装置，包括了三个数据块（N_1、N_2 和 N_3）的处理进展。ADC：模/数转换；DT：数据传输；SP：信号处理；APP：应用。定义每个连续事件的延迟时间标记为时间（t）

图 9.7 还显示了另两组数据（块 N_2 和 N_3）的开始和持续过程。需要注意的是 N_2 的进程与 N_1 的进程具有一个偏置，用 $t_{-2} \sim t_{-1}$ 期间进行表示。因此，虽然 N_1 块在 t_2 可以到达应用输出的阶段，$N_2 \sim t_6$ 才能到达应用输出阶段。如果样块的持续时间为 30ms，那么在 N_1 输出 30ms 之后才会产生块 N_2 的输出。

延迟是指两个时间点之间的差异。例如，信号处理延迟是 $t_1 - t_0$。每个延迟的幅度与变异性依赖于系统参数和软/硬件的处理能力。有效的 BCI 操作要求这些延迟的幅值和变异性在可接受范围内。为了更好地理解这些延迟，接下来对它们展开更加详细的讨论。

9.4.1.2 模/数转换延迟

采集一个样本块的时间区间是由 BCI 协议所确定的。数据的放大、数字化和存储通常具有小于 1μs 的延迟，其变化范围为 10ns。因此，这些延迟在采集一个单一样本持续时间的尺度上是可以忽略的（以 25kHz 采样率进行采样时，采集一个样本需要的时间间隔是 40μs）。具体的延迟取决于转换器的类型（如 flash、逐次逼近、采样保持、计数器或跟踪式 ADC，每种都具有不同的数字化方法、速度和精度（Tompkins, 1993））。需要注意的是，由于以块为单位进行传递的数据包含一定数量的样本，因此数据块中最后一个样本仅会在硬件和软件缓冲器中的存留时间最短，而更早采集的样本会在缓冲器中存留更长的时间（$t_{-2} \sim t_{-1}$）。

9.4.1.3 数据传输延迟 L_{DT}

数据传输延迟是数据块中所有的数据被采集、放大、数据化并存储到缓冲器的时刻（对 N_1 而言为 t_{-1}）到数据块被 PC 软件采集并准备好利用 PC 软件进行处理的时刻之间的延迟。在图 9.7 中，数据传输延迟为 $t_{-1} \sim t_0$ 的时间，即

$$L_{DT} = t_0 - t_{-1} \tag{9.3}$$

对于通过带宽受限的串行接口进行连接的放大器而言，传输延迟对放大器之后会产生重大影响。当采用 USB2.0 或 PCI 卡进行连接时，传输延迟（$t_{-1} \sim t_0$）可以忽略，如接下来的例子所解释。假设采集 16 通道的 24bit（3B）数据，并传输 8 个样本的数据块，每个数据块对应 384B 的数据。以 USB2.0 的速度（最大传输速度为 60MB/s），这些数据约需 6.4μm 的

时间进行传输，这比单个样本采集的持续时间要小。从另一方面讲，如果配置修改为64通道，每个数据块的持续时间为100ms，采样率为4800Hz（等效于92160B），传输瞬间开始并且没有中断，那么传输时间约为1.5ms。由于这与BCI任务的事件具有相同的时间尺度，因此设计中考虑这个延迟是很重要的。

9.4.1.4 信号处理延迟 L_{SP}

信号处理延迟是数据处理所需要的总时间，即进行信号特征提取并转化为输出指令所需要的时间。在图9.7中，信号处理延迟为 $t_0 \sim t_1$ 之间的时间，即

$$L_{SP} = t_1 - t_0 \tag{9.4}$$

信号处理延迟依赖于处理复杂度和CPU速度。例如，处理光标运动应用需要提取每个数据块的功率谱，而处理一个矩阵选择应用需要提取诱发电位幅值。这些不同特征提取的计算需求显著不同。当然，需要处理的通道数量也会影响处理时间。这些因素可以帮助确定处理硬件和软件的最低可接受能力。系统必须以最快的速度由ADC对数据块进行采集、放大、数字化和存储，即做好对下一个数据块进行处理的准备。因此，$t_0 \sim t_{+1}$ 的时间必须比 $t_{-2} \sim t_{-1}$ 的时间更短；否则，BCI的滞后就会逐步加剧（脑信号输入和设备输出之间的时间随着时间越来越长），并且BCI的性能会降低。

9.4.1.5 应用输出延迟 L_{APP}

应用输出延迟定义为BCI指令发布到应用设备执行这一指令之间的时间。在图9.7中，应用输出延迟为 $t_1 \sim t_2$ 的时间，即

$$L_{APP} = t_2 - t_1 \tag{9.5}$$

应用延迟由几个因素确定，这些因素大部分依赖于应用输出的性质。例如：如果输出是光标在显示屏上的运动，那么延迟会受显卡速度、显示器类型（如阴极射线管（Cathode-Ray Tube，CRT）或液晶显示器（Liquid Crystal Display，LCD））、显示器分辨率和刷新率的影响；如果输出是机械臂运动，那么应用输出延迟依赖于机器人的响应时间和移动距离。

9.4.1.6 系统延迟

系统延迟定义为脑信号输入ADC到该信号对应用输出产生相关变化之间的最小时间间隔。数据块 N_1 中最后一个样本正好在 t_{-1} 时刻或之前被采集，系统延迟就为 $t_{-1} \sim t_2$ 之间的时间，即

$$系统延迟 = t_2 - t_{-1} \tag{9.6}$$

它可以通过对数据传输、信号处理和应用程序延迟进行加和计算得到。

系统延迟抖动是在一个给定测试中系统延迟的标准差，它提供了系统时序整体的变异性测量。

9.4.1.7 块处理时间

块处理时间是连续数据块被传送到PC进行处理之间的间隔。如图9.7所示，N_1 的数据在 t_0 时刻被传送给PC，而 N_2 的数据在 t_4 时刻被传送给PC。因此，有

$$块处理时间 = t_4 - t_0 \tag{9.7}$$

理想情况下，块处理时间应等于样本块时间。然而，操作系统时序的不一致性会干扰并延迟数据传输和/或信号处理，从而造成数据块之间的时间与预期的数据块时间不同（这会引入抖动）。块处理抖动是式（9.7）在一个单一测试中对所有样本块时间的标准差。

块处理时间是衡量系统在BCI范式中执行实时信号处理能力的主要指标。块处理时间不能长于样本块时间。如果处理数据块所需要的时间长于采集数据所需要的时间，那么系统在

数据块已经准备好传输用于数据处理时仍然在处理数据块 N_1。在一个闭环系统中，这意味着应用输出和反馈的延迟会逐步加剧，迅速地使性能下降。如果发生这种情况，就必须对系统做一些调整（如信号处理算法需要优化以增强性能，或者使用性能更强大的信号处理计算机系统或修改任务本身）。

9.4.1.8 定时抖动

本章所讨论的所有延迟都具有一些变异性，该变异性称为抖动。抖动定义为测量延迟的标准偏差。抖动在本质上是对每个系统组件时间一致性的测量。例如，输出延迟可能具有10ms 的均值，但是具有 8ms 的抖动。这意味着，更新输出所需要的时间变异性很大。抖动对用户的 BCI 性能会产生很大的影响，尤其是对于如 P300 拼写器这样的刺激诱发 BCI，此种情况下诱发响应信号处理依赖于刺激传输的精确时间。

另外，发生在 BCI 系统时间序列早期的抖动也会影响到后面的所有组件。例如，一个大的数据传输抖动会传递到信号处理和应用部件，并且会增加输出时间的变异性。

抖动的根源依赖于使用的硬件、软件和操作系统。例如，运行于 Windows 操作系统的 BCI 必须与其他系统服务进行竞争（如杀毒程序、邮件程序、硬件互动和其他后台程序）。在任何时间，Windows 都会认为其他进行比 BCI 程序具有更高的优先级，并且允许在 BCI 处理开始之前完成其他进行。这个问题可以通过关闭 Windows 服务和其他程序，提高 BCI 程序的任务优先级或者采用实时操作系统（如某些版本的 Linux）来进行缓解（然而，很多硬件驱动器仅能在 Windows 操作系统下获得，在这种情况下 Windows 是唯一选择）。

本处讨论的时间定义可以应用于任何 BCI 系统。记录处理脑信号数据并产生设备指令的所有系统都在脑信号采集和应用设备执行相应动作之间具有一些延迟。不管脑信号的本质（如 EEG、ECoG、神经动作电位）或输出设备选择如何（如机械臂、光标或拼写应用），这些情况都是真实的。

9.4.2 代表性结果

本节介绍一个典型 BCI 系统测试的上述延迟方面的时间特性，并且解决对时间性能有重要影响的因素。该典型系统使用 g. USBamp 放大器/数字化器、g. TRIGbox 刺激检测器（均来自 g. tec GugerTechnologies、Graz、Austria）和 BCI2000 软件平台（Schalk 等，2000）。BCI2000 运行在 8 核、2.8GHz 的 Mac Pro 上，使用了 6GB 的 RAM 和 NVIDIA 8800 GTX 显卡。采用两种不同的操作系统（Windows XP SP3 和 Windows Vista SP1）、两种不同的显示器（刷新率为 100Hz 的 CRT 显示器和刷新率为 60Hz 的 LCD 显示器）对系统性能进行了测试。

图 9.8 显示了该测试 BCI 系统和时间评估系统。该系统由运行于 PC 上的 BCI 2000 进行控制。它在黑色背景上重复显示白色矩形刺激（图中没有显示）。光学传感器被放置在刺激出现的屏幕上方区域。该传感器提供刺激检测盒的输入。阈值水平的设置使得视频光强可以被适当的检测。当检测盒检测到一个刺激后，它会产生一个 250mV 的脉冲并被放大器记录。（它也可以产生一个 5V 的脉冲，该脉冲可以被同步数字输入通道所记录。）这使得精确测量刺激时间成为可能。数据传输延迟通过使用数字输入和输出线测量；数字输出线在数据块采集之后立刻产生脉冲并被记录在数字输入线上。该脉冲出现在与块时间延迟时间相等的时间段后的下一个数据块中，因为下一个数据块在当前数据块被传输到 PC 时已经被放大、数字化和存储了。

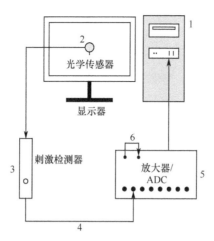

图 9.8 测试 BCI 评估系统的组件

1—运行 BCI2000 的计算机；2—显示器和光学传感器；3—刺激检测器；
4—刺激检测器到放大器的 TTL 输出；5—放大器；6—放大器数字输出到数字输入。

图 9.9 显示了一个光标运动任务中系统延迟组件对于采样率和通道数的函数关系。每个延迟时间都在此处做详细讨论。

9.4.2.1 数据传输延迟

数据传输延迟（图 9.9 中灰色条）随传输数据量而变化（图 9.9 右侧插图）：当需要采集更多通道或更高采样率的数据时，需要更多的时间在 USB2.0 连接上传输数据。然而，该延迟相对于处理和输出延迟是微乎其微的；以 4800Hz 对 32 通道进行采样时延迟值小于 1ms。由于数据传输延迟是通过分析数字化信号测量的，报告值的分辨率依赖于采样率。明确地讲，采样率为 512Hz、1200Hz、2400Hz 和 4800Hz 时对应的时间分辨率分别是 1.95ms、0.83ms、0.42ms 和 0.21ms。这些值小于在给定采样率下采集单个样本的时间。如图 9.9 所示，处理延迟（黑条）占据了整体延迟的大部分，并随着处理的数据量而变化。

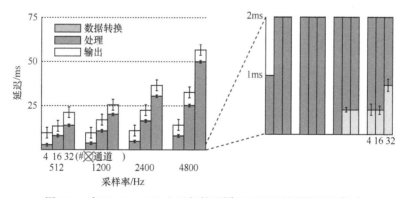

图 9.9 在 Windows XP 上运行的不同 BCI 配置的系统延迟构成

注：每个条上的三个分段是三个延迟（数据传输、处理和输出）对系统延迟的贡献。系统延迟是每一条的总高度。每个组的三个条组成的包含 4、16 和 32 通道的结果；四组条代表四种不同的采样率（即 512Hz、1200Hz、2400Hz 和 4800Hz）。在插图中，放大了延迟使得相对较短的数据传输延迟时间可见。此持续时间小于单个样本时间，除非传输大量的数据（具有很高的采样率和通道数）

9.4.2.2 信号处理延迟

信号处理延迟受采样率和通道数的影响很显著（$p < 0.001$，方差分析（ANOVA））。这

也是理所当然的，因为对于光标运动任务的信号处理过程包含对整个数据块执行共同平均参考并计算每个通道的功率谱，所以，更高的采样率或通道数量会对数据处理有更多的时间要求。这适用于任何信号处理算法。

理解算法复杂性与处理数据量之间的关系是重要的。也就是说，通常情况下不应该期待要处理的数据量和需要的处理时间之间的关系是线性的。例如，一个简单的矩阵操作，正如计算包含所有通道组合的空间滤波所做的那样，运算量会以元素数量的三次方增长。因此，对通道进行加倍之后会增加8（2^3）倍的处理时间。即使要处理的数据量由于使用了更多的通道或更高采样率而有很小的增加，也必须慎重考虑计算机的能力。

9.4.2.3 输出延迟

不同于信号处理延迟，视频输出延迟不依赖于通道数量、采样率或任务（$p=0.67$）。在使用刷新率为100Hz CRT 显示器的 MacPro Windows XP 系统上的平均视频输出延迟是（5.06±3.13）ms。最小、最大的输出延迟分别为1.33ms、11.33ms。因为目前执行的 BCI2000 反馈协议并不与显示器的刷新率同步，视频输出延迟值的变化范围会从0ms（屏幕在当输出指令发布时刷新）变化到刷新率的倒数（在刷新后发布了一个输出指令）。对于100Hz的刷新率，该延迟高达10ms。实验结果与此非常接近：

$$1/(11.33-1.33)(\text{ms}) = 100\text{Hz}$$

最小的输出延迟（1.33ms）应该对应系统（操作系统和显卡）处理图像指令并发送给显示器的延迟。

如上所述，所有的测试使用液晶显示器（LCD）重复进行。在本例中，平均视频输出延迟为（15.22±5.31）ms，变化范围为7.29~27.16ms。该显示器最大的刷新率为60Hz。（由于 LCD 的上电时间（晶体重新配置并在加上电流后让光线通过所需要的时间（Stewart, 2006），平均值大于 CRT。）CRT 和 LCD 的性能在图9.10中做了比较。该图显示 CRT 几乎总是产生更小的输出延迟，并且延迟的变化更小。

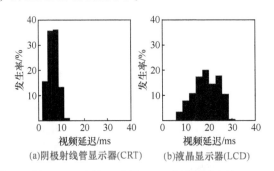

(a) 阴极射线管显示器(CRT)　　(b) 液晶显示器(LCD)

图9.10　阴极射线管显示器 CRT 和液晶显示器 LCD 对所有测试的 BCI2000 视频输出延迟比较

因此，在设计 BCI 系统时考虑显示器的时间特性是重要的，并且选择显示器的类型会对 BCI 的性能有重要影响。虽然 LCD 显示器具有更小的重量并且更易获得，但是由于其固有的时间变异性，它对于所有的 BCI 应用无法获得可接受的性能。然而，LCD 显示器技术正在以很快的速度进步，已经获得具有120Hz刷新率且响应时间小于1ms的显示器。

9.4.2.4 操作系统

除上面所述的测试，所有的测试又在同样的 Mac Pro 系统上使用 Windows Vista Enterprise 代替 Windows XP 进行了重复，以确定在其他硬件和 CRT 显示器相同的情况下操作系统对任务的影响。在任何任务、采样率或通道数的情况下，ADC 延迟或 Windows XP 和 Windows Vista 的信号处理延迟的差异都不具有显著性（$p>0.5$）。

然而，Windows Vista 的视频输出延迟显著大于 Windows XP 的延迟（$p<0.001$），如图 9.11 所示。Windows Vista 的平均视频输出延迟为（20.26 ± 7.56）ms（范围为 6.12~42.39ms），而 Windows XP 的延迟为 5.72 ± 1.62ms（范围为 1.33~11.33ms）。图 9.11 显示了在 Mac Pro 上 Windows XP 和 Windows Vista 的视频输出延迟。该数据意味着，使用 Vista 进行刺激呈现的时间，至少对于本例中的硬件和驱动配置，不适合大多数 BCI 应用。采用肉眼几乎不能观察到该事件不一致性。运行于 Windows Vista 上的 BCI 系统相对于 Windows XP 系统好像并不具有不同的时间特性（如刺激呈现时间）。然而，分析显示，在 Windows Vista 系统上的时间变化更大（Wilson 和 Schalk，2010）。因此，除非测量实际刺激传输时间并考虑到 BCI 中，该变异性更大的时间会降低依赖于精确刺激时间的 BCI 系统（如基于 P300 诱发电位的系统）的性能。

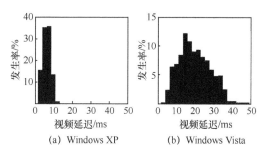

图 9.11 Windows XP 和 Windows Vista 的视频输出延迟比较

对 BCI 时间特性的考虑和典型 BCI 系统的评估说明，系统显示器和操作系统的选择对 BCI 系统的时间特性有重要影响。尤其是，使用 Windows Vista 和/或 LCD 显示器会由于增加延迟和刺激呈现的抖动，以及损失刺激呈现时间和数据采集时间之间紧密的时间关系而降低 BCI 系统的性能。总之，确定新系统配置的时间特性对于评估和比较 BCI 系统硬件和软件是很重要的。

9.5 小　　结

本章讨论了目前应用于 BCI 开发的硬件和软件的关键部分，并讨论了能够帮助人们确定 BCI 系统达到期望性能的评估过程。硬件部分讨论了检测脑信号的不同类型的传感器、放大和数字化脑信号的部件，以及运行 BCI 软件的客户机硬件。这些讨论表明，BCI 硬件背后的工程原则已经得到相对较好的理解，因此 BCI 硬件的选择和配置可以通过适当的采用和集成对现有模拟和电子器件的理解来完成。

软件部分讨论了 BCI 软件的不同部件：记录、数字化和存储脑信号的数据采集部件；提取表达用户意图的信号特征并把特征转化为包含用户意图指令的信号分析部件；控制应用实现用户意图的输出部件；决定配置、参数化、时序和对操作进行监督的操作协议。该部分也讨论了用于设计 BCI 软件的重要原则，并列出了现有的用于 BCI 研究的软件工具。与硬件实施一样，BCI 软件的实施也遵循已经确立起来的软件设计准则。

评估硬件和软件过程的部分讨论了 BCI 系统的时间特性、评估这些特性的过程和代表性的结果。这些描述表明时间特性评估是 BCI 开发的重要因素，通过实施 BCI 可以获得满意结果。

总之，BCI 硬件和软件的开发需要持续的努力。这些挑战主要是由一个简单的事实引起的，即 BCI 硬件和软件的标准化水平还不够高，虽然研究者们已经在这些方面做了一些努力。另外一个主要因素是，对能够高保真、高稳定性和高鲁棒性采集脑信号的传感器的需求。研究者希望能尽早解决这些硬件上的挑战，并期待软件方面的进一步发展能够对未来 BCI 的成功应用做出重要贡献。

参 考 文 献

Allison, B. Z., D. J. McFarland, G. Schalk, S. D. Zheng, M. M. Jackson, and J. R. Wolpaw. Towards an independent brain – computer interface using steady state visual evoked potentials. *Clin Neurophysiol*, 119 (2): 399 – 408, 2008.

Bayliss, J. D. *A Flexible Brain – Computer Interface*. PhD thesis, University of Rochester, Rochester, NY, 2001.

Bell, C. J., P. Shenoy, R. Chalodhorn, and R. P. Rao. Control of a humanoid robot by a noninvasive brain – computer interface in humans. *J Neural Eng*, 5 (2): 214 – 220, 2008.

Bianchi, L., F. Babiloni, F. Cincotti, S. Salinari, and M. G. Marciani. Introducing BF + +: A C + + framework for cognitive bio – feedback systems design. *Meth Inform Med*, 42 (1): 102 – 110, 2003.

Birbaumer, N., A. Kübler, N. Ghanayim, T. Hinterberger, J. Perelmouter, J. Kaiser, I. Iversen, B. Kotchoubey, N. Neumann, and H. Flor. The thought translation device (TTD) for completely paralyzed patients. *IEEE Trans Rehabil Eng*, 8 (2): 190 – 193, 2000.

Blakely, T., K. J. Miller, S. P. Zanos, R. P. Rao, and J. G. Ojemann. Robust, longterm control of an electrocorticographic brain – computer interface with fixed parameters. *Neurosurg Focus*, 27 (1), 2009. See, http: //thejns. org/toc/foc/27/1.

Bronzino, J. D. *The Biomedical Engineering Handbook*. Boca Raton, FL: CRC Press, 2006.

Brunner, P., A. L. Ritaccio, T. M. Lynch, J. F. Emrich, J. A. Wilson, J. C. Williams, E. J. Aarnoutse, N. F. Ramsey, E. C. Leuthardt, H. Bischof, and G. Schalk. A practical procedure for real – time functional mapping of eloquent cortex using electrocorticographic signals in humans. *Epilepsy Behav*, 2009.

Brunner, P., Bianchi, L., Guger, C., Cincotti, F., and G. Schalk. Current trends in hardware and software for brain – computer interfaces (BCIs). *J Neural Eng*, 8 (2): 025001, 2011.

Buch, E., C. Weber, L. G. Cohen, C. Braun, M. A. Dimyan, T. Ard, J. Mellinger, A. Caria, S. Soekadar, A. Fourkas, and N. Birbaumer. Think to move: a neuromagnetic brain – computer interface (BCI) system for chronic stroke. *Stroke*, 39 (3): 910 – 917, 2008.

Cabrera, A. F., and K. Dremstrup. Auditory and spatial navigation imagery in brain – computer interface using optimized wavelets. *J Neurosci Methods*, 174 (1): 135 – 146, 2008.

Campbell, P. K., R. A. Normann, K. W. Horch, and S. S. Stensaas. A chronic intracortical electrode array: preliminary results. *J Biomed Mater Res*, 23 (A2 Suppl): 245 – 259, 1989.

Cincotti, F., D. Mattia, F. Aloise, S. Bufalari, L. Astolfi, F. De Vico Fallani, A. Tocci, L. Bianchi, M. G. Marciani, S. Gao, J. Millán, and F. Babiloni. Highresolution EEG techniques for brain – computer interface applications. *J Neurosci Methods*, 167 (1): 31 – 42, 2008.

Cincotti, F., D. Mattia, F. Aloise, S. Bufalari, G. Schalk, G. Oriolo, A. Cherubini, M. G. Marciani, and F. Babiloni. Non – invasive brain – computer interface system: towards its application as assistive technology. *Brain Res Bull*, 75 (6): 796 – 803, 2008.

Clark, J., and J. Webster. *Medical Instrumentation: Application and Design*. New York: Wiley, 1995.

Crone, N. E., D. L. Miglioretti, B. Gordon, J. M. Sieracki, M. T. Wilson, S. Uematsu, and R. P. Lesser. Functional mapping of human sensorimotor cortex with electrocorticographic spectral analysis. i. alpha and beta eventrelated desynchronization. *Brain*, 121 (Pt 12): 2271 – 2299, 1998.

Daly, J. J., R. Cheng, J. Rogers, K. Litinas, K. Hrovat, and M. Dohring. Feasibility of a new application of noninvasive Brain Computer Interface (BCI): a case study of training for recovery of volitional motor control after stroke. *J Neurol Phys Ther*, 33 (4): 203 – 211, 2009.

Felton, E. A., J. A. Wilson, J. C. Williams, and P. C. Garell. Electrocorticographically controlled brain – computer interfaces using motor and sensory imagery in patients with temporary subdural electrode implants. Report of four cases. *J Neurosurg*, 106 (3):

495 - 500, 2007.

Fisch B. J. , and R. Spehlmann. *Fisch and Spehlmann's EEG Primer: Basic Principles of Digital and Analog EEG* . Amsterdam: Elsevier Science Health Science Division, 1999.

Fonseca, C. , J. P. Silva Cunha, R. E. Martins, V. M. Ferreira, J. P. Marques de Sá, M. A. Barbosa, and A. Martins da Silva. A novel dry active electrode for EEG recording. *IEEE Trans Biomed Eng*, 54 (1): 162 - 165, 2007.

Freeman, W. J. , L. J. Rogers, M. D. Holmes, and D. L. Silbergeld. Spatial spectral analysis of human electrocorticograms including the alpha and gamma bands. *J Neurosci Methods*, 95 (2): 111 - 121, 2000.

Furdea, A. , S. Halder, D. J. Krusienski, D. Bross, F. Nijboer, N. Birbaumer, and A. Kübler. An auditory oddball (P300) spelling system for brain - computer interfaces. *Psychophysiology*, 46 (3): 617 - 625, 2009.

Guger, C. , G. Edlinger, W. Harkam, I. Niedermayer, and G. Pfurtscheller. How many people are able to operate an EEG - based brain - computer interface (BCI)? *IEEE Trans Neural Syst Rehabil Eng*, 11 (2): 145 - 147, 2003.

Guger, C. , H. Ramoser, and G. Pfurtscheller. Real - time EEG analysis with subject - specific spatial patterns for a brain - computer interface (BCI). *IEEE Trans Rehabil Eng*, 8 (4): 447 - 456, 2000.

Guger, C. , A. Schlögl, C. Neuper, D. Walterspacher, T. Strein, and G. Pfurtscheller. Rapid prototyping of an EEG - based brain - computer interface (BCI). *IEEE Trans Neur Syst Rehabil Eng*, 9 (1): 49 - 58, 2001.

Harris, K. D. , D. A. Henze, J. Csicsvari, H. Hirase, and G. Buzsáki. Accuracy of tetrode spike separation as determined by simultaneous intracellular and extracellular measurements. *J Neurophysiol*, 84 (1): 401 - 414, 2000.

Hochberg, L. R. , M. D. Serruya, G. M. Friehs, J. A. Mukand, M. Saleh, A. H. Caplan, A. Branner, D. Chen, R. D. Penn, and J. P. Donoghue. Neuronal ensemble control of prosthetic devices by a human with tetraplegia. *Nature*, 442 (7099): 164 - 171, 2006.

Kennedy, P. , D. Andreasen, P. Ehirim, B. King, T. Kirby, H. Mao, and M. Moore. Using human extra - cortical local field potentials to control a switch. *J Neural Eng*, 1: 72, 2004.

Kennedy, P. R. Th e cone electrode: a long - term electrode that records from neurites grown onto its recording surface. *J Neurosci Methods*, 29 (3): 181 - 193, 1989.

Kim, J. , J. A. Wilson, and J. C. Williams. A cortical recording platform utilizing microECoG electrode arrays. *Conf Proc IEEE Eng Med Biol Soc*, 2007: 5353 - 5357, 2007.

Kipke, D. R. , R. J. Vetter, J. C. Williams, and J. F. Hetke. Silicon - substrate intracortical microelectrode arrays for long - term recording of neuronal spike activity in cerebral cortex. *IEEE Trans Neural Syst Rehabil Eng*, 11 (2): 151 - 155, 2003.

Klem, G. , H. Lüders, H. Jasper, and C. Elger. The ten - twenty electrode system of the International Federation. Th e International Federation of Clinical Neurophysiology. *Electroencephalogr Clin Neurophysiol*, 52: 3 , 1999.

Krusienski, D. , F. Cabestaing, D. McFarland, and J. Wolpaw. A comparison of classification techniques for the P300 speller. *J Neural Eng*, 3 (4): 299 - 305, 2006.

Kubánek, J. , K. J. Miller, J. G. Ojemann, J. R. Wolpaw, and G. Schalk. Decoding flexion of individual fingers using electrocorticographic signals in humans. *J Neural Eng*, 6 (6), 2009.

Kübler, A. , A. Furdea, S. Halder, E. M. Hammer, F. Nijboer, and B. Kotchoubey. A brain - computer interface controlled auditory event - related potential (P300) spelling system for locked - in patients. *Ann N Y Acad Sci*, 1157: 90 - 100, 2009.

Kübler, A. , F. Nijboer, J. Mellinger, T. M. Vaughan, H. Pawelzik, G. S chalk, D. J. McFarland, N. Birbaumer, and J. R. Wolpaw. Patients with ALS can use sensorimotor rhythms to operate a brain - computer interface. *Neurology*, 64 (10): 1775 - 1777, 2005.

Lécuyer, A. , Lotte, F. , Reilly, R. , Leeb, R. , Hirose, M. , and Slater. M. Braincomputer interfaces, virtual reality, and videogames. *IEEE Computer*, 41: 66 - 72, 2008.

Leuthardt, E. , K. Miller, N. Anderson, G. Schalk, J. Dowling, J. Miller, D. Moran, and J. Ojemann. Electrocorticographic frequency alteration mapping: a clinical technique for mapping the motor cortex. *Neurosurgery*, 60: 260 - 270 ; discussion 270 - 1, 2007.

Leuthardt, E. , K. Miller, G. Schalk, R. Rao, and J. Ojemann. Electrocorticographybased brain computer interface - the Seattle experience. *IEEE Trans Neural Syst Rehabil Eng*, 14: 194 - 198, 2006.

Leuthardt, E. C. , G. Schalk, D. Moran, and J. G. Ojemann. The emerging world of motor neuroprosthetics: a neurosurgical perspective. *Neurosurgery*, 59 (1): 1 - 14, 2006.

Leuthardt, E. C., G. Schalk, J. R. Wolpaw, J. G. Ojemann, and D. W. Moran. A brain – computer interface using electrocorticographic signals in humans. *J Neural Eng*, 1 (2): 63 –71, 2004.

Lotte, F., Van Langhenhove, A., Lamarche, F., Ernest, T., Renard, Y., Arnaldi, B., and Lécuyer, A. Exploring large virtual environments by thoughts using a brain – computer interface based on motor imagery and highlevel commands. *Presence: teleoperators and virtual environments*, 19 (1): 54 –70, 2010.

Luo, A., and T. J. Sullivan. A user – friendly SSVEP – based brain – computer interface using a time – domain classifier. *J Neural Eng*, 7 (2): 26010, 2010.

Maynard, E., C. Nordhausen, and R. Normann. Th e Utah intracortical electrode array: a recording structure for potential brain – computer interfaces. *Electroencephalogr Clin Neurophysiol*, 102 (3): 228 –239, 1997.

McFarland, D., W. Sarnacki, and J. Wolpaw. Electroencephalographic (EEG) control of three – dimensional movement. *Society for Neuroscience Abstracts Online* http://www.abstractsonline.com/Plan/ViewAbstract.aspx?sKey=fa317e68 – 3331 – 4f94 – b0d9 – 6fa70986f1e4&cKey=cd433551 – 1b3f – 48f0 – 9fd0 – 3de3d157ae87&mKey = ｛AFEA068D – D012 – 4520 – 8E42 – 10E4D1AF7944｝, 2008.

McFarland, D. J., D. J. Krusienski, W. A. Sarnacki, and J. R. Wolpaw. Emulation of computer mouse control with a noninvasive brain – computer interface. *J Neural Eng*, 5 (2): 101 –110, 2008.

McFarland, D. J., L. M. McCane, S. V. David, and J. R. Wolpaw. Spatial filter selection for EEG – based communication. *Electroenceph Clin Neurophysiol*, 103 (3): 386 –394, 1997.

McFarland, D. J., W. A. Sarnacki, and J. R. Wolpaw. Electroencephalographic (EEG) control of three – dimensional movement. *J Neural Eng*, 7 (3): 036007, 2010.

McFarland, D. J. and J. R. Wolpaw. EEG – based communication and control: speed – accuracy relationships. *Appl Psychophysiol Biofeedback*, 28 (3): 217 –231, 2003.

Mellinger, J., G. Schalk, C. Braun, H. Preissl, W. Rosenstiel, N. Birbaumer, and A. Kübler. An MEG – based brain – computer interface (BCI). *Neuroimage*, 36 (3): 581 –593, 2007.

Miller, K. J., M. Dennijs, P. Shenoy, J. W. Miller, R. P. Rao, and J. G. Ojemann. Real – time functional brain mapping using electrocorticography. *Neuroimage*, 37 (2): 504 –507, 2007.

Miller, K., E. Leuthardt, G. Schalk, R. Rao, N. Anderson, D. Moran, J. Miller, and J. Ojemann. Spectral changes in cortical surface potentials during motor movement. *J Neurosci*, 27: 2424 –2432, 2007.

Miller, K. J., G. Schalk, E. E. Fetz, M. den Nijs, J. G. Ojemann, and R. P. Rao. Cortical activity during motor execution, motor imagery, and imagerybased online feedback. *Proc Natl Acad Sci USA*, 107 (9): 4430 –4435, 2010.

Nijboer, F., E. W. Sellers, J. Mellinger, M. A. Jordan, T. Matuz, A. Furdea, S. Halder, U. Mochty, D. J. Krusienski, T. M. Vaughan, J. R. Wolpaw, N. Birbaumer, and A. Kübler. A P300 – based brain – computer interface for people with amyotrophic lateral sclerosis. *Clin Neurophysiol*, 119 (8): 1909 –1916, 2008.

Nordhausen, C. T., E. M. Maynard, and R. A. Normann. Single unit recording capabilities of a 100 microelectrode array. *Brain Res*, 726 (1 –2): 129 –140, 1996.

Nunez, P., and R. Srinivasan. *Electric Fields of the Brain: Th e Neurophysics of EEG*. New York: Oxford University Press, 2006.

Oostenveld, R., and P. Praamstra. The five percent electrode system for high – resolution EEG and ERP measurements. *Clin Neurophysiol*, 112 (4): 713 –719, 2001.

Pfurtscheller, G., C. Neuper, D. Flotzinger, and M. Pregenzer. EEG – based discrimination between imagination of right and left hand movement. *Electroencephalogr Clin Neurophysiol*, 103 (6): 642 –651, 1997.

Popescu, F., S. Fazli, Y. Badower, B. Blankertz, and K. – R. Müller. Single trial classification of motor imagination using 6 dry EEG electrodes. *PLoS One*, 2 (7): e637, 2007.

Ramoser, H., J. Müller – Gerking, and G. Pfurtscheller. Optimal spatial filtering of single trial EEG during imagined hand movement. *IEEE Trans Rehabil Eng*, 8 (4): 441 –446, 2000.

Renard, Y., G. Gibert, M. Congedo, F. Lotte, E. Maby, B. Hennion, O. Bertrand, and A. Lecuyer. OpenViBE: an open – source software platform to easily design, test and use Brain – Computer Interfaces. In *Autumn school: From neural code to brain/machine interfaces*, http://www.mitpressjournals.org/doi/abs/10.1162/pres.19.1.35, 2007.

Rousche, P. J., D. S. Pellinen, D. P. J. Pivin, J. C. Williams, R. J. Vetter, and D. R. Kipke. Flexible polyimide-based intracortical electrode arrays with bioactive capability. *IEEE Trans Biomed Eng*, 48 (3): 361–371, 2001.

Royer, A. S., and B. He. Goal selection versus process control in a braincomputer interface based on sensorimotor rhythms. *J Neural Eng*, 6 (1): 16005, 2009.

Rubehn, B., C. Bosman, R. Oostenveld, P. Fries, and T. Stieglitz. A MEMSbased flexible multichannel ECoG-electrode array. *J Neural Eng*, 6: 036003, 2009.

Schalk, G. Effective brain-computer interfacing using BCI2000. *Conf Proc IEEE Eng Med Biol Soc*, 5498–5501, 2009.

Schalk, G., P. Brunner, L. A. Gerhardt, H. Bischof, and J. R. Wolpaw. Braincomputer interfaces (BCIs): detection instead of classification. *J Neurosci Methods*, 167 (1): 51–62, 2008.

Schalk, G., J. Kubánek, K. J. Miller, N. R. Anderson, E. C. Leuthardt, J. G. Ojemann, D. Limbrick, D. Moran, L. A. Gerhardt, and J. R. Wolpaw.

Decoding two-dimensional movement trajectories using electrocorticographic signals in humans. *J Neural Eng*, 4 (3): 264–275, 2007.

Schalk, G., E. C. Leuthardt, P. Brunner, J. G. Ojemann, L. A. Gerhardt, and J. R. Wolpaw. Real-time detection of event-related brain activity. *Neuroimage*, 43 (2): 245–249, 2008.

Schalk, G., D. McFarland, T. Hinterberger, N. Birbaumer, and J. Wolpaw. BCI2000: A general-purpose brain-computer interface (BCI) system. *IEEE Trans Biomed Eng*, 51: 1034–1043, 2004.

Schalk, G., and J. Mellinger. *A Practical Guide to Brain-Computer Interfacing with BCI2000*. Springer, 2010.

Schalk, G., K. J. Miller, N. R. Anderson, J. A. Wilson, M. D. Smyth, J. G. Ojemann, D. W. Moran, J. R. Wolpaw, and E. C. Leuthardt. Twodimensional movement control using electrocorticographic signals in humans. *J Neural Eng*, 5 (1): 75–84, 2008.

Schlögl, A., G. Müller, R. Scherer, and G. Pfurtscheller. BioSig—an open source software package for biomedical signal processing. *2nd Open ECG Workshop*, Berlin, Germany, 2004.

Sellers, E. W., A. Kübler, and E. Donchin. Brain-computer interface research at the University of South Florida Cognitive Psychophysiology Laboratory: the P300 Speller. *IEEE Trans Neural Syst Rehabil Eng*, 14 (2): 221–224, 2006.

Sellers, E. W., T. M. Vaughan, and J. R. Wolpaw. A brain-computer interface for long-term independent home use. *Amyotroph Lateral Scler*, 11 (5): 449–55, 2010.

Sharbrough, F., G. Chatrian, R. Lesser, H. Luders, M. Nuwer, and T. Picton. American electroencephalographic society guidelines for standard electrode position nomenclature. *Electroenceph Clin Neurophysiol*, 8: 200–202, 1991.

Slutzky, M. W., L. R. Jordan, T. Krieg, M. Chen, D. J. Mogul, and L. E. Miller. Optimal spacing of surface electrode arrays for brain-machine interface applications. *J Neural Eng*, 7 (2): 26004, 2010.

Stadler, J. A. 3rd, D. J. Ellens, and J. M. Rosenow. Deep brain stimulation and motor cortical stimulation for neuropathic pain. *Curr Pain Headache Rep*, 15 (1): 8–13, 2010.

Stewart, N. Millisecond accuracy video display using OpenGL under Linux. *Behav Res Methods*, 38 (1): 142–145, 2006.

Taheri, B. A., R. T. Knight, and R. L. Smith. A dry electrode for EEG recording. *Electroencephalogr Clin Neurophysiol*, 90 (5): 376–383, 1994.

Thomas, R., A. Rosa, and G. Toussaint. *The Analysis and Design of Linear Circuits*. New York: Wiley, 2004.

Tompkins, W. *Biomedical Digital Signal Processing: C-Language Examples and Laboratory Experiments for the IBM PC*. Upper Saddle River, NJ: Prentice-Hall, 1993.

Townsend, G., B. K. LaPallo, C. B. Boulay, D. J. Krusienski, G. E. Frye, C. K. Hauser, N. E. Schwartz, T. M. Vaughan, J. R. Wolpaw, and E. W. Sellers. A novel p300-based brain-computer interface stimulus presentation paradigm: moving beyond rows and columns. *Clin Neurophysiol*, 121 (7): 1109–1120, 2010.

Tsubokawa, T., Y. Katayama, T. Yamamoto, T. Hirayama, and S. Koyama. Chronic motor cortex stimulation for the treatment of central pain. *Acta Neurochir Suppl (Wien)*, 52: 137–139, 1991.

Vaughan, T. M., D. J. McFarland, G. Schalk, W. A. Sarnacki, D. J. Krusienski, E. W. Sellers, and J. R. Wolpaw. The Wadsworth BCI research and development program: at home with BCI. *IEEE Trans Neural Syst Rehabil Eng*, 14 (2): 229–233, 2006.

Velliste, M., J. Brumberg, S. Perel, G. Fraser, M. Spalding, A. Whitford, A. Mc-Morland, E. Wright, F. Guenther, P. Kennedy, and A. Schwartz. Modular software architecture for neural prosthetic control. In *Program No. 895. 1. 2009 Neuroscience*

Meeting Planner. Chicago: Society for Neuroscience, 2009.

Venthur, B., and B. Blankertz. A platform – independent open – source feedback framework for BCI systems. In *Proceedings of the 4th International Brain – Computer Interface Workshop and Training Course*. Graz, Austria: Verlag der Technischen Universität Graz, 2008.

Volosyak, I., Valbuena, D., Malechka, T., Peuscher, J., A. Gräser. Brain – computer interface using water – based electrodes. *J Neural Eng*, 7: 066007, 2010.

Wilson, J., E. Felton, P. Garell, G. Schalk, and J. Williams. ECoG factors underlying multimodal control of a brain – computer interface. *IEEE Trans Neural Syst Rehabil Eng*, 14: 246 –250, 2006.

Wilson, J., J. Mellinger, G. Schalk, and J. Williams. A procedure for measuring latencies in brain – computer interfaces. *IEEE Trans Biomed Eng*, 57 (7): 1785 –97, 2010.

Wilson, J., and G. Schalk. Using BCI2000 for HCI – centered BCI research. In D. Tan and A. Nijholt (Eds.), *Brain – Computer Interfaces*. Springer, 2010.

Wise, K. D., J. B. Angell, and A. Starr. An integrated – circuit approach to extracellular microelectrodes. *IEEE Trans Biomed Eng*, 17 (3): 238 –247, 1970.

Wisneski, K. J., N. Anderson, G. Schalk, M. Smyth, D. Moran, and E. C. Leuthardt. Unique cortical physiology associated with ipsilateral hand movements and neuroprosthetic implications. *Stroke*, 39 (12): 3351 –3359, 2008.

Wolpaw, J. R., and D. J. McFarland. Control of a two – dimensional movement signal by a noninvasive brain – computer interface in humans. *Proc Natl Acad Sci USA*, 101 (51): 17849 –17854, 2004.

Yamawaki, N., C. Wilke, Z. Liu, and B. He. An enhanced time – frequencyspatial approach for motor imagery classifi cation. *IEEE Trans Neural Syst Rehabil Eng*, 14 (2): 250 –254, 2006.

Zhang, K., I. Ginzburg, B. McNaughton, and T. Sejnowski. Interpreting neuronal population activity by reconstruction: unified framework with application to hippocampal place cells. *J Neurophysiol*, 79 (2): 1017 –1044, 1998.

第10章 脑-机接口操作协议

10.1 引 言

前面章节讨论了 BCI 操作的信号采集、特征提取和转换、输出指令和软/硬件部分。BCI 的运行并不是孤立的,它们在世界即环境中运行。其环境包含 BCI 用户、BCI 应用和 BCI 外部支持三个必要因素。就像 BCI 操作的每一个单独步骤(信号采集、特征提取等)都根据一个协议与其他部分相互作用一样(第9章),每个 BCI 也根据一定的协议与它的环境相互作用。规定 BCI 如何与它的环境相互作用的协议称为 BCI 操作协议。

BCI 操作协议有四个关键要素。每个要素都可以用一个问题开始:
(1) 谁启动一个 BCI 操作,即是 BCI 还是用户;
(2) 谁对特征提取和转换过程进行参数化,即是 BCI 还是它的外部支持;
(3) BCI 是否会告诉它的应用程序干什么或如何干;
(4) BCI 是否会试图发现它本身的错误或把它完全留给用户或者应用来解决。

把这些问题整合到一起,它们的答案就构成了 BCI 操作协议。

本章将轮流解决这些问题。每个问题都有两种答案,并且每个答案会定义一种特定类型的 BCI 操作协议。虽然特定的 BCI 协议会跨越多个类别(如参数化的某些方面由用户处理,而其他方面由外部支持处理),这些问题及其答案提供了理解操作协议的框架;本章讨论每种协议类型的特点、优势和劣势,并提供现存或可想到的 BCI 描述性例子;也对用户训练和研究需要的专用操作协议进行讨论总结。

10.2 脑-机接口操作协议的关键要素

10.2.1 脑-机接口操作的启动

对任何能集中于一个特定意图动作的人,BCI 用户使用 BCI(如使用它与某人进行通信),或不使用 BCI(如在干其他事情、睡觉、空想等):
(1) 主动的 BCI 使用状态称为意图控制。
(2) 其他活动状态称为无意图控制,简称无控制。

用这个术语来讲,一个人在意图控制期间使用 BCI,在无控制期间不使用 BCI(Mason 等,2007;Mason 和 Birch,2005)。

理想情况下,BCI 的使用应该像人基于肌肉的运动那样容易方便。也就是说,用户应能够以自我步调的模式来操作 BCI,在这个过程中 BCI 随时准备好被使用,并且用户能够在想要的任何时候完成意图控制(Mason 等,2006)。为了允许这种用户自定步调的操作,BCI 必须能够可靠地区分用户的无控制状态和意图控制状态。这是很难完成的要求,之所以困难,是因为有很大范围的脑活动对应无控制状态,并且 BCI 必须能够把这些活动识别为无控制状态。在无控制（无任何控制意图）和意图控制（有意图的控制）之间如果 BCI 不能精确地区分，那么无控制状态期间大脑的活动就可能被转化为非故意的动作。发送非故意信息或指令的问题称为"点石成金问题"，这起源于一个贪婪的国王想要把他能碰到的任何东西变成金子，却意外地把自己的女儿变成了金子（Moore 2003）。对很多 BCI 应用而言，即使很小数量的这种假阳性错误也会让 BCI 变得令人沮丧，并且不实用。对其他 BCI 应用而言这可能是灾难性的，例如，BCI 在一个繁忙的城市街道旁边控制一个电动轮椅。

到目前为止，BCI 操作协议通过两种方法来解决在无控制状态避免无控制动作的问题：一种是通过使用把 BCI 的动作限制在能够安全地认为用户处于意图控制状态的时间内的同步协议；另一种是通过使用能够满意地区分无控制状态和意图控制状态的自定节奏（或异步）协议。

10.2.1.1 同步协议

同步协议限制 BCI 真正把用户脑活动转化为动作的时间区间（Mason 和 Birch，2005；Müller-Putz 等，2006）。一种同步协议为用户提供特定的感觉刺激，并分析紧随其后某个固定期间内发生的脑活动。BCI 仅在刺激后把脑信号转化为输出。用这种方式，操作协议会对 BCI 把脑信号转换为动作的时间进行限制和指定。或者，操作协议会提供提示，如一个"准备好"指示器通知用户程序即将期待一个意图控制状态。同步 BCI 操作在图 10.1（a）中做了描述。

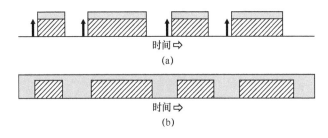

图 10.1 同步操作协议和异步（也称为自定节奏）操作协议

注：图（a）的阴影部分表示 BCI 可以用于控制的时间，剖面线表示 BCI 期待用户提供控制指令的时间。箭头表示在 BCI 使用期之前由 BCI 提供的提示。图（b）的连续阴影部分表示 BCI 对用户一直可用。剖面线的矩形表示由用户发起并被 BCI 识别出来的有意控制期间。剖面线矩形之间的时间区域是无控制的期间

一种常见的同步 BCI 是第 12 章中详细讨论的 P300 拼写器。用户观看包含字母和/或其他项目的矩阵。矩阵的每一行或列进行连续的闪烁，并且用户注视（如计数）包含其想要交流的字母的每一次闪烁。得到的脑活动可以用来识别用户想要的字母位于哪一行和哪一列，从而允许用户利用脑活动拼写该字母（Farwell 和 Donchin 1988；Sellers 等，2006；Vaughan 等，2006；Jin 等，2010）。因为输出是基于 BCI 按照计划呈现给用户的刺激（闪烁）而获得的，所以该 BCI 是同步的。

在第二种类型的同步 BCI 中，用户通过想象不同类型的运动进行拼写。大脑想象技术可以确定用户在执行哪种类型的运动想象。例如，用户在想象运动左手、右手、脚或其他区域，从而指导光标或箭头选择一个特定的字母（Wolpaw 等，2003；Scherer 等，2004；Pfurtscheller 等，2006；Müller 等，2008）。由于用户必须在特定的时间进行运动想象，所以这种 BCI 是同步的。这种同步协议的一个缺点是 BCI 在给定提示时期待意图控制，如果用户在该特定期间内没有进行适当的脑活动响应，就会获得不想要的动作。上面讨论的两种同步 BCI 方法甚至

不考虑用户在特定时间不想使用 BCI 这种可能性。因此，如果用户不想做任何控制，这种 BCI 会一直把一个可能的项目识别为目标（或者为光标运动识别一个方向等），这当然会引起一些错误。另外，用户可能也会发现由 BCI 规定操作时间的同步协议对很多实际任务而言很笨拙并且不自然。

10.2.1.2 自定节奏协议

可以替代同步协议的是自定节奏协议（也称为异步协议）。自定节奏协议区分无控制状态和意图控制状态。这种操作模式在图 10.1（b）中做了描述。它允许用户在任何想要的时刻使用 BCI。自定节奏协议可以在用户和 BCI 之间获得更加自然和动态的交互，但其开发更具有挑战性。开发可靠自定节奏协议的初始努力已经获得了一些成功，但还不能用于实验室外的应用。

自定节奏基于稳态视觉诱发电位（Steady-State Visual Evoked Potential，SSVEP）的 BCI 设计已经在多个研究中做了描述（Trejo 等，2006；Allison 等，2010）。为了产生 BCI 输出，用户集中精力注视一组快速闪烁的灯，这些灯代表不同的输出。如果 BCI 检测到与某个闪烁目标具有相同频率的 EEG 活动具有显著的增加，它就会执行与该目标相关联的指令。因此，用户在任何需要时候通过集中注视某个目标来移动光标进行拼写、选择数字或完成其他任务。如果用户在进行其他活动而不使用 BCI，并且不想关注任何闪烁目标，就不会有与任何目标相关联的脑活动增加，BCI 也不会产生输出（这种基于 SSVEP 的 BCI 的深入讨论见第 14 章。）

自定节奏 BCI 也可依赖于运动想象。某些 BCI 允许用户通过在任何时候进行运动想象在一个虚拟环境中巡航（Leeb 等，2007；Scherer 等，2008）。如果 BCI 检测到与几个特定任务之一相关联的 EEG 活动（如想象左手运动），该活动就会转化为特定的指令。

10.2.1.3 同步和自定步调协议相结合

当然，也可以设计结合自定步调和同步协议的 BCI。例如，BCI 可能一直保持不活动的待机模式，直到用户产生一个特定顺序的感觉运动节律幅值（或其他脑活动）。这些振幅很少偶然发生，并且能够作为可以信赖的同步指令激活 BCI。被激活的 BCI 在同步协议下操作来支持意图控制，直到用户产生另一个（或相同）的同步指令把 BCI 转化为待机模式。

例如，一个最近开发的系统允许用户通过想象脚步运动来打开或关闭基于 SSVEP 的 BCI（Pfurtscheller 等，2010）。其他这种类型的半同步 BCI 可以使操作变得更加灵活。它们使用基于上下文的提示来理解用户请求并允许用户使用相同的信号执行不同的任务。例如，如果一个用户在玩一个虚拟足球游戏时想象脚部运动，系统会根据游戏的状态执行不同的动作。虚拟替身会在球很远时往前跑，或者在球很近时踢球，或者 BCI 可能切换到一个严格的同步模式下用于罚点球这样的特殊动作。当 BCI 集成环境智能和上下文感知系统时，结合用户指令和其他与产生适当输出相关信息的 BCI 会变得更加普遍和有效。

10.2.1.4 目前使用的同步和自定节奏协议

目前，可靠、完全自定节奏 BCI 协议的实现，仍然是开发实验室外广泛适用的 BCI 所面临的最困难和最重要的问题之一。在这种协议进一步开发和在线验证之前，同步协议会为无法使用传统辅助交流设备（基于肌肉的）的人提供简单的 BCI 交流系统（Vaughan 等，2006；Kübler 和 Birbaumer，2008；Nijboer 等，2010；Sellers 等，2010）。

10.2.2 参数化的特征提取和转换过程

在特征提取和转换操作中，BCI 从脑信号中提取特定的特征并把它们作为自变量进行计算产生因变量（到达应用的指令）。这些操作的参数制定了它们发生的频率，即提取哪些特征、如何提取以及把这些特征转换为因变量所用方程的形式和常数。很明显，适当的参数选择或参数化对 BCI 性能的有效发挥是必需的。不同的 BCI 参数变化很大，它们是信号类型和特征提取转换方法的函数。然而，BCI 操作协议大体上分为预置参数化协议和自参数化协议两类。

10.2.2.1 预置参数化协议

预置参数化 BCI 协议使用已经为 BCI 选择的固定参数。例如，BCI 使用初始 session 中的结果进行参数化，在初始 session 中用户被要求想象一个特定组合的运动。分析与想象动作相关的脑信号可以获得把用户脑活动转化为与特定想象动作相关的特定应用指令的最优参数集（Pfurtscheller 等，2006；Trejo 等，2006；Müller 等，2008）。这些协议最适合有限单一时间的 BCI 研究，在这类研究中一次预研究的参数化就足够了（Allison 等，2010）。相反，在实际使用中，通常情况下 BCI 会在很多天的时间中重复使用，这时需要对预参数化过程进行周期性的重复（Nijboer 等，2010）。另外，某些 BCI 系统可以在很长的周期内使用相同的参数集良好地工作。

10.2.2.2 自参数化协议

自参数化（也称自适应）BCI 协议选择和修改它们自身的参数。它们通过周期性的自动过程完成参数选择和修改。例如，用于单词处理的 P300BCI 可以周期性地实施一个简短的自动复制-拼写 session，用户需要在一个矩阵中选择一定数量给定的字母（目标字母）。分析目标和非目标字母的诱发响应可以对用户脑活动转化为字母选择的参数进行更新。或者，BCI 把连续的参数更新包含在其标准操作中。例如，基于感觉运动节律（Sensorimotor Rhythm，SMR）的 BCI 通过对过去运动的平均做简单的假设（一般来说，用户打算向左移动的频率和向右移动一样），这些方程可以将 SMR 幅度转换为光标移动，基于感觉运动节律（SMR）的 BC1 可以连续地调节方程中的常数。

因为自参数化 BCI 协议可以适应用户脑信号自发的、自适应的变化（至少在理论上是这样的，见第 8 章），它们在日常使用中更受欢迎，随着 BCI 研究和开发的发展，会变得越来越普遍。在这个过渡期间内，很多（实际上是绝大多数）协议会继续是部分自参数化的：它们自己选择或更新某些参数或者从其他地方接收相关提示（如来自技术支持人员或研究人员实施的过程）。例如，在 Wolpaw 和 McFarland（2004）所描述的基于 SMR 的 BCI 系统中，使用的特征是实验者选择的，但赋予的权重是 BCI 自身连续更新的。在最近一个长期基于 SMR 和 P300 的 BCI 使用的研究中，关键参数被自动更新，并且某些参数根据需要被实验者修改（Nijboer 等，2010）。

10.2.3 脑-机接口的应用协议

在记录脑信号后，BCI 会执行两个操作：一是提取信号特征，如特定频率带的能量或特定神经元的发射率；二是把这些特征转化为操作应用的指令（也称设备），如单词处理程序、环境控制单元、轮椅或神经假肢。虽然所有的 BCI 都提取信号特征并把其转化为指令，它们的操作协议根据产生指令的本质可以分为目标选择协议和过程控制协议两类（Wolpaw，2007）。这两类在第 1 章中做了描述和讨论（图 1.6）。

10.2.3.1 目标选择协议

在目标选择（或简单的选择）协议（也称离散控制协议）中，信号特征被转化成从一个有限可能指令集中选择的特定指令："选择字母 E""把电视转到频道 3""捡起苹果"等。因此，在目标选择协议中，每一个特征转化操作产生从一组被定义的离散指令中选择的不同指令。

基于 P300 和 SSVEP 的 BCI（第 13、15 章）展示了同步或异步 BCI 是如何依赖于目标控制协议的。在这两个例子中，用户可以通过注视一组选择中的一个项目在一组不同的目标选择指令中进行选择。

10.2.3.2 过程控制协议

在过程控制（或简单过程）协议（也称连续控制或动态控制协议）中，信号特征被转化为产生过程下一步动作的指令（如光标或轮椅的运动，连续打开或关闭机器人手，改变神经假肢的握力等）。在过程控制协议中，每一个特征转换操作都产生当前进行过程的下一步动作（如计算机屏幕上光标的下一步运动）。例如，上面提到的自定节奏 BCI（Leeb 等，2007；Scherer 等，2008）可以使用户通过想象在虚拟环境中运动，这依赖于过程控制。很多其他 BCI 也是这样的，包括基于 SMR 的 BCI、基于单神经元的 BCI、甚至基于 P300 的 BCI（Hochberg 等，2006；Citi 等，2008；McFarland 等，2010）。

10.2.3.3 目标选择和过程控制协议的比较

BCI 如何把用户意图转换为动作的问题——是通过目标选择协议还是过程控制协议——主要集中于特征转换所获得指令的本质。BCI 可以把即将到来的指令用不同的方法完成不同的应用。例如，用于单词处理这样应用的目标选择协议也可以用于轮椅驱动，如果它包含这样一组指令："到厨房去""到电视机去"等等。相反，用于光标移动的过程控制协议也可以操作电视，如果该过程可以把光标移动到一些图标上后执行相应的动作，如"打开电视""选择频道 10"等。

此外，一个特定的 BCI 应用会在过程控制和目标选择之间切换。这样，一个采用过程控制协议把光标移动到图标上的鼠标控制应用之后就会切换到目标选择协议来决定，是选择（点击）该图标还是继续移动到其他图标（McFarland 等，2008）。例如，Cherubini 等（2008）描述了一个允许指令在单步、半自动或自动三种模式下运行的 BCI 系统。在单步模式下机器人对每个移动指令移动固定的短距离，而在半自动模式下每个移动指令使机器人在一个方向上移动一个分等级的距离，从而避免人工智能的阻碍。前两种模式是过程控制协议。自动模式下，每一个指令会从一组在环境中定义的目标中选择一个目标，之后机器人移动到该目标。这种模式是目标选择协议，如本章开始所述，第 11 章将讨论这两种操作协议（目标选择和过程控制）的应用。

10.2.4 处理转换误差

对于通信或控制接口而言，误差是指不能识别用户意图。这类接口都面临误差的问题，BCI 也不例外。BCI 会错误地把"是"识别为"否"，把"输入 A"识别为"输入 B"，或者把"待在原地"识别为"向前运动"。另外，使用同步操作协议的 BCI 会产生把无控制状态当作意图控制状态的假阳性错误，或与之相反的假阴性错误。也就是说，BCI 会在用户不使用 BCI 时产生输出，或者在用户使用 BCI 时不产生输出。（前面一种情况类似于在使用具有触摸屏的智能手机时没有触摸却感应到触摸）。

在目前的早期开发阶段，BCI 特别容易产生转换误差。在 BCI 和其应用中，误差和测量方法对于减少或消除其影响的重要性被广为认识。例如，在单词处理应用中，错误的拼写可以容忍并且很容易修复。另外，在假肢或轮椅控制应用中，运动误差会产生严重后果。不管怎样，即使对于像单词处理这样的安全应用，过多的误差也会造成 BCI 低效，产生无法接受的沮丧，甚至完全没用。

减少误差的需求会导致性能降低。例如，在基于 P300 的目标选择协议中，可以通过增加每次选择的刺激序列数降低误差，但性能也随之变慢。如果降低基于 SMR 的过程控制协议，可以增加决定每一步（如每一次光标运动）的数据段的长度，或者降低每一步的大小，但同样会降低性能。因此，降低误差的测量收益必须与性能降低进行权衡。事实上，用户自身通常具有这方面的偏好，有些人偏好更快的误差 – 波动性能，而其他人偏好比较慢但精确度高的性能。

BCI 操作协议通过误差 – 盲协议和误差 – 检测协议两种方式处理误差。

10.2.4.1 误差 – 盲协议

在误差 – 盲协议中，BCI 操作不包含任何检测或矫正错误的措施。大多数现有的 BCI 操作协议属于这一类。这些误差 – 盲协议本身并不识别误差，也不包含任何处理误差的措施。虽然它们在定义如每次选择的刺激序列数量等参数时考虑误差的可能性（Jin 等，2010），但在 BCI 使用过程中不包含任何检测或消除误差的过程。通过特征提取和转换过程，可以较容易识别出用户意图，并把（正确的）结果发送给应用。

在误差 – 盲协议中，误差识别和矫正留给用户或应用。例如，在单词处理应用中，用户可能识别出错误并通过退格来改正。或者，轮椅移动应用识别出前面有一面墙（或一个陡坡），从而忽略来自 BCI 的"向前移动"指令。在这两个例子中，BCI 操作协议并不负责检测或解决误差。在第一个例子中用户做这些事情，在第二个例子中应用程序做这些事情。

10.2.4.2 误差 – 检测协议

在误差 – 检测协议中，BCI 操作包含特定的措施来避免、检测和/或矫正误差。使用误差 – 检测协议的 BCI 目前主要局限于实验室环境。这些 BCI 不但使用用户的脑信号来识别意图，也检测误差。例如，它们从被指令执行诱发的脑信号中识别该指令是否是误差（Schalk 等，2000；Parra 等，2003；Buttfield 等，2006；Ferrez 和 Millán，2008），或从与用于识别意图的脑信号相伴随的信号特征中识别是否发生了误差（Bayliss 等，2004），或使用特定的信号特征提前预测到错误并且采取适当的措施（从而不向应用发送错误意图）。Makeig 和 Jung（1996）发现，当声纳操作员发生错误时，EEG 测量可以提前 10s 进行预测（第 23 章）。虽然在操作协议中包含误差校正的 BCI 还处于研究初期，但是它们的开发已经变得越来越重要，因为人们一直在致力于开发真正可用的 BCI 系统。

10.3 用户训练和系统测试操作协议

BCI 系统的主要目的是提供通信和控制。BCI 操作协议被设计为服务这一目的。与此同时，也经常需要特殊的协议对系统进行参数化、测试和用户训练。服务于这些目的的特定协议通常具有不同的特征：用户意图以及 BCI 的正确输出是提前确定好并被用户、操作员/实验者和 BCI 所知的。这种类型的协议称为直接输出（或监督学习）协议，简称直接协议。它们允许 BCI 的实际输出直接与正确输出做比较。这种协议用来对 BCI 系统进行参数化。例如，用来开发或更新基于 P300 的 BCI 拼写应用的分类器的复制 – 拼写例程就是直接协议（Sellers 等，2006；Vaughan 等，2006；Nijboer 等，2010）（见第 12 章）。类似的例程可确定基于 SMR

特定运动想象的 BCI 参数（Scherer 等，2004；Pfurtscheller 等，2006；Müller 等，2008）（第 13 章）和基于 SSVEP 的 BCI 进行参数化（如 Trejo 等，2006）（第 14 章）。

此外，直接协议可以对 BCI 用户和 BCI 系统之间的自适应交互过程进行指导，该过程可以提高用户意图与系统提取并转化为输出的脑信号特征之间的一致性。该指导功能已经成为开发基于 SMR 的 BCI 多维光标运动控制的重要组成部分（Wolpaw 和 McFarland，2004；McFarland 等，2010）（第 13 章）。

直接协议在 BCI 研究中广泛使用。大多数 BCI 研究中使用这类协议产生数据。这类协议可以成功对不同 BCI 设计、特定设计的不同修改进行评估和比较。因此，它们是开发和评估更有效系统的必备工具（Müller-Putz 等，2006；Pfurtscheller 等，2006）。另外，自参数化 BCI 协议使用直接控制子程序周期性地对自身进行参数化。

需要理解的是，同步协议仅在用户单独定制转化为设备指令的意图方面与用于实际生活的协议是相近的。虽然这个近似很接近，但它并不是真实的情况。一个主要的考虑：用于引导的协议和实际生活协议的用户脑信号显著不同。这会降低引导的协议获得的结果用于实际生活 BCI 操作的可信度。

10.4 小　　结

BCI 在包含 BCI 用户、BCI 应用和 BCI 外部支持的环境中进行操作。它根据操作协议与这个环境进行互动，BCI 操作协议可以根据四个基本问题进行划分，每一个问题都有两个可能的答案。

第一个问题是 BCI 操作如何初始化。在同步协议中，BCI 初始化自身操作。在自定节奏（或异步）协议中，用户的脑信号初始化 BCI 操作。同步协议相对更容易开发。然而，自定节奏协议能够提供更加自然、便利的通信和控制。目前正在引入到临床使用的 BCI 系统使用同步协议，但是研究者们对自定节奏协议也越来越感兴趣了。

第二个问题是 BCI 把用户脑信号转化为什么。在目标选择协议中，每一个特征转换操作产生一个指令从一组有限指令集中选择一个指令（如产生字母表中的字母）。在过程控制协议中，每一个特征转换操作产生一个当前进行过程的下一步动作的指令（如光标运动）。

第三个问题是如何参数化特征提取和转换过程。前置参数化协议使用提供给 BCI 的固定参数。自参数化协议选择并修改自身参数，这一过程在正常操作的过程中连续完成，或通过周期性的自动过程完成。虽然前置参数协议相对容易开发，但自参数化协议更适合长期使用。很多现有 BCI 使用半前置参数化、半自参数化的协议。

第四个问题是如何处理误差。误差-盲协议不但自身不识别误差，也不包含处理误差的任何措施，它们的误差处理留给用户或应用来完成。误差-检测协议不但利用用户脑信号识别意图，也检测误差。误差-检测协议目前只处于初期开发，并会变得越来越重要。

BCI 训练和测试严重依赖于正确输出被提前确定的特定的引导的协议。这些协议用来对 BCI 系统进行参数化，并且对于更好系统的实验室开发和优化是必不可少的。它们可以在优化 BCI 识别与执行用户意图方面对用户和 BCI 系统提供指导。与此同时，引导的协议无法对实际生活操作中的 BCI 功能提供完美的指导，因为在这种情况下正确输出是由用户自己确定的。

参 考 文 献

Allison, B. Z. (2009). The I of BCIs: Next generation interfaces for brain-computer interface systems that adapt to individual users. In: Human-Computer Interaction: Novel Interaction Methods and Techniques, Jacko, J (Ed.), Springer-Verlag, Berlin Heidelberg, 558-568.

Allison, B. Z., T. Luth, D. Valbuena, A. Teymourian, I. Volosyak, and A. Graser. 2010. BCI demographics: how many (and what kinds of) people can use an SSVEP BCI? IEEE Trans Neural Syst Rehabil Eng. 18: 107-116.

Bayliss, J. D., A. S. Inverso, and A. Tentler. 2004. Changing the P300 brain computer interface. CyberPsychology and Behavior 7: 694-704.

Buttfield, A., P. W. Ferrez, and J. del R. Millán. 2006. Towards a robust BCI: error potentials and online learning. IEEE Trans Neural Syst Rehabil Eng. 14: 164-168.

Cherubini, A., G. Oriolo, F. Macrí, F. Aloise, F. Cincotti, and D. Mattia. 2008. A multimode navigation system for an assistive robotics project. Auton Robots 25: 383-404.

Citi L., R. Poli, C. Cinel, and F. Sepulveda. 2008. P300-based BCI mouse with genetically-optimized analogue control. IEEE Trans Neural Syst Rehabil Eng. 16: 51-61.

Farwell, L. A., and E. Donchin. 1988. Talking off the top of your head: toward a mental prosthesis utilizing event-related brain potentials. Electroencephalogr Clin Neurophysiol 70: 510-523.

Ferrez, P. W. and J. del R. Millán. 2008. Error-related EEG potentials generated during simulated brain-computer interaction. IEEE Trans Biomed Eng 55: 923-929.

Hochberg, L. R., M. D. Serruya, G. H. Friehs, J. A. Mukand, M. Saleh, A. H. Kaplan, A. Branner, D. Chen, R. D. Penn, and J. R. Donoghue. 2006. Neuronal ensemble control of prosthetic devices by a human with tetraplegia. Nature 13 (442): 164-171.

Jin, J., B. Z. Allison, C. Brunner, B. Wang, X. Wang, J. Zhang, C. Neuper, and G. Pfurtscheller. 2010. P300 Chinese input system based on Bayesian LDA. Biomed Technik 55: 5-18.

Kübler A., and N. Birbaumer. 2008. Brain-computer interfaces and communication in paralysis: extinction of goal directed thinking in completely paralysed patients? Clin Neurophysiol. 119: 2658-2666.

Leeb, R., F. Lee, C. Keinrath, R. Scherer, H. Bischof, and G. Pfurtscheller. 2007. Brain-computer communication: motivation, aim, and impact of exploring a virtual apartment. IEEE Trans Neural Syst Rehabil Eng 15: 473-482.

Makeig, S., and T. P. Jung. 1996. Tonic, phasic, and transient EEG correlates of auditory awareness in drowsiness. Brain Res Cogn Brain Res. 4: 15-25.

Mason, S. G., A. Bashashati, M. Fatourechi, K. F. Navarro, and G. E. Birch. 2007. A comprehensive survey of brain interface technology designs. Ann Biomed Eng 35: 137-169.

Mason, S. G., and G. E. Birch. 2005. Temporal control paradigms for direct brain interfaces—rethinking the definition of asynchronous and synchronous. Paper presented at HCI International, at Las Vegas, NV.

Mason, S. G., J. Kronegg, J. E. Huggins, M. Fatourechi, and A. Schloegl. 2006. Evaluating the performance of self-paced brain computer interface technology. Available from http://www.bci-info.org//Research_Info/documents/articles/self_paced_tech_report-2006-05-19.pdf.

McFarland, D. J., Krusienski, D. J., Sarnacki, W. A., and Wolpaw, J. R. 2008. Emulation of computer mouse control with a noninvasive brain-computer interface. J Neural Eng, 5: 101-110.

McFarland, D. J., Sarnacki, W. A. and Wolpaw, J. R. 2010. Electroencephalographic (EEG) control of three-dimensional movement. J Neural Eng, 11; 7 (3): 036007.

Millán, J. del R., R. Rupp, G. R. Müller-Putz, et al. 2010. Combining braincomputer interfaces and assistive technologies: State-of-the-Art and Challenges. Front Neurosci. 7 (4): 161.

Moore, M. M. 2003. Real-world applications for brain-computer interface technology. IEEE Trans Neural Syst Rehabil Eng. 11: 162-165.

Müller, K. R., M. Tangermann, G. Dornhedge, M. Krauledat, G. Curio, and B. Blankertz. 2008. Machine learning for real-time single-trial EEG-analysis: from brain-computer interfacing to mental state monitoring. J Neurosci Methods 167: 82-90.

Müller-Putz, G. R., R. Scherer, G. Pfurtscheller, and R. Rupp. 2006. Braincomputer interfaces for control of neuroprostheses: from synchronous to asynchronous mode of operation. Biomed Technik 51 (2): 57 – 63.

Nijboer F., N. Birbaumer, and A. Kübler. 2010. The influence of psychological state and motivation on brain – computer interface performance in patients with amyotrophic lateral sclerosis—a longitudinal study. Front Neurosci. 21 (4): 55.

Parra, L. C., C. D. Spence, A. D. Gerson, and P. Sajda. 2003. Response error correction—a demonstration of improved human – machine performance using real – time EEG monitoring. IEEE Trans Neural Syst Rehabil Eng. 11: 173 – 177.

Pfurtscheller G., B. Z. Allison, C. Brunner, G. Bauernfeind, T. Solis – Escalante, R. Scherer, T. O. Zander, G. Mueller – Putz, C. Neuper, and N. Birbaumer. 2010. The hybrid BCI. Front Neurosci 4: 42.

Pfurtscheller, G., G. R. Müller – Putz, A. Schöl, B. Graimann, R. Scherer, R. Leeb, C. Brunner, C. Keinrath, F. Lee, G. Townsend, C. Vidaurre, and C. Neuper. 2006. 15 years of BCI research at Graz University of Technology: current projects. IEEE Trans Neural Syst Rehabil Eng. 14: 205 – 210.

Schalk, G., J. R. Wolpaw, D. J. McFarland, and G. Pfurtscheller. 2000. EEGbased communication: presence of an error potential. Electroencephalogr Clin Neurophysiol 111: 2138 – 2144.

Scherer, R., F. Lee, A. Schlöl, R. Leeb, H. Bischof, and G. Pfurtscheller. 2008. Toward self – paced brain – computer communication: navigation through virtual worlds. IEEE Trans Biomed Eng 55: 675 – 682.

Scherer, R., G. R. Müller, C. Neuper, B. Graimann, and G. Pfurtscheller. 2004. An asynchronously controlled EEG – based virtual keyboard: improvement of the spelling rate. IEEE Trans Biomed Eng 51: 979 – 984.

Sellers, E. W., A. Kübler, and E. Donchin. 2006. Brain – computer interface research at the University of South Florida Cognitive Psychophysiology Laboratory: the P300 speller. IEEE Trans Neural Syst Rehabil Eng 14: 221 – 224.

Sellers, E. W., T. M. Vaughan, and J. R. Wolpaw. 2010. A brain – computer interface for long – term independent home use. Amyotrophic Lateral Sclerosis 11: 449 – 455.

Trejo, L. J., R. Rosipal, and B. Matthews. 2006. Brain – computer interfaces for 1 – D and 2 – D cursor control: designs using volitional control of the EEG spectrum or steady – state visual evoked potentials. IEEE Trans Neural Syst Rehabil Eng. 14: 225 – 229.

Vaughan, T. M., D. J. McFarland, G. Schalk, W. A. Sarnacki, D. J. Krusienski, E. W. Sellers, and J. R. Wolpaw. 2006. The Wadsworth BCI research and development program: at home with BCI. IEEE Trans Neural Syst Rehabil Eng. 14: 229 – 233.

Wolpaw, J. R. 2007. Brain – computer interfaces as new brain output pathways. J Physiol 579: 613 – 619.

Wolpaw, J. R. and D. J. McFarland. 2004. Control of a two – dimensional movement signal by a non – invasive brain – computer interface in humans. Proc Natl Acad Sci USA 101: 17849 – 17854.

Wolpaw JR, McFarland DJ, Vaughan TM, Schalk G. 2003. The Wadsworth Center brain – computer interface (BCI) research and development program. IEEE Trans Neural Syst Rehabil Eng. 11: 204 – 207.

第 11 章 脑 – 机接口应用

11.1 引　言

大多数 BCI 的最终目标是为严重生理残疾人提供通信或控制能力。BCI 操作的设备称为它的应用。应用并不是 BCI 的一部分。它接收 BCI 的输出指令并把指令转换为有用的动作，从而使 BCI 和应用一起变成潜在的功能强大的辅助设备。如果没有有用的应用，BCI 只是没有实际价值的研究或新型交流手段。因此，BCI 应用的实用性及临床和商业成功都是至关重要的。

假想的 BCI 应用，就像科幻小说和电影中描述的，从生活在交替的现实中（如黑客帝国，The Matrix，Warner Bros. Pictures 1999）到增强人类能力（Gibson，1984），到变成航天飞船（McCaffrey，1969）。即使在科学文献中，BCI 的研究有时也会把这些最终的未来应用作为目标（Vidal，1973）。把 BCI 作为主流技术，或至少作为主流玩具，它是从宣称把脑信号作为游戏或游戏控制器的新闻和商业交易展览开始的（Heingartner，2009；Twist，2004；Snider，2009）。这些产品的广告会激发使用脑信号变成超人的想象。

然而，在现实生活中，目前实际 BCI 能提供的有限的能力使得对它们感兴趣的主要是严重生理残疾的人。很多残疾人已经使用辅助技术（Assistive Technology，AT）来提供与不是专门为残疾人设计的商业设备之间的可用接口。例如，AT 可以提供与现存技术（如用头控制的计算机鼠标）的备选接口，或者它能提供完成任务（如提供移动能力的轮椅）的备选方法。AT 可以通过提供完成任务的备选方法来恢复严重生理残疾人的功能。成功的 BCI 可以极大扩展 AT 的实用性，并且能够使它服务于现有 AT 设备不能有效服务的人；AT 设备都依赖于肌肉控制的某些测量值。

当 BCI 研究者为身体残疾人开发日常使用的 BCI 时，应该寻求对评估和满足身体残疾人需要有经验的专家的帮助，包括有个人残疾经历的潜在 BCI 用户和为需要的人提供 AT 技术的医疗或 AT 专家。已证明对传统的（如基于肌肉的）AT 的发展和传播至关重要的基本原则和临床现实，都同样与基于 BCI 的 AT 相关。因此本章始终强调这些基本原则和临床现实。

本章介绍 BCI 作为一种令人激动并且具有潜在重要性的新 AT 技术的开发和实施。它分为 6 个主要部分：11.2 节把 BCI 放在 AT 环境中并表述其目标用户；11.3 节研究 BCI 控制 AT 应用的控制策略（目标选择和过程控制）；11.4 节考虑 BCI 可能操作的 AT 应用种类；11.5 节讨论选择和提供由 BCI 控制的 AT 应用的最重要因素；11.6 节讨论配置由 BCI 控制的 AT 应用的两个基本途径（BCI/AT 和 BCI + AT）；11.7 节讨论性能优化的方法。

11.2 脑 – 机接口应用于辅助技术及其潜在的用户

11.2.1 脑 – 机接口用于辅助技术

辅助技术（Assistive Technology，AT）是在残疾人生理（或认知）能力与他们想完成的功能之间架起桥梁的设备或过程。例如，轮椅可以为自身不能在家中来回运动的人提供移动能力并提高其功能。类似地，产生语音的通信设备可以为不能通过说话与他人面对面或通过电话进行交流的人提供语音功能。

AT 通常使用用户剩余的能力替代缺失的功能。因此，手动轮椅使用手臂的功能替代丢失的腿的功能，用头控制的计算机鼠标使用头部运动替代手部功能完成鼠标操作。用于认知障碍的 AT 通常依赖于生理能力记录或获取指令列表，以弥补记忆或其他认知功能限制。由于 BCI 不需要生理运动，因此主要用于严重生理残疾的患者，而非认知障碍的患者。未来 BCI 会证明对更多残疾程度不太严重的人也是有用的，他们可以从存取技术更多的接口选择中受益。例如，通过肌肉活动激活开关来操作通信系统的人会发现利用 BCI 对环境中的灯光、温度或娱乐系统进行操作更有用。目前，仅有一个研究组在研究使用 BCI 帮助认知障碍的人（Hsiao 等，2008；见第 22 章）。

BCI 被集成在某个应用中，从而一起构成独立的提供特定功能（如通过语音模拟器发声）的 AT 设备（此处称为 BCI/AT 设备或系统）。或者，BCI 也可作为一个通用的或即插即用的接口代替标准的生理接口（如操作杆或鼠标）操作现有的 AT 应用（如电动轮椅、光标或机械臂）。这种通用的或即插即用的系统在本章称为 BCI + AT 设备或系统，以与独立的 BCI/AT 系统进行区分。然而独立的 BCI/AT 选择局限于一个单独的应用（在这种应用中工作很好），而即插即用的 BCI + AT 选择具有更多的功能（但不是对每种应用工作很好）。

纵观 AT 研究和开发的历史，研究者们开发了无数的 AT 设备。它们中的大多数可以很容易地配置为通过肌肉接口进行操作，如开关、操纵杆、键盘或计算机鼠标。接口的选择与用户的可用能力相匹配。例如，轮椅通过操纵杆或按键进行驱动，或者通过呼吸控制激活的开关进行驱动。因此，AT 可以为仅具有最简单肌肉激活能力的患者提供很多功能。相反，BCI 的意图是为不能产生这种肌肉活动能力或不能可靠产生肌肉活动能力的人提供支持。具有能够替代 USB 键盘、USB 鼠标、操纵杆或机械开关的具有标准输出的 BCI，可以用来控制很多不同的设备。表 11.1 列出了一些现有的可由即插即用的 BCI 控制的 AT 设备实例。

表 11.1 一些现有的可由即插即用 BCI 控制的 AT 设备实例

设备	AT 类别	开关型 BCI	鼠标型 BCI	键盘型 BCI	特征	性能增强特征
Vantage[①]	AAC*	C, P**	C, P		基于图片/图画的	图标预测
DynaWrite[②]	AAC	C, P		C, P	基于文本的，独立式的	单词预测，宏
Imperium[③]	ECS	C			ECS 嵌套菜单	
Relax II[④]	ECS	C			ECS 简易菜单	
DynaVox Vmax[⑤], Prentke Romich ECO2,[⑥] Tobii C12[⑦]	AAC, ECS CA	C	C		全面沟通使用多输入方法进行计算机访问和环境控制系统	单词/图标预测、存储文本
Wivik[⑧]	CA	C, P	C, P	C, P	语言输出	单词预测，宏
WordQ[⑨]	CA			C, P		单词预测
DASHER[⑩]	CA	C	C, P		独特的基于时间的鼠标文本输入	独特的单词预测功能
REACH Interface Author[⑪]	AAC, CA	C, P	C, P	C, P	基于文本，基于计算机	单词预测，智能键预测
Cowriter[⑫]	CA	P		P		单词预测

(续)

设备	类别	开关型 BCI	鼠标型 BCI	键盘型 BCI	特征	性能增加功能
PointSmart[13]	CA		P			重力效应
Assistive Mouse Adapter[14]	CA		P			减震
Smart Mustang Motorized Wheelchair[15]	M		P			行跟踪和避障

① Prentke Romich Company, Wooster, OH；
② DynaVox Mayer-Johnson, Pittsburgh, PA；
③ Tash, Inc, Richmond, VA；
④ Tash, Inc, Richmond, VA；
⑤ DynaVox Mayer-Johnson, Pittsburgh, PA；
⑥ Prentke Romich Company, Wooster, OH；
⑦ Tobii Technology AB, Danderyd, Sweden；
⑧ Holland Bloorview Kids Rehabilitation Hospital；Toronto, Ontario, Canada；
⑨ GoQ Software, Dover, NH；
⑩ University of Cambridge, Cambridge, UK；
⑪ Applied Human Factors, Inc., Helotes, TX；
⑫ Don Johnston Incorporated, Volo, IL；
⑬ Infogrip, Inc, Ventura, CA；
⑭ Montrose Secam Limited, Iver, Bucks, UK；
⑮ Smile Rehab Ltd, Newbury, Berkshire, UK。

* AT Categories：AAC—Augmentative and Alternative Communication（增强的和供选择的通信）；ECS—Environmental Control System（环境控制系统）；CA—Computer Access（计算机访问），M—Mobility（可移动性，但是要注意与安全问题有关）。

** "C"表示适合于由那种类型的 BCI 进行控制；"P"表示存在潜在有益的性能增强特征

注：可以由采用开关、USB 鼠标或 USB 键盘接口的 BCI 操作不同类型的 AT 设备；提供了特征和性能增强特征的简短例子

当 BCI 朝着临床使用的方向发展直接使身体残疾人受益时，其发展也会受益于投入 AT 训练有素的人。AT 的开发和实施涉及康复工程领域，融合了工程及残疾相关医疗知识。AT 是患者护理的一个完善的组成部分，已经具有很长的历史、很多的文献和对 BCI 研究者有很大用处的训练有素的人员队伍。与医生、职业理疗师、语言病理学家一起工作，AT 研发人员在评估残疾人需求和现有能力并确定他们与技术接口的选择方面具有很多经验。因此，AT 服务提供商可以在 BCI 满足身体残疾患者需求方面提供帮助，并且已经准备好对 BCI 性能和其他选择进行比较。成立于 1981 年的北美康复工程和辅助技术协会（Rehabilitation Engineering and Assistive Technology Society of North America，RESNA）为该领域的研究者和临床医生提供了汇集之地，它可以作为 BCI 研究和开发的一个很好资源。AT 的硕士学位可以从很多研究机构获得（www.resna.org；http://www.athenpro.org/node/124）。评估生理残疾患者能力、AT 规定和 AT 综合讨论的更多信息参见 Cook 和 Hussey（2002）。

11.2.2 脑-机接口操作辅助技术的潜在用户

11.2.2.1 完全或典型或不完全闭锁综合征患者

操作 AT 的接口选择依赖于用户的能力。严重残疾用户的接口通常由身体运动、眨眼、呼吸、肌肉活动、眼睛注视或声音驱动。这些设备控制模式要求使用者具有一定程度的肌肉激活能力，并且需要一些实际生理运动。这种传统的 AT 接口选择可用于任何能够可靠产生某种或类

似肌肉活动的用户。然而，某些用户无法产生微小肌肉激活控制这种传统的 AT 接口。

考虑到现有 BCI 能力有限，一个逻辑上的 BCI 潜在用户群由不能产生任何有意的肌肉激活并因此可能被描述为完全闭锁综合征（Locked-In Syndrome, LIS）的人组成（虽然有足够的认知功能，但是无法激活任何肌肉，参见第 19 章）。然而，评估完全 LIS 的患者是否保留足够的高级皮层功能水平和是否具有足够的警觉来操作 BCI 是困难的。另外，如此严重的运动障碍使得这些患者很难感知 BCI 显示，并且可能限制他们观察 BCI 操作的输出。这些困难还没有系统地在研究中解决，并且目前还不清楚 BCI 是否对完全 LIS 患者有用。另外，完全 LIS 看起来相当稀少（虽然它有时会被错误地诊断为昏迷）。

完全 LIS 应当与更常见症状典型 LIS 和不完全 LIS 进行区分（第 19 章）。典型 LIS 定义为完全无法移动，但是保留了眼球垂直运动和眨眼，并且 EEG 迹象表现为皮质功能未被扰乱（Bauer 等，1979）（第 19 章）。与完全 LIS 的患者不同，典型 LIS 的患者可以通过认知能力和警觉能力进行评估，因为他们保留了有限的交流能力（通过眼睛运动）。不完全 LIS 的患者保留了残存的资源移动能力，如手指抽动。完全 LIS、典型 LIS 和不完全 LIS 是很多病症或事件的结果，包括脑中风、肌肉萎缩性侧面硬化症（Amyotrophic Lateral Sclerosis, ALS）（Hayashi 和 Oppenheimer, 2003）、创伤（Bauer 等，1979；Katz 等，1992）、肿瘤（Bauer 等，1979）、病毒性感染（Katz 等，1992）或严重的大脑性麻痹（Neuper 等，2003）（第 19 章）。

11.2.2.2 具有一些残留运动功能的人

从 AT 的观点来看，具有典型 LIS 或不完全 LIS 的人是更大的一部分群体，包括已经丧失除了非常有限和局部控制能力（如有限的眼球运动，轻微的肌肉抽搐，头部设备的不精确控制）外所有有用的肌肉功能的患者。正是这一保留了非常有限肌肉功能的群体（尤其是这些保留的肌肉功能不可靠或非常容易疲劳的人）是最可能从现有 BCI 受益的潜在用户。与此同时，因为这些用户具有一些肌肉功能，BCI 会与相当范围的传统的基于肌肉的 AT 设备竞争。因此，虽然传统 AT 无法帮助完全 LIS 的患者，它通常能够帮助具有少量运动能力的患者，包括典型 LIS 或不完全 LIS 的患者。例如，残存的眼球运动或很小的肌肉抽搐可以用来操作开关。事实上，任何运动跟踪都可以用来进行是/否的通信（或者通过技术实现，或者通过一个善于观察的交流同伴实现）。如果结合完成相同目的的技术或者每次展示一个选项时，简单的是/否响应可以完成复杂的交流能力。

技术含量比较低但很有效的交流方法是使用包含字母、常用句子和/或单词的交流板进行手动扫描。该技术需要一位交流合作者在交流板上指出每个选型并等待患者使用最小的肌肉活动（如眨眼或改变注视方向）给出是/否的响应来指出用户想交流的是什么。交流合作者可以通过对单词或完整的句子进行猜测，并得到对猜测是/否的确认来加快交流过程。虽然交流合作者非常费力，但证明这种交流方式是成功的，并且已经在很大的项目中得到应用（最有名的是 Jean-Dominique Bauby（1997）写作的著作 *The Diving Bell and the Butterfly*）。通过使用交流合作者进行手动扫描的方式实现交流，但依赖于交流合作者会对交流的内容进行某些诱导。用户不能独立的交流；这种交流是用户与合作者的产物，并且交流速度依赖于交流合作者和主题复杂性之间的熟悉程度。替代交流合作者需求的 AT 可以提供交流的独立性。某些独立功能的恢复通常对于有限有用肌肉控制的患者很重要并且迫切需要。（另外，降低或替代交流合作者的需要同样会降低交流的直接社会互动，这对用户来说也是有价值的。）

使用适当的传统（基于肌肉的）AT，选择可以通过使用肌肉收缩或用户可以实现的生理动作来完成。供用户选择的选项可以通过视觉或声音提示的方式呈现。即使仅采用单一的开关，AT用户控制的功能数量也是多方面的，并且主要受预算，用户对接口复杂性的忍耐程度和缓慢的控制速度，可用的采集、定制化和维持该技术的支持系统等方面的限制。交流速度可以通过包含拼写和自然语言单词顺序语义预测的预测系统进行提高。另外，交流系统可以大声说出用户的选择。由单个开关控制的AT也可以控制环境控制系统，允许用户完成打开收音机或电视、改变频道或调节房间温度等任务。

对于高级ALS患者，由可用商业系统使用眼睛注视控制的AT或利用残存肌肉活动操作的开关，目前已经能够提供交流、计算机存取和环境控制（如Tobii C12，Tobii Technology AB，Danderyd，Sweden；ECO2 with ECOpoint，Prentke Romich Co.，Wooster，OH；DynaVox EyeMax，DynaVox Mayer-Johnson，Pittsburgh，PA）。这些系统能够通过触摸屏、开关扫描、头部运动或眼睛注视接口提供所有功能。对高级ALS患者而言，目前BCI还不能提供这些方法之外的足够的附加功能。然而，BCI应该能够在他们的疾病加重或其他（基于肌肉的）能力消失时继续具有交流能力。有些ALS患者已经选择尝试并且定期使用BCI，以为他们最终丧失肌肉功能做准备。

对于少量完全LIS的患者，BCI是唯一的选择。然而，对于保留很少肌肉功能的更大的用户群（使用其他AT的患者），BCI可以在肌肉疲劳或不可靠时作为一种有用的可选接口替换基于肌肉的接口。因此，BCI会与其他由肌肉操作的AT接口竞争。为了能够竞争成功，必须提供显著的附加功能。人们期待当研究和开发产生更加功能强大、便利和鲁棒性的BCI系统时，这些优化的BCI对目前大量由各种不同的传统AT接口服务的严重残疾的患者有用。

11.2.3 面向用户方法的重要性

为了使BCI在现有和未来的用户中获得竞争的成功，并提供传统AT之外的附加好处，BCI研究者和开发者必须使用面向用户的方法进行系统设计。最终，对基于肌肉的接口和BCI之间的选择依赖于单个用户的能力和优先喜好，以及每种接口能够提供的速度、精度和便利性。

11.2.3.1 用户选择目标

在生活的各个方面，人们通常最成功和最想参与的活动是他们自己想做的事情。幼儿擅长记住他们最喜欢的恐龙的名字，但记不住各大洲的名字。成人会推迟开始繁琐的项目。类似地，患者更喜欢使用AT，如果AT能够完成的任务是生理残疾患者认为有价值并且想做的，用户放弃AT的主要因素是在设备（应用）选择过程中缺乏对用户喜好的考虑（Brown-Triolo，2002）。在开发有用BCI的过程中，必须确保能为用户提供满足个人需求的应用。生理残疾患者跟无生理残疾的人一样种类很多，他们的性格、目标和梦想各不一样。他们在AT设备上的花费令人惊讶，（不管是否为BCI控制），这依赖于性格、个人生活经历和欲望。虽然残疾的严重性是不可避免的限制因素，但是在充分的激励和支持下，严重生理残疾的患者可以进行很多活动。采用适当的AT，从小四肢瘫痪的患者或许仍然能够驾驶帆船，下肢双截的患者仍可速降滑雪。

对63名ALS患者的调查显示，在所有潜在的AT使用领域中，他们最关注的是交流（Gruis等，2011）。因此，人们希望很多潜在的BCI用户都能够重视交流应用（直接与人们互动，阅读或书写电子邮件，上网，打电话）。他们想能够独立地控制一些类型的娱乐方式（如电视、音乐或书）。其他用户最关注如维持现有工作，或撰写回忆录、书籍或文章的活动。对于预期寿命比较长的潜在用户，他们的关注会延伸到基本计算机控制和环境控制之外，包括教育和职业目标。因此，BCI 及其 AT 应用应该致力于对用户很重要的目的，并且很容易地对每个用户的特殊目标进行配置。

11.2.3.2 适当的训练和支持结构

任何 AT 的成功使用都依赖于用户认可。用户认可必须伴随适当用户训练和适当支持结构的存在。这些因素的重要性通常没有得到足够重视。AT 设备在提供时不带有任何使用方面的训练。例如，轮椅简单地交给患者的配偶并由其带回家，而没有告知用户如何进出轮椅或如何绕过障碍物的基本说明。如果在没有对目标用户或护理者进行关于如何使用设备或定制词汇表的训练时，就提供昂贵的增强交流设备，在这些情况下，可能很少或根本不使用设备。

虽然 BCI 技术的本质要求对用户进行训练是显而易见的，但是对护理者进行大量训练的需求不太明显。护理者通常负责日常的 AT 设定和例行维护，这对由 BCI 操作的 AT 也是一样的。用户可能有多个具有不同技术能力水平的护理者。基于 EEG 的 BCI 想取得成功，护理者必须具备基本的计算机技能，并且经过充分的训练，在细节上保证电极的放置和阻抗是恰当的，同时定期对电极进行清理。如果不注意这些要求，BCI 几乎不能成功使用。

更常见的情况是，有一个或两个护理者或家庭成员负责启动和维护 AT 设备。因此，个人对 AT 设备的日常使用，不管是由传统接口操作还是由 BCI 操作，都可能受到护理者安排的影响。护理者的轮换也是问题，因为新的护理者必须在老护理者离开时进行训练。如果护理者不愿意或不能够执行日常任务并找出意想不到的故障，护理者也会极大地阻碍患者对 AT 设备的成功使用。

AT 使用的必要支持可以延伸到启动和设备维护等物理任务之外。对于面对面的交流，交流合作者必须愿意坚持面对由 BCI 控制的交流系统提供的慢速交流。这种系统仅在用户具有好的机会、人和事情进行谈论时才使用。因此，家庭成员、朋友和熟人必须为患者使用由 BCI 控制的 AT 提供机会。因此，成功地使用由 BCI 控制的 AT，不但要求在明显的 BCI 启动、维护、故障解决方面进行充分的训练，也要求在不太明显的如交流策略和 BCI 使用机会等方面进行训练。在使用可替代增强交流设备方面很有经验的 AT 专家是设计、计划和实施这类训练的巨大资源，可以使 BCI 成功提高用户的生活质量。

11.2.3.3 考虑用户日常活动和偏好

1）准备时间

如果由 BCI 控制的 AT 系统能够成功融入用户交流和控制策略的一部分，它的使用必须适合用户的日常生活。为了几小时的 BCI 使用付出 15~20min 的准备时间看起来是很小的代价，但如果日常活动如洗浴、穿衣、如厕、服药、获取营养（可能通过胃食管）、转移到轮椅上、调整座椅系统到舒适的位置等需要花费长达 2h 的准备时间，是不可接受的。对于基于 EEG 的 BCI，电极使用和移除的容易程度是一个考虑因素，同时也包括任何 BCI 相关的附加日常卫生，如清洗头发上的电极膏。对于使用轮椅或呼吸机的用户，清洗电极膏是很大的挑战，虽然干洗发精可以完成这一任务。（电极膏的不方便性是对干电极需求的主要原因，第 6 章。）类似地，使用植入式记录阵列的 BCI，对日常校准的需求是用户接受的主要阻碍。

疲劳对于特殊残疾用户（如在完成早上例行活动后经常需要休息的 ALS 患者）也是一个因素；任何对额外休息的需求都可能增加 BCI 准备时间的接受成本。因此，降低 BCI 准备时间的因素是 BCI 成功融合到患者日常生活最重要的因素。

2）外观

BCI 技术的接受也依赖于 BCI 的外观。最明显的是，基于 EEG 的 BCI 所使用的电极帽。

虽然有些少量使用其他接口选项的用户不关注使用BCI时的外观，但是对其他用户而言是重要的考虑因素。对于那些残疾不严重的用户，可以选择很大范围的AT设备并且可能导致生活不那么孤立，BCI的接受很大程度上依赖于使用BCI时的外观。

3）便携性

BCI的便携性是另一个经常被忽略的因素，它对临床和商业成功是必不可少的。对于某些用户，在外与人交流的能力非常重要。医疗预约期间的精确交流是一件关乎生死的事情。对社区活动的参与，如宗教仪式、家庭体育活动或爱好俱乐部，是决定用户生活质量的关键因素。受控家庭环境之外基于BCI的交流是BCI发展面临的附加挑战，因为不可预测的环境会干扰信号采集（如与电力线、电梯、自动门相关的电场干扰，以及其他产生记录伪迹的设备；第7章）。当用户依赖BCI作为自身延伸和主要交流手段时，希望能在任何想去的地方与不熟悉的交流对象使用BCI系统。因此，BCI的户外使用必须便携，必须具有足够短的准备时间确保运输之后的设置，并且具有足够的鲁棒性在很大范围的复杂环境中进行可靠的操作。

如果BCI发展到实验室之外变成对严重运动残疾患者有用的AT设备，它们必须服务于每个用户最重要的目的，必须有足够的支持并且容易融入用户的生活，同时必须有足够的便携性和鲁棒性在多种环境中工作。

11.2.4 无意激活的代价

为严重功能残疾患者设计的传统AT接口很容易被无意激活（非意图输出），因为它们的接口被设计为检测非常小的运动或通常不用来做设备控制的很微小的生理信号。AT接口通常会产生无意激活，如按压开关、加速度计和肌电开关（由肌肉的电活动进行激活）。如第10章深入讨论的，BCI也必须避免意外激活。

无意激活是很重要的问题，它们是用户放弃AT设备的常见原因。例如，以便他们能够独立地呼叫护士，给医院特别护理的患者提供一个由很小的运动如皱起前额来控制的开关（如果没有其他有意的运动可用）。如果开关在患者并不想这样做的情况下重复呼叫护士，那么医院的工作人员会移除设备（也可能更加频繁地对患者进行检查）。在这个例子中，虽然患者能够足够可信地学会执行前额运动有效地使用开关，但设备在用户的学习产生作用之前就被丢弃了。(这个例子进一步说明了护理者接受AT设备的重要性。) 虽然无意激活对BCI尤其重要，它却经常被忽略，原因是：我们大多数人在日常使用中不会发生如此微小的运动，从而不太容易发生无意激活。

每一个BCI应用都有与无意激活相关联的特殊代价。对某些应用，结果可能是简单的恼人或不方便（如不必要的呼叫护士或护理者）或沮丧（如在拼写中选择不正确的字母）。对于其他应用，无意激活会使用户或他人处于危险之中（如轮椅滚下楼梯或撞到其他人）。另外，用户对无意激活的敏感性依赖于用户的处境。当主动使用BCI时，用户会意识到自己产生的错误，并对偶然的意外输出具有较高的忍耐力。相反，在无控制期间（第10章），尤其是处于BCI激活的某些类型的休眠模式下，用户对BCI的意外输出有很小的忍受力，他们认为这些错误完全是由BCI引起。另外，这些错误会造成时间和能量的过度消耗，从而使用户或护理者放弃努力。可靠地避免这些错误是确保用户（或护理者）接受BCI控制AT设备的一个关键因素。

避免无意激活对BCI尤其重要，因为通常情况下在设置好后用户是一直与BCI接触的。

尽管在实际设置中非常重要，但目前仅有少量的 BCI 研究（Birch 等，2003）在探索这个问题。如第 10 章所讨论的，如果 BCI 使用异步操作协议，它必须独自地从脑活动中决定用户是否在意图控制，或者在忙于其他任务（如思考、写作、看电视、睡觉等）。

即使对于现在开始提供给用户的同步 BCI，无意激活的问题依然存在。解决的方法很麻烦。例如，在使用基于 P300 的键盘时，最小化无意激活的一种方法是用户激活待机模式或暂停功能，在此期间系统会认为它应该忽略信号。一旦进入待机模式，唯一的选择是离开待机模式；该操作通常要求用户连续两次激活"重启"选项。对于想要短暂休息以思考下一个要输入单词的用户，会因为做三次选择而沮丧（一次停止 BCI，两次重启 BCI）。无控制状态的精确自动识别是非常有好处的，尤其是这样的状态（如简短的空想）会瞬间发生，即使用户在活跃地使用 BCI 时。

11.3 控制方案：脑–机接口与应用相匹配

BCI 应用的功能是完成用户的意图（目标），不论是拼写字母、控制室内环境，还是使用机械臂移动物体。在为特定应用开发 BCI 时，必须要确保 BCI 与应用兼容。仅有在考虑 BCI 能力特性（如操作协议和输出类型、系统速度、精度、可靠性）和应用的能力特性（如自动化的程度，产生动作的本质）之后，才能把特定的 BCI 与应用进行匹配。

应用的操作具有如下三个基本要素：

（1）BCI 提供给应用的指令。这是 BCI 的输出和应用的输入，既可以是目标选择指令，也可以是过程控制指令。

（2）BCI 命令到应用动作的变换。该变换既可以是直接的，也可以是间接的。

（3）应用产生的动作。这是应用的输出，完成用户的目标。它既可以是离散的，也可以是连续的。

这些要素的选择及其主要优缺点将在本节进行讨论。BCI 与应用适当的匹配，对于确保应用的动作完成用户意图至关重要。

11.3.1 脑–机接口的命令到应用：目标选择和过程控制

BCI 的输出是一个输入到应用的指令。该指令通常表示为特定的电压。该电压具有特定的可能值集合（如 -1，-1，0，$+1$，$+2$），或特定范围内的任何值（如 $-5 \sim +5$）。（应该要注意到所有硬件提供的输出，从技术上讲都是离散值；然而，它们通常具有很高的分辨率（如 16bit 或 32bit）确保 BCI 的指令可看作任何值）。

来自 BCI 并发送给应用的指令是目标选择或过程控制的形式（第 1、10 章，图 1.6）。目标选择指令简单地告诉应用用户的意图是什么（如 -1 的电压值，或 $0 \sim -1$ 的电压值对应着一个特定的目标，如用户轮椅的某个特定预期位置）。应用的任务是在此之后执行到该目标的动作。过程控制指令不告诉应用目标是什么，而是告诉应用完成目标应该做什么（如一个特定的电压对应着轮椅在特定方向上的运动）。图 11.1 描述了目标选择和过程控制驱动轮椅的不同 BCI 指令。图 11.1（a）描述了 9 种轮椅终点，即 9 种目标。BCI 发送一个目标选择指令告诉应用要去哪一个目的地。图 11.1（b）显示了 5 种（前进、后退、向右、向左和停止）轮椅方向。在这种情况下，BCI 发送一系列的过程控制指令一步一步地移动轮椅到预期目的地。

电视	厨房餐桌	厨房门
计算机	浴室	落地窗
卧室	客厅	前门

(a)

	▲	
◀	停止	▶
	▼	

(b)

图 11.1　用于驱动轮椅的可能控制接口

注：(a) 目标选择接口提供单一选择的目的地，但是选项有限。该接口依赖于自动化以确保安全性和任务完成。(b) 一个提供方向控制的过程控制接口但需要多次选择以到达目的地，它可以包含自动危险检测以确保安全

从用户和 BCI 的角度来看，目标选择通常比过程控制更容易，因为包含复杂高速运动（如图 1.6）目标完成过程由应用进行处理。功能良好的目标选择可以提供更快、更自然的控制。如第 1 章讨论的，目标选择跟神经系统的一般行为更类似（运动控制通常分散到多级 CNS 中，而不是由大脑皮层本身进行微小控制）。然而，目标选择限制应用的灵活性和有用性（如在图 11.1 (a) 中，仅有 9 个目的地）。另外，目标选择会对应用设备有更高的要求，这些设备能够自动完成用户意图。对于机械臂或轮椅移动这样的应用，复杂的高速自动化是很重要的。低水平的自动化会使用户沮丧，尤其是当自动化系统错失明显目标或不能使用于不同情况时（如必须选择不同移动路径的障碍物）。低水平的自动化甚至很危险，如果用户不能识别重要的安全考虑（如在楼梯附近操作轮椅）。

从应用角度来看，过程控制通常比目标选择要容易，因为 BCI 会精确地告诉应用如何完成用户目标。过程控制适用于更大范围的目标，并且容易适用于不同情况和意想不到的事件（如在运动的路径上有障碍物，或者举起一个更重的物体）。过程控制会增加功能的灵活性，并降低应用中必需的自动化水平。另外，它要求速度和复杂性更高的 BCI 输出，因此对用户和 BCI 有更高的要求。例如，对于机械臂的过程控制，要求用户和 BCI 支持复杂的高速多关节互动，如果采用目标选择，这些事情就会留给应用来完成。事实上，结合目标选择和过程控制指令的应用是好的选择：目标选择指令允许应用处理动作的基本部件，而过程控制指令用来提供更高的精度或适应变化的环境。例如，目标选择把机械臂移动到特定的位置，而过程控制会控制机械臂执行的动作（如按下开关、满手抓握、拇指捏、手指指向等）。

11.3.2　脑–机接口的指令转换为应用的动作：直接与间接

为了与 AT 文献中开发的术语保持一致，应用可以把 BCI 指令转化为动作直接或间接地完成用户意图（Cook 和 Hussey，2002）。在直接选择中，目标选择指令转化为动作，在间接选择中，一系列的过程控制指令产生动作。

图 11.2 (a) 描述了直接选择。基于 P300 的 BCI（第 12 章）为用户呈现一个字母表矩阵，并使用户能够在它们之间进行选择。BCI 指令向应用表明用户想要选择的字母，应用简单地把该字母显示到屏幕上，添加到一个进程中的文档，等等。如上所述，直接选择对用户和 BCI 来讲快速且容易，因此如果它包含动作足够多的阵列就会优先选择。另外，对于如机械臂控制的应用，直接选择应具备具有很高的自动化水平。

图 11.2 (b) 描述了间接选择。为了拼写一个字母，用户首先在三个字母组中进行选择，之后在所选组中选择子组，最后在子组中选择字母。因此，为了使应用产生一个字母，BCI 需要给应用发送三个指令。摩斯码（Morse code）是间接选择的一个例子：一个圆点或一个破折号本身是没有意义的，但是三个圆点表示选择字母 S，三个破折号表示选择字母 O。基

于 P300 的 BCI 也可以提供间接控制，例如，当它的矩阵包含数字为用户提供深层选项的新矩阵图标时。如果使用恰当，间接选择可以非常有效并且功能强大。它可以允许简单的"是/否"或"0/1"BCI 输出命令产生理论上无限数量的不同动作。（实际上，已证明如摩斯码这样的间接选择方法比文字信息这样的直接选择方法性能更好（Henderson，2005））。另一方面，对于机械臂这样的应用，间接选择对用户和 BCI 的要求都很高。

如果用户想要获得比直接选择能提供的更多的选择，就可以把直接选择和间接选择结合在一起。直接选择可以快速获得最常用的选项，而间接选择可以获得不常用的选项（如使用包含子矩阵项的矩阵）。手机就是结合直接选择和间接选择的例子。它具有直接选择字母的键盘（最常用的选择），也包含一定数目的标签来提供对字母、标点和符号的间接获取。直接选择接口使所有的选择可见，从而降低记忆要求；而间接选择包含额外的认知，负责回忆一个标识码或动作序列完成想要的选择。

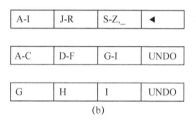

图 11.2　一种直接选择接口与间接选择接口

注：图（a）一种直接选择接口。通过该接口可以使用单一动作来选择字母 H。利用这个接口，用户必须能够精确地从 30 个选项中选择一个。◀表示退格键删除选择。图（b）采用间接选择的一种接口，该接口需要三步完成字母 H 的选择。每一行表示一个提供四个选项的单一选择步骤。对于本例的目的，正确的选项用黑体表示。撤销（UNDO）命令会使用户在操作错误的情况下返回到上一个选择步骤

11.3.3　应用操作：离散/连续

动作是用户通过 BCI 和应用表达的意图的最终输出。动作可以是离散的（如选择一个字母），也可以是连续的（如把轮椅移动到一个位置），或者二者都有（如连续的光标运动之后有离散的图标选择）。离散和连续动作可以从 BCI 的目标选择或过程控制命令产生。例如，离散字母选择是由基于 P300 的 BCI 产生的，它给出一个目标选择命令来选择一个给定的矩阵项；或由基于 SMR 的 BCI 产生，它给出一系列过程控制指令把光标移动到该字母。把轮椅连续移动到一个位置是由基于 P300 的 BCI 产生一系列目标选择指令（如向前移动 1m，向右转 90°等），或基于 SMR 的 BCI 给出一系列过程控制指令（一系列的二维运动，即 Δx_1、Δy_1、Δx_2、Δy_2 等）。

11.4　脑–机接口在辅助技术中当前和潜在的应用

BCI 的潜在应用仅受想象的局限。由于 BCI 研究者开发 BCI 控制各种各样的应用，因此必须牢记他们已经能够获得为用户服务的应用和其他 AT 选择。如果 BCI 要被广泛接受和使用，它们绝不会仅仅在少数人群中使用，而是作为 AT 设备套件的一部分被各种具有不同类型正常人和残疾人使用。表 11.1 列出了被 BCI 控制的 AT 设备的例子。本节描述的应用局限于目前 BCI 性能应用的领域，并且在可见的未来应能够达到。下面从用户和技术开发者两个角度对 BCI AT 应用进行分类综述。

11.4.1 用户角度：脑-机接口应用能够提供的功能

从用户角度，BCI 控制的 AT 应用基于它们能够提供的功能进行分类，主要包括交流、移动和日常生活。

11.4.1.1 交流

交流通常是丧失交流能力患者的最高需求。能够进行交流的患者可以产生个人护理、环境控制、移动和大多数能够让其他人帮助执行的能力。因此，交流通常是使用 BCI 的第一应用（Kuebler 等，1999；Farwell 和 Donchin，1988；Kennedy 等，2000；Wolpaw 等，1998）。

在 AT 专业人员中，辅助交流系统（Augmentative and Alternative Communication，AAC）表示专门提供交流的功能。AAC 服务通常由 AT 专业人员，包括语音语言病理学家所提供。专注于 AAC 的会议或有 AAC 用户组织的会议通常是国际性的（http：//www.aacinstitute.org/http：//www.isaac-online.org/en/home.shtml）。

交流不但包括标准的口头交流，也包括书面声明的准备，这些书面声明可以立即被传送或通过语音合成设备或作为预编文本。交流也可通过对交流双方有意义的一系列的符号或图画进行。交流软件程序通过结合核心词汇和自动语音合成转换、单词预测、预存储文本，或把图片序列语义扩展为文本或口头陈述等方法来提高交流的速度和效率。因此，基于计算机的交流系统会加速文本产生，允许为稍后的传递准备文本，或把符号交流转化为文本或语音。这些能力很重要，因为交流能力不但包含与熟悉的合作者的交流能力，也包括与不懂缩写或不会使用快捷方式的陌生合作者的交流能力（Hidecker 等，2008）。

因为 AAC 方法通常建议需要 AAC 服务的人采用多种交流模式，BCI 可作为一种有用的交流角色，即使用户有其他交流选择。多模态交流包括很大范围的交流模态，从无技术到高技术，每种模态都服务于一种特定的目的，或在特定环境下优先使用。对目前 BCI 用户的目标群体而言，他们患有严重生理残疾，BCI 是他们能选择的唯一模态。然而，很多潜在用户仍可以通过熟悉的交流合作者作为可靠的方式产生"是/否"的信号；并且，与他们的合作者一起甚至能够进行基于字母表的交流。BCI 可以使这些用户恢复独立交流，并且/或者能够使它们在用户选择的主题上进行更加细节的、有效的交流，也可以和陌生或远方的合作者交流（如通过电子邮件）。另外，BCI 控制的 AT 应用对使用基于肌肉的 AT 应用用户在肌肉发生疲劳时有价值。

对所有的 AAC 方法，在用户交流的范围内 BCI AAC 应用扮演的角色受与其设置和使用相关联的时间及能量的影响。以非 BCI 为例，四肢麻痹的患者会使用书写棒来完成如电子邮件这样的短项目，但会使用基于计算机的语音识别系统完成更长的项目。对于短项目而言，采用书写棒进行打字对效率的损失，可以通过避免繁琐地插入语音输入麦克风、耳机和必须大声说出每一个单词并用最小的语调变化进行标点标记来抵消。对于较长的项目，语音输入系统在速度上的收益可以超过设置和启动系统所需的时间和精力。同样原因，最小化设置时间和最大化效率的 BCI 方法能够获得更广泛的接受度和更大量的使用，即使它们不是在每种情况下都被优先选择。

11.4.1.2 移动性

移动性是独立的关键因素，因此是很多潜在 BCI 用户高度评价的功能。在由 Huggins 等（2011）对 ALS 患者进行一项调查中，患者对由 BCI 操作所有类型的 AT 应用很感兴趣。移动性包括三种不同类型的能力：①能够适应坐下或躺下时的身体姿势（如为了舒服、视线、缓解压力、呼吸或其他健康方面）的能力；②在生活环境内移动的能力；③离开生活环境到社区中漫游的能力。提供轮椅、座位可选和其他身体部位能力是 AT 领域的另一个专业范围（http：//www.iss.pitt.edu）。

因为用于移动的 AT 设备可以用操纵杆、开关操作或扫描控制，它们也是可以用 BCI 进行操作。因此，BCI 可以作为任何系统的接口来操作可调床、座椅系统、电动轮椅和自适应驱动系统，从而提供很大范围的移动功能。几个 BCI 控制轮椅的工程已经处于研发之中（Galan 等，2008；Leeb 等，2007）。然而，交流中的误差是不希望的并会令人沮丧，但移动中的误差则很危险。驱动机动车辆或轮椅时发生误差的危险是显而易见的。另外，对于呼吸能力减弱的患者，处于完全水平姿势就会产生致命的后果，因为这会增加呼吸负载（Allen 等，1985；Blair 和 Hickam，1955）。因此，在任何类型的 AT 移动应用中安全考虑是最重要的。在错误或无意指令发生危险的情况下，BCI 的精度和可靠性至关重要。为了帮助管理这些危险，融合适当的安全技术，如检测和阻止非安全状态的传感器，是很重要的（如避免障碍物的轮椅（Simpson，2005））。很多移动应用的使用包括设备硬件参数的调节（如体积、重量），以及基于运动速度的时间考虑和环境中危险频率与严重性的考虑。

11.4.1.3 日常活动

虽然交流是实现自我决定的主要功能，但执行日常生活活动（Activities of Daily Living，ADL）的能力也提供了独立性的度量，并且相应地让患者产生自己不是他人负担的感觉。不同的文化对于独立性有不同的重视程度，文化背景、人际关系和个人经历有助于决定某个特定用户对于 ADL 中独立性的优先级，并且帮助决定哪种 ADL 是最重要的。ADL 包括自我护理任务（如吃饭、穿衣和如厕），以及很多在环境控制中经常包含的功能（如房间温度和灯光）。神经假肢领域也包括 ADL 应用，如肠和膀胱的控制、性功能的恢复（Hamid 和 Hayek，2008）。有独立完成关键 ADL 的能力（与紧急情况下呼叫帮助的能力一起）的能力，通常能够使严重生理残疾的患者独立生活，当然仅在白天的关键时间内也需要外部帮助的支持（如起床和休息，做饭和服药）。

环境控制任务通常适用于现在 BCI 的中等信息传输率，因为少量的信息可以调节不需要经常调整的环境参数（如温度、灯光）。与此同时，这种抑制无意激活的方法是非常重要的。虽然 BCI 用户对花费 2min 来选择电视频道很满意，但是并不满意在喜剧片的高潮部分有无意 BCI 输出改变频道，并需要花费 2min 再回到想要的频道。几个项目已经对提供 ADL 相关功能的 BCI 应用进行了测试，包括一般环境控制（Karmali 等，2000）、探索虚拟环境（Leeb 等，2007）、控制辅助机器人（Cincotti 等，2008）。其他 ADL 任务还没有被 BCI 执行，还有一些对 BCI 并不现实。对将要以 BCI 控制应用实现独立生活和无持续监督下完成功能的 BCI 用户而言，BCI 的可靠性是确保接受度和安全性的关键因素。

11.4.2 技术开发者角度：脑-机接口能够控制的辅助技术应用类型

因为按照定义，BCI 是一种接口，所以它们可以简单地代替传统上控制 AT 应用的基于肌肉的接口。因此，采用其他 AT 接口控制应用的分类方法对 BCI 控制应用进行分类是合理的。从技术角度看，BCI 控制 AT 应用可以进行如下分类：

（1）开关激活 AT；

（2）计算机访问（打字和鼠标模拟）；

（3）机器人；

(4) 功能性电刺激（Functional Electrical Stimulation，FES）；
(5) 假肢控制。

11.4.2.1　开关激活的辅助技术

简单的两种状态或二进制开关（"开/关"或"是/否"）是对大多数严重生理残疾患者非常有用的 AT 工具。这种开关既可以是瞬时的（在单一激活后产生一个短时间的输出），也可以是闭锁的（保持开或关直到再次激活）。由单一开关控制的 AT 系统可以提供多种功能，只要用户愿意忍受长的开关序列复杂的操作。在交流设备中，单一开关常用来操作扫描或编码获取的 AT（Cook 和 Hussey，2002）。在扫描方式中，选择被依次呈现或突出。当提供用户想要的选项后，用户激活开关来做出选择。选项选择的结果是产生口头单词或句子（用于交流）、打开电灯或电视（用于环境控制），输入字母、单词或句子（用于计算机存取和通信），或选择一个座椅系统的调整方式（用于移动性）。在某些情况下，选择被分组，从而必须使用一系列的选择产生想要的输出。例如，用户先选择一个设备（如电视），之后选择设备的指令（如下一个频道）。直接扫描允许用户使用多个开关来掌握扫描的方向，之后选择想要的项目。这与使用键盘方向键类似，通过重复使用按键可以在表中选择想要的单元格。另外，单一按键可用来以编码的方式对计算机进行存取，如通过摩斯码打字。

大多数独立的环境控制系统被设计来操作一个或两个开关（使用一个开关在两个选项之间移动，并使用另一个开关激活选项）。一些研究已经对产生开关功能的 BCI 进行了表述（Friedrich 等，2009；Mason 和 Birch，2000；Graimann 等，2003）。因为开关激活的 AT 仅要求一个自由度，因此它可以利用目前 BCI 能提供的有限的控制。然而，无控制状态的精确性能对于开关激活应用尤其重要，因为一个单一的无意激活会需要很多正确激活抵消其影响。

11.4.2.2　计算机访问

计算机和网络连接已经成为很多曾经通过手动进行物体操作的 ADL 和交流任务的基础。计算机访问通常包含来自键盘的文本产生和光标移动。然而，公认的可访问指导方针，建议计算机程序应该在仅使用键盘或鼠标的情况下具有完整的功能，因此很多商业化主流的 AT 计算机程序现在包括能够消除使用鼠标需要的键盘快捷方式，也包括消除打字需要的菜单或快捷键（如屏幕上用于产生文本的键盘）。然而，这些特征现在还不普遍，因此仍然需要能够替代键盘和鼠标功能的 BCI。

1）打字

打字是一种最常见的 BCI 应用，并且实际上是用基于 P300 的 BCI 进行测试的第一种应用（Farwell 和 Donchin，1988）。打字是一种交流方式，无论是打印、通过计算机屏幕展示给交流合作者，以邮件的方式发送，或者大声转化为语音。因此，打字是实现社会互动的重要应用。BCI 打字经常使用基于 P300 的 BCI 实现，这种方式产生约每分钟 5 个字母的打字速度（Furdea 等，2009；Townsend 等，2010；Donchin 等，2000），并且通过使用核心词汇和预测拼写选项获得更快的速度。除了输入文本，打字也可以激活图标或菜单项、预存储的命令序列（宏），或预存储的语音。BCI 已经与商业化的单词预测和输入程序进行了连接（Vaughan 等，2006；Thompson 等，2009）。文本生成也可以使用由感觉运动节律（Vaughan 等，2006；Pfurtscheller 等，2006）或慢皮层电位（Kuebler 等，1999）操作的 BCI 完成。

2）鼠标模拟

鼠标模拟提供了通过技术而不是标准的计算机鼠标以外产生光标运动的能力。用于鼠标模拟的 AT 设备包括跟踪球，头、脚或声音控制的鼠标模拟设备，以及由键盘或开关操作的鼠标模拟（如标准的 Windows™ 辅助功能，鼠标键）。在这些 AT 设备中，光标移动通过选择屏幕上的图标来操作 AT，其中的每一个光标都可以产生一种功能，如输入字母、朗读句子、打开电灯或加载不同的屏幕选项。很多研究已经证明光标运动可以采用基于 EEG 的 BCI（Trejo 等，2006；McFarland 等，2008；Wolpaw 等，1991；Li 等，2010）、基于皮层内的 BCI（Kim 等，2008；Kennedy 等，2004）或基于 ECoG 的 BCI（Leuthardt 等，2004）进行控制。虽然光标使用在图标选择时通常需要点击，但很多 AT 设备可以配置为不需要鼠标点击，而是当光标在一个位置（如在图标上）停留所配置的时间长度后发生选择动作。这称为停留特征，它可以在 AT 中执行，或者包含 BCI 本身的一个特征。虽然鼠标点击操作（或类似停留的替代操作）非常重要，仅有少量用于光标运动的 BCI 设计包含这一选项（McFarland 等，2008）。

11.4.2.3 机器人技术/机器人学

机器人很久以来就被认为是 AT 的潜在应用。虽然机械臂可以提供很多想要的功能，但是因为装配定位、合适的控制、费用和安全性等问题，很少被使用。虽然商业设备如喂食器、翻页器等可看作特殊目的的机器人，并且用于 ADL，但是这些设备的性能通常很差。目前的喂食器需要有人切断食物并进行配置，且要求用户通过头和脖子的运动来够到食物。另外，为了拾取食物并把它送到用户嘴中，可能需要多次尝试。总而言之，到目前为止这类设备使用户产生沮丧，并且仅能获得很少的独立性。类似地，翻页器在完成意图任务时功能差是众所周知的；光滑或沉重的书页，以及紧密的装订都会降低其性能，并且有时会受如室内湿度过高（导致拾页困难）等因素的影响。用于阅读文本或书籍的电子设备通常被推荐为机器人化翻页器的替代物。其他机器人应用，如避免障碍物的轮椅（Simpson，2005）或增强移动性的机器人外骨骼（Gordon 等，2006；Fleischer 等，2006）也处于开发之中。这些应用是 BCI 操作的好的候选应用，因为即使半自动化机器人也可以使用信息传输率有限的 BCI 进行导向。有些结合 BCI 技术和半自动机器人化应用的项目已经处于开发之中（Iturrate 等，2009；Cincotti 等，2008）。

11.4.2.4 功能性电刺激

功能性电刺激（Functional Electrical Stimulation，FES），也称为功能性神经肌肉刺激（Func-tional Neuromuscular Stimulation，FNS），很久以来就是 BCI 应用的一个目标（第 22 章）。FES 可以通过直接刺激患者的肌肉、神经或脊髓。尽管用于握手、站立和移动，以及用于膀胱和大肠控制的 FES 系统已经有相关报道（Mauritz 和 Peckham，1987；Johnston 等，2005），并且有几个系统已经获得了美国 FDA（Food and Drug Administration）认证（Hamid 和 Hayek，2008），它们在临床应用上的成功还有待观察。Müller-Putz 等（2005）已经展示了一个由 BCI 操作的 FES 系统。

FES 增强站立和行走最困难的地方在于需要使用步行器辅助平衡，这使得 FES 使用者的手臂不能进行其他任务。因此，BCI 能够通过消除 FES 手部控制的需求为 FES 用户提供极大的优势。然而，细节层次的控制和调整姿势保持平衡所需要的快速性已超出现有 BCI 的能力。对于这些 BCI 应用，具有一定程度自主能力的目标选择控制具有优势。

11.4.2.5 假肢控制

假肢控制是另一个 BCI 应用的长期目标。假肢的用户接受度是一个很复杂问题，并且人们对这个问题的理解还很少。一个对假肢使用和抛弃相关问题 25 年研究的综述（Biddiss 和 Chau，2007）指出，用户拒绝假肢的平均率为 23%～45%。虽然这看起来是 BCI 技术的一个机会（BCI能证明更好），但很多排斥使用假肢的因素（如重量、耐用性和缺少感觉反馈（Biddiss和Chau，2007））不能通过简单地使用BCI技术来消除。

然而，BCI可以为假肢提供可选的控制接口。因为假肢被看作是用户身体的延伸（Biddiss和Chau，2007），BCI假肢的成功，依赖于BCI能力和假肢在不需要用户大量注意力的情况下提供响应及精确控制的能力。因此，为了与现有控制系统竞争，BCI需要提供几种用户能够容易快速操作的独立连续的控制信号。这些BCI需要能够成功地与目前出现的其他新型假肢控制技术进行竞争，如把残余神经移植到其他肌肉来实现肌电控制的系统（Kuikent等，2009）。

11.5 为脑-机接口控制选择辅助技术应用

11.5.1 辅助技术专业人员的参与

为生理残疾患者选择有用的BCI AT应用是一件复杂的任务。除应用本身的技术角度，也必须考虑人际的、心理的、社会的和残疾权利等因素来实现AT的成功接受。AT处方在理想情况下应该由认证的与生理治疗师、职业治疗师、语言病理学家、社会工作者、临床生理学家和临床医生一起工作的AT专业人员来完成。AT专业人员是技术选择方面的专家，他们知道很多可用商业化AT。他们的加入对于为适当的个人或小组进行BCI控制AT应用的选择过程有极大的帮助。随着用于生理残疾患者的BCI控制AT应用的发展，BCI研究人员可以与AT专业人员一起工作来受益于现有AT专业技术实践多年的研究开发经验。这些会增加用户接受BCI控制AT应用的可能性。AT专业人员也可以指导BCI研究人员选择适合BCI操作的现有AT技术，或者对能够提高BCI控制应用的性能和接受度的特性提出建议。

与AT专业人员的合作也可以对研究结果的解释和基金获取支持有帮助。论文手稿或基金申请书中所使用语言的细节可以透露BCI研究者不熟悉其目标使用者，从而阻碍论文的发表或获得资助。有些常用术语（如"wheelchair-bound"）在残疾人社会中被认为是冒犯性的（并且会激发一个关于轮椅如何使用户恢复功能，而不是限制用户的激烈讨论）。即使像研究"subject"（而不是"participant"或"user"）或"disabled person"（而不是"person with a physical impairment"）也被认为是负面的。在残疾人、康复工程和其他社区中，使用合适的语言来根据功能性能力为个人打上标签，通常被看作是有经验并且理解生理残疾患者实际需求的标志。对某些基金机构，不合适的术语会引发对研究者背景情况是否适合的严重怀疑。与AT专业人员的合作可以避免这些和其他陷阱。

11.5.2 目标用户的参与

当为使用BCI选择合适的AT应用时，最权威的专家是潜在的用户本身。通用设计和以用户为中心的实践强烈支持把用户包含在技术设计的过程中，包括研究和开发阶段（Preiser和Ostroff，2010）。由于目标用户是AT应用的消费者，他们的意见对这些应用的成功与否有很大的影响。那些被划分为BCI潜在用户的个体是在某些残疾条件下具有生活经验的专家，他们参与到设计团队中会提供很有价值的见解。因此，很有必要在设计与选择BCI控制AT的过程中考虑他们的意见和经验。这个问题在第19章将进行更加详细的讨论。

11.6 脑-机接口+辅助技术系统与独立的脑-机接口/辅助技术系统

BCI 研究人员和开发人员在使用 BCI 控制 AT 应用时可以选择两种方法：一种是创建独立的 BCI/AT 系统，即把 BCI 与新 AT 设备集成到一起；另一种是创造可以操作一种或多种现存商业 AT 设备的 BCI。它们称为通用或即插即用 BCI。即插即用 BCI 和它们所控制的 AT 设备在本章中称为 BCI+AT 系统。

创造一个独立的 BCI/AT 系统需要重新改造 AT 功能并把它与 BCI 集成到一起。在这种情况下，新设计的独立 BCI/AT 系统通常会复制现有的使用传统（基于肌肉的）控制接口的商业 AT 设备所具备的 AT 功能。（在少量领域存在例外，如无法商业获得的机械臂和 FES 设备。）因为这种方法不能有效利用在现存 AT 设备上花费的大量精力和经验，开发独立 BCI/AT 系统通常不划算，浪费开发资源，并且限制用户可以使用的功能。

把商业 AT 设备与 BCI 相结合创建 BCI+AT 系统通常更加便捷，因为它会减少研发工作，并且实际增加结果产品的功能。使用 BCI 简单地替代控制 AT 设备的传统的基于肌肉的接口已经进行了最初的研发工作。设计这种即插即用的 BCI 控制现有 AT 设备，可以使 BCI 开发者集中时间和资源创造精确可靠的 BCI，以及增加 BCI 可以操作的 AT 设备范围。

虽然操作商业 AT 设备的即插即用 BCI 有很多优势，在某些情况下独立的 BCI/AT 系统性能会更好一些。这两种方法的潜在优缺点需要仔细考虑。为了获得成功，BCI 必须对 AT 用户、AT 供应商和 BCI 开发人员具有成本效益。对于刚残疾首次使用 AT 设备并且适合使用 BCI 接口的用户而言，其对独立 BCI/AT 系统与使用商业 AT 的即插即用 BCI+AT 系统的选择主要依赖于他们的相对花费和可用功能。

11.6.1 脑-机接口+辅助技术系统

在 BCI+AT 系统中，BCI 简单地替代物理开关或者计算机键盘或鼠标。因此，这种即插即用 BCI 可以替换传统的 AT 接口。这种能力增加 BCI 可以操作的设备数量和受益人群的数量。它把 BCI 技术的市场扩展到包含很大范围的残疾人。BCI 对于不能够采用肌肉控制 AT 接口的患者来说是唯一的选择。对于生理能力迅速疲惫的用户，它会增加 AT 操作的效率或提供生理疲惫情况下的备选方案。对于使用传统接口选择或使用几种不同 AT 设备的用户，即插即用 BCI 可以提供备选或替代接口。对于越来越严重的残疾，它可以使用户在生理条件恶化到不能够使用肌肉接口的情况下继续使用 AT 设备。

即插即用 BCI 不但能提供强大的功能，它们对于残疾患者和 AT 投递服务人员也更加划算。能够操作商业 AT 的 BCI 可以允许残疾情况逐渐加重的用户在传统（基于肌肉的）接口失效的情况下继续使用熟悉功能的 AT 设备。这样，已经投入到 AT 系统上的时间、费用和努力不会随着残疾的加重而丢失；同时，即使生理能力恶化，AT 提供的功能也仍然有效。另外，AT 服务传递人员也不需要对新的 BCI 特定应用进行重新训练（如果是 BCI/AT 系统，需要重新训练）；BCI 对于获得现有熟悉 AT 设备的所有功能是一个可选方法。因此，即插即用方法可以降低新 BCI 公司的技术支持负担，允许它们集中在 BCI 控制器的功能上面，并把 AT 应用、服务传递和支持留给已经在这方面很专业的公司。总之，集中于即插即用 BCI 的策略可以使逐步走向市场的 BCI 获得更低成本和更多的功能。

即插即用BCI需要易于配置来满足多种商业AT设备的不同要求。现场AT或AAC专业人员通常在设计AT通信屏幕来满足单个用户需求方面具有丰富的经验。因此，一个简单配置的即插即用BCI可以使其用户获得商业AT设备的所有功能。考虑到可用商业AT设备的范围很广，一个精心设计的即插即用BCI在实际应用中可以提供比独立BCI/AT系统更多的功能。

几个使用BCI来操作商业可用AT设备的例子已经有所报道。环境控制BCI（Karmali等，2000）是专门用来实现环境控制功能的BCI，它采用商业化的硬件模块ActiveHome X10家庭自动系统（X10.com、Seattle、WA、USA）来实现灯光、风扇和收音机的控制（X10模块由于安装方便、价格便宜等原因经常用在AT环境控制系统中）。在这个系统中，BCI通过X10指令线接口把指令传送给X10模块（Karmali等，2000）来提供对X10家庭自动化模块的控制。类似地，最初被设计为通过光标或开关进行控制的新型Dasher文字输入程序（http://www.inference.phy.cam.ac.uk/dasher）的BCI控制也已经完成了安装（Felton等，2007），并且进行了详细的分析（Wills和MacKay 2006）。

基于P300的BCI拼写器已经与商业单词预测程序结合到一起（Vaughan等，2006；Sellers等，2010），可以透明地与很多商业程序一起运行并直接写入到这些程序中。它提供了单词预测和语音输出（通过在结束后读出所选文本或所有文本）。几位高度ALS的患者已经开始在日常生活中使用该BCI（Sellers等，2010；Vaughan等，2006）。他们中的每一位都有不同的需求。其中一位在数年的实践中每天独立使用该系统达6~8h来维持研究科学家的职业，与护理者和家庭成员进行交流，书写并发送电子邮件。另一位患者无法使用任何其他AT设备，使用BCI来与其护理者进行基本需求的交流。第三位患者目前仍然有轻微的面部肌肉控制来提供单一开关的计算机控制，他使用BCI来撰写文章和诗歌，并且打算当她的疾病加重并且BCI的应用范围扩展时更多地使用BCI。

11.6.2 独立的脑-机接口/辅助技术系统

选择独立BCI/AT系统，其主要理由是它在重要的性能方面提供引人注目的优势（如便捷性、速度或精度）。例如，具有微弱眼睛运动能力的患者在两个屏幕之间转移目光和视觉焦点有困难（BCI屏幕和AT设备的屏幕）。独立的BCI可以通过把这两个显示器集中到一起解决这个问题。另外，未来的即插即用BCI可以通过被设计为BCI透明显示并且叠加到AT显示器上，或者通过视网膜投影的方法（把图像直接投影到用户眼睛中）把二者一起显示来解决这个问题（Takahashi和Hirooka，2008）。

完全集成的独立BCI/AT系统能通过使用任务性能信息用于BCI操作的实时自适应，从而获得比即插即用BCI有更好的性能。另外，即插即用BCI也可以达到这一点。例如，退格或改正键可以允许用户来暗示不正确的BCI性能，从而引导BCI的自适应。（在这种情况下，一个独立的校正键用来改正用户的错误，即BCI的错误。）

独立BCI/AT系统在它发送给AT的命令中使用自然语言（传统的）拼写和语义规则。即插即用BCI并不期望这样，因为商业AT设备通常情况下使用不常用的字母和数字序列获得性能的增强。因此，在这种情况下，独立系统更受偏爱。基于这些考虑，独立系统的优点必须超过商业AT设备提供的性能增强特征。

总之，在BCI+AT系统中操作标准AT设备的即插即用BCI通常情况下比独立BCI/AT系统更加容易开发，并且更加有效。然而，对于特定的需求或特定的环境，独立BCI/AT系统在性能和便携性方面具有优势,从而可以补偿其开发过程中投入的附加努力和花费。

11.7 最优化脑-机接口控制的辅助技术性能

现有 BCI 发生的错误类型反映了为生理残疾人设计的传统 AT 设备发生的典型错误(如不精确的光标运动轨迹,不正确的按键选择等)。基于这个原因,BCI 开发可以受益于 AT 性能增强设备或被设计来补偿生理残疾的最优化特征。(使用即插即用 BCI 来操作可商业获得的 AT 设备的另一个优势是,可以受益于 AT 开发者增强其性能所花费的大量努力。)例如,在用于打字缓慢患者的 AT 设备中,单词预测通常与扫描、屏幕键盘或物理键盘一起使用。用户开始键入一个单词,之后从一个列表中做出选择来完成输入。虽然单词预测已经被证明可以节省击键次数,它却不一定能够获得更快的文本生成速度,因为搜索列表和选择单词所花费的精力会降低文本生成的速度。Koester 和 Levine(1998)对这种权衡做了研究,并且认为单词预测对于打字缓慢的患者来说是有用的。由于 BCI 打字通常很慢,所以单词预测是有好处的;事实上,它已经用于严重残疾患者的 BCI 打字(Vaughan 等,2006)。然而,单词预测所附加的认知负担干扰 BCI 操作的可能性还需要进一步的研究来证明。

单词预测的变体可以通过减少或改变认知负荷提供更大的增强。例如,Smart Key™ 功能(Applied Human Factors、Inc、Helotes、TX)对下次使用的激活键进行限制,从而降低了选择的数量和非意图选择的可能性。程序中包含了重写键允许用户输入 Smart Key™ 功能未知的单词。通过把自然语言拼写规则包含到文本产生流中,Smart Key™ 功能可以通过拒绝非意图字母(本质上是取消可能的错误)来提高即插即用 BCI 的打字精度。Dasher 和 MinSpeak™ 也提供了用于文本输入或交流的性能增强特征来提高 BCI 使用。

AT 经验表明,光标运动也可以进行增强。辅助鼠标适配器(Montrose Secam Ltd、Iver、Bucks、UK)是降低由于手部抖动引起的非意图鼠标运动的硬件设备。它对来自鼠标的信号进行过滤从而获得更平滑的屏幕鼠标运动。某些设备,如 PointSmart(Infogrip、Inc、Ventura、CA)也在接近潜在光标目标的时候增加了重力(吸引力)效果来辅助目标获取。

这些和其他 AT 性能增强特征,已经被设计来提升传统(基于肌肉的)AT 控制接口有限的精度。看起来它们可以用来帮助提升目前 BCI 有限的精度和中等的速度。BCI 研究人员通过学习或结合现有性能增强特性能够节省大量的时间和精力,并且获得更好的结果。

11.8 小　　结

大多数 BCI 的目标是操作 AT 设备为严重残疾患者提供交流或控制能力。BCI 所操作的 AT 设备称为 BCI 的应用。虽然应用本身并不是 BCI 的一部分,它确是 BCI 命令转化为动作的手段。因此,BCI 传递命令给应用,把这些命令转化为有用的动作。BCI 应用对其实用性、临床应用和商业成功至关重要。

BCI 控制 AT 应用的成功开发和宣传需要关注目标用户,即严重残疾人的需求和意愿。AT 专业人员可以提供关于现有 AT 设备性能和使用方法相关的重要意见,并且应该被紧密包含在开发过程中。未来的 BCI 用户及其护理者在开发过程中也应该被咨询,并且在 BCI 系统开发好之后接受适当的训练。

BCI 可以为 AT 设备提供目标选择或过程控制指令。AT 设备把这些指令直接或间接地转化为离散或连续的动作。BCI 控制应用的成功开发依赖于 BCI 命令、AT 转化过程和 AT 动作的适当配合。

BCI 控制 AT 应用可以通过两种方式实现：一种是即插即用 BCI（本章称为 BCI + AT 系统）在控制现有 AT 设备时简单地替代基于肌肉的接口；另一种是开发完全集成的独立 BCI/AT 系统。总体而言，即插即用的方法具有更多的优势：更广泛的性能，开发过程中更少的时间和花费，并且获得用户、护理者和技术支持人员更多的接受。

BCI + AT 和 BCI/AT 系统可以在交流、移动性和日常生活三个方面帮助潜在用户。BCI 操作的 AT 应用包括开关机或设备、计算机存取、机械臂、功能性电刺激和假肢控制。

BCI + AT 和 BCI/AT 系统的最终接受不但基于其应用的速度、精度和有用性，也依赖于其他关键因素，如可以在用户不想操作系统期间避免非意图动作。BCI 控制 AT 应用的开发可以从增强传统基于肌肉的 AT 接口的性能方面大量受益。

总之，随着 BCI 控制的 AT 功能的扩展，以及技术进步所引起的便捷性增加和成本降低，BCI 控制的 AT 应用包含在很多人的生活中，不但包括这些严重残疾患者，也包括很多其他人。

参 考 文 献

Allen, S. M., B. Hunt, and M. Green. Fall in Vital Capacity with Posture, British Journal of Diseases of the Chest, vol. 79/no. 3, (1985), pp. 267 – 271.

Bauby, J. – D. The Diving Bell and the Butterfly, Anonymous Translator (1st U. S. ed,). New York: A. A. Knopf, distributed by Random House (1997).

Bauer, G., F. Gerstenbrand, and E. Rumpl. Varieties of the Locked – in Syndrome, Journal of Neurology, vol. 221/no. 2, (1979), pp. 77 – 91.

Biddiss, E. A., and T. T. Chau. Upper Limb Prosthesis Use and Abandonment: A Survey of the Last 25 Years, Prosthetics and Orthotics International, vol. 31/no. 3, (2007), pp. 236 – 257.

Birch, G. E., S. G. Mason, and J. F. Borisoff. Current Trends in Brain – Computer Interface Research at the Neil Squire Foundation, IEEE Transactions on Neural Systems and Rehabilitation Engineering, vol. 11/no. 2, (2003), pp. 123 – 126.

Blair, E., and J. B. Hickam. The Effect of Change in Body Position on Lung Volume and Intrapulmonary Gas Mixing in Normal Subjects, The Journal of Clinical Investigation, vol. 34/no. 3, (1955), pp. 383 – 389.

Brown – Triolo, D. L., Understanding the Person Behind the Technology, in Scherer, M. J. ed. , Assistive Technology: Matching Device and Consumer for Successful Rehabilitation, Washington, DC: American Psychological Association, (2002), pp. 31 – 46.

Cincotti, F., D. Mattia, F. Aloise, S. Bufalari, G. Schalk, G. Oriolo, A. Cherubini, M. G. Marciani, and F. Babiloni. Non – Invasive Brain – Computer Interface System: Towards its Application as Assistive Technology, Brain Research Bulletin, vol. 75/no. 6, (2008), pp. 796 – 803.

Cook, A. M., and S. M. Hussey. , Assistive Technologies: Principles and Practice, Anonymous Translator (2nd ed,) St. Louis: Mosby (2002).

Cooper, R. A., H. Ohnabe, and D. A. Hobson. , An Introduction to Rehabilitation Engineering, Anonymous Translator. Boca Raton, FL: Taylor & Francis (2007).

Donchin, E, K. M. Spencer, R. Wijesinghe, The mental prosthesis: assessing the speed of a P300 – based brain – computer interface. IEEE Transactions on Neural Systems and Rehabilitation Engineering, vol. 8/no. 2 (2000) pp. 174 – 179.

Farwell, L. A., and E. Donchin. Talking Off the Top of Your Head: Toward a Mental Prosthesis Utilizing Event – Related Brain Potentials, Electroencephalography and Clinical Neurophysiology, vol. 70/no. 6, (1988), pp. 510 – 523.

Felton, E. A., N. L. Lewis, S. A. Wills, R. G. Radwin, and J. C. Williams. Neural Signal Based Control of the Dasher Writing System, CNE 07. 3rd International IEEE/EMBS Conference on Neural Engineering (2007), pp. 366 – 370.

Fleischer, C., A. Wege, K. Kondak, and G. Hommel. Application of EMG Signals for Controlling Exoskeleton Robots, Biomedizinische Technik. Biomedical Engineering, vol. 51/no. 5 – 6, (2006), pp. 314 – 319.

Friedrich, E. V., D. J. McFarland, C. Neuper, T. M. Vaughan, P. Brunner and J. R.

Wolpaw. A Scanning Protocol for a Sensorimotor Rhythm – Based Brain – Computer Interface, *Biological Psychology*, vol. 80/no. 2, (2009), pp. 169 – 175.

Furdea A, S. Halder, D. J. Krusienski, D. Bross, F. Nijboer, N. Birbaumer, and A. Kübler. An auditory oddball (P300) spelling system for brain – computer interfaces. *Psychophysiology*, vol. 46/no. 3, (2009), pp. 617 – 625.

Galan, F., M. Nuttin, E. Lew, P. W. Ferrez, G. Vanacker, J. Philips, and R. Millán J. del. A Brain – Actuated Wheelchair: Asynchronous and Non – Invasive Brain – Computer Interfaces for Continuous Control of Robots, *Clinical Neurophysiology*, vol. 119/no. 9, (2008), pp. 2159 – 2169.

Gibson, W. , *Neuromancer*, Anonymous Translator, New York: Ace Books (1984).

Gordon, K. E., G. S. Sawicki, and D. P. Ferris. Mechanical Performance of Artifi cial Pneumatic Muscles to Power an Ankle – Foot Orthosis, *Journal of Biomechanics*, vol. 39/no. 10, (2006), pp. 1832 – 1841.

Graimann, B., J. E. Huggins, A. Schlogl, S. P. Levine, and G. Pfurtscheller. Detection of Movement – Related Desynchronization Patterns in Ongoing Single – Channel Electrocorticogram, *IEEE Transactions on Neural Systems and Rehabilitation Engineering*, vol. 11/no. 3, (2003), pp. 276 – 281.

Gruis, K. L. P. A. Wren, and J. E. Huggins, " Amyotrophic lateral sclerosis patients' self – reported satisfaction with assistive technology , " Muscle Nerve, vol. 43/no. 5 (2011), pp. 643 – 647.

Hamid, S., and R. Hayek. Role of Electrical Stimulation for Rehabilitation and Regeneration After Spinal Cord Injury: An Overview, *European Spine Journal*, vol. 17/no. 9, (2008), pp. 1256 – 1269.

Hayashi, H., and E. A. Oppenheimer. ALS Patients on TPPV: Totally Locked – in State, Neurologic Findings and Ethical mplications, *Neurology*, vol. 61/no. 1, (2003), pp. 135 – 137.

Heingartner, D. Loser: Mental Block, *I EEE Spectrum*, (2009), pp. 42 – 43.

Henderson, M. A Race to the Wire as Old Hand at Morse Code Beats Txt Msgrs, *The Times*, April 16, (2005).

Hidecker, M. J. C., N. Paneth, P. Rosenbaum, R. D. Kent, J. Lillie, B. Johnson, and K. Chester. Developing a Classifi cation Tool of Functional Communication in Children with Cerebral Palsy, *Developmental Medicine & Child Neurology*, vol. 50/Suppl 4, (2008), p. 43.

Hsiao, M. C., D. Song, and T. W. Berger. Control Theory – Based Regulation of Hippocampal CA1 Nonlinear Dynamics, . *IEEE Engineering in Medicine and Biology Society. Conference*, vol. 2008 (2008), pp. 5535 – 5538.

Huggins, J. E., P. A. Wren, and K. L. Gruis, " What would brain – computer interface users want? Opinions and priorities of potential users with amyotrophic lateral sclerosis , " *Amyotroph Lateral Scler*., 2011 (in press).

Iturrate, I., J. M. Antelis, A. Kübler, and J. Minguez. A Noninvasive Brain – Actuated Wheelchair Based on a P300 Neurophysiological Protocol and Automated Navigation, *IEEE Transactions on Robotics*, vol. 25/no. 3, (2009), pp. 614 – 627.

Johnston TE, Betz RR, Smith BT, Benda BJ, Mulcahey MJ, Davis R, Houdayer TP, Pontari M A, Barriskill A., and Creasey G. H. Implantable FES system for upright mobility and bladder and bowel function for individuals with spinal cord injury. *Spinal Cord* vol. 43/no. 12 (2005) pp. 713 – 723.

Karmali, F., M. Polak, and A. Kostov. Environmental Control by a Brain – Computer Interface, vol. 4 / (2000), pp. 2990 – 2992.

Katz, R. T., A. J. Haig, B. B. Clark, and R. J. DiPaola. Long – Term Survival, Prognosis, and Life – Care Planning for 29 Patients with Chronic Locked – in Syndrome, *Arch. Phys. Med. Rehabil.*, vol. 73/no. 5, (1992), pp. 403 – 408.

Kennedy, P. R., R. A. Bakay, M. M. Moore, K. Adams, and J. Goldwaithe. Direct Control of a Computer from the Human Central Nervous System, *IEEE Transactions on Rehabilitation Engineering* vol. 8/no. 2, (2000), pp. 198 – 202.

Kennedy, P. R., M. T. Kirby, M. M. Moore, B. King, and A. Mallory. Computer Control Using Human Intracortical Local Field Potentials, *IEEE Transactions on Neural Systems and Rehabilitation Engineering* vol. 12/no. 3, (2004), pp. 339 – 344.

Kim, S. P., J. D. Simeral, L. R. Hochberg, J. P. Donoghue, and M. J. Black. Neural Control of Computer Cursor Velocity by Decoding Motor Cortical Spiking Activity in Humans with Tetraplegia, *Journal of Neural Engineering*, vol. 5/no. 4, (2008), pp. 455 – 476.

Koester, H. H., and S. P. Levine. Model Simulations of User Performance with Word – Prediction, *Augmentative and Alternative Communication*, vol. 14 (1998), pp. 25 – 35.

Kuebler, A., B. Kotchoubey, T. Hinterberger, N. Ghanayim, M. Perelmouter, M. Schauer, C. Fritsch, E. Taub, and N. Birbaumer. The Th ought Translation Device: A Neurophysiological Approach to Communication in Total Motor Paralysis, *Experimental*

Brain Research. Experimentelle Hirnforschung. Experimentation Cerebrale, vol. 124/no. 2, (1999), pp. 223-232.

Kuiken, T. A., G. Li, B. A. Lock, R. D. Lipschutz, L. A. Miller, K. A. Stubblefield, and K. B. Englehart. Targeted Muscle Reinnervation for Real-Time Myoelectric Control of Multifunction Artificial Arms, *JAMA*. vol. 301/no. 6, (2009), pp. 619-628.

Leeb, R., D. Friedman, G. R. Müller-Putz, R. Scherer, M. Slater, and G. Pfurtscheller. Self-Paced (Asynchronous) BCI Control of a Wheelchair in Virtual Environments: A Case Study with a Tetraplegic, *Computational Intelligence and Neuroscience*, (2007), pp. 79642.

Leeb, R., F. Lee, C. Keinrath, R. Scherer, H. Bischof, and G. Pfurtscheller. Brain-Computer Communication: Motivation, Aim, and Impact of Exploring a Virtual Apartment, *IEEE Transactions on Neural Systems and Rehabilitation Engineering* vol. 15/no. 4, (2007), pp. 473-482.

Leuthardt, E. C., G. Schalk, J. R. Wolpaw, J. G. Ojemann, and D. W. Moran. A Brain-Computer Interface Using Electrocorticographic Signals in Humans, *Journal of Neural Engineering*, vol. 1/no. 2, (2004), pp. 63-71.

Li, Y., J. Long, T. Yu, et al. ' An EEG-Based BCI System for 2-D Cursor Control by Combining Mu/Beta Rhythm and P300 Potential', IEEE Trans Biomed Eng, (2010).

Mason, S. G., and G. E. Birch. A Brain-Controlled Switch for Asynchronous Control Applications, *IEEE Transactions on Bio-Medical Engineering*, vol. 47/no. 10, (2000), pp. 1297-1307.

Mauritz, K. H., and H. P. Peckham. ' Restoration of Grasping Functions in Quadriplegic Patients by Functional Electrical timulation (FES)', International Journal of Rehabilitation Research. Internationale Zeitschrift Fur Rehabilitationsforschung. Revue Internationale De Recherches De Readaptation, vol. 10/no. 4, Suppl 5, (1987), pp. 57-61.

McCaffrey, A., *The Ship Who Sang*, Anonymous Translator, New York: Walker, 1969).

McFarland, D. J., D. J. Krusienski, W. A. Sarnacki, et al. ' Emulation of Computer Mouse Control with a Noninvasive Brain-Computer Interface', Journal of Neural Engineering, vol. 5/no. 2, (2008), pp. 101-110.

Müller-Putz, G. R., R. Scherer, G. Pfurtscheller, and R. Rupp. EEG-Based Neuroprosthesis Control: A Step Towards Clinical Practice, *Neuroscience Letters*, vol. 382/no. 1-2, (2005), pp. 169-174.

Neuper, C., G. R. Müller, A. Kübler, et al. 'Clinical Application of an EEGBased Brain-Computer Interface: A Case Study in a Patient with Severe Motor Impairment', Clinical Neurophysiology: Official Journal of the International Federation of Clinical Neurophysiology, vol. 114/no. 3, (2003), pp. 399-409.

Pfurtscheller, G., G. R. Müller-Putz, A. Schlogl, B. Graimann, R. Scherer, R. Leeb, C. Brunner, C. Keinrath, F. Lee, G. Townsend, C. Vidaurre, and C. Neuper. 15 Years of BCI Research at Graz University of Technology: Current Projects, *IEEE Transactions on Neural Systems and Rehabilitation Engineering*, vol. 14/no. 2, (2006), pp. 205-210.

Preiser W. F. E., E. Ostroff., *Universal Design Handbook*. 2nd ed. New York: McGraw-Hill (2010).

Sellers, E. W., T. M. Vaughan, and J. R. Wolpaw. ' A Brain-Computer Interface for Long-Term Independent Home use', Amyotrophic Lateral Sclerosis: Official Publication of the World Federation of Neurology Research Group on Motor Neuron Diseases, vol. 11/no. 5, (2010), pp. 449-455.

Simpson, R. C. Smart Wheelchairs: A Literature Review, *Journal of Rehabilitation Research and Development*, vol. 42/no. 4, (2005), pp. 423-436.

Snider, M. Toy Trains 'Star Wars' Fans to use the Force, *USA Today*, Jan. 7, 2009.

Takahashi H, Hirooka S. Stereoscopic see-through retinal projection headmounted display. *Proceedings of the SPIE - The International Society for Optical Engineering*. vol. 6803 (2008) pp. 68031N-1-8.

Thompson, D. E., J. J. Baker, W. A. Sarnacki, and J. E. Higgins. Plug-and-Play Brain-Computer Interface Keyboard Performance, *NER 09. 4th International IEEE/EMBS Conference on Neural Engineering*, (2009), pp. 433-435.

Townsend G, B. K. LaPallo, C. B. Boulay, D. J. Krusienski, G. E. Frye, C. K. Hauser, N. E. Schwartz, T. M. Vaughan, J. R. Wolpaw, and E. W. Seller. A novel P300-based brain-computer interface stimulus presentation paradigm: moving beyond rows and columns, Clinical Neurophysiology. vol. 121/no. 7, (2010) pp. 1109-1120.

Trejo, L. J., R. Rosipal, and B. Matthews. ' Brain-Computer Interfaces for 1-D and 2-D Cursor Control: Designs using Volitional Control of the EEG Spectrum Or Steady-State Visual Evoked Potentials', IEEE Trans. Neural Syst. Rehabil. Eng., vol. 14/no. 2, (2006), pp. 225-229.

Twist, J. *BBC NEWS / Technology / Brain Waves Control Video Game*, (updated March 24, 2004, 2004) < http://news.

bbc. co. uk/2/hi/technology/3485918. stm >.

Vaughan, T. M., D. J. McFarland, G. Schalk, W. A. Sarnacki, D. J. Krusienski. E. W. Sellers, and J. R. Wolpaw. The Wadsworth BCI Research and Development Program: At Home with BCI, *IEEE Transactions on Neural Systems and Rehabilitation Engineering*, vol. 14/no. 2, (2006), pp. 229–233.

Vidal, J. J. Toward Direct Brain–Computer Communication, *Annual Review of Biophysics and Bioengineering*, vol. 2 (1973), pp. 157–180. Wills, S. A., and D. J. MacKay. DASHER—an Efficient Writing System for Brain–Computer Interfaces?, *IEEE Transactions on Neural Systems and Rehabilitation Engineering*, vol. 14/no. 2, (2006), pp. 244–246.

Wolpaw, J. R., D. J. McFarland, G. W. Neat, et al. 'An EEG–Based Brain–Computer Interface for Cursor Control', E-lectroencephalography and Clinical Neurophysiology, vol. 78/no. 3, (1991), pp. 252–259.

Wolpaw, J. R., H. Ramoser, D. J. McFarland, and G. Pfurtscheller. EEGBased Communication: Improved Accuracy by Response Verification, *IEEE Transactions on Rehabilitation Engineering*, vol. 6/no. 3, (1998), pp. 326.

第4篇　现有的脑-机接口

第12章 利用P300事件相关电位的脑-机接口

12.1 引 言

EEG中的事件相关脑电位（即事件相关电位，ERP）是脑神经活动在头皮的表现形式，该神经活动由特定事件触发并参与对该事件的加工。构成ERP的电压是嵌入在从头皮记录的一般的脑电活动中，并且相对于不间断的（连续的）脑电（Ongoing EEG）来说通常较小。

然而，由于ERP是与事件时间锁定的（Time-locked to events），并遵循固定的时间曲线，它们可以通过平均多次诱发事件的试验提取得到。其结果是一系列正向和负向变化的电压，被称为成分。连续的成分通常在它们的刺激率和幅度依赖性、它们的头皮地形分布以及它们与大脑信息加工活动的关系方面不同。

诱发事件后前（第一个）150ms记录到的成分倾向于（往往）反映初级感觉系统的活动，它们的波形和头皮分布随诱发刺激的模式（方式）而变化。这些成分被称为外源性成分（Exogenous components）。具有较长潜伏期的成分倾向于反映信息加工的活动，其在本质上是认知的，因此较少依赖于刺激的方式，更多依赖于被试并发任务中诱发事件的意义。它们通常被称为内源性成分（Endogenous components）。

视觉诱发电位（Visual evoked potentials，VEP）的早期（外源性）和晚期（内源性）成分都已作为BCI的信号特征。采用内源性ERP成分的BCI设计和操作与采用外源性ERP成分的BCI设计和操作在原理和实践上都不同。本章重点介绍采用内源性ERP成分P300的BCI。在第14章将讨论采用外源VEP成分的BCI。

12.2 P300事件相关电位和基于P300的脑-机接口

P300是一个正向偏移（变化）成分，它发生在特定情况下呈现的刺激后头皮记录的EEG中（刺激是在特定情况下呈现的）。它由Sutton等人（1965）首先描述，之后被广泛研究，以探索人类较高级的皮层功能（综述见Bashore和Van der Molen，1991；Donchin，1981；Duncan，2009；Fabiani，1987；Polich，2007；Pritchard，1981）。尽管它常发生在相对于诱发刺激约300 ms的潜伏期（因此命名为P300），但其潜伏期可能会有所不同，从250~750ms（Comerchero和Polich，1999；Magliero，1984；McCarthy和Donchin，1981；Polich，2007）。这种潜伏期的变化反映了一个事实，P300是由决策引起的，不一定有意识到，反映了稀有（罕见）的事件发生，并且决策延迟随决策的性质（如难度）而不同（Kuta等，1977）。P300通常在中央顶叶头皮上最大，随着与这个脑区距离的增加而逐渐衰减。

1988年，P300首次用作BCI的基础（Farwell和Donchin，1988），并且越来越多的研究组目前正在推行其BCI应用。目前基于P300的脑-机接口允许用户选择显示在计算机屏幕上的选项。因此，基于P300 BCI的一次选择实质上相当于通过标准计算机键盘的一次选择，虽然过程是非常不同的。因为基于P300的BCI系统是非侵入性的，使用便携、价廉的硬件，并能提供可靠的性能，它们基本上是目前由严重残疾患者在实验室外正在使用的唯一的BCI，在这些人的日常生活中具有重要的用途，如通信和环境控制。此外，许多不同的实验室正探索进一步提高基于P300 BCI能力和实用性的可能性。

本章讨论P300的性质，论述其BCI使用的原理，综述基于P300 BCI研究的主要领域，总结基于P300 BCI系统的临床应用现状，并展望其进一步发展的前景。

12.3 新奇刺激范式

诱发P300事件相关电位（ERP）的特定条件（或情形）设置称为oddball范式（新奇刺激范式/小概率刺激范式/稀少刺激范式）。该范式具有三个基本属性（Donchin和Coles等，1988）：

（1）呈现给被试一系列的事件（即刺激），每个刺激属于两类之一；
（2）属于一类的事件比其他类的事件不那么频繁（少）；
（3）被试执行一个任务，需要将每一个事件分类为两个类别中的一类。

属于（落入）不频繁类的事件（即oddball事件）诱发P300。只要实验设计采用oddball范式的三个属性，任何刺激和任何分类任务能够诱发出P300。

重要的是要注意，虽然这两类通常是两类不同的刺激，但这不是一个必要的要求。正如Sutton等（1967）表明的，包含刺激缺席（即刺激没有出现）的事件也能够诱发P300，如果缺席刺激满足oddball范式的条件。也就是，违背被试期望的稀少事件也能够诱发P300事件相关电位。

大多数的P300研究用视觉或听觉刺激。图12.1举例说明一个典型的P300实验。字母O和X在视频屏幕上以随机顺序每秒一次（一个字母）的速率闪烁（即刺激开始是异步的）。X很少发生（如20%的闪烁），因此是oddball刺激，而O经常发生（如80%的闪烁）。要求被试计数刺激（如X）发生的次数。每次出现一个刺激时，在数据文件中设置标记，以指示刺激的类别：X或O。每个刺激在屏幕上呈现100 ms，然后屏幕空白900 ms（即刺激之间间隔，Interstimulus interval，ISI），直到下一个刺激的呈现。图12.1（a）显示实验事件的时间过程。

图12.1（b）显示刺激后800ms在10-20系统的中线电极位置F_z、C_z、P_z（见图12.2）oddball刺激诱发的ERP。这三个响应显示了一个典型的P300头皮地形：最突出的电位是发生在X刺激后约350ms的一个正成分；在P_z电极处最大，在更前和更后的位置处衰减。应该指出的是，即使要求被试计数频繁的O刺激而不是稀少的X刺激，结果将是相同的：P300总是由稀少事件诱发的（如本例中的X刺激）（Duncan-Johnson和Donchin，1977）。下一个最显著的成分是P100和N200成分，它们被认为是外源性成分，虽然它们在一定程度上可以由注意力调节（Heinze等，1994；Mangun，1995；Mangun等，1993）。如前所述，P300潜伏期可能从250~750 ms变化（Comerchero和Polich，

1999；Magliero 等，1984；McCarthy 和 Donchin，1981；Polich，2007）。这种变化被认为反映了分类不同种类的事件所需时间的差异。Kutas 等（1977）表明 P300 潜伏期和分类任务难度之间的关系。

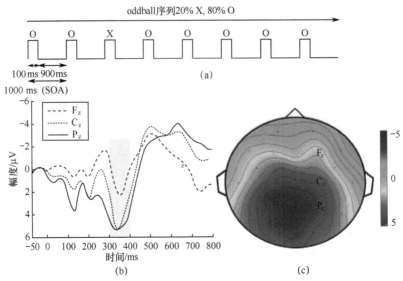

图 12.1　一个标准 oddball 协议的时间过程、一个被试在电极位置 F_z、C_z、P_z 的平均 oddball ERP 和 oddball 刺激后 300~400ms 平均 ERP 波幅的地形分布

注：(a) 一个标准 oddball 协议中稀少刺激（也即 oddball）(X) 和普通 (O) 刺激的时间过程。(b) 一个被试在电极位置 F_z、C_z、P_z 的平均 oddball ERP，从额叶到中央区，再到后脑区位置呈现出逐渐变大的正向偏移。这里使用惯例下为正的幅度，上为负的幅度。(c) oddball 刺激后 300~400 ms 平均 ERP 波幅的地形分布。大的正向 ERP 成分（即 P300）在 P_z 最大，广泛分布在后顶叶区

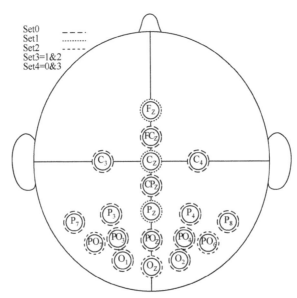

图 12.2　由 Krusienski 等（2008）评估的用于基于 P300 BCI 的电极位置

注：脑电图是从 64 个电极记录的。比较了这里显示的电极组（短划线、点划线、粗点划圆圈）在文中所描述的关于离线分类精度

12.4 P300 的起源和功能

Knight 和他的同事们通过研究大脑病变的患者，提供了与 P300 起源有关的最令人信服的一些证据。Knight 等（1989）表明在颞顶叶交界处的病灶取消了后部头皮处的听觉 P300，即使患者仍然可以区分刺激。相反，外侧顶叶皮层损伤不妨碍 P300 的产生。这些结果表明，侧向或外侧的顶叶皮层不是听觉 P300 产生的关键。其他的研究已经扩展了这些结果。在单独使用听觉、视觉或体感刺激的实验中，Knight 和 Scabini（1998）表明，前额叶和外侧顶叶病变对 P300 潜伏期或幅度无影响。与此相反，颞顶交界区病变明显降低听觉和躯体感觉 P300s 并降低视觉 P300。Soltani 和 Knight（2000）对这一重要工作做了全面的评述。

最近，高时间分辨率的脑电（EEG）和高地形学分辨率（高空间分辨率）的功能磁共振成像（fMRI）相结合的若干研究已提供了一些额外的关于 P300 的神经基质的深刻见解。在标准的听觉 oddball 任务中，Mulert 等（2004）发现伴随 P300 在辅助运动皮层、前扣带皮层、颞顶交接处、脑岛和额中回 fMRI 活动增加。此外，这一 fMRI 活动在大脑右半球比左半球更大并且发生较早（Bledowski 等，2004；Mulert 等，2004）。在涉及颅内记录、脑电和功能磁共振成像的患者研究，Linden（2005）表明下顶叶和颞顶交界处产生 P300。关于 fMRI 数据（见第 4 章），应该指出的是，在几秒钟测量的血流相关活动不能有把握地归因于发生在这一期间的某个位置并持续约 100 ms 的事件（即 P300）。因此，有关负责 P300 产生的脑区的 fMRI 结果，其解释必须谨慎。

对 P300 的功能作用最全面的解释称为上下文（情境）更新模型（Donchin，1981；Donchin 和 Coles，1988）。虽然这个模型没有对 P300 实际的神经产生器作出假设，但它提出了 P300 反映上下文的更新操作。根据该模型，当呈现和评价刺激时，需要评估事件与当前上下文模型的一致程度。当一个事件违背模型规定的预期，并且违背预期要求修正模型（即上下文更新）时，P300 就被诱发出来。该模型说明了 P300 许多突出的特点，得到一系列行为和心理生理研究的支持（如 Adrover-Roig 和 Barcelo，2010；Barcelo 和 Knight，2007；Barcelo 等，2007；Dien 等，2003；Linden，2005；Luu 等）。

12.5 P300 的波幅和稳定性

过去 45 年的大量研究已经相当详细地定义了 P300 的特点。这里，我们聚焦于基于 P300 的 BCI 系统特别重要的问题

与 BCI 使用特别相关的一个问题包括测定 P300 波幅的因素。P300 波幅与事件（刺激）之间的时间间隔呈正相关。在所有其他条件相同的情况下，较长的刺激间间隔会产生较高波幅的 P300，至少达到约 8 s 的时间间隔（Polich，1990；Polich 和 Bondurant，1997）。虽然标准 oddball 的 P300 波幅通常是 10~20μV，但 BCI 应用产生的 P300s 通常是 4~10μV。这可能是由于基于 P300 的 BCI 采用了快速刺激呈现率，由此导致 ERPs 重叠于连续刺激（Martens 等，2009；Woldorff，1993）。P300 波幅也受 oddball 刺激概率随时间变化的影响（Donchin，1981；Donchin 和 Isreal，1980；Horst 等，1980；Squires 等，1977）。例如，如果一个偶然的机会，oddball 刺激连续发生两次或更多次，第一个 oddball 刺激后 P300 波幅降低。

P300 波幅也受被试并发活动总和的影响。因此，当要求执行诱发 P300 的被试同时完成辅助任务时，P300 波幅降低（Isreal 和 Chesney 等，1980；Isreal 和 Wickens 等，1980；Kramer 等，1983；Sirevaag 等，1989）。协议可以设计成同时采用了两种不同的任务和两套不同的刺激，从而诱发两种不同的 P300。例如，Sirevaag 等（1989）将操纵杆跟踪任务与听觉辨别任务相结合。随着两个任务相对困难（难度）的改变，每个任务需要的注意力也发生了相应的变化，这两个 P300s 振幅也变了。因为一个任务变得更加困难，因此需要更多的注意力，其 P300 波幅增高，而与其他任务相关的 P300 波幅降低。这些结果和相关的研究表明，注意分配与任务难度影响 P300 波幅。它们与基于 P300 BCI 的用户相关，因为 BCI 的用户除了简单地看所需的刺激（如他们要拼写的字符），通常也正做着另一个任务（如规划用 BCI 写入信息）。

基于 P300 BCI 应用的另一个特别重要的问题是：在一个单独的实验内，或者跨越几天、几周、几月，甚至几年，P300 波幅和潜伏期随时间在何种程度上变化。在这方面，现有的文献的结论是混杂的。Polich（1986）和 Fabiani 等（1987）等表明：在相互关联的两个星期内进行不同的实验，并对它们的峰值幅度和潜伏期进行测试/重测，表现出鲁棒的相关性。另一方面，Kinoshita 等（1996）发现当实验跨越几个月，P300 波幅显著降低。许多研究报道，在一个实验期间 P300 波幅降低，并且 P300 潜伏期显示几个小时的周期性变化（Lin 和 Polich，1999；Pan 等，2000；Ravden 和 Polich，1999）。在相当大的程度上，大多数 P300 波幅的变化是由于潜伏期变化引起的（潜伏期抖动）。Kutas 等（1977）表明，P300 潜伏期随不同试验的变化从而降低了平均 P300 波幅，这种潜伏期变化的调整消除了明显的波幅变化。因此，聚焦 P300 波幅，不调整潜伏期变化的研究可能会产生误导性的结果。

12.6 基于 P300 的脑-机接口

基于 P300 BCI 的主要优点是无创，可以在几分钟内为一个新的用户参数化，需要最少的用户训练，90% 的人能够使用（假设能够注意刺激并能完成分类任务），可以提供基本的通信和控制功能，并比较可靠。由于这些原因，在现今的 BCI 系统中，基于 P300 的 BCI 是最适合严重残疾患者独立长期在家庭使用的 BCI 类型。本节描述了最初的基于 P300 BCI 的设计，然后回顾了修改和扩展这种设计的方法，以提高或扩展它提供的通信和控制。

基于 P300 的脑-机接口在某种程度上包含 oddball 范式的三个基本属性以服务于通信和控制系统的需要。具体地：

（1）以随机的顺序呈现刺激，刺激代表可能的 BCI 输出；

（2）代表每个可能输出的刺激呈现次数很少（如概率为 1/（可能的输出数））；

（3）要求 BCI 用户注意代表他或她希望输出的刺激（即靶刺激）。

具有这三个基本属性的 BCI 协议，代表期望的 BCI 输出的刺激（即靶刺激）已成为一个 oddball 刺激，从而诱发 P300 事件相关电位（ERP）。

12.6.1 最初基于 P300 脑-机接口的研究

1988 年，Farwell 和 Donchin（1988）描述了一种基于 P300 的拼写应用，他们称之为心理修复（心理假体）。他们的希望是瘫痪的人可以用它来传达简单的信息。在他们的第一个设计中，所有的字母都以随机的顺序在视频屏幕上一次呈现一个，并且要求被试注意他或她想选择的（即目标字母）在什么时候出现。

目标字母确实诱发出 P300，然而因为字母以 1 个/s 的速度呈现，每个字母的多次呈现必须平均以可靠地探测 P300，仅一个字母的选择被试需要几分钟。因此，修改该设计以允许更迅速地选择。在新的设计中，被试注视一个 6×6 的字母和其他命令组合的矩阵（图 12.3 (a)）。刺激事件是矩阵的一整行或一整列闪烁。

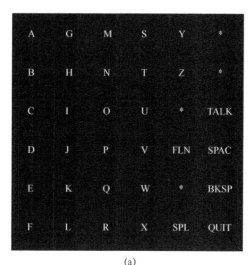

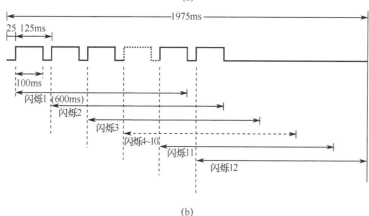

图 12.3　可选项为 6×6 矩阵及一个 12 闪烁系列刺激的时间过程

注：(a) 可选项 6×6 矩阵。(b) 具有 125 ms（即从一次闪烁开始到下一次开始的时间）的刺激开始异步，六个列以随机顺序闪烁，然后六行以随机顺序闪烁。虚闪线代表闪烁 4～10。标示了 600 ms 分析数据段。（修改于 Farwell 和 Donchin，1988）

首先行，然后列以随机顺序闪烁，速度高达 8 次/s。以这个速度，在 1.5s 内六行和六列每一个闪烁一次。要求 BCI 用户注视给定的字母并保持心里计数字母闪烁的次数。Farwell 和 Donchin（1988）没有要求被试直接看着目标字母。他们认为，一些脑－机接口用户可能无法控制视线方向（如由于肌萎缩性侧索硬化症（Amyotrophic Lateral Sclerosis，ALS），因此他们依靠 Posner（1980）的证据：注意力可以集中在远离注视点的地方。

这种 BCI 满足 oddball 范式的必要条件（要求），并利用其特性，这是极其重要的。呈现一个随机序列的事件给被试，稀少（或 oddball）类包括含有目标字母的行和列的闪烁，而频繁类包括其他 5 行和 5 列的闪烁。Farwell 和 Donchin（1988）预测，仅仅两个稀少事件会诱发可探测的 P300，一旦识别出本次的行和列，目标是它们交叉处的字母。

图 12.3（b）显示了在操作该 BCI 时事件的时间过程。特别有趣的是，刺激呈现的快速率（如每次 125ms）意味着：在第一个刺激的 P300 发生之前，两个或甚至三个刺激已呈现。也就是，对于一个给定的刺激，在接下来的几个刺激事件发生时，该刺激后脑电分析数据段（最初为 600ms）仍在进行中。因此，每一个刺激分析数据段重叠了前几次和后续几次刺激的数据段。这种重叠对 P300 性能的影响以及可能采取来减少它的措施（如较慢的呈现率），将在本章的后面讨论。

利用从单个电极记录的脑电（P_z，参考于连接的耳电极）和刺激后 600ms 分析脑电数据段，Farwell 和 Donchin（1988）比较了四种不同的分类算法：逐步线性判别分析（Stepwise linear discriminant analysis，SWLDA）；在 200～400ms 期间波幅峰值提取；在相同的时间间隔下曲线下面积计算；单次试验数据和代表标准的 P300 模板之间的协方差计算。

应该指出的是，自 20 世纪 60 年代起 SWLDA 一直用于 P300 的单次试验检测（Donchin，1969；Donchin 等，1970；Donchin 和 Herning，1975；Horst 和 Donchin，1980；Squires 和 Donchin，1976）。在这一首次基于 P300 的 BCI 研究中，Farwell 和 Donchin（1988）发现 SWLDA 和峰值提取算法在识别目标刺激（即用户要选择的选项）中提供了最高的精度。他们还发现，4 次/s 的刺激呈现率比 8 次/s 较快的呈现率准确率更高。正如预期的那样，更多的刺激重复产生更高的精度。80% 的准确率（2.8%（1/36）的机会）每个选择需要 20.9 s；95% 的精度需要 26 s。这两个选项分别给出了每分钟约 3 和 2.3 个字符的选择率。

1988 年这一开创性的研究证明了基于 P300 通信的可行性。自那时起，它已经作为许多基于 P300 的 BCI 研究的出发点和第一个基准。

12.6.2 随后基于 P300 脑-机接口研究的目标和局限性

随后几乎所有这些研究其核心目标是提高基于 P300 BCI 的速度、精度、能力（容量）、和/或 P300 临床实用性，以使它们能够为患有严重的运动障碍、不能使用传统的（如基于肌肉的）辅助通信技术的人提供重要的新的通信和控制的可选通道。

在考虑这些为提高基于 P300 BCI 系统性能的努力时，应该记住的是，评价的核心应该是 BCI 能够提高重度残疾用户的生活质量。基于这个考虑，这种 BCI 能够恢复独立通信的程度这一事实可能比 BCI 的精确性或比特率（即速度）更重要。此外，一个新的设计在由严重残疾患者实际使用评估和验证以前，不可能得出结论：该设计优于以前的设计。当我们着手讨论大量的探索基于 P300 BCI 可能改进的工作时，必须强调这些注意事项。

大多数基于 P300 BCI 的研究主要集中在对以前采集数据的离线分析。虽然离线分析可以非常有效地比较不同的可选方法/方案，但是它只能预测可选方法在实际的在线使用中如何执行。即使采用了留一法交叉验证，离线分析也不能准确地揭示当在线实际使用一种方法时，其未来性能如何变化。新方法在一定程度上改变分类，从而提供给 BCI 用户反馈，这可能影响随后的脑电，因而影响随后的性能，这些只有通过在线测试才能得到评价。本书第 8 章中更详细地讨论了新方法在线验证的重要意义。总之，尽管离线分析是 BCI 研究的主力，但是在线测试必须作为黄金标准。采用离线分析评估可选的基于 P300 BCI 方法的研究中大约有 25% 的研究也包括了对他们离线研究结果的在线验证。

12.6.3 可选的电极组合

正如 Fabiani 等（1987）综述评论的，根据 10-20 电极系统（Jasper，1958），传统上一

直是从电极 F_z、C_z、P_z 记录 P300。图 12.2 显示了几种已用于基于 P300 的 BCI 研究中电极组合的例子（Krusienski 等，2008）。最初 Farwell 和 Donchin（1988）的研究只使用从电极 P_z 记录的脑电。此后的研究探索了其他的记录电极组合：3 个或 4 个中线电极，F_z、C_z、P_z 或 O_z（Piccione 等，2006；Sellers 和 Donchin，2006；Serby 等，2005）；国际 10-20 系统（Citi 等，2008）；10 个中线、顶/枕区电极的组合（Kaper 等，2004；Lenhardt 等，2008）；11 个电极组合（Neshige 等，2007）；25 个中央和顶区电极组合（Thulasidas 等，2006）。

Krusienski 等（2008）基于从位置 F_z、P_z 和 C_z；位置 PO_7、PO_8 和 O_z；或所有这六个位置采集的脑电信号，比较了 SWLDA 分类算法的性能。这些位置如图 12.2 所示。对于 6×6 的矩阵，该算法使用任意一组三个脑电电极位置取得了约 65% 的精度，而使用所有六个位置取得了 90% 的精度。同时，他们还发现，采用包括原来 6 个电极在内的一个较大的有 19 个电极的组合（图 12.2），SWLDA 分类性能没有得到进一步的提高。离线分析时这 6 个电极的高性能在线测试也证实了。

这些结果得到 Hoffmann 等（2008）的支持，他们研究了 4 个中线电极，一组包含了 4 个额外的顶区电极，以及包括 16 和 32 个电极的组合。在一般情况下，采用中线和顶区电极的组合与采用 16 和 32 个电极组合取得一样好的分类性能。Meinicke 等（2002）还研究了不同数目的电极对所得分类的影响。他们发现，采用 1 个或 3 个电极，需要 30 s 以达到 85% 的精度；相反，7 个或 10 个电极，在 15s 后达到 95% 以上的准确率。

12.6.4 可选的信号处理方法

许多研究已经评价和比较了各种不同分类算法的性能，例如：

（1）独立成分分析（本书第 7 章）（Beverina 等，2003；Khan 等，2009；Li 等，2009；Serby 等，2005）。

（2）支持向量机（本书第 8 章）（Beverina 等，2003；Garrett 等，2003；Guo 等，2010；Hong 和 Guo 等，2009；Hong 和 Lou 等，2009；Kaper 等，2004；Krusienski 等，2006；Lal 等，2004；Lenhardt 等，2008；Lima 等，2010；Meinicke 等，2002；Olson 等，2005；Qin 等，2007；Salvaris 和 Sepulveda，2009；Salvaris 和 Sepulveda，2007；Serby 等，2005；Thulasidas 等，2006）。

（3）逐步线性判别分析（SWLDA）（本书第 8 章）（Bianchi 等，2010；Brouwer 和 van Erp，2010；Dias 等，2007；Garrett 等，2003；Hoffmann 等，2008；Krusienski 等，2006；Nijboer 等，2008；Sellers 和 Donchin，2006；Sellers 等，2006；Townsend 等，2010）。

（4）Fisher 线性判别（本书第 8 章）（Babiloni 等，2001；Gutierrez 和 Escalona-Vargas，2010；Hoffmann 等，2008；Nazarpour 等，2009；Salvaris 和 Sepulveda，2009 和 2010）。

在一个广泛的离线分析中，Krusienski 等（2006）比较了逐步线性判别分析（SWLDA）、线性支持向量机（LSVM）、高斯支持向量机（GSVM）、皮尔森相关法（Pearson's correlation method）和 Fisher 线性判别分析。虽然所有这五种方法的性能相当好，但其中 SWLDA 和 Fisher 线性判别方法明显优于其他三个方法（约 88% 的精度与 80%~83% 的精度）。Meinicke 等（2002）也比较了三种不同的分类方法：面积、峰值提取和支持向量机。他们采用电极 P_z 并表明 SVM 解决方案达到 30s 78% 的精度，而面积和峰值的方法，达到 1 min 78% 的精度。

除了上述研究的各种分类算法外，几届基于互联网的 BCI 数据竞赛（Blankertz，2005；Blankertz 等，2004；Blankertz 等，2006；Bradshaw 等，2001；Rakotomamonjy 和 Guigue，

2008）已经促进/激发全世界许多研究小组努力发展更好的基于 P300 的 BCI 算法。虽然一些新的算法可以取得小的性能改善，但现在比较广泛的研究得到的总体结果是，在适当利用这些方法时，不同的信号处理方法提供大致类似的离线分析性能。同时，一些算法很可能比其他算法更容易用于在线应用中。作为一个整体，这些研究表明，假设对算法进行了适当的参数化（第 8 章），与分类算法的准确选择相比，BCI 用户之间个体的差异性可能是性能的一个更关键因素。这个整体的结果意味着基于 P300 的 BCI 当前性能的重大改进，可能来自其他方面的变化，这些在本章稍后讨论。

12.6.5 可选的刺激和刺激呈现参数

大量的研究都集中在呈现行/列的标准视觉矩阵，并探讨基本参数变化的影响：如目标的尺寸大小和数量、行/列闪烁的速度、闪烁持续时间以及每个选项重复的次数（Salvaris 和 Sepulveda，2009；Sellers 等，2006）。

例如 Sellers 等（2006）比较了两种不同的刺激起始异步值（即从一个刺激的开始到下一个刺激开始的时间）（175ms 和 350ms），以及两种不同的矩阵大小（3×3 和 6×6）。与 Farwell 和 Donchin（1988）的研究结果相反，但与 Meinicke 等（2002）的发现一致（2002），他们发现，较高的刺激率产生了较高的分类准确率，无论这些条件是否匹配于刺激呈现的数目，或者每次选择的时间是否保持不变。此外，P300 波幅 6×6 矩阵比 3×3 矩阵的大。这与许多研究一致，这些研究表明 P300 的波幅与目标的概率成反比（Allison 和 Pineda，2003 和 2006；Duncan-Johnson 和 Donchin，1977）。另外，Guger 等（2009）比较了 6×6 矩阵布局格式与单一的选项呈现格式。虽然利用单一选项格式 P300 波幅较高，但矩阵布局格式产生了更高的精度和更高的比特率（第 8 章）。

采用 Farwell 和 Donchin 的矩阵格式，其他研究已探索该呈现的其他变化。Takano 等（2009）改变刺激和背景之间的对比度，他们比较了白色/灰色模式（亮度条件）；绿色/蓝色等亮度模式（颜色条件）；以及绿色和蓝色的亮度模式（亮度/颜色的条件）。在线测试的第三个条件（亮度/颜色）提供了更高的精度。Salvaris 和 Sepulveda（2009）改变选项/背景颜色、选项的尺寸大小以及选项之间的距离。虽然白色背景产生了最佳性能，小尺寸选项取得了最低的性能，但没有任何一个单一的选择对所有被试是最好的。

基本格式参数的这些和其他的研究最重要的实际意义也许在于：最优参数设置因用户而不同，因此应该为每一个新的 BCI 用户优化参数（Sellers 和 Donchin，2006）。

其他研究人员已经探讨了视觉刺激性质的修改。为了努力减少与快速刺激呈现率相关的重叠分析数据段的影响，Martens 等（2009）测试了一个明显的运动范式，该范式矩阵选项是矩形，刺激是矩形一个突然 90° 的旋转。用户的任务是计数包含所期望选项的矩形旋转的次数。该范式表明 6 个被试中 2 个被试性能在统计上的改善。Hong 等（2009）做了类似的努力，探索了一种刺激设计，旨在诱发与特定运动相关的 ERP 成分（N200），该成分在顶叶电极 P_3 和 P_7 是最突出的。虽然离线分析发现其性能类似标准的基于 P300–BCI 格式的性能，但是结果表明，新的设计可以减少所需的头皮电极数。

一些研究已经解决了与行/列的刺激格式（样式）相关的两个问题。首先，所需的选项（即目标刺激）有时是连续闪烁 2 次（一次是列的一部分，一次是行的一部分）。因此，第二次闪烁诱发的 P300 ERP 可能减弱（Squires 等，1976），因为它们的分析数据段重叠，两个 ERP 可能彼此影响而失真（Martens 等，2009；Woldorff，1993）。此外，取决于被试，特别是利用较高的刺激呈现率，被试甚至可能不会注意到目标的第二次闪烁。另一个问题是，以行和列格式呈现，是目标的行或列而不是单独的目标诱发 P300 ERP。其结果是，虽然不在目标行或列的选项很少被错误选择，但在目标行或列的选项更经常被错误地选择（Donchin 等，2000；Fazel-Rezai，2007）。

为了解决这两个问题，Townsend 等（2010）提出了一种刺激格式，同时呈现选项组（如六个选项来自包含字母数字符号和命令的 8×9 矩阵）。所选的选项组满足两个约束条件：首先，在至少有六个介于其中间的闪烁组发生之前，没有一个选项会呈现第二次。这种棋盘呈现格式消除了连续目标呈现和相邻选项呈现这两个问题。考虑到需要纠正发生的任何错误，在线比较 18 名受试者，棋盘格式表现明显优于标准的行/列格式。此外，大多数用户，包括几个 ALS 患者，报告说他们更喜欢棋盘格式。进一步探索可选的呈现格式有可能产生进一步的改进。

12.6.6　基于 P300 的脑-机接口性能中注视方向的可能作用

如上所述，P300 是由特殊意义的刺激诱发的。在基于 P300 BCI 系统的情况下，特殊的意义在于刺激代表用户所需的 BCI 输出。因此，P300 的诱发不需要用户直接注视（即固定）刺激，基于 P300 的 BCI 系统对于具有有限的眼球运动、甚至眼球不能运动的人应该可以使用，如许多晚期的 ALS 患者。同时，最近的一些证据表明，采用矩阵格式的基于 P300 的 BCI 系统，其性能在一定程度上可能取决于用户注视所需的选项的能力。

Brunner 等（2010）、Treder 和 Blankertz（2010）比较了当用户注视中心点与当用户注视目标时，基于 P300 BCI 系统的性能。在这两项研究中，当用户注视目标时性能较好。然而，如前所述，众所周知当分配给被试另外一个任务时，P300 波幅下降（Donchin，1987b；Fowler，1994；Gopher，1986；Krame 等，1986；Kramer 等，1983；Kramer 等，1985；Sirevaag 等，1989；Wickens 等，1983；Wickens 等，1984）。通过要求被试注视一个点而不是 BCI 使用期间的目标，Brunner 等（2010）、Treder 和 Blankertz（2010）实质上实行了第二个任务（另一项任务）。因此，虽然当专注目标时准确性明显较高，但那种注视要求诱发较低的 P300 波幅并且降低了准确性，这并不奇怪。尽管 Brunner 等（2010）得出结论：在注视目标条件下获得较高的分类精度表明基于 P300 BCI 的性能取决于被试能够注视目标字符，但从他们的结果，分类不需要注视，这是显而易见的。此外，采用类似 Treder 和 Blankertz（2010）的范式，Liu 等（2010）报道了对于隐蔽注意任务平均准确率高于 96%。这些结果表明，优化呈现范式可以产生高精确的结果，即使被试不注视目标。

自 2004 年以来，几乎所有基于 P300 BCI 的研究已包含相对较短的潜伏期（如 150 ~ 250ms）特征，且从枕部头皮位置记录（即在视觉皮层）。这种早期潜伏的头皮后部特征的明确值表明，基于 P300 BCI 矩阵诱发的响应以及它们达到的分类精度，除了 P300，在一定程度上可能依赖于枕叶视觉诱发电位（如 P100 和 N200，见以上 oddball 范式）。另外，应该指出的是，枕区 VEP 成分受注意力影响（Eason，1981；Harter 等，1982；Hillyard 和 Munte，1984；Mangun 等，1993）。也应注意到在颞顶叶皮层交界处发生的 P300 相关活动可能有助于从枕部电极记录脑电（Dien 等，2003；Polich，2007）。

这些结果对基于 P300 BCI 的临床有效性，实际意义不明确。而基于 P300 BCI 的性能在一定程度上可能依赖于用户能够直接看所需要的项目，这一因素在确定这些 BCI 对于眼球运动障碍患者的有效性方面的重要性仍有待确定。在这方面，需要注意的是，患有 ALS 的人不能再用他的眼睛跟踪通信设备，但他能够非常有效地使用基于 P300 的 BCI 系统（Sellers 等，2010）。在更一般的意义上，任何取决于用户视觉的 BCI 的性能很可能受丧失眼球运动控制的影响，注意到这点是很重要的。例如，基于感觉运动节律的 BCI（第 13 章）控制光标移动，当用户的目光不能够跟随移动光标时，他也不可能完成光标移动。这个现实将我们带到下一节内容。

12.6.7　基于 P300 的脑-机接口利用听觉刺激

一些人需要基于 P300 的 BCI 系统提供基本的通信能力，这些人可能会发现使用一个需要视觉的系统是不切实际或不可能的。例如，除了微弱的眼球运动控制，晚期肌萎缩性侧索硬化症（ALS）患者由于复视、上睑下垂（眼睑下垂）或眼睛干燥，可能有视力困难。针对这一问题，一些研究小组已经开始提出了利用听觉刺激 P300 而不是视觉刺激 P300 的脑-机接口（Hill，2005；Nijboer 等，2008；Pham 等，2005）。与标准的基于视觉 P300 的 BCI（如 6×6 = 36）具有高得多的可用选项数目相比，这些范式的主要局限是可能的选项数低一些（如两个或四个）。因此，通信的速度必然缓慢。然而，对于那些缺乏其他有效选择的人，它可能仍然是极其有价值的。

为努力提高比特率，一些研究已经提出映射为视觉矩阵的听觉刺激。Furdea 等（2009）在一种条件下采用了一个 5×5 视觉矩阵，在另一个条件下，采用一个 5×5 的听觉（即"一"到"十"的口语单词）和视觉矩阵。听觉刺激被映射为五行和五列的矩阵，被标记为 1 至 10。13 名被试有 9 名能够以 70% 或更高的精度使用听觉和视觉矩阵。相比之下，在视觉条件下，所有这 13 个被试达到了 75% 或更高的精度，13 个被试中有 11 个的精度高于 95%。在一个类似的设计中，Klobassa 等（2009）采用了 6×6 矩阵并呈现对应于行和列的环境声音。这项研究表明，被试者最终能够使用仅用听觉刺激的系统。然而，通信率仍然相对较低于那些基于视觉 P300 的 BCI。

这些早期的研究建立了基于听觉 P300 BCI 系统的可行性。结合临床需要这样的系统，这个成就应鼓励其进一步发展。

12.6.8　基于 P300 的脑-机接口性能提高的前景

目前，基于 P300 的 BCI 系统设计提供了相对适中的通信速率。许多研究组正在努力通过探索新的电极选择方法、新的呈现范式及新的应用，以提高基于 P300 BCI 的性能。

Cecotti 等（2011）引入一种新的电极选择算法以减少一个给定的人使用基于 P300 BCI 所需电极的数量。随着越来越多的人开始使用 BCI，电极的选择，更具体是减少所用电极数目，这在成本、舒适和便携性方面将是一个有价值的优点。在理论上，一个小的电极数目对于基于 P300 的控制应该是足够的；然而，由于个体差异，开始从某个稍大的电极阵列出发，然后减少到尽可能少的电极，这样做可能是有利的。

其他的研究已经探索了对比度和颜色的变化（Salvaris 和 Sepulveda，2009；Takano 等，2009）、重叠的刺激（Martens 等，2009）、可见的或实际运动（Hong 等，2009）、刺激呈现改进（Jin 等，2011；Townsend 等，2010）、在校准期间抑制包围目标的字符（Frye 等，出版中），以及用正念感应增加注意力资源（Lakey 等，2011）。Schreuder 等（2010）通过给每个刺激独特的音调和独特的空间位置，设计了一个有 5 个选项的听觉 BCI。该研究表明，此系统产生的速度和准确性与一些基于视觉 P300 的 BCI 类似。Brouwer 和 Van Erp（2010）表明：

基于触觉 P300 的 BCI，采用放置在腰部的刺激电极，可以实现速度和精度类似于大多数听觉 BCI 的。

新的应用也正在出现。例如 Munssinger 等（2010）表明，基于 P300 的 BCI 系统除了用作通信装置外，还可以作为一个创造性的工具。受试者进行拼写复制、绘画复制和自由绘画的任务。我们已看到了基于 P300 的互联网浏览器的进步（Bensch 等，2007；Mugler 等，2008；Mugler 等，2010）以及预测拼写程序如何可以提高吞吐量（Ryan 等，2011）。

12.6.9 基于 P300 脑-机接口的独立家庭使用

因为基于 P300 的 BCI 系统是非侵入性的，相对轻便和便宜，并且性能可靠，它们是第一个走出实验室的 BCI 系统，由重度残疾人在他们的日常生活中独立使用，以提供基本的通信和环境控制。虽然 Farwell 和 Donchin（1988）提供了在家里测试的首次报告，但这一思想是 Donchin 在 1985 的一个演讲中第一次描述的（见 Donchin，1987a，演讲记录）。Birbaumer 等（1999）报道了第一个由患有 ALS 的人长期家庭使用的 BCI 系统。然而，直到最近，一个研究组已经开始更加努力以实现独立于密切监督的家庭使用（Sellers 等，2010；Vaughan 等，2006）。尽管与传统通信方式相比，该系统很慢，但需要注意的是，对于重度残疾用户，通信速度往往没有精度和可靠性那么重要，并且需要注意 BCI 恢复一定程度的独立性这一事实（Kubler 和 Neumann，2005；Nijboer 等，2008；Sellers 和 Donchin，2006）（虽然大多数 BCI 用户可能会选择更快的通信，如果更快的通信可用的话）。

这些最初的努力已经遇到、定义并开始解决各种困难的问题，当一种新的技术出自简单、高度受控的实验室环境，并放置到复杂的、不断变化的和不可预知的环境中时，这种环境是包括那些患有严重残疾的人实际生活的环境，此时这些困难问题就产生了。这些问题包括（但不限于）：潜在用户以及他们的照顾者的能力、期望和欲望；需要非常简单和鲁棒稳健的硬件和软件，需要简单、方便的使用操作；评估潜在用户的困难，他们目前很少能够通信；用户的疾病进程对 P300 产生的影响；选择疾病进程中适当的时间点引入 BCI 使用；用户的身体和心理状态；家庭环境的自然和社会特征以及稳定性；电磁噪声或不稳定的存在；需要及时有效的技术支持；其他疾病的影响；如果或当疾病进展降低 BCI 性能时引起的现实和伦理问题。这些问题将在第 20 和第 24 章中更充分地讨论。事实上，虽然第 20 章的主题从总体上看是 BCI 的临床使用，但其实质内容必然几乎完全来自基于 P300 BCI 系统的经验。

这里讨论家庭使用的一个重要问题，因为它特别适用于基于 P300 的系统。这个问题是在长期密集的家庭使用（即在过去的数月和数年里每天使用许多小时）下性能降低的程度。P300 的波幅、形态或稳定性可能会随着在一天内使用若干小时或多天或多个星期使用而变差。例如，反复刺激呈现导致的适应性或减小的幅度，伴随许多 ERP 现象而出现（Kinoshita 等，1996；Ravden 和 Polich，1998 和 1999）。基于 P300 BCI 应用的初步结果是令人鼓舞的。Sellers 和 Donchin（2006）显示了六个人为期 10 周可靠地使用基于 P300 的 BCI，其中 3 个是 ALS 患者。最值得注意的是，尽管由一个患有 ALS 的人 3 年频繁的长期日常使用基于 P300 的 BCI，但其性能没有恶化（Sellers 等，2010）。目标和非目标 ERP 的幅度和形式保持稳定。此外，即使周期地重新参数化 SWLDA 算法，但最优参数随时间的变化很小。

从为重度残疾患者提供基于 P300 BCI 的努力中得到一个重要的发现：在最简单、最直接的 oddball 范式下，如呈现一连串的 2 张图片（如斑马和大象），一个 80% 的时间出现，另外一个 20% 的时间出现，在这样一个协议下，进行一个初步的测试，评估一个人在何种程度上产生 P300，这种测试是非常有用的。如果稀有事件未能诱发 P300，那么这个人极不可能能够使用基于视觉 P300 的 BCI。最近一个创新提出一种筛选方法，在几个实验内更彻底地评估重度残疾患者是否有能力使用基于 P300 的 BCI 系统（McCane 等，2009）。

12.7 小　　结

事件相关电位（ERP）是一种独特的电压变化模式，其与特定事件时间锁定。最突出的 ERP BCI 是基于 P300 的 BCI。P300 是一个正电位，发生在顶页中央顶头皮，出现在 oddball 范式中稀有事件发生后 250~700 ms。这个范式有三个基本属性：

（1）呈现给被试一系列事件（即刺激），其中每一个事件属于两类之一；
（2）属于一类的事件比其他类的事件不频繁发生；
（3）被试执行一个任务，需要将每一个事件分类为两类之一。

1988 年 Farwell 和 Donchin 描述了一个基于 oddball 范式的 BCI。由字母和命令组成的 6×6 矩阵的行和列快速闪烁，而稀少事件是包含被试想要选择目标的行和列的闪烁。这种基于 P300 的 BCI 系统提供了相对缓慢但有效的通信。

在过去的二十年中，最初基于 P300 的脑-机接口设计已经为很多研究组的持续研究提供了稳健的基础。通过研究可选的记录位置、信号处理的方法，以及刺激呈现的参数和格式，它已被进一步细化；并且描述了使用听觉而不是视觉刺激的基于 P300 的 BCI。

因为基于 P300 的 BCI 系统是非侵入性的，相对简单和便宜，并提供了稳定的性能，它们是第一个走出实验室的 BCI，并由重度残疾患者独立使用为他们的日常生活提供基本的通信和控制。这种临床转化的努力正揭示并促进解决把 BCI 系统从实验室移到家用相关的许多问题。

当前临床实际使用的 BCI 具有相对缓慢的通信速率，这意味着它们可能主要对重度残疾人有用，这类人的残疾很大程度上妨碍他们使用其他的辅助通信技术。进一步探索有前景的新的可选方法可能会大幅增加基于 P300 BCI 系统的速度，从而扩大它们的通信和控制应用以及它们的用户群。

参 考 文 献

Adrover - Roig, D., & Barcelo, F. (2010). Individual differences in aging and cognitive control modulate the neural indexes of context updating and maintenance during task switching. *Cortex, 46* (4), 434 – 450.

Allison, B. Z., & Pineda, J. A. (2003). ERPs evoked by different matrix sizes: implications for a brain computer interface (BCI) system. *IEEE Trans Neural Syst Rehabil Eng, 11* (2), 110 – 113.

Allison, B. Z., & Pineda, J. A. (2006). Eff ects of SOA and flash pattern manipulations on ERPs, performance, and preference: implications for a BCI system. *Int J Psychophysiol, 59* (2), 127 – 140.

Babiloni, F., Cincotti, F., Bianchi, L., Pirri, G., del, R. M. J., Mourino, J., et al. (2001). Recognition of imagined hand movements with low resolution surface Laplacian and linear classifiers. *Med Eng Phys, 23* (5), 323 – 328.

Barcelo, F., & Knight, R. T. (2007). An information - theoretical approach to contextual processing in the human brain: evidence from prefrontal lesions. *C ereb Cortex, 17 S uppl 1*, i51 – 60.

Barcelo, F., Perianez, J. A., & Nyhus, E. (2007). An information theoretical approach to task - switching: evidence from cognitive brain potentials in humans. *Front Hum Neurosci, 1*, 13.

Bashore, T. R., & Van der Molen, M. W. (1991). Discovery of the P300: a tribute. *Biol Psychol, 32*, 155 – 171.

Bensch, M., Karim, A. A., Mellinger, J., Hinterberger, T., Tangermann, M., Bogdan, M., et al. (2007). Nessi: an EEG

- controlled Web browser for severely paralyzed patients. *Comput Intell Neurosci* , 71863. Published online 2007 September 10. doi: 10. 1155/2007/71863.

Beverina, F. , Palmas, G. , Silvoni, S. , & Piccione, F. (2003). User adaptive BCIs: SSVEP and P300 based interfaces. *Psychol J, 1* (4), 23.

Bianchi, L. , Sami, S. , Hillebrand, A. , Fawcett, I. P. , Quitadamo, L. R. , & Seri, S. (2010). Which physiological components are more suitable for visual ERP based brain – computer interface? A preliminary MEG/EEG study. *Brain Topogr, 23* (2), 180 – 185.

Blankertz, B. (2005). BCI competition III: data set II; Results. From http: //ida. first. fraunhofer. de/projects/bci/competition_ iii/results/

Blankertz, B. , Müller, K. R. , Curio, G. , Vaughan, T. M. , Schalk, G. , Wolpaw, J. R. , et al. (2004). The BCI Competition 2003: progress and perspectives in detection and discrimination of EEG single trials. *IEEE Trans Biomed Eng, 51* (6), 1044 – 1051.

Blankertz, B. , Müller, K. R. , Krusienski, D. J. , Schalk, G. , Wolpaw, J. R. , Schlogl, A. , et al. (2006). The BCI competition. III: Validating alternative approaches to actual BCI problems. *IEEE Trans Neural Syst Rehabil Eng, 14* (2), 153 – 159.

Bledowski, C. , Prvulovic, D. , Hoechstetter, K. , Scherg, M. , Wibral, M. , Goebel, R. , et al. (2004). Localizing P300 generators in visual target and distractor processing: a combined event – related potential and functional magnetic resonance imaging study. *J Neurosci, 24* (42), 9353 – 9360.

Bradshaw, L. A. , Wijesinghe, R. S. , & Wikswo, J. P. , Jr. (2001). Spatial filter approach for comparison of the forward and inverse problems of electroencephalography and magnetoencephalography. *Ann Biomed Eng, 29* (3), 214 – 226.

Brouwer, A. M. , & van Erp, J. B. (2010). A tactile p300 brain – computer interface. *Front Neurosci, 4* , 19.

Brunner, P. , Joshi, S. , Briskin, S. , Wolpaw, J. R. , Bischof, H. , & Schalk, G. (2010). Does the "P300" speller depend on eye gaze? *J Neural Eng, 7* (5), 056013.

Cecotti, H. , Rivet, B. , Congedo, M. , Jutten, C. , Bertrand, O. , Maby, E. , et al. (2011). A robust sensor – selection method for P300 brain – computer interfaces. *J Neural Eng, 8* (1), 016001.

Citi, L. , Poli, R. , Cinel, C. , & Sepulveda, F. (2008). P300 – based BCI mouse with genetically – optimized analogue control. *I EEE Trans Neural Syst Rehabil Eng, 16* (1), 51 – 61.

Comerchero, M. D. , & Polich, J. (1999). P3a and P3b from typical auditory and visual stimuli. *Clin Neurophysiol, 110* (1), 24 – 30.

Dias, N. S. , Kamrunnahar, M. , Mendes, P. M. , Schiff, S. J. , & Correia, J. H. (2007). Comparison of EEG pattern classifi cation methods for braincomputer interfaces. *Conf Proc IEEE Eng Med Biol Soc, 2007* , 2540 – 2543.

Dien, J. , Spencer, K. M. , & Donchin, E. (2003). Localization of the eventrelated potential novelty response as defined by principal components analysis. *Brain Res Cogn Brain Res, 17* (3), 637 – 650.

Donchin, E. (1969). Discriminant analysis in average evoked response studies: the study of single trial data. *Electroencephalogr Clin Neurophysiol, 27* (3), 311 – 314.

Donchin, E. (1981). Presidential address, 1980. Surprise!... Surprise? *Psychophysiology, 18* (5), 493 – 513.

Donchin, E. (1987a). Can the mind be read in the brain waves? In F. Farley & C. H. Null (Eds.), *Using Psychological Science: Making the Public Case* (pp. 25 – 47). Washington, DC : Federation of Behavioral, Psychological, and Cognitive Sciences.

Donchin, E. (1987b). The P300 as a metric for mental workload. *Electroencephalogr Clin Neurophysiol Suppl, 39* , 338 – 343.

Donchin, E. , Callaway, E. , 3rd, & Jones, R. T. (1970). Auditory evoked potential variability in schizophrenia. II. The application of discriminant analysis. *Electroencephalogr Clin Neurophysiol, 29* (5), 429 – 440.

Donchin, E. , & Coles, M. G. H. (1988). Is the P300 component a manifestation of context updating? *Behav Brain Sci, 11* , 357 – 374.

Donchin, E. , & Herning, R. I. (1975). A simulation study of the effi cacy of stepwise discriminant analysis in the detection and comparison of event related potentials. *Electroencephalogr Clin Neurophysiol, 38* (1), 51 – 68.

Donchin, E. , & Isreal, J. B. (1980). Event – related potentials and psychological theory. *Prog Brain Res, 54* , 697 – 715.

Donchin, E. , Spencer, K. M. , & Wijesinghe, R. (2000). The mental prosthesis: assessing the speed of a P300 – based brain – computer interface. *IEEE Trans Rehabil Eng, 8* (2), 174 – 179.

Duncan-Johnson, C. C., & Donchin, E. (1977). On quantifying surprise: the variation of event-related potentials with subjective probability. *Psychophysiology, 14* (5), 456-467.

Duncan, C. C., Barry, R. J., Connolly, J. F., Fischer, C., Michie, P. T., Naatanen, R., et al. (2009). Event-related potentials in clinical research: guidelines for eliciting, recording, and quantifying mismatch negativity, P300, and N400. *Clin Neurophysiol, 120* (11), 1883-1908.

Eason, R. G. (1981). Visual evoked potential correlates of early neural filtering during selective attention. *Bulletin of the Psychonomic Society, 18*, 203-206.

Fabiani, M., Gratton, G., Karis, D., & Donchin, E. (1987). Definition, identification, and reliability of measurement of the P300 component of the event related potential. *Adv Psychophysiol, 2*, 1-78.

Farwell, L. A., & Donchin, E. (1988). Talking off the top of your head: toward a mental prosthesis utilizing event-related brain potentials. *Electroencephalogr Clin Neurophysiol, 70* (6), 510-523.

Fazel-Rezai, R. (2007). Human error in P300 speller paradigm for braincomputer interface. *Conf Proc IEEE Eng Med Biol Soc, 2007*, 2516-2519.

Fowler, B. (1994). P300 as a measure of workload during a simulated aircraft landing task. *Hum Factors, 36* (4), 670-683.

Frye, G. E., Hauser, C. K., Townsend, G., & Sellers, E. W. (2011). Suppressing flashes of items surrounding targets during calibration of a P300-based brain-computer interface improves performance. *JNeural Eng*. 8 (2) 025024 (5pp). doi: 10.1088/1741-2560/8/2/025024

Furdea, A., Halder, S., Krusienski, D. J., Bross, D., Nijboer, F., Birbaumer, N., et al. (2009). An auditory oddball (P300) spelling system for brain-computer interfaces. *Psychophysiology, 46* (3), 617-625.

Garrett, D., Peterson, D. A., Anderson, C. W., & Thaut, M. H. (2003). Comparison of linear, nonlinear, and feature selection methods for EEG signal classification. *IEEE Trans Neural Syst Rehabil Eng, 11* (2), 141-144.

Gopher, D., & Donchin, E. (1986). Workload: an examination of the concept. In K. R. Boff, L. Kaufman, & J. P. Thomas. (Eds.), *Handbook of Perception and Human Performance, Vol. 2: Cognitive Processes and Performance* (pp. 1-49). Oxford: John Wiley & Sons.

Guo, J., Gao, S., & Hong, B. (2010). An auditory brain-computer interface using active mental response. *IEEE Trans Neural Syst Rehabil Eng, 18* (3), 230-235.

Gutierrez, D., & Escalona-Vargas, D. I. (2010). EEG data classification through signal spatial redistribution and optimized linear discriminants. *Comput Methods Programs Biomed, 97* (1), 39-47.

Harter, M. R., Aine, C., & Schroeder, C. (1982). Hemispheric differences in the neural processing of stimulus location and type: effects of selective attention on visual evoked potentials. *Neuropsychologia, 20* (4), 421-438.

Heinze, H. J., Mangun, G. R., Burchert, W., Hinrichs, H., Scholz, M., Munte, T. F., et al. (1994). Combined spatial and temporal imaging of brain activity during visual selective attention in humans. *Nature, 372* (6506), 543-546.

Hill, N. J., Lal, T. N., Bierig, K., Birbaumer, N., & Schölkopf, B. (2005). An auditory paradigm for brain-computer interfaces. *Advances in Neural Information Processing Systems, 17*, 569-576.

Hillyard, S. A., & Munte, T. F. (1984). Selective attention to color and location: an analysis wiThevent-related brain potentials. *Percept Psychophys, 36* (2), 185-198.

Hoffmann, U., Vesin, J. M., Ebrahimi, T., & Diserens, K. (2008). An efficient P300-based brain-computer interface for disabled subjects. *J Neurosci Methods, 167* (1), 115-125.

Hong, B., Guo, F., Liu, T., Gao, X., & Gao, S. (2009). N200-speller using motiononset visual response. *Clin Neurophysiol, 120* (9), 1658-1666.

Hong, B., Lou, B., Guo, J., & Gao, S. (2009). Adaptive active auditory brain computer interface. *Conf Proc IEEE Eng Med Biol Soc, 2009*, 4531-4534.

Horst, R. L., & Donchin, E. (1980). Beyond averaging. II. Single-trial classification of exogenous event-related potentials using stepwise discriminant analysis. *Electroencephalogr Clin Neurophysiol, 48* (2), 112-126.

Horst, R. L., Johnson, R., Jr., & Donchin, E. (1980). Event-related brain potentials and subjective probability in a learning task. *Mem Cognit, 8* (5), 476-488.

Isreal, J. B., Chesney, G. L., Wickens, C. D., & Donchin, E. (1980). P300 and tracking difficulty: evidence for multiple resources in dual-task performance. *Psychophysiology, 17* (3), 259-273.

Isreal, J. B., Wickens, C. D., & Donchin, E. (1980). The dynamics of P300 during dual-task performance. *Prog Brain Res, 54*, 416-421.

Jasper, H. (1958). The ten-twenty electrode system of the international Federation. *Electroencephalogr Clin Neurophysiol, 10*, 371-375.

Jin, J., Allison, B. Z., Sellers, E. W., Brunner, C., Horki, P., Wang, X., et al. (2011). Optimized stimulus presentation patterns for an event-related potential EEG-based brain-computer interface. *Med Biol Eng Comput, 49* (2), 181-191.

Kaper, M., Meinicke, P., Grossekathoefer, U., Lingner, T., & Ritter, H. (2004). BCI Competition 2003 — Data set IIb: support vector machines for the P300 speller paradigm. *IEEE Trans Biomed Eng, 51* (6), 1073-1076.

Khan, O. I., Kim, S. H., Rasheed, T., Khan, A., & Kim, T. S. (2009). Extraction of P300 using constrained independent component analysis. *Conf Proc IEEE Eng Med Biol Soc, 1*, 4031-4034.

Kinoshita, S., Inoue, M., Maeda, H., Nakamura, J., & Morita, K. (1996). Longterm patterns of change in ERPs across repeated measurements. *Physiol Behav, 60* (4), 1087-1092.

Klobassa, D. S., Vaughan, T. M., Brunner, P., Schwartz, N. E., Wolpaw, J. R., Neuper, C., et al. (2009). Toward a high-throughput auditory P300-based brain-computer interface. *Clin Neurophysiol, 120* (7), 1252-1261.

Knight, R. T., & Scabini, D. (1998). Anatomic bases of event-related potentials and their relationship to novelty detection in humans. *J Clin Neurophysiol, 15* (1), 3-13.

Knight, R. T., Scabini, D., Woods, D. L., & Clayworth, C. C. (1989). Contributions of temporal-parietal junction to the human auditory P3. *Brain Res, 502* (1), 109-116.

Kramer, A., Schneider, W., Fisk, A., & Donchin, E. (1986). The effects of practice and task structure on components of the event-related brain potential. *Psychophysiology, 23* (1), 33-47.

Kramer, A. F., Wickens, C. D., & Donchin, E. (1983). An analysis of the processing requirements of a complex perceptual-motor task. *Hum Factors, 25* (6), 597-621.

Kramer, A. F., Wickens, C. D., & Donchin, E. (1985). Processing of stimulus properties: evidence for dual-task integrality. *J Exp Psychol Hum Percept Perform, 11* (4), 393-408.

Krusienski, D. J., Sellers, E. W., Cabestaing, F., Bayoudh, S., McFarland, D. J., Vaughan, T. M., et al. (2006). A comparison of classification techniques for the P300 Speller. *J Neural Eng, 3* (4), 299-305.

Krusienski, D. J., Sellers, E. W., McFarland, D. J., Vaughan, T. M., & Wolpaw, J. R. (2008). Toward enhanced P300 speller performance. *J Neurosci Methods, 167* (1), 15-21.

Kübler, A., & Neumann, N. (2005). Brain-computer interfaces— the key for the conscious brain locked into a paralyzed body. *Prog Brain Res, 150*, 512-525.

Kutas, M., McCarthy, G., & Donchin, E. (1977). Augmenting mental chronometry: the P300 as a measure of stimulus evaluation time. *Science, 197* (4305), 792-795.

Lakey, C. E., Berry, D. R., & Sellers, E. W. (2011). Manipulating attention via mindfulness induction improves P300-based brain-computer interface performance. *J Neural Eng*. 8 (2) 025019 (7pp) doi: 10. 1088/1741-2560/8/2/025019.

Lal, T. N., Schroder, M., Hinterberger, T., Weston, J., Bogdan, M., Birbaumer, N., et al. (2004). Support vector channel selection in BCI. *IEEE Trans Biomed Eng, 51* (6), 1003-1010.

Lenhardt, A., Kaper, M., & Ritter, H. J. (2008). An adaptive P300-based online brain-computer interface. *IEEE Trans Neural Syst Rehabil Eng, 16* (2), 121-130.

Li, K., Sankar, R., Arbel, Y., & Donchin, E. (2009). Single trial independent component analysis for P300 BCI system. *Conf Proc IEEE Eng Med Biol Soc, 1*, 4035-4038.

Lima, C. A., Coelho, A. L., & Eisencraft, M. (2010). Tackling EEG signal classifycation with least squares support vector machines: a sensitivity analysis study. *Comput Biol Med, 40* (8), 705-714.

Lin, E., & Polich, J. (1999). P300 habituation patterns: individual differences from ultradian rhythms. *Percept Mot Skills, 88* (3 Pt 2), 1111-1125.

Linden, D. E. (2005). The p300: where in the brain is it produced and what does it tell us? *Neuroscientist, 11* (6), 563-576.

Liu, Y., Zhou, Z., & Hu, D. (2010). Gaze independent brain – computer speller with covert visual search tasks. *Clin Neurophysiol. 122* (6), 1127 – 1136.

Luu, P., Tucker, D. M., & Stripling, R. (2007). Neural mechanisms for learning actions in context. *Brain Res, 1179*, 89 – 105.

Magliero, A., Bashore, T. R., Coles, M. G., & Donchin, E. (1984). On the dependence of P300 latency on stimulus evaluation processes. *Psychophysiology, 21* (2), 171 – 186.

Mangun, G. R. (1995). Neural mechanisms of visual selective attention. *Psychophysiology, 32* (1), 4 – 18.

Mangun, G. R., Hillyard, S. A., & Luck, S. J. (1993). Electrocortical substrates of visual selective attention. In D. Meyer & S. Kornblum (Eds.), *Attention and Performance XIV* (pp. 219 – 243). Cambridge, MA: MIT Press.

Martens, S. M., Hill, N. J., Farquhar, J., & Scholkopf, B. (2009). Overlap and refractory effects in a brain – computer interface speller based on the visual P300 event – related potential. *J Neural Eng, 6* (2), 026003.

McCane, L., Vaughan, T. M., McFarland, D. J., Zeitlin, D., Tenteromano, L., Mak, J., et al. (2009). Evaluation of individuals with ALS for in home use of a P300 brain computer. Program No. 664. 7 *Society of Neuroscience Annual Meeting (Chicago, IL)*.

McCarthy, G., & Donchin, E. (1981). A metric for thought: a comparison of P300 latency and reaction time. *Science, 211* (4477), 77 – 80.

Meinicke, P., Kaper, M., Hoppe, F., Huemann, M., & Ritter, H. (2002). Improving transfer rates in brain computer interface: A case study. *Adv Neural Info Proc Syst.*, pp. 1107 – 1114.

Mugler, E., Bensch, M., Hadler, S., Rosenstiel, W., Bogdan, M., Birnaumer, N., et al. (2008). Control of an Internet browser using the P300 event – related potential. *International Journal of Bioelectromagnetism, 10* (1), 7.

Mugler, E. M., Ruf, C. A., Halder, S., Bensch, M., & Kübler, A. (2010). Design and implementation of a P300 – based brain – computer interface for controlling an internet browser. *IEEE Trans Neural Syst Rehabil Eng, 18* (6), 599 – 609.

Mulert, C., Jager, L., Schmitt, R., Bussfeld, P., Pogarell, O., Moller, H. J., et al. (2004). Integration of fMRI and simultaneous EEG: towards a comprehensive understanding of localization and time – course of brain activity in target detection. *Neuroimage, 22* (1), 83 – 94.

Münssinger, J. I., Halder, S., Kleih, S. C., Furdea, A., Raco, V., Hosle, A., et al. (2010). Brain painting: first evaluation of a new brain – computer interface application with ALS – patients and healthy volunteers. *Front Neurosci, 4*, 182.

Nazarpour, K., Praamstra, P., Miall, R. C., & Sanei, S. (2009). Steady – state movement related potentials for brain – computer interfacing. *IEEE Trans Biomed Eng, 56* (8), 2104 – 2113.

Neshige, R., Murayama, N., Igasaki, T., Tanoue, K., Kurokawa, H., & Asayama, S. (2007). Communication aid device utilizing event – related potentials for patients with severe motor impairment. *Brain Res, 1141*, 218 – 227.

Nijboer, F., Furdea, A., Gunst, I., Mellinger, J., McFarland, D. J., Birbaumer, N., et al. (2008). An auditory brain – computer interface (BCI). *J Neurosci Methods, 167* (1), 43 – 50.

Nijboer, F., Sellers, E. W., Mellinger, J., Jordan, M. A., Matuz, T., Furdea, A., et al. (2008). A P300 – based brain – computer interface for people with amyotrophic lateral sclerosis. *Clin Neurophysiol, 119* (8), 1909 – 1916.

Olson, B. P., Si, J., Hu, J., & He, J. (2005). Closed – loop cortical control of direction using support vector machines. *IEEE Trans Neural Syst Rehabil Eng, 13* (1), 72 – 80.

Pan, J., Takeshita, T., & Morimoto, K. (2000). P300 habituation from auditory single – stimulus and oddball paradigms. *Int J Psychophysiol, 37* (2), 149 – 153.

Pham, M., Hinterberger, T., Neumann, N., Kübler, A., Hofmayer, N., Grether, A., et al. (2005). An auditory brain – computer interface based on the selfregulation of slow cortical potentials. *Neurorehabil Neural Repair, 19* (3), 206 – 218.

Piccione, F., Giorgi, F., Tonin, P., Prift is, K., Giove, S., Silvoni, S., et al. (2006). P300 – based brain computer interface: reliability and performance in healthy and paralysed participants. *Clin Neurophysiol, 117* (3), 531 – 537.

Polich, J. (1986). Normal variation of P300 from auditory stimuli. *Electroencephalogr Clin Neurophysiol, 65* (3), 236 – 240.

Polich, J. (1990). Probability and inter – stimulus interval eff ects on the P300 from auditory stimuli. *I nt J Psychophysiol, 10* (2), 163 – 170.

Polich, J. (2007). Updating P300: an integrative theory of P3a and P3b. *Clin Neurophysiol, 118* (10), 2128 – 2148.

Polich, J., & Bondurant, T. (1997). P300 sequence effects, probability, and interstimulus interval. *Physiol Behav, 61* (6), 843–849.

Posner, M. I. (1980). The orienting of attention. *Q J Exp Psychol, 32*, 3–25.

Pritchard, W. S. (1981). Psychophysiology of P300. *Psychol Bull, 89* (3), 506–540.

Qin, J., Li, Y., & Sun, W. (2007). A semisupervised support vector machines algorithm for BCI systems. *Comput Intell Neurosci*, 94397.

Rakotomamonjy, A., & Guigue, V. (2008). BCI competition III: dataset II — ensemble of SVMs for BCI P300 speller. *IEEE Trans Biomed Eng, 55* (3), 1147–1154.

Ravden, D., & Polich, J. (1998). Habituation of P300 from visual stimuli. *Int J Psychophysiol, 30* (3), 359–365.

Ravden, D., & Polich, J. (1999). On P300 measurement stability: habituation, intra-trial block variation, and ultradian rhythms. *Biol Psychol, 51* (1), 59–76.

Ryan, D. B., Frye, G. E., Townsend, G., Berry, D. R., Mesa, G. S., Gates, N. A., et al. (2011). Predictive spelling with a P300-based brain-computer interface: increasing the rate of communication. *Int J Hum Comput Interact, 27* (1), 69–84.

Salvaris, M. S., & Sepulveda, F. (2007). Robustness of the Farwell & Donchin BCI protocol to visual stimulus parameter changes. *Conf Proc IEEE Eng Med Biol Soc, 2007*, 2528–2531.

Salvaris, M., & Sepulveda, F. (2009). Visual modifications on the P300 speller BCI paradigm. *J Neural Eng, 6* (4), 046011.

Salvaris, M., & Sepulveda, F. (2010). Classification effects of real and imaginary movement selective attention tasks on a P300-based brain-computer interface. *J Neural Eng, 7* (5), 056004.

Schreuder, M., Blankertz, B., & Tangermann, M. (2010). A new auditory multiclass brain-computer interface paradigm: spatial hearing as an informative cue. *PLoS One, 5* (4), e9813.

Sellers, E. W., & Donchin, E. (2006). A P300-based brain-computer interface: initial tests by ALS patients. *Clin Neurophysiol, 117* (3), 538–548.

Sellers, E. W., Krusienski, D. J., McFarland, D. J., Vaughan, T. M., & Wolpaw, J. R. (2006). A P300 event-related potential brain-computer interface (BCI): the effects of matrix size and inter stimulus interval on performance. *Biol Psychol, 73* (3), 242–252.

Sellers, E. W., Vaughan, T. M., & Wolpaw, J. R. (2010). A brain-computer interface for long-term independent home use. *Amyotroph Lateral Scler, 11* (5), 449–455.

Serby, H., Yom-Tov, E., & Inbar, G. F. (2005). An improved P300-based braincomputer interface. *IEEE Trans Neural Syst Rehabil Eng, 13* (1), 89–98.

Sirevaag, E. J., Kramer, A. F., Coles, M. G., & Donchin, E. (1989). Resource reciprocity: an event-related brain potentials analysis. *Acta Psychol (Amst), 70* (1), 77–97.

Soltani, M., & Knight, R. T. (2000). Neural origins of the P300. *Crit Rev Neurobiol, 14* (3–4), 199–224.

Squires, K. C., & Donchin, E. (1976). Beyond averaging: the use of discriminant functions to recognize event related potentials elicited by single auditory stimuli. *Electroencephalogr Clin Neurophysiol, 41* (5), 449–459.

Squires, K. C., Donchin, E., Herning, R. I., & McCarthy, G. (1977). On the influence of task relevance and stimulus probability on event-relatedpotential components. *Electroencephalogr Clin Neurophysiol, 42* (1), 1–14.

Squires, K. C., Wickens, C., Squires, N. K., & Donchin, E. (1976). The effect of stimulus sequence on the waveform of the cortical event-related potential. *Science, 193* (4258), 1142–1146.

Sutton, S., Braren, M., Zubin, J., & John, E. R. (1965). Evoked-potential correlates of stimulus uncertainty. *Science, 150* (700), 1187–1188.

Sutton, S., Tueting, P., Zubin, J., & John, E. R. (1967). Information delivery and the sensory evoked potential. *Science, 155* (768), 1436–1439.

Takano, K., Komatsu, T., Hata, N., Nakajima, Y., & Kansaku, K. (2009). Visual stimuli for the P300 brain-computer interface: a comparison of white/gray and green/blue flicker matrices. *Clin Neurophysiol, 1 20* (8): 1562–1566.

Thulasidas, M., Guan, C., & Wu, J. (2006). Robust classification of EEG signal for brain-computer interface. *IEEE Trans Neural Syst Rehabil Eng, 14* (1), 24–29.

Townsend, G., LaPallo, B. K., Boulay, C. B., Krusienski, D. J., Frye, G. E., Hauser, C. K., et al. (2010). A novel P300 - based brain - computer interface stimulus presentation paradigm: moving beyond rows and columns. *Clin Neurophysiol, 121* (7), 1109 - 1120.

Treder, M. S., & Blankertz, B. (2010). (C) overt attention and visual speller design in an ERP - based brain - computer interface. *Behav Brain Funct, 6*, 28.

Vaughan, T. M., McFarland, D. J., Schalk, G., Sarnacki, W. A., Krusienski, D. J., Sellers, E. W., et al. (2006). The Wadsworth BCI Research and Development Program: at home with BCI. *IEEE Trans Neural Syst Rehabil Eng, 14* (2), 229 - 233.

Vidal, J. J. (1977). Real - time detection of brain events in EEG. *Proc IEEE, 5*, 633 - 641.

Wickens, C. D., Kramer, A. F., & Donchin, E. (1984). The event - related potential as an index of the processing demands of a complex target acquisition task. *Ann N Y Acad Sci, 425*, 295 - 299.

Wickens, C., Kramer, A., Vanasse, L., & Donchin, E. (1983). Performance of concurrent tasks: a psychophysiological analysis of the reciprocity of information - processing resources. *Science, 221* (4615), 1080 - 1082.

Woldorff, M. G. (1993). Distortion of ERP averages due to overlap from temporally adjacent ERPs: analysis and correction. *Psychophysiology, 30* (1), 98 - 119.

第13章 利用感觉运动节律的脑-机接口

13.1 引 言

基于感觉运动节律（Sensorimotor rhythms，SMR）的脑-机接口（Brain-computer interfaces，BCI）已经是多年研究和发展的重点，因为有历史悠久的证据表明，肢体运动的执行或想象引起大脑感觉运动皮层记录的节律活动的变化（Pfurtscheller 和 Aranibar，1979；Neuper 和 Pfurtscheller，1999）。这些 SMR 变化可以通过脑电（Electroencephalography，EEG）或脑磁（Magnetoencephalography，MEG）在头皮检测到，或通过皮层脑电（Electrocorticography，ECoG）在大脑表面检测到（McFarland 等，2000；Jurkiewicz 等，2006；Graimann 等，2002）。

在第6章、第7章和第8章描述了 SMR 的记录、其有用特征的提取以及转换，然后由此产生的输出可以用来控制一个或一个以上的各种潜在有用的 BCI 应用（如一维、二维或三维的运动控制）。

本章讨论了利用 SMR 的 BCI。首先回顾了 SMR 的性质和基本特征，接着讨论记录和分析它们的关键问题，然后回顾了现有的和未来可能的脑-机接口应用。

13.2 感觉运动节律

感觉运动节律（SMRs）是在感觉运动皮层记录的电场或磁场的振荡（即额叶后部和顶叶前部）（见本书第3章和 Pfurtscheller 和 Lopes da Silva，1999）。SMR 通常分为3个主要频段：μ（8~12 Hz）、β（18~30 Hz）和 γ（30~200+ Hz）。脑电记录主要限于 μ、β 和较低频率的 γ 活动。但皮层脑电（ECoG）和脑磁（MEG）可以检测到更高频率的活动。迄今为止，大多数 SMR 研究都利用脑电，这反映本章的重点 μ 和 β SMR。皮层脑电记录的 γ 活动在15章广泛讨论。

始于 Berger（1930）、Jasper 和 Andrew（1938）以及 Jasper 和 Penfield（1949）的早期研究（1930），已一再表明 SMR 随运动行为而变化。Chatrian 等（1959）描述了运动期间 Rolandic（罗兰多的）wicket 节律（即 μ 节律）的减少或去同步（不同步）。随后的研究证实，在运动行为期间 SMR 下降。这一下降称为事件相关去同步（Event-related desynchronization，ERD）（Pfurtscheller 和 Aranibar，1979），包括与内部或外部有节奏的事件（如有意运动）相关的节律活动的减少。事件相关去同步也称为节律的阻塞。感觉运动节律的事件相关去同步也可以看作是激活的皮层网络的相关因素。

SMR 也可以是与感觉运动事件相关的增加（如运动之后立即出现）。这就是所谓的事件相关同步（Event-related synchronization，ERS）（Pfurtscheller，1992）。ERS 可能是，至少在某些情况下，与皮层网络的失活或抑制相关。图13.1 说明了与实际或想象的手或脚运动相关的 ERD 和 ERS 模式。注意实际和想象运动模式之间的相似性。正如图13.1 说明的，SMR 的

ERD 和 ERS 都具有局部皮层（或头皮）地形和频率特定性。这些现象可以用时间曲线、时频表示以及地形图来研究（如 Pfurtscheller 和 Lopes da Silva，1999）。

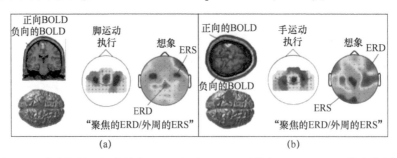

图 13.1 在实际的和想象的脚（a）或手（b）运动期间 ERD 和 ERS 模式的例子

注：该图从 EEG 和 fMRI 数据得到。清晰可见激活的拮抗模式（ERD，正的血氧依赖水平（BOLD）信号（见第 4 章）和去激活/失活（ERS，负的 BOLD 信号）。也注意实际和想象运动有相似的 ERD 图。（Pfurtscheller 和 Lopes da Silva，2011）

广泛的网络负责在皮层记录的 SMR，包括皮层和皮层下结构。因此，深部电极的记录显示丘脑、丘脑底核和脑桥区的 μ 和 β 活动范围（Androulidakis 等，2008；Klostermann 等，2007；Williams 等，2002）。这些脑区之间的关系是复杂的。例如，对于运动，μERD 发生在运动皮层，μERS 发生在丘脑底核，而 βERD 均匀地发生在运动皮层、丘脑和丘脑底核（Klostermann 等，2007）。

13.3 感觉运动行为期间的感觉运动节律

在过去的几十年里，许多研究都详细阐述了有意运动（Voluntary movements）如何与局限在感觉运动皮质区的 μ 和 β 的 ERD 相关（Pfurtscheller 和 Aranibar，1979；Pfurtscheller 和 Berghold，1989；Derambure 等，1993；Toro 等，1994；Stancak 和 Pfurtscheller，1996b；Neuper 和 Pfurtscheller，2001a；Pfurtscheller、Graimann 和 Huggins 等，2003；Cassim 等，2001；Alegre 等，2002）。例如，手指屈曲之前 2s 多，μERD 出现在对侧运动区（Contralateral Rolandic region）（即在中央沟），而在运动的实际执行期间变为左右（双侧）对称（Stancak 和 Pfurtscheller，1996）。这些效应如图 13.2 所示。

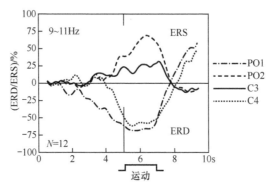

图 13.2 在右手食指缓慢的有意运动期间平均的 ERD 和 ERS 时间曲线

注：运动期间在 x 轴下面。在运动前几秒左运动区 ERD 开始发生，还要注意后部脑区的 ERS。（Neuper 和 pfurtscheller，2001a） μ节律显示两种不同的 ERD 模式。较低频率（8～10 Hz）的 μ 节律 ERD 发生于几乎任何一种运动行为期间，遍布在整个感觉运动皮层，可能反映了普遍的运动准备和注意过程。相反，更高频率（10～13 Hz）的 μ 节律 ERD 是在脑地形图上分布局部化，与特定任务的完成情况相关。总之，较低频率的 μ ERD 似乎是非特异性的，而较高频率的 μ ERD 在地形和功能上是特定的（Pfurtscheller，Neuper 和 Kraus，2000）。

像 μ 节律一样，β 节律表现出与躯体感觉刺激和运动行为相关的事件相关去同步（ERD）。除此 ERD 之外，β 节律也显示运动后一个短暂的 ERS，称为 β 反弹（Pfurtscheller，1981；Pfurtscheller 等，1996a）。图 13.3 说明了这种现象。它与其他事件相关响应具有相同特性，如：严格的躯体组织（Salmelin 等，1995；Pfurtscheller 和 Lopes da Silva，1999；Jurkiewicz，2006）；躯体组织特定的频率（如手区比脚区稍低的频率（Neuper 和 Pfurtscheller，2001b））；主动和被动运动、神经电刺激（Neuper 和 Pfurtscheller，2001b）或运动想象（Pfurtscheller 等，2005）之后类似的模式（Cassim 等，2001；Alegre 等 2002）；并符合运动皮层神经元的兴奋性减少（经颅磁刺激测定的）（Chen 等，1998）。

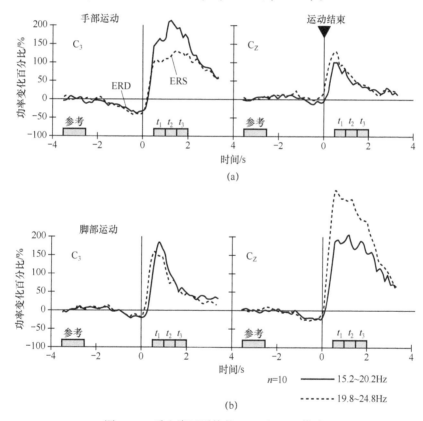

图 13.3　手和脚区平均的 ERD 和 ERS 模式

注：电极 C_3 和 C_Z 的时间曲线分别显示了手指和脚运动。垂直线表示运动结束。向上偏斜（Upward deflections）表示频带功率的增加。注意运动前 ERD 和运动后 ERS。还要注意手指运动的影响在 C_3 更大，而脚运动的影响在 C_Z 更大。（Neuper 和 Pfurtscheller，2001 b）

与特定感觉运动事件相关的局部化的 μERD 通常不会孤立地发生。它通常在相邻的皮层区伴随同时的 ERS。为了描述这一现象，Suffczynski 等（1999）引入术语：聚焦性的 ERD／外周的 ERS（Focal-ERD/surround-ERS），也称为中心／环绕（Center/ surround）。有无数的例子来说明这种现象。图 13.1（a）显示在手运动期间手区的 ERD 和脚区的 ERS，而图 13.1（b）显示在脚运动期间手区的 ERS 和脚区的 ERD。这种现象也可能涉及代表不同的感觉模式的皮质区。例如，Gerloff 等（1998）表明在手指重复运动（Repetitive finger movement）期间发生的 μERD 伴随着在顶枕（即视觉）皮质区记录的 8～12Hz 视觉 α 节律的 ERS。相反，Koshino 和 Niedermeyer（1975）以及 Kreitmann 和 Shaw（1965））表明，视觉刺激期间在枕叶皮层的 αERD 伴随着感觉运动皮层的 μERS。代谢成像的研究为局灶性的 ERD /外周的 ERS 提供了额外的证据。例如，Ehrsson 等（2003）表明实际的或想象的脚趾运动在足部表示区增加了血氧依赖水平（BOLD）信号（见第 4 章），并且它在手部区减少。

局灶性的 ERD /环绕性的 ERS 现象可能反映了一种机制，该机制通过抑制其他皮质区不直接参与特定的行为，而强调注意特定的感觉运动子系统（pfurtscheller 等，1996）。在这一过程中丘脑皮质模块和抑制性的丘脑网状核神经元之间的相互作用可能起着重要的作用（Lopes da Silva，1991，2006）。

13.4　运动想象期间的感觉运动节律

Jasper 和 Penfield（1949，1965）早期临床研究表明：SMR ERD 除了与实际运动相关外，也与运动想象相关。当截肢受试者想象移动自己缺失的四肢时，Gastaut 等（1965）观察到 μ 节律 ERD。

最近的研究进一步详细记录（证明）了与运动想象相关的 ERD 并证明了其类似于与实际运相关的 ERD。图 13.1 说明了这种相似性。例如，左手和右手运动的想象与对侧手区 μ 和 β 节律的 ERD 相关，这与自定节奏运动执行期间见到的运动前 ERD 相似（Pfurtscheller 和 Neuper，1997，2006，2010）。进一步支持想象引起的躯体局部化的 ERD 来自对运动功能受损患者的研究（Neuper 和 Pfurtscheller，1999；Neuper 等，2006）。此外，脚运动想象，正如实际的脚运动，后面紧跟的是 βERS（Pfurtscheller 和 Solis-Escalante，2009）。

许多其他的研究采用各种记录技术为运动想象时感觉运动皮层的参与提供了进一步的证据，也为想象相关的活动和实际运动相关的活动之间的相似性提供了进一步的证据．这些研究包括使用脑电的研究（McFarland 等，2000；Caldara 等，2004；Neuper 等，2005；Pfurtscheller、Brunner 和 Schlogl 等，2006；Neuper 等，2009），采用皮层脑电（ECoG）的研究（Leuthardt 等，2004），脑磁（MEG）的研究（Mellinger 等，2007），功能性磁共振成像的研究（fMRI）（Porro 等，1996；Lotze 等，1999；Dechent 等，2004；Ehrsson 等，2003），和近红外光谱（fNIRS）的研究（wriessnegger 等，2008）。

在感觉运动皮质区发现的实际运动和运动想象活动模式之间强烈的相似性，这同参与运动准备和执行的相同大脑结构实现运动想象的思想是一致的（Jeannerod，2001；Decety，1994）。

13.5　分析感觉运动皮层活动

13.5.1　频率分析

因为感觉运动节律（SMRs）由节律振荡组成，其量化始于频率分析。对于脑电，相关的范围是 5～40Hz，而皮层脑电（ECoG）和脑磁（MEG）相关范围延伸相当高，达到至少 200

Hz（Graimann 和 Pfurtscheller，2006）。量化 SMRs 和跟踪它们的 ERD 和 ERS 的经典方法是在一个或多个特定频段进行简单的带通滤波（见第 7 章）。由 Pfurtscheller 和 Aranibar（1979）定义的标准 ERD/ERS 计算：完成带通滤波每个试验，平方样本，然后平均多个试验。这些结果用来定义比例功率降低（ERD）或功率增加（ERS），比例功率相对于一个特定的参考区间，通常是在事件发生前不久几秒钟的期间（如运动或运动想象；图 13.3）。由于时域诱发电位可能掩盖 SMR ERD 和 ERS，因此在平方它们之前，通常从每个样本中减去要平均样本的均值。结果可用于生成时频图（Graimann 等，2002）。

其他各种频率分析方法已被应用于 SMRs。这些包括傅里叶变换（Makeig，1993），连续小波变换（Tallon-Baundry 和 Bertrand，1999），匹配追踪（Durka 等，2001），和自回归模型（Marple，1987）。关于这些技术的进一步信息：其独特的特征以及其特定的优点和缺点在第 7 和第 8 章中提供。在一般情况下，对于一个给定的应用，选择特定的方法经常由该方法提供的频率分辨率和时间分辨率之间的权衡来确定。

13.5.2 空间分析

SMRs 和它们相关的时域诱发电位通常局限于特定的皮层区域。因此，空间滤波方法强调局部化的信号特征（Localized signal features）（即具有高空间频率的特征）（Features with high spatial frequency），不强调广泛分布的特征（Widespread features）（即低空间频率的特征），这可以大大提高 SMR 的识别和测量（McFarland，McCane 等，1997）。传统的单极（即参考）EEG 方法具有最小的空间分辨率（Minimal spatial resolution），因此不适合用于揭示在感觉运动区局部 ERD/ERS 模式。其他的空间滤波技术，如共同平均参考（Common Average Reference，CAR or AVE）和拉普拉斯导联（Laplacian derivations）或简单的双极导联（Simple bipolar derivations）更合适。在第 7 章中充分讨论空间滤波的原理和方法选择。图 13.4 说明了适当的空间过滤用于记录 SMR 的重要性。它显示了利用三个不同的空间滤波器分析相同的脑电数据得到的 SMR 定位。共同平均参考（CAR）和大拉普拉斯算子（large Laplacian methods）

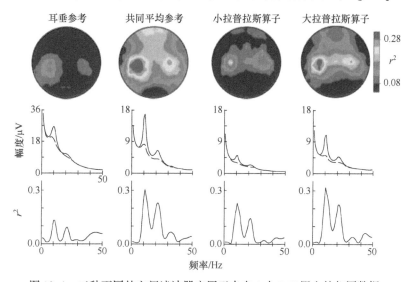

图 13.4　三种不同的空间滤波器应用于来自 4 个 BCI 用户的相同数据

注：这些被试利用他们的 SMRs 控制光标运动。（上）对于顶部/底部目标差异，r^2 的平均地形图；（下）对于用于光标控制的通道，r^2 的平均功率谱。（McFarland 等，1997）

提供了优异的信号质量，这是明确的。独立成分分析（Independent Component Analysis，ICA）是另一种技术，可用于空间滤波以提高 SMR 的识别和量化。它是一种统计信号处理的方法，将一个多变量输入信号分解为统计上独立的成分（Naeem，2006）。ICA 在第 7 章有更充分的讨论。

13.6 分析不同通道之间的关系

目前，几乎所有的 BCI 利用从单一记录位置获得的信号特征（如特定频段的功率，特定时间点的电压）。然而，许多研究表明，由来自不同记录位置的信号之间的关系组成的特征对利用 SMR 的 BCI 应用可能是有价值的（Lachaux 等，1999；Gysel 和 Celka，2004；Brunner 等，2006）。Brunne 等（2006）发现，锁相值（Phase Locking Value，PLV）反映了来自不同位置信号之间相位同步的水平，在识别不同的心理状态中它可能是很有用的。在大脑半球内电极对（如在运动前和初级运动皮层的电极）似乎比大脑半球之间电极对更有用。PLV 方法在第 7 章描述。

13.7 把感觉运动节律活动转化为设备控制

早期基于 SMR 的 BCI 应用常用线性回归算法（Linear regression algorithms）将 SMR 幅度（SMR amplitudes）转化为光标移动（如 Wolpaw 等，1994）。这种方法的进一步发展已实现迄今为止实现的最复杂的基于 SMR 的 BCI 控制（Wolpaw 和 McFarland，2004；McFarland 等，2008，2010）。回归算法具有能够支持用单一函数获取许多不同的目标；因此，它们可以很容易地推广到不同数量的目标（McFarland 和 Wolpaw，2005）。举例来说，现代视频桌面显示器上的图标和图形化的用户界面，通常会随上下文而变化。任意数量的图标（即目标）可以通过两个回归函数（Two regression functions）映射。相反，迄今许多基于 SMR 的 BCI 的应用都使用分类算法，其中可能的选项数量的变化需要派生新的分类参数（Pfurtscheller，Neuper，Flotzinger 等，1997；见 Lotte 等评论，2007）。

翻译算法（即转换算法）对个人用户的变化特征的自适应性是 BCI 系统一个理想的属性（McFarland，Lefkowitz 等，1997）。Vidaurre 等（2006）和 Shenoy 等（2006）已描述了个体用户信号特征变化的统计特征。McFarland 等（2006）讨论了多参数，这些参数在感觉运动的 BCI 系统中可以被自适应地控制。所做的方法可能随问题的参数而变化。例如，自适应估计方程的斜率和截距（该方程把 EEG 转换为光标移动），这种自适应估计只考虑了信号的简单统计（Ramoser 等，1997）。与此相反，特征选择算法常常考虑信号特征之间的协方差（McFarland 和 Wolpaw，2005；Shenoy 等，2006；Vidaurre 等，2006）。最近的几项研究进一步证实了基于 SMR BCIs 采用自适应算法取得了引人注目的性能（McFarland 等，2011；Thomas 等，2011；Vidaurre 等，2011）。

13.8 在线和离线分析

通信是一个交互的过程，需要用户不断地跟踪过程并纠正错误。控制应用要求用户根据其当前状态（如光标位置）进行导航，并在完成过程中进行必要的修正。因此，用于通信和控制应用的脑–机接口装置实时运行并提供反馈信息给用户。虽然早期基于 SMR BCI 的研究描述实时操作的结果（Wolpaw 等，1991；Pfurtscheller 等，1993），但很多后续的 BCI 研究都集中在对预先记录数据的离线分析（如 Blankertz 等，2006）。事实上，在 Lotte 等（2007）综述 BCI 分类算法中，所考查的大多数研究采用离线分析。

虽然离线研究方便和高效，并且可以经常指导后续的在线研究，但是离线的结果不见得（未必）可以推广到在线执行（性能）。BCI 的操作（或运行）取决于用户产生的脑信号和 BCI 转换这些信号得到的输出之间不间断的（正在进行的）实时交互。因此，一个特定的转换算法产生的输出很可能会影响后续的脑信号，这将反过来影响后续的 BCI 输出。这些交互效应（或作用）是离线分析无法看到的（或得到的），在离线分析中，通过特定的算法获得的数据可利用有前景的新算法再分析。其结果是，一个特定的算法的价值只能通过实际的在线测试来全面评估。这一关键问题在第 8 章中更详细地考虑了。

13.9　伪　　迹

由非脑组织信号产生的伪迹，不管来自电力线，肌肉的活动，或其他来源，都是 BCI 研究和研发关注（顾虑）的主要来源（见 Fatourechi 等，2007 综述）。在第 7 章更完全地讨论伪迹问题。在这里，我们讨论利用 SMR 的 BCI 特别关注的那些方面。

从头皮记录的电磁信号可以由脑或非脑组织活动产生。来自头部、面部、颈部肌肉的肌电活动（EMG）以及来自眼球运动和眨眼产生的眼电（EOG）活动是最突出和重要的非脑组织的伪迹。此外，心理（或精神）的训练和尝试，比如那些经常与 BCI 使用相关的训练和尝试，常常在这些非脑组织信号中产生变化（Ichikawa 和 Ohira，2004；Silvestrini 和 Gendolla，2007；Whitham 等，2008）。

肌电提出了一个特别困难的问题，因为它产生宽带信号，可能会延续到头皮广泛的区域，包括头顶（Goncharova 等，2003）。由于肌电活动与 SMR 在频率和位置会重叠（并且 EMG 可能在振幅方面大大超过 SMR），简单的低通滤波（见第 7 章）一般不足以纠正。因此，如果没有足够的地形和谱分析，肌电信号可能掩盖或可能伪装成实际的 SMR。

例如，McFarland 等（2005）描述了头部肌电（颅肌电）在用户的初始训练期间如何干扰操作基于 SMR BCI 应用。正如这项研究所示的，通过适当的综合的地形和频谱分析，肌电污染可以很容易地识别，它们不同于实际的大脑信号。如果没有这样的分析（例如如果数据局限于一个或两个位置或局限于一个有限的频率范围），常常不能确定 BCI 利用的信号是实际的大脑信号还是肌电信号。SMR 和 EMG 的地形和频谱特征如图 13.5 所示。随着研究开始关注伽马范围（γ 范围，即大于 30Hz）的大脑活动（Palaniappan，2006），上述问题最近已成为更为重要的问题，因为在头皮记录的脑电中这个频率的信号非常弱（Pfurtscheller 和 Cooper，1975），Whitman 等（2008）甚至提议所有头皮记录的 γ 范围信号可能归因于肌电活动。总之，基本上所有利用头皮记录的基于 SMR BCI 研究和研发的努力，都应包含综合的地形和和频谱分析，需要这些分析来识别颅部和面部肌电（Cranial and facial EMG）产生的伪迹。Scherer 等（2007）提出了一个有趣的额外措施，其肌电检测是基于自回归模型不能解释的信号中的剩余方差（Residual variance，残差）。最近，Halder 等（2011）通过显示适当脑区的并发（同时）的功能磁共振激活，支持了基于 SMR BCI 利用的信号的脑起源。

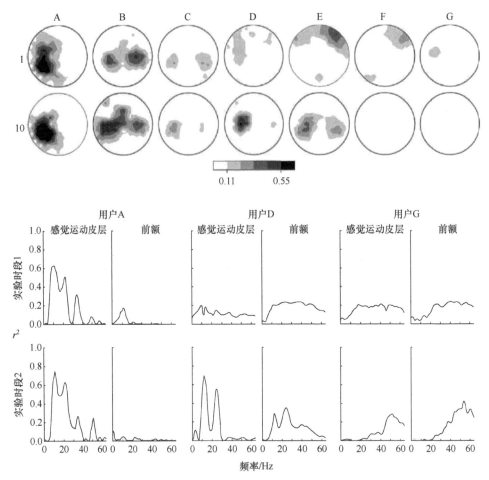

图 13.5　7 个 BCI 用户（A～G）顶部/底部目标差异的 r^2 平均地形图以及 BCI 用户 A、D、和 G 感觉运动皮层和前额的频谱

注：（上）在 7 个 BCI 用户（A～G）最初和第 10 个 SMR 训练实验期间，他们的顶部/底部目标差异（Top/bottom target differences）的 r^2 的平均地形图（在用于控制的频率带）。第 10 个实验时间段（Session）用户 A～E 局部控制他们的感觉运动区。相反，用户 F 和 G 没有形成这样的 SMR 控制。注意早期训练用户 D～F 额叶区可能的肌电活动。这种活动随着训练而消失。（下）注意用户 D 和 G 早期训练在额头区域可能的宽带肌电活动。对于用户 D，这明显随训练而下降，而用户 G 没有如此。真正的 SMR 控制是空间上和频谱上聚焦的（如用户 A 的整个训练过程和用户 D 在训练后期）。（McFarland 等，2005）

不像肌电伪迹，可能会发生在一个很宽的频谱范围内，眼电（EOG）伪迹主要是在较低的频率（即 1～4Hz），除了在前额极位置（Hagemann 和 Naumann，2001）。因此，眼电（EOG）通常不是使用 SMR 的 BCI 主要关心的问题。已描述了去除眼电伪迹的一些方法（Croft 等，2005；Fatourechi 等，2007）。

虽然颅骨和面部肌电是伪迹的一个重要的潜在来源，但是肌肉活动也是值得关注的另一个原因。因为 SMR 经常受运动行为的影响，所以四肢或身体其他部位的肌肉活动可以影响这些节律。周围（外周）调节（影响）SMR 变化的可能性在研发基于 SMR 的 BCI 应用中一直倍受关注，特别是在它们对缺乏自主运动功能的人的潜在有用性方面。因此，大量的研究已包括细致的辅助（配套）实验以表明他们报告的 SMR 控制并不取决于身体其他地方的肌肉活动（Vaughan 等，1998；Wolpaw 和 McFarland，2004；McFarland 等，2010）。

13.10 脑-机接口利用感觉运动节律

在过去的20年中，SMR以各种不同的方式已应用于BCI应用。基本上所有这些努力从观察运动想象以及实际运动的SMR的变化开始。因此，要求未来的BCI用户想象特定的动作（行为）并把SMR幅度变化的结果转化为输出，如光标移动。

虽然基于SMR的BCI系统通常以某种方式利用想象，但它们在如何做到这一点方面存在很大差异。在频谱的一端是BCI，简单地利用想象作为出发点，这让用户获得对BCI的输出的初始控制。然后，从这一点考虑，这些BCI依赖于用户（逐渐提高SMR控制）和BCI（逐渐提高其把那个控制转换为输出，如光标移动）之间渐进的自适应交互。在这种方法中，成功的BCI操控是基于用户对系统和系统对用户的不断相互适应。随着这个过程的进行，想象通常开始变得不太重要，常常完全消失，以致BCI的使用似乎变得自动化，就像一个熟练掌握（学习好了的）的肌肉动作（Wolpaw和McFarland，2004；McFarland等，2010）。

频谱另一端的BCI最初依赖于特定的想象或其他心理任务（如脚运动与手运动，心理计算与物体旋转的心理可视化），定义与每个任务相关的SMR变化，并在后续整个BCI操作中继续依赖这些关系（Curran和Stokes，2003；Curran等，2004；Krauledat等，2008）。这种方法假定与所选择任务相关的SMR模式不随BCI的重复使用而变化，和/或任何变化可以很容易地通过重新校准而适应。它并不试图积极参与用户大脑的自适应特性，这种特性是为了提高BCI操作性。在本章的下一部分说明这两种不同的方法，描述已经实现了的不同种类的基于SMR的BCI应用。

应该指出的是，研发基于SMR BCI的努力也受到了研究的支撑，研究表明人们能够学会在一个方向上（即增加或减少）改变SMR幅度（Kulman，1978；Elder等，1986）。由于这些早期的研究具有治疗的目标（如减少癫痫患者的发作频率），它们没有试图表明人们可以学会在任一方向上（上升或下降）迅速和准确地改变SMR幅度。如此快速的双向控制是BCI通信与控制应用必不可少的。快速双向SMR控制的最初论证和随后的改进是过去20年里基于SMR BCI研究的主要成就。

13.11 光标一维或多维运动

1991年，Wolpaw等（1991）描述了一种基于SMR的BCI，用户利用该BCI移动光标击中位于视频屏幕顶部或底部边缘上的目标。光标的运动由在感觉运动区记录的 μ 节律（8～12 Hz）活动的幅度控制。经过初步的筛选实验（Session），确定与实际的肢体运动和/或运动想象相关的SMR变化的位置和频率，光标移动的方向（即向上或向下）依赖于这些变化，并鼓励用户找到可以移动光标趋向目标的运动想象。被试利用各种各样的想象（如想象跑步、漂浮、投篮等）在一个方向上或其他方向上移动。随着他们控制的改进，并且随着转换算法改进了适应使用尽可能有效的越来越多的控制，用户通常报告光标移动变得更像一个正常的基于肌肉的动作。这一观测与许多传统（即基于肌肉的）任务的学习一致，通过不断实践，执行（性能）变成自动化（Bebko等，2003；Poldrack等，2005）。此外，它预示着基于SMR的BCI最终的实际成功，因为自动化的性能（执行）不太可能干扰并发的心理操作。例如，在撰写稿件时，有经验的打字员不需要考虑每个按键。

在这个第一次演示之后，基于SMR一维的光标控制扩展到允许多目标的选择（McFarland等，1993；McFarland等，2003；Pfurtscheller，Mller-Putz，Schlogl等，2006）。此外，由

脑磁（MEG）探测的 SMR 用于光标控制（Mellinger 等，2007）。更复杂的训练协议已使人们学会同时控制两种 SMR 信号，并利用这种控制实现二维移动光标（Wolpaw 和 McFarland，1994，2004；Kostov 和 Polak，2000；Cincotti 等，2008）。在 Wolpaw 和 McFarland（1994，2004）的研究中，每一个维度的运动由一个线性方程控制，该线性方程把 SMR 特征（即独立变量）转换为光标移动（即因变量）。所用的 SMR 特征（即在特定位置特定频带的幅度）和分配给它们的权重是在训练实验（Sessions）中用户和 BCI 之间连续自适应交互的结果。正如 Wolpaw（2010）讨论的，这种基于 SMR 的二维光标控制在速度和精度方面可与皮质内植入微电极的人取得的控制相媲美（Hochberg 等，2006）。一个基于 SMR 的"选择"功能补充了光标移动功能，目的是提供类似鼠标的操作，使 BCI 用户移动光标到目标位置，然后再决定是否选择它（McFarland 等，2008）。最近，基于 SMR 的光标控制已经扩展到三个维度（Mc-Farland 等，2010），并且二维控制与第三维中恒定的向前移动相结合，使得实现了三维运动（Royer 等，2010）。图 13.6 说明了同时独立控制 3 个运动维度。这些研究和相关的研究表明，SMRs 可以提供快速、准确控制一个输出或并行控制几个独立的同时的输出。

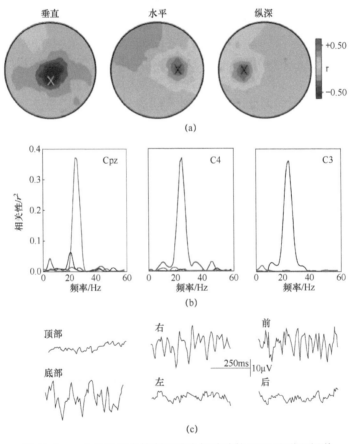

图 13.6　一个 BCI 用户控制三维光标移动的 SMR 地形和频谱

注：在这种情况下，每个维度的运动由 1 个或 2 个特定电极 26Hz 的脑电活动控制。(a) 分别是垂直、水平和深度目标位置 26Hz 频带相关性的头皮地形图（上部是鼻子）（相关性显示为 r，以区分负的和正的相关性）。控制每个维度运动的电极都标有 ×。(b) 显示了对控制信号有最大贡献的频谱，该频谱相应于头皮电极处活动的相关性（r^2）。垂直、水平和深度维度的相关性分别表示为红色、蓝色和黑色线。电极上的活动提供给定的控制信号，与对应的目标位置的维度强烈地相关，而与其他维度不相关。(c) 单次试验在标记的电极位置处脑电活动的样本；这些说明了每个维度的控制，用户采用这些维度移动光标到目标位置。(McFarland 等，2010)

13.12 通信应用

拼写系统是通信或交流的辅助工具，允许用户通过选择字母或其他选项来表达自己的意愿，从而形成单词和句子。患有 ALS 的人学会利用 SMR 操作拼写装置（Neuper 等，2003；Kubler 等，2005）。一个基于 SMR 的 BCI 拼写应用将字母分成四个部分，用户通过连续三次选择获得一个字母（Wolpaw 等，2003）。Millan 等（2003）提出了平均拼写速度为～3.0 个字母/min 的 BCI，该 BCI 识别与想象左手运动、右手运动和立方体旋转相关的 EEG 模式。Blankertz（2006）描述了一个有趣的 BCI 应用（"Hex-o-spell"），在该应用中 BCI 识别六种可能的选项，用两次连续的选择以获得所需的字母（图 13.7）。最近，Friedrich 等（2009）描述了一个应用：通过一系列的选择进行自动的扫描，当抵达所需的选择时，用户产生特定的 SMR 变化。

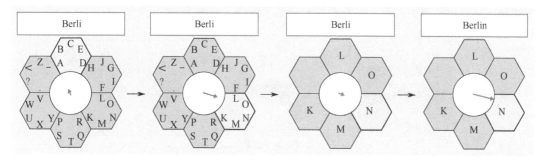

图 13.7 Hex-o-spell

注：BCI 系统分类的两个状态分别控制绿色箭头的转向和延长。通过两步的过程可以选择字母。首先选择一个分组，然后选择包含所需字母的六边形。（Mller 和 Blankertz，2006）

13.13 控制应用

在早期的应用，基于 SMR BCI 用来恢复脊髓损伤瘫痪患者手的抓握（Pfurtscheller，Guger，Mller 等，2000）。BCI 控制矫形器以打开和合上用户的瘫痪手。这种 BCI 随后与 Freehand 相结合（Keith 等，1989），Freehand 是一种植入的神经假体，它采用对手部肌肉的功能性电刺激（FES）来恢复抓握。采用这种 BCI / FES 系统，瘫痪患者可以用脚运动想象来调节 SMR 以完成手的抓握（Pfurtscheller 等，2003b；Mller-Putz 等，2005）。

虚拟现实（Virtual Reality，VR）为模拟 BCI 控制应用提供非常好的训练和测试环境，而 BCI 控制应用将是非常昂贵的、有潜在的危险，甚至目前是不可能实现的。在轮椅控制的仿真中，BCI 控制的不是一个实际的轮椅，而是一个虚拟轮椅的移动，通过身临其境的虚拟环境（An immersive virtual environment）尽可能真实地模拟真实的轮椅运动。最近，Leeb 等（2007）报告了一个实验，在实验中，一个脊髓损伤瘫痪患者连同他的轮椅被放在一个基于多投影的立体和头部跟踪的虚拟现实系统中，该虚拟现实系统模拟一条街，具有 15 人（即化身）居住的商店。用脚与手运动想象调节在感觉运动皮层记录的 15～19 Hz 频段的功率，BCI 用户能够在虚拟环境中从一个化身到另外一个化身继续向前移动。这个范式如图 13.8 所示。图 13.9 显示了在这个脑-机接口虚拟现实（BCI - VR）应用的手和脚运动想象期间几个时频图的例子。

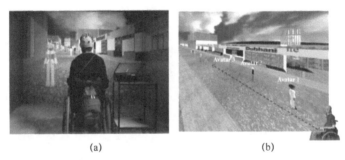

图 13.8 在虚拟环境中轮椅上四肢瘫痪的用户从一个化身到另外一个化身向街道尽头的方向前移动

注：(a) 虚拟街道上有 15 个化身（头像），轮椅上四肢瘫痪的用户在一个多投影壁虚拟现实系统中。BCI 用户戴上电极帽，其上一个双极通道连接到脑-机接口系统（右边的放大器和笔记本计算机）。(b) 参与者的任务是从一个化身到另外一个化身趋向街道尽头的方向（用虚线标出的轮廓）。人的化身一字排开（排成一列），每个化身有无形的通信范围（这里画成虚线）。该 BCI 用户得停止在这一范围，与化身不太近也不太远。(Leeb 等，2007)

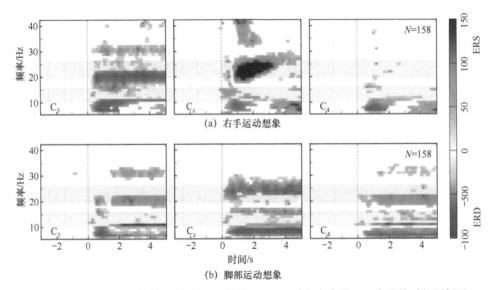

图 13.9 一个训练过的被试右手（a）与脚（b）运动想象在线 BCI 实验的时频图例子

注：任务是只用运动想象沿虚拟街道步行（Pfurtscheller, Leeb, Keinrath 等，2006）。在 $t=0$ 时呈现提示，运动想象过程持续几秒钟。仅仅没有伪迹的试验（trials）（$N=158$ 和 $N=154$）用于计算时频图。在右手与脚运动想象期间发生了不同的有反应的模式。手运动想象在对侧（C_3）显示宽带 10Hz 和 20Hz 事件相关去同步（ERD）以及在中间中央区（C_z）显示 β 事件相关同步（ERS）；而脚运动想象在电极位置 C_3 和 C_4 显示窄带 11Hz、22Hz 和 33Hz 事件相关同步（ERS）以及在中间中央区显示宽带 β 事件相关同步（ERD）。(详见 Leeb，2008)

13.14 异步脑-机接口

脑-机接口（BCI）可以是同步的或异步的。在同步的 BCI 系统中，系统指定（规定）操作（或运行）的时序。而在异步 BCI 中，由用户确定操作时序。第 10 章更充分地讨论了这两种可供选择的设计。虽然异步设计对一些应用（特别是那些对严重瘫痪的人可能是有用的应用）可能是可取的，但它是更难以实现的。因此，迄今为止几乎所有描述的脑-机接口（BCI）是同步的。

一些研究已经探索了利用SMR和相关的活动来实现异步的BCI应用。Mason和Birch（2000）描述了一个异步BCI，该BCI利用时域的运动相关电位，并随后将其应用于视频游戏的实时控制（Mason等，2004）。Scherer等（2004）描述了一种基于左手、右手和脚运动想象的异步协议，适用于一个拼写应用。在之后的研究中，Scherer等人（2007）通过训练两个独立的分类器研发一个异步基于SMR的BCI。一个分类器探测运动想象任务的开始，第二个分类器确定被试执行哪个运动想象任务（其中几个可能性）。利用所得到的输出，BCI用户可以在虚拟环境中导航或使用谷歌地球网站。最近，Solis-Escalante（2009）和Pfurtscheller等（2010）提供的证据表明：足部运动想象后立即发生的β范围的SMR ERS可以支持有效的异步BCI操作。HEMA等（2011）采用异步基于SMR的BCI控制轮椅。

13.15 基于感觉运动节律脑-机接口的潜在用户

基于SMR的BCI一个重要的现实问题为：它们最有可能的潜在用户是否能够使用它们。虽然早期的观察表明，只有少数人产生SMR（Chatrian，1976），但随后基于计算机的分析表明，SMR发生在大多数成年人（Pfurtscheller，1989）。此外，Guger等（2003）测试了99名健康成年人，测试他们利用来自感觉运动皮层的一个双极EEG通道的SMR活动完成具有两个选项任务的能力。经过简短的培训，93%的人达到了60%以上的精度。因此，似乎大部分没有残疾的人都能使用基于SMR的BCI。

同时，最关键的问题是患有严重残疾的人（他们是辅助BCI设备的主要用户），是否能够使用基于SMR的系统。导致严重运动障碍的病理过程也可能会削弱了SMR控制。例如，虽然ALS传统上认为是一种主要影响脊髓运动神经元的疾病，但它也能影响运动皮层和额叶皮层相关的脑区，也可能与老年痴呆症相关（Witgert等，2010；Yoshida，2004）。然而，现有的数据（尽管是有限的数据）表明，主要目标用户群中的大多数保留有SMR控制的能力。Kubler等（2005）表明，4个患有ALS的严重残疾人能够操作基于SMR的BCI，虽然他们的训练速度和最终的性能往往是处于没有残疾的人所得范围的之下。Cincotti等（2008）报道，4个患有肌肉萎缩症或脊髓性肌萎缩的患者能够使用基于SMR的BCI

脑电的变化已经在脊髓损伤患者（Cramer等，2005）或脑瘫患者（Jaseja，2007）上进行了描述。然而，几个脊髓损伤的人在掌握基于SMR控制二维和三维光标移动中与没有残疾的人一样取得成功，至少一个重度脑瘫的人能够使用简单的基于SMR BCI的应用（Wolpaw和McFarland，2004；McFarland，Krusienski，等，2003；McFarland等，2008，2010）。Enzinger等（2008）表明，BCI使用可能实际上能使脊髓损伤后的脑电恢复到正常。

重度残疾患者使用BCI可能受到与他们的疾病或残疾相关的其他因素的制约。例如，ALS患者可能有视觉困难（如复视、上睑下垂、眼睛干涩、注视不稳定），这些妨碍其使用需要有效视觉的BCI。这个问题促使Nijboer等（2008）提出一种有趣的听觉BCI设计，在该设计中，用户学会控制SMR以便从一组不同的声音中选择。这种听觉BCI可能对那些患有残疾妨碍他们的视力或他们保持视线能力的人特别有用。

Birbaumer和Cohen（2007）提议：对那些患有严重残疾的人，一个额外的问题可能出现，其残疾使得他们没有留下有用的肌肉控制。这种完全闭锁状态的持续存在（见本书第11章和第19章），在这种状态下，没有任何有意的行为产生，可能会产生一个习得性的无助状态（Seligman，1972），妨碍有效的BCI操作。如果是这样的话，只有在个人变得完全闭锁之前开始使用 BCI（也就是说，使得这样的人永远不会感到无助），BCI 的使用才是可能的。

13.16 未来方向

正如本章前一部分表明，SMR 是 BCI 所利用的有前景的特征。它们可以提供控制如轮椅、机械臂或神经义肢这样的设备所需的多通道输出。SMRs 用于这些和其他用途的最终价值主要取决于它们所提供控制的可靠性、准确性和快速性。显然，这些领域的许多工作仍有待完成。

适用于脑电特征的特征选择和提取以及转换算法的改进无疑是很重要的。结合从通道之间的关系提取的特征（如相干）是一个特别有前景的研究领域。也许，特征提取和转换最复杂的方面是：对 BCI 系统最初和持续的适应用户以及用户适应 BCI 系统进行适当的管理。适当管理这些相互作用可以增强要实现的控制，对于确保可靠的 BCI 的性能很可能是至关重要的（必要的）。

一个需要进一步探索的有趣领域是基于观测：SMRs 可以显示持久（几秒）或短（<1s）的 ERD 和/或 ERS 变化。持久的变化与集中注意（Focused attention）或有意动作（Voluntary actions）相关，如实际或想象的缓慢手指伸展和屈曲（Actual or imagined slow finger extension and flexion）。短暂的变化（Brief changes）是特定的外部刺激的自动响应（如由视觉提示的运动想象触发的短暂的 ERD/ERS 模式（Pfurtscheller 等，2008）或运动任务后短暂的 β 反弹（ERS）（Pfurtscheller 和 Lopes da Silva，1999）。持久和短暂的 SMR 变化通常显示清晰的躯体特定区的组织。Blankertz 等（2008）和 Scherer（2008）利用视觉提示的运动想象后短暂的 ERD 来识别不同的运动想象任务。通过专注于这两种不同种类的 SMR 变化（即短暂与持久的变化），未来的研究可以提高脑-机接口设计。

13.17 小　　结

运动和运动想象都伴随着在感觉运动皮层记录的节律活动的变化。这些感觉运动节律（Sensorimotor Rhythms，SMR）的减少和增加分别被称为事件相关去同步（Event-related Desynchronization，ERD）和事件相关同步（Eventrelated Synchronization，ERS）。这些变化通常是局限于躯体特定区域的（Somatotopically localized）。

在过去的 20 年中，许多研究表明，与运动想象相关的 SMR 变化可以作为 BCI 有用的控制信号。基于 SMR 的 BCI 已经能够控制一维、二维、三维光标运动并支持各种其他的通信和控制应用。

成功开发和实现基于 SMR 的 BCI 应用需要合适的频率分析和空间滤波、有效的转换算法（即分类算法），并充分重视在线测试。识别和剔除伪迹，特别是来自颅部（头部）肌肉的肌电活动是非常重要的，通常需要综合的频率和地形分析。

迄今为止的数据表明，许多患有严重运动障碍的人，如由于 ALS 或脊髓损伤，能够使用基于 SMR 的 BCI。

基于 SMR BCI 的最终价值将取决于速度、精度和可靠性的改进。更好的激励和指导用户到 BCI 和 BCI 到用户的相互适应可能尤为重要。异步 BCI 设计的研发，利用通道间的关系作为信号特征，并注意特定的 SMR 的独特性也应该证明是富有成效的。

参 考 文 献

Alegre, M., Labarga, A., Gurtubay, I. G., Iriarte, J., Malanda, A., and Artieda, J. (2002). Beta electroencephalograph changes during passive movements: sensory afferences contribute to beta event – related desynchronization in humans. *Neurosci Lett, 331* (1), 29 – 32.

Androulidakis, A. G., Mazzone, P., Litvak, V., Penny, W., Dileone, M., Gaynor, L. M., Tisch, S., Di Lazzaro, V., and Brown, P. (2008). Oscillatory activity in the pendunculopontine area of patients with Parkinson's disease. *Exp Neurol, 211,* 59 – 66.

Bebko, J. M., Demark, J. L., Osborn, P. A., Majumder, S., Ricciuti, C. J., and Rhee, T. (2003). Acquisition and automatization of a complex task: an examination of three – ball cascade juggling. *J Mot Behav, 35,* 109 – 118.

Berger, H. (1930). Uber das Elektrenkephalogramm des Menschen II. *J Psychol Neurol, 40,* 160 – 179.

Birbaumer, N. and Cohen, L. G. (2007). Brain – computer interfaces: communication and restoration of movement in paralysis. *J. Physiol, 579,* 621 – 636.

Blankertz, B., Losch, F., Krauledat, M., Dornhege, G., Curio, G., and Müller, K. R. (2008). The Berlin brain – computer interface: accurate performance from first – session in BCI – naive subjects. *IEEE Trans Biomed Eng, 55,* 2452 – 2462.

Blankertz, B. Müller, K. R., Krusienski, D. J., Schalk, G., Wolpaw, J. R., Schlogl, A., Pfurtscheller, G., Millán, J. del R., Schroder, M., and Birbaumer, N. (2006). The BCI competition III: validating alternative approaches to actual BCI problems. *IEEE Trans Neural Syst Rehabil Eng, 14,* 153 – 159.

Brunner, C., Graimann, B., Huggins, J. E., Levine, S. P., and Pfurtscheller, G. (2005). Phase relationships between different subdural electrode recordings in man. *Neurosci Lett, 375,* 69 – 74.

Brunner, C. Scherer, R., Graimann, B., Supp, G., and Pfurtscheller, G. (2006). Online control of a brain computer interface using phase information. *IEEE Trans Biomed Eng, 53,* 2501 – 2406.

Caldara, R., Deiber, M. P., Andrey, C., Michel, C. M., Thut, G., and Hauert, C. A. (2004). Actual and mental motor preparation and execution: a spatiotemporal ERP study. *Exp Brain Res, 159,* 389 – 399.

Cassim, F., Monaca, C., Szurhaj, W., Bourriez, J. L., Defebvre, L., Derambure, P., and Guieu, J. D. (2001). Does post – movement beta synchronization reflect an idling motor cortex? *Neuroreport, 12* (17), 3859 – 3863.

Chatrian, G. E., Petersen, M. C., and Lazarte, J. A. (1959). The blocking of the rolandic wicket rhythm and some central changes related to movement. *Electroencephalogr Clin Neurophysiol, 11,* 497 – 510.

Chatrian, G. E. (1976). The mu rhythm. In: A. Remond (Ed.). *Handbook of electroencephalography and clinical neurophysiology: the EEG of the waking adult*. Amsterdam: Elsevier, pp. 46 – 69.

Chen, R., Yaseen, Z., Cohen, L. G., and Hallett, M. Time course of corticospinal excitability in reaction time and self – paced movements. *Ann Neurol 44,* 317 – 325, 1998.

Cincotti, F., Mattia, D., Aloise, F., Bufalari, S., Schalk, G., Oriolo, G., Cherubini, A., Marciani, M. G., and Babiloni, F. (2008). Non – invasive brain – computer interface system: towards its application as assistive technology. *Brain Res Bull, 75,* 796 – 803.

Cramer, S. C., Lastra, L., Lacourse, M. G., and Cohen, M. J. (2005). Brain motor system function after chronic, complete spinal cord injury. *Brain, 128,* 2941 – 2950.

Croft, R. J., Chandler, J. S., Barry, R. J., Cooper, N. R., and Clarke, A. R. (2005). EOG correction: a comparison of four methods. *Psychophysiology, 42,* 16 – 24.

Curran, E. A. and Stokes, M. J. (2003). Learning to control brain activity: a review of the production and control of EEG components for driving brain – computer interface (BCI) systems. *Brain Cogn, 51,* 326 – 336.

Curran, E., Sykacek, P., Stokes, M., Roberts, S. J., Penny, W., Johnsrude, I., and Owen, A. M. (2004). Cognitive tasks for driving a brain – computer interfacing system: a pilot study. *IEEE Trans Neural Syst Rehabil Eng, 12,* 48 – 54.

Decety, J. (1996). Do imagined and executed actions share the same neural substrate? *Brain Research: Cognitive Brain Research, 3* (2), 87 – 93.

Dechent, P., Merboldt, K. D., and Frahm, J. (2004). Is the human primary motor cortex involved in motor imagery? *Cogn Brain Res, 19,* 138 – 144.

Derambure, P., Defebvre, L., Dujardin, K., Bourriez, J. L., Jacquesson, J. M., Destee, A. and Guieu, J. D. (1993). Effect of aging on the spatio-temporal pattern of event-related desynchronization during a voluntary movement. *Electroencephalogr Clin Neurophysiol, 89*, 197–203.

Dewan, E. M. (1967). Occipital alpha rhythm eye position and lens accommodation. *Nature*, 2 14, 975–977.

Durka, P. J., Ircha, D., Neuper, C., Pfurtscheller, G. (2001). Time-frequency microstructure of electroencephalogram desynchronization and synchronization. *Med Biol Eng Comput, 39* (3), 315–321.

Ehrsson, H. H., Geyer, S., and Naito, E. (2003). Imagery of voluntary movement of fingers, toes, and tongue activates corresponding body-partspecific motor representations. *J Neurophysiol, 90*, 3304–3316.

Elder, S. T., Lashley, J. K., Kedouri, N., Regenbogen, D., Martyn, S., Roundtree, G., and Grenier, C. (1986). Can subjects be trained to communicate through the use of EEG biofeedback? *Clin Biofeedback Health*, 9, 42–47.

Enzinger C., Ropele S. Fazekas F., Loitfelder M., Gorani F., Seifert T., Reiter G., Neuper C., Pfurtscheller G. and Müller-Putz G. (2008) Brain motor system function in a patient with complete spinal cord injury following extensive brain-computer interface training. Exp Brain Res *190* (2), 215–223.

Fatourechi, M., Bashashati, A., Ward, R. K., and Birch, G. E. (2007). EMG and EOG artifacts in brain computer interface systems: a survey. *Clin Neurophysiol*, 118, 480–494.

Friedrich, E. V., McFarland, D. J., Neuper, C., Vaughan, T. M., Brunner, P., and Wolpaw, J. R. (2009). A scanning protocol for a sensorimotor rhythm-based brain-computer interface. *Biol Psychol*, 80, 169–175.

Gastaut, H., Naquet, R., Gastaut, Y. (1965). A study of the mu rhythm in subjects lacking one or more limbs. *Electroencephalogr. Clin. Neurophysiol*, 18, 720–721.

Gerloff, C., Hadley, J., Richard, J., Uenishi, N., Honda, M., and Hallett, M., (1998). Functional coupling and regional activation of human cortical motor areas during simple, internally paced and externally paced finger movements. *Brain, 121*, 1513–1531.

Goncharova, I. I., McFarland, D. J., Vaughan, T. M., and Wolpaw, J. R. (2003). EMG Contamination of EEG: Spectral and Topographical Characteristics. *Clin Neurophysiol, 114*, 1580–1593.

Graimann, B., Huggins, J. E., Levine S. P., and Pfurtscheller G. (2002). Visualization of significant ERD/ERS patterns in multichannel EEG and ECoG data. *Clin Neurophysiol, 113* (1), 43–47.

Graimann, B., and Pfurtscheller, G. (2006). Quantification and visualization of event-related changes in oscillatory brain activity in the time-frequency domain. *Prog Brain Res, 159*, 79–97.

Guger, C., Edlinger, G., Harkam, W., Niedermayer, I., and Pfurtscheller, G. (2003). How many people are able to operate an EEG-based brain-computer interface. *IEEE Trans Neural Sys Rehab Eng, 11*, 145–147.

Gysels, E., and Celka, P. (2004). Phase synchronization for the recognition of mental tasks in a brain computer interface. *IEEE Trans Neural Syst Rehab Eng, 12*, 406–415.

Hagemann, D., and Naumann, E. (2001). The effects of ocular artifacts on (lateralized) broadband power in the EEG. *Clin Neurophysiol*, 112, 215–231.

Halder, S., Agorastos, D., Veit, R., Hammer, E. M., Lee, S., Varkuit, B., Bogdan, M., Rosenstiel, W., Birbaumer, N., and Kübler, A. (2011). Neural mechanisms of brain-computer interface control. *Neuroimage*, 55, 1779–1790.

Hema, C. R., Paulraj, M. P., Yaacob, S., Adom, A. H., and Nagarajan, R. (2011). Asynchronous brain machine interface-based control of a wheelchair. *Adv Exp Med Biol*, 696, 565–572.

Hochberg, L. R., Serruva, M. D., Friehs, G. M., Mukand, J. A., Saleh, M., Caplan, A. H., Branner, A., Penn, R. D., and Donoghue, J. P. (2006). Neuronal ensemble control of prosthetic devices by a human with tetraplegia. *Nature*, 442, 164–171.

Ichikawa, N., and Ohira, H. (2004). Eyeblink activity as an index of cognitive processing: temporal distribution of eyeblinks as an indicator of expectancy in semantic priming. *P ercept Mot Skills*, 98, 131–140.

Jaseja, H. (2007). Cerebral palsy: Interictal epileptiform discharges and cognitive impairment. *Clin Neurol Neurosurg*, 109, 549–552.

Jasper, H. H., and Andrew, H. L. (1938). Electro-encephalography III. Normal differentiation of occipital and precentral regions in man. *Arch Neurol Psychiat, 39*, 96–115.

Jasper, H. H. and Penfield, W. (1949). Electrocorticograms in man: effect of the voluntary movement upon the electrical activity of the precentral gyrus. *Arch Psychiat Z Neurol*, *183*, 163 – 174.

Jeannerod, M. (2001). Neural simulation of action: a unifying mechanism for motor cognition. *Neuroimage*, *14*, 103 – 109.

Jurkiewicz, M. T., Gaetz, W. C., Bostan, A. C., and Cjeyme. D. (2006). Postmovement beta rebound is generated in motor cortex: Evidence from neuromagnetic recordings. *N euroimage*, *32*, 1281 – 1289.

Keith, M. W., Peckham, P. H., Th rope, G. B., Stroh, K. C., Smith, B., Buckett, J. R., Kilgore, K. L., and Jatich, J. W. (1989). *J Hand Surg*, *1 4*, 524 – 530.

Klostermann, F., Nikulin, VV, Kuhn, AA, Marzinzik, F, Wahl, M, Pogosyan, A, Kupsch, A, Schneider, GH, Brown, P, and Curio, G, (2007). Task – related differential dynamics of EEG alpha – and beta – band synchronization in cortico – basal motor structures. *Eur J Neurosci*, *2 5*, 1604 – 1615.

Koshino, Y. and Niedermeyer, E. (1975). Enhancement of rolandic mu – rhythm by pattern vision, *Electroenceph. Clin. Neurophysiol*, *38*, 535 – 538.

Kostov, A. and Polak, M. (2000). Parallel man – machine training in development of EEG – based cursor control. *IEEE Trans Rehabil Eng*, *8*, 203 – 205.

Krauledat, M., Tangermann, M., Blankertz, B., and Müller, K. R. (2008). Towards zero training for brain – computer interfacing. *PLoS ONE*, *13*, e2967.

Kreitmann, N. and Shaw, J. C. (1965). Experimental enhancement of alpha activity. *EEG Clin Neurophysiol*, *18*, 147 – 155.

Kübler, A., Nijboer, F., Mellinger, J., Vaughan, T. M., Pawelzik, H., Schalk, G. McFarland, D. J., Birbaumer, N., and Wolpaw, J. R. (2005). Patients with ALS can use sensorimotor rhythms to operate a brain – computer interface. *Neurol*, *6 4*, 1775 – 1777.

Kuhlman, W. N. (1978). EEG feedback training: enhancement of somatosensory cortical activity. *Electroenceph Clin Neurophysiol*, *45*, 290 – 294.

Lachaux, JP., Rodriguez, E., Martinerie, J., and Varela, FJ. (1999). Measuring phase synchrony in brain signals. *Hum Brain Mapp*, *8*, 194 – 208.

Leeb, R.; Friedman, D.; Müller – Putz, G. R.; Scherer, R.; Slater, M. and Pfurtscheller, G. (2007). Self – paced (asynchronous) BCI control of a wheelchair in virtual environments: a case study with a tetraplegics. *Comput Intell Neurosci*, 2007, Article ID 79642.

Leeb, R. (2008). Brain – Computer Communication: Motivation, Aim and Impact of Virtual Feedback. PhD Thesis, Graz University of Technology.

Leuthardt, E. C., Schalk, G., Wolpaw, J. R., Ojemann, J. G., and Moran, D. W. (2006). A brain – computer interface using electrocorticographic signals in humans. *J Neural Eng*, *1*, 63 – 71.

Lopes da Silva, F. H. (1991). Neural mechanisms underlying brain waves: from neural membranes to networks, *E lectroenceph Clin Neurophysiol*, *79*, 81 – 93.

Lopes da Silva, F. H. (2006). Event – related neural activities: what about phase? *Prog Brain Res*, *1 59*, 3 – 17.

Lotte, F., Congedo, M., Lecuyer, A., Lamarche, F., and Arnaldi, B. (2007). A review of classification algorithms for EEG – based brain – computer interfaces. *J Neural Eng*, *4*, 1 – 14.

Lotze, M., Montoya, P., Erb, M., et al. (1999). Activation of cortical and cerebellar motor areas during executed and imagined hand movements: an fMRI study. *J Cogn Neurosci 11*, 491 – 501.

Makeig, S. (1993). Auditory event – related dynamics of the EEG spectrum and effects of exposure to tones. *Electroenceph Clin Neurophysiol*, *86*, 283 – 293.

Marple, S. L. *Digital spectral analysis with applications*. Englewood Cliffs, NJ : Prentice – Hall, 1987.

Mason, S. G. and Birch, G. E. (2000). A brain – controlled switch for asynchronous control applications. *IEEE Trans Biomed Eng*, *4 7*, 1297 – 1307.

Mason, S. G., Bohringer, R., Borisoff, J. F., and Birch, G. E. (2004). Real – time control of a video game with a direct brain – computer interface. *J Clin Neurophysiol*, *21*, 404 – 408.

McFarland, D. J., Krusienski, D. J., Sarnacki, W. A., and Wolpaw, J. R. (2008). Emulation of computer mouse control with a noninvasive brain – computer interface. *J Neural Eng*, *5*, 101 – 110.

McFarland, D. J., Krusienski, D. J., and Wolpaw, J. R. (2006). Brain – computer interface signal processing at the Wadsworth Center: mu and sensorimotor beta rhythms. In: Neuper, K. and Klimesch, W. (Eds). *Prog Brain Res*, *159*, 411–419.

McFarland, D. J., Lefkowitz, A. T., and Wolpaw, J. R. (1997). Design and operation of an EEG–based brain–computer interface with digital signal processing technology. *Behav Res Meth Inst Comput*, 27, 337–345.

McFarland, D. J., McCane, L. M., David, S. V., and Wolpaw, J. R. (1997). Spatial filter selection for EEG–based communication. *Electroenceph Clin Neurophysiol*, *103*, 386–394.

McFarland D. J., Miner L. A., Vaughan T. M., and Wolpaw J. R. (2000). Mu and Beta Rhythm Topographies During Motor Imagery and Actual Movements. *Brain Topogr*, *12*, 177–186.

McFarland, D. J., Neat, G. W., Read, R. F., and Wolpaw, J. R. (1993). An EEG–based method for graded cursor control. *Psychobiol*, *21*, 77–81.

McFarland, D. J., Sarnacki, W. W., Vaughan, T. M., and Wolpaw, J. R. (2005). Brain–computer interface (BCI) operation: Signal and noise during early training sessions. *Clin Neurophysio*, *116*, 56–62.

McFarland, D. J., Sarnacki, W. A., and Wolpaw, J. R. (2003). Brain–computer interface (BCI) operation: optimizing information transfer rates. *Biol Psychol*, *63*, 237–251.

McFarland, D. J., Sarnacki, W. A., and Wolpaw, J. R. (2010). Electroencephalographic (EEG) control of three–dimensional movement. *J Neural Eng*, 7, 036007.

McFarland, D. J., Sarnacki, W. A., and Wolpaw, J. R. (2011). Should the parameters of a BCI translation algorithm be continually adapted? *J Neurosci Meth*, *199*, 103–107.

McFarland, D. J., and Wolpaw, J. R., (2005). Sensorimotor rhythm–based brain–computer interface (BCI): Feature selection by regression improves performance. *IEEE Trans Neural Syst Rehabil Eng*, 13, 372–379.

Mellinger, J., Schalk, G., Braun, C., Preissl, H., Rosenstiel, W., Birbaumer, N., and Kübler, A. (2007). An MEG–based brain–computer interface (BCI). *NeuroImage*, 36, 581–593.

Millán, J. and Mourino, J. (2003). Asynchronous BCI and local neural classifi–ers: an overview of the Adaptive Brain Interface project *IEEE Trans Neural Syst Rehabil Eng*, 11, 159–161.

Müller, K.–R. and Blankertz, B. (2006). Toward noninvasive brain computer interfaces. *IEEE Signal Proc Mag*, *23*, 125–128.

Müller–Putz, G. R., Scherer, R, Pfurtscheller, G., and Rupp, R. (2005). EEGbased neuroprosthesis control: a step into clinical practice. *Neurosci Lett*, *382*, 169–174.

Naeem, M., Brunner, C., Leeb, R., Graimann, B., and Pfurtscheller, G. (2006). Seperability of four–class motor imagery data using independent components analysis. *J Neural Eng*, 3, 208–216.

Neuper, C., Scherer, R., Reiner, M., and Pfurtscheller, G. (2005). Imagery of motor actions: differential eff ects of kinesthetic and visual–motor mode of imagery in single–trial EEG. *Cogn Brain Res*, 25, 668–677.

Neuper, C., Müller, G. R., Kübler, A., Birbaumer, N., and Pfurtscheller, G. (2003). Clinical application of an EEG–based brain–computer interface: a case study in a patient with severe motor impairment. *Clin Neurophysiol*, *114*, 399–409.

Neuper, C. and Pfurtscheller, G. (1999). Motor imagery and ERD, In: G. Pfurtscheller and F. H. Lopes da Silva (ed.), Event–Related Desynchronization. *Handbook of Electroencephalography and Clinical Neurophysiology*. Revised Edition Vol. 6. pp. 303–325 (Amsterdam: Elsevier).

Neuper, C. and Pfurtscheller, G. (2001a). Event–related dynamics of cortical rhythms: frequency–specifi c features and functional correlates. *Int J Psychophysiol*, *43*, 41–58.

Neuper, C. and Pfurtscheller, G. (2001b). Evidence for distinct beta resonance frequencies related to specifi c sensorimotor cortical areas. *Clin Neurophysiol 112 (11)*, 2084–2097.

Neuper, C., Mueller–Putz, G. R., Scherer, R., and Pfurtscheller G. (2006). Motor imagery and EEG–based control of spelling devices and neuroprostheses. *Prog Brain Res*, *159*, 393–409.

Neuper, C., Scherer, R., Wriessnegger, S., and Pfurtscheller, G. (2009). Motor imagery and action observation: Modulation of sensorimotor brain rhythms during mental control of a brain–computer interface. *Clin Neurophysiol*, *120*, 239–247.

Nijboer, F., Furdea, A., Gunst, I., Mellinger, J., McFarland, D. J., Birbaumer, N., and Kübler, A. (2008). An auditory brain–computer interface (BCI). *J Neurosci Meth*, *167*, 43–50.

Palaniappan, R. (2006). Utilizing gamma band to improve mental task based brain–computer interface design. *IEEE Trans*

Neural Syst Rehabil Eng, 14, 299-303.

Pfurtscheller, G. (1981). Central beta rhyhm during sensorimotor activitiesin man. *Electroencephalogr Clin Neurophysiol 51*, 253-264.

Pfurtscheller, G. (1989). Functional topography during sensorimotor activation studied with event-related desynchronization mapping. *J Clin Neurophysiol*, *6*, 75-84.

Pfurtscheller, G. (1992). Event-related synchronization (ERS): an electrophysiological correlate of cortical areas at rest. *Electroenceph Clin Neurophysiol, 83*, 62-69.

Pfurtscheller, G. and Aranibar, A. (1979). Evaluation of event-related desynchronization (ERD) preceding and following voluntary self-paced movements. *Electroenceph Clin Neurophysiol, 46*, 138-146.

Pfurtscheller, G. and Berghold, A. (1989). Patterns of cortical activation during planning of voluntary movement. *Electroenceph Clin Neurophysiol, 72*, 250-258.

Pfurtscheller, G., Brunner, C., Schlögl, A., and Lopes da Silva, F. H. (2006a). Murhythm (de) synchronization and EEG single-trial classification of different motor imagery tasks. *NeuroImage*, *3 1*, 153-159.

Pfurtscheller, G., Flotzinger, D., and Kalcher, J. (1993). Brain-computer interface-a new communication device for handicapped persons. *J Microcomp Appl*, *1 6*, 293-299.

Pfurtscheller, G., Graimann, B., Huggins, J. E., Levine, S. P., and Schuh, L. A. (2003). Spatiotemporal patterns of beta desynchronization and gamma synchronization in corticographic data during self-paced movement. *Clin Neurophysiol, 114*, 1226-1236.

Pfurtscheller, G., Guger, C., Müller, G., Krausz, G., and Neuper, C. (2000). Brain oscillations control hand orthosis in a tetraplegic. *N eurosci Lett*, *292*, 211-214.

Pfurtscheller, G., Leeb, R., Keinrath, C., et al. (2006). Walking from thought. *Brain Res*, *1 071*, 145-152.

Pfurtscheller, G. and Lopes da Silva, F. H. (1999). Event-related EEG/MEG synchronization and desynchronization: basic principles. *Clin Neurophysiol, 110*, 1842-1857.

Pfurtscheller, G. and Lopes da Silva, F. H. (2011). EEG event-related desynchronization (ERD) and event-related synchronization ERS). In: *Niedermeyer's Electroencephalography* 6th edition (Eds. D. Schoner and F. Lopes a Silva), Wolters Kluver, pp. 935-948.

Pfurtschelle r, G., Müller, G. R., Rupp, R., and Gerner, H. J. (2003b). "Thought"-control of functional electrical stimulation to restore hand grasp in a tetraplegic. *Neurosci Lett, 351* (1), 33-36.

Pfurtscheller, G., Müller-Putz, G. R., Schlögl, A., et al. (2006). 15 years of BCI research at Graz University of Technology: current projects. *IEEE Trans Neural Sys Rehabil Eng, 14*, 205-210.

Pfurtscheller, G. and Neuper, C. (1997). Motor imagery activates primary sensorimotor area in humans. *Neurosci Lett*, *239*, 65-68.

Pfurtscheller, G. and Neuper, C. (2006). Future prospects of ERD/ERS in the context of brain-computer (BCI) developments. *Prog Brain Res*, *159*, 433-437.

Pfurtscheller, G., Neuper, C., Brunner, C., and Lopes da Silva, F. H. (2005). Beta rebound after different types of motor imagery in man. *Neurosci Lett*, *378*, 156-159.

Pfurtscheller, G., Neuper, C., Flotzinger, D., and Pregenzer, M. (1997). EEGbased discrimination between imagination of right and left hand movement. *Electroencephalogr Clin Neurophysiol*, *103*, 642-651.

Pfurtscheller, G., Neuper, C., and Krausz, G. (2000). Functional dissociation of lower and upper frequency mu rhythms in relation to voluntary limb movement. *Clin Neurophysiol.*, *111*, 1873-1879.

Pfurtscheller, G., Scherer, R., Müller-Putz, G., and Lopes da Silva, F. H. (2008). Short-lived brain state after cued motor imagery in naïve subjects. *Eur J Neurosci 28*, 1419-1426.

Pfurtscheller, G., and Solils-Escalante, T. (2009). Could the beta rebound in the EEG be suitable to realize a "brain switch"? *Clin Neurophysiol*, *120*, 24-29

Pfurtscheller, G., Stancák Jr., A., and Neuper, C. (1996a). Post-movement beta synchronization. A correlate of an idling motor area? *Electroenceph Clin Neurophysiol*, *98*, 281-293.

Pfurtscheller, G., Stancák, A., and Neuper, C. (1996). Event-related synchronization (ERS) in the alpha band-an electrophysiological correlate of cortical idling: A review. *Int J Psychophysiol.*, *24*, 39–46.

Pfurtscheller, G., and Neuper, C. (2010). Dynamics of sensorimotor oscillations in a motor task. In: B. Graimann, B. Allison, and G. Pfurtscheller (Eds.), *Brain-Computer Interfaces— Non-Invasive and Invasive Technologies*. Berlin, Springer, 47–64.

Pfurtscheller G., Solis-Escalante T., Ortner R. Lintortner P. and Müller-Putz G. (2010). Self-paced operation of an SSVEP-based orthosis with and without an imagery-based brain switch: "A feasibility study towards a hybrid BCI. *IEEE Trans Neural Systems Rehab Engng*, 18/4, 409–414.

Poldrack, R. A., Sabb, F. W., Foerde, K., Tom, S. M., Asarnow, R. F., Bookheimer, S. Y., and Knowlton, B. J. (2005). The neural correlates of motor skill automaticity. *J Neurosci*, *2 5*, 5356–5364.

Porro, C. A., Francescato, M. P., Cettolo, V., Diamond, M. E., Baraldi, P., Zuiani, C., Bazzocchi, M., and di Prampero, P. E. (1996). Primary motor and sensory cortex activation during motor performance and motor imagery: a functional magnetic resonance imaging study. *J Neurosci 1 6*, 7688–7698.

Ramoser, H., Wolpaw, J. R., and Pfurtscheller, G. (1997). EEG-based communication: evaluation of alternative signal prediction methods. *Biomed Tech*, *42*, 226–233.

Royer, A. S., Doud, A. J., Rose, M. L., and He, B. (2010). EEG control of a virtual helicopter in 3-dimensional space using intelligent control strategies. *IEEE Trans Neural Syst Rehab Eng*, *1 8*, 581–589, 2010.

Salmelin, R., Hämäläinen, M., Kajola, M., and Hari, R. (1995). Functional segregation of movement related rhythmic activity in the human brain. *Neuroimage*, *2*, 237–243.

Scherer, R., Müller, G. R., Neuper, C., Graimann, B., and Pfurtscheller, G. (2004). An asynchronously controlled EEG-based virtual keyboard: improvement of the spelling rate. *IEEE Trans Biomed Eng*, *51*, 979–984

Scherer, R., Schlogl, A., Lee, F., Bischof, H., Jansa, J., and Pfurtscheller, G. (2007). The self-paced Graz brain-computer interface: methods and applications. *Comput Intell Neurosci*, 79826.

Scherer R. (2008). Towards practical Brain-Computer Interfaces: Self-paced operation and reduction of the number of EEG sensors. PhD Thesis, Graz University of Technology.

Seligman, M. E. (1972). Learned helplessness. *A nnual Review of Medicine*, *23*, 407–412.

Shenoy, P., Krauledat, M., Blankertz, B., Rao, R. P., and Müller, K. R. (2006). Towards adaptive classification for BCI. *J Neural Eng*, *3*, 13–23.

Silvestrini, N., and Gendolla, G. H. E. (2007). Mood effects on autonomic activity in mood regulation. *Psychophysiol*, *4 4*, 650–659.

Stancák Jr., A. and Pfurtscheller, G. (1996). Mu-rhythm changes in brisk and slow self-paced finger movements. *Neuroreport*, *7*, 1161–1164.

Stancák Jr., A. and Pfurtscheller, G. (1996b). The effects of handedness and type of movement on the contralateral preponderance of mu-rhythm desynchronization. *Electroenceph Clin Neurophysiol*, *99*, 174–182.

Suffczynski, P., Pjin, J., Pfurtscheller, G., and Lopes da Silva, F. (1999). Eventrelated dynamics of alpha band rhythms: a neuronal network model of focal ERD/surround ERS. In: G. Pfurtscheller and F. Lopes da Silva (Eds.), *Event-Related Desynchronization. Handbook of Electroencephalography and Clinical Neurophysiology*, Vol. 6 (pp. 67–85). Amsterdam : Elsevier.

Tallon-Baudry, C. and Bertrand, O. (1999). Oscillatory gamma activity in humans and its role in object representations. *Trends Cogn Sci 3* (4), 151–162.

Thomas, K. P., Guan, C., Lau, C. T., Vinod, A. P., and Ang, K. K. (2011). Adaptive tracking of discriminative frequency components in electroencephalograms for a robust brain-computer interface. *J Neur Eng*, *8*, 036007.

Toro, C., Deuschl, G., Thatcher, R., Sato, S., Kufta, C., and Hallett, M. (1994). Event-related desynchronization and movement-related cortical potentials on the ECoG and EEG. *Electroenceph Clin Neurophysiol*, *93*, 380–389.

Vaughan, T. M., Miner, L. A., McFarland, D. J. and Wolpaw, J. R. (1998). EEGbased communication: analysis of concurrent EMG activity. *Electroenceph Clin Neurophysiol*, *107*, 428–433.

Vidaurre, C., Sannelli, C., Miller, K. R., and Blankertz, B. (2011). Co-adaptive calibration to improve BCI efficiency. *J Neur Eng*, *8*, 025009.

Vidaurre, C., Schlogl, A., Cabeza, R., Scherer, R., and Pfurtscheller, G. (2006). A fully on-line adaptive BCI. *I EEE*

Trans Biomed Eng, 53, 1214 – 1219.

Whitham, E. M., Lewis, T., Pope, K. J., Fitzgibbon, S. P., Clark, C. R., Loveless, S., DeLosAngeles, D., Wallace, A. K., Broberg, M., and Willoughby, J. O. (2008).

Th inking activates EMG in scalp electrical recordings. *Clin Neurophysiol, 119*, 1166 – 1175.

Williams, D., Tijssen, M., van Bruggen, G., Bosch, A., Insola, A., Lazzaro, V., Mazzone, P., Oliviero, A., Quartarone, A., Speelman, H., and Brown, P., (2002). Dopamine – dependent changes in the functional connectivity between basal ganglia and cerebral cortex in humans. *Brain, 125*, 1558 – 1569.

Witgert, M., Salamone, A. R., Strutt, A. M., Jawaid, A., Massman, P. J., Bradshaw, M., Mosnik, D., Appel, S. H., and Schulz, P. E. (2010). Frontal – lobe mediated behavioral dysfunction in amyotropic lateral sclerosis. *Eur J Neurosci, 17*, 103 – 110.

Wolpaw, J. R. (2010). Brain – computer interface research comes of age: traditional assumptions meet emerging realities. *J Motor Behav, 4 2*, 351 – 353.

Wolpaw, J. R., Birbaumer, N., McFarland, D. J., Pfurtscheller, G., and Vaughan, T. M. (2002). Brain – computer interfaces for communication and control. *Clin Neurophysiol, 113*, 767 – 791.

Wolpaw, J. R. and McFarland, D. J. (1994). Multichannel EEG – based brain – computer communication. *Electroencephal Clin Neurophysiol, 90*, 444 – 449.

Wolpaw, J. R and McFarland, D. J. (2004). Control of a two – dimensional movement signal by a non – invasive brain – computer interface in humans. *Proc Nat Acad Sci, 101*, 17849 – 17854.

Wolpaw, J. R., McFarland, D. J., Neat, G. W., and Forneris, C. A. (1991). An EEGbased brain – computer interface for cursor control. *Electroencephal Clin Neurophysiol, 78*, 252 – 259

Wolpaw, J. R., McFarland, D. J., Vaughan, T. M., and Schalk, G. (2003). The Wadsworth Center brain – computer interface (BCI) research and development program. *IEEE Trans Neural Sys Rehabil Eng, 11*, 204 – 207

Wriessnegger, S. C, Kurzmann, J., and Neuper, C. (2008). Spatio – temporal differences in brain oxygenation between movement execution and imagery: a multichannel near – infrared spectroscopy study. *Int J Psychophysiol. 67* (1), 54 – 63

Yoshida, M. (2004). Amyotropic lateral sclerosis with dementia: the clinicopathological spectrum. *Neuropathol, 24*, 87 – 102.

第 14 章　利用稳态视觉诱发电位或慢变皮层电位的脑 – 机接口（BCI）

14.1　引　　言

虽然 P300 诱发响应和感觉运动节律（见本书第 12 章和第 13 章）用作 BCI 的脑电特征已得到极大的关注，但它们不是已经或正在用于 BCI 研发唯一的脑电特征。事实上，一些最早的 BCI 利用了其他两种特征：稳态视觉诱发电位（Steady-state Visual Evoked Potentials, SSVEP）和慢变皮层电位/皮层慢电位（Slow Cortical Potentials, SCP），这些特征，特别是 SS-VEP，继续与 BCI 的研发相关。本章中讨论它们。

14.2　稳态视觉诱发电位和基于稳态视觉诱发电位的脑 – 机接口

脑电诱发电位（Evoked Potential, EP）是一种独特的正向和负向电压偏转模式，其与时间锁定在一个特定的感觉刺激或事件（见第 3 章）。视觉诱发电位（Visual Evoked Potentials, VEP）是指突然的视觉刺激诱发的电位，如闪光、图像的出现、颜色或图案的突然改变。最突出的 VEP 偏转或成分包括 N70 和 P100，它们往往分别发生在诱发视觉刺激之后 70ms 和 100 ms（Celesia 和 Peachey，2005），它们产生于初级视觉皮层（Primary Visual Cortex）或其附近，因此枕部头皮区域最突出。

稳态视觉诱发电位（Steady-state VEP, SSVEP）是由快速重复刺激诱发的电压的稳定振荡，这样的刺激如闪光灯（Strobe light）、发光二极管（Light-emitting Diode, LED），或监视器上呈现的模式翻转棋盘盒（Pattern-reversing checkerbox）。连续的刺激呈现诱发类似的响应，这些响应重叠产生稳态的振荡（Steady-state oscillation）。SSVEP 可以由传统的平均方法或频率分析方法来分析。频率分析通常揭示刺激频率处的峰值，以及在高次谐波频率处的峰值。

14.2.1　稳态视觉诱发电位和相关范式

在标准的基于 SSVEP 的 BCI 中，用户会看到位于视野中不同地方的并发的重复刺激显示（如多个发光二极管）。每个刺激以一个固定的频率呈现，该频率不同于其他刺激的频率。每个刺激都代表一个特定的脑-机接口输出（如输入特定的字母，朝特定的方向移动轮椅等）。用户一般会通过注视（即凝视）代表期望的 BCI 输出的刺激做出选择。BCI 计算枕区 EEG 的频谱。频谱通常显示了一个峰值，该峰值匹配用户正注视的刺激速率，BCI 进而产生那个刺激代表的输出。图 14.1 描述了一个用户注视以 8Hz 闪烁的盒子，显示从枕区位置 O_2 记录的脑电的频谱；在各个频段功率随时间的变化，8Hz 频带（即用户凝视的刺激频率）功率的地形分布；脑电功率集中在该频率及其谐波频率处，8Hz 的活动主要集中在枕叶皮层。

在标准的基于 SSVEP 的 BCI 范式中，每一个重复的刺激发生在一个特定的频率，这称为频率调制的视觉诱发电位（VEP）（Frequency-modulated Visual Evoked Potential, f-VEP）BCI 范式（Bin 等，2009）。如图 14.2 所示，该图也显示了已用于 BCI 的两个心律失常的重复刺

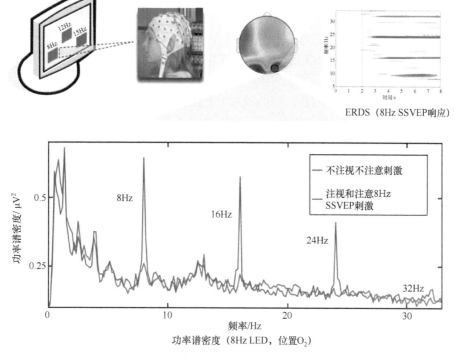

图 14.1 基于 SSVEP 的 BCI 操作与分析

注：用户注视三个红色盒子，每一个以不同的频率闪烁。通过选择集中于 8Hz 的盒子，她在 8Hz 及其谐波频率处诱发脑电活动（如在枕区位置 O_2 脑电活动的频谱；在底部面板的蓝色曲线）。为比较，也显示了用户不注视盒子时（红色曲线）产生的频谱。它缺乏 8Hz 和谐波峰值但其他是类似的。8Hz 的活动主要集中在枕区（如 8Hz 功率的地形图 [顶部中间] 所示（蓝色指示较高的功率））。顶部右面板显示，这种增加的活动不会立即发生。垂直线表示用户决定注视 8Hz 盒子的时间。8Hz 及其谐波频率的功率在接下来的 2s 显著增加（由蓝绿色表示 $p < 0.01$）（黄色表示显著的功率下降）。

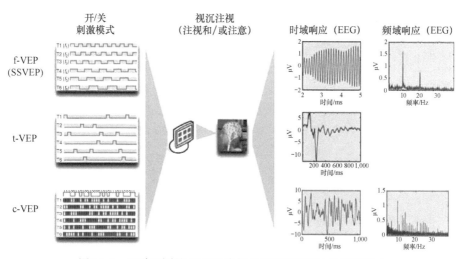

图 14.2 三种不同的 SSVEP 或相关的视觉诱发电位刺激范式

注：T1 ~ T6 是 6 种不同的重复刺激，每个代表一个不同的脑-机接口输出。左面板显示，当刺激打开（高的曲线）或关闭（低的曲线）。请注意，仅仅 f-VEP（即 SSVEP）范式利用有节律的刺激（由均匀间隔的方波脉冲表示）。右侧面板显示所得的脑电度量法。请注意，t-VEP 情况没有显示频域响应，因为通常只在时域分析 t-VEPs。可看文字解释。（改编自 Bin 等，2009）

激范式。在 t-VEP 范式中，不同的刺激是相互独立、互不重叠的。BCI 计算每个刺激的平均视觉诱发电位并产生诱发最大的 VEP 的刺激代表的输出。在 c-VEP 范式（或 m-序列 VEP 范式），每个刺激发生在一个伪随机模式中（Pseudorandom pattern），该刺激几乎正交于所有其他的刺激模式。BCI 计算 EEG 和为每个刺激计算模板之间的相关性。通常，用户注视的刺激产生的相关性最高。

Bin 等（2009）比较了采用 f-、c-和 t-VEPs 范式 BCI 的精度和速度。他们发现 c-VEP 范式性能最佳，f-VEP 范式性能处于中间，而 t-VEP BCI 更糟一些。f-VEP 范式的一个主要优势在于它不需要刺激锁时间或锁相于脑电的记录（Stimulus time-or phase-locked recording of the EEG），因此它非常适合于用户定节奏、异步操作（User-paced, asynchronous operation），这是一个与计算机系统交互非常自然的方式。未来 SSVEP BCI 的发展将可能进一步探索 c-（m-序列）范式和其他刺激呈现变种。虽然这些方案在技术上不是 SSVEP 范式（即它们的刺激不是周期性节律的），为了方便，通常由 SSVEP BCI 分组。

14.2.2 早期类似稳态视觉诱发的脑-机接口

早期的 BCI 研究用视觉诱发电位（VEP）作为 BCI 系统的输入。在已发表的文献中描述的第一个 BCI（Vidal，1973，1977），用户注视迷宫和棋盘盒刺激。通过直接注视棋盘盒刺激周围四个固定点之一（从而产生 VEP，它反映刺激是在视野的哪个象限），用户可以在四个方向之一上移动光标，从而通过迷宫。该系统从 4 个枕电极对记录了双极性的脑电信号，并能以大于 90% 的准确度识别正确的注视点（因此获得正确的方向）。

Sutter（1992）开发了一个 BCI，该 BCI 采用 m-序列（c-VEP）刺激范式。如图 14.3（右下）所示，用户注视具有 64 个选项（即 64 个不同的刺激）的显示。该系统是可编程的，使得这 64

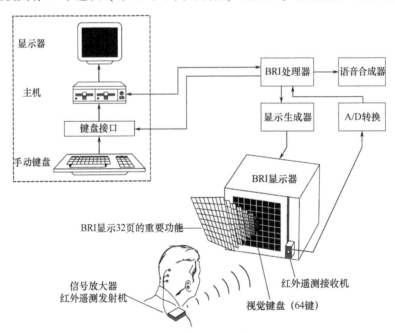

图 14.3 早期 c-VEP BCI 系统概观：称为脑响应接口（Brain-response interface，BRI）

注：用户通过注视对应的单元格，可以选择 8×8 矩阵中 64 个选项之一。每个单元格以伪随机二进制序列（更具体地说，一个最大长度的序列模式）的不同相位闪烁。如该 BCI 支持复杂的菜单结构并采用无线信号传输。（Sutter，1992）

个选项中的每一个可能导致另一个新选项的菜单。举例来说，选择一个字母可以带来二级菜单，二级菜单是以那个字母开始的单词。这个早期，非常彻底的 BCI 研究努力探讨硬膜外记录电极和无线信号传输，由严重残疾患者评估使用，并取得了令人印象深刻的性能体验。

14.2.3 最近基于稳态视觉诱发电位脑－机接口的设计

在过去的 12 年里，各种各样的研究应用标准的基于（f-VEP）SSVEP 的 BCI 到一系列不同的应用并进一步明确其主要的特点。Middendorf 等（2000）开发了一个基于 SSVEP 的 BCI，它可以控制功能性电刺激（FES）以引发膝关节屈曲。这同一篇文章还描述了一个基于 SSVEP 的 BCI 可以控制飞行模拟器的滚动角，并探讨了训练期间离散的（间歇的）与成比例的（连续的）反馈的影响。虽然反馈的类型并没有关系，但是训练确实改善了性能，随后证实了这一个重要的观察（Allison 等，2006）。

许多其他的基于 SSVEP 的 BCI 研究已探讨了航空或其他导航应用。如 Lalor 等（2005）介绍了一个游戏，玩家可以使用基于 SSVEP 的 BCI 帮助名为"mawg"的化身走钢丝。随着 mawg 穿过钢丝，它有时偏向左或右。要求玩家通过聚焦两个振荡（即模式翻转）的棋盘盒之一，帮助稳定 mawg。（作者评论说有些玩家故意集中于错误的棋盘盒，造成 mawg 跌落越快。这个故事强调了 BCI 研究的问题，难于知道是否用户实际遵守指令）。

Muller-Putz 等（2005）发现，基于频谱中三个而不是两个谐波峰值的选择对于有四个选项的基于 SSVEP 的 BCI，显著改善了精度。随后的研究证实了采用谐波峰值的价值，也表明一些被试具有较强的三次谐波峰值（Allison 等，2008；Muller-Putz 等，2008；Brunner 等，2010a）。

Trejo 等（2006）和 Martinez 等（2007）描述了基于稳态视觉诱发电位的脑－机接口，该接口允许用户通过注视 4 个振荡的棋盘盒之一（图 14.4），在四个方向之一上分别移动地图和汽车。这样的 BCI 可能会为人（如航天员）提供免提功能。这样的设计，性能可能会通过同时注视两个不同的刺激以产生对角线运动而得到改善（Muller 等，2003；Allison 等，2007a）。

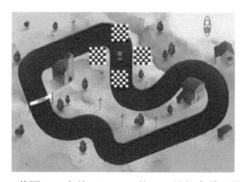

图 14.4 截图：一个基于 SSVEP 的 BCI 导航赛道上的虚拟车

注：被试注视四个棋盘格之一。36 个子域中的每一个以不同的刺激频率在黑和白之间切换，四个棋盘盒随车移动。（Martinez 等，2007）

Faller 等（2010）描述了两个基于稳态视觉诱发电位的 BCI 系统，系统允许用户通过注视四个振荡刺激之一（其每个刺激对应一个移动命令）导航一个化身穿过身临其境的虚拟现实和增强现实环境（Through immersive virtualreality or augmented-reality environments）。如，用户可以移动通过虚拟现实曲道场地。这个曲道场地包括一个休息区，用户在其中没有移动。由于无意（意外，即假阳性）的输出可能是异步 BCI 系统的一个主要问题（Pfurtscheller 等，2010b），这个休息区测试"非控制状态"的性能，这对采用异步操作协议的 BCI 尤其重要（包括基于稳态视觉诱发电位的脑－机接口）（见第 10 章的讨论）。

14.2.4 基于稳态视觉诱发电位脑－机接口的重要问题

传统的理解是基于稳态视觉诱发电位（SSVEP）的 BCI 通过确定用户注视哪个刺激来操作。为此，基于稳态视觉诱发电位的脑－机接口已被描述为依赖型 BCI（见第 1 章），即它们依赖于基于用户的肌肉控制视线的方向，因此对缺乏可靠的注视控制的用户，它们的价值可能有限（Wolpaw 等，2002；Gao 等，2003）。

然而，SSVEP 并不完全取决于基于肌肉的注视，这已变得清晰。最近的工作表明，不注视固定点（虽然固定点注视可以大大提高性能），基于 SSVEP 的 BCI 也起作用（Kelly 等，2005；Allison 等，2008）。基于稳态视觉诱发电位的脑-机接口可以检测用户正关注哪个刺激，即使用户不直接注视它。关注刺激，即使不凝视它，也会增加与刺激相关的基波和谐波的频谱峰值的幅度。可以用多种方法检测这个效果，包括频谱分析，频带功率，或相关分析（Kelly 等，2005；Brunner 等，2010a）。因此，这种 BCI 通过探测对应于一个振荡刺激的枕区 EEG 的频率可以确定用户关注哪些刺激（图 14.1）。

实际上，人们通常看代表所需的 BCI 输出的刺激，除非残疾使他们不能这样做或实验者要求他们不要这样做。因此，在许多情况和应用下，SSVEP BCI 操作基本上是眼睛跟踪系统（Eye-tracking systems）。

虽然基于稳态视觉诱发电位的 BCI 采用的快速视觉刺激似乎没有令大多数人讨厌或疲劳，但是它们可能会惹恼老年用户（Allison 等，2010c）。利用较高的刺激率（约高于 35Hz），刺激不会出现闪烁，它们产生较少的烦恼或疲劳。然而，从这些高频刺激得到的 SSVEPs 较难检测。处理这个问题的一个方法是相位校正信号平均（Phase-rectified Signal Averaging，PR-SA）技术，该技术有效地提高了非平稳信号（如脑电）的准周期振荡。该方法对齐（即相位矫正，Phase-rectifies）和平均长度相等的与自动选择的定位点相关的信号段。由此产生的脑电的功率谱密度在准周期振荡的频率（即用户注视的刺激）处显示明显的峰值，而其他的频谱分量衰减（Bauer 等，2006）。Garcia-Molina 和 Mihajlovic（2010）表明，PRSA 提高高频 SSVEP 刺激的性能，但达不到标准较低频率的刺激取得的水平。

14.2.5 基于稳态视觉诱发电位脑－机接口未来的研究方向

基于 SSVEP 的 BCI 可能会有一个光明的未来。它们涉及简单的用户任务（即专注于表示期望的 BCI 输出的刺激），不需要大量的训练，并且发挥作用于大多数潜在的用户（Allison 等，2010a，2010b，2010c；Brunner 等，2011）。它们因信息传输速率（ITR）高而一直受到赞赏（Sutter，1992），ITR 继续提高（Wang 等，2010），在不久的将来可能会进一步增加。

注视（凝视）依赖性仍然是一个问题。对基于稳态视觉诱发电位（SSVEP）的脑－机接口以及基于 P300 的脑-机接口（Brunner 等，2010b；Treder 和 Blankertz，2010）（见第 12 章），都需要继续努力探索这个问题。把刺激集成（整合）进基于监视器的应用里并将它们放置在接近视域的中心，可以减少需要转移的凝视。事实上，把振荡刺激嵌入在图形化的身临其境的环境是未来基于 SSVEP BCIs 的一个重大的挑战（Faller 等，2010）。

同时，基于稳态视觉诱发电位（SSVEP）的脑－机接口对视力严重损害的人可能没有用。为此，正在探索利用稳态触觉或听觉刺激的 BCI。Muller-Putz 等（2006）描述了一个 BCI，该 BCI 利用注意驱动调制（Attention-driven amplitude modulation）稳态体感诱发电位（Steady-state Somatosensory Evoked Potentials，SSSEP）的幅度来识别两个不同的重复触觉刺激（Repetitive tactile stimuli）。该系统以不同的频率刺激用户的每个食指。正如 SSVEP、SSSEP 的频率分析表明基波与谐波的频谱峰值对应注视的刺激频率。通过集中在左或右手指，用户可以分别增加与左或右刺激相关的频谱峰值。通过线性判别分析（Linear Discriminant Analysis，LDA）检测变化（见第 8 章）。

Kim 等（2011）测试了基于听觉稳态诱发电位（Auditory Steady-state Evoked Potentials，ASSEP）的 BCI。被试听来自两个不同源的纯音，一个声源以 37Hz 的频率接通和关断，另一个以 43Hz。ASSEP 的频谱取决于用户注意哪个刺激。虽然相对其他大多数 BCI，这两个基于非视觉的稳态诱发电位的 BCI 系统的精度和速度较低，但是它们代表了最初的研究工作，有许多可能的方法提高其性能。这些非视觉 BCI 可以为视力严重受损的用户提供通信和控制，也可对健康用户视觉从事其他任务时提供通信和控制（如驾驶、看电影或使用另一种 BCI）。

近年来混合 BCI（Hybrid BCI）已经引起了人们的广泛关注（综述见 Pfurtscheller 等，2010A；Millan 等，2010）。正如第 1 章所定义的，混合 BCI 结合两种不同的 BCI 或把 BCI 与基于常规肌肉控制的装置（如键盘、鼠标、操纵杆）相结合。许多混合 BCI 系统包括了基于稳态视觉诱发电位 BCI 的输出。

在一个混合的设计中，用户可以利用想象脚运动操作的感觉运动节律（Sensorimotor-Rhythm，SMR）开关打开或关闭一个基于稳态视觉诱发电位（SSVEP）的 BCI（Pfurtscheller 等，2010b）。Horki 等（2011）描述了一个混合 BCI，其中运动想象控制抓握功能，基于 SSVEP 的 BCI 控制肘关节功能。Panicker 等（2011）利用 SSVEP 活动确定用户是否在注意基于 P300 的 BCI。如果没有检测到任何 SSVEP 活动，基于 P300 的 BCI 不输出任何目标字符，仅通过提供一个"="符号作为反馈，指示一个"没有任何控制"的状态，因此，SSVEP 信号有效地把 P300 BCI 变为异步的 BCI（Asynchronous BCI）。最后，最近的一系列研究探索了混合 BCI，同时利用 SSVEP 和 SMR 活动（Allison 等，2010a, 2010b；Brunner 等，2010a, 2011）。他们表明，组合可以提高精度，它能够使用户同时利用 SMR 活动在一个维度上移动光标，利用 SSVEP 活动在第二个维度移动光标。

14.3 慢变皮层电位和基于慢变皮层电位的脑－机接口

14.3.1 慢变皮层电位

本书第 13 章中讨论了利用 SMR 的 BCI，SMR 是在感觉运动皮层记录并受实际的或想象的运动影响。SMR 是在频域分析（如 x 轴为频率）的脑电信号特征，因此常常被称为频域活动。与运动功能相关联的另外的脑电特征是在时域测量，因此称为为时域活动。运动或运动想象通常与在感觉运动皮层记录的电压相对缓慢的变化有关。这些被称为慢变皮层电位/皮层慢电位（Slow Cortical Potentials，SCP）。SCP 是事件相关电位，时间锁定和相位锁定（锁时和锁相）于特定的感觉运动事件（即它们发生在特定事件发生前、发生期间和发生后可预见的时间）。SCP 通常包括负电位变化，该变化先于实际的或想象的运动和认知任务（如心算)。它们被认为是代表准备行动的皮层激活(Birbaumer 等，1990；Shibasaki 和 Hallett，2006)。慢变皮层电位(SCP)之后通常是一个双相波(Biphasic wave)，称为运动相关电位(Movement-related Potential, MRP)(Colebatch, 2007)。

Bereitschaft 电位(或准备电位)是一种负的慢变皮层电位(SCP)，通常开始于自我发起的运动之前 500~1000 ms(Kornhuber 和 Deecke，1965；Altenmuller 等，2005；Shibasaki 和 Hallett，2006)。它由几部分组成，在起始时间和地形分布方面不同，可能反映了在辅助运动区、初级运动和感觉皮层的活动。其幅度和地形受运动类型、参与肌肉以及心理变量的影响。

伴随性负电位变化(Contingent Negative Variation, CNV)是一种负的慢变皮层电位(SCP)，开始于刺激(S1)后 200~500ms，刺激(S1)警告1s到几秒钟后，一个必不可少的刺激(S2)(即需要一个特定动作的刺激)将发生(Walter 等，1964)。这一行为可能是运动或认知。CNV 分布在额区和直接参与行为的脑区，它受动机和特定任务因素的影响(Altenmuller 等，2005)。

类似 SMR，感觉运动区的 SCP 和相关电位与运动想象以及实际运动相关(Beisteiner 等，1995；Cunnington 等，1996)。初级运动区参与运动想象得到电场和磁场的偶极子源分析的支持(Lang 等，1996)。因此，这些时域现象提供了进一步的证据，表明感觉运动皮质区不仅参与实际的肢体运动，而且也参与同样运动的想象。

虽然通常从头皮记录 SCP，并被认为是反映了大脑皮层感觉运动区的活动(Colebatch，2007)，但最近为治疗性的脑深部电刺激，对植入电极患者的研究在皮层下脑结构发现类似的活动。如，SCP 类似于那些在大脑皮层的记录可以从丘脑底核记录得到(Paradiso 等，2003)。

14.3.2 基于慢变皮层电位的脑-机接口

值得注意的是，许多认知活动可能调节慢变皮层电位(SCP)活动，如移动或执行算术。基于 SCP 的 BCI 用户学习完成心理任务以产生 BCI 能够检测到的 SCP 变化并用于控制。这种训练，基本上是操作性条件反射(Essentially operant conditioning)(Kubler 等，2001；Allison 等，2007 b；Neuper 和 Pfurtscheller，2010)，需要几个星期或几个月重复的实验，并且对一些潜在的用户无效。

在早期的研究中，被试用他们的 SCP 控制向上或向下移动电脑屏幕上的一个火箭船图标，以响应一个语音提示指示正确的方向(Lutzenberger 等，1979；Elbert 等，1980)。这些研究采用这一范式探讨了慢变皮层电位(SCP)训练对多种疾病的影响，包括癫痫、酒精依赖、精神分裂症和不同类型的抑郁症(Schneider 等，1992a，1992b，1993；Kotchoubey 等，1996；Leins 等，2007)。它们通常有临床或基础科学(而不是通信和控制)的目标，虽然报告这些研究的出版物在标题或摘要中没有提到术语"脑-机接口"，但它们的范式显然符合 BCI 范式。

在典型的基于 SCP 的 BCI 中，用户通过一系列试验通信。在每个试验中，提供一种可能的选择。每个试验有两个时间期间：基线期间之后是主动控制期间(Lutzenberger 等，1979；Kübler 等，1999)。在基准时间间隔期间(During the baseline interval)，用户休息(静息态)。在主动控制间隔期间(During the active control interval)，用户可以产生一个 SCP(如通过执行一个特定的心理任务)以做出选择，或不产生 SCP(即继续休息)以忽略选择。如，用户拼写一个字母，可选择字母表的前半部分（如果它包含所需的字母），或忽略它，并等待下一个试验提供字母表的后半部分。在随后的试验中，选定的字母表的一半被逐步细分，直到选定一字母。

这些早期的基于 SCP 的 BCIs 特别慢，因为用户只能每 10s（最好的）做一个选择。随后 Kubler 等（1999）描述了一种基于 SCP 的 BCI，允许每 4s 做一个选择。基线间隔和主动控制间隔每个为 2s。因为基准区间只有最后的 500 ms 用于数据分析，前 1.5 s 给用户时间恢复到静息状态（Resting state）。训练 3 个患有 ALS 的用户完成一个任务，他们把一个球从屏幕的中心移到位于屏幕一个边缘的矩形框里。所有的被试都能够通过从位置 C_z 记录的 SCP 活动控制球的垂直位置，双侧乳突参考（两个被试人）或鼻根参考（其他被试）。依赖于训练，一些被试也能够利用通道 C_3 和 C_4 之间的 SCP 差控制水平轴。

训练被试，直到他们 3 个试验序列达到 70% 的准确率，如"保持球在中心"两次，然后"击中底部的矩形"。这需要数月的训练。然后把它们切换到允许拼写的语言支持程序（Language Support Program，LSP）。该 LSP 在显示器下半部呈现字母或字母组。每当字母或一组字母出现在底部，被试可以用 SCP 活动把球移向它或者可以忽略它。如果被试选择忽略它，呈现另一个选择。该过程继续进行直到被试做出包含目标字母的选择。然后，这组字母被分成两半按顺序呈现在监视器的底部，该过程继续，直到选定的目标字母。本研究与由 Birbaumer 等（1999）同时发表的研究首次验证了 BCIs 作为现实世界环境中严重残疾用户的辅助技术。该文还建议，这样的用户比健康的用户可能需要更多的训练，因为也评估了 13 名健康用户，表明用较少的训练获得更有前景的结果。

Birbaumer 等（1999）描述了一种基于 SCP 的 BCI 拼写系统。两个患有严重 ALS 的用户学会利用 SCP 控制类似于 Kubler 等（1999）使用的 LSP 系统。该报告包括由一个用户写的第一个完整的消息，文中命名为 Hans Peter Salzmann。Salzmann 先生每分钟产生约两个字符，他的信息清楚地反映了他精神上活跃并非常感激他的 BCI 通信系统。他继续用这个 BCI 直到他于 2007 年去逝。

后来的工作扩展了基于 SCP 的 BCI 可用的应用范围。这些包括各种拼写系统、后来在众多方面升了级的 Web 浏览器，以及一个三层的选择系统（Kaiser 等，2002；Hinterberger 等，2004；Bensch 等，2007）。另外的 SCP 研究探索了基础科学问题研究了 SCP 与功能性磁共振成像（Functional Magnetic Resonance Imaging，fMRI）和经颅磁刺激（Transcranial Magnetic Stimulation，TMS）的结合（Kubler 等，2002；Hinterberger 等，2004b，2005）。

14.3.3 基于慢变皮层电位脑–机接口未来可能的用途

大约 25 年，基于 SCP 的 BCI 处于占主导地位的 BCI 研究方法中（Lutzenberger 等，1979；Birbaumer 等，1999；Kubler 等，2001；Wolpaw 等，2002；Hinterberger 等，2004a；Birbaumer 和 Cohen，2007）。基于 SCP 的 BCI 扎根于广泛的基础研究和临床研究，已经在严重残疾患者和家庭环境中得到验证。然而，过去的 10 年中，基于 SCP 的 BCI 的几个基本问题极大限制了人们对其进一步发展的兴趣。首先，从这里描述的研究显而易见地表明它们的速度是相当慢的。虽然 Kubler 等（1999）成功地从 10s 到 4s 缩短了每个选择所需的时间，但是他们报告进一步减少每次选择的时间不成功，因为用户说较短的试验使他们疲倦。其次，基于 SCP 的 BCI 不提供良好的多维控制。虽然用基于 SMR 的 BCI 努力获得多维的控制已成功（Wolpaw 和 McFarland，199，2004；Scherer 等，2004；McFarland 等，2010；Royer 等，2010），但是基于 SCP 的 BCI，能够成功地同时控制不止一个维度已经很少成功（Kubler 等，1999）。第三、基于 SCP 的 BCI 很容易出错。第四，大量的训练是必要的。此外，当利用 SCP BCI 的被试也有机会尝试基于 SMR 或 P300 的 BCI，他们更喜欢后两种方法之一（Birbaumer 和 Cohen，2007；Allison 等，2010b）。综合起来，这些因素解释了为什么对 SCP 的 BCI 兴趣已经减弱。

然而，新的基于 SCP 的 BCI 设计能有助于提升（见第 1 章）其他类型的 BCI 控制或基于肌肉的控制。在一个离线研究中，Garipelli 等（2009）表明了与预期相关的 CNV 的变化。这样的技术在各种方式中可以非常有用。如，作者提出 BCI 轮椅控制系统可以用这样一个基于 CNV 预期测量来确定用户是否要进入下一个房间或继续沿着走廊移动。通过识别预期，SCP 分析可能提高由 Friedrich 等（2009）所描述的基于 SMR 系统的性能。类似的脑-机接口设计对市场研究、可用性测试、基础研究以及其他应用也可能有价值。在最近的工作中，Bai 等（2011）探索随意运动（Voluntary movement）之前 SCP 和 SMR 变化（Kornhuber 和 Deecke，1965；Pfurtscheller 和 Aranibar，1979）（见第 13 章）。该系统以低的假阳性率（Low false positive rate）在运动发生前平均 0.62s 检测运动的开始。训练 SCP 活动的脑电生物反馈训练范式（Neurofeedback paradigms）也可能证明对多种疾病是有用的（leins 等，2007）。

14.4 小　　结

本章介绍了稳态视觉诱发电位（Steady-state Visual Evoked Potentials，SSVEP），慢变皮层电位（Slow Cortical Potentials，SCP），以及基于这些信号的脑-机接口。SSVEP 由重复的刺激而产生（如闪光或图案反转的棋盘），主要集中在枕叶皮层。利用有节律的刺激，它们通常会在刺激频率和几个谐波频率处显示一个峰值。

在标准的基于 SSVEP 的 BCI 中，用户注视放置在视野中不同位置的一套刺激，刺激以不同的速率闪烁。用户注视代表期望的 BCI 输出的刺激，频谱显示对应于那个刺激的峰值。虽然注视在产生 SSVEP 中极其重要，但 SSVEP 可以揭示用户正在关注的刺激，即使没有凝视。

基于 SSVEP 和类似的信号的 BCI 可以提供相对稳健和快速的通信，已应用于各种应用，包括文字处理、导航任务和计算机游戏。体感或听觉刺激诱发的稳态诱发电位也可能用于 BCI 系统，特别是对那些有视力障碍的人。

慢变皮层电位（Slow Cortical Potentials，SCP）是在感觉运动或额叶皮质层记录的缓慢的、主要是负的电压变化。它们先于并与想象的或实际的运动或认知任务一致。通过大量的训练，人们可以学会控制慢变皮层电位（SCP）并利用它们操作拼写程序和其他应用。虽然基于 SCP 的 BCI 在过去成功应用于严重残疾人士（如 ALS），但目前该 BCI 几乎没有受到关注，因为它本质上是缓慢的、只允许一维的控制、需要大量的培训，而且容易出现错误。在未来，基于 SCP 的 BCI 范式（SCP-based BCI paradigms）作为治疗的脑电生物反馈工具或作为辅助其他 BCI 或常规控制方式（如通过允许识别用户预期）可能证明是有用的。

参 考 文 献

Allison, B. Z., Boccanfuso, J. B., Agocs, C., McCampbell, L. A., Leland, D. S., Gosch, C., et al. (2006). Sustained use of an SSVEP BCI under adverse conditions. *Proceedings of the 13th Annual Cognitive Neuroscience Society Meeting*, 129.

Allison, B. Z., Brunner, C., Grissmann, S., & Neuper, C. (2010a). Toward a multidimensional "hybrid" BCI based on simultaneous SSVEP and ERD activity. Program No. 227. 4. *Society for Neuroscience Conference*. San Diego, CA.

Allison, B. Z., Brunner, C., Kaiser, V., Müller-Putz, G. R., Neuper, C., & Pfurtscheller, G. (2010b). Toward a hybrid brain-computer interface based on imagined movement and visual attention. *Journal of Neural Engineering*, 7, 026007.

Allison, B. Z., Graimann, B., Lüth, T., & Gräser, A. (2007a). An SSVEP brain-computer interface (BCI) with simultaneous attention to two targets. Program No. 770. 9. *Society for Neuroscience Conference*. San Diego, CA.

Allison, B., Lüth, T., Valbuena, D., Teymourian, A., Volosyak, I., & Gräser, A. (2010c). BCI demographics: how many (and what kinds of) people can use an SSVEP BCI? *IEEE Transactions on Neural Systems Rehabilitation Engineering*, 18, 107–113.

Allison, B. Z., McFarland, D. J., Schalk, G., Zheng, S. D., Jackson, M. M., & Wolpaw, J. R. (2008). Towards an independent brain-computer interface using steady state visual evoked potentials. *Clinical Neurophysiology*, 119, 399–408.

Allison, B. Z., Wolpaw, E. W., & Wolpaw, J. R. (2007b). Brain-computer interface systems: progress and prospects. *Expert Review of Medical Devices*, 4, 463–474.

Altenmüller, E. O., Münte, T. F., & Gerloff, C. (2005). Neurocognitive functions and the EEG. In E. Niedermeyer & F. Lopes da Silva (Eds.), *Electroencephalography: basic principles, clinical applications and related fields*. Philadelphia: Lippincott Williams & Wilkins, 661–682.

Bai, O., Rathi, V., Lin, P., Huang, D., Battapady, H., Fei, D. Y., et al. (2011). Prediction of human voluntary movement before it occurs. *Clinical Neurophysiology*, 122, 364–372.

Bauer, A., Kantelhardt, J. W., Bunde, A., Barthel, P., Schneider, R., Malik, M., et al. (2006). Phase-rectified signal averaging detects quasi-periodicities in non-stationary data. *Physica A: Statistical Mechanics and its Applications*, 364, 423–434.

Beisteiner, R., Höllinger, P., Lindinger, G., Lang, W., & Berthoz, A. (1995). Mental representations of movements. Brain potentials associated with imagination of hand movements. *Electroencephalography and Clinical Neurophysiology*, 96, 83–193.

Bensch, M., Karim, A. A., Mellinger, J., Hinterberger, T., Tangermann, M., Bogda, M., et al. (2007). Nessi: an EEG-controlled web browser for severely paralyzed patients. *Computational Intelligence and Neuroscience*, 2007, 71863.

Bin, G., Gao, X., Wang, Y., Hong, B., & Gao, S. (2009). VEP-based braincomputer interfaces: time, frequency, and code modulations. *Computational Intelligence Magazine, IEEE*, 4, 22–26.

Birbaumer, N., & Cohen, L. G. (2007). Brain-computer interfaces: communication and restoration of movement in paralysis. *The Journal of Physiology*, 579, 621–636.

Birbaumer, N., Ghanayim, N., Hinterberger, T., Iversen, I., Kotchoubey, B., Kübler, A., et al. (1999). A spelling device for the paralysed. *Nature*, 398, 297–298.

Brunner, C., Allison, B. Z., Altstätter, C., & Neuper, C. (2011). A comparison of three brain-computer interfaces based on event-related desynchronization, steady state visual evoked potentials, or a hybrid approach using both signals. *Journal of Neural Engineering*, 8, 7–13.

Brunner, C., Allison, B. Z., Krusienski, D. J., Kaiser, V., Müller-Putz, G. R., Pfurtscheller, G., et al. (2010a). Improved signal processing approaches in an offline simulation of a hybrid brain-computer interface. *Journal of Neuroscience Methods*, 188, 165–173.

Brunner, P., Joshi, S., Briskin, S., Wolpaw, J. R., Bischof, H., & Schalk, G. (2010b). Does the P300 speller depend on eye gaze? *Journal of Neural Engineering*, 7(5), 056013.

Celesia, G. G., & Peachey, N. S. (2005). Visual evoked potentials and electroretinograms. In E. Niedermeyer, & F. Lopes da Silva (Eds.), *Electroencephalography — Basic principles, clinical applications and related fields*. Philadelphia: Lippincott Williams & Wilkins, 1017–1043.

Colebatch, J. G. (2007). Bereitschaft spotential and movement-related potentials: Origin, significance, and application in disorders of human movement. *Movement Disorders*, 22, 601–610.

Cunnington, R., Iansek, R., Bradshaw, J. L., & Phillips, J. G. (1996). Movementrelated potentials associated with movement preparation and motor imagery. *Experimental Brain Research*, 111(3), 429–436.

Elbert, T., Rockstroh, B., Lutzenberger, W., & Birbaumer, N. (1980). Biofeedback of slow cortical potentials. I. *Electroencephalography and Clinical Neurophysiology*, 48, 293–301.

Faller, J., Leeb, R., Pfurtscheller, G., & Scherer, R. (2010). Avatar navigation in virtual and augmented reality environments using an SSVEP BCI. *International Conference on Applied Bionics and Biomechanics (ICABB) 2010, Venice, Italy.*

Friedrich, E. V., McFarland, D. J., Neuper, C., Vaughan, T. M., Brunner, P., & Wolpaw, J. R. (2009). A scanning protocol for sensorimotor rhythm – based brain – computer interfaces aces. *Biological Psychology, 80*, 169 – 175.

Gao, X., Xu, D., Cheng, M., & Gao, S. (2003). A BCI – based environmental controller for the motion – disabled. *IEEE Transactions on Neural Systems and Rehabilitation Engineering, 11*, 137 – 140.

Garcia – Molina, G., & Mihajlovic, V. (2010). Spatial filters to detect steady state visual evoked potentials elicited by high frequency stimulation: BCI application. *Journal of Biomedizinische Technik/Biomedical Engineering, 3*, 173 – 182.

Garipelli, G., & Chavarriaga, R. (2009). Fast recognition of anticipation related potentials. *IEEE Transactions on Biomedical Engineering, 56*, 1257 – 1260.

Hinterberger, T., Schmidt, S., Neumann, N., Mellinger, J., Blankertz, B., Curio, G., et al. (2004a). Brain – computer communication and slow cortical potentials. *IEEE Transactions on Biomedical Engineering, 51*, 1011 – 1018.

Hinterberger, T., Weiskopf, N., Veit, R., Wilhelm, B., Betta, E., & Birbaumer, N. (2004b). An EEG – driven brain – computer interface combined with functional magnetic resonance imaging (fMRI). *IEEE Transactions on Biomedical Engineering, 51*, 971 – 974.

Hinterberger, T., Wilhelm, B., Mellinger, J., Kotchoubey, B., & Birbaumer, N. (2005). A device for the detection of cognitive brain functions in completely paralyzed or unresponsive patients. *IEEE Transactions on Neural Systems and Rehabilitation Engineering, 52*, 211 – 220.

Horki, P., Solis – Escalante, T., Neuper, C., & Müller – Putz, G. (2011). Combined motor imagery and SSVEP based BCI control of a 2 DoF artificial upperlimb. *Medical and Biological Engineering and Computing, 49*, 1 – 11.

Kaiser, J., Kübler, A., Hinterberger, T., Neumann, N., & Birbaumer, N. (2002). A non – invasive communication device for the paralyzed. *Minimally Invasive Neurosurgery 4 5*, 19 – 23.

Kelly, S. P., Lalor, E. C., Reilly, R. B., & Foxe, J. J. (2005). Visual spatial attention tracking using high – density SSVEP data for independent brain – computer communication. *IEEE Transactions on Neural Systems and Rehabilitation Engineering, 13*, 172 – 178.

Kim, D. – W., Hwang, H. – J., Lim, J. – H., Lee, Y. – H., Jung, K. – Y., & Im, C. – H. (2011). Classification of selective attention to auditory stimuli: toward vision – free brain – computer interfacing. *Journal of Neuroscience Methods, 197*, 180 – 185.

Kornhuber, H. H., & Deecke, L. (1965). Changes in the brain potential in voluntary movements and passive movements in man: readiness potential and reafferent potentials. *Pflügers Archiv für die gesamte Physiologie des Menschen und der Tiere, 284*, 1 – 17.

Kotchoubey, B., Schneider, D., Schleichert, H., Strehl, U., Uhlmann, C., Blankenhorn, V., et al. (1996). Self – regulation of slow cortical potentials in epilepsy: a retrial with analysis of influencing factors. *Epilepsy Research, 25*, 269 – 276.

Kübler, A., Kotchoubey, B., Hinterberger, T., Ghanayim, N., Perelmouter, J., Schauer, M., et al. (1999). The thought translation device: a neurophysiological approach to communication in total motor paralysis. *Experimental Brain Research, 124* (2), 223 – 232.

Kübler, A., Neumann, N., Kaiser, J., Kotchoubey, B., Hinterberger, T., & Birbaumer, N. (2001). Brain – computer communication: self – regulation of slow cortical potentials for verbal communication. *Archives of Physical Medicine and Rehabilitation, 82*, 1533 – 1539.

Kübler, A., Schmidt, K., Cohen, L. G., Lotze, M., Winter, S., Hinterberger, T., et al. (2002). Modulation of slow cortical potentials by transcranial magnetic stimulation in humans. *Neuroscience Letters, 324*, 205 – 208.

Lalor, E. C., Kelly, S. P., Finucane, C., Burke, R., Smith, R., Reilly, R. B., et al. (2005). Steady – state VEP – based brain – computer interface control in an immersive 3D gaming environment. *EURASIP Journal on Applied Signal Processing, 19*, 3156 – 3164.

Lang, W., Cheyne, D., Höllinger, P., Gerschlager, W., & Lindinger, G. (1996). Electric and magnetic fields of the brain accompanying internal simulation of movement. *Cognitive Brain Research, 3*, 125 – 129.

Leins, U., Goth, G., Hinterberger, T., Klinger, C., Rumpf, N., & Strehl, U. (2007). Neurofeedback for children with ADHD: a comparison of SCP and Theta/Beta protocols. *Applied Psychophysiology and Biofeedback, 32 (2)*, 73 – 88.

Lutzenberger, W., Elbert, T., Rockstroh, B., & Birbaumer, N. (1979). The effects of self-regulation of slow cortical potentials on performance in a signal detection task. *International Journal of Neuroscience, 9*, 175-183.

Martinez, P., Bakardjian, H., & Cichocki, A. (2007). Fully online multicommand brain-computer interface with visual neurofeedback using SSVEP paradigm. *Computational Intelligence and Neuroscience, 2007*, Vol. 2007, Article ID 94561.

McFarland, D. J., Sarnacki, W. A., & Wolpaw, J. R. (2010). Electroencephalographic (EEG) control of three-dimensional movement. *Journal of Neural Engineering, 7*, 036007.

Middendorf, M., McMillan, G., Calhoun, G., & Jones, K. S. (2000). Braincomputer interfaces based on the steady-state visual-evoked response. *IEEE Transactions on Rehabilitation Engineering, 8*, 211-214.

Millán, J. d., Rupp, R., Müller-Putz, G. R., Murray-Smith, R., Guigliemma, C., Tangermann, M., et al. (2010). Combining brain-computer interfaces and assistive technologies: state-of-the-art and challenges. *Frontiers of Neuroscience, 4*, 12.

Müller, M. M., Malinowski, P., Gruber, T., & Hillyard, S. A. (2003). Sustained division of the attentional spotlight. *Nature, 424*, 309-312.

Müller-Putz, G. R., Eder, E., Wriessnegger, S. C., & Pfurtscheller, G. (2008). Comparison of DFT and lock-in amplifier features and search for optimal electrode positions in SSVEP-based BCI. *Journal of Neuroscience Methods, 168*, 174-181.

Müller-Putz, G. R., Scherer, R., Brauneis, C., & Pfurtscheller, G. (2005). Steadystate visual evoked potential (SSVEP)-based communication: impact of harmonic frequency components. *Journal of Neural Engineering, 2*, 1-8.

Müller-Putz, G. R., Scherer, R., Neuper, C., & Pfurtscheller, G. (2006). Steady-state somatosensory evoked potentials: suitable brain signals for brain-computer interfaces? *IEEE Transactions on Neural Systems and Rehabilitation Engineering, 14*, 30-37.

Neuper, C., & Pfurtscheller, G. (2010). Brain-computer interfaces: non-invasive and invasive technologies. In B. Graimann, B. Z. Allison, & G. Pfurtscheller (Eds.), *Brain-Computer Interfaces: Non-invasive and Invasive Technologies*. Springer, Berlin Heidelberg, 65-78.

Panicker, R., Puthusserypady, S., & Sun, Y. (2011). An asynchronous P300 BCI with SSVEP-based control state detection. *IEEE Transactions on Biomedical Engineering*, 58, 1781-1788.

Paradiso, G., Saint-Cyr, J. A., Lozano, A. M., Lang, A. E., & Chen, R. (2003). Involvement of the human subthalamic nucleus in movement preparation. *Neurology, 61*, 1538-1545.

Pfurtscheller, G., Allison, B. Z., Brunner, C., Bauernfeind, G., Solis-Escalante, T., Scherer, R., et al. (2010a). The hybrid BCI. *Frontiers in Neuroscience, 4*, 30.

Pfurtscheller, G., & Aranibar, A. (1979). Evaluation of event-related desynchronization (ERD) preceding and following voluntary self-paced movements. *Electroencephalography and Clinical Neurophysiology, 46*, 138-146.

Pfurtscheller, G., Solis-Escalante, T., Ortner, R., Linortner, P., & Müller-Putz, G. R. (2010b). Self-paced operation of an SSVEP-based orthosis with and without an imagery-based brain switch: a feasibility study towards a hybrid BCI. *IEEE Transactions on Neural Systems and Rehabilitation Engineering, 18*, 409-414.

Royer, A. S., Doud, A. J., Rose, M. L., and He, B. (2010). EEG control of a virtual helicopter in 3-dimensional space using intelligent control strategies. *IEEE Transactions on Neural Systems and Rehabilitation Engineering, 18*, 581-589.

Scherer, R., Müller, G. R., Neuper, C., Graimann, B., & Pfurtscheller, G. (2004). An asynchronously controlled EEG-based virtual keyboard: improvement of the spelling rate. *IEEE Transactions on Neural Systems and Rehabilitation Engineering, 51*, 979-984.

Schneider, F., Elbert, T., Heimann, H., Welker, A., Stetter, F., Mattes, R., et al. (1993). Self-regulation of slow cortical potentials in psychiatric patients: alcohol dependency. *Applied Psychophysiology and Biofeedback, 18*, 23-32.

Schneider, F., Heimann, H., Mattes, R., Lutzenberger, W., & Birbaumer, N. (1992a). Self-regulation of slow cortical potentials in psychiatric patients: Depression. *Applied Psychophysiology and Biofeedback, 17*, 203-214.

Schneider, F., Rockstroh, B., Heimann, H., Lutzenberger, W., Mattes, R., Elbert, T., et al. (1992b). Self-regulation of slow cortical potentials in psychiatric patients: schizophrenia. *Applied Psychophysiology and Biofeedback, 17*, 4.

Shibasaki, H., & Hallett, M. (2006). What is the Bereitschaftspotential? *Clinical Neurophysiology, 117*, 2341-2356.

Sutter, E. E. (1992). The brain response interface: communication through visually-induced electrical brain responses. *Journal of Microcomputer Applications, 15, 31 –45.

Treder, M. S., & Blankertz, B. (2010). Covert attention and visual speller design in an ERP – based brain – computer interface. *Behavioral and Brain Functions, 6*: 28.

Trejo, L. J., Rospial, R., & Matthews, B. (2006). Brain – computer interfaces for 1 – D and 2 – D cursor control: designs using volitional control of the EEG spectrum or steady – state visual evoked potentials. *IEEE Transactions on Neural Systems and Rehabilitation Engineering, 14*, 225 –229.

Vidal, J. J. (1973). Toward direct brain – computer communication. *Annual Review of Biophysics and Bioengineering, 2*, 157 –180.

Vidal, J. J. (1977). Real – time detection of brain events in EEG. *Proceedings of the IEEE, 65*, 633 –641.

Walter, W. G., Cooper, R., Aldridge, V. J., McCallum, W. C., & Winter, A. L. (1964). Contingent negative variation: an electric sign of sensorimotor association and expectancy in the human brain. *Nature, 203*, 380 –384.

Wang, Y., Wang, Y., & Jung, T. (2010). Visual stimulus design for high – rate SSVEP BCI CI. *Electronics Letters, 46*, 1057 –1058.

Wolpaw, J. R., Birbaumer, N., McFarland, D. J., Pfurtscheller, G., & Vaughan, T. M. (2002). Brain – computer interfaces for communication and control. *Clinical Neurophysiology, 113*, 767 –791.

Wolpaw, J. R., & McFarland, D. J. (1994). Multichannel EEG – based braincomputer communication. *Electroencephalography and Clinical Neurophysiology, 90*, 444 –449.

Wolpaw, J. R., & McFarland, D. J. (2004). Control of a two – dimensional movement signal by a noninvasive brain – computer interface in humans. *Proceedings of the National Academy of Science of the United States of America, 101*, 17849 –17854.

脑电通常高达30~40Hz的带宽，脑电能够非常好地检测μ和β活动。虽然近年来记录硬件和分析方法研究的进展表明，脑电信号的频率范围可以扩展（Jokeit和Makeig，1994；Darvas等，2010），但是EEG对γ活动在很大程度上是不敏感的，该活动从30~40 Hz开始（Pfurtscheller和Neuper，1992）并延伸高达400~500 Hz（Miller等，2009）。与此相反，皮层脑电（ECoG）可以很好地检测γ活动，是BCI研发一个潜在的重要优势，由于γ活动不像μ和β，它表现出很高的功能定位性（图15.4）。许多皮层脑电（ECoG）研究（Menon等，1996；Crone等，1998；Aoki等，1999；Freeman等，2000；Crone等，2001；Pfurtscheller，2003；Leuthardt等，2004；Sinai等，2005；Schalk等，2007；Miller等，2007a；Leuthardt等，2007，Lachaux等，2007；Canolty等，2007；Sanchez等，2008；Kubanek等，2009；Miller，Schalk等，2010；Edwards等，2010；Pei等，2010；Chang等，2011）表明，地形图上聚焦的γ活动与特定的皮层功能方面的或者与行为的细节（如肢体运动方向）密切相关（Leuthardt等，2004；Schalk等，2007；Pistohl等，2008；Kubanek等，2009；Miller等，2009b；Acharya等，2010）（图15.5）。

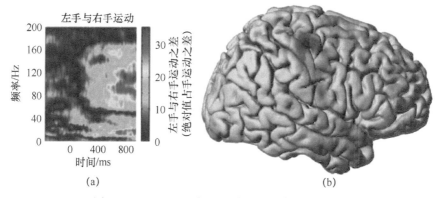

图15.5 ECoG记录揭示了关于手运动方向的信息

注：(a) 从一个被试对侧手运动皮层一个位置记录的不同频段的ECoG信号，识别左、右运动方向（Leuthardt等，2004）；(b) 5个被试的平均数据的颜色编码的阴影，说明了关于手运动方向的信息，该信息由不同皮层区记录的ECoG提供。大部分的信息捕获于运动皮层的手表示区。（来自Schalk等，2007）

与μ（mu）和β（beta）活动相反，γ（gamma）活动通常具有广泛的频谱分布。虽然已提出了基于任意的频率划分为"低"和"高"的γ活动（Sinai等，2005），但已变得越来越明显：γ活动是一个宽频带的类似噪声的现象，随着频率的升高，幅度下降（Miller等，2009a；Miller等，2009b）。然而，最近的证据表明，这种观点可能过于简单化（Gaona等，2011）。虽然γ活动似乎与单个神经元的发放率密切相关（Kasanet等，2006；Ray等，2008；Manning等，2009；Miller，2010），但目前还不清楚在何种程度上它的幅度依赖于神经元放电率、突触电位以及它们的相对相位各自的贡献。γ幅度也一直与功能性磁共振成像（fMRI）检测的血氧水平依赖（Blood Oxygen Level Dependent，BOLD）信号密切相关（Niessing等，2005；Lachaux等，2007；见本书第4章）。增加的皮层激活直接反映在γ活动里，导致增加的代谢需求也直接反映在由fMRI检测的BOLD信号里（见本书第4章），这是可信的，甚至可能。总之，最近的研究结果表明，γ活动反映了发生在皮层脑电电极正下方局部的皮层加工活动。因此，正如大脑中检测到的局部场电位（LFPs）信号，它反映了局部神经元和突触群的激活。

μ、β和γ频带的皮层脑电活动，可以最好地在频域里显示（即x轴为频率，y轴为幅度)。在频域中,活动的调制(Modulations in activity)随 4 个主要频带的幅度变化而出现:θ(4~8 Hz),μ(8~12 Hz),β(18~25 Hz),γ(>40Hz)(Miller 等,2009a;He 等,2010)。

ECoG 也显示离散的(即诱发的)和连续的时域特征(即 x 轴为时间,y 轴为幅度)。离散时域 ECoG 特征通常通过物理或认知刺激诱发(Usually evoked by a physical or cognitive stimulus),如 P300 诱发响应(Farwell 和 Donchin,1988)或稳态视觉诱发电位(SSVEPs)(Allison 等,2008;见本书的第 12 章和第 13 章),或与一个运动的发生/开始相关的(例如准备电位(Bereitschafts Potential,BP)(Kornhuber 和 Deecke,1965),伴随负电位变化(Contingent Negative Variation,CNV)(Walter 等,1964),或运动相关电位(Levine 等,2000))(见第 13 章)。尽管一些早期兴趣在利用 ECoG 运动准备电位用于 BCI 的目的(Graimann 等,2003)和最近一次演示的利用 ECoG 记录的诱发电位(VEP 和 P300)快速通信(Brunner 等,2011),离散时域 ECoG 现象迄今受到 BCI 研究人员很少关注。另一方面,最近的一项研究(Schalk 等,2007)描述了一种连续时域 ECoG 特征,称为局部运动电位(Local Motor Potential,LMP),其编码了动作的不同方面(图 15.6)。虽然其他研究(Kubanek 等,2009;Acharya 等,2010)已证实了这种现象,但其生理起源和潜在的 BCI 价值尚待确定。

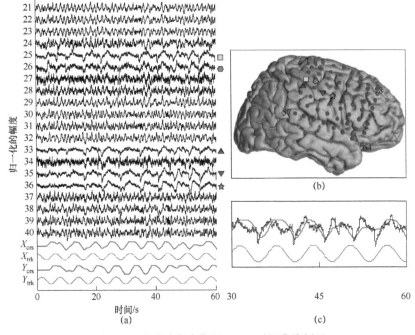

图 15.6 在跟踪任务期间 ECoG 时间曲线例子

注:在这个任务中,被试者使用手控制的操纵杆来移动光标以跟踪一个在电脑屏幕上移动的目标。(a) 来自 20 个位置(见(b))的 ECoG 信号时间曲线和(底部四条曲线)为光标的水平和垂直位置(X_{crs}, Y_{crs})和移动目标(X_{trk}, Y_{trk})。沿 y 轴到图的右侧符号显示 5 个通道(即 25、26、33、35、36),与运动参数 X_{crs} 或 Y_{crs} 相关的 ECoG 活动的时间曲线(即局部的运动电位 LMP)。(b) 具有通道符号的网格电极位置,显示(a)的数据确定的 LMP。(c) 从 30~60s 的通道 35 ECoG 时间曲线的放大,以及光标的水平位置(暗绿色的曲线)和移动目标(浅绿色的曲线)。黑色的 ECoG 时间曲线与深绿色的光标位置的相关性比与浅绿色的目标位置更好。(来自 Schalk 等,2007)

如上面指出的,γ 活动的增加似乎反映了高度局部化的皮质激活(Highly localized cortical activation),该激活与不同的运动、不同的感觉、不同的认知功能相关。最近的研究表明,较低频率的脑振荡的相位也调制了 γ 活动（Phase of lower-frequency brain oscillations；例如，在 θ、μ/α 和 β 频带）（Canolty 等，2006；Canolty 和 Knight，2010；Miller，Hermes 等，2010；He 等，2010）（即通过交叉频率或相位幅耦合）（Cross-frequency or phase-amplitude coupling）。虽然这些关系有很多可能的解释，但他们可能会以较慢的感知和认知过程提供一个快速协调处理的机制（如运动）（Canolty 和 Knight，2010））。这些耦合机制在什么程度上可以在 BCI 方面有用仍不清楚。

来自已建立的皮层研究和所有这些研究的皮层功能的图片表明：①局部的皮层过程可以在 γ 活动中检测到（Miller，Schalk 等，2010）；②局部皮层过程与来自其他脑区的信号同步或被其调制，这体现在节律相位与 γ 幅度的相互作用里（Canolty 和 Knight，2010，综述）；③特定皮层系统的功能（例如运动皮层的手区）由丘脑皮层振荡启用或禁止，丘脑皮层振荡用 μ/β 节律表达（Niedermeyer 和 Lopes da Silva，1993）。图 15.7 说明了理解皮层功能和和相关皮层脑电信号这一演变的当前状态。

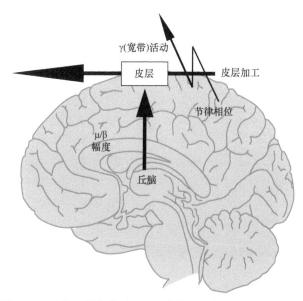

图 15.7 当前和新兴的对 ECoG 信号生理起源的理解示意图

注：μ/β 节律振荡的幅度代表丘脑皮层相互作用的水平；γ 活动表示局部皮层加工的程度；ECoG 节律的相位调节局部皮层加工（ECoG rhythm phase modulates local cortical processing）

总之，皮层脑电（ECoG）可以在很宽的频率范围检测脑电活动。虽然基于脑电的研究已经表明，在这个范围内的较低频率可用于 BCI，但目前已有足够的证据表明，很容易仅用 ECoG 记录获得的更高频率，甚至可能对 BCI 的研发更有用。ECoG 中其他的生理现象（即 LMP，交叉频率或相位振幅耦合）用于 BCI 目的的价值目前还不清楚。

15.3 目前基于皮层脑电的脑-机接口

我们现在考虑的方法是通过采集 ECoG 信号并识别，随后用于当前一代基于 ECoG BCI 中的 BCI 应用。虽然迄今几乎所有基于 ECoG 的 BCI 研究已对人类被试开展，手术前短时间在硬膜下植入电极阵列，但这些结果应该也适用于动物。这是特别重要的，因为研发基于 ECoG BCI 的许多关键问题，出于实用的和伦理的原因，可能首先在动物上得到解决。

15.3.1 皮层脑电信号的采集

目前一代的ECoG记录装置主要用于人类临床应用。正如第5章所讨论的，这些设备通常包括嵌入在硅橡胶基上的铂电极。在更新一代的ECoG记录设备中，小的铂电极嵌入在由生物相容性材料（如聚酰亚胺、聚对二甲苯，或丝绸）制造的薄膜上。材料的选择决定了记录装置保持结构完整性和生物相容性的能力。这也限制了可能的植入技术。例如，非常薄的记录装置可以提供最佳的生物相容性。然而，由于其柔韧性，在植入时很难把它们推到远离开颅手术的位置。另一方面，很难在沟中植入相对硬的设备。

除了选择适当的材料，皮层脑电（ECoG）信号的采集需要注意ECoG信号的几个重要性质。因为ECoG幅度随着频率的上升迅速衰减（Miller等，2009a；He等，2010）（例如，从低频几百微伏到更高频率的几百纳伏），有效的ECoG记录需要具有足够的时间分辨率（即足够的采样率），足够的范围和足够的幅度分辨率（即足够的电压范围和分辨率）的高保真放大器/数字转换器。在一般情况下，采样率至少应为1000Hz，电压范围至少应是几毫伏，而分辨率至少应为16位或更好的是24位。此外，放大阶段的任何模拟低通或高通滤波应该能够容纳ECoG中要检测的多种生理现象。理想情况下，应该没有高通滤波器，并且低通滤波器频率应小于数字化速率的一半（以满足奈奎斯特-香农采样定理）（见本书第7章）。然而，目前大多数临床（甚至一些研究）ECoG放大/数字化系统不满足这些严格的要求，因此可能无法采集到足够保真度的ECoG信号来捕获一个特定的研究所需要的所有信息。

由于目前大多数基于ECoG的脑-机接口研究在人类被试者上进行，由于临床原因，他们暂时被植入ECoG阵列，必然涉及大量实际的约束和挑战。由于这些困难，迄今只出版了相对较少的在线基于ECoG的BCI研究（Leuthardt等，2004；leuthard等，2006a；Wilson等，2006；Felton等，2007；Schalk，2008；Hinterberger等，2008；Blakel等，2009；Rouse和Moran，2009；van Steense等，2010；Miller，Schalk等，2010；Brunner等，2011）。

15.3.2 基于皮层脑电的脑-机接口协议设计

基于ECoG BCI的研究协议通常有两个部分。第一部分，选择用于BCI控制的ECoG特征；第二部分，这些特征用于在线BCI控制光标移动或者另一个输出。

正如采用其他类型信号的BCI研究，第一个任务是选择用于BCI控制的那些信号特征（例如在特定位置的γ活动），然后从复杂的原始信号数据（见第7章）提取这些特征。通常情况下，这种选择的准则是特定的ECoG特征显示从静息状态有一个明显的变化，该变化与一个动作（如舌头或对侧手运动）相关。一些研究已经探索了利用随感觉输入变化（Wilson等，2006）、或者随特定的认知功能（Van Steensel等，2010）变化的特征。一个不同的、到现在为止尚未实现的可能性是选择与特定动作参数相关的特征（如手移动的速度）。该方法得到最近动物（Mehring等，2004；Chao等，2010）和人（Leuthardt等，2004；Miller等，2007a；Leuthardt等，2007；Miller等，2007b；Schalk等，2007；Schalk等，2008；Pistohl等，2008；Sanchez等，2008；Kubanek等，2009；Miller等，2009b；Acharya等，2010）研究的鼓舞，这些研究表明ECoG可以给出关于并发运动的运动学参数的详细信息。的确，在与BCI技术相关的特性中，ECoG可以提供与在非人灵长类动物皮层内微电极记录（Lebedev等，2005）相媲美（Schalk等，2007）甚至超过（Kubanek等，2009）的信息。与微电极记录相比，可能是由于ECoG较大的覆盖，这也许弥补了ECoG的低空间分辨率。对BCI的研发最重要的以前不知道或不赞赏的是：ECoG 记录的信号含有大量关于运动的信息。然而，很少知道哪个大脑功能（例如运动或感觉），哪个任务相关的参数（例如手运动与休息，手的速度），以及哪个相应的 ECoG 特征将被证明是实现 BCI 控制最好的基础。

在一些研究中（Leuthardt 等，2004；Schalk，2008），用于控制的特征是通过要求被试执行或想象执行各种动作（例如打开和关闭电极阵列对侧的那只手，或者伸出舌头）来选择的。首先，研究被试在视觉提示呈现期间，执行实际的或想象的动作。持续约 4s 的提示之间穿插着类似持续时间的休息期间。不同的动作被随机地穿插，每一个动作重复至少 30 次。离线分析采自回归模型把原始 ECoG 数据转换到频率域（Pierce，1980；见第 7 章），并确定 ECoG 特征（例如在特定频率和特定位置的幅度），这些特征与特定的实际和/或想象的动作（即明显不同于静息状态）相关。对于给定的 ECoG 特征和给定的动作，相关性的强度由动作试验的特征值分布和穿插休息时间分布之间的判定系数 r^2（Wonnacott 和 Wonnacott，1977）来测定。这一测量值表明动作所占特征总方差的比例，因此，它表示了动作对特征的控制程度。可选择具有最高 r^2 值的那些特征用于在线 BCI 控制。

在典型的 ECoG BCI 协议的第二部分，通过利用选择来控制输出（例如通常是计算机光标）的特征训练被试以操控 BCI。迄今已出版的文献中，一个或多个选定的特征的线性组合控制每个维度的运动。因此，这种方法与在第 8 章中所描述的脑电控制计算机光标的方法是相同的。在最初设定之后，这种线性变换的参数，比如偏移（截距）、增益（斜率）和特征系数（自变量）在整个运行期间可能保持不变，或者根据最近的数据，它们可能不断更新（自适应），调整为正在发生的特征变化（例如 Taylor 等（2002）所做的基于单神经元控制与 Wolpaw 和 McFarland（2004）及 McFarland 等（2010）所做的基于脑电的控制）。而这种特征的自适应对基于单神经元和基于脑电的 BCI 运动控制似乎是很重要的，但它们对基于 ECoG 的运动可能不太重要。（基于单个神经元的 BCI 算法可能需要自适应以调整适应微电极记录的神经元样本的变化和/或单个神经元活动的变化；基于 EEG 的 BCI 算法可能需要自适应以调整适应特征的自发变化或者由于用户自适应（学习）的变化）。对于 ECoG，最近的结果（Blakely 等，2009；Chao 等，2010）表明 ECoG 中皮质功能表征比皮层内微电极检测的表征更加稳定，并且自发信号的波动没有 EEG 的突出。

15.3.3 基于皮层脑电的脑–机接口控制

来自几个实验室有前景的结果证明了在线的基于 ECoG 的 BCI 控制（Leuthardt 等，2004；Leuthardt 等，2006a；Wilson 等，2006；Felton 等，2007；Schalk，2008；Hinterberger 等，2008；Blakely 等，2009；Rouse 和 Moran，2009；Van steensel 等，2010；Miller, Schalk 等，2010；Brunner 等，2011）。有一个例外是使用非人灵长类动物（Rouse 和 Moran，2009），这些研究已经在人类志愿者身上进行。几乎所有的人都使用了高度灵活的通用 BCI 软件平台 BCI2000（Schalk 等，2004；Schalk 和 Mellinger，2010；见第 9 章）。

Leuthardt 等（2004）报道了首次使用 ECoG 用于 BCI 操作。4 个人使用不同的实际的或想象的动作在一个维度上移动光标（即上/下）以到达位于电脑屏幕顶部或底部的目标。在只有 3~24min 短暂的训练期间，利用与不同的实际或想象的运动相关的特征，4 个被试达到 74%~100% 的在线成功率（50% 的几率）（见图 15.8（a）的学习曲线）。虽然被试者数量和研究实验数量有限，不允许对 ECoG 取得的性能与基于脑电或基于单神经元 BCI 取得的性能做有意义的定量（即速度/精度）比较，但是控制的获取（图 15.8（a））似乎比通常基于

EEG BCIs 取得的更快。例如，在小于 10min 的练习后，一个被试通过想象（向上移）或不想象（向下移）说"移动"控制一维光标移动，取得的准确率为 97%。当 4 个被试使用操纵杆控制二维光标运动时，离线分析从他们采集的数据，结果表明高达 180 Hz 频率的 ECoG 特征编码了关于这两个维度运动的大量信息（图 15.5（a））。

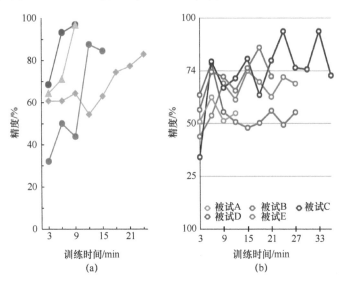

图 15.8　ECoG 控制光标垂直运动的学习曲线和 ECoG 控制二维光标运动的学习曲线

注：（a）利用运动想象移动光标向上和利用休息移动光标向下，没有控制的准确率为 50%，患者 B（绿色曲线）想象开闭右手（打开和关闭右手），患者 C（黄色曲线）和 D（红色曲线）想象说"移动"这个词，并且患者 D（蓝色曲线）想象伸出舌头（图来自 Leuthardt 等，2004）；（b）没有控制的精度是 25%（图修改自 Schalk 等，2008）

这个最初的研究表明的在线一维 BCI 控制，由采用类似的实验协议的其他几项研究证实并扩展。Wilson 等（2006）和 Felton 等（2007）表明了使用更近的电极间距（即 5mm，与 Leuthardt 等（2004）的 10mm 相对）和与感觉（而不是运动）想象相关的 ECoG 特征取得了可比的控制。Van Steensel 等（2010）表明，在左背外侧前额叶皮层（参与工作记忆的区域）记录的皮层脑电图，也能支持快速获得运动控制。Blakely 等（2009）研究单个被试，发现具有固定参数的基于 ECoG 的 BCI 在 5 天里运行良好。Miller，Schalk 等（2010）表明，基于运动想象的 BCI 控制利用运动皮层的位置，会产生 ECoG 变化，这些变化超过了那些由实际运动产生的变化。最后，在研发实用长期的基于 ECoG 的 BCIs 的潜在重要性中，Leuthardt 等（2006a）发现放置于硬膜外的电极（而不是在脑硬膜下）也支持有效的控制（即 100% 的准确率）。

在选择项目（而不是运动控制）的研究中，Hinterberger 等（2008）表明，基于 ECoG 的 BCI 让被试用运动想象选择字符。在这项研究中，被试者想象两种运动之一（例如移动手或舌头）。该 BCI 检测被试尝试两个运动想象中的哪个并利用识别结果，通过多步的选择过程选择一个字符。完成最好的被试约 3min 拼写一个字符。在最近一个涉及单一测试被试的项目选择研究中，Brunner 等（2011）测试了基于 ECoG 的矩阵拼写，可与利用 EEG 开发的拼写器取得的结果相媲美（Schalk 等，2004；Krusienski 等，2006）。该被试取得持续的拼写速率（即 17 字/min（69 bit/min），最高 22 字/min（113 bit/min），几倍高于那些脑电报道的结果（如 Serby 等，2005；Sellers 等，2006；Nijboer 等，2008；Lenhardt 等，2008；Guger 等，2009；Sellers 等，2010）。

Schalk 等（2008）在一项研究中扩展了一维的 ECoG BCI 结果，表明基于 ECoG 的 BCI 允许 5 个被试用想象的或实际的运动控制计算机光标二维运动。通过为期 12～36min 的一个简短训练（图 15.8（b）），每个被试取得了对特定 ECoG 特征的实质性控制，该特征从大脑半球的一个阵列上若干电极记录得到（图 15.9）。在这几分钟的训练之后，在一个二维、四目标的中心出任务（Center-out task）中，ECoG 特征支持了 53%～73% 的成功率，机会准确率为 25%。相反，用 EEG 达到的略高水平的二维控制，需要每周三次训练实验，至少 7 周（Wolpaw 和 McFarland，2004）。

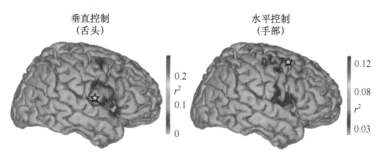

图 15.9 一个被试控制二维光标移动的地形图

注：计算所有电极位置和在线 ECoG 特征提供的控制信号。这些地形图显示用颜色编码的所选 ECoG 特征与垂直或水平运动的相关性（如 r^2 值），从而表明不同皮层区的任务相关的控制水平。该被试采用想象的舌头运动用于垂直控制，想象的手部运动用于水平控制。黄色的星指示用于在线控制的位置。这些图表明选择不同的位置可以取得更好的在线性能，特别是对于水平控制。这表明，适当的特征选择是很重要的。（图来自 Schalk 等，2008）

虽然大多数基于 ECoG 的 BCI 研究已经在人类临床患者上开展，但迄今 Rouse 和 Moran（2009）发表了唯一的在线基于 ECoG 的 BCI 研究是针对猴子。这一初步的研究用一只猴子，利用 ECoG 特征来控制两个不同的二维任务：到达和画圆。为在线控制这两个任务，作者利用从初级运动皮层两个任意选择的硬膜外电极记录的 ECoG 中 65～100 Hz γ 活动。作者将两个电极记录的 γ 活动分别指定为水平或垂直的光标移动控制。在 5 个记录日的过程中，猴子能够使用 γ 活动来实现对光标的控制，成功地执行从中心向外的到达任务，以及画圆圈任务。这项研究还表明，特定的 γ 频段可获得最佳的控制。

总之，迄今基于人和动物的 ECoG BCI 研究表明，从不同的位置和不同的实验范式记录的 ECoG 可以支持可观的 BCI 性能。ECoG 可能提供高于 EEG 的性能，并只需要更少的训练（大幅减少训练）就可获得。这个可能的优势可能主要是由于皮层脑电（ECoG）能够记录高频（即 γ）活动，该活动在 EEG 中很少或完全没有。此外，ECoG 可能提供运动相关信息，可与那些在单个神经元活动中发现的信息具有可比性，并证明可以更稳定地长期使用。

15.4 局限性

迄今发表的基于 ECoG 的研究鼓励进一步探索基于 ECoG BCI 研究和开发的价值。同时，考虑到该项技术至少有三个局限性，这也是很重要的。

第一个局限性是用于 BCI 研究的 ECoG 信号的采集牵涉到大量的现实障碍，至少对人类被试者的记录是如此。当前基于人类 ECoG 的 BCI 研究几乎完全限于被暂时植入 ECoG 阵列（通常只有 1 周）的人，为了在手术切除以缓解或治愈癫痫或肿瘤之前定位致痫灶与原皮质功能。当有机会参加 ECoG 研究时，大部分的术前患者选择这样做。植入及术后恢复（约 1～

2天）之后，他们一般每天最多只有几个小时可供研究。这些患者的认知能力（通常是通过标准的临床神经心理测试来评估的）、参与的积极性水平和临床状态（例如疾病发作、疼痛、恶心、药物）有很大的不同。他们的临床需要必然优先于研究兴趣。因此，研究计划往往受到他们的预约成像、临床试验（特别是电皮层功能映射）、药物疗法（例如疼痛的药物）和个人就诊的影响。此外，ECoG记录通常是在医院的病房里进行的，有严格的空间限制，可能有相当大的听觉和电磁环境噪声（例如来自电动床、加压袜或自动给药系统），这些噪声可能很难或不可能减少。为了在这些研究中取得成功，必须高度有效训练研究人员，并且一旦机会出现就应准备运行实验。研究系统（硬件和软件）应该是精简的、稳健的，而且随时可用。

第二个局限性是与单个神经元记录相比，ECoG的低空间分辨率。ECoG的空间分辨率已经估计约1mm（1.25mm为硬膜下记录（Freeman等，2000）和1.4mm为硬膜外记录（Slutzky等，2010））。单个神经元的空间分辨率约为幅度更高的一个量级。因此，利用ECoG从皮质表面检测单个神经元的放电，这可能依然困难或不可能。另一方面，已经证明ECoG更大的覆盖可以弥补这一较低的空间分辨率（Schalk等，2007；Kubanek等，2009）。到现在为止，仍然未知BCI的性能在什么程度上取决于记录单个神经元或非常小的神经元群活动的能力。一个相关的问题是，在什么程度上ECoG的空间分辨率局限性将最终限制可以提取的自由度。迄今为止的研究表明在线二维BCI能控制（Schalk，2008）和离线解码五个（Kubanek等，2009）和七个（Chao等，2010）不同的独立运动参数。

第三个局限性是放置ECoG记录电极需要侵入性（外科）手术。虽然ECoG或单个神经元电极的侵入性操作植入最终可能变成与许多其他侵入性医疗操作一样安全，这是可能的，但任何侵入过程比无创性的手段几乎肯定会带来更大的风险和费用，因此它可能要保持较高的性能标准。此外，需要外科手术电极植入将限制ECoG非医学BCI应用的实用性，如游戏、艺术表达和性能增强（见第23章）。

15.5 有待进一步研究的重要问题和领域

迄今发表的研究表明，基于ECoG的BCI具有明显的优势，可以使它们对严重残疾的人非常有用。同时，然而这项工作至今才刚刚开始解决需要回答的重要问题，如果要实现这个承诺，要解决的问题包括：最好的记录位置；最好的ECoG特征（例如γ与μ/β及LMP）；最佳记录点和方法（硬膜下/硬膜外/颅骨螺钉）；最佳电极直径和密度（即电极间距离）；最好的各种实际的或想象的动作（如运动、感觉、认知功能）；长期的生物影响和功能稳定性的最好阵列设计；以及完全植入式系统的实现。

正如利用其他信号的BCI情况，为验证系统和开发最佳的解决方案，在线ECoG的研究是必不可少的。虽然许多问题可以通过离线分析探讨，但是在线测试是必要的，以建立结果的有效性。对人类的研究已经并可能依然存在，很大程度上局限于相对短期的对暂时植入的人为临床目的所做的研究。许多重要的研究和开发工作，能够并希望将在动物（主要是猴子和大鼠）上开展。这对需要长期研究的问题是特别真实的。事实上，对于许多亟待解决的问题，在圆满完成对动物的研究以证明和指导对人类的研究之前，也没有必要和理由对人进行研究。对动物的研究可能会产生对ECoG不同种类的频域和时域特征（例如，μ/β、γ、LMP、相位振幅耦合）的生理基础更好的理解，对配置和实现基于ECoG的脑-机接口系统，可以做出明智的选择。

目前一代的 ECoG 植入物，特别是那些在手术（如癫痫或肿瘤手术）前的植入物，既没有优化甚至也不适合长期的 BCI 操作。植入物设计（例如材料和电极间距）一般是纯粹由临床需要确定的，只适合相对短期的使用。这些阵列通常放置在硬膜下，覆盖面积达 7cm×7cm（因此需要相当大的开颅手术），并有经皮栓连接到外部数据采集系统。这种放置和经皮连接增加感染、硬膜外或硬膜下血肿的风险。相比之下，适合长期使用的基于 ECoG 的 BCI 系统将完全植入，可以使用覆盖相对较小的皮质区域的阵列并放置在硬膜外。这个工作需要开发完整的植入物并确定其安全性和有效性，首先对动物，然后对人类，该工作刚刚开始。

基于 ECoG 的 BCI 长期的植入物所需的大部分成分已经存在。然而，它们还未得到监管部门的批准以供人使用。这些成分包括实现被动记录结构的 ECoG 植入物（J. Kim 等，2007；Rubehn 等，2009；见图 15.10（a）和图 15.10（b）），甚至生物相容性基底上的主动电子（D. H. Kim 等，2010）。这些植入物可以连接到放大/数字化设备（Avestruz 等，2008）和/或无线传输单元（Anderson 和 Harrison，2010；Miranda 等，2010；图 15.10（c））。随着电池的加入（可植入远离 ECoG 植入物的区域，比如在胸部），这些成分可以组合成一个完全和永久性的植入系统，并可以在动物和后续的人类研究上验证。

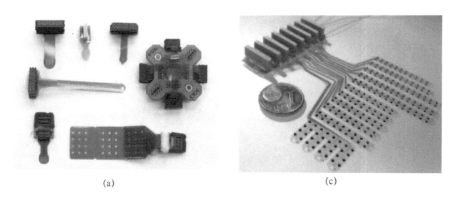

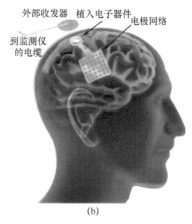

图 15.10　新兴一代的 ECoG 记录装置

注：(a) 基于薄膜的 ECoG 器件及其在不同物种的记录连接器（图片来源 Justin Williams 博士）；(b) 用于猴子的高通道数记录的 ECoG 记录装置（来自 Rubehn 等，2009）；(c) 提出的具有无线接口的 ECoG 网格。（由 Ripple 公司提供）

值得注意的是，植入的基于 ECoG 的 BCI 系统与植入皮层内（特别是基于单个神经元）的脑-机接口系统相比可能有两个显著的优势。首先，ECoG 阵列，它从较大面积的皮质记录，比只从非常小的组织记录的微电极植入更实用。因此，ECoG阵列可以提供一种更实用、更综合的手段以获取产生运动输出的皮质网络。（另一方面，最大限度地减少ECoG植入物的侵入力可能需要减少植入物的大小，从而降低了这一优势）。第二，皮层脑电图（ECoG）记录的功率要求比单神经元记录的要求适度多了。这对全植入式系统是一个非常重要的考虑。动作电位的记录要求每个通道的数字化速率大于10 kHz。具有大量的通道，采用完全植入的低功耗无线传输系统，但又不会产生过度的热量，很难满足这一要求。与此相反，ECoG每通道只需要500～1000 Hz的数字化速率，比动作电位的记录少一个数量级。（另一方面，从微电极的LFP记录还可以检测γ活动，该活动能够以类似于那些用于ECoG的采样率很好地记录）。此外，如果BCI依赖ECoG特征，如γ活动，并使用适当的模拟滤波器，那么每通道数字化率可能低至50Hz（Schalk，2008），比神经元记录所需的速率低两个以上的数量级。在这种情况下，一个1000通道的ECoG阵列需要总共只有50kHz的数字化率，仅3到5个微电极就需要相同的速率。虽然所需的临床上批准的设备仍在发展，但能够实现这一数字化率的完全植入式装置可以很容易地使用目前的技术实现。鉴于ECoG记录可能具有长期的稳定性（Chao等，2010；Schalk，2010），适当的修饰或扩展当前技术可能会导致无线ECoG植入物，这可以从成千上万的皮质位置发射持续的大脑活动，并可以在多年内提供稳健的信号。理想情况下，这个系统可能包括一个硬脑膜外阵列，由放大/数字化/无线电子组成，由远程站点的电池供电（例如在胸部），并通过颅骨的一个小的钻孔（例如$\phi=19\text{mm}$）永久植入（图15.11）。

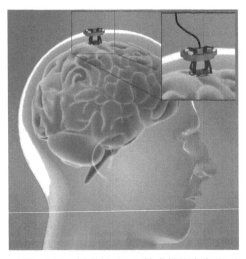

图15.11 提出的ECoG技术的临床实施

注：基于标准的19mm的神经外科颅骨环钻的微ECoG植入平台示意图。柔性电极基板被折叠成"树叶-弹簧"的排列，允许植入体弯曲并适应大脑和头骨之间的相对运动。（图像由Justin Williams和Joseph Hippensteel提供）

15.6 小　　结

皮层脑电（ECoG）因其潜在的临床上有用的BCI信号模式，其潜力正在引起人们强烈而日益增长的兴趣。这种兴趣是基于ECoG记录的一些非常有利的特点，以及现有的非侵入性和侵入性的信号类型识别的局限性。皮层脑电（ECoG）比头皮记录的脑电（EEG）具有更大的幅度、较高的地形分辨率以及更宽的频率范围、不易被伪迹污染。就目前和可预见的记录方法，皮层脑电（ECoG）可能比皮层内记录的信号（Intracortically recorded signals）有更长期的稳定性。此外，它可以更容易地从更大的皮层区域记录，它需要低得多的数字化速率，从而大大降低了完全植入系统的功率要求。

皮层脑电（ECoG）检测振荡和诱发电位，具有的频率范围从低直流频率至高达 500 Hz。它检测在头皮记录的脑电中突出的 μ 节律和 β 节律频带，最重要的是，也可以检测到更高频率的 γ 活动，该活动在脑电中通常不存在或最小。γ 活动比低频率的活动似乎有更大的功能定位，从而对基于 ECoG 的 BCI 系统可能特别有用。此外，ECoG 也检测 LMP，LMP 也显示出高的功能特异性。

到目前为止，基于 ECoG 的 BCI 研究主要限于在手术前暂时植入皮层脑电（ECoG）记录阵列的人。尽管这些研究有许多实际的困难，但其结果是有前景的。这些研究认为，基于 ECoG 的 BCI 提供的控制可与基于脑电信号（EEG-based）和基于单神经元（Single neuron-based）的 BCI 报道的控制相媲美，甚至优于后面两种。这些结果，结合 ECoG 方法的一些可能的实用的优点，正鼓励进一步努力开发基于 ECoG 的脑-机接口系统。有待解决的特别重要的问题包括：确定最佳的皮质位置（即运动、感觉、认知）；确定最好的记录方法（即硬膜外、硬膜下、脑皮层位置和电极间距）；确定最优的特征选择（即 μ、β、γ、LMP）；确定最有效的算法设计。许多这些问题通过对动物的研究将是最容易解决的。

适合人类长期使用的基于 ECoG 的 BCI 系统必须完全植入，并能够可靠地运行多年。虽然这样的系统还没有开发出来，但构成它们的各个组件确实存在或正在积极的开发中。需要大量的工作来开发完整的系统，并首先在动物身上验证它们，然后在人类身上验证，这才刚刚开始。它的成功完成，结合解决总结在这里的其他问题，可能会使基于 ECoG 的 BCI 系统对患有严重运动障碍的人很有价值。

参 考 文 献

Acharya, S., M. S. Fifer, H. L. Benz, N. E. Crone, and N. V. Thakor. Electrocorticographic amplitude predicts finger positions during slow grasping motions of the hand. *J Neural Eng*, 7 (4)：046002, 2010.

Allison, B. Z., D. J. McFarland, G. Schalk, S. D. Zheng, M. M. Jackson, and J. R. Wolpaw. Towards an independent brain – computer interface using steady state visual evoked potentials. *Clin Neurophysiol*, 119 (2)：399 – 408, 2008.

R. A. Andersen, S. Musallam, and B. Pesaran. Selecting the signals for a brainmachine interface. *Curr Opin Neurobiol*, 14 (6)：720 – 726, 2004.

G. Anderson and R. Harrison. Wireless integrated circuit for the acquisition of electrocorticogram signals. In *Proceedings of 2010 IEEE International Symposium on Circuits and Systems (ISCAS)*, pp. 2952 – 2955. IEEE, 2010.

F. Aoki, E. E. Fetz, L. Shupe, E. Lettich, and G. A. Ojemann. Increased gammarange activity in human sensorimotor cortex during performance of visuomotor tasks. *Clin Neurophysiol*, 110 (3)：524 – 537, 1999.

A. Avestruz, W. Santa, D. Carlson, R. Jensen, S. Stanslaski, A. Helfenstine, and T. Denison. A 5 μw/channel spectral analysis IC for chronic bidirectional brain – machine interfaces. *IEEE J Solid State Circuits*, 43 (12)：3006 – 3024, 2008.

T. Ball, M. Kern, I. Mutschler, A. Aertsen, and A. Schulze – Bonhage. Signal quality of simultaneously recorded invasive and non – invasive EEG. *Neuroimage*, 2009.

N. Birbaumer, N. Ghanayim, T. Hinterberger, I. Iversen, B. Kotchoubey, A. Kübler, J. Perelmouter, E. Taub, and H. Flor. A spelling device for the paralysed. *Nature*, 398 (6725)：297 – 298, 1999.

T. Blakely, K. Miller, S. Zanos, R. Rao, and J. Ojemann. Robust, long – term control of an electrocorticographic brain – computer interface with fixed parameters. *J Neurosurg Pediatr*, 27 (1)：E13, 2009.

P. Brunner, A. L. Ritaccio, J. F. Emrich, H. Bischof, and G. Schalk. Rapid communication with a p300 matrix speller using electrocorticographic signals (ecog). *Front Neuroprosthet*, 5 (5)：1 – 9, 2011.

P. Brunner, A. L. Ritaccio, T. M. Lynch, J. F. Emrich, J. A. Wilson, J. C. Williams, E. J. Aarnoutse, N. F. Ramsey, E. C. Leuthardt, H. Bischof, G. Schalk, A Practical Procedure for Real-Time Functional Mapping of Eloquent Cortex Using Electrocorticographic Signals in Humans. *Epilepsy Behav*, 15 (3): 278-286, 2009.

L. A. Bullara, W. F. Agnew, T. G. Yuen, S. Jacques, and R. H. Pudenz. Evaluation of electrode array material for neural prostheses. *Neurosurgery*, 5 (6): 681-686, 1979.

A. F. Calvet and J. Bancaud. Electrocorticography of waves associated with eye movements in man during wakefulness. *Electroencephalogr Clin Neurophysiol*, 40 (5): 457-469, 1976.

R. Canolty, M. Soltani, S. Dalal, E. Edwards, N. Dronkers, S. Nagarajan, H. Kirsch, N. Barbaro, and R. Knight. Spatiotemporal dynamics of word processing in the human brain. *Frontiers in Neuroscience*, 1 (1): 185, 2007.

R. T. Canolty, E. Edwards, S. S. Dalal, M. Soltani, S. S. Nagarajan, H. E. Kirsch, M. S. Berger, N. M. Barbaro, and R. T. Knight. High gamma power is phase-locked to theta oscillations in human neocortex. *Science*, 313 (5793): 1626-1628, 2006.

R. T. Canolty and R. T. Knight. The functional role of cross-frequency coupling. *Trends Cogn Sci*, 14 (11): 506-515, 2010.

R. Caton. Electrical currents of the brain. *J Nerv Ment Dis*, 2 (4): 610, 1875.

E. F. Chang, E. Edwards, S. S. Nagarajan, N. Fogelson, S. S. Dalal, R. T. Canolty, H. E. Kirsch, N. M. Barbaro, and R. T. Knight. Cortical spatio-temporal dynamics underlying phonological target detection in humans. *J Cogn Neurosci*, 23 (6): 1437-1446, 2011.

Z. C. Chao, Y. Nagasaka, and N. Fujii. Long-term asynchronous decoding of arm motion using electrocorticographic signals in monkeys. *Front Neuroeng*, 3: 3-3, 2010.

G. Chatrian. *Handbook of electroencephalography and clinical neurophysiology*. Amsterdam: Elsevier, 1976.

N. E. Crone, L. Hao, J. Hart, D. Boatman, R. P. Lesser, R. Irizarry, and B. Gordon. Electrocorticographic gamma activity during word production in spoken and sign language. *Neurology*, 57 (11): 2045-2053, 2001.

N. E. Crone, D. L. Miglioretti, B. Gordon, and R. P. Lesser. Functional mapping of human sensorimotor cortex with electrocorticographic spectral analysis. ii. Event-related synchronization in the gamma band. *Brain*, 121 (Pt 12): 2301-2315, 1998.

N. E. Crone, D. L. Miglioretti, B. Gordon, J. M. Sieracki, M. T. Wilson, S. Uematsu, and R. P. Lesser. Functional mapping of human sensorimotor cortex with electrocorticographic spectral analysis. i. Alpha and beta event-related desynchronization. *Brain*, 121 (Pt 12): 2271-2299, 1998.

F. Darvas, R. Scherer, J. G. Ojemann, R. P. Rao, K. J. Miller, and L. B. Sorensen. High gamma mapping using EEG. *Neuroimage*, 49 (1): 930-938, 2010.

K. Davids, S. Bennett, and K. M. Newell (Eds.). *Movement system variability*. Human Kinetics, Champaign, IL, 2005.

I. Dési, L. Nagymajtényi, and H. Schulz. Eff ect of subchronic mercury exposure on electrocorticogram of rats. *Neurotoxicology*, 17 (3-4): 719-723, 1996.

J. R. Dias-dos Santos and B. H. Machado. Cardiovascular and respiratory changes during slow-wave sleep in rats are associated with electrocorticogram desynchronization. *Braz J Med Biol Res*, 30 (11): 1371-1376, 1997.

J. Donoghue, A. Nurmikko, G. Friehs, and M. Black. Development of neuromotor prostheses for humans. *Suppl Clin Neurophysiol*, 57: 592-606, 2004.

J. P. Donoghue, A. Nurmikko, M. Black, and L. R. Hochberg. Assistive technology and robotic control using motor cortex ensemble-based neural interface systems in humans with tetraplegia. *J Physiol*, 579 (Pt 3): 603-611, 2007.

E. Edwards, S. S. Nagarajan, S. S. Dalal, R. T. Canolty, H. E. Kirsch, N. M. Barbaro, and R. T. Knight. Spatiotemporal imaging of cortical activation during verb generation and picture naming. *Neuroimage*, 50 (1): 291-301, 2010.

L. A. Farwell and E. Donchin. Talking off the top of your head: toward a mental prosthesis utilizing event-related brain potentials. *Electroenceph Clin Neurophysiol*, 70 (6): 510-523, 1988.

E. A. Felton, J. A. Wilson, J. C. Williams, and P. C. Garell. Electrocorticographically controlled brain-computer interfaces using motor and sensory imagery in patients with temporary subdural electrode implants. Report of four cases. *J Neurosurg*, 106 (3): 495-500, 2007.

W. J. Freeman. Spatial properties of an EEG event in the olfactory bulb and cortex. *Electroencephalogr Clin Neurophysiol*, 44 (5): 586-605, 1978.

W. J. Freeman, M. D. Holmes, B. C. Burke, and S. Vanhatalo. Spatial spectra of scalp EEG and EMG from awake humans. *Clin Neurophysiol*, 114: 1053–1068, 2003.

W. J. Freeman, L. J. Rogers, M. D. Holmes, and D. L. Silbergeld. Spatial spectral analysis of human electrocorticograms including the alpha and gamma bands. *J Neurosci Methods*, 95 (2): 111–121, 2000.

W. J. Freeman and W. Schneider. Changes in spatial patterns of rabbit olfactory EEG with conditioning to odors. *Psychophysiology*, 19 (1): 44–56, 1982.

W. J. Freeman and B. W. van Dijk. Spatial patterns of visual cortical fast EEG during conditioned reflex in a rhesus monkey. *Brain Res*, 422 (2): 267–276, 1987.

I. Fried, G. A. Ojemann, and E. E. Fetz. Language–related potentials specifi c to human language cortex. *Science*, 212 (4492): 353–356, 1981.

H. Fritz, R. Bauer, B. Walter, O. Schlonski, D. Hoyer, U. Zwiener, and K. Reinhart. Hypothermia related changes in electrocortical activity at stepwise increase of intracranial pressure in piglets. *Exp Toxicol Pathol*, 51 (2): 163–171, 1999.

C. Gaona, M. Sharma, Z. Freudenburg, J. Breshears, D. Bundy, J. Roland, D. Barbour, G. Schalk, and E. Leuthardt. Nonuniform high–gamma (60–500 Hz) power changes dissociate cognitive task and anatomy in human cortex. *J Neurosci*, 31 (6): 2091–2100, 2011.

A. Georgopoulos, A. Schwartz, and R. Kettner. Neuronal population coding of movement direction. *Science*, 233: 1416–1419, 1986.

B. Graimann, J. E. Huggins, A. Schlögl, S. P. Levine, and G. Pfurtscheller. Detection of movement–related desynchronization patterns in ongoing single–channel electrocorticogram. *IEEE Trans Neural Syst Rehabil Eng*, 11 (3): 276–281, 2003.

C. Guger, S. Daban, E. Sellers, C. Holzner, G. Krausz, R. Carabalona, F. Gramatica, and G. Edlinger. How many people are able to control a P300–based brain–computer interface (BCI)? *Neurosci Lett*, 462 (1): 94–98, 2009.

T. Hata, Y. Nishimura, T. Kita, A. Kawabata, and E. Itoh. Electrocorticogram in rats loaded with SART stress (repeated cold stress). *Jpn J Pharmacol*, 45 (3): 365–372, 1987.

B. J. He, J. M. Zempel, A. Z. Snyder, and M. E. Raichle. The temporal structures and functional significance of scale–free brain activity. *Neuron*, 66 (3): 353–369, 2010.

T. Hinterberger, G. Widman, T. Lal, J. Hill, M. Tangermann, W. Rosenstiel, B. Schölkopf, C. Elger, and N. Birbaumer. Voluntary brain regulation and communication with electrocorticogram signals. *Epilepsy Behav*, 13 (2): 300–306, 2008.

N. Hirai, S. Uchida, T. Maehara, Y. Okubo, and H. Shimizu. Enhanced gamma (30–150 Hz) frequency in the human medial temporal lobe. *Neuroscience*, 90 (4): 1149–1155, 1999.

L. R. Hochberg, M. D. Serruya, G. M. Friehs, J. A. Mukand, M. Saleh, A. H. Caplan, A. Branner, D. Chen, R. D. Penn, and J. P. Donoghue. Neuronal ensemble control of prosthetic devices by a human with tetraplegia. *Nature*, 442 (7099): 164–171, 2006.

J. Huggins, S. Levine, S. BeMent, R. Kushwaha, L. Schuh, E. Passaro, M. Rohde, D. Ross, K. Elisevich, and B. Smith. Detection of event–related potentials for development of a direct brain interface. *J Clin Neurophysiol*, 16 (5): 448–455, 1999.

H. Jokeit and S. Makeig. different event–related patterns of gamma–band power in brain waves of fast– and slow–reacting subjects. *Proc Natl Acad Sci USA*, 91 (14): 6339–6343, 1994.

F. Kasanetz, L. A. Riquelme, P. O'Donnell, and M. G. Murer. Turning off cortical ensembles stops striatal up states and elicits phase perturbations in cortical and striatal slow oscillations in rat in vivo. *J Physiol*, 577 (Pt 1): 97–113, 2006.

D. H. Kim, J. Viventi, J. J. Amsden, J. Xiao, L. Vigeland, Y. S. Kim, J. A. Blanco, B. Panilaitis, E. S. Frechette, D. Contreras, D. L. Kaplan, F. G. Omenetto, Y. Huang, K. C. Hwang, M. R. Zakin, B. Litt, and J. A. Rogers. Dissolvable films of silk fi broin for ultrathin conformal bio–integrated electronics. *Nat Mater*, 9 (6): 511–517, 2010.

J. Kim, J. Wilson, and J. Williams. A cortical recording platform utilizing μECoG electrode arrays. In *Engineering in Medicine and Biology Society, 2007. EMBS 2007. 29th Annual International Conference of the IEEE*, pp. 5353–5357. IEEE, 2007.

H. Kornhuber and L. Deecke. Hirnpotentialänderungen bei willkürbewegungen und passiven bewegungen des menschen: Bereitschaft spotential und reaff erente potentiale. *P fl ugers Arch*, 284: 1–17, 1965.

D. Krusienski, F. Cabestaing, D. McFarland, and J. Wolpaw. A comparison of classifi cation techniques for the P300 speller. *J Neural Eng*, 3 (4): 299–305, 2006.

J. Kubánek, K. J. Miller, J. G. Ojemann, J. R. Wolpaw, and G. Schalk. Decoding flexion of individual fi ngers using electrocorticographic signals in humans. *J Neural Eng*, 6 (6): 066001, 2009.

A. Kübler, B. Kotchoubey, T. Hinterberger, N. Ghanayim, J. Perelmouter, M. Schauer, C. Fritsch, E. Taub, and N. Birbaumer. The Thought Translation Device: a neurophysiological approach to communication in total motor paralysis. *Exp Brain Res*, 124 (2): 223 - 232, 1999.

A. Kübler, F. Nijboer, J. Mellinger, T. M. Vaughan, H. Pawelzik, G. Schalk, D. J. McFarland, N. Birbaumer, and J. R. Wolpaw. Patients with ALS can use sensori - motor rhythms to operate a brain - computer interface. *Neurology*, 64 (10): 1775 - 1777, 2005.

J. P. Lachaux, P. Fonlupt, P. Kahane, L. Minotti, D. Hoffmann, O. Bertrand, and M. Baciu. Relationship between task - related gamma oscillations and bold signal: new insights from combined fmri and intracranial eeg. *Hum Brain Mapp*, 28 (12): 1368 - 1375, 2007.

M. A. Lebedev, J. M. Carmena, J. E. O'Doherty, M. Zacksenhouse, C. S. Henriquez, J. C. Principe, and M. A. Nicolelis. Cortical ensemble adaptation to represent velocity of an artificial actuator controlled by a brainmachine interface. *J Neurosci*, 25 (19): 4681 - 4693, 2005.

A. Lenhardt, M. Kaper, and H. J. Ritter. An adaptive P300 - based online braincomputer interface. *IEEE Trans Neural Syst Rehabil Eng*, 16 (2): 121 - 130, 2008.

E. Leuthardt, K. Miller, N. Anderson, G. Schalk, J. Dowling, J. Miller, D. Moran, and J. Ojemann. Electrocorticographic frequency alteration mapping: a clinical technique for mapping the motor cortex. *Neurosurgery*, 60: 260 - 270; discussion 270 - 1, 2007.

E. Leuthardt, K. Miller, G. Schalk, R. Rao, and J. Ojemann. Electrocorticographybased brain computer interface — the Seattle experience. *IEEE Trans Neural Syst Rehabil Eng*, 14: 194 - 198, 2006a.

E. C. Leuthardt, G. Schalk, D. Moran, and J. G. Ojemann. The emerging world of motor neuroprosthetics: a neurosurgical perspective. *Neurosurgery*, 59 (1): 1 - 14, 2006b.

E. Leuthardt, G. Schalk, J. Wolpaw, J. Ojemann, and D. Moran. A brain - computer interface using electrocorticographic signals in humans. *J Neural Eng*, 1 (2): 63 - 71, 2004.

S. P. Levine, J. E. Huggins, S. L. BeMent, R. K. Kushwaha, L. A. Schuh, E. A. Passaro, M. M. Rohde, and D. A. Ross. Identifi cation of electrocorticogram patterns as the basis for a direct brain interface. *J Clin Neurophysiol*, 16: 439 - 447, 1999.

S. P. Levine, J. E. Huggins, S. L. BeMent, R. K. Kushwaha, L. A. Schuh, M. M. Rohde, E. A. Passaro, D. A. Ross, K. V. Elisevich, and B. J. Smith. A direct brain interface based on event - related potentials. *I EEE Trans Rehabil Eng*, 8 (2): 180 - 185, 2000.

G. E. Loeb, A. E. Walker, S. Uematsu, and B. W. Konigsmark. Histological reaction to various conductive and dielectric films chronically implanted in the subdural space. *J Biomed Mater Res*, 11 (2): 195 - 210, 1977.

J. Manning, J. Jacobs, I. Fried, and M. Kahana. Broadband shift s in local field potential power spectra are correlated with single - neuron spiking in humans. *J Neurosci*, 29 (43): 13613, 2009.

E. Margalit, J. Weiland, R. Clatterbuck, G. Fujii, M. Maia, M. Tameesh, G. Torres, S. D'Anna, S. Desai, D. Piyathaisere, A. Olivi, E. J. de Juan, and M. Humayun. Visual and electrical evoked response recorded from subdural electrodes implanted above the visual cortex in normal dogs under two methods of anesthesia. *J Neurosci Methods*, 123 (2): 129 - 137, 2003.

D. J. McFarland, D. J. Krusienski, W. A. Sarnacki, and J. R. Wolpaw. Emulation of computer mouse control with a noninvasive brain - computer interface. *J Neural Eng*, 5 (2): 101 - 110, 2008.

D. J. McFarland, G. W. Neat, and J. R. Wolpaw. An EEG - based method for graded cursor control. *Psychobiology*, 21: 77 - 81, 1993.

D. J. McFarland, W. A. Sarnacki, and J. R. Wolpaw. Electroencephalographic (EEG) control of three - dimensional movement. *J Neural Eng*, 7 (3): 036007, 2010.

C. Mehring, M. Nawrot, S. de Oliveira, E. Vaadia, A. Schulze - Bonhage, A. Aertsen, and T. Ball. Comparing information about arm movement direction in single channels of local and epicortical fi eld potentials from monkey and human motor cortex. *J Physiol (Paris)*, 98 (4 - 6): 498 - 506, 2004.

V. Menon, W. J. Freeman, B. A. Cutillo, J. E. Desmond, M. F. Ward, S. L. Bressler, K. D. Laxer, N. Barbaro, and A.

S. Gevins. Spatio-temporal correlations in human gamma band electrocorticograms. *Electroencephalogr Clin Neurophysiol*, 98(2): 89-102, 1996.

J. del R. Millán, F. Renkens, J. Mourino, and W. Gerstner. Noninvasive brainactuated control of a mobile robot by human EEG. *IEEE Trans Biomed Eng*, 51(6): 1026-1033, 2004.

K. Miller. Broadband spectral change: evidence for a macroscale correlate of population fi ring rate? *J Neurosci*, 30(19): 6477, 2010.

K. Miller, E. Leuthardt, G. Schalk, R. Rao, N. Anderson, D. Moran, J. Miller, and J. Ojemann. Spectral changes in cortical surface potentials during motor movement. *J Neurosci*, 27: 2424-2432, 2007a.

K. Miller, G. Schalk, E. Fetz, M. den Nijs, J. Ojemann, and R. Rao. Cortical activity during motor execution, motor imagery, and imagery-based online feedback. *Proc Natl Acad Sci USA*, 107(9): 4430, 2010.

K. Miller, L. Sorensen, J. Ojemann, and M. Den Nijs. Power-law scaling in the brain surface electric potential. *PLoS Comput Biol*, 5: e1000609, 2009a.

K. Miller, S. Zanos, E. Fetz, M. den Nijs, and J. Ojemann. Decoupling the cortical power spectrum reveals real-time representation of individual finger movements in humans. *J Neurosci*, 29(10): 3132, 2009b.

K. J. Miller, M. Dennijs, P. Shenoy, J. W. Miller, R. P. Rao, and J. G. Ojemann. Real-time functional brain mapping using electrocorticography. *Neuroimage*, 37(2): 504-507, 2007b.

K. J. Miller, D. Hermes, C. J. Honey, M. Sharma, R. P. Rao, M. den Nijs, E. E. Fetz, T. J. Sejnowski, A. O. Hebb, J. G. Ojemann, S. Makeig, E. C. Leuthardt, Dynamic modulation of local population activity by rhythm phase in human occipital cortex during a visual search task. *Front Hum Neurosci*, 29(4): 197, 2010.

H. Miranda, V. Gilja, C. Chestek, K. Shenoy, and T. Meng. HermesD: A highrate long-range wireless transmission system for simultaneous multichannel neural recording applications. *IEEE Trans Biomed Circ Syst*, 4(3): 181-191, 2010.

K. Müller and B. Blankertz. Toward noninvasive brain-computer interfaces. *IEEE Signal Processing Magazine*, 23(5): 126-128, 2006.

E. Niedermeyer and F. Lopes da Silva, Eds. *Electroencephalography. Basic Principles, Clinical Applications, and Related fields*. Baltimore: Williams & Wilkins, 1993.

J. Niessing, B. Ebisch, K. Schmidt, M. Niessing, W. Singer, and R. Galuske. Hemodynamic signals correlate tightly with synchronized gamma oscillations. *Science*, 309(5736): 948, 2005.

F. Nijboer, E. W. Sellers, J. Mellinger, M. A. Jordan, T. Matuz, A. Furdea, S. Halder, U. Mochty, D. J. Krusienski, T. M. Vaughan, J. R. Wolpaw, N. Birbaumer, and A. Kübler. A P300-based brain-computer interface for people with amyotrophic lateral sclerosis. *Clin Neurophysiol*, 119(8): 1909-1916, 2008.

G. A. Ojemann, I. Fried, and E. Lettich. Electrocorticographic (ECoG) correlates of language. i. Desynchronization in temporal language cortex during object naming. *Electroencephalogr Clin Neurophysiol*, 73(5): 453-463, 1989.

X. Pei, E. C. Leuthardt, C. M. Gaona, P. Brunner, J. R. Wolpaw, G. Schalk, Spatiotemporal Dynamics of ECoG Activity Related to Language Processing, *N euroImage*, 54(4): 2960-2972, 2011.

B. Peruche, H. Klaassens, and J. Krieglstein. Quantitative analysis of the electrocorticogram after forebrain ischemia in the rat. *Pharmacology*, 50(4): 229-237, 995.

G. Pfurtscheller and R. Cooper. Frequency dependence of the transmission of the EEG from cortex to scalp. *Electroencephalogr Clin Neurophysiol*, 38: 93-96, 1975.

G. Pfurtscheller, D. Flotzinger, and J. Kalcher. Brain-computer interface—a new communication device for handicapped persons. *J Microcomp App*, 16: 293-299, 1993.

G. Pfurtscheller, B. Graimann, J. E. Huggins, S. P. Levine, and L. A. Schuh. Spatiotemporal patterns of beta desynchronization and gamma synchronization in corticographic data during self-paced movement. *Clin Neurophysiol*, 114(7): 1226-1236, 2003.

G. Pfurtscheller, C. Guger, G. Müller, G. Krausz, and C. Neuper. Brain oscillations control hand orthosis in a tetraplegic. *Neurosci Lett*, 292(3): 211-214, 2000.

G. Pfurtscheller and C. Neuper. Simultaneous EEG 10 Hz desynchronization and 40 Hz synchronization during finger movements. *NeuroReport*, 3(12): 1057, 1992.

J. R. Pierce. *An Introduction to Information Theory: Symbols, Signals and Noise*. New York : Dover Publications, 2nd ed, 1980.

W. Pilcher and W. Rusyniak. Complications of epilepsy surgery. *Neurosurg Clin North Am*, 4 (2): 311–325, 1993.

T. Pistohl, T. Ball, A. Schulze–Bonhage, A. Aertsen, and C. Mehring. Prediction of arm movement trajectories from ECoG–recordings in humans. *J Neurosci Methods*, 167 (1): 105–114, 2008.

S. Ray, N. E. Crone, E. Niebur, P. J. Franaszczuk, and S. S. Hsiao. Neural correlates of high–gamma oscillations (60–200 Hz) in macaque local field potentials and their potential implications in electrocorticography. *J Neurosci*, 28 (45): 11526–11536, 2008.

M. M. Rohde, S. L. BeMent, J. E. Huggins, S. P. Levine, R. K. Kushwaha, and L. A. Schuh. Quality estimation of subdurally recorded, event–related potentials based on signal–to–noise ratio. *IEEE Trans Biomed Eng*, 49 (1): 31–40, 2002.

A. Rouse and D. Moran. Neural adaptation of epidural electrocorticographic (EECoG) signals during closed–loop brain computer interface (BCI) tasks. *31st Annual International Conference of the IEEE Engineering in Medicine and Biology Society*, Minneapolis, Minnesota, 5514–5517, 2009.

A. Royer, A. Doud, M. Rose, and B. He. EEG control of a virtual helicopter in 3–dimensional space using intelligent control strategies. *IEEE Trans Neural Syst Rehabil Eng*, 18 (6): 581–589, 2010.

B. Rubehn, C. Bosman, R. Oostenveld, P. Fries, and T. Stieglitz. A MEMSbased flexible multichannel ECoG–electrode array. *Journal of Neural Engineering*, 6 : 036003, 2009.

J. C. Sanchez, A. Gunduz, P. R. Carney, and J. C. Principe. Extraction and localization of mesoscopic motor control signals for human ECoG neuroprosthetics. *J Neurosci Methods*, 167 (1): 63–81, 2008.

G. Santhanam, S. I. Ryu, B. M. Yu, A. Afshar, and K. V. Shenoy. A high–performance brain–computer interface. *Nature*, 442 (7099): 195–198, 2006.

G. Schalk. *Towards a Clinically Practical Brain–Computer Interface*. PhD thesis, Rensselaer Polytechnic Institute, Troy, 2006.

G. Schalk. Brain–computer symbiosis iosis. *J Neural Eng*, 5 (1): 1–1, 2008.

G. Schalk. Can electrocorticography (ECoG) support robust and powerful brain–computer interfaces? *Front Neuroeng*, 3 : 9–9, 2010.

G. Schalk, J. Kubánek, K. J. Miller, N. R. Anderson, E. C. Leuthardt, J. G. Ojemann, D. Limbrick, D. Moran, L. A. Gerhardt, and J. R. Wolpaw. Decoding two–dimensional movement trajectories using electrocorticographic signals in humans. *J Neural Eng*, 4 (3): 264–275, 2007.

G. Schalk, E. C. Leuthardt, P. Brunner, J. G. Ojemann, L. A. Gerhardt, and J. R. Wolpaw. Real–time detection of event–related brain activity. *Neuroimage*, 43 (2): 245–249, 2008.

G. Schalk, D. McFarland, T. Hinterberger, N. Birbaumer, and J. Wolpaw. BCI2000 : a general–purpose brain–computer interface (BCI) system. *IEEE Trans Biomed Eng*, 51 : 1034–1043, 2004.

G. Schalk and J. Mellinger. *A Practical Guide to Brain–Computer Interfacing with BCI2000*. Springer, London, 2010.

G. Schalk, K. J. Miller, N. R. Anderson, J. A. Wilson, M. D. Smyth, J. G. Ojemann, D. W. Moran, J. R. Wolpaw, and E. C. Leuthardt. Twodimensional movement control using electrocorticographic signals in humans. *J Neural Eng*, 5 (1): 75–84, 2008.

M. Schürmann, T. Demiralp, E. Basar, and C. Basar Eroglu. Electroencephalogram alpha (8–15 Hz) responses to visual stimuli in cat cortex, thalamus, and hippocampus: a distributed alpha network? *Neurosci Lett*, 292 (3): 175–178, 2000.

E. W. Sellers, A. Kübler, and E. Donchin. Brain–computer interface research at the University of South Florida Cognitive Psychophysiology Laboratory: the P300 Speller. *IEEE Trans Neural Syst Rehabil Eng*, 14 (2): 221–224, 2006.

E. W. Sellers, T. M. Vaughan, and J. R. Wolpaw. A brain–computer interface for long–term independent home use. *Amyotroph Lateral Scler*, 11 (5): 449–455, 2010.

E. W. Sellers, T. M. Vaughan, and J. R. Wolpaw. A brain–computer interface for long–term independent home use. *Amyotroph Lateral Scler*, 11 (5): 449–455, 2010.

H. Serby, E. Yom–Tov, and G. F. Inbar. An improved P300–based braincomputer interface. *IEEE Trans Neural Syst Rehabil Eng*, 13 (1): 89–98, 2005.

M. Serruya, N. Hatsopoulos, L. Paninski, M. Fellows, and J. Donoghue. Instant neural control of a movement signal. *Nature*,

416 (6877): 141-142, 2002.

W. Shain, L. Spataro, J. Dilgen, K. Haverstick, S. Retterer, M. Isaacson, M. Saltzman, and J. Turner. Controlling cellular reactive responses around neural prosthetic devices using peripheral and local intervention strategies. *IEEE Trans Neural Syst Rehabil Eng*, 11: 186-188, 2003.

K. Shenoy, D. Meeker, S. Cao, S. Kureshi, B. Pesaran, C. Buneo, A. Batista, P. Mitra, J. Burdick, and R. Andersen. Neural prosthetic control signals from plan activity. *Neuroreport*, 14 (4): 591-596, 2003.

N. Shinozuka and P. W. Nathanielsz. Electrocortical activity in fetal sheep in the last seven days of gestation. *J Physiol*, 513 (Pt 1): 273-281, 1998.

A. Sinai, C. W. Bowers, C. M. Crainiceanu, D. Boatman, B. Gordon, R. P. Lesser, F. A. Lenz, and N. E. Crone. Electrocorticographic high gamma activity versus electrical cortical stimulation mapping of naming. *Brain*, 128 (Pt 7): 1556-1570, 2005.

M. W. Slutzky, L. R. Jordan, T. Krieg, M. Chen, D. J. Mogul, and L. E. Miller. Optimal spacing of surface electrode arrays for brain-machine interface applications. *J Neural Eng*, 7 (2): 26004, 2010.

R. J. Staba, C. L. Wilson, A. Bragin, I. Fried, and J. Engel. Quantitative analysis of high-frequency oscillations (80-500 Hz) recorded in human epileptic hippocampus and entorhinal cortex. *J Neurophysiol*, 88 (4): 1743-1752, 2002.

E. E. Sutter. The brain response interface: communication through visually guided electrical brain responses. *J Microcomput Appl*, 15: 31-45, 1992.

D. M. Taylor, S. I. Tillery, and A. B. Schwartz. Direct cortical control of 3D neuroprosthetic devices. *Science*, 296: 1829-1832, 2002.

C. Toro, C. Cox, G. Friehs, C. Ojakangas, R. Maxwell, J. R. Gates, R. J. Gumnit, and T. J. Ebner. 8-12 Hz rhythmic oscillations in human motor cortex during two-dimensional arm movements: evidence for representation of kinematic parameters. *Electroencephalogr Clin Neurophysiol*, 93 (5): 390-403, 1994.

M. van Steensel, D. Hermes, E. Aarnoutse, M. Bleichner, G. Schalk, P. van Rijen, F. Leijten, and N. Ramsey. Brain-computer interfacing based on cognitive control. *Ann Neurol*, 67 (6): 809-816, 2010.

T. M. Vaughan, D. J. McFarland, G. Schalk, W. A. Sarnacki, D. J. Krusienski, E. W. Sellers, and J. R. Wolpaw. The Wadsworth BCI research and development program: at home with BCI. *IEEE Trans Neural Syst Rehabil Eng*, 14 (2): 229-233, 2006.

M. Velliste, S. Perel, M. C. Spalding, A. S. Whitford, and A. B. Schwartz. Cortical control of a prosthetic arm for self-feeding. *Nature*, 453 (7198): 1098-1101, 2008.

W. G. Walter, R. Cooper, V. J. Aldridge, W. C. McCallum, and A. L. Winter. Contingent negative variation: An electric sign of sensorimotor association and expectancy in the human brain. *Nature*, 203: 380-384, 1964.

K. A. Waters, C. S. Beardsmore, J. Paquette, G. A. Turner, and I. R. Moss. Electrocorticographic activity during repeated vs continuous hypoxia in piglets. *Brain Res Bull*, 41 (3): 185-192, 1996.

J. Wilson, E. Felton, P. Garell, G. Schalk, and J. Williams. ECoG factors underlying multimodal control of a brain-computer interface. *IEEE Transactions Neural Syst Rehabil Eng*, 14: 246-250, 2006.

J. R. Wolpaw, N. Birbaumer, D. J. McFarland, G. Pfurtscheller, and T. M. Vaughan. Brain-computer interfaces for communication and control. *Electroencephalogr Clin Neurophysiol*, 113 (6): 767-791, 2002.

J. R. Wolpaw and D. J. McFarland. Multichannel EEG-based brain-computer communication. *Electroencephalogr Clin Neurophysiol*, 90 (6): 444-449, 1994.

J. R. Wolpaw and D. J. McFarland. Control of a two-dimensional movement signal by a noninvasive brain-computer interface in humans. *Proc Natl Acad Sci USA*, 101 (51): 17849-17854, 2004.

J. R. Wolpaw, D. J. McFarland, G. W. Neat, and C. A. Forneris. An EEG-based brain-computer interface for cursor control. *Electroencephalogr ClinNeurophysiol*, 78 (3): 252-259, 1991.

T. H. Wonnacott and R. Wonnacott. *Introductory Statistics*, 3rd ed. New York: John Wiley & Sons, 1977.

T. G. Yuen, W. F. Agnew, and L. A. Bullara. Tissue response to potential neuroprosthetic materials implanted subdurally. *Biomaterials*, 8 (2): 138-141, 1987.

第16章 利用在运动皮层记录信号的脑-机接口（BCI）

16.1 引　言

对脑-机接口（Brain-computer Interface，BCI）分类的一个有用的方法是通过它所采用的传感器的位置。传感器的类型和位置直接关系到所获得信号的种类，使能够保证或限制信号的保真度或质量。脑实质内 BCI（Intraparenchymal BCI，iBCI）是指那些从植入脑组织内（即实质，Parenchyma）的电极采集大脑信号的 BCI，通常是植入大脑皮层。这些也被称为侵入或皮层内 BCI（Penetrating or Intracortical BCI）。这些 BCI 区别于实质外的 BCI（Extraparenchymal BCI，eBCI），后者从位于脑组织外的电极（如那些放置在头皮或大脑表面的电极）采集信号。eBCIs 记录场电位（Field Potentials，FP），它是许多神经元和突触活动的复合结果（见本书第 3 章）。在头皮记录的电位称为脑电（Electroencephalography，EEG），而在大脑表面记录的电位称为皮层脑电（Electrocorticography，ECoG）。iBCI 的独一无二在于它们不仅可以记录场电位，而且也可以记录单个单元的活动（Single-unit Activity，SUA），即动作电位（又称为尖峰脉冲，Spikes），反映了单个神经元的输出。此外，如果一群神经元的锋电位（Spike）相结合，它们会产生所谓的多单元活动/复合活动（Multiunit Activity，MUA）。因此，在提供 BCI 控制时，除了局部场电位（Local Field Potential，LFP）的详细信息外，iBCI 可以利用神经系统中尖峰脉冲模式（Spiking pattern）的详细信息。iBCI 记录所需的类型决定了传感器的设计。为记录尖峰脉冲需要电极具有适当小的记录表面（Lempka 等，2006）。一个较大的实质电极可以记录更广泛的场电位（Field Potential，FP；有时被称为 iEEG；这样大的电极通常不记录明显的尖峰脉冲，即使电极位于脑组织）。

从皮层神经元记录的尖峰脉冲可以用作 BCI 输出信号的第一个证据来自 Eberhard Fetz 和其同事们的开拓性工作，他们在 20 世纪 60 年代后期和随后的几年中，发现猴子能学会使用单个神经元控制仪表指针以获得食物奖励（Fetz，1969；Fetz 和 Finocchio，1972）。这些开创性的研究提供了重要的初步证据：从运动皮层记录的信号可以用于实时控制物理系统，从而预示了闭环（Closed-loop）、多神经元控制的证明。转而，之后的工作重新燃起了对学习一个神经元单独能够提供多少控制的兴趣（Moritz 等，2008）。第二个里程碑是引入群编码的概念（Concept of population coding），运动皮层神经元群的功率提供平滑的控制信号（Humphrey 等，1970；Georgopoulos，1988）。

无论 BCI 记录 FP 或尖峰脉冲，它们需要处理（如滤波、放大等）记录到的信号并把这些信号解码为可用来控制设备的命令。因为 iBCI 使用利用这些信号的源（即在大脑内）采集信号，希望它们比 eBCI 能产生更好的设备控制：iBCI 将实现更复杂的控制（即更多的自由度）；能够控制多个身体部位（多个肢体）；更自然的使用。然而，同时，对 iBCI 传感器的独特要求以及它们记录的信号的性质产生了在几个方面不同于 eBCI 要求的挑战。在实现 iBCI 稳定、可靠的信号方面已经取得了很大的进步，其结果是令人鼓舞的。本章介绍了迄今研发的 iBCI 并讨论它们进一步发展涉及的问题、关于生物相容性、设计、可靠性和信号特性的问题。我们也建议读者参考本书的第 2 章和第 5 章。参考一些评论，包括这些问题的各个方面，比这里可能更全面（Hatsopoulos 和 Donoghue，2009；Waldert 等，2009；Andersen 等，2004；Donoghue，2008；Donoghue 等，2007；Nicolelis 和 Lebedev，2009；Ryu 和 Shenoy，2009；Schwartz，2004）。

16.2 皮层内脑-机接口系统（iBCI）的研发目标

因为 iBCI 采用植入大脑的传感器并记录相对小的神经元群的活动（Relatively small populations of neuron），iBCI 研究和研发的一些目标对于 iBCI 是独一无二。iBCI 研发的目标包括：

（1）证明从有限的神经元群记录的信号具有提供复杂控制的能力（如光标移动或肢体动作的控制）；
（2）建立 iBCI 可以恢复瘫痪患者的功能上有益的动作范围；
（3）确定 iBCI 优于 eBCI（其不需要传感器植入大脑）的优势和益处；
（4）研发能长期安全使用的 iBCI（如几年和几十年）；
（5）研发能可靠和稳定发挥作用许多年的 iBCI。

这些目标通过研究两类动物（主要是猴子和大鼠）以及对严重运动障碍患者的早期人类临床试验正得到解决。动物模型对研发和测试新的传感器设计（（包括设备与组织的互作用）以及解码算法（Decoding algorithms）是重要的，它们也有助于对神经元控制运动的新理解。

16.3 从小规模神经元群获得复杂控制

虽然 iBCI 能够记录 LFP 和尖峰脉冲，虽然利用 LFP 和尖峰脉冲的潜力目前正在探索，但迄今大部分的 iBCI 研究都强调利用尖峰脉冲的信息。该强调的一个重要前提是信号（即尖峰）反映了通常产生运动命令（如手和手臂运动）的单个神经元的活动，有可能提供比更全局的脑电或 ECoG 信号甚至 LFP 更好的控制。这一假设是：与大脑的实际命令信号源的耦合将使得控制自然地使用并立即可利用，即对注意力和学习的要求低。然而，同时，iBCI 可以从只有一个小样本的各种神经元记录信号，这些神经元致力于执行甚至是简单的有意动作。因此，iBCI 研发面临的主要挑战是确定从有限样本的神经元可能获得的控制量。如果发现使用小的神经元群确实限制控制，这种局限性有可能通过用户学习（即在这些神经元的活动中编码运动命令）和/或通过 iBCI 软件学习（即更好地解码这些神经元的活动）来克服。虽然这些问题的完整答案需要理解基本的皮层信息处理/加工和神经编码，已经发现经验性的解决方案，即使没有充分理解复杂的基本机制，其中一些将在本章中描述。

16.4 对瘫痪患者功能恢复有用的动作

所有 BCI 的一个主要目标是使不能动的人恢复有用的动作，因为他们产生运动的神经肌肉通路存在缺陷。这个目标用户群不仅包括完全不能移动的人（即罕见的完全闭锁综合症（Totally Locked-in Syndrome），可能发生在 ALS 晚期），也包括那些由于中风或受伤瘫痪，或因截肢导致运动控制受到巨大损伤的患者。从若干几乎完全瘫痪的患者（如由于高位脊髓损伤或中风）参与试点的 iBCI 试验得到的初步数据发现，运动皮层区手臂区的尖峰脉冲模式（Spiking patterns）可以提供有用的命令，甚至损伤几年后也可以（Hochberg 等，2006；Kim 等，2008；Truccolo 等，2008；Simeral 等，2011）。四肢瘫痪的人已提供了能够通过计算机接口进行打字和通信、控制机械手再现手臂动作，以及操作其他潜在的有用技术的简单演示。目前，iBCI 是唯一展示了四肢瘫痪的人能够实现连续控制计算机光标或其他设备的 BCI 系统（Hochberg 等，2006）。

这些结果证明了一个思想：几种原因（如脊髓损伤、脑卒中、或 ALS）之一导致长期四肢瘫痪的人可以使用 iBCI。更广泛的动物研究已证明 iBCI 能够利用解码的神经活动对计算机光标进行二维和三维控制、操控机械手自动送料、在神经传导受阻时通过脑激活的电刺激器移动肌肉（Serruya 等，2002；Taylor 等，2002；Moritz 等，2008；Velliste 等，2008）。其他的研究也表明，通过使用来学习可以增强控制（Ganguly 和 Carmena，2009）。最重要的是，这些研究表明，即使对长期瘫痪的人，小规模的神经元群也能够提供丰富的信号源。

16.5　皮层内脑–机接口与皮层外脑-机接口相比的可能优势

目前，为了证明 iBCI 的传感器植入大脑所需的外科手术是合理的，还有待确定其需要什么级别的功能。如前所述，事实上，iBCI 是获取反映单个神经元活动的信号的唯一方式，这些信号通常提供运动命令，这表明 iBCI 应该能够提供实质上更复杂的、更直观的、更快速的控制输出设备。虽然由于传感器、信号处理、输出、操作协议和评价方法的不同，很难直接比较当前 iBCI 和 eBCI 系统研究的结果，但是更实质性的和更有意义的比较和价值判断在未来几年应该成为可能。目前，对任何优越性宣传必须保持怀疑态度。

iBCI 和 eBCI 两者似乎都有可能催生新型的设备，每一种有可能以各种不同的方式帮助那些残疾人，但它们各有局限性。从所有这些系统获得的知识，将推动我们理解健康和疾病的神经功能，可能会对科学和医学做出许多其他重要的和意外的贡献。例如用于心脏疾病的植入式刺激器的进展对恢复听力的电子耳蜗的研发做出了贡献；反过来，植入耳蜗促进了对健康和疾病中听觉功能的理解。以类似的方式，iBCI 研发可能催生广泛的新设备，采用闭环植入式系统，这些设备可以利用独特的细胞水平的信号，以阐明人类疾病或减轻疾病，如癫痫（见第 22 章）。

16.5.1　安全性

皮层内 BCI 需要在外科手术过程中把传感器植入皮层内。这一植入手术的要求把 iBCI 定义为侵入性方法。通常，手术放置设备的两个主要风险是感染和组织损伤，可能会导致长期的功能性丧失。尽管有这些风险，但各种脑和非脑组织的植入技术已经实现了安全（如心脏起搏器、人工耳蜗植入术、脑深部电刺激），并且成千上万患有疾病或残疾的人现在广泛使用这些设备。

当然，BCI 传感器的侵入性不是 iBCI 独有的：ECoG 方法（见第 15 章）也是侵入性的，因为它们需要手术植入电极阵列。目前使用的 ECoG 电极阵列仅可以放置少于 30 天（由 FDA 规则），需要大量的手术（即大量的皮肤切口和开颅术），并需记录潜在的严重不良事件（Wong 等，2009）。较小的 ECoG 网格开发旨在减少这些问题，同时在记录目标区域保留选择性。虽然 ECoG 方法需要手术，但是电极不进入大脑，而是放置在大脑的表面。相比之下，iBCI 所用的电极植入脑组织，这些 iBCI 电极很小（直径 <100μm）。虽然有人会认为把电极植入大脑有额外的风险，但是在某种程度上有限的人体试验至今没有提供任何证据证明从这些植入电极导致严重不良事件的风险（Hochberg 等，2006；Kennedy 等，2000）。

虽然很少有公开发表的数据是关于在人类大脑长期植入电极的手术风险（即评论脑深部刺激风险，Clausen 2010），但是当前版本的 iBCI 具有经皮的连接（即电线或电缆穿过皮肤连接外部硬件），有引入感染的风险。为此，iBCI 的长期安全性（尤其是感染的安全性）需要完全的植入和无线的传感器。这类设备需要精密的电子学用于信号处理，其长期的人类应用是前所未有的（Boviatsis 等，2010）。现代技术的发展（如微型高带宽的处理器、信号传输及供电方式）以及最初的动物和人类的数据提供了令人鼓舞的结果，表明最终研发的 iBCI 满足这些目标（Song 等，2009）。同时，为实现和验证完全植入式的、无线的、适合人类长期使用多年的 iBCI，仍有大量的工作要做。

16.5.2 可靠性

除了安全，实用的 iBCI 还必须提供可靠和稳定的长期运行。如果需要进一步手术去除或替换非功能性的设备，那么缺乏可靠性和稳定性可能会引入另一层次的 iBCI 风险。因此，iBCI 能够多年连续记录大脑信号，并能够可靠地解码成有用的输出，这是必不可少的。信号的变化，无论是技术或生物的来源，必须最小化，并且一定没有显著地影响 iBCI 的性能。虽然迄今动物和人类的结果通常是令人鼓舞的（Suner 等，2005；simeral 等，2011），并表明植入的微电极能够可靠地运行多年，不过，很显然，仍然有许多工作要做以便充分地解决关键问题，包括技术的（如长期密封和机械强度）和生物的（如组织反应的影响）工作。这些技术进步将有助于实现适合于终身使用的 iBCI。

16.6 皮层内脑–机接口可利用的信号和记录它们的传感器

16.6.1 皮层内脑–机接口的关键特征

像所有的 BCI，iBCI 有三要素：记录大脑信号的传感器（见本书第 5 章和第 6 章），把大脑信号解码成命令的信号处理方法（即特征提取和转换）（见第 7 和第 8 章），实现命令的应用设备（见第 11 章）。iBCI 和 BCI 之间最显著的差异在于传感器。eBCI 使用位于大脑外的传感器（如在头皮上采集脑电或者在皮层表面采集 ECoG），而 iBCI 使用植入大脑的传感器（通常植入大脑皮层）。结果，iBCI 可以记录两类信号：单个神经元的动作电位（尖锋脉冲）和场电位（FP）。相反，eBCI 只记录 FP。iBCI 传感器可以从细胞外空间同时记录场电位（FP）和动作电位。由于通过许多神经元的躯体树突状膜电流磁通，场电位由 0~0.2kHz 的电位组成。与此相反，尖峰脉冲（Spike）是短暂的（~1ms）或全无反应的频率较高的脉冲的（~1kHz），产生于单个神经元的轴突小丘（图 16.1 和图 16.2）。尖峰脉冲是神经元输出的测度，是神经元的神经信息承载结果，它经常经过长距离传递到大脑的其他区域（需要注意的是，iBCI 记录的神经元尖峰脉冲不应与癫痫发作相联系的脑电或皮层脑电中出现的尖峰脉冲相混淆。后者的尖峰反映了许多神经元的同步活动）。

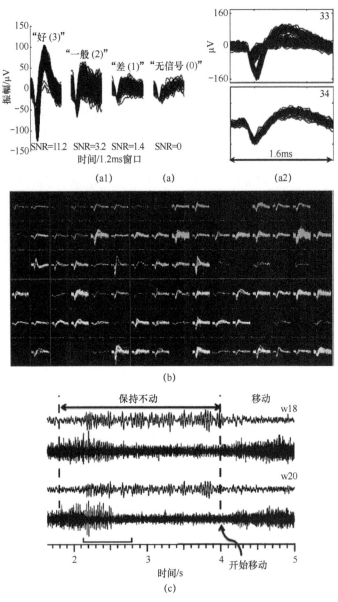

图 16.1 运动皮层的动作电位（尖峰）

注：(a) 通过长期植入的硅平台多电极阵列记录初级运动皮层单个神经元的尖峰脉冲。(贝莱德微系统，盐湖城，犹他州)。(a1) 来自猴子的波形（Suner 等，1999）。(a2) 来自人类的波形（Hochber 等，2006）。图 (a1) 显示了从这些阵列检测到的不同质量的尖峰脉冲信号（从高到低）。图 (a2)（顶部曲线）显示了在同一电极同时记录的两个尖峰脉冲，这里可以看到两个神经元之间尖峰脉冲形状以及幅度之间的差异。(b) 在猴子的初级运动皮层植入电极后 23 个月，从 96 个微电极的硅平台阵列的每个电极同时记录的信号（Donoghu 实验室，未发表的数据）。每个方格是单个电极（通道）的信号。各种形状和幅度的尖峰脉冲可见于许多通道，呈现了大约 150 个信号。96 个通道中有 9 个无明显曲线的通道，可能由于电极不接近神经元而缺乏信号，是含有噪声的信号，或无功能性连接。(c) 两种类型的电位（尖峰和局部场电位 (LFP)）可从实质内微丝获取（Donoghue 等，1999）。每对曲线显示从相同通道导出的猴子的初级运动皮层的微丝记录。低通滤波（0.3~100 Hz）每一对的顶部曲线可以表明 LFP 信号，而底部的曲线显示同一信号的高通滤波（300~7.5 kHz），以表明多单元/复合活动（MUA）。这里，猴子在提示移动手腕（即"去"）之前，在两根垂直的虚线之间一动不动。注意 MUA 与 LFP 没有任何可预测的相关性，即尖峰脉冲期间要么发生 LFP 振荡，要么不发生 LFP 振荡，这表明它们是独立的信息通道。

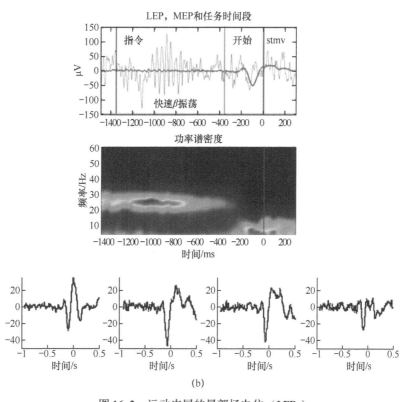

图 16.2 运动皮层的局部场电位（LFPs）

注：（a）上部是原始的信号（蓝色，0.3~100Hz 滤波）以及猴子初级运动皮层（MI）多电极阵列一个通道的多个单次试验平均的 LFP 信号（红色），表明在移动的提示之前运动前 β 频段（20~30Hz）活动，以及刚好在运动开始前（时刻 0，红色垂直线）的运动事件相关电位。（a）底部是相同 LFP 数据的频谱图，显示了在运动前延迟期突出的 β 波活动以及在手臂运动开始时刻较低频率的活动。彩色编码显示相对功率（红色 = 高，蓝色 = 低）（Truccolo 和 Donoghue，未发表数据）。（b）曲线显示低频的事件相关电位（滤波：0.3~10Hz）手臂运动开始时刻（时间 = 0）前后，当猴子在水平面上到达四个正交位置中每一个位置的目标（见图 16.3（b））。电位形式上的差异反映了在该低频 LFP 的定向调制

16.6.2 皮层内脑-机接口记录的信号

iBCI 传感器可以记录三种主要类型的信号：

（1）动作电位（Action potential；又称尖锋脉冲、单个神经元活动或单个单元活动（Single-unit Activity，SUA）；

（2）多个单元活动/复合活动（Multiunit Activity，MUA）；

（3）局部场电位（Local Field Potential，LFP）。

1）动作电位（尖锋脉冲）

神经元放电（Neuronal spiking）作为一种 iBCI 信号源很有意义，因为它很可能是一个丰富的信息源。通常认为尖锋放电是长距离、大容量通信主要的信息输出，因为所有的神经元能够放电并且是神经系统中占优的编码形式（Shadlen 和 Newsome，1998）。尖锋放电率（特定的时间期间或相关的数学函数的尖峰数目）通常被认为表示了神经的输出信息，尽管额外的信息可能在尖锋序列（Spike trains）的高阶统计量中得到，如它们的相对时序（如同步编码（Singer，1999）。

即使是单个神经元的尖锋放电，获取的运动信息量也是令人印象深刻的；它包括关于未来运动和运动参数（Movements and movement parameter）的信息，也包括未来运动序列与目标的高阶信息。手的速度、位置、力量、目标和其他变量（Hand velocity, position, forces, goals, and other variables）都可以从运动皮层单个神经元中收集到，允许从身强力壮的猴子的神经元群准确地重建正在进行的手的轨迹（Ongoing hand trajectories）（Scott, 2008；Kalaska等，1997；Georgopoulos, 1988）（见第 2 章）。更高层次的信息，如即将到来的手部动作的目标和规划，以及肢体运动（Limb kinematics），也可以从连接初级运动皮层（图 16.3（a）的M1）的顶叶和额叶区（Parietal and frontal areas）的尖锋解码得到（Achtman 等，2007；Pesaran 等，2006；Scherberger 和 Andersen，2007）（见第 17 章）。

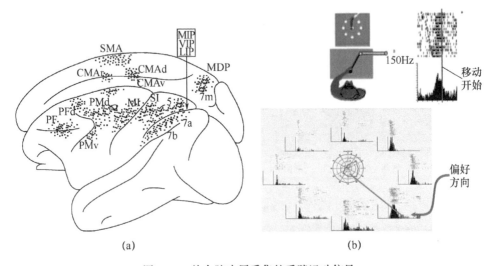

图 16.3 从大脑皮层采集的手臂运动信号

注：(a) 在行为表现完整无缺的猴子大脑额叶和顶叶区域中发现了与手臂动作有关的尖锋活动。(加点的区域) 点画指示每个皮层区的点（如 M1, PM），在这些区域记录了单个神经元的活动，活动由运动的运动学调制（Modulate with movement kinematics）（以及对某些脑区，由力量（forces）、目标（goals）、规划（plans）以及其他特征调制）（Kalaska 和 Crammond, 1992）（见第 2 章）。每个脑区是 BCI 控制信号的一个潜在来源。(b) 在到达期间（During reaching）猴子 M1 区运动相关神经元尖锋放电活动（Movement-related spiking activity）。(左上部）猴子执行"中心出"到达到任务（Performing a "center out" reaching task）的一个示意图（Cartoon）；运动目标（所有可能的目标：白色；当前目标：红色）呈现在一个垂直展示的显示器上。猴子通过手臂运动从中心保持区（Center hold zone）到达实验者选择的一个目标，把光标移到选定的目标。(右上部) 栅格图和摘要直方图显示，这个 M1 神经元在运动前约 150ms 尖锋发放率增加并与运动相关。每个栅格线是一次试验；这些试验对准于运动的开始（Trials are aligned on the start of movement）（竖线在 0 处，每一个时间刻度是 100 ms，Y 轴是尖峰/s）。(下方) 一个 M1 神经元的定向（方向）调制。每个栅格图和摘要直方图显示了移动到八个目标之一的期间一个神经元的发放率（如上面的图（b）所示）。注意，对于向下和向右（即它的优选方向：Its preferred direction）运动，这个神经元最活跃，当运动偏离这个方向，它的活动减少。尖峰脉冲数目与运动方向的平滑相关性（Smooth correlation）可由一个余弦函数很好地拟合出来，它可以作为一个模型由发放率预测运动的方向（第 2 章）。定向调制的神经元群（Populations of directionally tuned neurons）提供对实际运动方向的一个可靠估计，这可以作为 iBCI 的一控制信号。(Donoghue 实验室未发表的数据)

尖峰的离散性，再加上需要区分不同神经元产生的尖峰（称为尖锋分类或排序），这些需要不同于用于 FP 的处理，FP 是连续的较低频率的信号。正如第 7 章描述的，尖锋放电数据可以按离散时间序列来处理，可利用分析离散时间序列的方法库。同时，尖锋记录对传感器有特殊的要求。它们必须非常小,它们长期处于不友好(即温暖和离子)的环境中,必须保持完好和运转正常(起作用),它们不能产生感染,它们必须保持接近神经元产生的尖峰,它们不能杀死神经元或诱导疤痕(即神经胶质增生),这些会降低或阻止尖锋记录(见第5章)。而这些严格的要求对于EEG电极(其主要的不良问题可能会刺激皮肤)来说是不需要的,ECoG传感器可能会引起一些iBCI植入的传感器遇到的不良组织反应。此外,由于尖锋记录需要比FP记录更高的采样率,iBCI的数字化和电源需求是巨大的。这个高功率要求增加了实现长期使用所需要的完全植入式系统的的挑战。然而,小型电子设备的快速发展正迅速减少这个问题的意义(见第5章)。

虽然单个神经元可以提供大量的信息,但是许多神经元的群(或总体)可以提供更多的信息并具有更高的保真度(即具有更高的信噪比)(Georgopoulos等,1986;Maynard,1999)。神经群可以提供对持续的肢体动作(Ongoing limb actions)非常准确的预测,如在到达期间手的轨迹(图16.3(b))。神经元群提供的这种集体的信息编码通常称为群或集体编码。正是这种编码,有潜力为iBCI提供实时估计有意(预期)的运动。

2)多单元活动/复合活动

从不同神经元细胞外记录的神经元尖峰电位,通常在形状和幅度上不同于从另一个神经元记录的(图16.1)。可移动微电极主要用于短期的实验室设置,它可以调整以集中于一个特定的神经元,从而最大限度地提高信噪比并增加评估神经元特性的确定性。然而,大多数iBCI使用位置相对固定的微电极,它们记录的峰值电位往往小,多个神经元的峰值电位可以混合(图16.1(a))。因此,分离不同神经元的尖峰电位往往是困难的。因此,常采用先进的软件提取尖峰波形特定的特征,并用它们来区分不同神经元的尖峰电位。这称为尖锋电位分类(见本书第7章)。然而,低幅度且噪声严重的记录用这种方法可能很难处理,无论是手动或自动化软件。

另外,神经元的尖锋电位可以视为多单元活动(Multiunit Activity,MUA),没有分类成单个神经元(图16.1(c))。虽然神经元的复杂混合物构成了MUA,这种混合物对神经信息编码的基础科学研究没有多大作用,但似乎有效的iBCI操作不需要仔细的尖锋分类,而对于刻画(描述)神经信息加工仔细的分类是必需的(Cunningham等,2009;Wood等,2004)。因此,对于iBCI,MUA可能是一个有效的信号,在保留出现在尖锋脉冲信号中的独特信息时,它不容易受到信号非平稳性的影响。

3)局部场电位

场电位(Field Potential,FP)信号可以反映非常局部或广泛分布的电位变化。虽然FPs的真正来源是复杂的,但它常常近便地认为它们反映了神经元的输入(即突触电流)(Nunez,1996)(见第3章)。由脑组织内小的传感器记录的FP,如iBCI使用的微电极,是局部场电位(LFP),即它们是高度局部化的FP。电极放置在神经组织内的一个明显优势是它们能同时记录LFP和尖峰电位(图16.1(c))。虽然LFP信号是许多源活动的复杂混合物(Bullock,1997),但它们捕捉源于接近微电极的局部电场变化。在一般情况下,期望具有较小记录表面的电极比具有较大记录表面的电极对附近的活动相对更敏感。FP包含节律性活动(感觉运动节律,见13章)和与特定中枢或外周事件相关的电位(事件相关电位,见第12章)(Colebatch,2007)(图16.2)。

人们普遍认为,从包括人类在内的灵长类动物的初级感觉皮层记录的所有类型的FP中,有三个主要的频段很明显:低频(小于8Hz)频段,可以包含不同的运动或事件相关电位

(Distinct movement- or event- related potential ERP)；中频（8~30 Hz）频段，包含 μ 和 β 节律活动（见第 13 章）；以及高频（大于 30Hz）的 γ 频段（见第 15 章）。μ、β 和 γ 节律统称为感觉运动节律。Waldert 等（2009）和 Zhuang 等（2010）对这些信号做了很好的比较。虽然这些频段之间确切的关系（和它们之内其他频段）是被重新密集调查的区，低频段与突触输入最相关，高频波段与尖峰最相关，中频带似乎与注意或其他更全局的信号相关（Belitski 等，2008）。

已经证明初级感觉运动皮层之内或之上记录的 μ 和 β 节律的变化与运动和运动想象相关联（Shoham 等，2001）。作为 BCI 的控制信号它们引起了人们极大的兴趣（见第 13 章），特别是因为它们即使是在瘫痪患者的大脑里也仍然存在，而且仍然能够为有意的运动所调制（Hochberg 等，2006）（图 16.4）。作为可能独立的或有关联的控制信号用于 iBCI，所有的 LFP 频段已经产生了兴趣（Rickert 等，2005；Waldert 等，2009；Zhuang 等，2010）。因此，iBCI 传感器具有丰富的控制信号（Rich source of control signal），可以视为信息通道，它除了尖峰电位，还包括几个 LFP 频段。

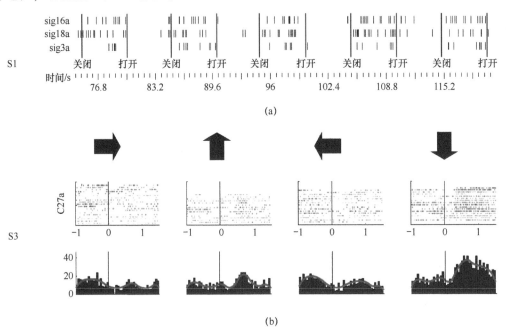

图 16.4　利用长期植入的多电极阵列记录四肢瘫痪患者在想象的上肢运动期间 M1 皮层手臂和手的神经活动

注：(a) 在连续的口头要求想象打开或关闭手期间（S1，脊髓损伤）从 3 个 M1 神经元记录的尖峰脉冲栅格图。注意每个神经元的尖峰放电与关闭手的意图之间有清晰的相关性（Hochberg 等，2006）。(b) 脑干中风后四肢瘫痪患者（S3）M1 神经元的定向调制（方向调制）。在重复的单次试验期间，要求参与者想象由箭头指示的向右、向上、向左、向下的手臂动作，栅格显示了发放率（Firing）。直方图显示每个方向试验（Trials）总计的活动（发放率单位为 Hz；时间单位为 s；0 为口头要求时刻；红线为平滑率）。注意：定向调制（Directional tuning）于想象的手臂到达（Imagined arm reaches），该到达类似于身强力壮的猴子使其到达运动（Making reaching movements）的活动（与图 16.3 比较）（也见第 2 章）。

尽管传统上认为 FP 只包含低频（即从低的直流频率到高达约 100Hz 的频率），ECoG 能在更高频率记录信号（如 500 Hz（Gaona C、等，2011））（第 15 章）。包含高频率的 FP 记录，除了 FP 外（传统上认为记录了该信号），也可能包括一些神经元尖峰电位。（已发表的报道常常疏于描述 FP 的带宽和处理，这些可能对 BCI 的性能有重大的影响）。BCI 研究已经作出了一些努力来提高我们对神经元尖峰电位和 FPs 之间关系的理解，这可以进一步促进我们理解信息是如何在大脑中处理的（Zhuang 等，2010；Moran 和 Bar-Gad，2010）。根据所采用的传感器，FP 信号可能反映非常局部或广泛分布的电位变化，可以包括尖峰活动，尤其是当尖峰脉冲高度同步时。

16.7 皮层内脑 – 机接口传感器的类型

采用各种电极类型进行脑实质内的记录。如图 16.5 所示，其中包括：
(1) 多电极阵列（Multielectrode Arrays，MEA）（也叫平台阵列或犹他阵列）；
(2) 多位点电极（又称柄电极或密歇根电极）；
(3) 微丝（线）阵列；
(4) 锥形电极（也称为神经营养电极）。

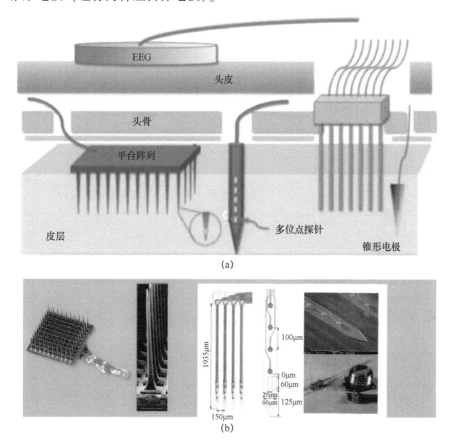

图 16.5　用于长期的神经元（尖峰电位）和局部场电位（LFP）记录的各种 iBCI 传感器

注：在（a）左边为平台阵列，有多个电极从平顶的上层结构伸出，该结构搁在软蛛网膜上，每个电极具有锋利的尖端和绝缘（除了记录面）（Donoghue，2008）。在（b）左边是一个具有 100 个微电极的阵列，其平台 4mm×4mm，电极 1.0mm。右边是扫描电子显微照片放大的一排微电极，说明它们的几何结构（Blackrock 微系统）。显示于（a）中间和（b）右边的多个位置探针，它扁平的柄上有多个暴露的侧端口，允许沿其长度在多个位置记录（市售可从 neuronexus, Ann Arbor, MI）。显示在（a）右边的微丝是典型的实验室制备的阵列，有细的线（≈50μm）并且仅两端暴露，通常固定于颅骨。在（a）右下锥形电极由 1~4 个微丝封装在一个玻璃吸管尖端里，该尖端含有生长因子。神经细胞的突起（轴突）成为锥形，然后可以由微丝检测尖峰电位。这种传感器基本上集成到了皮层里。（Kipke，2004；Vetter 等，2004）

对于每一种类型的记录传感器，必须满足几个基本的但具有挑战性的准则，以便长时间地从神经元群成功地记录。第一，植入的设备必须是安全的；第二，它必须可靠地运行，在理想的情况下可运行几十年；第三，希望包含更多的记录点，因为可以预期（虽然还没有完全验证），更大的神经元群会产生更好的 iBCI 性能；第四，必须以一种几何形状来排布记录位置，以便在插入过程中以及在传感器后续留在组织中最大限度地减少组织损伤。更麻烦的是，第三和第四标准涉及权衡：较大数量的记录位置给予增加的益处（它们提供冗余），以免随着时间的推移记录的神经元数量下降，而太多的电极会产生大量的组织损伤，这些竞争因素之间的理想平衡尚不知道。

为 iBCI 开发的电极在材料和形式上差别很大，这些在第 5 章中有详细讨论，这里简要说明。目前，围绕各种传感器的相对优缺点，有相当多的争议，对实现长期、可靠记录的能力有很强的要求。尽管有强有力的证据表明电极插入引起组织反应和损伤（Shain 等，2003；Szarowski 等，2003）（见第 5 章），但长期的神经记录显然还是有可能的。同时，没有任何 BCI 传感器被证明在大量的研究中提供可靠的长期记录。

16.7.1 多电极阵列（或平台阵列或犹他阵列）

多电极阵列（MEA）（也称为平台阵列或犹他阵列）具有多个微电极，它们从一个扁平的上部结构伸出，该上部结构嵌在蛛网膜上（即硬膜下）。每个电极具有锋利的尖端，除了记录表面外，都是绝缘的。例如从 BlackRock 微系统（美国，盐湖城）市场上可买到的阵列具有一个 4mm×4mm 扁平的平台，从其上伸出 100 个金属或硅材料的 1.5mm 长的微电极。平台坐靠于（即浮在）皮层表面（图 16.5（a）和 16.5（b））（Donoghue，2008）。这种设计称为犹他阵列，它最初是由犹他大学 Richard Normann 和他的研究小组研发（Campbell 等，1991），并通过 Normann 和 John Donoghue 实验室的协同努力进一步发展成适合 iBCI 的长期植入式装置（Maynard 等，1999）（从控制论神经技术系统获得支持）。阵列中的电极通过定制气动驱动的插件穿过蛛网膜和软脑膜快速插入（Rousche 和 Normann，1992）。作为脑门（BrainGate）神经接口系统，该阵列目前正在评估（局限于调查研究使用）长期用于四肢瘫痪的人，处于研究的设备（FDA IDE）免检（Hochberg 等，2006）（见第 21 章）。在其他 MEA 平台，金属微电极被固定于各种材料的平台上（Fofonoff 等，2004；Musallam 等，2007）用于动物身上进行临床前的 iBCI 研究和其他用途。

迄今设计的 MEA 平台有缺点，即在每个探针的尖端只有一个记录位置。因此，神经元的记录依赖于随机的机会，插入后尖端的最终位置接近于神经元的胞体或树突（即在≤～100μm 之内（Buzsaki，2004）。由于一旦插入阵列，它就固定在适当的位置，就没有进一步的机会通过移动电极提高记录。幸运的是，高堆积密度的皮质神经元使得尖端足够接近于神经元，并且任何尖端在几十个神经元的记录距离之内非常有可能（Gold 等，2006）。使用具有许多电极的阵列（通常现在是约 100）意味着有可能记录相当数量的神经元。特别是在运动皮层，更深的神经元其大的顶树突产生较大的场；因此，检测这些神经元会有偏差，可以在比小神经元相对较长的距离记录它们。这种几何结构加强了可以在很长一段时间内记录感兴趣神经元的可能性。此外，在无基粒皮层，包括运动皮层，中间深度包括深层 III 和 V 层的最大锥体神经元（见第 2 章），很容易遇到运动相关的活动（图 16.3）；该区位于约 1～1.5 mm 深度（Meyer 等，1996）。（对于猴子，在～1.5 mm 的深度也遇到许多锥体束神经元（Humphrey 和 Corrie，1978）。

对人类进行长期的多电极记录，目前尚不清楚其真正的潜力。然而，令人鼓舞的是，参与了作者实验室研究的人有一个植入的阵列,到目前为止,该阵列已经提供了超过五年的功能记录。

16.7.2 多位点电极(又称柄电极或密歇根电极)

多位点电极(又称柄电极或密歇根电极)具有扁平的柄,有多个(8~16)记录位点,沿单个扁窄叶片的长度上分布。这类电极最突出的例子是由密歇根大学 Daryl Kipke 和他的小组从硅衬底开发的电极,因此被称为密歇根电极(Kipke,2004)。这些电极可以从 Neuronexus(密歇根,美国)市售获得(Kipke 等,2004;Vetter 等,2004)。当柄部插入皮层,多个记录位点可以提供多个皮层水平的记录。也可能把多个柄电极结合为平行电极的二维组,从而提供大量水平以及垂直地穿过皮层区分布的记录点(Kipke,2004)。柄电极已被用于与 iBCI 相关的动物研究(Marzullo 等,2006;Parikh 等,2009),但它们尚未被应用于人类研究。其他的柄电极用陶瓷制作(Moxon 等,2004)。

16.7.3 微丝(线)阵列

微丝(线)阵列是多电极设计的第三种主要形式。这些阵列通常是实验室制备的阵列,具有细的硬丝(~50μm 直径),只有两端暴露;它们通常固定于颅骨(Kralik 等,2001;Schwartz,2004;Donoghue,2008)。微丝阵列可以在实验室廉价地制作,这使它们对许多研究应用有价值。虽然因实验室不同而有很大的多样性,但用于皮层记录的微丝阵列通常由一组直径均匀、薄的(10~70μm 直径)、以任意数目的有规则模式粘在一起的绝缘的金属线组成(如通常有 8 个或更多)。金属丝的尖端,它可能是钝或锥形的,被暴露并提供记录表面。通过各种各样的方法插入到大脑皮层中,特别是每个实验室有所不同。它们已成功地用于对啮齿动物和猴子长期的 iBCI 研究(Porada 等,2000),记录至少一年(Nicolelis 等,1997),并用于记录长达七年(Kruger 等,2010)。在一个案例中(Patil 等,2004),微丝束通过一个套管插入,它们用于与敏感的 iBCI 相关的人类研究,该研究从基底神经节记录。总的来说,微丝阵列的长期性能喜忧参半,常见的报告显示,相当部分的微丝,其信号质量随时间下降。然而,微丝已经和正在用于几个实验室中对猴子大脑皮层的长期记录(Kruger 等,2010;Nicolelis 等,2003;Donoghue 等,1998;Taylor 等,2002;Ganguly 和 Carmena,2009)。

16.7.4 锥形电极(或神经营养电极)

锥形电极(也称为神经营养电极)是用于大脑中第四种主要类型的电极。Kennedy 和他的同事开发了这种有趣的改进的微丝设计,其 1 至 4 个微丝裸露端被安置在一个玻璃短锥里,该锥含有多种神经营养(生长)因子(Kennedy,1989;Kennedy 等,1992)。由于组织的一部分响应锥形电极的插入,并响应于生长因子,神经炎常常发展成锥体,这使得它们靠近丝线的记录表面,可以检测它们的尖峰。这种传感器基本上集成到皮层里,可以提供长期记录(Kennedy,1989)。锥体把导线固定在大脑中,使它随大脑而移动(Kennedy,1989;Kennedy 等,1992)。这似乎减少了大脑微小的移动引起的记录干扰。

16.8 皮层内脑-机接口研究

16.8.1 选择要植入的皮层区

许多在猴子上测试的 iBCI 已用于与手臂运动相关的神经元,利用从初级运动皮层区

（MI）的手臂区、运动前区和顶叶到达区记录的信号（Serruya 等，2002；Taylor 等，2002；Carmena 等，2003；Hatsopoulos 等，2004；Shenoy 等，2003；Andersen 等，2010）。这里重点放在手臂脑区可能部分来自于对人类和猴子手臂的重要性的认识以及来自于事实：对于四肢瘫痪的人，恢复手臂功能将大大有利。

人类 M1 手臂区的解剖位置可由一个称为旋钮的独特的解剖特征来标示，是中央前回的一部分，用标准的 MRI 容易看到（Yousry 等，1997），这方便手术植入 iBCI 阵列。在对猴子的 iBCI 研究中，集中于与手臂控制相关的神经元主要源自熟练的手臂使用和皮层运动区神经元活动之间关系的大量文献（见第 2 章）。关于手臂功能中初级运动皮层的作用（如神经元群编码多个运动维数（Paninski 等，2007），这类文献特别丰富。以前的研究也揭示了其他大脑皮层区的位置在手臂控制中的重要性（图 16.3）。对于猴子，众所周知，超过 10 个明确界定的脑区参与手臂动作的规划或产生（Kalaska 和 Crammond，1992）。这些脑区中每一个作为 iBCI 信号源的相对优缺点在很大程度上仍然未知。

与对手臂动作控制的关注相比，人们对腿的皮层控制的关注要少得多，或许是由于涉及高度控制的腿部动作实验的难度较大以及深层位于中线皮质区的较差的可达性，该皮质区参与腿部运动。尽管如此，Fitzsimmons 等（2009）最近研究了猴子的腿部动作解码，并显示了解码这些动作方面的潜力。

对控制信号理想的解剖来源没有达成共识，如果存在理想来源的话。由于许多不同的脑区以复杂的方式相互作用以产生输出，来自多个脑域的信号可能是重要的，每个脑区可以提供自己的控制信号并可能做出独特的贡献。由于迄今大多数的 iBCI 研究利用从 M1 和密切相关的运动区记录的信号，我们将重点放在此处。顶叶皮层和其他脑区用于 iBCI 将在本书第 17 章讨论。

16.8.2　迄今为止对非人类和人类灵长类动物的皮层内脑–机接口研究

多电极阵列作为在猴子大脑皮层的长期记录设备取得越来越多的成功、有关初级运动皮层的神经元群体编码手臂运动的大量知识以及猴子和人类之间解剖和功能上的相似性，这些对利用从运动皮层的记录研发 iBCI 的成功和兴趣都作出了重大贡献。迄今兴起的已演示的 iBCI 系统在其使用的传感器类型、其解码算法以及把它们的输出用到哪个应用方面彼此不同。大多数这些努力都集中于产生手臂控制或类手臂控制。这些系统已经应用在猴子身上（Velliste 等，2008）和四肢瘫痪患者上（Hochberg 等，2006）。这些研究的努力已经产生了一系列 iBCI 能够实现连续控制计算机光标、操作物理机器人系统以及控制肌肉的闭环演示。

16.8.3　对体格健全猴子的皮层内脑–机接口研究

猴子已是人类 iBCI 的主要模型。Fetz 和同事（Fetz，1969；Fetz 和 Finocchio，1971）通过显示猴子能够调节运动皮层单个神经元的发放率，当这样做时给予奖赏，从而提供了一个简单 iBCI 的早期演示。Serruya 等（2002）报道了在一个闭环系统中 iBCI 控制计算机光标二维移动的第一次演示。最初训练猴子用它的手臂移动手柄，从而控制光标移动并到达随机放置在屏幕上的目标。在整个训练中记录了皮层神经元的活动。基于皮层神经元活动和手臂运动之间的相关性开发了线性解码算法。然后，被解码的神经信号的输出作为控制机制，代替实际手臂控制光标。解码的神经信号作为手臂运动的一种替代，立即生效：猴子能够继续完成光标控制的任务；虽然猴子仍然可以移动自己的手臂，但光标实际上是由大脑信号控制的，而不是手臂运动。重要的是，只要猴子从事这项任务，这种控制就持续下去，而不需要任何复位或重新校准。在一种情况下，当猴子的脑信号移动光标时猴子停止移动手臂，表明M1神经元活动与实际的手臂运动已经解耦合。

Taylor等（2002）通过表明猴子可以用M1活动在一个虚拟现实任务中控制三维光标运动，从而进一步推进了这项工作。Carmena等（2003）随后显示了并发的连续和离散iBCI控制，包括控制光标位置和目标选择（即抓握）。另外的工作已经证明利用非初级运动皮质区的神经元实现iBCI控制的潜力，包括运动前皮层（Santhanam等，2006）和顶叶皮层（Hwang和Andersen，2009；见第1章）。

对猴子的这些研究已证明了iBCI控制各种输出。虽然大多数研究都涉及计算机任务（如在计算机屏幕上移动光标和/或选择项目），但Schwartz和他的同事们还展示了控制多关节机械臂，模拟人到达和抓握的动作（Velliste等，2008）。这项工作尤为重要，因为它允许直接评价这些方式，大脑变化以实现直接控制复杂的机械设备（如多关节机械臂），即没有通常的通过干预脑和脊髓的连接和通过肌肉来调解。在这些研究中，猴子用iBCI控制的机械臂喂食自己，并且其控制随持续的练习而得到改进。

16.8.4　对瘫痪猴子的皮层内脑－机接口研究

尽管上述描述的iBCI研究涉及体格健全的猴子，但是BCI技术的目的是为那些由于各种神经肌肉疾病而缺乏有用运动控制的人服务。因此，确定是否长期瘫痪会妨碍运动皮层控制BCI的能力是很重要的。不能移动他们四肢的人无疑可以受益于能够控制复杂的设备，这些设备模仿他们自己手臂的动作，并且现在可获得复杂的机器人并可能由BCI控制。BCI控制可能的数量取决于用户提供控制装置所需的脑信号的能力。对iBCI，问题是相应于运动意图的神经元尖峰电位模式是否产生，甚至在没有移动能力的情况下。这是特别重要的，因为，对于大多数的麻痹，中枢神经系统运动通路和/或神经元的脑区受到损伤（如脊髓损伤或中风）或者发生病理改变（如ALS）。

为建立猴子麻痹的实验模型，可逆的药理周围神经阻滞能够防止肌肉活动。在由Moritz等（2008）和Pohlmeyer等（2009）进行的研究中，尽管这种药物诱发了中枢神经系统与肌肉失联，但猴子能够创建有用的控制信号。当大脑皮层神经元用于控制对肌肉的电刺激时（即大脑皮层神经元本质上被再次连接到它们有意的目标肌肉），这些动物可能学会执行简单的肢体运动（Moritz等，2008；Pohlmeyer等，2009）。几十年前Fetz的工作让人联想起，Moritz等（2008）也表明仅仅1个或2个皮层神经元的活动足以控制简单的动作。因此，这些对暂时瘫痪猴子的iBCI研究表明，瘫痪的人可以用皮层神经元控制设备（如机械臂）的动作，甚或控制他们自己肢体的动作。同时，尚未知道在什么程度这个模型准确地捕捉到长期瘫痪患者的神经系统状态。

16.8.5　对瘫痪患者的皮层内脑－机接口研究

对动物微电极研究的悠久历史，成功解码记录的皮层神经元活动，在猴子上iBCI演示都有助于启动对四肢瘫患的人开展iBCI系统的初步临床试验。这提供了这些方式的一个极好的例子，多年的基础研究可以导致研发有巨大潜力的技术，以帮助瘫痪的人。结果是，对猴子的研究结果类似对患有严重运动残疾的人正在进行的iBCI研究，他们的残疾损伤了正常的中枢神经系统的输出通路（Hochberg 等，2006）。

对人类首次的 iBCI 研究始于 20 世纪 90 年代后期，由 Philip Kennedy 和他的同事们开展（Kennedy 和 Bakay，1998；Kennedy 等，2000）。他们首次的研究表明，患有 ALS 的人可以有意地调节运动皮层的两个锥形电极记录的尖峰放电活动（Kennedy 和 Bakay，1998）。在另一项研究中，因脑干中风而患有闭锁症的人（即完全瘫痪，除了有限的眼球运动）利用一锥形电极记录的尖峰电位在一个方向上移动光标（即 0.5 维控制）（Kennedy 等，2000）。（在这种情况下，为了证明神经控制可以与残留的运动去耦合，参与者首先在 4 个月期间学习使眼眶周的肌肉收缩与尖峰发放率的调制相分离）。这个最初的人类 iBCI 试验证明了能够利用神经信号控制计算机光标。

人类 iBCI 系统的首次初步研究始于 2004 年，该系统采用皮层神经元群（Hochberg 等，2006），利用 BrainGate iBCI 传感器（包括一个多电极平台阵列），该传感器植入在 M1 的手臂区（即球形突出物）（Yousry 等，1997）。截至发稿，这种最初的 BrainGate 系统（这是由 FDA 批准的研究试验装置）已植入四个四肢瘫痪的人。其中两人患有高位脊髓损伤，1 例患有 ALS，另外 1 例患有脑桥卒中。结果表明，神经元尖峰脉冲和局部场电位（LFP）继续存在于所有四个人的 M1 手臂区，甚至出现于麻痹后多年（Hochberg 等，2006；Truccolo 等，2008；Kim 等，2008；Simeral 等，2011）。此外，最重要的是，通过想象肢体动作，M1 神经元立即参与；即使没有任何实际的运动，没有学习或练习，想象动作马上能够改变大脑皮层神经元的活动。这是了不起的，因为这些人没有自愿移动他们的手臂已经 2 到 9 年了。尽管多年不使用，但在 M1 发现的神经元尖峰电位和局部场电位（LFPs）与发生在体格健全猴子的 M1 手臂区的那些有许多相似之处。很容易检测到大脑皮层神经元很好地调制于想象的运动方向（图 16.4）。

BrainGate2，第二个较大的试验涉及 15 个参与者，始于 2009。它的目的是评估植入阵列的长期安全性、稳定性和可靠性，高位脊髓损伤或脑干中风、或退化性疾病（如 ALS）后发现的神经元活动的质量和数量，以及用于控制辅助设备的可能性，如打字界面或机器人助手。

16.9 皮层内脑 – 机接口的长期性能

最近一项临床前的研究（Suner 等，2005）报告了一个令人鼓舞的证据，表明通过一个平台阵列，良好的长期性能具有可能。该阵列用来记录三只猴子分别在 514 天、154 天和 83 天期间内的信号（图 16.6）。信号的数量和形式每天都不同，但没有任何证据表明所记录的神经元数目是与时间相关的下降。在最初几周内的记录最不可靠，一个阵列增加其可靠性，而一个减少，一个保持大致稳定。有用的尖峰电位记录在这些期间继续存在，虽然所记录的神经元数量有盈有亏（即一些电极，信号来了又去），并且它们的尖峰大小和形状也在变化。一只猴子被研究了另外 3 年。

第一个"脑门"初步临床试验的经验与平台阵列能可靠地长时间运行的结论相一致。试验的所有 4 个参与者（四肢瘫痪患者）在运动皮层的手臂区植入了平台阵列（Hochberg 等，2006；Truccolo 等，2008；Kim 等，2008），植入后记录了尖峰电位至少 10 个月。截至本文写作（植入后近 5 年），一个参与者仍在研究中（图 16.7 (b) 和图 16.8），继续记录尖峰电位。（此外，这 4 个人植入时间总的超过 2800 天 (7.7 年)，在中枢神经系统或皮肤中没有发生感染）。

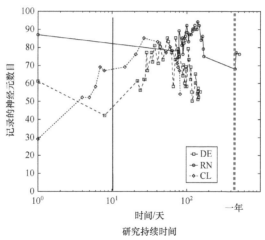

图 16.6 在 83 天、154 天和 514 天期间由多电极平台阵列对三只猴子记录的神经元数目

注：在定义的时间内（日志表的时间）记录每只猴子，然后停止数据采集。请注意，在第一周，神经元数目的增加和减少不同于记录和计数的波动以 10% 的阶顺序经常发生，偶尔有较大的上升或下降的变化。还请注意，延迟期间第一个和最后一个实验的数据采集，神经元的数量大致相同。这表明在猴子的大脑皮层通过 iBCI 阵列可以长时间记录大量的信号。（摘自从 Suner 等，1999）

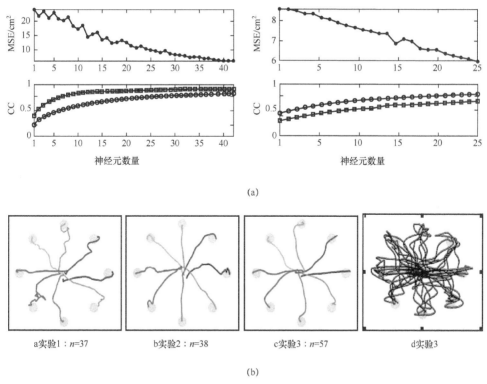

图 16.7 采用 iBCI 系统的控制

注：(a) 从小群的 M1 神经元解码运动（Wu 等，2006）。这些图显示成功解码中心出任务中手臂到达运动（见图 16.3），其中两只猴子作为所用神经元数目的函数。上面板显示偏离于理想（直的）路径的均方误差，较低的面板显示作为神经元数目函数的互相关系数。取决于猴子，表现（性能）似乎是约 25~40 个神经元的渐近线。(b) 面板 a~c 显示了在一个从中心出的任务中，该任务要求将光标从中心保持区移动到外围的目标，从四肢瘫痪患者的一群 M1 神经元得到的平均解码轨迹。对所有要做的运动，不断重复动作（不中断），但为清晰起见，只显示向外的路径。面板 d 显示一个实验的每一条路径。（数据和图来自 Kim 等，2008）

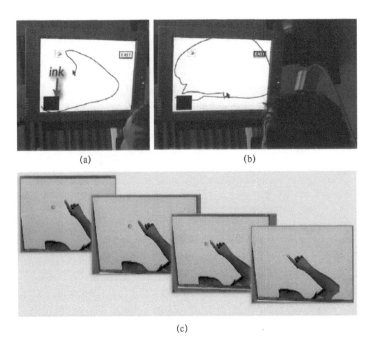

图 16.8 利用"脑门（BrainGate）"神经接口系统控制光标

注：(a)、(b) 两个试图通过四肢瘫痪患者用想象的手臂动作用光标（箭头）画一个圆。由 M1 皮层神经元群记录的神经活动控制光标。运动从黑色方块（作为一个墨水池）开始，并由光标的线末端显示。在第一个试验中，参与者避免移动光标到橡皮（左上）而无法完成画圆。在同一个实验随后的尝试中，没有额外的练习，该主题避免了橡皮，并成功地产生了一个完整的循环。（来自 Hochberg 等，2006）。(c) 神经控制虚拟的功能性电刺激（Functional Electrical Stimulation, FES）系统。该面板说明了在四肢瘫痪患者利用虚拟 FES 系统神经控制期间产生的运动，虚拟 FES 系统建模电流 FES 系统控制瘫痪手臂的所有特征。在这种情况下，指尖位置由模拟的 FES 系统控制，该系统基于四肢瘫痪患者 M1 神经元活动得到的命令驱动四肩和两肘肌肉模型。用户能够把指尖移动到放置在一个随机屏幕位置上的红点。在最右边的面板，到达目标并变为白色。这说明采用 iBCI 阵列记录的神经元活动驱动 FES 系统的可能性，FES 系统激发因脊髓损伤、中风或其他中枢病变而瘫痪的肌肉。（来自 Chadwick 等，2011）

Kennedy 的玻璃锥形电极（Kennedy 和 Bakay，1998）也在人身上进行了测试，并且这些结果也支持可在人身上长期记录。

因此，只有两种 iBCI 传感器类型已经长时间在人身上进行了测试：硅平台阵列（Hochberg 等，2006）和玻璃锥形电极（Kennedy 等，2000）。二者都是在美国食品和药物管理局（FDA）的调查装置豁免（IDE）下进行试点试验（见第 21 章）。目前文献中只有几个人的数据，只有几个时间点。因为 iBCI 在人身上仍处于研究阶段，所以没有系统得到充分的验证并建立起来。测试和验证需要一个长期的高度规范的过程，以确保良好的临床和伦理原则。出于同样的原因，BCI 使用的 ECoG 传感器的长期可靠性尚未在人类临床试验中尝试。然而，对癫痫发作监测植入的皮层脑电 ECoG 网格其可靠性的研究正在进行中（Van Gompel 等，2008）。所有这些研究早期阶段的结果，很难对植入传感器的长期生物稳定性或生物相容性进行实质性的比较，无论它们是皮层内和皮层外。然而，关于所有这些植入装置安全性的数据似乎令人鼓舞。

尽管取得这些有前景的成功，但大多数 iBCI 研究者报告说，在成功地记录几个月后，一些阵列在植入一年内可能会失败（Donoghue 等，2004；Schwartz 等，2006）。尽管尝试把失败归因于缺乏生物相容性，但是若干研究结果，特别是考查组织响应的研究结果表明，与损伤相关的变化在植入后前两个月内似乎在很大程度上是完整的（Shain 等，2003）。因此，以后的设备故障可能是由于材料的退化（如生物稳定性问题）或机械因素的影响，而不是生物相容性的问题。

总之，迄今对动物和人类研究的结果表明，虽然传感器相对大脑的运动可能影响记录的神经元群，虽然生物相容性和生物稳定性持续受到关注，但是 iBCI 电极阵列可以继续记录神经元很长时间，甚至数年（Bartels 等，2008）。结果表明，对于人类，iBCI 长期记录是可行的。

16.10 长期记录问题及影响记录稳定性的因素

16.10.1 长期记录问题

由于异物植入手术总是存在着一定的风险，对于有创 BCI 设备，无论是植入在大脑本身或颅骨内，必须持续多年而不需要更换或修理。此外，长期植入本身不能带来显著的风险感染或组织损伤。通过精心选择植入材料的类型和几何形状，并采用适当的手术插入技术，确保植入物的稳定性，以及持续监测组织反应和可能的感染，可以最小化这些风险。虽然这些因素无疑有助于风险/益处的评估和长期记录的成功，但还没有以全面的方式正式评估它们。鉴于区分各种传感器方法的变量很多，很难以令人信服的结论进行直接的比较。

16.10.2 影响记录稳定性的因素

大多数影响长期 iBCI 传感器性能的变量可分为三大类：

（1）传感器移动（一定程度的身体力量会引起电极相对于周围脑组织的移动）；

（2）生物相容性（组织接受该设备的能力，即封装电极并损害它们记录能力的组织损伤和/或组织反应的程度）；

（3）生物稳定性（植入物抵抗被身体环境损坏的能力，以及在长期使用期间抗材料失效的能力）。

1）传感器移动

传感器相对于周边脑组织的移动是 iBCI 的一个关键问题。采用单神经元锋电位检测的 iBCI 要求的记录面很小，并且它仍然非常接近要记录的神经元。对该要求的最佳量化表明，为了以合理的信噪比检测神经元的尖峰电位，从它到微电极尖端必须小于 ~ 100 μm（Buzsaki，2004；Buzsaki 和 Kandel，1998；Henze 等，2000）。阵列固定到颅骨（称为栓系）可能会导致对这个关键的接近度的干扰，随大脑在头骨内移动（如由于心脏或呼吸脉动，头部或身体运动等）。以这样一个小幅度的容许移动，一些实验室描述了用多电极阵列进行的多年记录（Suner 等，2005），这令人印象深刻和令人鼓舞。此外，一些研究报告表明，用微电极阵列记录猴子的神经元，其中 ~ 40% 的神经元可以稳定地记录数周（Ganguly 和 Carmena，2009；Dickey 等，2009；Nicolelis 等，2003）。

2）生物相容性

生物相容性的问题包括考虑对植入装置可能的组织反应。这些反应可能会干扰它的功能和/或有置病人的健康于风险的其他影响（如感染）。皮层内微电极周围的组织反应可以包括电极附近神经元的死亡以及电极周围胶质细胞层的形成，一般认为是长期记录的主要障碍（见第 5 章）。虽然在许多研究中对特定电极植入的即刻和慢性的组织反应已做了仔细的划定（Shain 等，2003；Winslow 和 Tresco，2010），但难以得出一般性的结论，因为 iBCI 传感器在尺寸、形状（如平台与单个探针）、涂层材料、植入技术、手术过程、生产场地（实验室或商业）以及质量控制方面有实质性的差异。此外，理解组织反应对神经元的健康和尖峰记录的长期影响是复杂的。然而，尽管损伤的作用还有争议，但人们普遍认为大多数反应过程在电极植入的几个月内稳定（Winslowand Tresco，2010）。此外，这些动物和人类的研究显示了记录持续一年或更多，这表明组织反应并不能阻止长期的记录。

无论是在脑的表面还是在脑内部，颅内设备引起了与神经外科和体内外来物的引入相关的所有风险。最突出的是，这些包括感染、出血和机械损伤组织。关于脑中植入器械的生物相容性的大多数信息来自深部脑刺激（DBS）电极（Awan 等，2009；Seijo 等，2007）。这些设备穿透几厘米进入大脑，其直径比微电极（1.27 mm 与 ~50μm）大得多。然而，DBSs 已植入到超过80000人，已成功运作几十年，不超过其他已建立的神经外科手术所发现的并发症低发生率的标准。

所有类型的大脑植入（即硬膜外、硬膜下、穿透）现有的临床数据表明，总的并发症发生率约为5%（Hamani 和 Lozano，2006）。这些并发症包括失血过多、肿胀和/或急性皮肤、术后脑膜或脑部感染（很少）。绝大多数这些并发症消退，没有长期的后果，虽然已经报道了少数严重的不良事件。在评价这些研究时，重要的是要认识到，虽然感染往往是作为一个比较常见的事件，但对设备的临床评估经常使用单个标签"感染"来描述一系列严重程度不同的状态：皮肤浅表感染，沿导线感染或更大的担忧、颅内感染（如涉及脑膜或脑本身的感染）。稳定性是植入的传感器能够承受热和体内相对高盐环境的能力。

3）生物稳定性

生物稳定性与生物相容性密切相关，往往很难区分它们各自对任何观察到的信号损失的贡献。虽然很重要，但生物稳定性在 BCI 领域比生物相容性较少受到关注。长期暴露于身体的热、离子环境之后，许多材料性能降级。材料的老化以及物理力的作用，由于断开的连接、失败的引线联结、退化的电极涂层或绝缘材料的泄漏从而可能导致设备故障。沿电路的绝缘故障会引起不同线路之间信号的分流或串扰。尽管这显然有利于创建能持续几十年，适合在头骨内或只在上方的信号处理器，但是用于 iBCI 的植入式电子装置的目标尚未达到。由于电子装置接触离子流体的可能性，研发这样的植入式电子装置具有挑战性。实现用于 iBCI 设备的这种装置比目前植入人类的其他传感器更具挑战性（Hsu 等，2009；Song 等，2005），这是由于许多通道以高的速率能够采样小幅度的脑信号这种电子装置具有显著的更大的复杂性。

所有 BCIs 必须解决传感器移动、生物相容性、以及信号稳定性问题，但当植入传感器时，它们的重要性是复合的，尤其是当它们植入脑组织时。然而，各种方法特点不同，关于这些问题，很难直接比较不同的记录方法。例如考虑两种不同和知名的 iBCI 传感器设计：硅平台阵列（MEA）和微丝阵列。贝莱德公司（犹他州盐湖城）生产的硅平台阵列有一个机器制造的 10×10 网格，由 100 个彼此分离的 400μm 的锥形硅微电极组成（见图16.5）。电极柄上涂有聚对二甲苯，并且尖端镀有铂。在植入过程中，由定制的气动插入器很快把阵列插入皮层。漂浮在大脑表面的刚性平台易受到部分柔性的电缆产生的维系留力的作用，该电缆引到头骨安装连接器。这种阵列已经主要植入以前的猴子，也植入几个人类研究参与者（Hochberg 等，2006；Truccolo 等，2008）。很难把这个阵列与微丝阵列做直接比较（Kralik 等，2001）。微丝阵列可以包含可变数量钝尖的 45μm 直径的钨丝，它们可以有各种间距模式。很慢地插入导线并粘在颅骨上，以使大脑和导线独立地移动。对它们功能的大多数测试是在大鼠上进行的，大鼠有一个薄的头骨，其大脑相对于头骨有相对小的移动。（此外，不确定大鼠的组织反应与人是一样的）。总之，要对以不同的涂层材料、不同的异物组合以及不同的锚固方法用于不同物种的不同阵列进行有意义的比较是不可能的。需要系统的方法和工具来比较影响记录成功和失败的不同因素的各自贡献。

16.11 解码皮层内脑－机接口记录的神经元尖峰脉冲

所有BCI需要把它们记录的大脑信号记录翻译为实现用户意图的命令信号，如在哪里或如何移动光标、机械臂或轮椅到哪里或如何移动。因此，每个BCI必须确定它采集的脑信号和用户意图之间的关系（Donoghue等，2007；Serruya等，2003）。如前所述，iBCI传感器可以记录神经元的尖峰脉冲（单个神经元活动，Single-unit activity）和局部场电位（Local Field Potentials，LFP）。用于解码尖峰脉冲和场电位（包括局部场电位（LFP））的方法，已在本书第7章和第8章广泛讨论。虽然已在猴子上探索了利用相同iBCI电极记录的神经元尖峰脉冲和局部场电位的可能性（Hwang和Andersen，2009），但是大多数关注一直聚焦用于iBCI控制的尖峰脉冲。因此，在这一节中，我们回顾了用于解码尖峰脉冲的方法。

尖峰脉冲解码有所不同于脑电（EEG）、皮层脑电（ECoG）和局部场电位（LFP）的解码，因为尖峰脉冲由离散事件（Discrete events）组成，常常包括多达100个以上的单个神经元的贡献，它们可以结合以产生有用的输出信号。解码运动皮层的尖峰脉冲大大获益于近50年来对初级运动皮层（即MI）的神经活动和行为猴子的手臂动作之间关系（Kalaska和Crammond，1992；如图16.3；见第2章）研究的历史。很容易在运动皮层发现显示出方向和速度调制于手臂到达的神经元尖峰序列。因此，即使是通过固定随机抽样的神经元，植入的电极阵列可以提供丰富的神经元样本，这些神经元余弦调制于方向和手的速度（Maynard等，1999；第2章）。

这种神经元的尖峰序列所提供的信息，可以用来提供手位置和/或速度的连续重建。事实上，一小群M1神经元的简单线性组合可以对未受损伤猴子的手轨迹（方向和速度）（Moran和Schwartz，1999）以及瘫痪患者的想象运动（Hochberg等，2006；见图16.1和图16.4）进行准确的预测。此外，大量基础研究的文献表明，特定神经元的尖峰电位可以预测关节角度（Joint angles），肌肉的收缩强度（Muscle-contraction strengths），力的水平/大小（Force levels），以及单个或组合的手指动作（Individual or combined finger actions）、双手和单手的动作（Bimanual and unimanual actions）。此外，从次级运动区（Secondary motor areas）神经元记录的锋电位（图16.3（a））可以提供有关目标以及运动规划期间方向的信息（Santhanam等，2006）。众所周知运动区的一般地形组织（第2章），原则上使得解码四肢的动作成为可能（左和右，腿和手臂）。这样的定位能力似乎是iBCI的优势：从不同的皮层区记录的峰值电位可以作为相对独立的输出控制通道。当然，这将需要植入多个阵列。

中枢神经系统的输出（如手的运动）与神经元尖峰放电有关，这在基础神经科学以及在脑－机接口技术的研发中非常有趣。通过二者的努力，解码是基于理解神经编码和信息处理的基本原理（Serruya等，2003；Tillery和Taylor，2004；Panzeri等，2002；见第2章）。神经元产生正常运动功能的操作有关的知识可以应用于BCI系统的研发。此外，尖峰脉冲也可用于iBCI控制，这样的方式不用于正常的中枢神经系统运行。例如从特定的神经元记录的锋电位可能以不同于正常功能发生的时间标记产生BCI输出，或从不同的神经元记录的尖峰序列可能以非生理性的方式相结合来产生输出。因为基础神经科学和iBCI研发的目标在它们的许多目标方面明显重叠，所以研究者对实现优化的信息提取方法已经产生了广泛的兴趣。

对人类的研究，尖峰脉冲解码用于BCI应用通常始于在实际执行或想象一套动作期间记录尖峰电位。利用多个神经元的尖峰序列，每个神经元是一个单一的信息通道，并一起组成一个多通道信号，或构建一个向量值的神经元群信号源，该向量总结了每一个时间点包含在神经元群数据里的信息（第7章）。该数据随后被用于选择和参数化模型（见第8章），该模型描述尖峰脉冲如何与运动相关联。

由于神经元的尖峰脉冲可以被认为是一个离散的过程，所以解码策略通常采用在小的时间间隔内或时间箱（可以小到1ms，但更典型的是10～100ms）内计数尖峰脉冲。尖峰序列的时间箱作为数据点，是模型中的自变量；运动是因变量。该模型是一个方程，把自变量（尖峰序列的时间箱）和因变量（运动）关联起来。时间箱长度通常由经验定义，以优化解码或减少处理时间。（时间箱的确切规格似乎不是确定解码过程的结果的主要因素（Chestek等，2009a））。确定时间箱后，尖峰序列可以转换成一个连续的函数，或尖峰可以用于计算瞬时的速率，然后采用适合于连续函数的方法解码。在本书第7和第8章中详细讨论了这样的分析。

尖峰脉冲解码已经使用了线性和非线性模型，这些模型把尖峰序列与实际的或有意的动作相关联。模型的性能通常是通过比较从尖峰序列得到的运动与实际的（或有意的）运动，并计算它们在均方误差方面的差异均平方误差（即越接近0越好）或者相关系数（即越接近+1越好）（图16.7（a））来测量的。多个运动特征，如位置和速度，可以从相同的尖峰序列得到。对最有效模型的看法在研究组之间有很大的不同。线性函数是最简单的模型，一直被采用并取得了大量的成功（Paninski等，2004）。一些其他的模型也一直在研究，可能提高轨迹重构的精度，并可能使iBCI运动控制更像自然的运动。

贝叶斯模型（见第8章）可以提高iBCI解码的质量（Wu等，2004；Wu等，2006）。贝叶斯模型的吸引力在于它们是概率，并根据特定观测的似然性（可能性）设置模型参数，可以减少异常尖峰脉冲模式的影响（更详尽的讨论见第8章）。也就是说，如果从指定的神经元群（即神经元集群）得到的特定尖峰序列模式是极不可能的，那么在计算运动参数时，将给予较小的权重。结合卡尔曼滤波器（见第8章）的模型可能特别有效。它们得到的尖峰脉冲信号和运动的运动学之间的相关性通常都能达到很高，并且它们不断超越纯粹的线性模型（Sykacek等，2004；Wu等，2006；Wu和Hatsopoulos，2008）。同时，虽然通过各种非线性模型（Shoham等，2005；Pouget等，2000；White等，2010；Wu等，2009）可以改进解码，但改善通常小，并且与线性模型相比计算开销可能非常高。因此，这样的模型有时可能被证明对于实时操作是不切实际的。

在模型选择中特别值得关注的是尖峰序列的非平稳性，该性质降低了解码的精度，因为它们改变了尖峰序列和运动的运动学之间的关系（Stevenson等，2011）。非平稳性来自外部事件或来自到现在为止很大程度上尚未知道的内部源，在iBCI的性能中常常遇到。然而，正如随后将说明的，尽管存在这个问题，但解码器的性能可以非常好。大量过去的对尖峰脉冲解码的工作以及关键的相关问题已在几个来源方面做了详细的审查（Fagg等，2009；Wu和Hatsopoulos，2008；Wu等，2006；Truccolo等，2005；Serruya等，2003；Pouget等，2000；Paninski等，2009；Paninski等，2007；Sanger，2003）。

对于最优解码，还需要建立尖峰脉冲测量和感兴趣的运动变量之间的时间滞后或延迟（Time-lag, or delay）（如尖峰测量和运动开始之间的延迟）。通常根据记录的数据定义滞后，以便最大限度地提高测量和运动变量之间的相关性。滞后通常是100～150 ms，即尖峰最好地说明了发生在未来 100~150 ms 的运动。这一观察与这些尖峰脉冲有助于产生随后动作的假设是相一致的。然而，同时，不同的神经元在最优滞后时间方面不同；对于一些滞后是负的，这表明它们响应来自感觉感受器的运动相关反馈（Paninski 等，2004）除了在运动控制中的作用外，它们还可能有感觉的作用。

虽然大多数 iBCI 研究集中于转换单个神经元产生的尖峰序列（或假定的单个神经元，鉴于在区分不同神经元的尖峰脉冲时频繁出现的不确定性），但多单元活动（Multi-unit Activity，MUA）也可能用于 iBCI 控制。利用 MUA 可以给予一些有价值的优势。首先，采用 MUA 避免了尖峰识别。其次，它可以简化模型的参数化。第三，也许更重要的是，MUA 数据可能较少依赖植入阵列的精确位置，并可能受其随后相对于周围脑组织小的运动较少的影响。对于 MUA 信号的组成，目前没有既定的定义；它的范围可以从两个非常不同的神经元到未知的，但可能是大量的难以辨别的神经元。多单元活动和单个单元活动（Single-unit activity）在它们提供的信息种类和量以及它们用于 iBCI 目的的相对价值之间的差异，需要进一步的研究。

16.11.1 开环和闭环解码

如上所述，现在应用于 iBCI 研发的单个神经元记录方法已用于皮层功能的基础神经科学研究几十年了。正如基础神经科学中所用的，单个神经元记录是一种强有力的观察方法。研究者以完全被动的、开环的方式使用该技术；通常没有从记录系统的反馈到神经系统。然而，为了检查神经元活动和实际动作之间的相关性（并获得了对 BCI 的研发有重要意义的结果），简单地以这种开环方式使用 iBCI 传感器，不能构成一个真正的脑 - 机接口（见第 1 章）。

按照定义，真正的 BCI 以闭环的方式操作：记录的活动产生输出（希望是用户所需的动作），同时把输出作为反馈（通常是视觉）实时提供给用户。因此，BCI 输出会影响随后的神经元活动，并且用户有机会通过自适应那种活动的变化以提高系统运行。

招募大脑的全部资源以提高控制的这个机会可能有助于解释在闭环 iBCI 设置中小数量的神经元和简单的线性模型所取得的显著成效。幸运的是，这些中枢的自适应能力常常保持完好，即使在大脑的正常输出通路受损时（如在脊髓损伤时）。闭环操作允许用户学习如何提供大脑信号，该信号优化 BCI 识别和实现用户意图的能力。在早期的研究中，Fetz 和 Finoccio（1971）表明猴子能够修改单个皮层神经元的放电以响应反馈。猴子多维光标控制的几个 iBCI 研究（Serruya 等，2002）为神经元行为的适应性变化提供了进一步的证据，并表明中介结构，如基底节或小脑，通过改变所记录的皮层神经元的输入输出关系可能做出贡献。此外，当解码算法故意不规则时猴子能够自适应，这样就改变了特定神经元活动和脑-机接口的输出之间的关系；也就是，它们学会了改变神经元发放以匹配新的解码器并恢复对 BCI 输出的良好控制（Taylor 等，2002；Helms Tillery 等，2003；Jarosiewicz 等，2008；Ganguly 和 Carmena，2009；Koyama 等，2010）。

16.11.2 连续和离散解码

通常 BCI，特别是 iBCI，已被用来提供两种解码之一：连续或离散。最好把连续解码描述为实时控制持续不断的动作，例如光标或机器人肢体的移动。离散解码包括能够分类特定的事件，如从一组可能的选项中选择一个字母或图标。（这些术语对应于过程控制和目标选择协议；见第 1 章和第 10 章）。在一个离散解码的例子中，Santhanam 等（2006）利用猴子计划到达一个目标时（但实际上并没有移动以选择目标）在运动前皮层记录的神经元活动。他们计算了由数据所证明的离散目标选择能力，如果转换到按键，能用于打字可达 15 字/min（见本书第 17 章的进一步讨论）。离散和连续的解码也可以结合起来。

可能把离散和连续的解码都应用于从单个阵列记录的神经元活动，从而同时实现两种不同的输出（如鼠标控制和键盘控制）。四肢瘫痪的患者能够在二维移动光标（通过连续解码），也能够选择目标（通过离散解码）（Kim 等，2007b）。这样的演示揭示了可以从甚至一个小的神经元群的尖峰脉冲解码出丰富的信息，因此表明了 iBCI 用于产生复杂多通道的通信和控制具有巨大的潜力。

16.12 皮层内脑－机接口的通信和控制应用

重度瘫痪的人可以用 iBCI 控制多种设备。截瘫患者已经用植入皮层的阵列操作计算机、机器人假肢、轮椅和各种电气或机电辅助设备（Donoghue 等，2007）。参与首次"脑门"研究的所有 4 个人完成了二维任务，要求在连续控制下移动光标到放置在屏幕边缘的 4 个目标之一（Hochberg 等，2006；Kim 等，2008；Truccolo 等，2008）。他们还使用几种不同的拼写器设计来打字输入消息（Kim 等，2008；见图 16.9）。然而，并没有以一种严格定量的方式系统地评价这种能力的可靠性。除了光标控制（图 16.8（a）），"脑门"参与者 S1 能够随意打开和关闭一只肌电手（一维控制），能到达并利用由一个 5 目标的光标界面引导的机器人手臂抓取物体，让他抓取放置在一个位置的物体并传送给在另一个位置的某人（Hochberg 等，2006）。

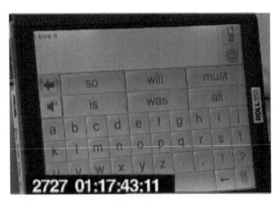

图 16.9　四肢截瘫患者使用基于 iBCI 通信接口的例子

注：计算机显示一个按字母顺序排列的键盘并实现按照输入的字母预测单词（Rolltalk 系统，abilia，瑞典）。当想象手运动时，解码运动想象的神经活动，利用解码结果移动光标到字母或单词来选择字母，然后用想象的手挤压选择这个位置。句子"I Love it"已输入以响应询问用户对该系统的意见。（来自 Hochberg 实验室，获得许可）

BCI 寻求提供至少一个，但最好更多个稳定、可靠的控制通道。正如第 11 章所讨论的，任何类型的 BCI 其可靠的控制通道可以连接到（耦合到）几乎任何应用设备，从简单的开/关开关到全功能的计算机、机械臂，或轮椅。虽然人们普遍认为控制受到 BCI 输入信号的丰富度限制（即独立的可控维度的数目），实际上通常应用是关键的限制因素。因此，一方面，通过目标选择（见第 11 章），可以设计机器人自动响应开关输入以打开一瓶水，倒入一个杯子，并递送它使人可以喝杯里的水；然而，这需要定制的软件和硬件，一般不容忍在使用情况下有显著的变化（如物体的位置、大小和重量等）。另一方面，通过过程控制（见第 11

章），用户可以调整非常高维的控制信号以适应改变了的情况：不同形状的杯子、现在几乎是空的瓶子或在不同位置的杯子。这样的调整模仿了那些未损伤的神经肌肉系统常规下无需努力执行的动作。iBCI 研发背后的一个主要动机是寻找机会招募皮层运动区的实际输出回路以捕获产生这些自然动作的相同的信号，让它们为运动障碍患者实现这些相同的灵活的功能。由于在第 11 章覆盖了辅助设备的范围，所以本章的讨论仅限于 iBCI 潜在的独特的优势以及在特殊情况下 iBCI 可以满足更多完全替代已丧失功能的目标。

如果适当的研发，iBCI 可能利用多个潜在的独立的控制信号提供广泛的用途，远远超过任何现有的辅助技术在速度和灵活性方面的限制。每个传感器具有小的尺寸以及尖峰脉冲的大信息量可能允许在手臂和腿部脑区双侧植入，如此可以同时控制手臂和腿部。有可能招募任何皮层区作为额外的控制输出（如运动前区和顶区），并可能利用尖峰脉冲序列和局部场电位作为控制，这些表明 iBCI 可以提供非常复杂的控制，接近甚至可以超越无残疾人正常的高度灵活的神经肌肉控制。虽然这些令人兴奋的猜测尚未实现，但是最近的数据表明，即使在皮层一个区域的单个小的阵列，可以提供对肢体高维的控制。例如 Vargas 等（2010）表明，猴子，单个阵列可提供约 10 个独立维度的控制，可以解码由体格健全的猴子完成的有意伸手和抓握动作。应用于机械臂，这种控制可以为上肢麻痹患者提供高度灵活的和非常有用的伸手和抓握动作。更重要的是，这样的系统可能允许修复一个人瘫痪的肌肉。

神经工程研究的长远目标是重建大脑和肌肉之间的连接，从而绕过受到损伤的通路和结构，这些通路和结构通常将运动指令从大脑传递到身体的其他部位。理想情况下，这样的系统将被完全内化并与未受损的系统一样灵活。实现这样一个系统的最初步骤已经提供了有前景的结果。首先，功能性电刺激系统（FES）已经利用有意志的控制信号完全和永久植入到激活的肌肉（Peckham 和 Knutson，2005；Hincapie 和 Kirsch，2009）。大约 600 个不完全性瘫痪患者（如胸或中到低的颈脊髓损伤）目前具有 FES 系统，该系统允许他们控制手臂和手的肌肉来到达和抓握，或控制躯干和腿部肌肉以保持姿势，或坐或站。目前的系统利用肌肉活动，该活动在有意控制下仍然作为控制信号。然而，这些命令信号源的维度非常有限，需要把一个信号映射为另一个，也需要有显著的剩余的肌肉控制，并中断该剩余控制的正常功能。从 iBCI 植入电极得到的命令信号可以避免一些或所有这些限制。

没有初始学习和没有太多的（过分的）注意要求也可以操作 iBCI。例如在进行 BCI 控制任务时，说话、头部运动以及注意其他任务可以同时发生（Hochberg 等，2006）。这表明，通过 iBCI 修复瘫痪的肌肉是可行的，同时不干扰对未瘫痪肌肉的并发控制。此外，iBCI 能够利用大脑自己的独立控制双臂和双腿的通道，这也表明对整个身体的控制可能一天就能实现。在最近的研究中，通过 FES 系统刺激它的虚拟肌肉，利用植入四肢截瘫患者的 iBCI 得到的命令信号控制虚拟手臂，(Chadwick 等，2011）。被试能够在二维平面立即和连续地移动手臂，利用想象的手挤捏弯曲虚拟手指（图 16.8（c））。该系统可以用 FES 技术实现，已经可用于让这个人伸手和抓握物体。

16.13 皮层内脑 – 机接口的用户群

正如本书许多章节所描述的，有许多的障碍，导致大脑的正常神经肌肉输出通路被中断或以其他方式受到严重干扰。脊髓损伤、脑干中风、脑瘫和许多退行性疾病会损伤皮层脊髓束和携带有意的运动信号的其他下行通路，从而阻止大脑和脑干产生的意图作用于脊髓运动控制结构。周围神经疾病和肌肉营养不良症也会阻止大脑的指令产生动作。这些情况断开和/或破坏了重要的运动结构，在它们最严重的形式下，会产生完全的瘫痪，需要辅助支持基本上所有的活动。iBCI 仅仅恢复一小部分失去的运动功能，它可能产生巨大的影响，可恢复日常生活活动中一定的独立性，与他人交往的能力，甚至是工作的能力。

随着 iBCI 技术的进步，变得更加完全自动化和更容易使用，它对不太严重的残疾人也有价值。因此，例如对于单侧瘫痪的人由于皮层下大脑半球中风或外伤，iBCI 可能重新连接皮层到四肢并恢复对侧手臂和手的有意控制。此外，iBCI 系统可能对许多脑瘫严重的孩子和成年人有用，他们很少或没有有用的运动控制。最后，用 iBCI 能够提供足够丰富的控制信号，截肢者可能控制多维假肢，如最近由 DARPA 开发的变革性的修复。

开发适用于所有这些人群的 iBCI 是一个雄心勃勃的目标，该目标需要在若干关键领域取得进展。实现这一目标可以使数以百万计的从中度到重度的运动障碍患者大大受益。

16.14　为实现皮层内脑-机接口实用于长期的人类使用所需要的进展

到目前为止对动物和人类的研究表明，iBCI 对患有严重神经肌肉障碍的人恢复其有用的功能具有很好的前景。然而，同时，研究者同样清楚地认识到实现这一前景取决于几个关键领域的进步。需要这些进步以产生完全植入的、安全的、易用的 iBCI 系统，并且该系统能够稳定和可靠地运行几十年，提供的功能大大优于无创脑-机接口系统所提供的功能。

16.14.1　完全可植入的、安全和生物相容的系统

迄今用于人体初步试验的 iBCI 系统存在一些缺点，这使得它们不能实行用于长期的日常家庭使用。这些缺点包括使用经皮连接器、维系繁琐的硬件、需要现场技术人员监督系统校准和运行，以及设备出故障的可能性，故障可能需要多次手术修复甚至移除装置。

经皮连接器带来了持续的感染风险。解决该问题以及维系烦琐硬件问题的一个明显方法是完全植入式的装置，没有经皮连接器，通过遥测传输记录的信号。如果这种无线 iBCI 有许多电极并需要高带宽记录尖峰脉冲和局部场电位（LFP）并把它们发送到身体内部或外部下一阶的处理器，那么它需要满足高的信号处理和功率要求。一个理想的无线系统具有所有的处理和通信的电子设备，它们安装于阵列本身上，以便在插入后能够关闭硬膜和头骨。虽然这样的系统需要非常小的组件和非常复杂的集成，以适应皮层表面和头骨之间最小的空间，但这样的设备正在研发中（Kim 等，2009）。另一种可选的在研发中的方法是把大部分或全部的初始处理电子器件放在一个电子衬垫里，该衬垫位于皮肤下面和头骨上面，用电缆穿过头骨连接到皮层内的阵列。这种设计（图 16.10（a））目前正在动物身上进行测试（Song 等，2007）。此外，任何这样的电子植入物必须保持不渗透组织液，因为组织液会损坏电子器件。为提供设备运行许多年所必要的保护，设备封装方法仍处于发展阶段。

一般来说，植入式医疗设备的供电是一个还没有得到充分解决的问题。一些植入装置由植入的可充电电池或外部感应线圈成功地驱动。然而，有用的 iBCI 植入装置会比现在普遍使用的植入式医疗设备需要更大的功率。功耗会产生热量，还没有确定大脑可以忍受多少热量（Kim 等，2007a）。评估这个关键的问题特别具有挑战性，因为每个植入装置的设计很可能有其独特的热效应。此外，大量的空间、线圈对齐、以及其他工程问题都涉及用可充电电池或感应线圈提供电源给植入装置，但尚未得到解决。

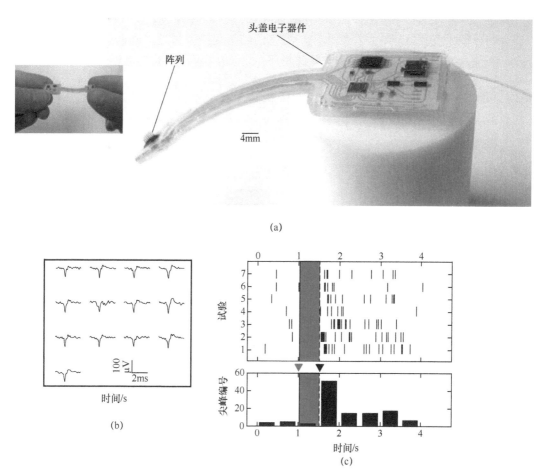

图 16.10 用于人类的完全植入式无线 iBCI 阵列系统的原型

注:(a)一个 96 通道、芯片规模的前置放大器和模拟多路复用器,直接安装在阵列平台底座的背面(太小而看不到)。从 100 个微电极采集的信号通过带状电缆传输到安装于头骨上方和皮肤下的电子器件衬垫(头盖电子器件)。这些组件滤波信号以产生一个宽带多路复用信号(包括 LFPs 和尖峰脉冲),然后这些数字信号通过安装在一个芯片上的红外激光穿过皮肤而传输。(b)利用这个系统从猴子 M1 皮层记录的尖峰脉冲波形。皮肤上方的接收器检测这些信号,并利用外部的软件和硬件进一步处理(分离、滤波、识别)。(c)总结在直方图下面的栅格图显示了与手臂动作相关的尖峰脉冲序列的调制,手臂动作发生在红色和蓝色的三角形标记的间隔期间。(图来自 Borton 等, 2009; Patterson 等, 2004)

尽管有这些复杂的挑战,但旨在适合长期使用的完全植入式的 iBCI 已经取得一些进步(Song 等,2005;Song 等,2007;Chestek 等,2009b;Kim 等,2009),并期待继续取得进展(见第 5 章)。虽然解决剩余问题的技术存在,但适合于几十年长期使用的 iBCI 的设计、制造和验证是一个复杂的多方面的问题,需要进一步做大量的工作。

16.14.2 易用性(容易使用)

为了真正实用,iBCI 系统对用户或它们的照顾者来说必须是足够的简单和可靠,以便快速、轻松、没有大量训练地建立和运行该系统。有效的长期的独立运行在很大程度上取决于 BCI 软件处理的自动化。这个必要的自动化的某些方面已经实现,但仍有许多有待完成,然后用综合的临床试验验证。

此外,体积小且非常便携的 iBCI 系统是特别理想的,因为它们可以更容易地集成到通常复杂和拥挤的环境中，因为它们可以更容易地随用户移动（如通过安装在轮椅上）。因此，试点研究的典型大型、烦琐的系统必须用小型化的系统更换。微处理器和其他电子器件不断的进步已经使这样的小型化成为可能，但这些现在需要在实际的 iBCI 系统中应用并实现。

16.14.3　信号的稳定性和算法的自适应性

如果 iBCI 系统适用于长期使用，那么其传感器每天必须提供合理稳定的信号。信号不稳定可能是所有 BCI 的问题。对于适合长期独立使用的 BCI，完全自动化的软件必须减少信号的不稳定性。迄今 iBCI 研究可利用的数据表明，进一步的改善是必要的。例如对猴子和人类长期的 iBCI 研究表明，所记录神经元的数目（虽然也许不是同一神经元）每天都在变化（Ryu 等，2009；Suner 等，2005；Santhanam 等，2007），虽然有些保持稳定（Dickey 等，2009；Ganguly 和 Carmena，2009；Ganguly 等，2011）。处理不稳定性的有效方法还不成熟。

神经元群的组成每天在变化，常常通过修改处理中的参数来解决，该处理将解码神经信号以产生输出命令（见第 7 和第 8 章）。虽然这目前需要熟练的技术人员，并花数分钟，但原则上它可以由自动化软件完成。自适应算法可以调整群的组成，有助于控制信号以及利用它们信息的方程。

自适应算法也可以鼓励和方便用户学习控制神经元发放率，以改善输出命令。迄今为止的研究提供了令人印象深刻的证据，表明这样的学习可以发生并可以提高性能（Taylor 等，2002；Ganguly 和 Carmena，2009；Ganguly 等，2011）。协调一致的努力以定义这种学习的能力和局限性并提出鼓励和引导它的方法是未来 iBCI 成功的关键。虽然这些进展是可能的，但它们需要广泛的研发和相当长期的对动物和人类的研究。

16.14.4　增强的感觉反馈

至今讨论的 iBCI 系统都完全依赖于视觉反馈以便在用户和系统之间形成闭环。然而，正常的神经肌肉运动在很大程度上也依赖于复杂的体感输入（如有关的握力、物体接触、运动速度等），这些有助于指导行动。总之，这些输入比目前的 iBCI 提供的简单视觉反馈更迅速、有用的信息量更大。因此，如果能够增加这些正常的体感反馈模式，那么 iBCI 性能可能会显著提高。Romo 等（1998）表明，通过长期植入猴子体感皮层的电极，低级别的微刺激可以提供感知上有用的感觉反馈。其他的研究已经证实并扩展了这些结果（London 等，2008；O'Doherty 等，2009；Rebesco 和 Miller，2011）。这些研究结果表明，在体感皮层的皮层内阵列可以提供复杂的刺激时空模式，这些模式可以代替通常与运动相关的感觉输入。这种进步可能用 iBCI 系统大幅增加控制的速度和精度，并减少对视觉监控运动的要求。

16.15　皮层内脑 – 机接口的其他潜在应用

虽然研发 BCI（包括 iBCI）的主要目标是使严重神经肌肉障碍患者恢复通信（交流）和控制，但是这种技术也可能有其他重要的用途。如前所述，iBCI 传感器可以在神经元水平提供一个对动物或人类皮层前所未有的详细观察，并可以持续相当长的时间。因此，iBCI 传感器是基础科学研究以及旨在提出新的理解并希望有新的方法来诊断和治疗各种毁灭性的神经系统疾病，如中风、脑外伤、退行性疾病（Hatsopoulos 和 Donoghue，2009）研究的一个强大的新工具。

例如在本章前面所述，最近的和令人惊讶的研究表明，在脊髓损伤产生麻痹多年后，人类运动皮层的单个神经元仍然可以响应预定的动作，而损伤产生的麻痹是阻止这种动作的（Hochberg 等，2006；Kennedy 等，2000；Kim 等，2008；Truccolo 等，2008）。发生在损伤或疾病之后的可塑性似乎并不必然导致戏剧性的重组，该重组取消这样的响应（Sanes 和 Donoghue，1997）。在未来，iBCI 应提供对正常和病理状态下皮层功能的其他重要的见解。同时记录尖峰脉冲和 LFP 的能力也将允许直接分析 LFP（它被认为主要反映了突触输入）和尖峰脉冲（它反映了神经元的输出）之间的关系。这一转换的动态性是大脑皮层信息处理的一个重要方面。

iBCI 传感器在诊断或治疗人类神经疾病等方面具有许多其他潜在的应用价值。研究者正在探索该技术可能用于恢复认知功能（Serruya 和 Kahana，2008）。iBCI 传感器也可以用来检测神经状态的变化，可预测随后对脑功能的破坏，例如癫痫（见第 22 章）。在癫痫发作期间，神经元尖峰脉冲正常随机的泊松（Poisson）分布可能变成大致的周期性。在癫痫明显的发作前，能够检测发放模式的这种转变可能用来作为发作的预测器，该预测器将警告这种人，或将触发干预措施以防止或中止癫痫发作。癫痫发作预测装置可以控制全局的或局部的药物释放（Rohatgi 等，2009）或启动有模式的电刺激，以阻止癫痫形成（Skarpaas 和 Morrell 2009；Berenyi 等，2010）。可能想到把类似的方法应用于一系列的神经性的或精神性的障碍。这种进步将需要更好地理解这种复杂性，以及对神经元尖峰序列体现出的信息和异常的人脑功能之间的关系知之甚少。

16.16 小　　结

本章回顾了脑组织内 BCI（Intraparenchymal BCI）或皮层内 iBCI 现状，基于植入脑组织传感器的神经接口，旨在恢复瘫痪患者的控制和独立性。iBCI 功能的证明已在健全和瘫痪的猴子上进行了研究，而且更重要的是对严重瘫痪的人也进行了研究。迄今的结果表明，皮层内植入微电极可以安全、长期可靠地记录神经信号，可以提供潜在有用的控制。数据表明，生物相容性、生物稳定性和机械力不是创建成功 iBCI 设备的主要障碍。然而，需要大量的额外工作，以确保稳定的材料，创建无线和自动化的系统，并研制出鼓励和保持可靠高性能的自适应算法。

用于 iBCI 的植入传感器可以记录局部场电位（LFP）和尖峰脉冲。虽然大多数研究已经考查了从尖峰脉冲可能获取的控制类型，但 LFP 和尖峰脉冲相结合能够提供丰富的附加的信号源尚未被充分探索。

受 iBCI 控制的设备包括机器人机械臂和计算机鼠标。这两种应用对无法移动的人都有潜在的巨大价值，通过使他们能够操纵它们的环境以进食或自我照顾、通信或追求其他被瘫痪阻止的富有成效的活动。

与安全性、可靠性、寿命和实用性有关的额外数据，对于进一步研发和最终商业化这些系统，使用户群可获得它们，这些数据是必不可少的。

iBCI 传感器提供了对人类大脑功能的一个独特的视角，因为它们允许对单个神经元的特性进行评估。采用以前未达到的分辨率理解其他大脑疾病，它们也可能是有用的，并可能会催生其他治疗如癫痫等疾病的相关类型的设备。总的来说，iBCI 未来的前景是非常看好的；它们指向一系列连续的进步，可以帮助那些瘫痪的人更独立地生活，可以提高对神经系统疾病的治疗，并能增加对大脑功能的基本理解。

参 考 文 献

Achtman N, Afshar A, Santhanam G, Yu BM, Ryu SI, Shenoy KV. 2007. Free – paced high – performance brain – computer interfaces. *J Neural Eng* 4 : 336 – 347.

Andersen RA, Hwang EJ, Mulliken GH. 2010. Cognitive neural prosthetics. *Annu Rev Psychol* 61 : 169 – 190, C1 – 3. Andersen RA, Musallam S, Pesaran B. 2004. Selecting the signals for a brainmachine interface. *Curr Opin Neurobiol* 14 : 720 – 726.

Awan NR, Lozano A, Hamani C. 2009. Deep brain stimulation: current and future perspectives. *N eurosurg Focus* 27 : E2.

Bartels J, Andreasen D, Ehirim P, Mao H, Seibert S, et al. 2008. Neurotrophic electrode: method of assembly and implantation into human motor speech cortex. *J Neurosci Methods* 174 : 168 – 176.

Belitski A, Gretton A, Magri C, Murayama Y, Montemurro MA, et al. 2008. Low – frequency local field potentials and spikes in primary visual cortex convey independent visual information. *J Neurosci* 28 : 5696 – 5709.

Berenyi A, Belluscio M, Buzsaki G. 2010. Suppressing epileptic spikeand – wave discharges by extracranial alternating current stimulation. *Neuroscience Meeting Planner* Program No. 245. 10.

Borton DA, Song YK, Patterson WR, Bull CW, Park S, et al. 2009. Wireless, high – bandwidth recordings from non – human primate motor cortex using a scalable 16 – Ch implantable microsystem. *Conf Proc IEEE Eng Med Biol Soc* 2009 : 5531 – 5534.

Boviatsis EJ, Stavrinou LC, Themistocleous M, Kouyialis AT, Sakas DE. 2010. Surgical and hardware complications of deep brain stimulation. A sevenyear experience and review of the literature. *Acta Neurochir (Wien)*. 152 (12) : 2053 – 62.

Bullock TH. 1997. Signals and signs in the nervous system: the dynamic anatomy of electrical activity is probably information – rich. *Proc Natl Acad Sci USA* 94 : 1 – 6.

Buzsaki G. 2004. Large – scale recording of neuronal ensembles. *N at Neurosci* 7 : 446 – 451.

Buzsaki G, Kandel A. 1998. Somadendritic backpropagation of action potentials in cortical pyramidal cells of the awake rat. *J Neurophysiol* 79 : 1587 – 1591.

Campbell PK, Jones KE, Huber RJ, Horch KW, Normann RA. 1991. A siliconbased, three – dimensional neural interface: manufacturing processes for an intracortical electrode array. *I EEE Trans Biomed Eng* 38 : 758 – 768.

Carmena JM, Lebedev MA, Crist RE, O'Doherty JE, Santucci DM, et al. 2003. Learning to control a brain – machine interface for reaching and grasping by primates. *P LoS Biol* 1 : E42.

Chadwick EK, Blana D, Simeral JD, Lambrecht J, Kim SP, Cornwell AS, TaylorDM, Hochberg LR, Donoghue JP, Kirsch RF. 2011. Continuous neuronal ensemble control of simulated arm reaching by a human with tetraplegia. *J Neural Eng* 8 (3): 034003.

Chestek CA, Cunningham JP, Gilja V, Nuyujukian P, Ryu SI, Shenoy KV. 2009a. Neural prosthetic systems: current problems and future directions. *Conf Proc IEEE Eng Med Biol Soc* 2009 : 3369 – 3375.

Chestek CA, Gilja V, Nuyujukian P, Kier RJ, Solzbacher F, et al. 2009b. HermesC: low – power wireless neural recording system for freely moving primates. *I EEE Trans Neural Syst Rehabil Eng* 17 : 330 – 338.

Clausen J. 2010. Ethical brain stimulation – neuroethics of deep brain stimulation in research and clinical practice. *Eur J Neurosci* 32 (7): 1152 – 1162.

Colebatch JG. 2007. Bereitschaft spotential and movement – related potentials: origin, significance, and application in disorders of human movement. *Movement Dis* 22 : 601 – 610.

Cunningham JP, Gilja V, Ryu SI, Shenoy KV. 2009. Methods for estimating neural firing rates, and their application to brain – machine interfaces. *Neural Netw* 22 : 1235 – 1246.

Dickey AS, Suminski A, Amit Y, Hatsopoulos NG. 2009. Single – unit stability using chronically implanted multielectrode arrays. *J Neurophysiol* 102 : 1331 – 1339.

Donoghue JP. 2008. Bridging the brain to the world: a perspective on neural interface systems. *Neuron* 60 : 511 – 521.

Donoghue JP, Nurmikko A, Black M, Hochberg LR. 2007. Assistive technology and robotic control using motor cortex ensemble – based neural interface systems in humans with tetraplegia. *J Physiol* 579 : 603 – 611.

Donoghue JP, Nurmikko A, Friehs G, Black M. 2004. Development of neuromotor prostheses for humans. *Suppl Clin Neurophysiol* 57 : 592 – 606.

Donoghue JP, Sanes JN, Hatsopoulos NG, Gaal G. 1998. Neural discharge and local fi eld potential oscillations in primate motor cortex during voluntary movements. *J Neurophysiol* 79 : 159 – 173.

Fagg AH, Ojakangas GW, Miller LE, Hatsopoulos NG. 2009. Kinetic trajectory decoding using motor cortical ensembles. *IEEE Trans Neural Syst Rehabil Eng* 17 : 487 – 496.

Fetz EE. 1969. Operant conditioning of cortical unit activity. *Science* 163 : 955 – 958.

Fetz EE, Finocchio DV. 1971. Operant conditioning of specific patterns of neural and muscular activity. *Science* 174 : 431 – 435.

Fetz EE, Finocchio DV. 1972. Operant conditioning of isolated activity in specific muscles and precentral cells. *Brain Res* 40 : 19 – 23.

Fitzsimmons NA, Lebedev MA, Peikon ID, Nicolelis MA. 2009. Extracting kinematic parameters for monkey bipedal walking from cortical neuronal ensemble activity. *Front Integr Neurosci* 3 : 3.

Fofonoff TA, Martel SM, Hatsopoulos NG, Donoghue JP, Hunter IW. 2004. Microelectrode array fabrication by electrical discharge machining and chemical etching. *IEEE Trans Biomed Eng* 51 : 890 – 895.

Ganguly K, Carmena JM. 2009. Emergence of a stable cortical map for neuroprosthetic control. *PLoS Biol* 7 : e1000153.

Ganguly K, Dimitrov DF, Wallis JD, Carmena JM. Reversible large – scale modify cation of cortical networks during neuroprosthetic control. *Nat Neurosci* 14 : 662 – 667.

Georgopoulos AP. 1988. Neural integration of movement: role of motor cortex in reaching. *FASEB J* 2 : 2849 – 2857.

Georgopoulos AP, Schwartz AB, Kettner RE. 1986. Neuronal population coding of movement direction. *Science* 233 : 1416 – 1419.

Gold C, Henze DA, Koch C, Buzsaki G. 2006. On the origin of the extracellular action potential waveform: A modeling study. *J Neurophysiol* 95 : 3113 – 3128.

Hamani C, Lozano AM. 2006. Hardware – related complications of deep brain stimulation: a review of the published literature. *Stereotact Funct Neurosurg* 84 : 248 – 251.

Hatsopoulos NG, Donoghue JP. 2009. The science of neural interface systems. *Annu Rev Neurosci* 32 : 249 – 266.

Hatsopoulos N, Joshi J, O'Leary JG. 2004. Decoding continuous and discrete motor behaviors using motor and premotor cortical ensembles. *J Neurophysiol* 92 : 1165 – 1174.

Helms Tillery SI, Taylor DM, Schwartz AB. 2003. Training in cortical control of neuroprosthetic devices improves signal extraction from small neuronal ensembles. *Rev Neurosci* 14 : 107 – 119.

Henze DA, Borhegyi Z, Csicsvari J, Mamiya A, Harris KD, Buzsaki G. 2000. Intracellular features predicted by extracellular recordings in the hippocampus in vivo. *J Neurophysiol* 84 : 390 – 400.

Hincapie JG, Kirsch RF. 2009. Feasibility of EMG – based neural network controller for an upper extremity neuroprosthesis. *IEEE Trans Neural Syst Rehabil Eng* 17 : 80 – 90.

Hochberg LR, Serruya MD, Friehs GM, Mukand JA, Saleh M, et al. 2006. Neuronal ensemble control of prosthetic devices by a human with tetraplegia. *Nature* 442 : 164 – 171.

Hsu JM, Rieth L, Normann RA, Tathireddy P, Solzbacher F. 2009. Encapsulation of an integrated neural interface device with Parylene C. *IEEE Trans Biomed Eng* 56 : 23 – 29.

Humphrey DR, Corrie WS. 1978. Properties of pyramidal tract neuron system within a functionally defined subregion of primate motor cortex. *J Neurophysiol* 41 : 216 – 243.

Hwang EJ, Andersen RA. 2009. Brain control of movement execution onset using local field potentials in posterior parietal cortex. *J Neurosci* 29 : 14363 – 14370.

Jarosiewicz B, Chase SM, Fraser GW, Velliste M, Kass RE, Schwartz AB. 2008. Functional network reorganization during learning in a brain – computer interface paradigm. *Proc Natl Acad Sci U S A* 105 : 19486 – 19491.

Kalaska JF, Crammond DJ. 1992. Cerebral cortical mechanisms of reaching movements. *Science* 255 : 1517 – 1523.

Kalaska JF, Scott SH, Cisek P, Sergio LE. 1997. Cortical control of reaching movements. *Curr Opin Neurobiol* 7 : 849 – 859.

Kennedy PR. 1989. The cone electrode: a long – term electrode that records from neurites grown onto its recording surface. *J Neurosci Methods* 29 : 181 – 193.

Kennedy PR, Bakay RA. 1998. Restoration of neural output from a paralyzed patient by a direct brain connection. *Neuroreport* 9 : 1707 – 1711.

Kennedy PR, Bakay RA, Moore MM, Adams K, Goldwaithe J. 2000. Direct control of a computer from the human central nervous system. *IEEE Trans Rehabil Eng* 8 : 198 – 202.

Kennedy PR, Bakay RA, Sharpe SM. 1992. Behavioral correlates of action potentials recorded chronically inside the cone electrode. *Neuroreport* 3 : 605 – 608.

Kim S, Bhandari R, Klein M, Negi S, Rieth L, et al. 2009. Integrated wireless neural interface based on the Utah electrode array. *Biomed Microdevices* 11 : 453 – 466.

Kim S, Tathireddy P, Normann RA, Solzbacher F. 2007a. Thermal impact of an active 3 – D microelectrode array implanted in the brain. *IEEE Trans Neural Syst Rehabil Eng* 15 : 493 – 501.

Kim S – P, Simeral J, Hochberg L, DOnoghue J, Friehs G, MJ. 2007b. Multistate decoding of point and click control signals from motor cortical activity in a human with tetraplegia. *Proceedings of the 3rd International IEEE EMBS Conference on Neural Engineering* 2007 : 486 – 489.

Kim SP, Simeral JD, Hochberg LR, Donoghue JP, Black MJ. 2008. Neural control of computer cursor velocity by decoding motor cortical spiking activity in humans with tetraplegia. *J Neural Eng* 5 : 455 – 476.

Kipke DR. 2004. Implantable neural probe systems for cortical neuroprostheses. *C onf Proc IEEE Eng Med Biol Soc* 7 : 5344 – 5347.

Koyama S, Chase SM, Whitford AS, Velliste M, Schwartz AB, Kass RE. 2010. Comparison of brain – computer interface decoding algorithms in openloop and closed – loop control. *J Comput Neurosci* 29 : 73 – 87.

Kralik JD, Dimitrov DF, Krupa DJ, Katz DB, Cohen D, Nicolelis MA. 2001. Techniques for long – term multisite neuronal ensemble recordings in behaving animals. *Methods* 25 : 121 – 150.

Kruger J, Caruana F, Volta RD, Rizzolatti G. 2010. Seven years of recording from monkey cortex with a chronically implanted multiple microelectrode. *Front Neuroeng* 3 : 6.

Lempka SF, Johnson MD, Barnett DW, Moffi tt MA, Otto KJ, et al. 2006. Optimization of microelectrode design for cortical recording based on thermal noise considerations. *Conf Proc IEEE Eng Med Biol Soc* 1 : 3361 – 3364.

London BM, Jordan LR, Jackson CR, Miller LE. 2008. Electrical stimulation of the proprioceptive cortex (area 3a) used to instruct a behaving monkey. *IEEE Trans Neural Syst Rehabil Eng* 16 : 32 – 36.

Marzullo TC, Miller CR, Kipke DR. 2006. Suitability of the cingulate cortex for neural control. *I EEE Trans Neural Syst Rehabil Eng* 14 : 401 – 409.

Maynard EM, Hatsopoulos NG, Ojakangas CL, Acuna BD, Sanes JN, et al. 1999. Neuronal interactions improve cortical population coding of movement direction. *J Neurosci* 19 : 8083 – 8093.

Meyer JR, Roychowdhury S, Russell EJ, Callahan C, Gitelman D, MesulamMM. 1996. Location of the central sulcus via cortical thickness of the precentral and postcentral gyri on MR. *AJNR Am J Neuroradiol* 17 : 1699 – 1706.

Moran A, Bar – Gad I. 2010. Revealing neuronal functional organization through the relation between multi – scale oscillatory extracellular signals. *J Neurosci Methods* 186 : 116 – 129.

Moran DW, Schwartz AB. 1999. Motor cortical representation of speed and direction during reaching. *J Neurophysiol* 82 : 2676 – 2692.

Moritz CT, Perlmutter SI, Fetz EE. 2008. Direct control of paralysed muscles by cortical neurons. *Nature* 456 : 639 – 642.

Moxon KA, Leiser SC, Gerhardt GA, Barbee KA, Chapin JK. 2004. Ceramicbased multisite electrode arrays for chronic single – neuron recording. *IEEE Trans Biomed Eng* 51 : 647 – 656.

Musallam S, Bak MJ, Troyk PR, Andersen RA. 2007. A fl oating metal microelectrode array for chronic implantation. *J Neurosci Methods* 160 : 122 – 127.

Nicolelis MA, Dimitrov D, Carmena JM, Crist R, Lehew G, et al. 2003. Chronic, multisite, multielectrode recordings in macaque monkeys. *Proc Natl Acad Sci USA* 100 : 11041 – 11046.

Nicolelis MA, Ghazanfar AA, Faggin BM, Votaw S, Oliveira LM. 1997. Reconstructing the engram: simultaneous, multisite, many single neuron recordingsgs. *N euron* 18 : 529 – 537.

Nicolelis MA, Lebedev MA. 2009. Principles of neural ensemble physiology underlying the operation of brain – machine interfaces. *Nat Rev Neurosci* 10 : 530 – 540.

Nunez PL. 1996. Spatial analysis of EEG. *Electroencephalogr Clin Neurophysiol Suppl* 45 : 37 – 38.

O'Doherty JE, Lebedev MA, Hanson TL, Fitzsimmons NA, Nicolelis MA. 2009. A brain-machine interface instructed by direct intracortical microstimulation. *Front Integr Neurosci* 3: 20.

Paninski L, Ahmadian Y, Ferreira DG, Koyama S, Rahnama Rad K, et al. 2009. A new look at state-space models for neural data. *J Comput Neurosci* 29: 107-126.

Paninski L, Fellows MR, Hatsopoulos NG, Donoghue JP. 2004. Spatiotemporal tuning of motor cortical neurons for hand position and velocity. *J Neurophysiol* 91: 516-532.

Paninski L, Pillow J, Lewi J. 2007. Statistical models for neural encoding, decoding, and optimal stimulus design. *Prog Brain Res* 165: 493-507.

Panzeri S, Pola G, Petroni F, Young MP, Petersen RS. 2002. A critical assessment of different measures of the information carried by correlated neuronal firing. *Biosystems* 67: 177-185.

Parikh H, Marzullo TC, Kipke DR. 2009. Lower layers in the motor cortex are more effective targets for penetrating microelectrodes in cortical prostheses. *J Neural Eng* 6: 026004.

Patil PG, Carmena JM, Nicolelis MA, Turner DA. 2004. Ensemble recordings of human subcortical neurons as a source of motor control signals for a brain-machine interface. *Neurosurgery* 55: 27-35.

Patterson WR, Song YK, Bull CW, Ozden I, Deangellis AP, et al. 2004. A microelectrode/microelectronic hybrid device for brain implantable neuroprosthesis applications. *IEEE Trans Biomed Eng* 51: 1845-1853.

Peckham PH, Knutson JS. 2005. Functional electrical stimulation for neuromuscular applications. *Annu Rev Biomed Eng* 7: 327-360.

Pesaran B, Nelson MJ, Andersen RA. 2006. Dorsal premotor neurons encode the relative position of the hand, eye, and goal during reach planning. *Neuron* 51: 125-134.

Pohlmeyer EA, Oby ER, Perreault EJ, Solla SA, Kilgore KL, et al. 2009. Toward the restoration of hand use to a paralyzed monkey: brain-controlled functional electrical stimulation of forearm muscles. *PLoS One* 4: e5924.

Porada I, Bondar I, Spatz WB, Kruger J. 2000. Rabbit and monkey visual cortex: more than a year of recording with up to 64 microelectrodes. *J Neurosci Methods* 95: 13-28.

Pouget A, Dayan P, Zemel R. 2000. Information processing with population codes. *Nat Rev Neurosci* 1: 125-132.

Rebesco JM, Miller LE. 2011. Enhanced detection threshold for in vivo cortical stimulation produced by Hebbian conditioning. *J Neural Eng* 8: 016011.

Rickert J, Oliveira SC, Vaadia E, Aertsen A, Rotter S, Mehring C. 2005. Encoding of movement direction in different frequency ranges of motor cortical field potentials. *J Neurosci* 25: 8816-8824.

Rohatgi P, Langhals NB, Kipke DR, Patil PG. 2009. In vivo performance of a microelectrode neural probe with integrated drug delivery. *Neurosurg Focus* 27: E8.

Romo R, Hernandez A, Zainos A, Salinas E. 1998. Somatosensory discrimination based on cortical microstimulation. *Nature* 392: 387-390.

Rousche PJ, Normann RA. 1992. A method for pneumatically inserting an array of penetrating electrodes into cortical tissue. *Ann Biomed Eng* 20: 413-422.

Rutten WL. 2002. Selective electrical interfaces with the nervous system. *Annu Rev Biomed Eng* 4: 407-452.

Ryu SI, Shenoy KV. 2009. Human cortical prostheses: lost in translation? *Neurosurg Focus* 27: E5.

Sanes JN, Donoghue JP. 1997. Static and dynamic organization of motor cortex. *Adv Neurol* 73: 277-296.

Sanger TD. 2003. Neural population codes. *Curr Opin Neurobiol* 13: 238-249.

Santhanam G, Linderman MD, Gilja V, Afshar A, Ryu SI, et al. 2007. HermesB: a continuous neural recording system for freely behaving primates. *IEEE Trans Biomed Eng* 54: 2037-2050.

Santhanam G, Ryu SI, Yu BM, Afshar A, Shenoy KV. 2006. A high-performance brain-computer interface. *Nature* 442: 195-198.

Scherberger H, Andersen RA. 2007. Target selection signals for arm reaching in the posterior parietal cortex. *J Neurosci* 27: 2001-2012.

Schwartz AB. 2004. Cortical neural prosthetics. *Annu Rev Neurosci* 27: 487-507.

Schwartz AB, Cui XT, Weber DJ, Moran DW. 2006. Brain-controlled interfaces: movement restoration with neural prosthetics.

Neuron 52 : 205 – 220.

Scott SH. 2008. Inconvenient truths about neural processing in primary motor cortex. *J Physiol* 586 : 1217 – 1224.

Seijo FJ, Alvarez – Vega MA, Gutierrez JC, Fdez – Glez F, Lozano B. 2007. Complications in subthalamic nucleus stimulation surgery for treatment of Parkinson's disease. Review of 272 procedures. *Acta Neurochir (Wien)* 149 : 867 – 875 ; discussion 76.

Serruya M, Hatsopoulos N, Fellows M, Paninski L, Donoghue J. 2003. Robustness of neuroprosthetic decoding algorithms. *Biol Cybern* 88 : 219 – 228.

Serruya MD, Hatsopoulos NG, Paninski L, Fellows MR, Donoghue JP. 2002. Instant neural control of a movement signal. *Nature* 416 : 141 – 142.

Serruya MD, Kahana MJ. 2008. Techniques and devices to restore cognition. *Behav Brain Res* 192 : 149 – 165.

Shadlen MN, Newsome WT. 1998. The variable discharge of cortical neurons: implications for connectivity, computation, and information coding. *J Neurosci* 18 : 3870 – 3896.

Shain W, Spataro L, Dilgen J, Haverstick K, Retterer S, et al. 2003. Controllingcellular reactive responses around neural prosthetic devices using peripheral and local intervention strategies. *IEEE Trans Neural Syst Rehabil Eng* 11 : 186 – 188.

Shenoy KV, Meeker D, Cao S, Kureshi SA, Pesaran B, et al. 2003. Neuralprosthetic control signals from plan activity. *Neuroreport* 14 : 591 – 596.

Shoham S, Halgren E, Maynard EM, Normann RA. 2001. Motor – cortical activity in tetraplegics. *Nature* 413 : 793.

Shoham S, Paninski LM, Fellows MR, Hatsopoulos NG, Donoghue JP, Normann RA. 2005. Statistical encoding model for a primary motor cortical brain – machine interface. *IEEE Trans Biomed Eng* 52 : 1312 – 1322.

Simeral JD, Kim SP, Black MJ, Donoghue JP, Hochberg LR. 2011. Neural control of cursor trajectory and click by a human with tetraplegia 1000 days aft er implant of an intracortical microelectrode array. *J Neural Eng* 8 : 02050207.

Singer W. 1999. Neuronal synchrony: a versatile code for the defi nition of relations? *Neuron* 24 : 49 – 65, 111 – 125.

Skarpaas TL, Morrell MJ. 2009. Intracranial stimulation therapy for epilepsy. *Neurotherapeutics* 6 : 238 – 243.

Song YK, Borton DA, Park S, Patterson WR, Bull CW, et al. 2009. Active microelectronic neurosensor arrays for implantable brain communication interfaces. *I EEE Trans Neural Syst Rehabil Eng* 17 : 339 – 345.

Song YK, Patterson WR, Bull CW, Beals J, Hwang N, et al. 2005. Development of a chipscale integrated microelectrode/microelectronic device for brain implantable neuroengineering applications. *IEEE Trans Neural Syst Rehabil Eng* 13 : 220 – 226.

Song YK, Patterson WR, Bull CW, Borton DA, Li Y, et al. 2007. A brain implantable microsystem with hybrid RF/IR telemetry for advanced neuroengineering applications. *Conf Proc IEEE Eng Med Biol Soc* 2007 : 445 – 448.

Stevenson IH, Cherian A, London BM, Sachs NA, Lindberg E, Reimer J, Slutzky MW, Hatsopoulos NG, Miller LE, Kording KP. 2011. Statistical assessment of the stability of neural movement representations. J Neurophysiol, in press.

Suner S, Fellows MR, Vargas – Irwin C, Nakata GK, Donoghue JP. 2005. Reliability of signals from a chronically implanted, silicon – based electrode array in non – human primate primary motor cortex. *IEEE Trans Neural Syst Rehabil Eng* 13 : 524 – 541.

Sykacek P, Roberts SJ, Stokes M. 2004. Adaptive BCI based on variational Bayesian Kalman filtering: an empirical evaluation. *IEEE Trans Biomed Eng* 51 : 719 – 727.

Szarowski DH, Andersen MD, Retterer S, Spence AJ, Isaacson M, et al. 2003. Brain responses to micro – machined silicon devices. *Brain Res* 983 : 23 – 35.

Taylor DM, Tillery SI, Schwartz AB. 2002. Direct cortical control of 3D neuroprosthetic devices. *Science* 296 : 1829 – 1832.

Tillery SI, Taylor DM. 2004. Signal acquisition and analysis for cortical control of neuroprosthetics. *C urr Opin Neurobiol* 14 : 758 – 762.

Truccolo W, Eden UT, Fellows MR, Donoghue JP, Brown EN. 2005. A point process framework for relating neural spiking activity to spiking history, neural ensemble, and extrinsic covariate effects. *J Neurophysiol* 93 : 1074 – 1089.

Truccolo W, Friehs GM, Donoghue JP, Hochberg LR. 2008. Primary motor cortex tuning to intended movement kinematics in humans with tetraplegia. *J Neurosci* 28 : 1163 – 1178.

Van Gompel JJ, Stead SM, Giannini C, Meyer FB, Marsh WR, et al. 2008. Phase I trial: safety and feasibility of intracranial electroencephalography using hybrid subdural electrodes containing macro – and microelectrode arrays. *Neurosurg Focus* 25 : E23.

Vargas – Irwin CE, Shakhnarovich G, Yadollahpour P, Mislow JM, Black MJ, Donoghue JP. 2010. Decoding complete reach and grasp actions from local primary motor cortex populations. *J Neurosci* 30 : 9659 – 9669.

Velliste M, Perel S, Spalding MC, Whitford AS, Schwartz AB. 2008. Cortical control of a prosthetic arm for self-feeding. *Nature* 453: 1098-1101.

Vetter RJ, Williams JC, Hetke JF, Nunamaker EA, Kipke DR. 2004. Chronic neural recording using silicon-substrate microelectrode arrays implanted in cerebral cortex. *IEEE Trans Biomed Eng* 51: 896-904.

Waldert S, Pistohl T, Braun C, Ball T, Aertsen A, Mehring C. 2009. A review on directional information in neural signals for brain-machine interfaces. *J Physiol Paris* 103: 244-254.

White JR, Levy T, Bishop W, Beaty JD. 2010. Real-time decision fusion for multimodal neural prosthetic devices. *PLoS One* 5: e9493.

Winslow BD, Tresco PA. 2010. Quantitative analysis of the tissue response to chronically implanted microwire electrodes in rat cortex. *Biomaterials* 31: 1558-1567.

Wong CH, Birkett J, Byth K, Dexter M, Somerville E, et al. 2009. Risk factors for complications during intracranial electrode recording in presurgical evaluation of drug resistant partial epilepsy. *Acta Neurochir (Wien)* 151: 37-50.

Wood F, Black MJ, Vargas-Irwin C, Fellows M, Donoghue JP. 2004. On the variability of manual spike sorting. *IEEE Trans Biomed Eng* 51: 912-918.

Wu W, Black MJ, Mumford D, Gao Y, Bienenstock E, Donoghue JP. 2004. Modeling and decoding motor cortical activity using a switching Kalman filter. *IEEE Trans Biomed Eng* 51: 933-942.

Wu W, Gao Y, Bienenstock E, Donoghue JP, Black MJ. 2006. Bayesian population decoding of motor cortical activity using a Kalman filter. *Neural Comput* 18: 80-118.

Wu W, Hatsopoulos NG. 2008. Real-time decoding of nonstationary neural activity in motor cortex. *IEEE Trans Neural Syst Rehabil Eng* 16: 213-222.

Wu W, Kulkarni JE, Hatsopoulos NG, Paninski L. 2009. Neural decoding of hand motion using a linear state-space model with hidden states. *IEEE Trans Neural Syst Rehabil Eng* 17: 370-378.

Yousry TA, Schmid UD, Alkadhi H, Schmidt D, Peraud A, et al. 1997. Localization of the motor hand area to a knob on the precentral gyrus. A new landmark. *Brain* 120 (Pt 1): 141-157.

Zhuang J, Truccolo W, Vargas-Irwin C, Donoghue JP. 2010. Decoding 3-D reach and grasp kinematics from high-frequency local field potentials in primate primary motor cortex. *IEEE Trans Biomed Eng* 57: 1774-1784.

第 17 章 利用在顶区或运动前区皮层记录信号的脑-机接口（BCI）

17.1 引言

第 16 章聚焦于把初级运动皮层作为神经元活动的来源用于 BCI。对于利用神经活动的 BCI，另外两个皮层区是特别有趣的并且已被卓有成效地研究：顶叶皮层和运动前皮层。这两个脑区都包含参与规划运动行为的特定区域。这些区域接受输入，包含感觉的和有意向的信息；并产生到初级运动皮层的输出，这反过来将运动命令向下发送给脊髓以执行。虽然这些顶叶和运动前区的确切作用尚未完全清楚，但以下是明确的：在这些脑区的几个不同的子区是专门为特定的运动功能并强烈地参与了把感觉信息转化为动作。从许多心理和病变的实验我们知道（Clower 等，1996；Wise 等，1998；Kurata 和 Hoshi，1999），从感觉到运动协调的这种映射是不断更新的。鉴于神经可塑性通常能够提高 BCI 的解码性能，这可能在顶叶和前运动皮层是特别有效的，因为这些脑区在感觉运动转换中的自然作用。因此，它们用于 BCI 是一种有吸引力的可能性。本章回顾了顶叶和运动前皮层在运动规划中的作用并讨论了聚焦于这些脑区的 BCI 研究。

基于从顶叶皮层和运动前皮层记录的 BCI 通过提供高级的、与目标相关的信息来驱动计算机光标、机械臂或假肢移动，从而有可能使瘫痪患者获益（Andersen 等，2010；Vansteensel 等，2010；Green 和 Kalaska，2011）。因为我们对运动意图在运动前和顶叶规划区是如何表示的原理有一个合理的理解（见第 2 章），所以通过从大量神经元同时和实时的记录，应该有可能对它们进行解码。

17.2 解剖学结构

图 17.1 显示了顶叶和运动前皮层的位置并标示了与 BCI 研发特别相关的几个分区。顶叶皮层位于初级体感皮层的后部，视觉皮层的前部，听觉皮层的内侧（在颞叶中）（见第 2 章）。它整合初级感觉区的感觉信息，并产生外部世界的一个表示，特别是物体和空间。这些信息被进一步加工以产生特定的动作。例如外侧顶内沟（Lateral Intraparietal，LIP）区域的神经元编码扫视（快速眼动到特定的位置）。相反，顶叶抵达区（Parietal Reach Region，PRR）位于顶内沟的内侧和后方，该区域的神经元编码了位置，并且在某种程度上编码了即将到来的手臂到达运动的轨迹（Andersen 等，1997；Andersen 和 Buneo，2002；Scherberger 和 Andersen，2003），而在顶区内靠前部区域（Anterior Intraparietal，AIP）的神经元在手部抓握动作的规划和执行过程期间特别活跃（Sakata 等，1995；Baumann 等，2009）。

同样，运动前皮层，位于前额叶皮层后部和初级感觉皮层前部，它整合高阶的感觉和有意向的信息并产生特定的运动意图。类似顶叶皮层，运动前皮层包含专门的分区：负责眼、手臂和手部的动作（Rizzolatti 等，1997；Rizzolatti 和 Luppino，2001；Fluet 等，2010）。额叶视野区（Frontal Eye Field，FEF）包含表示扫视的神经元。更靠内侧，背侧运动前区（Dorsal Premotor Area，PMd）编码了到达运动；更靠外侧，腹侧运动前皮层（Ventral premotor cortex）的喙部（称为 F5 区）在手部抓握动作时特别活跃。鉴于日常生活中眼、手臂和手部的运动通常密切地协调，这些运动前区在解剖上密切地相互连接并不奇怪。它们也接受来自额叶皮层的强烈投射，该投射传达有意性的和激励性的信号。此外，这些运动前区被直接和相互地连接到顶叶皮层区它们对应的眼、手臂和手区：PMD 与 PRR、FEF 与 LIP、F5 与 AIP（图 17.1）。从而这些连接表示了特定动作的跨越相关脑区感觉运动转换的网络，因此能够把额叶皮层的有意信息与顶叶皮层的感知信号相结合，从而产生高级的行动计划。但是，这些脑区的神经元实际是如何表示运动意图的呢？

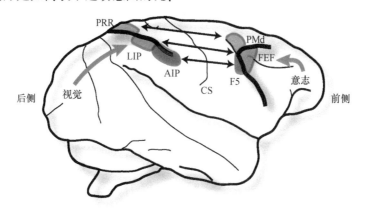

图 17.1　在猴脑中与动作规划相关的顶叶和前运动脑区

注：顶叶和运动前皮层细分为具有不同功能的特定区域。顶叶皮层区（Parietal cortex areas）：PRR（Parietal Reach Region），顶叶到达区（绿色，即手臂到达（Arm reaching））；LIP（Lateral Intraparietal Area），外侧顶内沟区（橙色，眼动（Eye movements））；AIP（Anterior Intraparietal Area），前顶内沟区（紫色，手抓握（Hand grasping））。运动前皮层区（Premotor cortex areas）：PMd（Dorsal premotor cortex），背外侧运动前皮层（绿色，手臂到达（Arm reaching））；FEF（Frontal Eye Field），额叶眼区（橙色，眼动）；F5，运动前区 F5（紫色，手抓握）。功能上相关的区域由直接和相互的解剖投射连接起来（双向箭头，用类似的颜色指示相关的区域）。顶叶区接受强的感觉，尤其是视觉上的输入，运动前区接收有意的输入。中央沟（Central Sulcus，CS）；前端（Anterior）：大脑的前端；后端（Posterior）：大脑的后端

17.3　动 作 规 划

17.3.1　眼动和到达

通过对清醒、有行为的猴子记录单个神经元，人们已经获得许多有关灵长类动物的大脑中运动的表示区域。在这些研究中，首先训练动物执行一个特定的行为模式/范式（Specific behavioral paradigm），然后当动物执行这个行为时，把微电极慢慢放置到大脑里以记录单个神经元的神经活动。例如可能在下述任务中训练动物：一个由中心向外的运动任务（Center-out movement task）：看到或到达视觉呈现的目标。

在图 17.2（a）中，运动范式是延迟的扫视任务（扫视是快速眼动到目标）。延迟的扫视任务要求在扫视之前动物等待指定的时间。具体来说，在图 17.2（a）所示的延迟扫视任务中，猴子首先注视并触摸中央注视灯（即通常的发光二极管（LED））。然后，在屏幕边缘八

个可能的位置之一，一个红色的目标提示灯短暂地闪烁（≈300ms）。之后，该猴子必须再等待1s左右，直到中央注视灯熄灭，此时可以看目标（通过扫视），但它仍然必须继续触摸中央注视灯。因此，在红色的目标灯光短暂闪烁与中央注视灯熄灭之间的等待时间期间，动物必须记住目标的位置，并且能够规划扫视，但它必须阻止执行。如果猴子试验成功（即如果它等待所需的时间，然后看着目标，同时仍然触摸中央注视灯），它接收到少量的果汁奖励；当试验没有成功完成，就不给予奖励。在任何情况下，一些延迟（≈1s）之后当它再现时，通过再次看中央注视灯，动物可以开始下一步的试验。

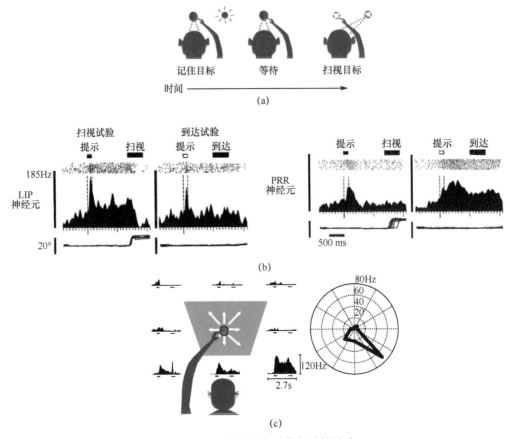

图17.2 顶叶皮层与动作相关的活动

注：（a）延迟的扫视任务从行为的运动成分中分离出感觉。动物记忆短暂闪烁的视觉目标的位置，在完全黑暗中等待一个开始的信号，然后执行一个动作（这里是扫视）已记住的目标位置。（b）在延迟的扫视任务和延迟的到达任务期间，LIP 和 PRR 特定意图的神经活动。在扫视前而不是在到达运动之前（顶排，右）延迟期间（提示之后 150~600ms），LIP 神经元（顶排，左）显示了活动升高。与此相反，PRR 神经元（底排，左）显示没有与扫视相关的活动，但确实显示出到达活动（底排，右）。每个面板显示了尖峰栅格（8个试验对齐于提示呈现，显示了每一个的第三个动作电位）以及相应的峰值密度直方图。短横线表示目标闪烁的时序（填充条：扫视提示；开口栏：到达提示）；长横线表示运动响应的近似时间（扫视或到达）。薄层的水平图（每个面板的底部）显示垂直眼位。垂直刻度条：神经元的放电率（赫兹）和垂直眼位置（度）。（c）向右/向下方向优选调制 PPR 细胞。在左边和中心：所有到达方向（白色箭头）的峰值密度直方图（如在（b）中的）。右边：延迟期间空间调制平均的放电率。对于这个神经元，到达活动在向右/向下方向是最大的。（图改自 Snyder 等，1997；Scherberger 和 Andersen，2003）

延迟的到达任务可以以类似的方式构造。在这种情况下，除了动物规划并执行到达目标，同时继续看中央注视灯，事件的顺序是相同的。对于任何给定的试验，利用两种不同的目标颜色作为提示（红色表示扫视，绿色表示到达）告知猴子任务的类型（即延迟的扫视与延迟的到达），这样可以随机地交错延迟的扫视和延迟的到达试验（实验范式和时序设计很重要）。

在猴子学会了这些任务之后，当它执行延迟扫视和延迟到达试验时，利用植入的微电极从大脑可以记录到神经活动。对清醒状态下的猴子记录其皮层神经元活动的方法已经建立了近50年（Cordeau等，1960；Evarts，1965；Mountcastle等，1975）。图17.2（b）显示了在这两个任务期间（Snyder等，1997）顶区LIP（顶排）和PRR（底排）样本神经元的活动。在扫视任务中，在目标提示本身期间、延时期间以及执行扫视期间，LIP神经元显示其活动升高；在到达任务中，相同的神经元仅在提示期间显示其活动的升高。与此相反，PRR神经元显示了相反的效应：在扫视任务期间，它只是短暂的活跃；在提示、延迟以及执行到达任务期间其活跃强烈。从这些有代表性的例子可以得出结论，LIP和PRR的神经元分别在扫视和手臂的动作中特别活跃（Snyder等，1997）。在干预的延迟期间，这些神经元的活动表明，它们在记住目标的位置和/或规划运动中发挥了作用。据推测，它们参与了把行为上相关的感觉刺激的感觉运动变换为编码特定动作的一种表示。

正如图17.2（b）的例子所示，顶叶和运动前皮层的特定区域对特定类型的动作有选择性地处于活跃状态（Rizzolatti和Luppino，2001；Andersen和Buneo，2002）。但是，这些动作在神经元的活动中是如何表示的呢？图17.2（c）显示从中央固定点运动到8个不同的外周目标的延迟到达任务期间，PRR神经元的活动。当动物到达右下目标时，提示、延迟和运动期间神经元的活动强烈，当它移动到相对（左上）的目标时神经元基本上处于不活跃状态，当它移动到这两个极端之间的目标时，神经元有一些活跃。这样的一种运动偏好是顶叶和运动前神经元特有的，它们的许多神经元具有个体偏好（Mountcastle等，1975；Weinrich等，1984），所有的运动方向表示在总体神经元群中。因此，神经元群中每一个单独的神经元基本上是投票（调整）到一个特定的运动方向，并且整体动作似乎是由大量神经元的组合活动来确定的。

我们从我们自己的日常行为知道，动作不完全由外部刺激驱动。我们常常从多种可能的选项中选择一个动作，即使在没有外界刺激的情况下，我们也可以采取行动。对于这样的自然环境，人们可能会问是否顶叶和运动前活动表示了感觉刺激或运动规划方面。图17.3（b）显示了在自由选择任务期间样本PRR神经元的活动，在该任务中猴子可以自由选择两个刺激中的一个为到达目标。本实验还包括对照试验，该试验只提供了一个单一的目标（图17.3（a））。在对照试验中（图17.3（a）），对于到达右边的运动，PRR神经元活动强烈，而对于到达左边的运动其受到抑制，表明右边为优先的方向。然而，当呈现这两个目标并由动物自由选择时（图17.3（b）），神经元对这两种选择在一定程度上都是活跃的，但当选择在它的优选方向（即对右边）时更活跃。当动物选择右侧的目标时，神经元在整个运动中都是活跃的。相反，当动物选择了左边（非优选）目标时，目标呈现后神经元活动只是短暂活跃，然后迅速下降到低于它目标前基线的活动水平。这一结果表明，顶叶和运动前皮层的神经元最初由表示潜在运动目标的感觉刺激激活，然后动物的选择强烈地调制这些神经元的活动，最终，这些神经元仅反映预期的运动（Platt和Glimcher，1999；Schall和Thompson，1999；Scherberger和Andersen，2007）。此外，正如我们将看到的（图17.5（b）），对有意动作的预期效用或奖励可以调制神经元的活动。因此，可以把顶叶皮层和运动前皮层视为整合感觉和认知（如与意图相关的）的信号以产生动作的一个网络。

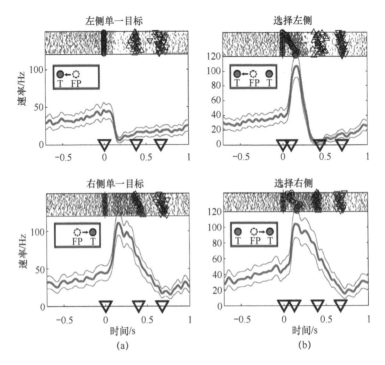

图 17.3 目标选择手臂到达过程中神经元活动的例子

注:(a)到左或右侧的单一目标试验的活动(见插图)。(b)在选择试验期间的活动,期间动物选择左侧或右侧的目标(见插图)。每个面板的顶部是一行行的点组成的尖峰栅格,表示单次试验的动作电位;底部是一个外周刺激时间直方图,指示平均峰值速率(红色)和95%的置信区域(绿色)。横轴上的时间标记指示第一个(T1)和第二目标(T2)出现的平均时间、该运动开始(M)和结束(H)的平均时间。T2 的出现比 T1 有一些延迟以弥补动物的选择偏差。试验对齐于第一个目标(T1)的出现。(图修改自 Scherberger 和 Andersen,2007)

17.3.2 抓握

灵长类动物的手很灵巧,它们的运动是很复杂的。因此可以断定,与简单的到达运动相比,更多的认知参与了这些运动。然而,手动作规划的神经机制似乎是以一种非常类似眼和手臂动作的方式组织起来的(Baumann 等,2009)。图 17.4(a)显示了在延迟的抓取任务期间顶区 AIP 样本神经元的活动,在抓握中动物以精确的抓握或握力抓握手柄。通常,猴子会用力来抓握树上的树枝,而以精确地控制抓取(巧力)从地上捡起一粒葡萄干。在提供图 17.4 中数据(修改自 Baumann 等,2009)的实验中,,把手柄设置在不同的方向上(见图右边旋转手柄的位置)。在提示时间期间,照亮手柄的聚光灯显示了它的方向,而 LED 的颜色告诉动物采用哪种抓握(精确的或用力的)。在随后的延迟期,动物可以准备抓取动作,但要等到中央固定灯光变暗以实际执行抓握。因此,这是一个延迟的抓握任务。

图 17.4(a)显示了在提示时间段的开始之后,这个神经元的发放率急剧增加,以 +50°的手柄方向握力时最强烈。因此,这个神经元对手柄方向以及抓握方式敏感。在 AIP 神经元的总群体中(图 17.4(b)),许多神经元对其他手柄方向和/或抓握方式是敏感的(Baumann 等,2009)。从提示期间以后,许多神经元表示了手柄方向。与之相反,在任务期间表示抓握方式的神经元的数目增加并在运动执行期间到达最大值。在解剖和功能上与顶叶区 AIP 密切相关的运动前皮层区 F5,也观察到了与抓握相关的活动(见图 17.1)(Fluet 等,2010)。此

384

外,其他的实验已表明,即使没有任何抓握动作的准备,AIP 和 F5 对对象的视觉呈现敏感 (Murata 等,2000;Raos 等,2006)。

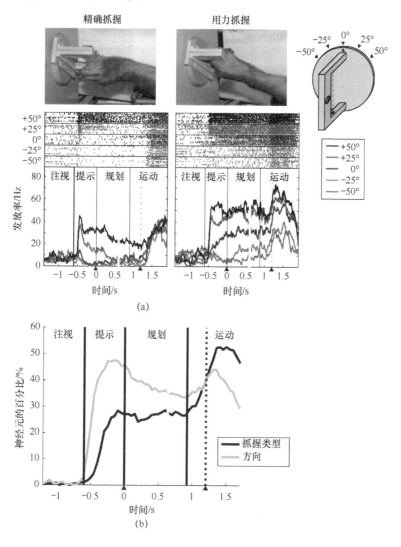

图 17.4 顶叶皮层与抓握相关的活动

注:(a) 延迟的抓握任务期间单个 AIP 神经元的活动,在该任务期间,猴子以精确的抓握(左),用力抓握或握力抓握旋转手柄(右)(画在最右边)。精确的抓握试验显示在左栏,握力试验在右栏。对五个手柄方向中的每个方向(范例在最右边),用不同的颜色呈现峰栅格和平均发放率。显示的神经元调制于(即发放更多)最右边的手柄方向(+50°)(图中黑色线)和握力。(b) AIP 神经元群(571 个单个神经元)对方向和抓握类型的调制。这些曲线显示了在试验过程中(滑动窗宽度为 200ms,以每个数据点为中心),调制于方向(灰色)或抓握类型(黑色)神经元的百分比(即放电率受影响的百分比)。在 0.6s 之前,数据曲线对齐于提示的结束(箭头标志的 $t=0$ 处);0.6s 后,它们对齐于运动的开始(箭头标记的虚线)。这种对齐方式的变化由曲线在 0.6s 时的中断指示。(图修改自 Baumann 等,2009)

这些例子表明,可以把顶叶和运动前皮层视为为产生动作而整合感觉和认知信号的一个网络。而特定的区域表示特定类型的动作,这些区域的单个神经元表示感觉刺激以及规划和执行特定动作的信号。基于这些发现,很自然地要问,这些神经元信号是否可以用于解码特定的有意的动作以应用于 BCIs,并且这样的 BCI 看起来可能像什么。

17.4 动作解码

17.4.1 到达解码

几个研究组目前正基于从顶叶皮层和运动前皮层记录的信号开发用于到达的 BCI（Musallam 等，2004；Santhanam 等，2006）。Musallam 和他的同事首先用延迟到达任务训练猕猴，然后他们在猕猴顶区的 PRR 和运动前区的 PMD 永久性地植入微电极阵列，之后采用大脑控制任务训练猕猴。图 17.5（a）显示了这两个任务。在到达任务中，猕猴首次接触并注视触摸屏上的中央注视点；然后在屏幕周边多达八个可能的位置之一呈现一个几百毫秒的视觉提示。在下一周期（称为记忆期）期间，从多个电极同时记录单个和多个神经元活动，然后利用这个活动来解码预定到达的位置。在记忆期间，猕猴可以规划即将到来的到达运动，但得阻止执行，直到给出一个信号，指示它要到达的目标。更重要的是，在脑控的范式里，如果在记忆期间正确地解码了神经元的活动，那么动物立即获得奖励（即如果它正确地指示了要求到达的方向）；但动物实际上没有到达那个目标。动物很快采取了一种策略：它们规划但没有执行预定的到达运动。为了在这些试验中提供额外的反馈给动物，把视觉目标放置在屏幕上，以指示被解码的目标位置。

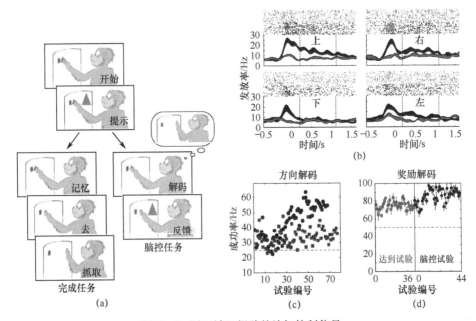

图 17.5 用于神经假肢的认知控制信号

注：（a）如文中所述的延迟到达任务和脑控任务。（b）在脑控任务期间一个神经元活动的例子。脑控任务：按照指示的向上、向右、向左和向下才可奖赏橙汁（黑色）或水（红色）的动作任务。在期望喜好的奖励（橙汁，黑色）的试验中，该神经元更活跃。（c）在随后的两个动物的记录实验中（黑色和蓝色的点），从 4 个可能的目标解码预期的运动所得的整体成功率。虚线：机会水平（25%）。这两个动物都用经验提高了它们的表现。（d）三个动物的 36 个到达（红色）和 44 个脑控（黑色）实验中，离线解码期望的奖励（即果汁或水）得到的成功率。误差线指示了通过交叉验证获得的标准偏差。虚线：机会水平（50%）。（改编自 Musallam 等，2004；许可来自 AAAS）

图 17.5（b）显示了在大脑控制任务期间，以优选的到达方向（向上和到右边），来自一个样本神经元的数据。提示开始之后，活动从基线增加，并在整个记忆期保持升高（由垂直虚线划定）。然而，当把不同的目标提示大小用来发出奖励类型（橙汁和水）的信号以期望

成功地完成试验时，神经响应被强烈调制了。在动物事先知道它将获得喜欢的奖励（橙汁）的试验中，这些试验比在该动物接收到不太喜欢的奖励（水；红色曲线和标记）的试验能够产生显著更强的响应（黑色曲线和标记）。值得一提的是，这是真正的独立于是否喜好的奖励以较小或较大的提示来指示。同样，当期望的奖励额（量或体积））更大或当奖励概率较高时，活动也较强。这表明，顶叶和运动前神经元不仅可以反映预定的（有意的）目标位置，也反映预期动作的期望值。

在过去的几个星期和几个月的持续实验中，脑控任务中解码性能逐渐提高。图 17.5（c）显示了两个动物（不同颜色）大约 70 次日常的实验，从 10~30 个记录通道（单个神经元及多个单元）预测正确目标位置的整体成功率（四个可能的位置之一）。虽然开始的性能仅略高于机会（25%，虚线），但第一个动物逐渐增加到 55%，第二个动物增加到 35%。类似地，图 17.5（d）描绘了对三个动物离线解码期望的奖赏值（高或低）所得的成功率（虚线：机会水平为 50%）。有趣的是，与到达任务（75%）相比，当动物执行脑控任务（85%）时平均解码性能显著较大。

这些结果表明，可以从 PRR 和 PMD 的神经元同时解码预期的（或有意的）运动以及预期的奖励。因此，这些区域的信号对控制光标或电动机驱动的假体的运动可能是有用的。当然，正如采用其他脑区的信号，确定最适合用于解码特定运动功能（如手抓握）的那些脑区将是非常重要的，特别是如果目标是恢复那种功能，而不干扰其他仍然是完整的运动功能。

17.4.2 抓握解码

图 17.6（a）显示了执行手抓握任务的一种实验性脑－机接口的设计。设计这种 BCI 旨在从顶区 AIP 和运动前区 F5 的神经元活动解码预期的（有意的）手运动。这些区域接收感觉（特别是视觉）信息，研究者认为它们的神经活动表示了有意的手部运动。为了检验这一假设：来自这些区域的信号可用于解码，80 个或 128 个微电极植入两只猴子的 AIP 和 F5（Townsend 等，2008，2011）。实时记录和排序（为区分不同的神经元，见本书第 7 章和第 16 章）神经元活动并采用最大似然解码分析方法（Shenoy 等，2003）从延迟抓取任务的延迟期的活

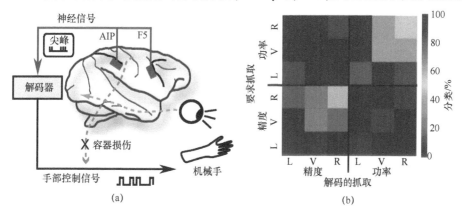

图 17.6 解码记录自猕猴 AIP 和 F5 脑区神经元的手抓握信号

注意：(a) 解码原理图。对于瘫痪患者，运动指令不能再从大脑传递到运动的效应器（虚的灰色线）。可以通过直接在大脑中（蓝色垫）的神经记录并在外部处理从而绕过这种缺失。(b) 混淆矩阵（见正文）指示了从 80 个永久植入 AIP 和 F5 的电极解码抓握方式（用力和精确抓握）以及抓握方向（向左倾斜（L），垂直（V），或向右倾斜（R））的性能。数据显示了一个在线解码实验的结果，该实验大约有 180 个解码试验。如果解码性能是完美的，那么 100% 的试验将对齐于从左下角到右上角的对角线。这里的对角线显示了所有 6 个条件下 72% 的平均性能。（修改自 Townsend 等，2008 和 2011）

动预测抓握类型（用力与精确抓握（巧力））和手的方向（左倾斜、垂直、右倾斜）。然后把解码的抓握以手抓握物体的一个图片呈现给动物。更重要的是，对每一个被正确解码的抓握，该动物立即获得奖励而不必执行运动。然而，如果试验没有被正确解码，那么该动物没有受到奖励，但相反，它必须执行正确的抓握运动以获得奖励。

图17.6（b）显示了一个示例实验的解码结果。整体正确的解码性能约为50%（与16.6%的机会水平相对照）。所示的矩阵是一个混淆矩阵（即由6个可能的抓握指令与每个指令的抓握解码结果构建的一个矩阵）。该矩阵总结了6个可能的抓握指令中每一个是如何被解码的。大多数的试验落在对角线上，指示正确的预测（在59%的情况下，精确抓握和右方向指令被正确解码）。解码错误主要发生在密切相关的抓握方向，而抓握类型几乎从来没有被混淆。这些结果为可以从这些高阶的皮层区域解码抓握意图的思想提供了证明，他们因此认为，来自这些区域的信号可以用来控制BCI。

17.4.3 快速解码

正如这本书所描述的，有创和无创记录的方法都被应用于BCI的研究与开发。然而，经常假设，最高的信息传输速率可以用侵入性的方法获得，特别是那些记录单个神经元（即尖峰发放）活动的方法。在最近的一项研究中（Santhanam等，2006）用一个96通道的硅电极阵列植入PMD以探索特别快速的解码策略。

首先，在一个延迟的到达运动任务中训练猴子，从其中获得所记录神经元的调制特性（即它们与到达方向的相关性）的统计描述。然后，改变范式以使大多数的试验是假肢-光标试验，在试验中，延迟期间内的神经元活动被用来移动光标到目标，以便没有任何实际的肢体运动发生。图17.7（a）说明了假肢-光标试验。在整个假肢-光标试验中，动物不断地接触和注视中央注视点（参见图17.7（a），所有盒子），同时一个视觉提示（一个黄色的点）出现在屏幕的边缘以指示目标（如图17.7（a）的试验1）。忽略提示呈现后最初150ms时间段的数据以避免与视觉刺激的出现相关的潜在混淆。这个第一个（提示）时间段之后是一个解码时间段。解码时间阶段之后，目标提示（图17.7（a）的黄色点，试验1）消失，并且把解码得到的目标位置呈现在屏幕上（图17.7（a）的虚线圆，试验2）；如果预测的位置是正确的（正如图中所示），然后呈现新的目标位置（图17.7（a）黄色点，试验2）。几个这样的假肢试验（如图17.7（a），试验1~3），每个试验只包括这两个时间段（提示加解码，共计约200~450ms），快速连续进行且没有奖励动物。如果这个到达试验和前一序列的假肢试验都成功了，然后一个完整的延迟到达任务允许动物到达目标并获得果汁奖励。

解码的时间段长度的选择显然影响性能。从较长的时间段解码能给出更准确的解码，因为在集成的信号中降低了噪声。然而，更长时间段增加了试验（试次）持续时间，从而减少了每秒的试验次数和最大可能的信息传输率。因此，有一个基本的速度-精度权衡。几种不同的指标可以用来评估性能（图17.7（a））。如果用正确解码试验的百分比来衡量性能，随着试验持续时间的增加性能得到提高，但试验时间超过250ms性能饱和（黑色曲线）。一种不同的性能度量方法：信息传输速率的能力（Information Transfer Rate Capacity，ITRC）（实心红色曲线），揭示了信息传输的速度：它被定义为bit/s，是解码精度和可能的目标数的函数，除以试验持续时间（见第8章）。ITRC并不是随试验持续时间简单地单调增加，而是离线测试数据集上在试验持续时间260ms到达了7.7bit/s的峰值（红色实线）。正如预期的那样，这是低于理论上最大的ITRC（红色虚线），理论上假设对所有的试验持续时间具有完美的解码精度（100%正确）。

Santhanam 等（2006）采用具有各种可能的目标数量（2、4、8，或16）的在线假肢-光标试验序列，对8个目标的任务，他们在两个动物上发现了最大的ITRC分别是6.5bit/s和5.3bit/s。这些速率超过迄今由其他非侵入性和侵入性的BCI研究取得的速度。因此，这种新的范式可能使高信息传输速率成为可能并支持性能的改进，这些对瘫痪患者非常有用。

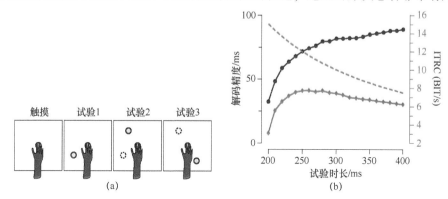

图17.7 在快速的假肢-光标试验期间信息传输速率容量

注：(a) 三个假肢-光标试验的序列。动物把它的手放在板上（触摸）之后，一个目标（实心圆）出现（试验1），解码有意的（预期的）到达运动，并且把光标（试验2，虚线圆圈）放置在预测位置的屏幕上。如果预测的位置是正确的，下一个光标试验将立即启动，一个新的目标出现新的位置（试验2，黄色点）。重复这个过程（如试验3）直到总共有三个或更多的假肢-光标试验，之后是一个标准的延迟到达试验，允许动物到达目标。如果这个到达试验和之前的假肢试验序列都是成功的，动物收到果汁奖励。在错误的情况下，试验序列中止，并且不提供任何奖励。(b) 不同的试验长度解码精度（黑色曲线）和信息传输速率容量（ITRC）（红色实线），从一个八目标的对照实验进行评估。解码精度随试验长度而增加（在大约250ms开始到达饱和）。约260ms的试验长度时ITRC最大，然后下降。理论上的ITRC（红色虚线）假设所有试验长度有100%的精度。（改编自Santhanam 等，2006）

17.5 由局部场电位解码

虽然尖峰活动起源于位于靠近电极尖端位置的单个神经元，但局部场电位（Local Field Potential，LFP）是在记录位置附近大量神经元的兴奋性和抑制性树突电位的总和（见第3章和第16章）。由于从较大的体积收集电气的信息，所以LFP活动在电极植入后可能受组织反应的影响较小（见第5章）。因此，合乎逻辑地会问是否LFP可以用来控制神经假体装置，以及这样的信号可能携带什么样的信息。类似的推理，从皮层表面记录的信号（即皮层脑电，Electrocorticographic（ECoG）活动，见15章）也可能用来解码运动意图。

已经在皮层和皮层下区域研究了LFP活动（Eckhorn等，1988；Gray等，1989；buzsaki和draguhn，2004）。一些研究把运动、顶叶和运动前皮层的LFP活动与实验动物的行为相关联，这些研究表明LFP信号在执行任务的过程中以及不同的行为条件下被调制了（Murthy和Fetz，1996；Donoghue等，1998；Baker等，1999；Pesaran等，2002）。例如在从中心出到达或扫视任务的规划和执行期间，在顶叶到达区域（PRR），特定LFP频谱带的功率（即振幅的平方）被调制了（Scherberger等，2005）。图17.8（a）中的单个面板显示了10~20次重复试验平均的LFP功率谱图，从一组在PRR的记录位置记录信号，为到达（左列）和扫视（右列），以及为偏好的（或优/首选的）（顶排）和非偏好的（底排）方向动作。（由25~35Hz频段的调制为每个记录位置确定偏好的（或优/首选的）方向）。图中显示的数据表明，在规划和执行独立于运动方向期间，低频成分（0～15Hz）编码运动型（到达与扫视）（即注意偏好和非偏好方向频谱图之间在低频部分的相似性）。然而，在更高的频率（15～50Hz），LFP也反映了运动方向（即注意偏好和非偏好方向频谱图之间在高频部分的差异）。

基于这些顺序记录的数据模拟解码表明，顶区PRR的LFP活动可以解码运动方向以及动物的并发行为状态（即基线注视、到达规划、到达执行、扫视规划、扫视执行）。为了产生这种类型的模拟，处理从随后获得的记录位置得到的数据，似乎它们是被同时记录下来，并利用具有交叉验证的贝叶斯解码器解码。图17.8 B表示了采用不同数量的随机选择的记录点，用贝叶斯分类器（见第8章）解码这五种行为状态的错误率。对于LFP活动（蓝色），当20个或更多个记录点用于解码时，预测错误低于10%。与之相反，当把相同位置记录的神经元脉冲活动用于解码（黑色）时，错误更大。

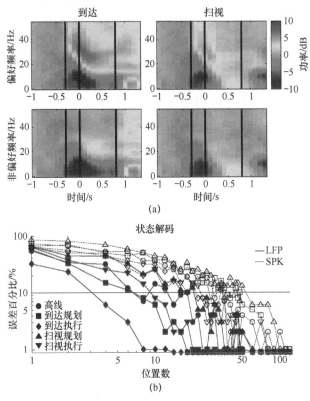

图17.8 由PRR的LFP活动解码到达运动

注：（a）在偏好的（上排）和非偏好的（下排）方向上延迟的到达（左列）和延迟的扫视（右列）运动期间，LFP活动的神经元群频谱图（来自一组在PRR的记录位置的10～20个重复试验）。颜色编码表示相对于基线活动（dB）的LFP功率。垂直线标志提示的开始、规划和运动期间。（每个记录位置的偏好方向由25～35Hz频段的调制来确定）。图中显示的数据表明，在规划和执行独立于运动的方向期间，低频成分（0～15Hz）编码了运动类型（到达与扫视）（即注意偏好和非偏好方向的频谱之间在低频率部分的相似性）。在更高的频率（15～50Hz），LFP也反映了运动方向（即注意偏好和非偏好方向的频谱之间在高频率部分的差异）。（b）采用LFP（蓝色）或脉冲活动（黑色）解码五种行为状态。行为状态为基线（圆圈）、到达规划（方形）、到达执行（菱形）、扫视规划（朝上的三角形）和执行（向下的三角形）。采用LFP（蓝色）对行为状态的解码性能始终比采用神经元脉冲活动（黑色）的较好（即有较小的百分比错误）。（改自从scherberger等，2005）

记录自PRR的LFPs似乎也能以惊人的精度预测运动方向：整体解码精度到达方向为81%，扫视方向为40%（机会水平为6.25%）。从来没有混淆手臂和眼动。然而，这种用

LFPs 解码方向的精度低于用神经元脉冲活动解码的精度（到达为 97%，扫视方向为 72%）。

总之，这些研究表明，记录自 PRR 的 LFP 活动可以预测行为状态和已规划的到达方向。与神经脉冲活动用于解码到达方向相比，LFP 较小的解码精度可能通过采用数量较多的 LFP 记录点（这是比较容易实现的）得到补偿。类似于这些的结果在其他的研究中也已经得到，这些研究采用从初级运动皮层的 LFP 活动预测到达运动，从外侧顶内沟区（Lateral Intraparietal Area，LIP）的 LFP 活动预测扫视（Pesaran 等，2002；Mehring 等，2003）。因此似乎 LFP 是解码运动意图的一种合适的信号，甚至可能比尖峰发放更适合某些类型的信息，如行为状态。此外，LFP 信号的记录相对简单，并且在长期记录期间可能比记录神经脉冲活动更具鲁棒性。

其他脑信号（如 ECoG（第 15 章）），也可能在未来 BCI 控制的装置中发挥重要的作用。皮层脑电是大脑皮层信号的一个总和，比单个 LFP 的定位性差，但比头皮记录的脑电仍具有较大的地形分辨率，更宽的频率范围，更大的波幅（Slutzky 等，2010）。由于 ECoG 电极不会穿透大脑（甚至可能是硬膜外），它们被认为比皮层内电极阵列有较少的侵入性（微创）。由于 ECoG 和 LFP 的电极性能不依赖于保持接近单个皮层神经元，对于长期用于 BCI 应用，它们的信号可能被证明比神经元脉冲电活动更鲁棒和可靠。同时，研究者才刚刚开始探索 LFP 与 ECoG 的调制特性（即它们与运动意图相关），还需要大量的进一步研究。

17.6 展　　望

顶叶皮层和运动前皮层在有意运动的产生中起着重要的作用。这两个脑区紧密地与感觉系统相连，也同与意志、动机和奖励相关的脑区紧密相关联。这把顶叶和运动前皮层置于与动作的规划和执行相关的感觉运动转换和决策的中心。脑-机接口（BCI）可以通过记录这些信号从而利用这些脑区的活动，并把它们用于设备的控制。

在这一章中，我们回顾了证明以下结论的证据：顶叶皮层和运动前皮层这两个脑区包含有关于目标和有意动作的时序信息。这方面的证据表明，这些脑区的生理作用是准备和规划基于感觉和意志信息的有意动作。在这些作用中，顶叶和运动前皮层包含了独特的区域，它们专门为特定的运动类型。因此，正如其他皮层区（初级运动皮层和皮层下区域）（见第 2 章），顶叶和运动前皮层也传递重要的时序信息，这些信息对脑-机接口的方法可能是有用的。这些特性可能使它们对长期植入电极有吸引力，特别是解码运动目标和运动时序。由于这些脑区的编码方案被合理地很好理解，应该有可能开发出优化的算法解码用于 BCI 使用。未来 BCI 的应用将结合来自大脑几个区域的信息用于控制特定的动作，这是可能的。

目前有创的 BCI 方法，如在本章中讨论的，仍有技术问题需要改进以使今天的 BCI 技术用于明天的用户。最紧迫的问题之一是来自植入电极的信号其长期的稳定性。通常，在植入几个月甚至几年后，这些电极对神经元的动作电位逐渐失去敏感性，可能是由于机械微动和异物反应，这些往往把电极包裹封装起来（见第 5 章和第 16 章）。随着电极技术和植入技术的改善，这个问题可能会得到解决，或通过采用可替代的信号，如 LFP 和 ECoG 得到解决，这些信号很可能受到这个封装过程的影响较小。需要进一步的研究来揭示并最大限度地利用尖峰发放、LFP 和 ECoG，以用于长期的 BCI 应用并确定这些不同的信号可能相互补充的情况（以及可能的非侵入性方法），从而支持对严重残疾人士有实质价值的长期 BCI 性能。

使顶叶皮层和运动前皮层对脑-机接口的研发有趣的事实是，并行于其他动作，这些脑区能够处理与动作相关的信息。在日常生活中，在我们阅读报纸或说话时，我们能够抓取

（或端起）一杯咖啡来喝。表示这些能力的神经基质位于运动前皮层，特别顶叶皮层。顶叶有病变的患者在执行这样的功能时常有缺陷，无论是全部的或没有过度的认知努力（Perenin 和 Vighetto，1988；Goodale 和 Milner，1995）。这些脑区的这些能力对于明天的 BCI 技术也将是重要的。理想的 BCI 应该操作起来毫不费力，也应该允许并行的活动，如听和说，参加其他目标，甚至同时执行其他的动作。衡量脑－机接口未来的成功将不仅以其完成所需运动的能力，也以其不需要过多的认知努力而由它这样做的能力。利用顶叶和运动前皮层致力于特定动作的感觉运动转换的网络，因此可能是特别值得做的。

参 考 文 献

Andersen RA, Buneo CA (2002) Intentional maps in posterior parietal cortex. Annu Rev Neurosci 25: 189 - 220.

Andersen RA, Hwang EJ, Mulliken GH (2010) Cognitive neural prosthetics. Annu Rev Psychol 61: 169 - 90, C1 - 3.

Andersen RA, Snyder LH, Bradley DC, Xing J (1997) Multimodal representation of space in the posterior parietal cortex and its use in planning movements. Annu Rev Neurosci 20: 303 - 330.

Baker SN, Kilner JM, Pinches EM, Lemon RN (1999) The role of synchrony and oscillations in the motor output. Exp Brain Res 128: 109 - 117.

Baumann MA, Fluet M - C, Scherberger H (2009) Context - specific grasp movement representation in the macaque anterior intraparietal area. J Neurosci 29: 6436 - 6448.

Buzsaki G, Draguhn A (2004) Neuronal oscillations in cortical networks. Science 304: 1926 - 1929.

Clower DM, Hoffman JM, Votaw JR, Faber TL, Woods RP, Alexander GE (1996) Role of posterior parietal cortex in the recalibration of visually guided reaching. Nature 383: 618 - 621.

Cordeau JP, Gybels J, Jasper H, Poirier LJ (1960) Microelectrode studies of unit discharges in the sensorimotor cortex: investigations in monkeys wiThexperimental tremor. Neurology 10: 591 - 600.

Donoghue JP, Sanes JN, Hatsopoulos NG, Gaal G (1998) Neural discharge and local field potential oscillations in primate motor cortex during voluntary movements. J Neurophysiol 79: 159 - 173.

Eckhorn R, Bauer R, Jordan W, Brosch M, Kruse W, Munk M, Reitboeck HJ (1988) Coherent oscillations: a mechanism of feature linking in the visual cortex? Multiple electrode and correlation analyses in the cat. Biol Cybern 60: 121 - 130.

Evarts EV (1965) Relation of discharge frequency to conduction velocity in pyramidal tract neurons. J Neurophysiol 28: 216 - 228.

Fluet MC, Baumann MA, Scherberger H (2010) Context - specific grasp movement representation in macaque ventral premotor cortex. J Neurosci 30: 15175 - 15184.

Goodale MA, Milner AD (1995) The visual brain in action. New York: Oxford University Press.

Gray CM, Konig P, Engel AK, Singer W (1989) Oscillatory responses in cat visual cortex exhibit inter - columnar synchronization which reflects global stimulus properties. Nature 338: 334 - 337.

Green AM, Kalaska JF (2011) Learning to move machines with the mind. Trends Neurosci 34: 61 - 75.

Kurata K, Hoshi E (1999) Reacquisition deficits in prism adaptation after muscimol microinjection into the ventral premotor cortex of monkeys. J Neurophysiol 81: 1927 - 1938.

Mehring C, Rickert J, Vaadia E, Cardosa de Oliveira S, Aertsen A, Rotter S (2003) Inference of hand movements from local field potentials in monkey motor cortex. Nat Neurosci 6: 1253 - 1254.

Mountcastle VB, Lynch JC, Georgopoulos A, Sakata H, Acuna C (1975) Posterior parietal association cortex of the monkey: command functions for operations within extrapersonal space. J Neurophysiol 38: 871 - 908.

Murata A, Gallese V, Luppino G, Kaseda M, Sakata H (2000) Selectivity for the shape, size, and orientation of objects for grasping in neurons of monkey parietal area AIP. J Neurophysiol 83: 2580 - 2601.

Murthy VN, Fetz EE (1996) Oscillatory activity in sensorimotor cortex of awake monkeys: synchronization of local field potentials and relation to behavior. J Neurophysiol 76: 3949 - 3967.

Musallam S, Corneil BD, Greger B, Scherberger H, Andersen RA (2004) Cognitive control signals for neural prosthetics. Science 305: 258 - 262.

Perenin MT, Vighetto A (1988) Optic ataxia: a specific disruption in visuomotor mechanisms. I. Different aspects of the deficit in reaching for objects. Brain 111: 643 – 674.

Pesaran B, Pezaris JS, Sahani M, Mitra PP, Andersen RA (2002) Temporal structure in neuronal activity during working memory in macaque parietal cortex. Nat Neurosci 5: 805 – 811.

Platt ML, Glimcher PW (1999) Neural correlates of decision variables in parietal cortex. Nature 400: 233 – 238.

Raos V, Umilta MA, Murata A, Fogassi L, Gallese V (2006) Functional properties of grasping – related neurons in the ventral premotor area F5 of the macaque monkey. J Neurophysiol 95: 709 – 729.

Rizzolatti G, Fogassi L, Gallese V (1997) Parietal cortex: from sight to action. Curr Opin Neurobiol 7: 562 – 567.

Rizzolatti G, Luppino G (2001) The cortical motor system. Neuron 31: 889 – 901.

Sakata H, Taira M, Murata A, Mine S (1995) Neural mechanisms of visual guidance of hand action in the parietal cortex of the monkey. Cereb Cortex 5: 429 – 438.

Santhanam G, Ryu SI, Yu BM, Afshar A, Shenoy KV (2006) A highperformance brain – computer interface. Nature 442: 195 – 198.

Schall JD, Thompson KG (1999) Neural selection and control of visually guided eye movements. Annu Rev Neurosci 22: 241 – 259.

Scherberger H, Andersen RA (2003) Sensorimotor transformations. In: The visual neurosciences (Chalupa LM, Werner JS, eds.), pp 1324 – 1336. Cambridge, MA: MIT Press.

Scherberger H, Andersen RA (2007) Target selection signals for arm reaching in the posterior parietal cortex. J Neurosci 27: 2001 – 2012.

Scherberger H, Jarvis MR, Andersen RA (2005) Cortical local field potential encodes movement intentions in the posterior parietal cortex. Neuron 46: 347 – 354.

Shenoy KV, Meeker D, Cao S, Kureshi SA, Pesaran B, Buneo CA, Batista AP, Mitra PP, Burdick JW, Andersen RA (2003) Neural prosthetic control signals from plan activity. Neuroreport 14: 591 – 596.

Slutzky MW, Jordan LR, Krieg T, Chen M, Mogul DJ, Miller LE (2010) Optimal spacing of surface electrode arrays for brain – machine interface applications. J Neural Eng 7: 26004.

Snyder LH, Batista AP, Andersen RA (1997) Coding of intention in the posterior parietal cortex. Nature 386: 167 – 170.

Townsend B, Subasi E, Scherberger H (2008) Real time decoding of hand grasping signals from macaque premotor and paritetal cortex. In: 13th Annual Conference of the International Functional Electrical Stimulation Society "From Movement to Mind" (Stieglitz T, Schuettler M, eds). Freiburg, Germany. Biomed Eng 53 supp. 1.

Townsend B, Subasi E, Scherberger H (2011) Grasp movement decoding from premotor and parietal cortex. *J Neurosci*, in press.

Vansteensel MJ, Hermes D, Aarnoutse EJ, Bleichner MG, Schalk G, van Rijen PC, Leijten FS, Ramsey NF (2010) Brain – computer interfacing based on cognitive control. Ann Neurol 67: 809 – 816.

Weinrich M, Wise SP, Mauritz KH (1984) A neurophysiological study of the premotor cortex in the rhesus monkey. Brain 107 (Pt 2): 385 – 414.

Wise SP, Moody SL, Blomstrom KJ, Mitz AR (1998) Changes in motor cortical activity during visuomotor adaptation. Exp Brain Res 121: 285 – 299.

第18章 采用大脑代谢信号的脑-机接口（BCI）

18.1 引 言

目前正在研发的大多数脑-机接口（Brain-computer Interfaces，BCI）采用大脑的电信号。然而，非电的代谢信号也有潜力用于 BCI 的研发。本书的第 4 章描述了目前可用于测量大脑代谢活动的四种方法，并重点介绍了这些方法中对 BCI 研发具有最直接益处的两种方法：功能近红外光谱（Functional Near-infrared Spectroscopy，fNIRS）和功能性磁共振成像（Functional Magnetic Resonance Imaging，fMRI）。fNIRS 具有无创和价廉的优点；fMRI 具有无创性并提供非常高的空间分辨率的优点。然而，正如我们将在本章中看到的，二者都有时间分辨率低的不足，这是实时 BCIs 系统（Real-time BCI）的一个关键因素。虽然基于这两种方法的 BCIs 仍处于研发的早期阶段，但最近的重大进展已经激励了对其潜在价值相当大的关注（Birbaumer，2006；Birbaumer 和 Cohen，2007；Sitaram 等，2007；Sitaram 等，2008；Sitaram 等，2009；Weiskopf 等，2007）。在这一章中，我们专注于基于 fNIRS 和 fMRI 方法的 BCI。我们评论它们所采用的基本原理，它们用于 BCI 的一些重要因素，它们各种最有前景的脑-机接口应用以及未来可能的发展方向和面临的挑战。

虽然在理论上 fNIRS 和 fMRI 都可以测量多种与脑代谢相关的信号（参见本书第 4 章和 Huettel，2004），但几乎所有目前使用的这些方法，包括它们的 BCI 用途，都是基于测量任务引起的血氧依赖水平（Blood Oxygen Level-dependent，BOLD）响应（Huppert 等，2006；Ogawa 等，1990；Villringer 和 Chance，1997；Villringer 和 Obrig，2002）。BOLD 响应反映了血流量的变化，是大脑活动的间接测量，但是越来越多的证据表明它与脑电活动密切相关（Logothetis，2007；Logothetis，2008）。fNIRS 和 fMRI 技术的最新进展已启用了 BOLD 响应的实时采集、解码和训练，这些导致研究其行为的相关性，以及它们应用于恢复严重运动障碍患者的通信和控制能力。

18.2 基于功能近红外光谱的脑-机接口（BCI）

18.2.1 功能近红外光谱方法（fNIRS）的原理

正如本书第 4 章讨论的，近红外光谱是基于 Beer-Lambert 定律：在均匀介质中光的衰减率或吸收率 A 与吸收分子的浓度成正比：

$$A = c \times \varepsilon \times l \tag{18.1}$$

其中：c 为吸收分子的浓度；ε 为比例常数，称为吸光系数；l 为光学路径长度。吸收分子浓度的变化 Δc 会产生与吸收率成比例的变化：

$$\Delta A = \Delta c \times \varepsilon \times l \tag{18.2}$$

这种变化可以通过 fNIRS 传感器检测。正如第 4 章所述，fNIRS 是基于观测近红外光（即波长为 700～1000 nm，近红外（Nearinfrared，NIR）范围的电磁频谱）穿透生物活体组织。在日常生活中可以观测到：当明亮的光射向一个打开的手掌时，通过组织传播的光会在手掌背面产生一个红色的辉光。红色是由血液中的色素血红蛋白所引起的。由于水分子和血红蛋白吸收的近红外光比其他波长的光少，所以近红外（红色）光通过组织传播。

当把成对的光源和探测器放置在头皮上时，它们可以测量 NIR 通过脑组织层的传输。通过组织的光受到组织功能状态的影响。大脑的活动伴随血液中成分的变化（如含氧和脱氧血红蛋白浓度的变化；Villringer 和 Obrig，2002）。这些变化可以检测为近红外光通过脑组织传输后 fNIR 信号的变化。因此，fNIRS 测量允许间接探测和测量大脑的活动。

虽然 fNIRS 的空间分辨率（在厘米范围）低于功能性磁共振成像（fMRI）（在毫米范围），但是 fNIRS 具有超过第 4 章所述其他脑成像方法的明显优势。首先，fNIRS 是安全和非侵入性的。它不使用潜在的有害辐射，因为其采用非电离的近红外光。光的强度保持低于安全限制，以避免热损伤。fNIRS 不需要注射对比剂。采用 fNIRS，组织功能单独产生成像的信号。fNIRS 监测血红蛋白浓度的变化和组织氧饱和度的变化，通过这些指标，可以计算组织的灌注和氧的供应/需求。随着微电子、光学工程以及计算机技术的最新进展，fNIRS 系统可以做得比较小，便于携带（尤其与 fMRI 系统相比），而且比其他的成像模式，如 fMRI 和正电子发射断层扫描（Positron Emission Tomography，PET）便宜得多。

在典型的 fNIRS 测量脑组织活动中，发光二极管（称为光极）作为光源（或发射器）。由光极发出的光穿过头皮和颅骨的中间层，进入皮层组织，然后穿过颅骨和头皮返回到一个或多个位于与光源之间固定距离的检测器。该检测器通常是一个接收光的光极，该光极连接到光电倍增管或电荷耦合器件（CCD）。

为解释 fNIRS 如何检测大脑活动的变化，我们必须先回顾一下伴随大脑活动变化的两种生理变化。正如在第 4 章中更充分的描述，这些变化被称为 BOLD 响应。简而言之，当那个脑区神经元活动增加时，局部脑血流（Regional Cerebral Blood Flow，rCBF）和局部脑氧代谢率（Regional Cerebral Oxygen Metabolic Rate，rCMRO2）都增加。然而，rCBF 的增加大于 rCMRO2 的增加；也就是，rCBF 的增加大于需要提供额外所需氧的增加（Fox 和 Raichle，1986）。因此，虽然当神经元活动增加时，总的血红蛋白和氧合血红蛋白（Oxyhemoglobin，oxy-Hb）的浓度增加，但是脱氧血红蛋白（Deoxyhemoglobin，deoxy-Hb）浓度降低。由于 oxy-Hb 和 deoxy-Hb 以不同的近红外波长吸收光，因此 fNIRS 可以通过测量特定频率的光衰减率的变化来检测它们的相对浓度的变化，然后可以计算出与神经元活动并发变化有关的 BOLD 响应。第 4 章更详细地介绍了这些事件和方法。

用于 fNIRS 的光谱主要有三种类型：连续波光谱（Continuous-wave spectroscopy）、时间分辨光谱（Time-resolved spectroscopy）和频域谱（Frequency-domain spectroscopy）。Villringer 和 Obrig（2002）详细描述了这些技术。连续波（CW）方法是一种最广泛用于神经影像和脑-机接口研究的方法。市面上可获得的连续波 fNIRS 仪器，其光源或者是激光（发光二极管（Light-Emitting Diode，LED）），或是一个简单的卤素灯，其发出在 NIR 光谱范围内特定频率的光。连续波方法的优点是它的简单性、灵活性和取得高信噪比的潜力。一个缺点是 CW 方法不能量化 oxy-Hb 和 deoxy-Hb 的绝对值，但只能得到它们的相对变化；其另一个缺点是它的测量很容易失真，受到在头皮这样的浅表性颅外组织里光吸收的任何并发变化的影响。

在大多数 fNIRS 应用中，包括 BCI 应用，数据分析的主要目的是检测一些特定脑区大脑活动的差异，并作为不同行为状态的函数。例如目标可能是检测休息期间与执行特定运动期间大脑活动之间的差异。特别是在 BCI 的应用中，目标可能是检测两个任务执行者之间大脑活动的差异：当一个人想移动光标到左边以及当她/他想将它移动到右边时。

18.2.2 功能近红外光谱脑–机接口的结构和操作

像所有的 BCI 系统，一个 fNIRS-BCI 系统有信号采集组件以及信号处理组件（即特征提取和转换）。它产生输出，该输出提供命令给应用程序；它提供实时反馈给用户，这取决于应用程序的类型。这些组件如图 18.1 所示。

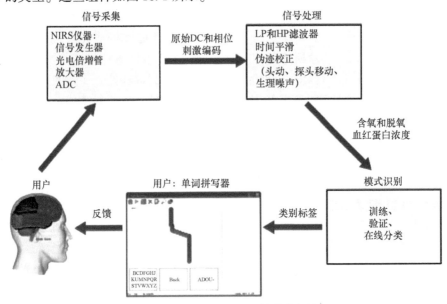

图 18.1 基于 fNIRS BCI 的基本架构

注：由脑区确定的配置（这些脑区产生 BCI 利用的信号），把一对或多对光源和探测器（见图 18.2（b））定位在用户的头上。通过 fNIRS 仪器采集、放大和数字化直流（Direct-current，DC）振幅和相位值，然后进行预处理（即通过滤波和伪迹剔除算法），并根据 Beer-Lambert 定律转换为 oxy-Hb 和 deoxy-Hb 浓度值，最后转换（如通过简单的阈值，线性判别分析或模式分类）为实时输出（如拼写应用程序或设备控制器）。这里的 BCI 输出把单词拼写器里下降的红色光标向左或向右移动，以选择所需的在屏幕底部的选项。ADC（Analog-to-digital Converter）为模数转换器；LP（Low-pass）为低通；HP（High-pass）为高通。（修改和重印许可来自 Sitaram 等，2007a）

1) fNIR 信号采集

图 18.2（a）说明了 fNIRS 测量系统的基本要素。它包括：光发射器（也称为发光器或光源）；探测器；放大器；模数转换器；最后是潜在可用的 fNIR 信号。发射器（红色）和检测器（蓝色）光极放置在头皮上特定的交替位置（图 18.2（b））。每个发射极/探测器对的发射极和探测器之间的距离为 5~30mm，这取决于它们在头皮上的排列。一个单一的发射极/探测器对是一个通道。

图 18.2（b）显示了一个光极配置的例子，发射器（红色）和检测器（蓝色）光极被放置在左、右运动皮层的头皮上（即靠近 C_3 和 C_4 位置（国际 10-20 系统））。探测器的光极距离发射器光极 2cm。如图 18.2（b）中虚线所示，任何一对发射器和检测器光极可形成一个通道。因此，该配置的 4 个发射器和 4 个探测器，如图所示的光极的安排可在每个半球产生 10 个通道。如图 18.2（a）所示，近红外射线离开每个发射器（该图仅显示了一个），穿过头骨和皮层的脑组织，遵循由组织的光学性质确定的曲线路径，被反射回来到头骨的外面，并

且由一个或多个检测器的光极接收到。（注意：红色香蕉形状的光子（见第 4 章）代表光子的路径）。光电倍增管循环通过所有发射 – 探测器对以便在每一采样周期采集数据。

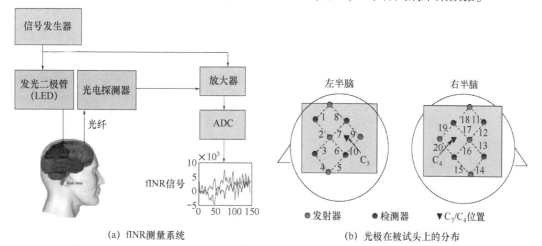

(a) fINR测量系统　　　　　　　　　　　　(b) 光极在被试头上的分布

图 18.2　连续波（CW）fNIRS 系统和一种多通道 fNIRS 光极在头皮上的排列

注：(a) 在连续波（CW）fNIRS 系统中，由一个信号发生器以低的频率（几十千 Hz）不断产生或调制两个或两个以上波长（如 780 nm 和 805 nm）的光。光以一条曲线路径穿过头皮，并穿过几毫米的大脑上层，该路径有时被称为光子香蕉（见第 4 章）。由光电二极管测量从头部出来的光。在这些波长检测到的光其幅度的变化反映了氧合和脱氧血红蛋白浓度的变化，并用以指示大脑活动的水平。在本例中，图右下方显示的数据（Sitaram 等，2007）是在运动想象期间由一个多通道的 fNIRS 仪器（日本东京，日本岛津公司的 OMM – 1000）采集得到，该仪器以 3 个不同的波长（780nm、805nm 和 830nm）运行，采样率为 14Hz，采用 16 位模数转换器数字化（红色是氧合血红蛋白（oxy-HB），蓝色是脱氧血红蛋白（deoxy-Hb））。(b) 一种多通道 fNIRS 光极在头皮上的排列。光极安装在运动皮层上面被试头部的左、右两侧（即靠近国际 10 – 20 系统的 C_3（左半球）和 C_4（右半球）位置）。一对相邻的发射器和检测器光极形成一个通道（虚线）。在所显示的排列中 4 个发射器和 4 个探测器在头部的每一边得到 10 个通道（编号为 1 ~ 10 和 11 ~ 20）。（修改和重印许可来自 Sitaram 等，2007b）

采集和数字化每个频率的信号后，然后对其进行预处理（如消除伪迹），进一步处理得到氧合血红蛋白（oxy-Hb）和脱氧血红蛋白浓度（deoxy-Hb），并最终存储在 fNIRS-BCI 工作站的硬盘上。对于每一个时间点存储的文件通常包括：所使用的两个或三个波长中每个的原始信号强度；从这些强度计算出的血红蛋白（Hb）浓度的变化；以及指示被试当前的行为状态（如想象移动右手，在屏幕上观看一个图标等）的编码。如果系统以控制一个应用程序并提供反馈给被试的实时模式运行，那么同时进行进一步的处理数据，以产生输出反馈信号。这种实时的使用通常也需要一个初步的校准过程（也可能是定期的重新校准）以定义参数，这些参数用于把氧合血红蛋白（oxy-Hb）和脱氧血红蛋白（deoxy-Hb）浓度的测量转换为输出。

光极和头皮之间的可靠连接对于保证光子稳定的路径长度和减少运动伪迹至关重要。为保持光极和头皮之间良好的接触并减少光的衰减，头上的头发必须保持在光路的外面；这通常伴随梳理头发、采用发夹或以其他方式。已经研发出许多类型的头戴耳机以保持光极对在适当的位置并与头皮接触良好。这些包括改进的自行车头盔、成型到用户头上的热塑性塑料帽、附着于半刚性塑料形式的弹性纤维、以橡胶形式嵌入的纤维（Strangman 等，2002）和一个机械固定系统（Coyle 等，2007）。

fNIRS 通道布局方案尚未以类似于为脑电制定的通道布局方式（如 10 – 20 系统（Sharbrough，1991））被标准化。然而，为从相同的被试获得可重复的结果、确保研究的一致性以及对研究进行比较，这样的标准化是必不可少的。Coyle 等（2007）提出了一种源于脑电 10 – 20 系统的 fNIRS 极坐标系统。

2）fNIR 特征提取

生理噪声（Physiological noise）如心脏搏动、呼吸振荡和 Mayer 波（以低于呼吸的频率发生的动脉血压的自发振荡）通常污染了 fNIRS 仪器采集的原始数据。动脉脉冲振荡会引起整个大脑 fNIR 信号的波动，其发生在 1~2Hz 的频率，这取决于心率。呼吸所引起的波动发生在 0.2~0.3Hz 的频率，这取决于呼吸频率。对于有意识的人，Mayer 波波动发生在 ~0.1Hz 的频率（Julien，2006）。另一个混杂因素是血红蛋白氧合状态的持续波动，甚至在静息状态也发生着（Hoshi，2007；Schroeter 等，2004；Toronov 等，2000）。此外，大脑活动中持续的（正在进行的）局部变化会引起较慢的（0.05Hz）血红蛋白氧合状态的变化。这些波动都被叠加在与所研究的行为状态相关的信号上，从而把噪声增加到所记录的 fNIRS 数据中。此外，额外的污染可能会来自运动伪迹、环境光以及由于头发阻碍导致的强度变化。

虽然需要改进信号校正和分析技术来充分解决这些问题并提高信噪比，但是为了从原始信号中提取有用的特征，可以实现许多校正以克服或减轻这些影响。例如 Sitaram 等（2007b）在离线分析他们的数据时应用了下面的预处理步骤。首先，通过每个值除以所有时间点所有通道的均值来归一化所有通道的原始强度数据。然后以 0.7Hz 截止频率低通滤波被归一化的强度数据（见第 7 章）。然后为每个波长计算光密度的变化率（称为 δ 光密度），作为归一化强度的负对数。计算 δ 光学密度之后，两种不同的主成分分析（PCA）滤波器应用于数据（见第 7 章）。第一个主成分分析滤波器校正数据中的运动（如头部运动）。第二个滤波器使用基线数据（即实验任务之前所采集的 30 s 数据）的主成分去除生理伪迹，如呼吸振荡。基于 Beer-Lambert 定律的方法，由此得到的协方差减少的 δ 光学密度用于计算浓度的变化（即 δ 浓度）（Villringer 和 Obrig，2002）。

已经使用了各种其他的预处理步骤（程序）。Naito 等（2007）采用 0.1Hz 的截止频率低通滤波他们的原始数据以去除呼吸和其他更高频率伪迹的影响。Luu 和 Chau（2009）通过把原始数据除以基线期间信号的平均值从而归一化每个试验的原始数据。滤波后的信号取对数，然后基于奈奎斯特准则（采样率应该是信号最高频率分量的的两倍，见第 7 章）以 3.125Hz 的有效采样频率二次采样。

虽然这些和其他可能的预处理技术成功地应用于 fNIRS 数据的离线分析，但它们可能或不可能直接转移到在线 fNIRS-BCI 应用，因为它们需要一个大的数据集用于准确和可靠的计算或涉及相当长的处理时间。需要进一步的工作，探索这些方法用于在线和实时使用的适应性。

fNIRS 仪器制造商提供定制的分析软件包。此外，提供基本的信号处理、线性模型以及 fNIRS 数据的图像重建的程序已经由光子迁移成像实验室编写（波士顿马萨诸塞州总医院），并且是免费的（http：//www. nmr. mgh. harvard. edu/PMI/ resources/homer/home. htm）。而已开发的这些分析方法主要用于 fNIRS 数据的离线分析，但 BCI 使用将需要有效的方法进行实时分析并生成适当的输出，包括给 BCI 用户的反馈。更好的方法用于消除血红蛋白氧合自发波动的效应对于这些实时应用将尤为重要。

3）fNIR 特征转换和输出

特征转换把提取的特征（即处理后的信号）转换为 BCI 输出命令，该命令传达用户的意图（如向左或右移动的意图，想说"是"或"不"等意图）。该算法采用单变量统计参数图（SPM）（Hoshi，2007）或其他一些方法，如基于模型的分析、事件相关的分析或结合这两种方法，能够区分代表不同意图的信号（Huppert 等，2006；Schroeter 等，2004）（参见第 8 章）。

各种方法已用于把与特定的认知或运动任务相关的 fNIRS 测量转换为 BCI 输出命令，如那些控制拼写程序、光标，或轮椅的命令。这些转换方法可以与确定不同的认知或运动状态而设置的阈值或 fNIRS 测量范围一样是简单的，它们也可以是更复杂的，如采用复杂的模式识别算法。转换方法的选择应根据应用的要求以及 fNIRS 测量的复杂性和自由度。选择也可能受到需要在线实时处理以及计算机软硬件能力的限制。许多用于 fNIR 的转换方法类似于那些用于转换其他种类信号（如脑电（EEG）或皮层脑电（ECoG）这样的电信号）的方法（见第 8 章）。

支持向量机（Support Vector Machines，SVM）（第 8 章）和隐马尔可夫模型（Hidden Markov Modeling，HMM）（Rabiner，1989；Rabiner 和 Juang，1993）是两种已应用于 fNIRS 数据以区分不同行为状态的模式识别方法。Sitaram 等（2007b）比较了这两种方法分类离线 fNIRS 数据，这些数据是当受试者执行运动和运动想象时从位于运动皮层 20 个通道采集的。需要对采集到的信号进行处理，以剔除由心跳和肌肉活动产生的伪迹。对于每一个试验（trial），研究人员确定了刺激后 2～10s 氧合血红蛋白（oxy-Hb）和脱氧血红蛋白（deoxy-Hb）浓度的变化，该刺激触发运动或想象任务开始。数据经预处理后，由这两种模式识别方法 SVM 和 HMM 对它分类。在任务对侧半球的大多数通道（图 18.3 右上和左下面板）表明氧合血红蛋白增加并且脱氧血红蛋白下降，指示大脑活动增加。相反，同侧半球通道的响应表明活动增长较小（图 18.3 右下面板）或者活动下降（即氧合血红蛋白降低，脱氧血红蛋白增加）（图 18.3 左上）。从 20 个通道的数据重建的地形图像显示左手和右手运动想象具有不同的活动模式，虽然观察到了被试间实质性的差异（Sitaram 等，2007b）。对于分类方法（SVM 和 HMM）和所有被试，手指轻敲数据比运动想象数据的分类更准确。在直接比较这两个模式分类技术时，对于手指轻敲和运动想象任务，HMM 的表现优于 SVM。

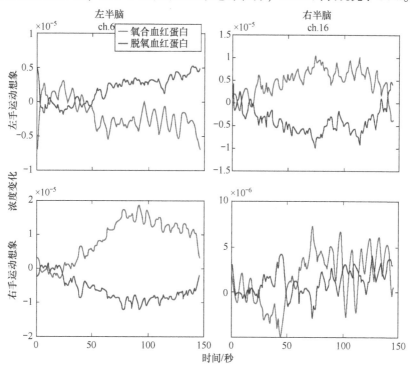

图 18.3　在同侧（与运动的手在同一侧）和对侧运动皮层运动想象期间 BOLD 响应

注：该图显示了从一个被试执行左手和右手运动想象平均响应的左右半球信号样本。在运动想象对侧运动皮层侧的通道（右上和左下）显示出激活（即氧合血红蛋白增加和脱氧血红蛋白下降）。在运动想象同侧运动皮层上的通道（左上和右下面板）显示或者一个类似的、但较小的响应（右下面板）或者一个相反的响应（左上面板）。（修改和重印许可来自 Sitaram 等，2007b）。所有图的 Y 轴显示摩尔浓度的变化（红色表示氧合血红蛋白；蓝色表示脱氧血红蛋白）

Luu 和 Chau（2009）采用基于二维特征空间的 Fischer 线性判别分析（第 8 章）分类器，从内侧前额叶皮层 16 通道记录的 fNIRS 信号解码被试的偏好。他们选择内侧前额叶皮层为研究靶区，这是因为该区此前曾涉及主观评价和决策（Luu 和 Chau, 2009）。两杯饮料的图片顺序呈现在显示器上，并要求被试观看好像是提供给他们的每杯饮料，以决定选择，然后通过鼠标点击对应于他们选择的图形框明确表示他们的选择。分析特定时间段的 fNIRS 信号可产生分类器所使用的特征。采用七折交叉验证评价分类精度。作者利用简单的特征和线性分类法证明，只需呈现两个选项中的一个，就能解码受试者的偏好，平均准确率为 8%。如果这种范式可以适用于在线分析，那么它有可能被用于 BCI 以提供通信和控制。

Naito 等（2007）在要求受试者用"是"或"否"回答简单的问题时，利用从左额叶（一个已知的参与认知任务的脑区）上的单通道记录的 fNIRS 信号测试了离线分类器（图 18.4）。他们采用了一种基于希尔伯特变换的特征提取方法（King，2009）计算各个时间点 fNIRS 信号的瞬时幅值和相位值。然后训练数据集的值（即正确答案已知的数据）用于定义幅值和相位向量。测量马氏距离（向量协方差的逆测度）（Mahalanobis, 1936）（第 7 章）用于把振幅和相位向量的二维图划分为两个明显不同的区域，一个"是"区和一个"否"区。

当样本正态分布时，马氏距离与样本属于给定类别的概率成反比。分别计算"是"和"否"向量的马氏距离。随后从作为对上述两个距离的平方之差的训练集确定判别函数，这样，如果该函数大于零，此样本属于"是"类，如果是小于零，它属于"否"类（图 18.4 底部面板）。然后把该函数用于测试数据以确定被试的回答是"是"还是"否"。研究者发现这种方法离线完成得好，正如 70% 以上的分类性能所表明的（Naito 等, 2007），但是它能否适应有效运行于在线 BCI 仍有待确定。

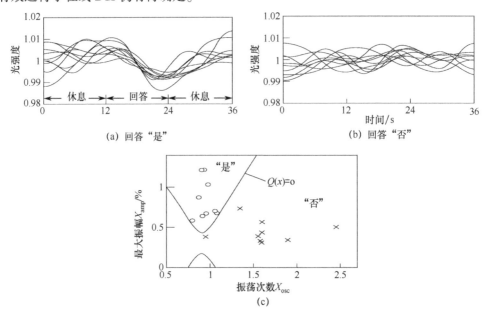

图 18.4　基于 fNIRS 的 BCI 在一大群严重残疾患者上首次测试的样本数据

注：患者被要求想象唱一首快歌来回答"是"，并以相反的顺序执行计数来回答"否"。（a）"是"响应的波形；（b）"否"响应的波形。低通滤波（0.1Hz）波形，并且根据平均响应归一化每个试验（trial）的响应。（c）"是"与"否"波形的线性判别分析（○ 数据为回答"是"；× 数据为回答"否"）。分析间隔为 10～35s。（重印许可来自 Naito 等, 2007）

4）给 BCI 用户的反馈

在 BCI 操作期间，两种适应中的一种或两种均可能会发生：BCI 系统可以适应用户，和/或用户可以适应 BCI 系统（第8章）。系统适应涉及在信号采集、特征提取（第7章）和/或特征转换（第8章）中的变化。用户适应反映了当被试学会使用该系统时发生的信号变化。在适应 BCI 系统中，用户可以借助心理策略以产生一个合适的信号（如运动想象）。给用户的反馈和因成功而得到的奖励都由系统产生，并且对快速和有效的学习至关重要。依情况而定的反馈有助于操作性反应学习控制大脑活动以成功地操作 BCI（Birbaumer 等，2008）。到目前为止报道的少数在线 fNIR BCI 研究中，在产生目标 fNIR 信号时，视觉反馈已被用来指示（标示）被试的心理想象成功的程度。

18.2.3 迄今功能近红外光谱脑–机接口的实现

几个实验室已发表了描述基于 fNIRS-BCI 的一些研究。第一个这样的实验是由 Coyle 和他的同事（Coyle 等，2004；Coyle 等，2007）以及 Sitaram 和他的同事（Sitaram 等，2005）单独努力在健康受试者上进行的。这些研究利用了下述观测：在运动想象期间（正如在实际运动期间），在对侧半球氧合血红蛋白（oxy-Hb）的浓度升高和脱氧血红蛋白（deoxy-Hb）的浓度降低（图18.3 和图18.5）。因此，他们利用了与各种运动想象相关的 fNIRS 信号。

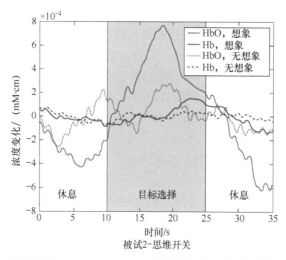

图 18.5 在"思维开关（Mindswitch）"系统中通过运动想象进行目标选择期间
右侧运动皮层的血液动力学（BOLD）响应的功能近红外光谱（fNIRS）检测

注：显示了10个试验的平均响应。运动想象期间被试的氧合血红蛋白（HbO）水平增加（HbO：oxy-Hb；Hb：deoxy-Hb）。（转载自 Coyle 等，2007，获得许可）

Coyle 等（2004）要求受试者想象用一只手连续地抓握和释放一个球，同时 fNIRS 系统记录大脑两半球运动皮层的信号。他们对两个通道（即两个光极对），每个运动皮层一个通道（靠近国际 10–20 系统的 C_3 和 C_4 位置）的数据连续 1s 的时间间隔计算平均的氧合血红蛋白浓度水平。以 100Hz 的采样率采集了 20s 的数据。通过屏幕上的一个圆圈提供视觉反馈，该圆圈随氧合血红蛋白浓度的变化而收缩和膨胀。为确定大脑是处于休息还是激活状态，他们利用对侧运动皮层通道的氧合血红蛋白浓度强度阈值（即他们比较左、右半球通道的测量）。把参考水平或阈值设置为窗口的前 10s 期间的最大振幅。如果平均的氧合血红蛋白浓度大于参考水平，则记录到一个事件。

Coyle 等（2007）扩展了这一研究，开发了一个定制的 fNIRS-BCI 系统，他们称之为思维开关（"Mindswitch"）。思维开关在同步模式下（即只有在定义的期间）操作，其目的是建立一个二元的是或否信号用于通信（图 18.5）。作者比较了由运动想象引起的氧合血红蛋白浓度的变化，用来驱动选择由视觉界面提供的两个选项。然后选择与氧合血红蛋白有较大变化有关的选项作为期望的响应。从左侧运动皮层的单通道得到 fNIRS 信号。该协议包括交替呈现给用户的两个选项，并通过控制软件突出显示。当所需的选项被高亮显示时，用户执行运动想象（即要求他们想象用右手握球，同时体验运动的动觉经验）以提高运动皮层的 oxy-Hb 信号，从而表明他们的选择。健康受试者的实验表明，超过 80% 的试验信号被正确分类。

Sitaram 等（2008）实现了一个基于 fNIRS 的在线单词拼写器，可作为闭锁症患者一种潜在的通信手段。（对于两种市售的可利用的 fNIR 系统：OMM-1000（日本东京，日本岛津公司）和 Imagent 系统（美国尚佩恩，ISS 公司）他们的系统支持实时数据采集）。单词拼写器接口使左、右手运动想象诱发的 fNIRS 响应可以通过一个有两个选择的光标控制范式来拼写词汇。用户使用左手或右手想象将光标分别移动到左或右，从而选择一个包含字母的方框。所有通道 4s 滑动窗的氧合和脱氧血红蛋白值组成的特征向量作为模式分类的输入以确定大脑的状态。

Naito 等人（2007）的研究以一个相对较大的严重残疾患者群体，40 个男性和女性的 ALS 患者，其中 17 例处于完全闭锁状态（见第 19 章），首次调查了 fNIRS-BCI。这些研究人员采用一个单一的额头 fNIR 通道，具有 30mm 的源/探测器间距；并利用两个波长的近红外发射（770nm 和 840nm）来测量 BOLD 响应。目标是让受试者表达一个简单的"是"与"否"的反应。询问被试一个问题。如果答案是"是"，该被试进行一个心理计算（如两个大数字的乘法）或想象快速唱歌。如果答案是"否"，她/他想象放松。计算对应"是"和"否"的 fNIRS 信号的振幅和相位（图 18.4（a）、（b）），并通过判别分析来确定该被试的回答。对于 23 个不完全闭锁症患者，该 BCI 在线运行的平均精度为 70%，但对于 17 个完全闭锁症患者，平均精度只有 40%（即低于 50% 的机会准确率）。对于成功的用户，正确检测的平均率约为 80%。那些完全闭锁症患者的 fNIRS 信号在仅显示为自发的低频振荡，对问题没有明显的反应。作者认为除了低水平的脑激活，缺乏动机（即处于习得性无助）是这一观察结果的可能原因。

这些对有残疾和没有残疾的人初始的离线和在线的基于 fNIRS 的 BCI 研究表明可能开发一种有用的通信系统。然而，它对于最严重的残疾患者的潜在价值，仍然是不确定的。

18.2.4　功能近红外光谱脑-机接口系统的前景

fNIRS 用于 BCI 应用的主要优点是无创，可以很容易地结合成比较小、携带方便、价格低廉和方便的系统。在这些属性中，它明显优于其他非侵入性的成像方法，如功能磁共振成像（fMRI，参见第 4 章和讨论以及本章）、PET（第 4 章）和 MEG（第 3 章），这些是更昂贵，并且笨重而难以携带的设备，因此，在很大程度上局限于特殊的实验室环境（Hoshi, 2007）。可以证明 fNIRS-BCI 系统比依赖于湿电极的 EEG 系统更方便。利用集成的光学和微机电（Micro-electromechanical，MEMS）设备进一步小型化可以生产可穿戴的 fNIRS-BCIs。在这方面，最近已开发出了允许用户在测量中移动的便携式仪器（如日本东京欧姆龙公司的 HEO 200）。

由于近红外光线穿透进入头里大约只有 3cm，fNIRS-BCI 仅对大脑浅层的活动变化敏感。然而，用这种方法可以监测大面积的皮层区。随着多通道系统的进一步发展，fNIR BCI 可能使日益复杂的实时通信和控制成为可能。

虽然 fNIRS 检测具有良好的时间分辨率优势（即小于 1s），但使用这种方法的时间分辨率受到血氧依赖水平（BOLD）响应本身的限制，该响应相对慢于（3～6s（Logothetis, 2003））至少由目前的成像方法测量的时间。已报道其他光学信号，如事件相关光信号（Event-related Optical Signal, EROS）（Gratton 等，2006）是更快的；这些提供了具有更快活动和更好控制的可能性。对于未来用于 BCI 研发，这种信号的利用需要能够重复和得到证实，并且信号采集和分析方法需要配置为实时的操作。这样的进展可能会大幅增加 fNIRS 技术用于 BCI 应用的潜在的有用性。

18.3 基于功能核磁共振成像的脑-机接口

功能性磁共振成像（Functional Magnetic Resonance Imaging, fMRI）是另一种非侵入性的基于非电的大脑信号的成像方法，可用于 BCI。正如 fNIRS，fMRI 也测量血氧依赖水平（BOLD）效应：它由血流量的变化推断出大脑活动的变化，血流量的变化是从氧合血红蛋白和脱氧血红蛋白浓度的变化计算得到。fNIRS 系统基于氧合血红蛋白和脱氧血红蛋白具有不同的光学特性来测量它们的浓度变化，而 fMRI 则基于氧合血红蛋白和脱氧血红蛋白具有不同的磁学特性来检测它们的浓度变化。由于 BOLD 效应，血流动力学响应滞后神经元活动约 3～6s（Logothetis, 2003），正如 fNIRS 的情况，从 fMRI 采集的血流动力学信号，有一个相对缓慢的响应时间和低的时间分辨率。另一方面，fMRI 提供非常高的空间分辨率和完全的脑覆盖（全脑覆盖）的可能性，包括在大脑深处的区域。第 4 章讨论了功能磁共振成像操作的基本原理。这里，我们讨论其在 BCI 的应用。

fMRI-BCI 应用与 fMRI 的标准使用之间的主要差异是，后者通常依赖离线分析以生成图像，而 BCI 应用需要快速的在线分析以使得实时通信和控制成为可能。实时功能磁共振成像由 Cox 和他的同事在 1995 年首次报道（Cox 等，1995）。自从那时起，fMRI-BCI 的研发已被一些重要的进展推动：改进了的核磁共振成像扫描仪；更快的数据采集序列；更好的实时预处理和统计分析算法；可视化大脑激活的改进方法；为被试提供反馈的改进方法。这一部分回顾功能磁共振成像的基本原理，讨论基于 fMRI BCI 的结构和组成，到目前为止它的应用，用于 BCI 应用其长处和短处，以及对该技术未来发展可能的期望。

18.3.1 功能核磁共振成像的原理和实践

核磁共振成像（MRI）是基于核磁共振（Nuclear Magnetic Resonance, NMR）的原理，是利用 20 世纪 40 年代发现的原子核的量子力学自旋性质。虽然核磁共振用于化学和生物化学研究许多年了，但磁共振成像（MRI）是一种较新的技术，用于产生人体的详细图像。在 20 世纪 90 年代早期，Ogawa 和他的同事首次报道了利用磁共振成像以完全非侵入的方式对人脑的功能进行成像（Ogawa 等，1990）。

人们已经知道脑功能涉及许多复杂的过程，包括血流量、血容量和血液氧合，以及代谢副产物的变化。功能磁共振成像具有测量与这些生理功能中几种相关的参数的能力。正如第 4 章所讨论的，fMRI 最常用的是测量 BOLD 对比度（Bandettini 等，1992；Kwong 等，1992；Ogawa 等，1990），这是基于血红蛋白（Hemoglobin, Hb）的磁化率。由于脱氧血红蛋白（deoxygenated-Hb, deoxy-Hb）是顺磁性的，它的存在使局部磁场畸变，产生磁共振信号的局部变化。由于大脑活动改变血液中脱氧血红蛋白的浓度，因此可以通过检测磁共振信号的变化来推断大脑活动。功能磁共振成像检测到的信号变化是由大脑激活期间增加的血流量占优势引起的，这些大脑激活与血容量和氧气利用率的变化相关（第4章）。这构成了BOLD响应，也是fNIRS方法的基础。虽然BOLD信号与神经活动之间关系的细节尚未完全建立，但是越来越多的证据表明，BOLD信号与局部场电位（Local Field Potentials，LFP）的变化相关（Logothetis，2003）。利用功能磁共振成像，BOLD响应的测量使得能生成大脑活动的详细图像。

在典型的fMRI实验中，在感兴趣的条件下（如右手手指轻敲）大脑的活动是通过比较该种情况下的功能图像与基线条件下（被试保持放松而不执行任务）的功能图像来确定的。这个有时被称为减法。只有在产生平均减法图像或统计参数的图（如各条件之间逐像素的t检验比较）之后，这些活动的区域才可辨别。可以把这些区域叠加到高分辨率的解剖图像或渲染的容积上，以确定被激活的大脑结构。实时功能磁共振成像和基于功能磁共振成像的BCI以及神经反馈后来的发展已经由几个技术领域的重大进展而得到了增强：高场磁体；多通道接收器线圈；改进的信号预处理和伪影去除技术；改进的脑激活的功能图像和统计参数图分析；改进的机器学习和模式识别技术；负担得起的高性能成像（Affordable High-performance Imaging，EPI）（Bandettini等，1992），fMRI以提高信噪比捕捉脑功能的快速变化。

18.3.2 基于功能核磁共振成像脑-机接口的结构和操作

像其他的BCI系统，基于fMRI的脑-机接口系统包括信号采集和信号处理组件（特征提取和转换）（图18.6）。它为应用产生输出，也必须向用户提供实时的反馈。在目前的功能磁共振成像系统中，这些不同的组件通常由局域网（LAN）连接的单独的计算机来处理。关于基于功能磁共振成像BCI系统的组件和物理结构进一步的详情可以在Sitaram等（2009）和Weiskopf等（2007）文献中找到。

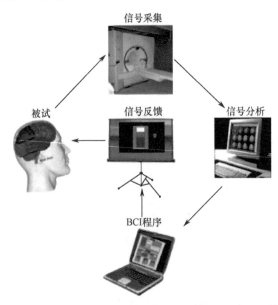

图18.6 基于fMRI的脑-机接口系统可以看作是一个闭环控制系统

注：采用传统的回波平面成像（Echo Planar Imaging，EPI）序列或其变体之一采集健康被试或患者的全脑图像。由于BOLD效应，对测量的血流动力学响应进行预处理以校正伪迹（如头部运动）。信号分析子系统完成统计分析并生成功能图。可以不同的方式或模式（如视觉和听觉信息）和各种可视化方法把反馈呈现给被试（如采用如图所示的图形化温度计呈现一个或多个感兴趣的脑区（Regions of Interest，ROI）的不同的活动水平，或用功能地图，一个或多个选定的感兴趣脑区的不断更新的平均活动曲线，或采用如虚拟现实等增强的接口）

1) fMRI 信号采集

回波平面成像（Echo Planar Imaging，EPI）序列（Bandettini 等，1992）用来从实验被试获得全脑图像。利用这种技术，把三维的大脑分为特定数量和特定厚度（如 5mm）的二维切片，并且切片之间具有特定的间隙（如 1mm）（图 18.7）。更多的切片可提供更好的空间分辨率，但也需要更多的采集时间。因此，空间和时间分辨率之间有一个权衡。这是重要的，因为一个 BCI 实时运行，取决于快速的信号采集、快速的信号处理，以及快速输出并反馈给用户。

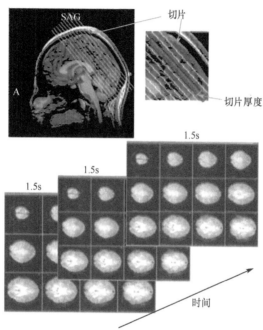

图 18.7 在实时功能磁共振成像测量中切片定位和图像采集的一个说明

注：用对被试初始的 EPI 参考扫描定位切片。这个例子中，在矢状面视图中定位 16 个切片，并显示了切片厚度和片之间间隙厚度。（数据来自作者的实验室）

在基于 fMRI 的 BCI 使用中，每个脑切片通常约 5mm 厚，有 64×64（即 4096）个像素，切片平面的每个维度得到 3~4mm 的分辨率。例如 Caria 等（2007）采用具有 4096 个像素/切片的 16 个切片，提供 ~54mm³（即 ~3.3mm × ~3.3mm×5mm）的体素大小（即由每个数据点评估脑容量），每个体素包含数以百万计的神经元。这些参数提供了足够的空间和时间分辨率来获取受限脑区（如左前岛）的脑功能激活。采用 EPI 采集全脑图像一般是在 1~1.5s 的时间间隔进行的（DeCharms 等，2004；Weiskopf 等，2003）。

2) 功能磁共振成像信号预处理与特征提取

基于 fMRI 的 BCI 其必不可少的实时运行要求在为每个重复时间（Repetition Time，TR）（通常 1~1.5s）采集每一组全脑图像之后立即产生大脑图像。因为最初由制造商提供的标准的 MRI 分析选项并不支持这样的实时图像重建，基于 fMRI BCI 的早期开发者创建了自己的序列和图像重建程序（见第 4 章）。例如 Weiskopf 和他的同事（Weiskopf 等，2003；Weiskopf 等 2004b）修改了西门子（德国埃朗根西门子医疗系统）扫描仪的软件，以在每个 TR 后重构全脑图像并把这些图像存储在一个文件夹里，可以立即访问这些图像以做进一步的处理、分析、输出并通过基于 fMRI 的脑-机接口系统反馈。最近，MRI 厂商已经升级了他们的扫描软件使得能够实时采集全脑图像（如西门子3T，Syngo 版本 VB15）。

在每个时间点的信号采集后，把重建的图像转移到另一台计算机上进行图像预处理，以提高信噪比（Signal-to-Noise Ratio，SNR）。一般来说，fMRI 数据的信噪比随主磁场的强度和更复杂的 MRI 脉冲序列（第4章）而增加。然而，噪声是不可避免地存在于原始信号中，因此，人们已开发了各种预处理程序以去除它。功能磁共振成像数据中噪声的主要来源之一是头部运动，它可以干扰对大脑活动变化的检测，甚至可能模仿大脑活动变化。头垫或嘴里的咬条可以减少头部运动，但不能完全消除它。呼吸和心脏的伪影是其他噪声的来源。实时运动校正需要有能够在单个 TR 内的功能磁共振成像数据集上执行的高效算法。

除了校正运动，预处理通常包括空间平滑（Spatial smoothing；即低通空间滤波（Low-pass spatial filtering））。它也可能包括平均在特定的感兴趣的脑区（Regions of Interest，ROI））采集的数据。这些措施可以进一步补偿运动伪迹，减少被试间差异性的影响，并减少数据的复杂性（Weiskopf 等，2004b）。

3）fMRI 特征转换和输出

在生成图像后，由软件使用如下的方法进行统计分析并生成功能图：活动或休息的条件相减相关分析；多元回归；一般线性模型（General Linear Model，GLM）；或模式分类。大多数基于 fMRI 的 BCI 研究已采用单变量的信号分析方法将 fMRI 数据转换为 BCI 输出。从功能磁共振成像时间序列数据中检测神经元活动的一种常用的单变量方法是相关分析。该方法计算表示任务条件变化的参考向量的时间序列和每个体素的测量向量之间的相关系数。例如六个交替的运动想象和休息条件的时间块，每个 30s 的持续时间，用 1s 的 TR，可以作为基于 fMRI 的 BCI 实验的任务协议；在这种情况下，由代表每个具有值1的运动想象扫描和每个具有值0的休息条件扫描，从而可以产生参考向量。

另一个常用的方法是一般线性模型（General linear Model，GLM），它为 fMRI 数据的单变量分析提供了一个统一的框架（Friston 等，1995）。GLM 可以同时建模多重实验和混杂效应。在实际的在线 BCI 使用之前，离线 GLM 分析确定在特定条件下（如当一个人执行运动想象）显著激活的体素（即显示大脑活动的增加），并确定出系数，该系数用于把来自这些体素的数据转换为 BCI 输出。由于可供这样初步分析的试验的数量通常是有限的，Bagarinao 等（2003）开发了一种实时的 GLM 系数估计方法，该方法可以随着新的数据可用而更新。因此，这种方法是自适应的（见第8章），适用于基于 fMRI 的脑 - 机接口。分析软件 TBV（荷兰马斯特里赫特，脑创新）采用了类似的方法，该方法用于图 18.8 中显示的数据。它采用递推的最小二乘回归算法（Pollock，1999）以逐步地（增量式地）更新 GLM 估计。在随后的在线运行中，更新了的 GLM 估计（或相关性分析）结果被用于每一个连续时间点的 fMRI 数据，从而可确定 BCI 输出并提供反馈给 BCI 用户。

直到目前，许多基于 fMRI 的 BCI 研究已采用单变量方法集中在一个或两个 ROI。虽然它们从成千上万的位置重复地测量大脑活动，但是单变量的方法因它们分别地分析每个位置而具有局限性（Haynes 和 Rees，2006）。最近的工作表明，可以通过考虑大脑活动的空间模式提高人类神经成像的灵敏度（Davatzikos 等，2005；Mitchell 等，2003；Norman 等，2006；Polyn 等，2005）。利用多于单一的 ROIs 的一个主要观点是知觉的、认知的或情感的活动通常调用一个分布式的脑区网络。基于模式的分析方法认识到这一点，并且不仅利用独特的体素值，而且也利用它们的时空关系。许多研究已报道了采用各种基于模式的方法离线分类 fMRI 信号，如多层神经网络（Norman 等，2006）、Fisher 线性判别（Fisher Linear Discriminant，

FLD)分类器（Mourao-Miranda 等，2005）以及支持向量机（SVM）（Lee 等，2010）（第8章）。LaConte 等（2006）和 Sitaram 等（2010）报道了可实际用于 BCI 使用的实时模式分类系统的实现。

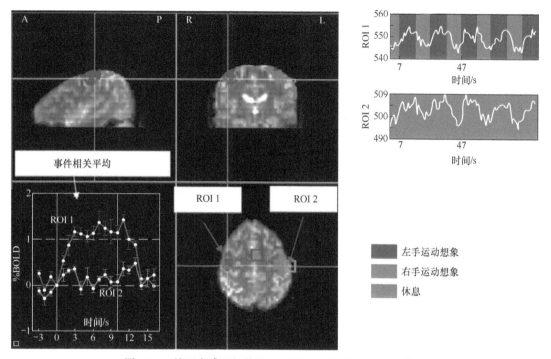

图 18.8 从两个感兴趣的脑区（ROI）在线产生 BOLD 信号

注：ROI1（红色）是在右侧的初级运动皮层，并由左手运动想象激活（右上角顶图中红色标示的时间段）；ROI2（绿色）是在左侧初级运动皮层，由右手运动想象激活（右上角底图中绿色标示的时间段）。被试利用基于 fMRI 的 BCI 反馈获得有意调控的 BOLD 信号。图像的左侧是大脑的右侧（影像学定位）。A，前；P，后；R，右；L，左。（数据来自作者的实验室）

Sitaram 等（2010）实现了一个实时多类脑状态分类 fMRI 信号，采用支持向量机（SVM）识别离散的情绪状态，如快乐和厌恶（如图 18.9 所示），基于逐次扫描，要求健康被试从他们的生活中回忆情绪上突出的事件（片段）。实时头动校正、空间平滑，以及基于一种新的称为效应映射的多元统计映射方法选择特征（Lee 等，2010），这些方法降低数据的维数，并提高预测精度（Sitaram 等，2010）。在解码 16 名参与者的三个离散的情绪状态（幸福、悲伤和厌恶）中，分类器显示了稳健的预测率。情感回忆程度的主观报告与正性情感评分呈正相关，与负性情感评分呈负相关，这表明个体的情绪和动机状态决定了在情感想象和调节时他/她的成功。这个研究组进一步的研究正在应用实时模式解码情绪，以创建与阿尔茨海默疾病患者通信的"情感 BCI"。

4）给 BCI 用户的反馈

当大脑活动的测量，如 BOLD 信号，作为反馈提供时，人们可以学会调节大脑活动（Schwartz 和 Andrasik，1995）。如果反馈是准确的并且发生得很快，那么（这种）学习（调节脑活动）是最好的。利用 fMRI 的高空间分辨率和全脑覆盖，可能从特定结构上感兴趣脑区提供反馈（Weiskopf 等，2004a 和 2004b）。开展功能定位实验（如呈现一个特定的刺激或要求用户执行特定的心理任务）以定义解剖标志并识别相关的激活，以便可以提供相应的特定脑区的反馈。例如明显的手指轻敲、运动想象或观察一个特定的动作可以激活特定的大脑区域。基于模式的方法（Laconte 等，2006）可以识别多个空间上分布的彼此相互作用的感兴趣区域（ROI）的激活模式，并且这些模式可以用来控制反馈。

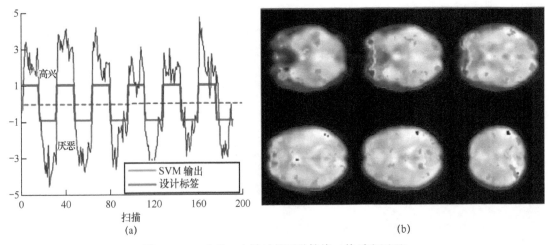

图 18.9　二分类一个被试的两种情绪（快乐和厌恶）

注：（a）在线支持向量机（SVM）输出。（b）效应图：黄色/红色描绘可区分快乐状态的像素，而用蓝色/绿色描绘厌恶条件的像素。这六个图像表示了单个被试大脑的切片。大脑的激活（彩色）是多次情感想象试验时采集的 fMRI 信号多变量分析的结果。（改编自 Sitaram 等，2010）

在确定一个特定的感兴趣区域的激活模式用作反馈之后，进行进一步的处理以产生适合作为反馈来呈现的大脑活动表示（即最优化的神经反馈方法或技术及其形式）。反馈最常见的是视觉化（可视化的）的呈现（即视觉反馈）以及多种多样的形式，包括功能性的地图（功能图）、不断更新的曲线、图形化的温度计，它们显示一个或多个选定的 ROI 的活动，或者虚拟现实（Virtual Reality，VR）显示（DeCharms 等，2004；Weiskopf 等，2003；Sitaram 等，2005；Sitaram，2007）。反馈呈现的时间间隔不能小于图像的采集和处理所需的时间；这个时间取决于计算机硬件的速度和算法的效率。定时会直接影响系统的性能。如果用户要学会控制特定的感兴趣脑区的活动，反馈发生在大脑信号变化的 1~2s 内是很重要的（Caria 等，2007）。

由传统的单变量方法，通常把 ROI 的信号变化计算为在那个时间点的 BOLD 信号和在基线条件期间的 BOLD 信号之间的差值。通过差值反映 ROI 活动的正向和负向的变化，可进一步提高反馈的特异性。另外，一些研究（Weiskopf 等，2004）已提供了反映两个 ROI 之间激活的差值作为反馈。这种方法大大降低了诸如觉醒和注意因素引起的全局变化的非特异性效应，这些因素归因于任务或用户的自发变化；它取消了这些非特异性效应，把特定的效应留给任务（如想象左手或右手运动）。最后，相关系数和有效连接测度可能被用作反馈测量来训练参与者以调节脑网络的激活模式，而不是仅仅在单个局限的脑区。

18.3.3　迄今功能核磁共振成像脑–机接口的应用

由于功能磁共振成像系统费用高、不可便携以及技术的复杂性，fMRI 尚未广泛用于研究 BCI 以为严重残疾人士提供通信与控制。然而，一些研究已经确定，fMRI 能够实现 BCI 控制。Lee 等（2009）开发了一个基于 fMRI 的脑–机接口，用户用其控制机械臂的二维运动。用户利用左手和右手运动想象能够调节初级运动皮层特定区域的激活。源自对应的手部运动区的 BOLD 信号被转换成水平或垂直的机械手运动,并提供视觉反馈。三名参与者的结果表明,与运动想象相关的大脑活动由 fMRI 检测并支持实时控制机械臂。

虽然 fMRI 还未被广泛作为一种 BCI 模式用于通信和控制,但是基于 fMRI 的脑-机接口可能具有更多的应用,可作为在神经科学研究和临床治疗神经和精神疾病的一种工具(Sitaram 等,2007;DeCharms 等,2008;Ruiz 等,2008)。

最近的一些研究(Boly 等,2007)使用功能磁共振成像,通过检测由空间导航和运动想象任务产生的大脑激活,从而检测有脑损伤而反应迟钝的人的意识。该协议的在线实现使得评估这些个人的意识状态成为可能,并帮助医疗人员和照顾者开展与他们的基本交流。

18.3.4 功能核磁共振成像脑-机接口系统的前景

尽管 fMRI 成本高和设置复杂,但对于探究和开发更好的 BCI 系统,它具有明显的优势。其空间分辨率高、全脑覆盖,以及解剖的特异性使它成为探索新的 BCI 范式或指导使用其他的 BCI 信号模式的一个潜在的强大工具。它对于优化脑电(EEG)、皮层脑电(ECoG)或者皮层内电极,或者 fNIR 光极的放置可能是有用的。由于同时采集 EEG 和 fMRI 信号的技术已经可用,fMRI 可以帮助定位特定脑电特征的来源(如特异性(特定)的诱发电位和脑电节律)。此外,功能磁共振成像在评估持续时间长的 BCI 使用会带来可能的长期效应方面可能是有价值的。

除了实际上要考虑功能磁共振成像设备的费用和尺寸外,目前功能磁共振成像技术作为 BCI 的一种模式其主要的限制是其有限的时间分辨率。鉴于这样的事实,正如现在使用的,功能磁共振成像通过测量相对缓慢的血流的变化来检测大脑活动的变化。然而,正在开发的一些方法其目的是利用磁共振成像直接测量特定的神经递质和其他化学成分的变化,以及测量神经元的放电过程。这种技术称为功能性磁共振波谱(Functional Magnetic Resonance Spectroscopy,fMRS),它监测反映与神经活动有关的化学过程的光谱信号(见第 4 章)。通过跟踪参与神经能量、氨基酸神经递质以及神经调节的代谢产物的浓度和合成率,fMRS 可直接测量参与兴奋性和抑制性的神经传递的代谢活动。代谢产物,如天冬氨酸、γ-氨基丁酸(GABA)、葡萄糖、谷氨酸、谷氨酰胺、乳酸,可以在大脑中精确定义的区域内测量到。

最近,Northoff 等(2007)把 fMRI 与 fMRS 测量相结合,在静息态检测负向变化的 BOLD 响应(即反映大脑活动的减少)和右侧前扣带皮层的神经递质 GABA 的浓度变化。用这种方法,他们发现,在这一区域 GABA 浓度与负向变化的 BOLD 响应相关。由于目前还不知道人类是否能学会控制特定代谢物的浓度,通过 fMRS 在线监测代谢物可以提供有关学习控制大脑活动期间潜在的神经化学过程的重要信息。fMRS 方法的这些进步也可以提供更加直接和精确地测量大脑活动的快速变化,从而有助于 BCI 的研发。

18.4 小　　结

与利用脑电(EEG)、皮层脑电(ECoG)或皮层内方法记录的电信号相比,采用代谢信号(即基于 fNIR 的 BCI 和基于 fMRI 的 BCI)的 BCI 仍处于研究或开发的早期阶段。这些代谢 BCI 方法的基本限制是它们依赖固有的缓慢的 BOLD 响应来测量大脑活动。在未来,可能通过发展更直接地测量大脑处理过程的 fNIRS 和 fMRI 方法来克服这个限制。在任何情况下,利用持续的发展,基于代谢成像的 BCI 可能有助于 BCI 在几个重要方面的发展。利用 fMRI 的高空间分辨率和全脑覆盖，该方法可以引导记录电极的放置和指导采用 EEG、ECoG 或皮层内信号的 BCI 的协议设计。基于 fNIRS 的 BCI 可以配置为廉价、方便和便携的系统，可以为患有严重残疾的人恢复基本的通信与控制。

参 考 文 献

Bagarinao, E., Matsuo, K., Nakai, T., and Sato, S. (2003). Estimation of general linear model coefficients for real – time application. *Neuroimage, 19* (2 Pt 1), 422 – 429.

Bandettini, P. A., Wong, E. C., Hinks, R. S., Tikofsky, R. S., and Hyde, J. S. (1992). Time course EPI of human brain function during task activation. *Magn Reson Med, 25* (2), 390 – 397.

Birbaumer, N. (2006). Brain – computer – interface research: Coming of age. *Clin Neurophysiol.*, *117* (3), 479 – 483.

Birbaumer, N., and Cohen, L. G. (2007). Brain – computer interfaces: communication and restoration of movement in paralysis. *J Physiol, 579* (Pt 3), 621 – 636.

Birbaumer, N., Murguialday, A. R., and Cohen, L. (2008). Brain – computer interface in paralysis ysis. *Curr Opin Neurol, 21* (6), 634 – 638.

Boly, M., Coleman, M. R., Davis, M. H., Hampshire, A., Bor, D., Moonen, G., Maquet, P. A., Pickard, J. D., Laureys, S., and Owenc, A. M. (2007). When thoughts become action: An fMRI paradigm to study volitional brain activity in non – communicative brain injured patients. *Neuroimage, 36* (3), 979 – 992.

Caria, A., Veit, R., Sitaram, R., Lotze, M., Weiskopf, N., Grodd, W., and Birbaumer, N. (2007). Regulation of anterior insular cortex activity using real – time fMRI. *Neuroimage, 35* (3), 1238 – 1246.

Cox, R. W., Jesmanowicz, A., and Hyde, J. S. (1995). Real – time functional magnetic resonance imaging. *Magn Reson Med, 33* (2), 230 – 236.

Coyle, S. M., Ward, T. E., and Markham, C. M. (2007). Brain – computer interface using a simplified functional near – infrared spectroscopy system. *J Neural Eng, 4* (3), 219 – 226.

Coyle, S., Ward, T., Markham, C., and McDarby, G. (2004). On the suitability of near – infrared systems for next generation brain computer interfaces. *Physiological Measurement, 25* (4), 815 – 822.

Davatzikos, C., Ruparel, K., Fan, Y., Shen, D. G., Acharyya, M., Loughead, J. W., Gur, R. C., and Langleben, D. D. (2005). Classifying spatial patterns of brain activity with machine learning methods: Application to lie detection. *Neuroimage, 28* (3), 663 – 668.

deCharms, R. C., Christoff, K., Glover, G. H., Pauly, J. M., Whitfield, S., and Gabrieli, J. D. (2004). Learned regulation of spatially localized brain activation using real – time fMRI. *Neuroimage, 21* (1), 436 – 443.

Fox, P. T., and Raichle, M. E. (1986). Focal physiological uncoupling of cerebral blood flow and oxidative metabolism during somatosensory stimulation in human subjects. *Proc Natl Acad Sci USA, 83* (4), 1140 – 1144.

Friston, K. J., Holmes, A. P., Poline, J. B., Grasby, P. J., Williams, S. C., Frackowiak, R. S., and Turner, R. (1995). Analysis of fMRI time – series revisited. *Neuroimage, 2* (1), 45 – 53.

Gratton, G., Brumback, C. R., Gordon, B. A., Pearson, M. A., Low, K. A., and Fabiani, M. (2006). Effects of measurement method, wavelength, and source – detector distance on the fast optical signal. *Neuroimage, 32* (4), 1576 – 1590.

Haynes, J. D., and Rees, G. (2006). Decoding mental states from brain activity in humans. *Nat Rev Neurosci, 7* (7), 523 – 534.

Hoshi, Y. (2007). Functional near – infrared spectroscopy: Current status and future prospects. *J Biomed Opt, 12* (6), 062106.

Huettel, S. A. (2004). Non – linearities in the blood – oxygenation – level dependent (BOLD) response measured by functional magnetic resonance imaging (fMRI). *Conf Proc IEEE Eng Med Biol Soc, 6*, 4413 – 4416.

Huppert, T. J., Hoge, R. D., Diamond, S. G., Franceschini, M. A., and Boas, D. A. (2006). A temporal comparison of BOLD, ASL, and NIRS hemodynamic responses to motor stimuli in adult humans. *Neuroimage, 29* (2), 368 – 382.

Julien, C. (2006). The enigma of Mayer waves: Facts and models. *Cardiovasc Res, 70* (1), 12 – 21.

King, F. W. (2009). *Hilbert Transforms: Encyclopedia of Mathematics and its Applications (Volume 1)*. Cambridge: Cambridge University Press.

Kwong, K. K., Belliveau, J. W., Chesler, D. A., Goldberg, I. E., Weisskoff, R. M., Poncelet, B. P., Kennedy, D. N., Hoppel, B. E., Cohen, M. S., and Turner, R. (1992). Dynamic magnetic resonance imaging of human brain activity during primary sensory stimulation. *Proc Natl Acad Sci USA, 89* (12), 5675–5679.

Laconte, S. M., Peltier, S. J., and Hu, X. P. (2007). Real–time fMRI using brainstate classification. *Hum Brain Mapp, 28* (10), 1033–1044.

Lee, J. H., Ryu, J., Jolesz, F. A., Cho, Z. H., and Yoo, S. S. (2009). Brain–machine interface via real–time fMRI: Preliminary study on thought–controlled robotic arm. *Neurosci Lett, 450* (1), 1–6.

Lee, S., Halder, S., Kübler, A., Birbaumer, N., and Sitaram, R. (2010). Effective functional mapping of fMRI data with support–vector machines. *Hum Brain Mapp, 31* (10), 1502–1511.

Logothetis, N. K. (2003). The underpinnings of the BOLD functional magnetic resonance imaging signal. *J Neurosci, 23* (10), 3963–3971.

Logothetis, N. K. (2007). The ins and outs of fMRI signals. *Nat Neurosci, 10* (10), 1230–1232.

Logothetis, N. K. (2008). What we can do and what we cannot do with fMRI. *Nature, 453* (7197), 869–878.

Luu, S., and Chau, T. (2009). Decoding subjective preference from single–trial near–infrared spectroscopy signals. *J Neural Eng, 6* (1), 016003.

Mahalanobis, P. C. (1936). *On the generalised distance in statistics.* Paper presented at the Proceedings of the National Institute of Sciences of India, 2 (1), 49–55. Retrieved 2008–11–05.

Mitchell, T. M., Hutchinson, R., Just, M. A., Niculescu, R. S., Pereira, F., and Wang, X. (2003). Classifying instantaneous cognitive states from FMRI data. *AMIA Annu Symp Proc*, 465–469.

Mourao–Miranda, J., Bokde, A. L., Born, C., Hampel, H., and Stetter, M. (2005). Classifying brain states and determining the discriminating activation patterns: Support vector machine on functional MRI data. *Neuroimage, 28* (4), 980–995.

Naito, M., Michioka, Y., Izawa, K., Ito, Y., Kiguchi, M., and Kanazawa, T. (2007). A communication means for totally locked–in ALS patients based on changes in cerebral blood volume measured with near–infrared light. *IEICE Trans. Inf. Syst., E90–D* (No. 7), 1028–1037.

Norman, K. A., Polyn, S. M., Detre, G. J., and Haxby, J. V. (2006). Beyondmind–reading: Multi–voxel pattern analysis of fMRI data. *Trends Cogn Sci, 10* (9), 424–430.

Northoff, G., Walter, M., Schulte, R. F., Beck, J., Dydak, U., Henning, A., Boeker, H., Grimm, S., and Boesiger, P. (2007). GABA concentrations in the human anterior cingulate cortex predict negative BOLD responses in fMRI. *Nat Neurosci, 10* (12), 1515–1517.

Ogawa, S., Lee, T. M., Kay, A. R., and Tank, D. W. (1990). Brain magneticresonance–imaging with contrast dependent on blood oxygenation. *Proc Natl Acad Sci USA, 87*, 9868–9872.

Pollock, D. S. G. (1999). *A Handbook of Time–Series Analysis, Signal Processing and Dynamics.* San Diego, CA: Academic Press.

Polyn, S. M., Natu, V. S., Cohen, J. D., and Norman, K. A. (2005). Categoryspecific cortical activity precedes retrieval during memory search. *Science, 310* (5756), 1963–1966.

Rabiner, L. R., (1989). A tutorial on hidden Markov models and selected applications in speech recognition. *Proc. IEEE, 77*, 257–286.

Rabiner, L., and Juang, B. H. (1993). *F undamentals of Speech Recognition.* Englewood Cliff s, NJ: Prentice–Hall.

Schroeter, M. L., Bucheler, M. M., Müller, K., Uludag, K., Obrig, H., Lohmann, G., Tittgemeyer, M., Villringer, A., and von Cramon, D. Y. (2004). Towards a standard analysis for functional near–infrared imaging. *Neuroimage, 21* (1), 283–290.

Schwartz, M. S., and Andrasik, F. (Eds.) (1995). *Biofeedback: A Practitioner's Guide.* New York: Guilford Press.

Sharbrough, F. W. (1991). Advances in epilepsy surgery off er patients new hope. *M inn Med, 74* (10), 9–12.

Sitaram, R. (2007). *fMRI Brain–Computer Interfaces.* Paper presented at the 15th Annual Conference of International Society for Neurofeedback and Research, Current Perspectives in Neuroscience: Neuroplasticity and Neurofeedback, San Diego, CA.

Sitaram, R., Caria, A., and Birbaumer, N. (2009). Hemodynamic braincomputer interfaces for communication and rehabilitation. *Neural Netw, 22* (9), 1320 – 1328.

Sitaram, R., Caria, A., Veit, R., Gaber, T., Kuebler, A., and Birbaumer, N. (2005). *Real – time fMRI based Brain – computer Interface enhanced by Interactive Virtual Worlds*. Paper presented at the 45th Annual Meeting Society for Psychophysiological Research, 20 – 25, Lisbon, Portugal.

Sitaram, R., Caria, A., Veit, R., Gaber, T., Rota, G., Kuebler, A., and Birbaumer, N. (2007a). FMRI brain – computer interface: A tool for neuroscientific research and treatment. *Comput Intell Neurosci*, 25487.

Sitaram, R., Hoshi, Y., and Guan, C. (2005). *Near Infrared Spectroscopy based Brain – Computer Interface. Proc. SPIE* 5852, 434.

Sitaram, R., Lee, S., Ruiz, S., Rana, M., Veit, R., and Birbaumer, N. (2010).

Real – time support vector classification and feedback of multiple emotional brain states. *Neuroimage*. Epub ahead of print, August 6.

Sitaram, R., Weiskopf, N., Caria, A., Veit, R., Erb, M., and Birbaumer, N. (2008). fMRI brain – computer interfaces: A tutorial on methods and applications. *IEEE Signal Processing Magazine, Special Issue on BCI. 25* (1), 95 – 106.

Sitaram, R., Caria, A., and Birbaumer, N. (2009). Hemodynamic braincomputer interfaces for communication and rehabilitation. Neural Netw. 22 (9), 1320 – 1328.

Sitaram, R., Zhang, H., Guan, C., Th ulasidas, M., Hoshi, Y., Ishikawa, A., Shimizu, K., and Birbaumer, N. (2007b). Temporal classification of multichannel near – infrared spectroscopy signals of motor imagery fordeveloping a brain – computer interface. *Neuroimage, 34* (4), 1416 – 1427.

Strangman, G., Culver, J. P., Th ompson, J. H., and Boas, D. A. (2002). A quantitative comparison of simultaneous BOLD fMRI and NIRS recordings during functional brain activation. *Neuroimage, 17* (2), 719 – 731.

Toronov, V., Franceschini, M. A., Filiaci, M., Fantini, S., Wolf, M., Michalos, A., and Gratton, E. (2000). Near – infrared study of fl uctuations in cerebral hemodynamics during rest and motor stimulation: Temporal analysis and spatial mapping. *Med Phys, 27* (4), 801 – 815.

Villringer, A., and Chance, B. (1997). Non – invasive optical spectroscopy and imaging of human brain function. *Trends Neurosci, 20* (10), 435 – 442.

Villringer, A., and Obrig, H. (2002). Near infrared spectroscopy and imaging. In: *Brain Mapping: The Methods* (2nd ed.): Elsevier Science.

Weiskopf, N., Mathiak, K., Bock, S. W., Scharnowski, F., Veit, R., Grodd, W., Goebel, R., and Birbaumer, N. (2004a). Principles of a brain – computer interface (BCI) based on real – time functional magnetic resonance imaging (fMRI). *IEEE Trans Biomed Eng, 51* (6), 966 – 970.

Weiskopf, N., Scharnowski, F., Veit, R., Goebel, R., Birbaumer, N., and Mathiak, K. (2004b). Self – regulation of local brain activity using real – time functional magnetic resonance imaging (fMRI). *J Physiol (Paris), 98* (4 – 6), 357 – 373.

Weiskopf, N., Sitaram, R., Josephs, O., Veit, R., Scharnowski, F., Goebel, R., Birbaumer, N., Deichmann, R., and Mathiak, K. (2007). Real – time functional magnetic resonance imaging: Methods and applications. *Magn Reson Imaging, 25* (6), 989 – 1003.

Weiskopf, N., Veit, R., Erb, M., Mathiak, K., Grodd, W., Goebel, R., and Birbaumer, N. (2003). Physiological self – regulation of regional brain activity using real – time functional magnetic resonance imaging (fMRI): Methodology and exemplary data. *Neuroimage, 19* (3), 577 – 586.

第 5 篇 使用脑-机接口

第19章 BCI 用户和他们的需求

19.1 引言

脑-机接口已经吸引了科学家们和公众的想象力许多年了。正如本书其他章节所描述的，世界各地的几百个研究实验室以及极少数的公司现在都专注于 BCI 的研究与开发。这种现象与研发环境之外极少数人实际使用 BCI 形成鲜明的对比。如果我们把 BCI 定义为提供大脑控制外部设备以实现通信或控制的一个系统，那么，目前，在日常生活中使用脑-机接口的人少于 10 人（主要是晚期的肌萎缩侧索硬化症患者（Amyotrophic Lateral Sclerosis，ALS））（注：该定义不包括将在本章后面部分讨论的研究神经刺激响应的系统，或在第 1 章中讨论的各种其他类型的系统）。公众、科学和媒体对 BCI 研究结果的兴趣不是来自其广泛的成就，相反，来自其有前景的早期演示：BCI 有显著的潜力可以帮人们替代或恢复由疾病或伤害而受损的功能。

本书大部分集中于 BCI "是什么" 和 "如何实现"。本章的目的，我们假定 BCI 研发所面临的挑战已被克服，也假定目前正在设想的 BCI 对于那些想要和需要它们的人成为可用。在这里，我们问一个更基本的问题：究竟为谁研发这些 BCI？它们将为谁服务并且以什么方式去服务？为了解决这些关键问题，我们通过描述 BCI 可能最终服务的功能来组织我们的讨论，并且我们强调特定的临床疾病导致这些功能的丧失以及这些疾病对 BCI 研发提出的挑战。普遍预期的 BCI 功能分为三类：通信，移动性和自主神经功能。讨论这三类之后，我们考虑其他可能的 BCI 使用，然后通过列举出理想的 BCI 系统需要具备的特性进行归纳。虽然这样的系统目前肯定是不可用的，但是描述它们的基本属性可以服务于重点并告知研发努力的方向。

19.2 恢复因受伤或疾病而丧失的功能

19.2.1 交流受损

交流的能力，无论是通过语音、电子邮件、文本信息、还是一个简单的点头或微笑，都是人际互动的核心。对于那些有严重交流障碍的人，尽管其认知正常，BCI 技术将产生深远的影响。一种临床状况，闭锁综合征（Locked-in Syndrome，LIS），通常被认定为 BCI 研究最直接的目标。1966 年 Plum 和 Posner 把 LIS 定义为："一种状态，在该状态中选择性核上运动传出功能障碍导致所有四肢瘫痪及最后不干扰意识的颅神经。自主性运动麻痹阻止受试者通过话语或肢体动作进行交流"（Plum 和 Posner，1966）。LIS 可以由各种各样的临床病因引起，包括：急性事件如脑干缺血性或出血性脑梗死（特别是腹侧脑桥），或创伤性脑损伤导致脑干结构的扭曲或压迫，基底动脉血管痉挛，或脑桥中央髓鞘溶解症；亚急性疾病如吉兰-巴雷综合征；或缓慢发展的慢性疾病，如脑干肿瘤或运动神经元疾病，最明显的是肌萎缩侧索硬化症（Amyotrophic Lateral Sclerosis，ALS）。在没有足够的镇静作用下，药物的神经肌肉阻滞（采用机械通气）也可以引起短暂的 LIS（Topulos 等，1993）。

关于术语 LIS 的含义，BCI 文献显示了一些可以理解的不一致性。事实上，Plum 和 Posner 的定义仍然是："通常，但并不总是，脑干中负有责任的病灶的解剖学研究是这样的：闭锁症患者残留的能力是使用垂直眼球运动和眨眼表达他们对内部和外部刺激的意识"（补充的重点）（Plum 和 Posner，1982）。因此，在使用术语 LIS 时主要的不一致是关于患者是否仍保留着一些对眼球运动的控制。Bauer 等（1979）（参见 Laureys 等，2005）通过在以下之间的区分，在定义中提供了一个有用的进展：

（1）完全的 LIS（缺少所有的自愿运动，包括眼球运动）；

（2）经典的 LIS（保留有完整的垂直眼球运动或眨眼，例如 Jean Dominique Bauby，他仅利用眨眼写了一本书 *The Diving Bell and the Butterfly*（Bauby，1997）；

（3）不完全的 LIS（保留残余的自愿运动，如手指颤动）。

对于不完全或经典的 LIS 患者，早期的 BCI 利用诱发电位在矩阵的选项之间进行选择或提供单向的或一维的光标控制，这些已被证明能够选择屏幕上的字母或单词。这类 BCI 目前由少数晚期 ALS 患者正在使用（Sellers 等，2010）。此外，已证明 BCI 能够提供二维的可用鼠标点击的界面（Kim 等，2007；McFarland 等，2008），并且可以实现高效和直观的控制标准的软件。当与单词预测算法和文本到语音转换程序相结合，并使其普遍地可用，这些第一代的 BCI 有望恢复不完全或经典的 LIS 患者基本的交流。

对于完全的 LIS 患者（如一些晚期 ALS 和慢性机械通气患者），还没有出现成功的 BCI 应用演示。虽然这可能反映了到目前为止尝试的 BCI 系统的局限性，和/或缺乏充分细致的研究，但也有人认为，如上述定义的完全的 LIS 状况，它只存在片刻，因为完全失去的传出功能状态可能很快导致减少的目标导向行为（Birbaumer 等，2008）。进一步的研究将支持或驳斥这一假说。在本研究中克服挑战：把无意识状态与 BCI 不能使一个完全闭锁症患者进行交流区别开来，这将是必不可少的。

BCI 作为帮助 ALS 患者维持交流的工具，其出现为 BCI 的研发和临床决策提出了一些重要的问题。虽然美国和其他地方的绝大多数 ALS 患者目前选择不把自己放置于机械通气或其他维持生命的疗法上，但可以确保与家人和朋友持续交流的 BCI 的可用性可能改变这个决定（Hochberg 和 Cochrane，2011）。人们日益认识到 ALS 可以影响脑功能的其他方面，该认识使这个问题进一步复杂化。虽然一些 ALS 患者保留有完好的认知，但其他一些患者产生了与额颞叶退化一致的认知缺陷，此种退化常伴随该缺陷（Geser 等，2010；Merrilees 等，2010）。这些相关的缺陷可能会限制 BCI 可能采用的大脑信号的类型和位置，以及可能限制 BCI 用户能够保持的专心和注意水平。

除了 LIS，其他神经的或头颈部的损伤可导致口吃而无法说话，尽管有完好的语言理解与认知。这不同于失语症，其语言的构想或理解受到影响。一些研究正开始探索这种可能性：为产生所谓的"语音假体"（Speech prosthesis），从神经信号可能解码有意的言语或语言（Brumberg 等，2010）。

19.2.2 移动性受损

从一个地方移动到另一个地方，改变身体的位置或配置，在当前的环境中操作对象，无论是日常生活的活动（如吃饭、洗澡、穿衣、刷牙等）、就业、娱乐或者教育（如翻开一本书的书页），占据了最强壮的人一天的大部分时间。许多疾病和损伤妨碍了移动性，因此移动性的恢复是 BCI 研究的主要目标。重要的是要认识到，甚至少量移动性（如手抓握）的恢复可以显著地改善一个人的日常运作。因此，没有必要恢复全部的移动性，全部恢复往往是一个艰巨的或难以完成的任务，特别是对患有严重残疾的人。通过考虑一系列的移动性障碍，我们可以开始想象 BCI 最终会如何服务身体有残疾的不同人群。

1) 四肢瘫痪

部分缺损或全部功能丧失的手臂、躯干、腿和骨盆器官（如膀胱、肠道）称为四肢瘫（美国脊髓损伤协会（ASIA）首选"瘫痪（quadriplegia）"（Maynard e 等，1997））。虽然 ASIA 将此术语专门地用于椎管内神经元素受损伤的人，但患有导致手臂和腿部分或完全瘫痪的任何疾病或障碍的人，通常被称为有四肢轻瘫或四肢瘫痪。会导致四肢瘫痪的情况有：颈脊髓损伤、脑干中风，ALS 和其他运动神经元疾病、吉兰-巴雷综合征、重症肌无力、肌营养不良、脊髓灰质炎后综合征、神经纤维瘤、多发性硬化症、痉挛性四肢瘫（一种脑性瘫痪）和"分水岭"分布式双侧中风（所谓的"人在桶中"综合征（Olejniczak 等，1991））（参见 Christophe 和 Dana Reeve 瘫痪基金会报告基础（CDR，2009））。

对于许多这些疾病和伤害所产生的残疾，目前可用的康复治疗和辅助技术，在最好的情况下也只有轻微的效果；此外，持续获得它们往往明显受到保险覆盖的限制，或者缺乏。鉴于希望 BCI 将有助于恢复四肢瘫痪患者的移动性（和/或其他）功能，进行市场调查是很吸引人的，询问四肢瘫痪患者他们可能想从 BCI 得到什么，并询问他们是否想使用承诺实现一个特定结果的 BCI。然而，当应用于医疗器械时，市场调查有局限性，对于新兴的神经技术也许更是如此。

当安全性和有效性的实质性证据还不支持一种医疗设备时（事实上，当这种设备甚至可能还不存在时），期望人们决定他们是否会使用它是不现实的，特别是如果它涉及一些对风险的考虑（如植入式 BCI 系统）。用于治疗帕金森病的脑深部电刺激（Deep Drain Stimulation，DBS）提供了一个很好的例子。想象一下，在 1987 年，一个研究小组曾告诉 1000 例帕金森病患者，他们可能会走得更快速和稳定，他们的手可能不会那么多地颤抖，如果他们接受 7h 的脑部手术，在这期间他们会醒过来，其中一个 50~60mm 长的电极将被插入大脑的中心附近，电极线在皮肤下打开通道连接到类似心脏起搏器的电池和胸部的刺激器，之后，临床医生将使用磁铁来为刺激器制定计划。不可能许多人会相信这样的装置可能存在，更不用说它可以显著减少他们的残疾，或者他们会同意接受这种手术，即使是假设。然而，不到 25 年后，DBS 已成为护理标准（DBS 2001；Pahwa 等，2006），并且超过 80000 例运动障碍患者接受了这些植入物（Medtronic，2010）。因此，对于四肢瘫痪患者，询问 BCI 应该做什么的市场调查不可能是设计 BCI 的科学家和工程师们的一个可靠的指南。

Anderson（2004）要求越简单越好，越容易处理问题："功能上的什么增进将大大提高你的生活？"。在对 347 个四肢瘫痪患者的调查中，没有提到如何取得这样的功能增进：

(1) 从提供的 7 个选项中，48.7% 的患者选择手臂和手的功能作为他们的首选；

(2) 13% 的患者选择性功能；

(3) 11.5% 的患者选择上身/躯干力量和平衡；

(4) 8.9% 的患者选择膀胱、肠道功能和消除自主神经反射异常（即由自主神经系统的调节异常引起危及生命的状况）；

(5) 7.8% 的患者选择恢复行走运动；

(6) 6.1% 的患者选择恢复正常的感觉；

(7) 4% 的患者选择消除慢性疼痛。

我们相信,这些回答在指导针对未来四肢瘫痪用户的 BCI 研发中将提供一定的借鉴。手臂和手功能的恢复是约占四肢瘫痪者一半的人首先优选的,这并不奇怪,因为这些能力对提高功能独立性和增加参与日常生活的功能是至关重要的。在调查了英国和荷兰的四肢瘫痪患者之后,Snoek 等(2004)报道了与这些类似的结果。基于计算机的通信(如电子邮件和文本消息)的能力不断增长和普遍存在正进一步增强手臂和手功能的重要性。用计算机来控制局部环境(如在家庭或工作场所)的可能性也提高了它们对功能独立性的贡献。因此,当前许多 BCI 的研究和开发的重点是提供类似键盘或类似鼠标一样控制计算机,这是可以理解的和也是适当的。

2)截瘫(下身瘫痪)

截瘫是部分或完全丧失身体下部(下肢)的运动,但不是上肢、四肢。它也可能伴随着自主神经功能紊乱(如膀胱和肠道控制受损;心率、血压和体温的调节;以及性功能),它最常见的是由脊髓损伤引起的。胸/腰/骶脊髓损伤、脊髓灰质炎后综合征、多发性硬化症、神经纤维瘤、Adamkiewicz 动脉缺血、痉挛性双瘫(一种脑性瘫痪),某些类型的肌肉萎缩症、双侧大脑前部动脉血管痉挛,都会导致无法移动腿以及膀胱、肠和性功能的损伤。在 Anderson(2004)的研究中调查了 334 个由于脊髓损伤而截瘫患者:

(1)26.7% 的患者选择性功能作为他们的首选;
(2)18% 的患者选择膀胱、肠道功能和消除自主神经反射异常;
(3)16.5% 的患者选择增加上身/躯干的力量和平衡;
(4)15.9% 的患者选择恢复行走运动;
(5)12% 的患者选择消除慢性疼痛;
(6)7.5% 的患者选择恢复正常的感觉;
(7)3.4% 的患者选择手臂和手功能。

这是惊人的——也许令许多没有残疾的人惊讶——性和肠/膀胱/自主神经功能障碍是截瘫患者最常见的首要优先事项,它们比四肢瘫痪的人优选的行走有更高的优先级。这一发现及其启示将在本章的自主功能一节中讨论。

移动性是四肢瘫痪的人最常见的首选,它也是约三分之一的截瘫患者的首选(Anderson,2004;Donnelly 等,2004)。BCI 可能有助于以各种各样的方式恢复移动性,如提供对电动轮椅、手矫形器、机器人手臂或动力外骨骼的控制。最终和最理想的是把 BCI 技术与激活瘫痪肌肉的植入式功能性电刺激(Functional Electrical Stimulation,FES)设备相结合的系统,该系统可能恢复移动性,使其接近正常运动控制的速度、可靠性和易用性(Donoghue 等,2007a;Donoghue,等,2007b)。

3)肢体丧失

由于创伤、血管性疾病或者在某些癌症或感染的情况下为了治疗的目的,一个或多个肢体的截肢,是移动性减少或操纵眼前环境的能力减少的另一个原因。假肢可用已有几千年了(如早期的假肢"罗马假腿"可以追溯到公元前 300 年,"开罗脚趾"可以追溯到公元前 1295 年(Laferrier 和 Gailey,2010)),过去的十年中已经看到人们制造了有卓越动力和无动力的上肢和下肢假肢(Aaron 等,2006;Adee,2008)。然而,这些假肢的功能,特别是那些上肢假肢的功能,已受到可用控制器的大幅限制。这些控制器通常是缓慢的,只提供简单的、低维的控制,并且需要高度的注意力集中于用户的那部分。BCI 可能提供更快速和复杂的控制从而使得灵巧地控制假肢。努力研发这样的系统已经开始(Aaron 等,2006)。

19.2.3 自主神经功能受损

在考虑到严重的运动障碍患者所遭受的功能损失时，健全人经常关注最明显的损失，也就是移动性和交流的丧失。这一关注反映在大多数研究致力于针对这些问题的事实中。然而，对于患有膀胱、肠和性功能受损这样残疾的那些实际的生活往往更令人痛心，因此它们的恢复被认为是最值得拥有的。这种现实情况由 Anderson（2004）做了调查说明。四肢瘫痪患者中有 39.7% 的人，截瘫患者中有 38% 的人，第一或第二最高优先级是恢复膀胱、肠道功能以及消除自主神经反射异常（Anderson, 2004）。四肢瘫痪患者中有 28.3% 的人，截瘫患者中有 45.5% 的人，第一或第二最高优先级是恢复性功能（Anderson, 2004）。Widerstrom Noga 等（1999）证明了类似的结果。

自主神经功能损失（如膀胱和肠道控制、性功能、心率、血压和体温调节）可以对个人的健康有重大影响，引起其他问题的，如慢性肾脏感染，并导致严重的皮肤和皮下组织溃疡。几乎每一级脊髓损伤和其严重程度都与一定程度的自主神经功能紊乱有关。在胸腔 6 级或以上脊髓损伤的人也可以体验到另一个称为自主神经反射异常的问题，危险的血压升高（或失常、降低），如果不妥善处理可危及生命（Blackmer, 2003）。膀胱及肠道功能障碍是自主神经反射异常的两个主要的触发器（Blackmer, 2003）。膀胱及肠道功能障碍和自主神经反射异常损害脊髓损伤患者的性功能（Anderson, 2007a、2007b 和 2007c）。膀胱和肠道护理中体验的自主神经反射异常和性活动中体验的自主神经反射异常之间的显著相关性（Anderson 等，2007a）表明，自主神经功能一个方面的恢复可能有益于几个身体系统。

除了它们潜在严重影响健康外，膀胱和肠道控制的丧失有巨大的社会影响。因为它们在社会上是不可接受的，这些丧失对那些试图参加社会团体的人是可怕的。肠道和膀胱功能的一直缺损削弱了在不可预知的时间里缺乏厕所设施环境中的适应能力（如在有可能是交通的车辆里，在没有便利设施的朋友家里，在飞机上的长途旅行）。恢复控制自主神经功能的能力——特别是，在需要的时候确保能自制，当有尿意时允许排尿——是 BCI 技术一个潜在的有价值的未来功用。性功能的恢复同样重要，因为性功能影响人们如何看待他们自己，以及他们相信别人如何看待他们。社会对性功能的高度重视强化了这个重要性（如广泛的关注和资源致力于治疗老年男性的阳痿）。

关键一点是要认识到，经历失去功能的人可能有恢复功能的优先次序，不同于健全群体所期望的那样。为了使预期的设备实际为那群人所使用，当务之急是要解决该类人群的优选事项。

因为膀胱和肠道控制、性功能与其他自主神经功能（如血压调节）在很大程度上有神经基础的（基于神经的），BCI 技术有机会有助于它们的恢复。此外，肠、膀胱和性功能一般在短暂的时间内发生和经常发生在可选择的时间段。因此，恢复这些功能的 BCI 的研发可能不需要克服与 BCI 相关的难题：必须在大部分时间或任何时候都可以使用（如恢复移动性的 BCI），因此必须避免不必要的（意外的）或不适当的输出。

19.3 脑-机接口用于中风患者的康复

除了在替代丧失的功能中它们具有潜在的作用外，BCI 也可能在补充标准的神经康复治疗从而改善功能结果中是有用的（更详细的讨论在本书第 22 章）。物理治疗、职业治疗、言语与语言治疗是中风康复中常用的方法。认识到大脑具有依赖活动的可塑性的能力，新的康复疗法寻求改进受损的脑区或鼓励未受损的脑区承担受损脑区的功能（Bolognini 等，2009；Dobkin，2008；Wolf 等，2006）。BCI 通过促进大脑活动的恢复使得能够自主控制肢体，和/或通过将运动意图（由 BCI 感知的）与实际动作（在治疗性的运动期间作为辅助）进行配对，从而强化现有的功能性神经通路，它可能有助于这些目标的实现。

一般来说，康复疗法的有益效果往往受到能够花在治疗门诊的时间量以及保险所能覆盖的就诊数量的限制（(Buntin，2007)）。因此，如果 BCI 技术在这个领域（康复疗法）是有效的，它们应该适合家庭使用并且容易使用，而没有大量的、持续的专业协助或监督。如果这些要求（必要条件）没有得到满足，那么设备将不容易为目标人群中的许多人所接受。在这些领域，脑－机接口开发和测试的各个阶段期间，来自目标人群的输入也将是成功的关键。

19.4 其他潜在的脑－机接口用户

19.4.1 癫痫患者

BCI 可以协助管理其他神经或精神疾病。例如对于癫痫患者，皮层表面记录可用于检测与癫痫发作相关联的异常活动，并在发作变得临床上明显之前触发刺激器来抑制这种活动（Sun 等，2008）。这是一个直接检测和直接影响大脑活动的系统例子。这种能可靠地预测即将发生的癫痫发作的 BCI 可能提前提供一个警告（这将是非常有价值的）或者甚至通过产生适当的刺激中止癫痫发作。皮层内记录现在被用来更好地了解在癫痫发作的起始、维持和结束期间单个神经元和神经元网络的复杂活动（Truccolo 等，2011）。早期迹象表明这些丰富的信号在使脑－机接口能够预测即将发生的癫痫发作中可能是有价值的。

19.4.2 具有认知、情绪或其他障碍的患者

BCI 可以与神经刺激技术相结合用于各种闭环应用。如上所述，BCI 可以在癫痫发作变得临床上明显之前检测其发作，然后通过神经刺激抑制其发作。BCI 可以结合深部脑刺激（Deep Brain Stimulation，DBS），DBS 正被研究用于强迫症（Obsessive-compulsive Disorder，OCD）和抑郁症（Greenberg 等，2010；Lozano 等，2008；Malone 等，2009）。如果 BCI 可能检测病理性强迫行为的神经生理特征或即将发作的抑郁症，那么可以想象它可能触发刺激以抑制或消除这些情况。BCI 技术还可能提供预警，使得能够快速干预在重症监护病室（Intensive-care Unit，ICU）治疗的外伤性脑损伤、癫痫持续状态、脑血管痉挛以及其他危及生命的疾病在急性期的管理。

甚至可以想象 BCI 可能用于治疗通常与中枢神经系统相关的疾病领域之外的疾病。例如如果病态肥胖部分由饱感信号的大脑加工缺失或不足引起，那么闭环 BCI 可以使用脑刺激以诱导这样的信号或增强它们对行为的影响吗？利用 BCI 治疗这种复杂的疾病可能是在遥远的未来，但随着继续研发和结合神经技术，这种应用在未来的十年可能开始出现。

19.5 脑－机接口用户的愿望/需求列表

虽然可能定制 BCI 以满足个体用户（用户个性化）的需求，但本章提供了一个机会以很

好地展望未来，并想象一下理想的 BCI 可以为闭锁综合症患者提供什么，或者它如何有可能为四肢瘫痪患者提供独立照顾自己的能力，或者它如何有可能恢复数以百万计尿失禁患者的尊严。正如 Anderson（2009）所讨论的以及本章中提到的，体格健全的研究人员不可能全面了解一个患有严重残疾的人的生活体验。因此，在研发 BCI 以帮助残疾患者的过程中，提早探寻终端用户输入势在必行（也见本书第 11 章）。等到市场营销阶段意味着浪费了研究时间和资源。在这里，尽可能多的考虑到严重残疾患者所表达的愿望（参见本书第 11 章）：一个完美的 BCI 的前十个愿望/需求列表。

一个完美的 BCI 的前十个愿望/需求列表：

（1）安全的；
（2）负担得起的（和可补偿的）；
（3）一直工作（全天候工作）：当闹钟响的时候，在工作地点（和上下班），在快乐的时间期间等；
（4）不需要看护人员、技术员或科学家的帮助；
（5）以正常的言语或打字速度恢复交流；
（6）恢复实时的、多维的、灵巧的控制自己的四肢（双手和双腿）；或提供类似的控制假肢；
（7）审美上可接受的或无形的（如完全植入的）；
（8）恢复正常的肠/膀胱控制和性功能；
（9）可靠的，电池更换之间持续几年，并且 10 年之间升级；
（10）同样的功能需要健全的人投入的注意力，与此相比，不需要用户更集中注意力。

我们提出这个列表作为 BCI 研究和开发所面临的挑战。每个项目的实现将需要多学科团队的持续参与，一定包括神经科学家、神经病学家、计算机科学家、工程师、应用数学家、外科医生、言语和移动专家、监管专家、可能的设备制造商和企业领导人，以及终端用户顾问。BCI 领域的最令人兴奋的方面之一是它的迭代性质——专业人员和临床试验参与者的关键反馈之间的交互作用——随着脑-机接口系统趋向这个理想。正在开发的这些技术是为了用户，在这方面的努力里，用户是在各个阶段的关键贡献者。

19.6 小　　结

脑-机接口研究与开发的主要理由和动力是它们有潜力解决由于神经肌肉疾病、中风或外伤导致的严重运动障碍者的需求。这些需求分为三大类：交流、移动性和自主神经功能。BCI 最终可能会对所有这三个领域有重大影响。目前可用的系统主要集中在交流方面，而实质性的研究是针对移动性。然而，自主神经功能的缺失（尤其是膀胱和肠道控制以及性功能的丧失）对许多潜在的用户具有相同的或更大的关注，如那些由于脊髓损伤而截瘫的人。BCI 开发努力的方向需要把重点放在研制能够解决潜在用户最关注的缺失的设备，而不仅仅是解决健全的观察者看到的最明显的缺失。因此，在开发和测试的各个阶段应咨询目标用户。最终的目标应该是：安全、买得起（经济实惠）、使用方便、可靠、美观、经久耐用，并能恢复正常的交流、移动性和自主神经功能（注：这些内容不代表退伍军人事务部或美国政府的意见）。

参 考 文 献

Aaron RK, Herr HM, Ciombor DM, Hochberg LR, Donoghue JP, et al. 2006. Horizons in prosthesis development for the restoration of limb function. *J Am Acad Orthop Surg* 14：S198 – 204.

Adee S. 2008 (February). Dean Kamen's "Luke Arm" prosthesis readies for clinical trials. IEEE Spectrum, available at http：//spectrum. ieee. org/ biomedical/bionics/dean – kamens – luke – arm – prosthesis – readies – for – clinical – trials. Anderson KD. 2004. Targeting recovery：priorities of the spinal cord – injured population. *J Neurotrauma* 21：1371 – 1383.

Anderson KD. 2009. Consideration of user priorities when developing neural prosthetics. *J Neural Eng* 6 (5)：1 – 3.

Anderson KD, Borisoff JF, Johnson RD, Stiens SA, Elliott SL. 2007a. The impact of spinal cord injury on sexual function：concerns of the general population. *Spinal Cord* 45：328 – 337.

Anderson KD, Borisoff JF, Johnson RD, Stiens SA, Elliott SL. 2007b. Long – term effects of spinal cord injury on sexual function in men：implications for neuroplasticity. *Spinal Cord* 45：338 – 348.

Anderson KD, Borisoff JF, Johnson RD, Stiens SA, Elliott SL. 2007c. Spinal cord injury influences psychogenic as well as physical components of female sexual ability. *Spinal Cord* 45：349 – 359.

Bauby J – D. 1997. *The diving bell and the butterfly*. New York：A. A. Knopf, distributed by Random House.

Bauer G, Gerstenbrand F, Rumpl E. 1979. Varieties of the locked – in syndrome. *J Neurol* 221：77 – 91.

Birbaumer N, Murguialday A, Cohen L. 2008. Brain – computer interface in paralysis. Curr Opin Neurol 21：634 – 638.

Blackmer J. 2003. Rehabilitation medicine：1. Autonomic dysrefl exia. *Can Med Assoc J* 169：931 – 935.

Bolognini N, Pascual – Leone A, Fregni F. 2009. Using non – invasive brain stimulation to augment motor training – induced plasticity. *J Neuroeng Rehabil* 6：8.

Brumberg JS, Nieto – Castanon A, Kennedy PR, Guenther FH. 2010. Brain – computer interfaces for speech communication. *Speech Commun* 52：367 – 379.

Buntin MB. 2007. Access to postacute rehabilitation. *A rch Phys Med Rehabil* 88：1488 – 1493.

DBS fPSG. 2001. Deep – brain stimulation of the subthalamic nucleus or the pars interna of the globus pallidus in Parkinson's disease. *N Engl J Med* 345：956 – 963.

Dobkin BH. 2008. Training and exercise to drive poststroke recovery. *Nat Clin Pract Neurol* 4：76 – 85.

Donnelly C, Eng JJ, Hall J, Alford L, Giachino R, et al. 2004. Client – centred assessment and the identification of meaningful treatment goals for individuals with a spinal cord injury. *Spinal Cord* 42：302 – 307.

Donoghue JP, Hochberg LR, Nurmikko AV, Black MJ, Simeral JD, Friehs G. 2007a. Neuromotor prosthesis development. *Med Health Rhode Isl* 90：12 – 15.

Donoghue JP, Nurmikko A, Black M, Hochberg LR. 2007b. Assistive technology and robotic control using motor cortex ensemble – based neural interface systems in humans with tetraplegia. *J Physiol* 579：603 – 611.

Foundation CDR. 2009. *One Degree of Separation：Paralysis and Spinal Cord Injury in the United States* Short Hills, NJ, Eds. Christopher and Dana Reeve Foundation. 1 – 28.

Geser F, Lee VM, Trojanowski JQ. 2010. Amyotrophic lateral sclerosis and frontotemporal lobar degeneration：a spectrum of TDP – 43 proteinopathies. *Neuropathology* 30：103 – 112.

Greenberg BD, Gabriels LA, Malone DA, Jr., Rezai AR, Friehs GM, et al. 2010. Deep brain stimulation of the ventral internal capsule/ventral striatum for obsessive – compulsive disorder：worldwide experience. *Mol Psychiatry* 15：64 – 79.

Hochberg LR, Cochrane TI. 2011. Implanted neural interfaces：ethics in research and treatment. In Chatterjee A, Farah M, (Eds.) *Neuroethics in Practice*, Oxford University Press.

Kim SP, Simeral JD, Hochberg LR, Donoghue JP, Friehs GM, Black MJ. 2007. Multi – state decoding of point – and – click control signals from motor cortical activity in a human with tetraplegia. *CNE '07. 3rd International IEEE/EMBS Conference on Neural Engineering, 2007*, 486 – 489.

Laferrier JZ, Gailey R. 2010. Advances in lower – limb prosthetic technology. *Phys Med Rehabil Clin N Am* 21：87 – 110.

Laureys S, Pellas F, Van Eeckhout P, Ghorbel S, Schnakers C, et al. 2005. The locked – in syndrome：what is it like to be conscious but paralyzed and voiceless? *Prog Brain Res* 150：495 – 511.

Lozano AM, Mayberg HS, Giacobbe P, Hamani C, Craddock RC, Kennedy SH. 2008. Subcallosal cingulate gyrus deep brain stimulation for treatmentresistant depression. *Biol Psychiatry* 64 : 461 – 467.

Malone DA Jr. , Dougherty DD, Rezai AR, Carpenter LL, Friehs GM, et al. 2009. Deep brain stimulation of the ventral capsule/ventral striatum for treatment – resistant depression. *Biol Psychiatry* 65 : 267 – 275.

Maynard FM Jr. , Bracken MB, Creasey G, Ditunno JF Jr. , Donovan WH, et al. 1997. International standards for neurological and functional classification of spinal cord injury. American Spinal Injury Association. *Spinal Cord* 35 : 266 – 274.

McFarland, DJ, Krusienksi, DJ, Sarnacki, WA, and Wolpaw, JR. 2008. Emulation of computer mouse control with a noninvasive brain – computer interface, J Neural Eng 5 : 101 – 100.

Medtronic I. 2010. *Questions and Answers — DBS Therapy* . http: //www. medtronic. com/your – health/parkinsons – disease/therapy/questions – andanswers.

Merrilees J, Klapper J, Murphy J, Lomen – Hoerth C, Miller BL. 2010. Cognitive and behavioral challenges in caring for patients with frontotemporal dementia and amyotrophic lateral sclerosis. *Amyotroph Lateral Scler* 11 : 298 – 302.

Olejniczak PG, Ellenberg MR, Eilender LM, Muszynski CT. 1991. Man – in – thebarrel syndrome in a noncomatose patient: a case report. *Arch Phys Med Rehabil* 72 : 1021 – 1023.

Pahwa R, Factor SA, Lyons KE, Ondo WG, Gronseth G, et al. 2006. Practice parameter: treatment of Parkinson disease with motor fluctuations and dyskinesia (an evidence – based review) : report of the Quality Standards Subcommittee of the American Academy of Neurology. *Neurology* 66 : 983 – 995.

Plum F, Posner JB. 1966. *The diagnosis of stupor and coma* . Philadelphia : F. A. Davis.

Plum F, Posner JB. 1982. *The diagnosis of stupor and coma* . Philadelphia : F. A. Davis.

Sellers EW, Vaughan TM, Wolpaw JR. 2010. A brain – computer interface for long – term independent home use. *Amyotroph Lateral Scler* 11 : 449 – 455.

Snoek GJ, IJzerman MJ, Hermens HJ, Maxwell D, Biering – Sorensen F. 2004. Survey of the needs of patients with spinal cord injury: impact and priority for improvement in hand function in tetraplegics. *Spinal Cord* 42 : 526 – 532.

Sun FT, Morrell MJ, Wharen RE Jr. 2008. Responsive cortical stimulation for the treatment of epilepsy. *Neurotherapeutics* 5 : 68 – 74.

Topulos GP, Lansing RW, Banzett RB. 1993. The experience of complete neuromuscular blockade in awake humans. *J Clin Anesth* 5 : 369 – 374.

Truccolo W, Donoghue JA, Hochberg LR, Eskandar EN, Madsen JR, Andersen WS, Brown EN, Halgren E, C SS. 2011. Single neuron dynamics in human focal epilepsy. *Nat Neurosci* 14 (5) : 635 – 641.

Widerstrom – Noga EG, Felipe – Cuervo E, Broton JG, Duncan RC, Yezierski RP. 1999. Perceived diffi culty in dealing with consequences of spinal cord injury. *Arch Phys Med Rehabil* 80 : 580 – 586.

Wolf SL, Winstein CJ, Miller JP, Taub E, Uswatte G, et al. 2006. E ff ect of constraint – induced movement therapy on upper extremity function 3 to 9 months aft er stroke: the EXCITE randomized clinical trial. *JAMA* 296 : 2095 – 2104.

第20章 BCI 的临床评价

20.1 引　　言

　　本书前面的章节已经讨论了 BCI 技术的技术原理和方法。这些章节表明，尽管 BCIs 目前存在局限性，但它们正迅速成为有效的交流和控制装置。然而，这项研究的快速增长及其显著的进步仍然几乎完全局限于世界上众多实验室设定的结构化环境。此外，大多数 BCI 实验已经并继续在体格健全的人或动物上进行而不是针对严重残疾的人，但是这项新技术的主要目的是为后者服务的。

　　当然，这种压倒性的集中于对正常被试的实验室研究有令人信服的理论的和现实的原因：这些实验室提供严格控制的环境，并且专家的监督有利于新技术的开发和优化；以及体格健全的群体更易可利用并且也避免了由疾病和损伤引入的额外变量，这些变量在个体之间可能会有很大的不同。

　　然而，这种集中性的研究留下了一个极大的研究空白，如果 BCI 要实现它们的主要目的并证明其发展受到政府和其他资金实体的大力支持是合理的，必须填补这个空白。这个空白就是在实验室工作得很好的 BCI 需要证明其在现实生活中也很好地工作，能够为残疾人提供改善他们日常生活的新的通信和其他能力。

　　在某些方面，这个基本的、重要的任务比开发 BCI 系统的实验室研究有更复杂得多的和更高（更苛刻）的要求。最初的研究只有一个目的：设计和优化 BCI 使之在严格控制和密切监视的实验室环境中能够提供可靠的和准确的通信或控制。相反，旨在建立现实生活中有用的 BCI 系统的研究有四个不同的目标。可以把它们列为以下一组四个问题：

（1）能够以适合于长期独立使用的形式来实现这种 BCI 设计吗？
（2）需要这种 BCI 系统的人是谁？他们会使用它吗？
（3）他们的家庭环境能够支持其使用这种 BCI 吗？他们实际使用它了吗？
（4）该 BCI 改善他们的生活了吗？

　　本章将依次讨论这些问题中的每一个问题，也考虑了涉及回答每一个问题并且必须解决潜在问题的步骤。由于目前同行评审的文献缺乏解决这些问题的任何形式的多学科研究（事实上很少有与这些问题直接相关的任何类型的报道），迄今讨论必然在很大程度上依赖于作者的经验，这主要用基于无创脑电 P300 的脑－机接口系统（见本书第 12 章）。然而，本章总的意图是提供信息和洞察力，这些信息和洞察力将适用于使任何 BCI 系统走出实验室的任何努力，并验证其在残疾人的日常生活中的有效性。

20.2　能以适合于长期独立使用的形式来实现 BCI 设计吗？

　　对于一些 BCI，很容易用否定来回答这第一个问题。例如至少在可预见的未来，基于 fMRI 和 MEG 的 BCI 系统的费用、体积和复杂性把它们局限在实验室里（Bradshaw 等，2001；

Buch 等，2008；Cohen，1972；Kaiser 等，2005；Lee 等，2009；Mellinger 等，2007；Tecchio 等，2007；van Gerven 和 Jensen，2009）。依靠植入装置（如皮层脑电（Electrocortigraphy，ECoG），局部场电位（Local Field Potentials，LFP），或单个单元的神经活动）的 BCI 在动物和人体上都显示出令人印象深刻的能力。这些 BCI 面临同样的临床使用的任何设备所要求的安全性，此外，它们必须证明它们有足够的可靠性和有效性以保证能够获得许可对人体植入（Donoghue，2008）。目前，基于脑电（也可能是那些基于功能近红外光谱（Functional Near-infrared Spectroscopy，fNIR））的 BCI 是独立使用的最佳候选设计（Bauernfeind 等，2008；Coyle 等，2007；Naito 等，2007）。即使如此，把它们从实验室过渡到家庭和长期的日常使用需要有效而实际地重新配置它们的组件，并考虑通常不会出现在实验室里的问题。

部署独立使用的任何 BCI 系统在没有现场技术支持的家庭环境中运行操作必须是安全的。组件应该是很少的，且体积小、便携式、相对便宜；它们之间的连接应尽量减少（如通过采用无线遥测方法）且非常稳健或鲁棒。必须把它们封装在坚固和可配置的外罩里，以提供灵活的设置并易于储存，也必须能够承受多个月潜在的粗暴操作。理想情况下，放大器应该对家庭环境里存在的许多电磁噪声源不敏感，并且电极和它们的安装（如对于脑电，电极帽）应该在几个月内每天许多小时都能够安全和有效地运行，而不需要维护或更换。软件应该是易于使用并进行了彻底的测试（即不受 BCI 用户或护理者错误的影响）。在试图使一个 BCI 系统走出实验室之前，研究人员应该最大程度地满足这些要求。同时，在 BCI 实际部署用于家庭环境中时，应该认识到它们可能需要做进一步的改进。在这方面，软件（Schalk 等，2004）和硬件（Cincotti 等，2008）模块化的原则可以加快改进和升级的实施，并解决意想不到的失败。

图 20.1（a）显示了在纽约州卫生署的沃兹沃思中心（纽约，奥尔巴尼）开发的当前版本的基于 P300 的 BCI 家用系统；图 20.1（b）显示了一个紧凑小巧的易携带随行的单元，可用于评估该系统对潜在的居家用户的适宜性。

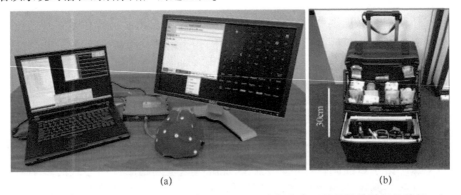

图 20.1　一种基于 P300 的 BCI 家用系统和一个紧凑小巧的易携带随行的单元

注：(a) 目前 Wadsworth 基于 P300 的 BCI 家用系统。组件包括一个笔记本计算机、一个八通道脑电放大器（Guger 科技公司）、一个电极帽（电-帽国际）、一个 20 寸显示器和若干连接电缆。(b) 一个小巧紧凑的易携带随行的 BCI 评估单元：该设计易于安装、拆分和存储所有必要的硬件和物资

图 20.2（a）显示了运行中的沃兹沃思 BCI 家用系统，七个严重残疾的人在他们的家中已使用该系统几个月和几年。它由用户家里的护理者管理，还有沃兹沃思 BCI 实验室的网络监督以及该实验室的技术人员偶尔的家庭随访。图 20.2（a）的前景显示了用户房间拥挤的环境。这是典型的在技术上挑战严重残疾患者的环境。

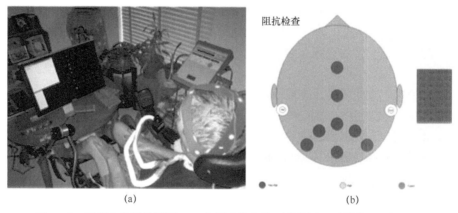

图 20.2　运行中的沃兹沃思 BCI 家用系统和护理者使用显示器检查电极阻抗

注：（a）一个患有肌萎缩侧索硬化症（Amyotrophic Lateral Sclerosis，ALS）的严重残疾人在他的家里使用沃兹沃思的脑–机接口（BCI）系统。他戴了一个改进的八通道电极帽。（b）红色点是八个记录电极的位置。当所有的位置变成绿色时，电极阻抗足够低，护理者可以启动 BCI 使用

20.3　需要 BCI 系统的人是谁？他们会使用它吗？

目前的 BCI 能力并不太高。因此，它们能够提供的通信和控制应用仅对非常严重的残疾患者可能具有重大的价值，这种残疾妨碍他们使用传统的辅助技术（见第 11 章）。在过去的 10 年里，大量的研究已经开始探讨 BCI 服务因疾病如 ALS 或高位脊髓损伤而患有严重残疾的人的能力（Bai 等，2010；Birbaumer 等，1999；Conradi 等，2009；Farwell 和 Donchin，1988；Hochberg 等，2006；Hoffmann 等，2008；Ikegami 等，2011；Kauhanen 等，2007；Kennedy 和 Bakay，1998；Kubler 等，2001；Kubler 等，2005a；Kubler 等，2009；McFarland 等，2010；Miner 等，1998；Mugler 等，2010；Muller-Putz 等，2005；Nijboer 等，2008；Pfurtscheller 等，2000；Piccione 等，2006；Pires 等，2011；Sellers 和 Donchin，2006；Sellers 等，2010；Silvoni 等，2009；Townsend 等，2010）。虽然已经在一些被试的家庭环境里对它们做了研究，但是这项工作的大部分一般只包含由实验者密切监督 BCI 操作的有限试验。然而，迄今为止的结果令人鼓舞，这些结果表明许多严重残疾患者能够使用理论上可以在他们的日常生活中帮助他们的 BCI。

这些患者通常是居家的（或居于机构的），并且每天 24h 由护理人员照顾（Albert 等，2009），他们构成了 BCI 的目标用户群，适合于他们使用的 BCI 现在是可用的或者可能在下一个 10 年内可用。

20.3.1　定义未来 BCI 家庭用户的人群

BCI 研究者如何找到好的被试来测试用于重度残障人家 BCI 的有效性和实用（效用）呢？一旦确定了这些被试，他或她如何选择他们？正如在大多数临床研究中，根据一组特定的标准来选择被试者。对于上面所描述的用户群，纳入的基本标准可以是：

（1）很少或没有任何有用的有意（自愿/自主）的肌肉控制（如晚期 ALS、肌营养不良、严重的吉兰–巴雷综合征、脑干中风、重度脑瘫、高位脊髓损伤，或各种其他严重的神经肌肉疾病患者）（对于患有 ALS 或其他进行性疾病的人，可能把这个标准扩展到包括那些尚未达到这个水平的残疾但可以预期最终会这样）。

(2）传统的辅助（即基于肌肉的）通信设备（如眼睛注视系统、肌电信号开关）不能满足他们的需求：他们可能完全无法使用这些设备；他们的控制可能是不一致的或他们可能会很快疲劳；他们可能不喜欢这些装置；或者他们可能期望BCI能够提供额外的通信和控制能力。

(3）医疗稳定、意图明确并合理预期生活至少一年。如果他们患有ALS，他们已经开始人工换气或当必要时已经决定这样做。

(4）能够遵循口头或书面的指导。

(5）无任何其他会妨碍BCI使用的伤残（如极端差的视觉会妨碍使用基于视觉刺激的BCI）。

(6）稳定的生活环境。

(7）可靠的护理者（家庭成员和/或专业人士）拥有或能够获得基本的计算机技能并致力于支持被试的BCI使用。

(8）对参与一项研究，被试和护理者能够并愿意提供知情同意书，同时有明显的热情，虽然该研究对他们可能没有任何持久的直接利益（Vaughan等，2006）。

由于可导致严重运动残疾的疾病种类繁多、它们造成的残障的复杂性，以及与这些疾病相关的其他变量（如药物治疗、其他的医疗问题），为此可能很难确定特定的人是否满足这些标准（Kuebler等，2006）。例如失语症，25%以上的中风患者会患此疾病，会干扰理解如何使用BCI的指导语的能力，和/或干扰与之交流信息的定制（Pederson等，1995；Wade等，1986）。另一方面，如果屏幕位于残留的视野，那么由脑卒中导致的左或右偏盲症（即丧失了左或右侧的视野）可能不会妨碍BCI使用。由于许多潜在的BCI用户是患有ALS或中风的年长成人，因此老年性视力障碍（如黄斑变性、青光眼、白内障（Streiff，1967））也可能影响BCI的能力。适当的评估问题（如这个人能够阅读屏幕上的文本吗?）或标准的视力测量（如Snellen测试（Tucker和Charman，1975））可以评估这种视觉问题。

另一个相关的因素包括目前可能会影响大脑的功能或影响脑电的药物（如镇静剂）（Towler等，1962）。认知障碍（发生于高达40%的ALS患者（Woolley等，2010；Volpato等，2010））和抑郁症也可能干扰脑-机接口的使用。虽然最近的文献表明，晚期ALS患者通常认为其生活质量很高，但中度抑郁症经常出现（Gauthier等，2007；Chio等，2004；Robbins等，2001；Simmons等，2006；Kubler等，2005b）。正如在其他治疗领域的努力过程（Kirchhoff和Kehl，2007）以及在大多数生活中的努力过程，情绪（或心情）可以影响一个人的动机并在BCI的有效性中发挥重要的作用（Kleih等，2010）。

20.3.2 为脑-机接口的家用研究招募参与者

被试招募是任何临床研究的一个关键部分，经常出现很大的困难（Bedlack等，2010）。招募并留下已经进入进行性神经系统疾病晚期阶段的被试可能特别具有挑战性（Shields等，2010）。医院、区域诊所和医疗专家是推荐被试的传统来源。然而，许多潜在的脑-机接口家庭用户不再参加门诊定期的或参与日常的康复服务，他们可能不在医学专家持续的护理下。另一方面，许多这些人正参加提供辅助技术（Assistive Technology，AT）的项目，该技术用于座椅、移动性和交流需求（Cotterell，2008）。因此，常通过联络言语/语言病理学家和/或物理治疗师完成被试招募。家庭保健医生、康复医院、探访护士服务和临终关怀服务提供商也可以是潜在BCI家庭用户的来源。当地学区经常有为极端的身体挑战人员服务的计划信息。

最后，患者群体的某些注册登记在招募临床研究支持者中是非常有用的（如退伍军人管理局开发的患有 ALS 退伍军人的国家注册，国家 ALS 注册主页；Allen 等，2008；柳叶刀神经病学编辑，2009）。这样的注册登记能够扩大潜在联系的数量使之远远超出最接近的地理区域。在他们的信息传播中注册登记发生变化，把他们用于被试招募所需的步骤也发生变化（如注册局批准，当地 IRB 监督）。

特定的个人是否符合上述定义的纳入标准，通常可以从与护理人员、医务人员、和/或家庭成员的访谈中确定。因此，在大多数情况下，可以识别并排除那些不符合标准的人，而不用脑－机接口实际测试他们。这可以大大减少研究组测试那些不适合这项研究的人所投入的时间和精力，也可大幅降低这种可能性；排除可能会使一个潜在的被试大为失望。

20.3.3 获得知情同意

可以受益于目前 BCI 的极度残疾的人普遍缺乏可理解的言语。在许多情况下，他们的交流完全取决于脸部的细微动作，特别是细微的眼动（Neumann 和 Kubler，2003）。因此，可能很难获得被试者参与 BCI 研究的知情同意书。然而，保留有明确的能力来控制这样简单的动作从而实现交流（如通过护理者握住的信板）的人可以提供知情同意书，虽然这个过程可能需要相当多的时间和精力以获得所有有关的信息。此外，对于发现不构成重大风险的研究（如大多数无创脑－机接口研究），被试者提供知情同意（Informed assent）就可以参加（Black 等，2010）。知情同意（Informed assent）只要求他们能回答是或否的问题，不同于知情同意书（informed consent），它不要求他们能够提出问题。

对于那些提供知情同意书（或同意）的能力不确定的人，许多地方已经建立了允许近亲属代为无行为能力的人提供参与临床试验的知情同意书的程序。虽然这种代理审批对于非侵入性风险最小的 BCI 系统可能相对简单，但对于入侵的 BCI 系统它们变得更加有问题，因为这可能带来重大风险（包括可能的不适）（见第 24 章的讨论）。对于患有进行性疾病的人（如 ALS），在疾病的早期阶段，良好的交流能力仍然存在，此时可获得知情同意书（可能开启 BCI 的使用）。（当常规的交流不再可能时，早期的 BCI 使用也可能促进过渡到广泛的 BCI 使用）。

20.3.4 确定潜在的研究被试是否能够使用 BCI

对于每个已符合纳入标准并提供知情同意书（或同意）的人，下一步就是评估他或她使用 BCI 的能力。这种评估为参与临床研究呈现一个 Go/No-Go 决定。到目前为止，在由沃兹沃思（Wadsworth）BCI 研究组使用基于 P300 的 BCI 系统的工作中，这种评估包括两个或三个 1～2h 的实验（Sessions）。在每个实验期间，被试完成提示的字母选择任务，也称为复制拼写（Birbaumer 等，1999）。目标是收集数据以参数化这种 BCI 以便然后可以用它来交流意图（如自如拼写，选择图标等）。在大多数情况下，只要 21 个复制拼写选择（即一些试验）足够用于参数化该系统（McCane 等，2009）。采用标准的 6×6 P300 矩阵（机会的准确度为 2.8%），通常认为大于 70% 的精度能胜任有效的交流（Sellers 等，2006）。

McCane 等（2009）采用访谈法确定了 25 个 ALS 患者，他们似乎是使用基于 P300 BCI 的良好候选人。在随后用 BCI 系统的测试中，25 个候选人中有 17 个（占 68%）取得了大于 70% 的必要的精度，从而判断他们能够使用 BCI。这里值得注意的是，被试的 BCI 精度和他们的残疾水平（由 ALS 功能评分量表测量）之间没有任何相关性（Cederbaum 等，1999）。

其他 8 个人的准确率小于 40%。这些人中有 7 个人患有干扰 BCI 使用的视力问题（如上睑下垂、眼球震颤和复视）。（这样的问题常见于晚期 ALS 患者（Mizutani 等，1990；Pinto 和 de Carvalho，2008））。这些数据进一步强调在 BCI 测试之前收集相关信息的重要性。

对于缺乏明确可靠的基本交流（如眨眼或肌肉颤动）手段的人，评价其使用 BCI 的能力可能特别困难。如果一个人没有一个明显的和相对快速的方式提问和回答问题，那么知道他或她已经理解了指令的唯一办法是让这个人使用 BCI 进行交流，这就需要并假设 BCI 本身工作正常。缺乏任何基于肌肉交流的人（即完全闭锁）使用 BCI 的困难问题，在本书第 11 章和第 19 章有更充分的讨论。

20.4 家庭环境能够支持 BCI 使用吗？实际使用脑–机接口了吗？

20.4.1 评估环境与护理人员

目前的 BCI 系统其成功的家庭使用需要能够支持它们使用的家庭环境。家庭环境的评估可以先通过在电话访谈期间适当的问题，然后在最初的 BCI 评价实验期间完成。家庭评估包括不仅评估物理环境，而且也评估用户和他们的护理人员的兴趣和能力水平。重度残疾人的直接环境通常挤满了许多必要的设备，包括呼吸机、机械床和轮椅。因此，BCI 系统的配套和潜在用户的定位可能是具有挑战性的，电气噪声的重要来源和间歇性的伪迹可能存在。这些因素，它们引入的困难以及克服它们的前景，可在第一次家访中初步评估。这些访谈也是评估技术性技能、学习能力、兴趣以及需要支持 BCI 使用的护理人员动机的一个机会，至少以一种非正式的方式评估。没有能力和动机的护理者，长期的 BCI 家庭使用是不可能的（Wilkins 等，2009）。

对于那些有足够的家居环境并能够使用这种 BCI 的被试，下一步就是告诉他们以及支持和监督 BCI 使用的护理人员，有关现有的这种 BCI 应用，有关参与 BCI 使用的时间、精力和特定的任务。这将允许进一步评估被试和护理人员的动机水平。如果他们是有积极性的（有动机的），然后可以制定计划，包括该用户想使用 BCI 的目的。对于所有的用户，特别是那些仍然保留一些传统的（即神经肌肉）交流能力的人，这个计划步骤应在最大可能的程度上包含用户和护理人员。正如在第 11 章和第 19 章所描述的，参与者投入的热情是测试新的和或旧的 BCI 应用成功的一个关键因素。如果这些被试和他们的护理人员有积极性且已经确定了良好的使用计划，那么该研究可以继续进行以确定这个人是否在日常生活中实际使用这种 BCI。

20.4.2 启动和评估 BCI 的家庭使用

BCI 家用的启动和评价包括 5 个主要任务：
(1) 配置 BCI 以满足用户的需求和偏好；
(2) 将 BCI 放置在家庭；
(3) 培训被试使用 BCI 应用及护理人员支持 BCI 使用；
(4) 根据需要提供持续的技术支持；
(5) 测定 BCI 使用的程度、性质以及成功。

1）为用户配置 BCI

家庭使用开始前，应该为个人用户配置 BCI。例如在标准的基于 P300 的 BCI 中，矩阵中选项的数目和尺寸大小，以及它们的亮度和闪烁频率，一般可以根据用户的能力和偏好进行调整。仔细注意每个用户的能力和喜好是必不可少的。虽然通常认为速度在交流中是重要的，但是对于有很少或没有任何残留有用运动功能的用户，速度可能是，也可能不是至关重要的（Millan 等，2010）。对于这些人，恢复某种程度的独立交流可能比速度更重要。他们可能喜欢较慢但更准确的输出而不是更快但不太准确的输出。事实上，患有 ALS 的严重残疾人在他的日常生活中使用基于 P300 的 BCI 时，选择在每次选定之后有一个 9s 的停顿插入，从而以比 BCI 能够提供的最高速率相当慢的速度进行通信（Sellers 等，2010）。当它们成为可供家庭使用时，采用听觉刺激或结合视觉/听觉刺激的 BCI 系统可能最适合于缺乏足够视觉功能的人（Farquhar 等，2008；Hill，2005；Guo 等，2010；Hinterberger 等，2004；Klobassa 等，2009；Sellers 和 Donchin 等，2006；Nijboer 等，2008；Furdea 等，2009；Kanoh 等，2008；Schreuder 等，2010）。

BCI 的应用也必须匹配用户的偏好（喜好）。精心剪裁 BCI 应用以便适合个人并工作在系统设计的限制之内，这会提高用户对 BCI 的接受和总体满意度。由于积极性在确保被试参与中是至关重要的，因此应用的选择是非常重要的。例如仍然能够说话的高位脊髓损伤患者，不可能对控制语音发生装置的 BCI 应用感兴趣，但可能对控制计算机鼠标的应用很感兴趣。

到目前为止已测试的家用 BCI 应用主要是基于选择计算机屏幕上呈现的图标，它们常常包括序列的菜单形式。它们可以提供一些简单的功能，包括文字处理、电子邮件、环境控制和互联网访问（Sellers 等，2010）。可以配置菜单形式和序列使得与每个用户的能力、需求和偏好相匹配。它们可以支持重要的功能，例如：要求医疗或其他护理；室温和其他环境的控制；回答简单的问题（用印刷体书写或用语音合成器）；与家人或朋友互动；要求食品或饮料；电子邮件；文字处理；娱乐（如电视访问）；互联网访问；和其他功能。图 20.3 显示了一个电子邮件应用，沃兹沃思基于 P300 BCI 家用系统的多个用户正在使用该系统与家人和朋友交流。

正如在第 11 章中详细讨论的辅助技术（AT）领域的指导原则、标准以及比比皆是的例子，BCI 研究人员应该利用自己广泛的技术、经验以及在该领域可用的专业知识。事实上，最好把 BCI 家用系统看作拓展了传统的（即基于肌肉的）辅助技术范围的技术，当 BCI 用作现有辅助技术设备新的控制接口时，它可能是最有效的（第 11 章）。BCI 的临床研究可以从辅助技术和人-机接口（Human-computer Interface，HCI）研究和开发的其他领域的创新中获益（Cook 和 Hussey，2002；Cremers 等，1999）。这些可能与语言预测程序一样简单（Ryan 等，2011）或者与 Hex-o-spell 一样新颖（Blankertz 等，2007；Williamson 等，2009）。

2）把 BCI 放置在家庭里

从实验室到家庭的转变中，能够干扰 BCI 使用的许多新的因素发挥作用（Sellers 等，2003；Sellers 和 Donchin 等，2006；Neumann 和 Kubler，2003）。虽然 BCI 弱点的性质随它们的方法而不同，但是在从简单的、高度控制的实验室环境转变到多变量的、不受控制的、苛刻的家庭环境，所有的 BCI 系统都可能遇到各种困难。无创和有创的 BCI 以及采用电或代谢信号的 BCI 很可能就是这样的情况。因为大多数 BCI 类型基本上仍局限于实验室，这里的讨论必然集中于目前正在家用中测试的基于 EEG 的 BCI 遇到的问题。

图 20.2（a）显示了一个使用基于 P300 BCI 的 ALS 患者。从图中可清楚看出，除了 BCI 设备，其他几个电子和医疗设备（包括呼吸机）是非常邻近的。严重残疾人（通常是在靠近

各种医疗设备的轮椅或床上）眼前的家庭环境典型的杂乱，要求 BCI 系统是便携式的并且足够小以适应这个复杂的环境。典型的家里也有其他干扰（如进出房间的人、话铃响、狗吠等），这些可能会干扰 BCI 使用所需要的注意力，在决定把 BCI 放置在何处时也应该考虑这些干扰。用户、护理人员以及研究者一起工作，他们应考虑即将使用 BCI 的环境设置，并确定用户与系统组件如何放置才是最好的。

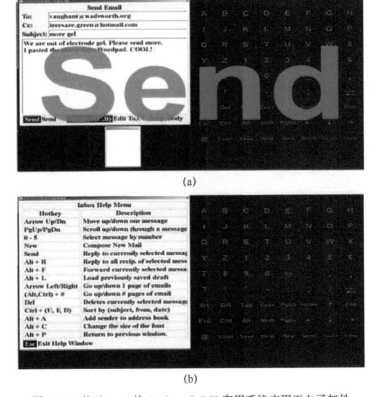

图 20.3　基于 P300 的 Wadsworth BCI 家用系统应用于电子邮件

注：(a) 右边是标准的 8×9 矩阵，能够控制任何可以用键盘操作的基于 Windows 的程序。左边是 BCI 用户刚刚起草和发送的一个电子邮件，绿色"发送"给用户确认，"发送"命令已被确认和执行。该消息下面的小窗口是一个能够提高写作速度的可选的预测拼写功能。(b) 左边是帮助菜单，可以从矩阵（右边）底部一行的第四列选择单词"帮助"来访问。此菜单列出了可以通过其他的矩阵选项来执行的命令。（本书第 12 章完整地解释在这里用到的基于 P300 脑－机接口方法）

典型的家庭有多个可以降低脑电记录质量的电磁噪声源。除了产生持续的 60Hz（50Hz）线路噪声外，循环开和关的加热/冷却设备（如冰箱）以及其他电器，如电动车库门开启器，可以产生严重的瞬态伪迹。对许多潜在的 BCI 用户的生存至关重要的呼吸机往往引起高频电磁伪迹以及低频的机械（即运动）伪迹（Young 和 Campbell，1999）。通过适当的接地，以及接地与参考电极的安全连接，并通过一些策略，如悬挂电极电缆或只需移动它们远离呼吸机，可以减少这样的电磁噪声。通过简单的解决方案，如在用户的头部后面加上额外的衬垫或枕头或者分配有时候放置在脑电电极下面的海绵垫，可能会减少呼吸时头部运动引起的低频机械伪迹。一旦正确放置了系统组件或电缆，应吩咐护理者和其他人当心不要弄乱它们。此外，用滤波方法消除剩余的伪迹（如 60Hz 线路噪声）可能是必要的（见第 7 章）。最后，除了解决伪迹的来源，重要的是要确保家庭中的电力足够稳定。在某些情况下，使用不间断电源

（Uninterruptible Power Supply，UPS）可能是必要的。

由于每个家庭的环境是不同的，必须以个案为基础来解决各种干扰源（Sellers 和 Donchin 等，2006）。为了适合于家庭使用，BCI 系统必须足够稳健（鲁棒）以避免或适应这些问题。确定一个给定的系统满足这一要求的程度是家庭研究的主要目标之一。

将 BCI 放置在家里的另一个重要部分是解决如何把系统操作的日常数据和其他重要数据（如周期性的复制拼写实验以调整系统参数和/或测量精度）可以远程传输给研究者。理想的情况下，这可以通过互联网连接以自动化的方式来完成。例如这种传输可以使用远程桌面控制（Cohen，2004）。GoToMyPCR（Citrix 系统）是一种提供安全访问远程网站的服务，Sellers 等（2010）利用它传输 BCI 数据。它支持数据传输以及实时交互。每个站点都需要一个单独的许可证。

3）确保安全和舒适

用户的安全性和舒适性以及护理人员的便利是非常重要的，需要密切和全面的关注。多年的研究和在重症监护病房、手术室和急诊室的使用表明，长期的脑电使用兼容呼吸机技术（Friedman 等，2009；Phillips 等，2010；Tantum，2001）。BCI 的临床研究人员必须保证 BCI 的存在和使用不影响其他重要医疗设备的正常工作。正如所有的医疗设备，每个 BCI 家用系统，在家里安装之前，应由医院电子支持组或类似的机构进行正式的安全评估。

此外，用户和护理人员需要明白，BCIs 不能替代对肺功能受损的 BCI 用户的监测，因此应明白，呼吸机报警和其他安全措施必须保持在工作状态（Fludger 和 Klein，2008）。在设计 BCI 系统及其临床研究时，同样重要的是要在最大程度上消除 BCI（或用户）的故障可能危及安全的意外（见第 24 章）。例如能启用独立使用环境控制的一些研究应保证 BCI 不会产生可能危及用户的输出（如由于设定房间温度太高）。BCI 能启用的所有任务应精心安排以防止它们产生安全隐患。

基于脑电的研究，皮肤擦伤的机会非常小，这种风险取决于特定的传感器帽和导电膏。沃兹沃思中心的 BCI 研究组已在实验室使用脑电帽国际系统（Electro-Cap International™ Cap System）5000 多小时，对其独立的家庭使用已经监测了 1000 多小时，并没有遇到过一次这样的擦伤事件。尽管这是令人欣慰的经历，但是研究者和护理人员必须对皮肤擦伤的可能性保持警惕，并且护理者应使定期的头皮检查成为他们正常的 BCI 日常工作的一部分。

4）培训用户和护理人员

在最初的 BCI 评估和论证可用的应用过程中，用户通常熟悉 BCI 使用的基本特征。然而，为确保困难并非来自于简单的误解或不适当的定位，研究者应提供有指导的练习和记录齐全的帮助菜单。更具有挑战性和复杂的要求是培训护理者使其支持 BCI 系统的使用。一个合乎逻辑的和完整的护理者培训协议是必不可少的。护理者必须知道如何启动和监视有效的 BCI 操作。由于完全异步的 BCI 尚未提供给家庭使用（见第 10 章），BCI 使用的启动需要大量的神经肌肉功能，因此它需要护理者。

护理者必须学会如何：将电极帽放置在用户头上，使其舒适并正确定位；添加电极导电膏；接通 BCI 系统；检查所有的电极记录到良好的脑电信号并修复任何不符合要求的电极；启动系统使用；监控 BCI 操作；将系统关闭；移除脑电帽并保持脑电帽和电极处于良好的工作顺序；识别技术问题或性能不佳并请求所需的技术支持；确保数据按要求传输到研究实验室；确保用于检查系统参数和/或测量性能的定期简短的复制 – 拼写实验开展。

通常情况下，护理人员的培训会占用两个或三个独立的 1 小时的实验，最终研究者观察护理人员完成整个 BCI 的使用过程（即放置脑电帽并启动系统、监管操作、移去并清洗脑电帽），以及一些配套的辅助过程（如数据传输、复制拼写实验）。

无论是护理人员，还是用户或其他临床人员，都不可能是训练有素的研究人员。因此，所有的信息，即使是日常任务，都应精心安排。清晰描述训练目标并精通要分别测试的每项任务，应演示并练习每项培训的目标如脑电帽放置、对皮肤准备、导电膏的注射、电极检查等（Gursky 和 Ryser，2007）。对于护理者，所要求的目标可能包括一些看似是显而易见的，但仍然是至关重要的（如继续把他或她的注意力投入到用户，同时遵照屏幕上的操作指南）。除了启动和停止 BCI，护理人员应该也能够暂停和恢复 BCI 操作以处理一些必要的活动（如使用呼吸机的用户进行气管吸引（C. Wolf，个人通信，2011））。

图 20.2（b）显示一个用来训练护理人员（看护人员）并作为一个提醒的工具：在启动 BCI 系统之前，电极阻抗必须降低到低于可接受的水平。代表电极的八个圆圈可以是红色、黄色或绿色。绿色指示可接受的阻抗；黄色或红色指示电极需要进一步的关注（如皮肤准备、导电膏）。其他屏幕提供指导：在头上放置电极，测试计算机和放大器以及显示器之间的连接。作为一般性规则，当硬件和软件的复杂性尽可能最大限度地降到最低时，护理人员的训练是最有可能取得成功的。

5) 根据需要提供持续的技术支持

一旦把 BCI 放置在家中，并且充分地培训了用户和护理人员，那么独立的日常使用可以开始。在整个使用中，特别是在最初的几周和几个月，研究人员应远程密切监视操作，并随时准备解决出现的任何困难。这种监督对于收集研究的基础数据是必不可少的，对于将来最大化 BCI 服务用户日常生活中的重要作用的可能性也是必不可少的。只有该系统工作可靠并且困难最小，用户才会使用它。因此，研究人员对出现的任何问题迅速作出反应，并准备立即纠正是至关重要的，特别是在早期。

通过电子邮件或电话与护理人员讨论、分析通过互联网发送的数据或在互联网上进行的实时视听交互，许多问题可以远程解决。其他问题可能需要家访，并更换系统组件（很少）。采用正式的系统记录出现的问题以及解决这些问题所花的时间和精力，这是值得的而且可能会被认为是 BCI 家用研究的一个重要方面。这些数据在评估 BCI 系统的临床（和最终的财务）实用性中是非常重要的。

通过仔细选择系统组件和预防措施以确保它们尽可能令人满意地发挥作用，这可能会明显减少问题。例如已估计最广泛使用的脑电帽之一（ElectroCap 股份有限公司）有 450h 的平均寿命。这对应于临床脑电实验室 450 个诊断实验。然而，可能使用家用 BCI 系统的时间是 5h/天，7 天/周，即 1820h/年（Sellers 等，2010）。因此，一个单独的家庭用户每年可能需要几个帽子。仔细的清洗和定期的帽子轮换可以延长帽子和电极的寿命，并减少由帽子或电极故障引起的脑-机接口性能变差的发生率。然而，对于每天使用 BCI 许多小时的人，帽子应每隔几个月定期更换或翻新，而不是在它们失败时做简单的改变。

随着时间的推移，用户和护理人员的技能和经验增加，问题可能出现的频率较低。然而，慎重的做法是继续周期性有规律地家访，即使以相对较长的时间间隔。在这样的家访期间，可能会重新评估用户的身体状态和环境，可能会增加或适当升级应用程序，在 BCI 硬件和配置方面可能会做出调整。

6) 测定 BCI 使用的程度、性质以及成功

BCI 系统操作的完整数据的自动传输应允许充分量化日常 BCI 使用的程度（即使用的天

数，小时数/天）和性质（即特定的应用）。性能的测定，特别是精度，更是成问题，因为对于大多数日常使用，用户的真实意图（即正确的 BCI 输出）是肯定不知道的。由系统指定正确输出的定期简短的复制 - 拼写实验是最直接的解决方案。另外一个方法是适当地分析程序（以适当关注用户隐私问题来进行设计（见第 24 章））可能会检测到错误（如书面文本中的拼写错误）并计算精度。

监测可能会大大影响 BCI 使用的用户状态和环境改变的其他方面也是重要的。如并发疾病这样的干扰可能会打断用户的正常工作，并会大大减少 BCI 的使用，至少是暂时的。其他问题，如支持 BCI 使用的护理人员的临时缺席或永久离去并需要培训的接替人员，也可以减少 BCI 的使用。用户的基本病情波动或恶化，特别是患有 ALS 的用户，也可能影响 BCI 的使用。对于 ALS 患者，对该疾病发展的监测可以利用修订的 ALS 功能评价表（Revised ALS Functional Rating Scale，ALSFRS R）来完成，该量表提供了对残疾的一个简明的度量（Cedarbaum 等，1999）。除了标准的监测这些可能会影响 BCI 使用的特定因素，护理人员和研究者应警惕可能由用户的身体或心理状态的变化或其他因素引起的 BCI 使用中的突然变化。

最后，定期的基于调查问卷对用户、护理人员和家庭成员的访谈是识别系统或程序修改的有用的辅助工具，这些修改可能提高 BCI 性能或用途和/或增加用户或护理人员的满意度和舒适便利性。

20.5　BCI 改善用户的生活了吗？

无疑，脑 - 机接口有用性的最简单、最明显的测度是使用它的程度。无论多么简单和方便，BCI 的使用需要对用户和护理人员双方有重要意义的的承诺。因此，频繁使用可能是一个很好的指标，表明了用户发现它是值得使用的。同时，为了科学的评价，家用 BCI 系统的有效性验证需要更正式的和实质性的评估它对其用户和他们的护理人员生活的影响，以及评估它对他们的家人和朋友的影响。

最近的研究表明，尽管共同的假设，但严重运动障碍患者的生活质量（Quality of Life，QOL）可以是很好的（Kubler 等，2005b；Nygren 和 Askmark，2006；Chio 等，2004；Simmons 等，2006）。事实上，这个发现为 BCI 的开发提供了很多动力。为这些生活质量研究提出的指标也可以用来评估 BCI 使用的影响。

在选择一个评价表时最重要的考虑因素之一是它包含的项目范围。为了确保从可能有交流困难的人收集准确和完整的数据，任何评价表应该是相对简单的。一个这样的评价表是 McGill 生活质量的问卷调查，这是专为患有晚期疾病的人设计的（Cohen 等，1995；Cohen 等，1996）。它被广泛用作其他更详细的调查问卷的基础，包括专为 ALS 设计的 Simmons 评价表（Simmons 等，2006）。McGill 问卷有两部分包含 17 个问题。第一部分 A 包含一个综合性的问题，询问患者以获得对他/她的生活质量的全面评估（并且本身能够提供一个对基本的生活质量的度量）。第二部分 B 包含 16 个问题，包括身体、心理、存在感和支持的领域。答案指示在一个 11 点的 Likert 评价表（0~10）上。根据实用性，其他更复杂的评价表可以用来评估患有重度障碍的 BCI 用户的生活质量（如 Chio 等，2004；Kubler 等，2007；Kurt，2007；Lule 等，2009；Mautz 等，2010；Simmons 等，2006）。

除了对 BCI 用户的影响，类似的指标可用于评价 BCI 对他人（如护理者、家庭成员）的影响，也可用于评价其他人对 BCI 如何影响用户的看法。在研究的开始以及此后几个月的间隔期间，可以管理这些评价指标（如辅助设备的社会心理影响量表（Psychosocial Impact of Assistive Devices Scale，PIADS）（Derosier 和 Farber，2005；Giesbrecht 等，2009；Scherer 等，2010））。这些指标的积极变化可作为 BCI 系统临床实用价值的重要依据。

也可能以其他方式来衡量 BCI 的功效，例如通过它能够允许减少护理人员的努力，或增加用户的活动能力。例如当今基于 P300 的 BCI 开启的独立交流可以使护理人员从作为一个交流合作伙伴中解放出来（同时用户也不需要有一个合作伙伴），或者甚至可以帮助用户继续富有成效的有益活动（Sellers 等，2010）。

20.6 BCI 转化研究面临的困难挑战

BCI 的转化研究面临从用户群体的性质产生的五大挑战。首先，用户通常是极度残疾的，并可能有进行性疾病。他们高度缺乏抵抗力的身体状态、药物治疗方案、常见的并发疾病，依赖的往往是临时的护理人员，这意味着许多与 BCI 系统本身无关的因素可能会大大影响其日常使用，并且会令使用的量化数据失真。此外，对于患有进行性疾病的人（如 ALS，多发性硬化症），他们的整体功能水平、他们使用 BCI 的需要和能力在研究过程中可能会有显著的变化。这可能进一步使评估 BCI 影响的任务复杂化。ALS 的情况尤其如此，在长期的研究过程中相当数量的用户可能会死去（Murray，2006）。

第二个问题是：进行大规模全面的对照研究，即把 BCI 与常规的辅助技术相比较，这是非常困难的，甚至是完全不切实际的。合适的被试者的数量是有限的并且每一个人的参与对于研究人员来说需要长时间的努力。因此，由一个单一的实验室实施的研究一般会有少量的被试。虽然协调的多中心研究是研究许多被试的一种可能的方法，但是它们需要花费多的和要求高的二级组织并监督以确保被试选择的统一性、研究人员培训、跨多个站点的研究执行。此外，BCI 系统与其他辅助技术（如眼睛注视系统）相比较的对照研究在方法的标准化和程序的一致性方面引入了更多的复杂性。对这个问题的一个可能方案是在一个研究设计中，每个被试作为他或她自己的对照（即使用 BCI 为期 6 个月，然后使用眼睛注视系统或者什么也不使用为期 6 个月，等等）。然而，这样的设计对极度残疾的用户可能很难证明道德上是合理的（较少能实施），它们可能对患有进行性疾病如 ALS 的用户基本上是不可能的。

第三个问题涉及研究的持续时间和对用户的长期承诺。一般来说，正式的研究通常指定一个时间段，在该时间段研究每个被试（如家用 BCI 使用的情况是 1 年或 2 年）。然而，如果 BCI 是成功的，换句话说（更确切地说），如果它大大提高了用户的生活质量，非常理解他或她可能希望继续使用它。事实上，这对极度残疾的被试是特别可能的，因为他们是现在准备进行临床试验的 BCI 系统的用户。由于这些 BCI 系统相对比较便宜，允许用户保留硬件到研究的最后可能不是一个重大问题。然而，持续的需要技术支持和供应（如电极帽）需要持续的资金以及专业知识，这些可能只能从执行这项研究的实验室获得，这意味着实验室人员必须是可行的并能够提供这种支持。虽然当 BCI 系统最终成为可补偿的（可报销的）医疗设备时这个问题可能会得到解决，但是需要目前无偿系统的研究提供数据以证明这样的补偿是合理的。

对患有进行性疾病的患者，承诺的问题甚至更复杂。BCI 最初可以很好地服务于他们，但随着他们疾病的进展，BCI 可能变得无效。然后被试、护理人员或家庭成员可能会要求或期望研究人员修改系统，使它可以继续有效地发挥作用。虽然研究人员可能确实想这样做，但他们可能缺乏必要的资源或专业知识。对于这些非常困难的情况，在这一点上，没有任何明显的一般的解决方案，必须以案例为基础制定可接受的行动路线。当研究人员设计 BCI 研究时，他们理应预见到这些情况，并考虑他们如何最有效地应对（见第 24 章的进一步讨论）。

第四个问题涉及很可能需要一个 BCI 的被试，但其不符合这个研究或者不能使用在研的 BCI 系统。新修改的特设开发以适应单个潜在的用户（除了那些可能对现有的系统或很容易实现的系统，如遮盖一只眼以防止复视）很可能从研究本身转移了研究人员的努力和资源，并且不可能成功。此外，这样的修改可能构成全新的研究工作，需要他们自己的 IRB 审查和批准。在一般情况下，如果一项临床研究是要进行完成并产生实质性的结果，那么可能的特定被试调整的范围（如矩阵亮度、刺激率等）从一开始就应该定义。在这一调整的范围内，不能达到足够精度的被试不应包括在研究中，尽管这个决定对所有参与者包括研究人员可能是困难的（同时，研究人员可能仍然为如在第 24 章中所描述的患者提供实质性的帮助）。

最后，对初始和持续的技术专业知识的需要往往完全阻碍了 BCI 临床研究的开展，或把它们局限于个人或拥有大量的资源并对这项工作有很大承诺的机构。发展有效转化的合作伙伴，类似沃兹沃思（Wadsworth）中心的 BCI 研究组和海伦海因斯康复医院（Helen Hayes Rehabilitation Hospital）的临床医生之间的那种合作，可以促使 BCI 的临床研究（McCane 等，2009）。研究人员和临床医生之间的这种伙伴关系可能会促进和加速 BCI 系统从实验室向成功的长期家庭使用转化，并由那些需要它们的人使用。

20.7 未来的改进将推动 BCI 临床转化

持续开发对严重残疾患者有用的更精简的 BCI 应用的硬件和软件应该能够大大增强旨在家庭使用的基于脑电的 BCI 系统的实用性和吸引力（Cincotti 等，2008；Munsinger 等，2010；Sellers 等，2010）。此外，研发干式或主动的（或有源的）电极系统可以增加便利性和舒适性（Gargiulo 等，2010；Popescu 等，2007；Sellers 等，2009；也见本书的第 6 章）。更具吸引力和/或不惹人注意的电极装置（即看起来像普通帽子或头盔的电极帽）可以改善美观。虽然采用导电膏的标准电极帽应用充分地发挥了作用，但是无导电膏的电极和更舒适的帽子对许多未来的用户显然是重要的。更小更稳健（鲁棒）的放大器、计算机以及采用无线遥测替换有线连接，这些措施应该能进一步增加这些系统的方便性、美观性、便携性以及耐用性。降低系统硬件（如电极数目）和软件的复杂度，增加可靠性、速度和有用的应用的范围，这些也将促进 BCI 的家庭使用。

20.8 小　　结

BCI 正迅速成为有效的通信和控制装置。然而，它们仍然几乎完全局限在世界各地许多实验室的受防护的环境里。如果 BCI 要实现它们的主要目的并证明来自政府和其他提供经费资助的机构相当大的支持他们的研发是合理的，这里注意的中心是必须解决的一个主要的研究空白。需要证明在实验室工作得好的 BCI 在现实生活中也能够工作得好，并为残疾患者提供改善他们日常生活的新的交流和能力。为了满足这些要求，它们必须是简单而易于操作、需要最少的专家监督、极度残疾的人也可以使用，并能在复杂的家庭环境中提供可靠的、长期的性能。只有通过研究它们在独立的日常家庭使用中的长期性能才能够确定 BCI 满足这些苛刻标准的能力，其中由构成它们的目标用户群的严重残疾患者进行独立的日常家庭使用。

一旦在实验室已证明了 BCI，那么旨在建立其临床实用性的转化研究必须解决以下 4 个问题：

（1）能以适合长期家庭使用的形式来实现 BCI？
（2）谁需要以及谁能够使用 BCI？
（3）用户的家庭环境可以支持 BCI 的使用？她/他真的使用它吗？
（4）BCI 改善了他/她的生活吗？

本章回顾了多个复杂的问题，它们涉及解决这些问题中的每一个问题。这些问题包括：BCI 系统的鲁棒性、方便性和便携性；被试的纳入标准；知情同意；家居环境的适宜性；用户和护理人员的教育和培训；特定用户的系统配置和应用；持续的技术支持；数据采集的量和类型，以及 BCI 使用的成功；并发疾病引起的并发症及护理人员的变化；评估对用户生活质量的影响。本章还讨论了一些与 BCI 研究特别有关的困难问题，包括疾病的进展性、对对照组和研究人群规模的实际限制，以及当时间有限的研究结束时可能出现的问题。

参 考 文 献

Albert, S. M., A. Whitaker, J. G. Rabkin, M. del Bene, T. Tider, I. O'Sullivan, and H. Mitsumoto. 2009. Medical and supportive care among people with ALS in the months before death or tracheostomy. *J Pain Symptom Manage* 38（4）：546 – 553.

Allen, K. D., E. J. Kasarskise, R. S. Bedlack, M. P. Rozear, J. C. Morgenlander, A. Sabetg, L. Sams, J. H. Lindquist, M. L. Harrelsona, C. J. Coffman, and E. Z. Oddone. 2008, The National Registry of Veterans with Amyotrophic Lateral Sclerosis. *Neuroepidemiology* 30：180 – 190.

Bai, O., P. Lin, D. Huang, D. Y. Fei and M. K. Floeter. 2010. Towards a user – friendly brain – computer interface: initial tests in ALS and PLS patients. *Clin Neurophysiol* 121（8）：1293 – 1303.

Bauernfeind, G., R. Leeb, S. C. Wriessnegger, and G. Pfurtscheller. 2008. Development, set – up and first results for a one – channel near – infrared spectroscopy system. *Biomed Tech (Berl)* 53（1）：36 – 43.

Bedlack, R. S., P. Wicks, J. Heywood, and E. Kasarskis. 2010. Modifiable barriers to enrollment in American ALS research studies. *Amyotroph Lat Scler* 11（6）：502 – 507.

Birbaumer, N., N. Ghanayim, T. Hinterberger, I. Iversen, B. Kotchoubey, A. Kübler, J. Perelmouter, E. Taub, and H. Flor. 1999. A spelling device for the paralysed. *Nature* 398（6725）：297 – 298.

Black, B. B., P. V. Rabins, J. Sugarman, and J. H. Karlawish, 2010. Seeking assent and respecting dissent in dementia research. *Am J Geriatr Psychiatry* 18（1）：77 – 85.

Blankertz, B., M. Krauledat, G. Dornhege, J. Williamson, R. Murray – Smith, and K. – R. Müller. 2007, A note on brain actuated spelling with the Berlin braincomputer interface. In C. Stephanidis (Ed.), *Universal Access in Human – Computer Interaction. Ambient Interaction*, Berlin: Springer – Verlag, 4555：759 – 768.

Bradshaw, L. A., R. S. Wijesinghe and J. P. Wikswo, Jr. 2001. Spatial filter approach for comparison of the forward and inverse problems of electroencephalography and magnetoencephalography. *Ann Biomed Eng* 29（3）：214 – 226.

Buch, E., C. Weber, L. G. Cohen, C. Braun, M. A. Dimyan, T. Ard, J. Mellinger, A. Caria, S. Soekadar, A. Fourkas, and N. Birbaumer. 2008. Think to move: a neuromagnetic brain – computer interface (BCI) system for chronic stroke. *Stroke* 39（3）：910 – 917.

Cedarbaum, J. M., N. Stambler, E. Malta, C. Fuller, D. Hilt, B. Thurmond, and A. Nakanishi. 1999. The ALSFRS – R: a revised ALS functional rating scale that incorporates assessments of respiratory function. BDNF ALS Study Group (Phase III). *J Neurol Sci* 169（1 – 2）：13 – 21.

Chio, A., A. Gauthier, A. Montuschi, A. Calvo, N. Di Vito, P. Ghiglione, and R. Mutani. 2004. A cross sectional study on determinants of quality of life in ALS. *J Neurol Neurosurg Psychiatry* 75（11）：1597 – 1601.

Cincotti, F., D. Mattia, F. Aloise, S. Bufalari, G. Schalk, G. Oriolo, A. Cherubini, M. G. Marciani, and F. Babiloni. 2008. Non – invasive brain – computer interface system: towards its application as assistive technology. *Brain Res Bull* 75（6）：796 – 803.

Cohen, D. 1972. Magnetoencephalography: detection of the brain's electrical activity with a superconducting magnetometer. *Science* 175 (22): 664–666.

Cohen, S. R., B. M. Mount, M. G. Strobel, and F. Bui. 1995. The McGill Quality of Life Questionnaire: a measure of quality of life appropriate for people with advanced disease. A preliminary study of validity and acceptability. *Palliative Med* 9 (3): 207–219.

Cohen, S R., B. M Mount, J. J. Tomas, and L. F. Mount. 1996. Existential wellbeing is an important determinant of quality of life. Evidence from the McGill Quality of Life Questionnaire. *Cancer*. 77 (3): 576–586.

Cohen, T. 2004. Medical and information technologies converge. *IEEE Eng Med Biol Mag* 23 (3): 59–65.

Conradi, J., B. Blankertz, M. Tangermann, V. Kunzmann, and Curio G. 2009. Brain–computer interfacing in tetraplegic patients with high spinal cord injury. *Int J Bioelectromag* 11 (2): 65–68.

Cook, A. M., and S. M. Hussey. 2002. *A ssistive Technologies: Principles and Practice*. St. Louis : Mosby.

Cotterell, P. 2008. Striving for independence: experiences and needs of service users with life limiting conditions. *J Adv Nurs* 62 (6): 665–673.

Coyle, S. M., T. E. Ward, and C. M. Markham. 2007. Brain–computer interface using a simplified functional near–infrared spectroscopy system. *J Neural Eng* 4 (3): 219–226.

Cremers, G., H. Kwee, and M. Sodoe. 1999. Interface design for severely disabled people. In C. Buehler and H. Knops (Eds.), *Assistive Technology Research Series*. Washington, DC : IOS Press.

Derosier, R. and R. S. Farber. 2005. Speech recognition soft ware as an assistive device: a pilot study of user satisfaction and psychosocial impact. *Work* 25 (2): 125–134.

Donoghue, J. P. 2008. Bridging the brain to the world: a perspective on neural interface systems. *N euron* 60 : 511–521.

Farquhar, J., J. Blankespoor, R. Vlek, and P. Desain. Towards a noise–tagging auditory BCI–paradigm. *Proceedings of the 4th International Brain–Computer Interface Workshop and Training Course*. 2008 : 50–55.

Farwell, L. A., and E. Donchin. 1988. Talking off the top of your head: toward a mental prosthesis utilizing event–related brain potentials. *Electroencephalogrclin Neurophysiol* 70 (6): 510–523.

Fludger, S., and A. Klein. 2008. Portable ventilators. *Anaesth, Critl Care Pain* 8 (6): 199–203.

Friedman, D., J. Claassen, and L. J. Hirsh. 2009. Continuous electroencephalogram monitoring in the intensive care unit. *Anesth Analg.* 109 (2): 506–523.

Furdea, A., S. Halder, D. J. Krusienski, D. Bross, F. Nijboer, N. Birbaumer, and A. Kübler. 2009. An auditory oddball (P300) spelling system for braincomputer interfaces. *Psychophysiology* 46 (3): 617–625.

Gargiulo, G., R. A. Calvo, P. Bifulco, M. Cesarelli, C. Jin, A. Mohamed and A. van Schaik. 2010. A new EEG recording system for passive dry electrodes. *Clin Neurophysiol*, 121 : 686–693.

Gauthier, A., A. Vignola, A. Calvo, E. Cavallo, C. Moglia, L. Sellitti, R. Mutani, and A. Chio. 2007. A longitudinal study on quality of life and depression in ALS patient–caregiver couples. *Neurology* 68 (12): 923–926.

Giesbrecht, E. M., J. D. Ripat, A. O. Quanbury and J. E. Cooper. 2009, Participation in community–based activities of daily living: comparison of a pushrim–activated, power–assisted wheelchair and a power wheelchair. *Disabil Rehabil Assist Technol* 4 (3): 198–207.

Guo, J., S. Gao, and B. Hong. 2010. An auditory brain–computer interface using active mental response. *IEEE Trans Neural Syst Rehabil Eng* 18 (3): 230–235.

Gursky B. S., and B. J. Ryser, 2007. A training program for unlicensed assistive personnel. *J School Nurs* 23 : 92–97.

Hill, N. J., T. N. Lal, K. Bierig, N. Birbaumer, and B. Schölkopf. 2005. An auditory paradigm for brain–computer interfaces. *Adv Neural Info Proc Syst* 17 : 569–576.

Hinterberger, T., N. Neumann, M. Pham, A. Kübler, A. Grether, N. Hofmayer, B. Wilhelm, H. Flor, and N. Birbaumer. 2004. A multimodal brain–based feedback and communication system. *Exp Brain Res* 154 (4): 521–526.

Hochberg, L. R., M. D. Serruya, G. M. Friehs, J. A. Mukand, M. Saleh, A. H. Caplan, A. Branner, D. Chen, R. D. Penn, and J. P. Donoghue. 2006. Neuronal ensemble control of prosthetic devices by a human with tetraplegia. *Nature* 442 (7099): 164–171.

Hoffmann, U., J. M. Vesin, T. Ebrahimi, and K. Diserens. 2008. An efficient P300–based brain–computer interface for disabled subjects. *J Neurosci Methods* 167 (1): 115–125.

Ikegami, S., K. Takano, N. Saeki, and K. Kansaku. 2011. Operation of a P300 – based brain – computer interface by individuals with cervical spinal cord injury. *C lin Neurophysiol* 122 : 991 – 996.

Kaiser, J., F. Walker, S. Leiberg, and W. Lutzenberger. 2005. Cortical oscillatory activity during spatial echoic memory. *Eur J Neurosci* 21 (2) : 587 – 590.

Kanoh, S., K. Miyamoto, and T. Yoshinobu. 2008. A brain – computer interface (BCI) system based on auditory stream segregation. *Conf Proc IEEE Eng Med Biol Soc* 2008 : 642 – 645.

Kauhanen, L., P. Jylanki, J. Lehtonen, P. Rantanen, H. Alaranta, and M. Sams. 2007. EEG – based brain – computer interface for tetraplegics. *Comput Intell Neurosci* Published online doi: 10. 1155/2007/23864.

Kennedy, P. R., and R. A. Bakay. 1998. Restoration of neural output from a paralyzed patient by a direct brain connection. *Neuroreport* 9 (8) : 1707 – 1711.

Kirchhoff, K. T., and K. A. Kehl. 2007. Recruiting participants in end – of – life research. *Am J Hosp Palliat Care* 24 (6) : 515 – 521.

Kleih, S. C., F. Nijboer, S. Halder, and A. Kübler. 2010. Motivation modulates the P300 amplitude during brain – computer interface use. *Clin Neurophysiol* 121 (7) : 1023 – 1031.

Klobassa, D. S., T. M. Vaughan, P. Brunner, N. E. Schwartz, J. R. Wolpaw, C. Neuper, and E. W. Sellers. 2009. Toward a high – throughput auditory P300 – based brain – computer interface. *Clin Neurophysiol* 120 (7) : 1252 – 1261.

Kübler, A., A. Furdea, S. Halder, E. M. Hammer, F. Nijboer, and B. Kotchoubey. 2009. A brain – computer interface controlled auditory event – related potential (p300) spelling system for locked – in patients. *Ann N Y Acad Sci* 1157 : 90 – 100.

Kübler, A., B. Kotchoubey, J. Kaiser, J. R. Wolpaw, and N. Birbaumer. 2001. Brain – computer communication: unlocking the locked in. *Psychol Bull* 127 (3) : 358 – 375.

Kübler, A., F. Nijboer, J. Mellinger, T. M. Vaughan, H. Pawelzik, G. S chalk, D. J. McFarland, N. Birbaumer, and J. R. Wolpaw. 2005a. Patients with ALS can use sensorimotor rhythms to operate a brain – computer interface. *Neurology* 64 (10) : 1775 – 1777.

Kübler, A., S. Winter, A. C. Ludolph, M. Hautzinger, and N. Birbaumer. 2005b. Severity of depressive symptoms and quality of life in patients with amyotrophic lateral sclerosis. *N eurorehabil Neural Repair* 19 (3) : 182 – 193.

Kürt, A., F. Nijboer, T. Matuz, and A. Kübler. 2007. Depression and anxiety in individuals with amyotrophic lateral sclerosis: epidemiology and management. *CNS Drugs.* 21 (4) : 279 – 291.

Lancet Neurology Editorial. 2009. National registry off ers new hope for ALS. *Lancet Neurol.* 8 : 1.

Lee, J. H., J. Ryu, F. A. Jolesz, Z. H. Cho, and S. S. Yoo. 2009. Brain – machine interface via real – time fMRI: preliminary study on thought – controlled robotic arm. *Neurosci Lett* 450 (1) : 1 – 6.

Lulé, D., C. Zickler, S. Häcker, M. A. Bruno, A. Demertzi, F. Pellas, S. Laureys and A. Kübler. 2009. Life can be worth living in locked – in syndrome. *Prog Brain Res* 177 : 339 – 351.

Matuz, T., N. Birbaumer, M. Hautzinger, and A. Kübler. 2010 Coping with amyotrophic lateral sclerosis: an integrative view. *J Neurol Neurosurg Psychiatry,* 81 (8) : 893 – 898.

McCane, L. M., T. M. Vaughan, D. J. McFarland, D. Zeitlin, L. Tenteromano, J. Mak, E. W. Sellers, G. Townsend, C. S. Carmack, and J. R. Wolpaw. 2009. Evaluation of individuals with ALS for in home use of a P300 brain computer. In *Program No. 664. 7/DD38. 2009 Neuroscience Meeting Planner* : Society for Neuroscience, Online (http: //www. sfn. org/index. aspx? pagename = abstracts_ am2009).

McFarland, D. J., W. A. Sarnacki, and J. R. Wolpaw. 2010. Electroencephalographic (EEG) control of three – dimensional movement. *J Neural Eng* 7 (3) : 036007.

Mellinger, J., G. Schalk, C. Braun, H. Preissl, W. Rosenstiel, N. Birbaumer, and A. Kübler. 2007. An MEG – based brain – computer interface (BCI). *Neuroimage* 36 (3) : 581 – 593.

Millán, J. del R., R. Rupp, G. Müller – Putz, R. Murray – Smith, C. Giugliemma, M Tangermann, C. Vidaurre, F. Cincotti, A. Kübler, R. Leeb, C. Neuper, K. – R. Müller, and D. Mattia. 2010 Combining brain – computer interfaces and assistive technologies: state – of – the – art and challenges. *Front Neurosci* 4 : 161.

Miner, L. A., D. J. McFarland, and J. R. Wolpaw. 1998. Answering questions with an electroencephalogram – based brain – computer interface. *Arch Phys Med Rehabil* 79 (9) : 1029 – 1033.

Mizutani, T., M. Aki, R. Shiozawa, M. Unakami, T. Nozawa, K. Yajima, H. Tanabe, and M. Hara. 1990. Development of ophthalmoplegia in amyotrophic lateral sclerosis during long – term use of respirators. *J Neurol Sci* 99 (2 – 3): 311 –319.

Mügler, E. M., C. A. Ruf, S. Halder, M. Bensch, and A. Kübler. 2010. Design and implementation of a P300 – based brain – computer interface for controlling an internet browser. *IEEE Trans Neural Sys & Rehabil Eng* 18 (6): 599 –609.

Müller – Putz, G. R., R. Scherer, G. Pfurtscheller, and R. Rupp. 2005. EEG – based neuroprosthesis control: a step towards clinical practice. *Neurosci Lett* 382 (1 – 2): 169 –174.

Münβinger, J. I., S. Halder, S. C. Kleih, A. Furdea, V. Raco, A. Hösle, and A. Kübler. 2010. Brain painting: first evaluation of a new brain – computer interface application with ALS – patients and healthy volunteers. *Front Neurosci* 4: 182, (http: // www. frontiersin. org/neuroprosthetics/10. 3389/fnins. 2010. 00182/full)

Murray B., Natural history and prognosis in amyotrophic lateral sclerosis. In H. Mitsomoto, S. Przedborski, and P. H. Gordon (Eds.), *A myotrophic Lateral Sclerosis*. New York: Taylor & Francis, pp. 227 –255.

Naito, M., Y. Michioka, K. Ozawa, Y. Ito, M. Kiguchi, and T. Kanazawa. 2007. A communication means for totally locked – in ALS patients based on changes in cerebral blood volume measured with near – infrared light. *IEICE Trans Inf Syst* E90 – D (7): 1028 –1036.

National ALS Registry Home Page. https: //wwwn. cdc. gov/ALS/ALSResources. aspx.

Neumann, N. and A. Kübler. 2003. Training locked – in patients: a challenge for the use of brain – computer interfaces. *IEEE Trans Neural Syst Rehabil Eng* 11 (2): 169 –172.

Nijboer, F., A. Furdea, I. Gunst, J. Mellinger, D. J. McFarland, N. Birbaumer, and A. Kübler. 2008. An auditory brain – computer interface (BCI). *J Neurosci Methods* 167 (1): 43 –50.

Nijboer, F., E. W. Sellers, J. Mellinger, M. A. Jordan, T. Matuz, A. Furdea, S. Halder, U. Mochty, D. J. Krusienski, T. M. Vaughan, J. R. Wolpaw, N. Birbaumer, and A. Kübler. 2008. A P300 – based brain – computer interface for people with amyotrophic lateral sclerosis. *Clin Neurophysiol* 119 (8): 1909 –1916.

Nygren, I., and H. Askmark. 2006. Self – reported quality of life in amyotrophic lateral sclerosis. *J. Palliative Med* 9: 304 –308.

Pedersen, P. M., H. S. Jrgensen, H. Nakayama, H. O. Raaschou, and T. S. Olsen. 1995 Aphasia in acute stroke: incidence, determinants, and recovery. *Ann Neurol* 38: 659 –666.

Pfurtscheller, G., C. Guger, G. Müller, G. Krausz, and C. Neuper. 2000. Brain oscillations control hand orthosis in a tetraplegic. *Neurosci Lett* 292 (3): 211 –214.

Phillips, W., A. Anderson, M. Rosengreen, J. Johnson, and J. Halpin. 2010. Monitoring sedation status over time in ICU patients: reliability and validity of the Richmond Agitation – Sedation Scale (RASS). *J Pain Palliat Care Pharmacother* 24 (4): 349 –355.

Piccione, F., F. Giorgi, P. Tonin, K. Priftis, S. Giove, S. Silvoni, G. Palmas, and F. Beverina. 2006. P300 – based brain computer interface: reliability and performance in healthy and paralysed participants. *Clin Neurophysiol* 117 (3): 531 –537.

Pinto, S., and M. de Carvalho. 2008. Amyotrophic lateral sclerosis patients and ocular ptosis. *Clin Neurol Neurosurg* 110 (2): 168 –170.

Pires, G., U. Nunes, and M. Castelo – Branco. 2011. Statistical spatial filtering for a P300 – based BCI: tests in able – bodied, and patients with cerebral palsy and amyotrophic lateral sclerosis. *J Neurosci Methods* 195 (2): 270 –281.

Popescu, F., S. Fazli, Y. Badower, B. Blankertz and K. – R. Müller. 2007. Single trial classification of motor imagination using 6 dry EEG electrodes. *PLoS One* 2: e637.

Robbins, R. A., Z. Simmons, B. A. Bremer, S. M. Walsh, and S. Fischer. 2001. Quality of life in ALS is maintained as physical function declines. *Neurology* 56 (4): 442 –444.

Ryan, D. B., G. E. Frye, G. Townsend, D. R. Berry, S. Mesa – G., N. A. Gates, and E. W. Sellers. 2011. Predictive spelling with a P300 – based brain – computer interface: Increasing the rate of communication. *Int J Hum Comput Interact* 27 (1): 69 – 84.

Schalk, G., D. J. McFarland, T. Hinterberger, N. Birbaumer and J. R. Wolpaw. 2004. BCI2000: a general – purpose brain – computer interface (BCI) system. *IEEE Trans Biomed Eng* 51: 1034 –1043.

Scherer, M. J., G. Craddock, and T. Mackeogh. 2011. The relationship of personal factors and subjective well – being to the use of assistive technology devices. *Disabil Rehabil* 33 (10): 811 –817. *Epub 2010 Aug 24*.

Schreuder, M., B. Blankertz, and M. Tangermann. 2010. A new auditory multiclass brain – computer interface paradigm: spatial hearing as an informative cue. *PLoS One* 5 (4): e9813.

Sellers, E. W., and E. Donchin. 2006. A P300 – based brain – computer interface: initial tests by ALS patients. *Clin Neuro-*

physiol 117 (3): 538–548.

Sellers, E. W., D. J. Krusienski, D. J. McFarland, T. M. Vaughan, and J. R. Wolpaw. 2006. A P300 event–related potential brain–computer interface (BCI): the effects of matrix size and inter stimulus interval on performance. *Biol Psychol* 73 (3): 242–252.

Sellers, E. W., G. Schalk, and M. Donchin. 2003. The P300 as a typing tool: tests of brain computer interface with an ALS patient. *Psychophysiology* 42 (S1): S29.

Sellers, E. W., P. Turner, W. A. Sarnacki, T. Mcmanus, T. M. Vaughan, and R. Matthews, R. 2009. A novel dry electrode for brain – computer interface. In *Proceedings of the 13th International Conference on Human – Computer Interaction. Part II.* Berlin: Springer–Verlag, pp. 623–631.

Sellers, E. W., T. M. Vaughan and J. R. Wolpaw. 2010. A brain–computer interface for long–term independent home use. *Amyotroph Lat Scler* 11 (5): 449–455.

Shields, A. M., M. Park, S. E. Ward, and M. K. Song. 2010. Subject recruitment and retention against quadruple challenges in an intervention trial of endof–life communication. *J Hosp Palliat Nurs* 12 (5): 312–318.

Silvoni, S., C. Volpato, M. Cavinato, M. Marchetti, K. Priftis, A. Merico, P. Tonin, K. Koutsikos, F. Beverina, and F. Piccione. 2009. P300–based braincomputer interface communication: evaluation and follow–up in amyotrophic lateral sclerosis. *Front Neurosci* 3: 60. (http://www.frontiersin.org/neuroprosthetics/10.3389/neuro.20.001.2009/full)

Simmons Z., S. H. Felgoise, B. A. Bremer, S. M. Walsh, D. J. Hufford, M. B. Bromberg, W. David, D. A. Forshew, T. D. Heiman–Patterson, E. C. Lai, and L. McCluskey. 2006. The ALSSQOL: balancing physical and nonphysical factors in assessing quality of life in ALS. *Neurology* 67 (9): 1659–1664.

Streiff, E. B. 1967. Gerontology and geriatrics of the eye. *Surv Ophthalmol* 12 (4): 311–323.

Tatum, W. O. 2001. Long–term EEG monitoring: a clinical approach to electrophysiology. *J Clin Neurophysiol* 18 (5): 442–455.

Tecchio, F., C. Porcaro, G. Barbati, and F. Zappasodi. 2007. Functional source separation and hand cortical representation for a brain–computer interface feature extraction. *J Physiol* 580 (Pt. 3): 703–721.

Towler, M. L., B. D. Beall, and J. B. King. 1962. Drug effects on the electroencephalographic pattern, with specific consideration of diazepam. *South Med J* 55: 832–838.

Townsend, G., B. K. LaPallo, C. B. Boulay, D. J. Krusienski, G. E. Frye, C. K. Hauser, N. E. Schwartz, T. M. Vaughan, J. R. Wolpaw, and E. W. Sellers. 2010. A novel P300–based brain–computer interface stimulus presentation paradigm: moving beyond rows and columns. *Clin Neurophysiol* 121 (7): 1109–1120.

Tucker, J., and W. N. Charman. 1975. The depth–of–focus of the human eye for Snellen letters. *Am J Optom Physiol Opt* 52 (1): 3–21.

van Gerven, M., and O. Jensen. 2009. Attention modulations of posterior alpha as a control signal for two–dimensional brain–computer interfaces. *J Neurosci Methods* 179 (1): 78–84.

Vaughan, T. M., D. J. McFarland, G. Schalk, W. A. Sarnacki, D. J. Krusienski, E. W. Sellers, and J. R. Wolpaw. 2006. The Wadsworth BCI Research and Development Program: at home with BCI. *IEEE Trans Neural Syst Rehabil Eng* 14 (2): 229–233.

Volpato, C., F. Piccione, S. Silvoni, M. Cavinato, A. Palmieri, F. Meneghello, and N. Birbaumer. 2010. Working memory in amyotrophic lateral sclerosis: auditory event–related potentials and neuropsychological evidence. *J Clin Neurophysiol* 27 (3): 198–206.

Wade, D. T., R. L. Hewer, R. M. David, and P. M. Menderby. 1986 Aphasia after stroke: natural history and associated deficits. *J Neurol Neurosurg Psychiatry* 49: 11–16.

Wilkins, V. M., M. L. Bruce, and J. A. Sirey. 2009. Caregiving tasks and training interest of family caregivers of medically ill homebound older adults. *J Aging Health* 21 (3): 528–542.

Williamson, J., R. Murray–Smith, B. Blankertz, M. Krauledat, and K.–R. Mueller. 2009. Designing for uncertain, asymmetric control: Interactions design for brain–computer interface. *Int J Hum Comput Stud* 67 (10): 827–841.

Wolf, C. 2011 Personal communication.

Woolley, S. C., M. K. York, D. H. Moore, A. M. Strutt, J. Murphy, P. E. Schulz, and J. S. Katz. 2010. Detecting frontotemporal dysfunction in ALS: utility of the ALS Cognitive Behavioral Screen (ALS–CBS). *Amyotroph Lat Scler* 11 (3): 303–311.

Young, G. B., and V. C. Campbell. 1999. EEG monitoring in the intensive care unit: pitfalls and caveats. *J Clin Neurophysiol* 16 (1): 40–45.

第 21 章　传播：让需要 BCI 的人得到它们

21.1　引　言

　　脑-机接口是研发的医疗设备，其目的是克服人体功能缺陷。只有这些设备超越了研究试验的苛刻限制，能够最终为人服务，研发 BCI 所需的时间和资源的巨大投资才有正当的理由。这就需要把这些研究中开发的 BCI 商业化。然而，任何新的医疗产品的商业化和市场接受都有其主要的障碍，对于 BCI 设备的这种特定情况，这些障碍中有一些是复杂的。在这样的产品研发的早期，当务之急是以适用于科学和技术问题的相同程度的严谨性解决与经营战略和市场进入相关的问题。本章介绍了从美国的角度来看的非技术问题及监管策略，对在欧洲和日本的主要差异进行了若干思考（这些国家是初次进入市场的通常地点，因为它们有人口和购买力以确保一个相对高的吸收和利用率）。

　　商业的可持续发展是任何新产品的一个核心和具有挑战性的问题，特别是对于一种服务于相对较小人群用户的产品。即使是一种高效的技术也不能造福患者，除非该技术继续可从其制造商、处方医生和护理人员获得并得到支持。在资本运作为主的社会里，这通常是以营利为目的的实体的工作，该工作预计投资有可观的回报来抵消倡导一种新的治疗或产品的风险。偶尔，具有特定兴趣的慈善家或者负责公共利益的政府机构愿意并能够承担至少这个负担中的一些。然而，对于医疗器械，无论是投资还是随之而来的风险都可能是相当大的。不管该设备是注定被引入一个以营利为目的的公司环境也好，还是在其他一些场所，许多有关设计、制造、安全性和有效性的问题，在可以把它的用途促销给未来的医生或者接受者之前，必须首先解决这些问题。如果与其用途相关的产品和/或健康服务，由公共或私人保险公司支付，那么必须证明其优势超过相对于可能获取的替代疗法的成本。一旦使用，所有来源的收益必须涵盖生产、销售、配送、技术支持以及故障修复的费用。对于任何组织，生存取决于以可持续的方式满足其工资和其他费用。一个不能这样做的组织对依赖其产品的患者是没有用的，特别是随着时间的推移如果这些产品需要持续的服务。

21.2　设计考虑——我们有一个产品吗？

21.2.1　科学研究与工程发展

　　当一个学术研究团队首先解决一个尚未解决的临床问题时，第一步通常是学术收集有关正常的和病理的解剖学和生理学的已知事实，并收集已经尝试过的任何以前的治疗方法的细节和结果。该项目的过程关键取决于是否有足够的科学资料可利用来进行一个商业化产品的系统工程。如果没有，那么将需要通过额外的科学研究来扩大知识基础，该研究的时间历程和结果有可能太不确定从而对投资者或工业合作伙伴没有吸引力。因此，这样的研究通常是通过拨款资助学术机构的，款项来自政府和/或慈善机构。

从皮层内微电极进行的单个单元记录的寿命有限，这是问题的一个好例子，该问题的解决可能需要提高我们对涉及异物反应过程的基本理解或认识。目前，我们对这些过程的程度只有有限的了解（见第5章），所以对要作出的必要的发现不可能安排出一个时间表来。随着这些过程被揭示，将尝试通过化学、机械或其他手段来以它们为目标，但没有办法事先知道，是否或什么时候这些尝试会成功。在临床上可行的接口能可用之前，研究人员可能会偶然发现一个快速的解决方案，或者进步可能是许多年渐进式的增加。另一方面，对于如场电位（Field Potentials，FP）和皮层脑电（Electrocorticograms，ECoG）这样的信号，临床上可行的接口确实存在，并且都已用于其他目的。这些对于在较短的研发期间内BCI的使用可能是实用的，并可能证明有足够的带宽来支持许多最初为单个单元记录而设想的应用。政府机构愿意在所有这些领域并在任何研发水平上支持大量的研究组和方法，因为他们不关心他们中哪一个会成功。与之相反，企业投资者需要确定的时间表和团队来进行实际产品的研发并由他们自己的公司获得成功。正如在本章下一节所描述的，这种面向产品的工程和临床研究，其过程和管理与大多数学术研究实验室的情况有相当大的不同。

21.2.2 设计控制

当知识库是足够允许科学家和工程师开始研发一种新型的医疗产品时，第一步是相对非结构化的使能够用不同的方法和设计进行相对无约束的实验。美国食品和药物管理局（U.S. Food and Drug Administration，FDA）的医疗器械法规把这一步定名为概念阶段。其目的是为了获得应用是可行的原理性证明。该过程免除设计控制的过程和文档。人体实验在这一点上是不可能的，必须经机构审查委员会（Institutional Review Board，IRB）通常的评审。在这个过程的某一点，研究实验室所产生的想法必须被正式化，以确保产品可以持续和安全地为患者服务。在这样一个产品被用于系统的临床研究之前，其设计必须被固定下来，记录在案，并仔细地检查潜在的问题，这些问题可能会导致意想不到的不良后果。这就是设计控制的过程。

这是一个经常被引用的观察，医疗产品遇到的所有问题中近一半的问题可以归因于在设计上的错误，而不是在制造上的缺陷。医疗产品是一个复杂的组合，并且将用于推导和利用来自大脑信号的这个系统是特别具有挑战性的。这个挑战是由监管机构认可的，该机构现在坚持认为对患者具有显著风险的产品（所谓的Ⅱ类和Ⅲ类产品）（见本章中产品分类）必须实现设计步骤的一个良好的受控系统。这些所谓的设计控制，必须很早应用于设计过程中——在产品的概念已被提出之后，但在临床试验开始之前，最好是在关于该产品将如何真正体现这个概念的重要工作已经完成之前。

如图21.1所示，设计控制构成一个有序的方法来确定产品的需求，或输入，以满足所有产品用户的所有需求。然后通过识别产品规格把这些输入转换为工程语言。反过来，这些规格被转换成一个或多个实现/原型。规格和实现形成该系统的设计输出。在最终提交该产品给监管部门批准时，输入和输出是通过强制性的并且必须记录的审查步骤来联系的。这个过程的目的是要保证需求被充分考虑并广泛检查在满足患者、护理人员、医护人员和社会的需求时设计的适用性。设计输入作为框架，据此可以验证规格和原型，以确保设计满足用户的需求。验证的过程包括系统的测试系列，用来评估需求和规格之间的匹配，或者规格和实现之间的匹配。这样的测试可能包括台架测试和动物测试。在已建立了原型之后，测试的第二个步骤，称为验证，用于检查原型符合用户的需求程度。验证通常是通过测试时的目标人群中涉及的用户来完成的，而测试是通过临床试验、中心小组或者人为因素实验来进行的。完成所有这些步骤之后，最终可以把该设计转移到制造，采用适当的持续审查，以确保可以正确地制造所设计的产品。

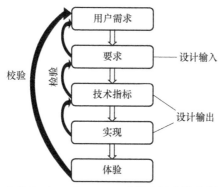

图21.1 设计控制方案（Loeb 和 Richmond，2003，改编自医疗设备制造商的设计控制指南，1997）

注：流程图顶部框（用户需求）和底部框（体验）反映了设计控制过程中试图捕捉的外部现实。介于中间的三个框表示该设计过程的结果，必须根据开发人员的质量系统手册定义的设计控制记录这些结果

在美国，FDA 要求 Ⅱ 类和 Ⅲ 类医疗器械的制造商（包括所有侵入性装置以及其他给用户带来重大风险的产品）坚持编纂在联邦法规法典里的质量体系法规（Code of Federal Regulations，CFR；标题21，分部820；通常称为 21 CFR 820）。质量体系包括设计控制（21 CFR 820.30），并检查是否符合 FDA 的规定。在欧洲联盟（European Union，EU）设备的质量是以两个主要指导纲要中的一个来描述的（主动植入式医疗器械指导纲要（90/385/EEC）和医疗器械指导纲要（93/42/EEC）），这些指导纲要勾勒了与写入美国法规的质量体系一致的相似方法。然而，欧盟和日本的质量体系的主要标准是基于国际标准 ISO 13485（国际标准化组织，2003），并且不是由有关政府机构来审计，而是由称为"公告机构"的第三方审核，该公司将与其密切合作。

重要的是要注意，在任何司法管辖区内质量体系实施的细节是制造商的责任。在设计控制过程本身中，制造商必须确定什么构成设计输入，什么构成设计输出。制造商还必须建立一个质量体系手册，该手册详述其设计、构建并证明其产品质量需要的步骤，以及建立能够证明符合这些步骤（21 CFR 820.40）的文件。制造商有关该装置的核实和确认的大部分文档，将提交产品测试的监管意见书（在美国的调查装置豁免（Investigational Device Exemption，IDE））或提交其他司法管辖区的等效监管意见书。包括质量手册的额外信息，将提交作为市场批准意见书的一部分。FDA 或公告机构可能会审核制造商的记录是否符合它自己的质量体系手册。已经在医疗设备业务的公司通常有一个质量体系手册。打算开发和测试Ⅱ类和Ⅲ类医疗器械的功能原型的研究机构，将需要开发自己的质量系统手册——通常来自工业顾问提供的模板和建议。

设计控制原则看起来是令人望而却步的，但它们是重要的，因为对一个迭代和复杂的过程给出了结构和文档。设计控制是医疗产品的细节传达给其他人的机制。由于随着该过程的成熟，设计控制体系为发明者和开发人员的活动形成了一个坚实的结构框架，因此如果它在项目的演变过程中实施得早，那么它是最有用的。Loeb 和 Richmond（2003）更详细地讨论了设计控制与研究和开发过程之间的关系。

21.2.3 风险管理

除了在医疗产品开发中的设计控制过程外，也有必要进行一个正式的风险管理过程。

根据国际公认的风险管理标准 ISO 14971（ISO，2007），风险管理通常是在该产品生命周期期间的几个阶段上实施。如图 21.2 所示，这个标准确切地说明了采用逐步的方法来识别、评估、控制、监控风险。风险管理活动通常包括使用一个或多个类似于大多数工程师所使用的工具（Ozog，1997）。例如故障模式及影响分析（Failure Modes and Effects Analysis，FMEA）始于这些方式，其中每个组件可能失败并考虑这种失败的后果。故障树分析始于可能会发生的实际危害，并往后工作于可能导致或有助于危害的所有因素。危害和关键控制点（Hazards and Critical Control Point，HACCP）分析审视在制造和使用产品的过程中，识别危害产生于哪里以及如何可能将它最小化。风险管理工作的目标是评价和排序每个已确定风险的严重程度和频率，使得资源和注意力朝向最显著的风险。此外，随着新的风险变得明显，分析被更新以使产品开发的历史演变可以系统地记录下来。这是很重要的，因为当第一次批准是寻求被认为有重大风险（某些类型的 BCI 就是这种情况）的新器械的临床试验时，这种风险分析将形成调查装置豁免（Investigational Device Exemption，IDE）应用（在下面讨论）的一个重要组成部分。

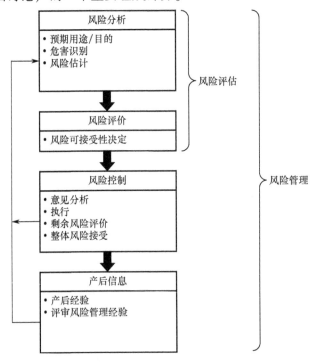

图 21.2　ISO 14971 的风险管理框架

注：风险评估的目的是实现产品本身的益处和其使用中可能出现的各种问题之间一个适当的平衡（ISO，2007）

21.3　监管方面的考虑——允许我们销售自己的产品吗？

一旦确定一个产品能够按预测的起作用，并且它的风险是可接受的，那么必须从该国有关的监管机构获得批准，在那里该设备将被传播。在任何国家，医疗器械的销售需要满足监管当局的要求：在美国，FDA；在欧洲，执行由欧洲委员会产生的医疗器械指导纲要的各国政府机构；而在日本，卫生、劳动和福利部。美国和欧盟之间有广泛的哲学上和立法上的分歧。在美国，医疗产品的监管是消费者保护和广告的真实性的产物：美国食品和药物管理局

(FDA）往往需要临床证据表明，产品实际提供了医疗益处，该益处被声称作为他们推广的一部分。在欧盟，重点主要是安全的文档，但有些风险通过抵消益处的同时考虑，可被认为是可以接受的。尚未批准的医疗设备的临床试验，或者已批准设备的新指示需要特定的权限（在美国称为 IDE；见下面），这种权限高度受限以准确获得申请销售该设备的许可所需的数据。

对于临床试验和/或一般的营销，申请和审批过程因在获批的具体要求方面司法管辖区之间的差异而复杂化。例如在美国，直接向食品和药物管理局（FDA）的设备和放射健康中心的一个部门申请。相比之下，欧盟通常是通过称为"公告机构"的第三方审核员/中介来管理设计文档的评价以及商业化具有 CE 标志的产品所需的持续的质量审核（见下面）。尽管在文档的正式手续和设备批准的审核方面存在这些差异，但有一个很强的趋势指向大多数国家的"协调标准"（见全球协调工作组（Global Harmonization Task Force），www.ghtf.org）。对于大多数与神经系统接口的设备，三种类型的文档是必需的：一个技术档案；一个临床前试验档案；和一个临床档案。三个档案一起，它们用来证明该产品设计适当，证明在一定的使用条件下，它安全和符合要求运行。

产品的开发过程是足够复杂的，应把高度的注意力用于规划一个策略，以获得销售许可，而避免浪费不必要的大量时间和金钱。必须考虑几个因素：

(1) 将把该产品引入到什么国家，并且以什么序列？对于某些类型的产品，在美国的监管途径比在欧盟简单，而对其他产品类型，正相反。

(2) 谁是目标受众，如何将产品介绍给受众？从预期的患者人群的角度和使用条件评价所有产品的安全性和有效性规定。必须设计产品标签（一个广泛的监管术语，基本上包括广告里、包装上、指令手册里以及设备本身上提供的所有信息）并从这个角度获得认可。

(3) 该产品的相关特征是什么？特别是在美国，关于高风险设备的预期收益的任何要求必须由临床试验数据来支持，并由 FDA 批准作为标签的一部分。该公司必须把其广告和促销限定到特定的患者群体和使用这些试验的环境，即使个别医生可以自由开出称为产品的"非标签"应用的处方。

(4) 产品的分销和支持系统是什么？大多数生产康复产品的公司规模都比较小，通过经销商运作。经销商这种策略可能不适合出现重大风险和/或需要直接培训开处方者、护理人员或用户的产品。

这里为了简单起见，我们将探讨在头皮记录大脑信号的典型的无创 BCI 可能采取的非常不同于采用植入颅内电极的有创 BCI 采取的营销路线。

21.3.1 产品分类与监管策略

在美国，正如在其他工业化国家，根据风险来分类医疗器械。美国分类系统在它的联邦法规的法典中指定三个类别（21 CFR 860）：

(1) Ⅰ类设备是相对安全的，只需要最小的控制，主要是在制造质量上；

(2) Ⅱ类设备有中等风险，应设置了质量、设计控制和性能标准以尽量减少这些风险；

(3) Ⅲ类设备有最大的风险，它们有与临床性能和安全性测试相关的额外要求。

目前市场上销售的所有医疗器械在这个结构中被分类，对每一类设备有特殊的监管要求（也见 Kaplan 等，2004）。通常可以通过比较已上市的类似或相关的产品来确定一个给定医疗设备所属的适当类别。例如 EEG 设备被 21 CFR 882.1400 所覆盖，通常是在Ⅱ类。

有一个经批准的皮层电极（21 CFR 882.1310）在Ⅱ类，但它是为临时使用的。长期植入的电气设备，如植入大脑内的刺激器（21 CFR 882.5840）是在Ⅲ类，这表明长期的有创BCI可能由 FDA 确定为Ⅲ类。如果Ⅰ类设备由它们的低分类被豁免，那么它们可能不需要上报审批。这本书所涉及的大部分产品将在Ⅱ类或以上。总的来说，用于长期（>30天）植入的设备或者发射能量进入体内（如刺激器）的设备是在Ⅲ类，但是如果实际临床经验表明它们不会造成太大的风险，它们可能被向下分类。Ⅲ类还包括比较新以致类似的产品还未上市的所有设备，除非开发商在营销提交的时间能够把该设备重新分类到一个较低的类，如下所述。

21.3.2 美国食品和药物管理局提交报告的两条路线

为获取销售许可，美国食品和药物管理局（FDA）有两条主要的提交报告路线。

第一条路线。售前通知过程（通常称为510（k）过程，指1976对食品、药品和化妆品法案的修正案的第510（k））：对相当于现有的已经在第二类（Ⅱ类）的产品（已获销售许可的产品或者判定性产品：Predicate product），这是可用的过程。

第二条路线。上市前的审批过程（Pre-marketing Approval Process，PMA）：对于所有已经在第三类（Ⅲ类），或者对于在较低的类别中没有任何已获销售许可的产品（见下文），这是必需的过程。

1) 美国食品和药物管理局510（k）提交的报告

510（k）是一个简单的过程，它依赖于能够证明正在考虑的产品和一个已获销售许可的产品（另一个类似的并已批准的在市场上销售为相同用途的产品）之间有实质的等同性。在实践中所需的相似程度取决于感知的风险。例如用于在计算机显示器上操作消息服务的基于 EEG 的 BCI，可能会被接受为类似于其他第二类（Ⅱ类）的脑电设备，其在 21 CFR 882.1400 的分类不指定或划定任何实际利用的脑电信息。与之相反，用于控制电动轮椅的类似接口可能会被认为是第三类（Ⅲ类），因为它带来了新的安全问题。

510（k）产品的提交文件包将在30至100页的规则上，并应包括一组相对简单的测试，以证明与以前商业化的已获许可的产品具有可比性。需要注意的是，新的设备只需要与已获许可的装置（已获销售许可的装置或者判定性装置：Predicate device）一样是安全和有效的；它不会与其他最近批准的可能更安全或更有效的技术或产品相比较。由于简短的路径，510（k）的产品通常被认为是不受怀疑的，而不是由美国食品和药物管理局批准。

读者可能会想知道一个新的设备如何能够被认为是足够不同的，有市场活力并仍然有资格为实质等同性。510（k）过程最初被引入以不受新条例：在1976年所有市场上医疗设备的审批，除了那些被视为构成特别重大风险（被指定为第三类（Ⅲ类））的设备外。被批准的患者人群和使用这些旧的已获许可的设备往往是相当广泛的，甚至未指定的（如上面引用的脑电设备）。对于包含了全新的技术（如集成电路）和外观设计因素（如模压包装）的新设备，仍然被认为是基本上相当于已获许可的设备，只要它们没有引入新的技术或安全问题，这并不少见。此外，如果新设备结合了两种不同已获许可产品的特征，只要两个都已经批准并落入510（k）或豁免类别（见下面的脚注1），可以使用510（k）过程。

通过510（k）过程的提交是简单的，因为它减少了新设备所需的测试量，依靠事实：市场上已获许可产品已经被认为有证据表明，这样的产品可以在相同的使用条件下安全使用。文件本身只需要相对较少的时间来生成并且常常不需要新的临床数据；FDA 通常在大约90天内审查提交的文件。因此，一个 510（k）提交意味着新产品可以在相对短的时间内进入市场①。

2）美国食品和药物管理局售前批准

第三类（Ⅲ类）产品需要更复杂的 FDA 上市前批准（Pre-Marketing Approval，PMA）过程，因为通过与先前批准的产品相比，它们被认为有相当大的风险没有得到充分解决。PMA 过程需要一个更长时间的提交以容许对新产品的设计、制造、安全和有效性进行评价，而没有参照已批准的产品。即使在市场上有类似产品的情况下，新产品也必须基于在工作台和临床条件下对该产品进行彻底的测试，经历独立的审查。PMA 提交的准备是艰巨的，美国食品和药物管理局的审查和文件的批准通常需要一年或更多。

21.3.3 欧盟和日本的审批

在欧盟，采用了类似于 FDA 的基于风险的方法，虽然基于不断升级的风险把产品分为四大类（Ⅰ、Ⅱa、Ⅱb 和Ⅲ类），但产品是根据医疗器机械指导纲要之一进行分类的。基于风险分类的一般性指导可以在 GHTF 文件设备分类原则（SG1-N15：2006）中找到。在欧洲体系中，在公告机构已经评估技术档案、需要的临床试验，以及公司的符合质量体系之后，市场准备通过粘贴 CE（Communaute Europeenne，CE；欧洲共同体）标记来指示。

在日本，一个称为药品和医疗器械管理局（Pharmaceutical and Medical Devices Agency，PMDA）的独立准政府机构，采用一种类似于其他国家的体系来负责评估市场准备，把最终销售许可推荐给审批产品注册的卫生、劳动和福利部（Ministry of Health，Labor and Welfare，MHLW）。

21.4　寻求 BCI 的审批——在美国的审批

对于 FDA 申报，由 BCI 研究人员开发的一些新设备将难以分类，因为它们没有任何可以比对的已批准上市的设备。因为没有已批准上市的设备可比对，这种设备传统上被归为Ⅲ类，此类 BCI 设备的审批路径几乎总是很长。然而，如果新设备不会给患者带来很大的风险（如用于交流的无创脑 – 机接口的情况），那么它可能有资格采取一条称为从头重新分类的路线。在这种策略中，新的设备在 510（k）审批路线下提交，它将被拒绝"实质等同"指定（因为没有任何已批准上市的设备可比）。然后制造商有 60 天来申请从Ⅲ类到Ⅱ类设备的重新分类。这个申请重新分类比典型的 510（k）提交要求更高，但有两个重要原因说明这是值得的。首先，商业化后的报告要求Ⅱ类比Ⅲ类的要少一些麻烦；其次，较低的分类可能会有助于相同产品以后的迭代，以更快地进入市场②（见脚注 2）。

---

① 在本书写作的时候，510（k）过程正由美国食品和药物管理局（FDA）和医学研究所审查。FDA 内部 510（k）工作组在 2010 年 8 月 4 日发布了一份初步报告。那个报告的一些建议可能会影响以上所述的 510（k）策略。例如较高风险的设备，如那些现在由特殊控制而调节的设备可能最终被分为所谓的"Ⅱb 类"，从而受到已增加要求的监管。由"特殊控制"调节的设备，如脑电设备，可能会在未来看到增加的监管审查。此外，多个获得销售许可的路径，正如以上定义的，已在 FDA 的初步报告中受到批评。在为 BCI 提出 510（k）监管策略时，鼓励读者研究关于 510（k）过程最新的 FDA 政策。见 FDA 新闻发布，2010 年 8 月 4 日，FDA 510（k）计划的问题评估以及在决策中科学的应用：http://www.fda.gov/NewsEvents/ Newsroom/ PressAnnouncements/ ucm221166.htm.

参见行业与 FDA 工作人员的指南草案：Ⅱ类特殊控制的指导文件：皮肤电极 http://www.fda.gov/ MedicalDevices/ DeviceRegulationandGuidance/GuidanceDocuments/ucm199247.htm.

② 值得注意的是，FDA 内部的 510（k）工作组已经建议从头来的过程被简化以使其更快和更为有效。这个建议已获得业界好评。见 CDRH 初步内部评估 http://www.fda.gov/AboutFDA/CentersOffices/CDRH/ CDRHReports/ucm220272.

尽管较低的分类有这样的优势，但也有一些显著的不利。重新分类将意味着该申请没有在那种细节上被审核，此种审核将构成对基本技术和设计的批准。FDA 反而通知申请人，不受理申请人的保证：该产品与已获批准销售的产品是"一样安全和有效的"。这个通知（而不是批准）提供较少的责任保护：因为 FDA 没有实际审查该产品，该产品没有从安全港推定受益，对于已经历审批过程并获得监管部门批准的产品，可获得安全港推定。此外，向下分类为该产品作为一个已获批准销售的竞争产品打开了门，通过 510（k）路线可以更容易地进入市场，从而简化了它们的开发道路。这种路线是优势还是劣势取决于发明者的目标。如果目标是建立一个盈利的产品，因为它有助于竞争对手，那么这是一种劣势。如果发明者的目标是为了鼓励和加快在该领域的创新，没有关于利润的考虑，那么这是一种优势。

题名为 II 类无创 BCI 的监管过程方框为基于无创 EEG 的 BCI 提供了一个监管过程的例子。题名为 III 类有创 BCI 的监管过程的方框为基于电极植入大脑表面（如皮层脑电（ECoG）；见本书第 15 章）或脑内（如皮层内记录；见第 16 章）的 BCI 提供了一个监管过程的例子。

21.5 实验室原型、罕见疾病治疗产品和定制设备审批的可选途径

21.5.1 实验室原型

当在研究环境作为实验室原型时（见 21 CFR 812.2（b）、21CFR 812.3 和 21 CFR 56），无创 BCIs（作为批准的医疗产品，在美国可能归在 II 类）可能被认为是非重大风险的设备。在这种情况下，研究者只需要说服他/她的地方 IRB 接受这样的指定并批准研究方案和知情同意过程（21 CFR 50）；既不需要 FDA 的通知也不需要由它审批。随后，如果制造商希望最终商业化该技术，那么本临床研究的一些经验可能提供有用的数据支持；然而，制造商将不得不产生完整的监管意见书，包括所有设计文档以及实际产品所需的临床前和临床数据。FDA 发布了一个用于 IRB、临床研究者和赞助商的信息表指导；重大风险和非重大风险的医疗设备研究项目（良好的临床实践计划，2006 年，1 月；http://www.fda.gov/downloads/ScienceResearch/Special Topics/RunningClinicalTrials/GuidancesInformationSheets andNotices/UCM118082.pdf）

21.5.2 罕见疾病治疗产品

美国国会已经认识到，低风险的医疗设备所面临的高监管障碍，可以抑制小市场的产品的研发。因此，在当前没有任何产品满意地治疗人数较少的患者群的严重疾病时（定义为在这种情况下每年发病率小于 4000 例患者），他们授权 FDA 专为医疗设备建立改良的审批路线。这些设备被称为罕见疾病治疗产品（21CFR 814，Subpart H）。对于这种审批路径，第一步是获得指定作为一种人道主义用途设备（Humanitarian-use Device，HUD）。这是通过向 FDA 的罕见疾病治疗产品办公室申请来完成，在申请中概述该设备的特殊情况和它的制造商，并有说服力地论证：患者人群足够小以保证这一分类。

取得 HUD 状态的主要障碍是要令监管机构信服：目标用户群事实上人数少并且没有这种设备会严重受损。对 BCI 来说，这种论据可能是明确的。分类为 HUD 缩短了提交路径，因为 HUD 设备的赞助商不需要证明其有效性（对 PMA 的要求）。这可能会大大缩短临床试验过

程。制造商必须证明该设备对其用途是安全的，以及它为预期的患者人群提供可能的益处。一般来说，这条路线只用于第三类（Ⅲ类）设备。

1）方框21.1 Ⅱ类无创BCI的监管过程

获得无创BCI Ⅱ类指定取决于从21 CFR部分870~890（覆盖范围广的电诊断和康复设备）的列表识别出一个或多个可接受的已批准的Ⅱ类设备。该选择将取决于新设备的接口（电极、遥测等）所采用的技术，信号处理以及其他与用户和他/她的环境的交互。

一旦一种可能的已获许可的设备（判定性设备：Predicate device）及其相关的510（k）号码被确定，它可能通过信息自由得到那种编写的申请书，并确定该设备的哪些元素需要被复制或显示是实质上等同于那些新的BCI装置。此外，对于最近批准的设备，往往在网站上有一个对特征的总结，足够用来开始一个设计比较。判定性设备可能有它自己的判定，在这种情况下，这两个申请的比较可以指导新人，这个过程是关于为监管的目的，如何比较这两个设备。

下面是一些可能提供有用判定性的第二类（Ⅱ类）设备的列表。

（1）脑电仪（21 CFR Sec. 882.1400）。脑电仪是通过放置两个或两个以上的电极在头上，用以测量和记录患者大脑电活动的一种装置。

（2）脑电（Electroencephalogram，EEG）遥测系统（21 CFR Sec. 882.1855）。脑电遥测系统由发射机、接收机和其他组件构成，用于远程监测或测量脑电信号，通过无线电或电话传输系统实现传输。

（3）生物反馈装置（21 CFR Sec. 882.5050）。生物反馈装置是一种工具，它提供对应于一个或多个患者其生理参数（如大脑的α波活动、肌肉活动、皮肤温度等）状态的视觉或听觉信号，使患者能够自发地或有意地控制这些生理参数。

（4）单个功能、预编程的计算机诊断（21 CFR 870.1435）。单个功能、预编程的计算机诊断是一种硬连线的计算机，它基于从一个或多个电极、传感器或测量装置获得的信息计算一个特定的生理或血流量参数。

一旦可接受的判定性设备已经确定，那么制造商可以继续进行510（k）监管意见书递交。这通常包括实验工作台，也许是动物测试，以证明该新产品实质性等同于判定性产品。如果被接受，美国食品和药物管理局（FDA）将发布一个许可证，允许该新产品可上市销售并可出售为判定性指征。

2）方框21.2 Ⅲ类有创BCI的监管过程

相对较少的Ⅲ类有创BCI目前在市场上可用，大多数是在人道主义设备豁免下（见正文）。以前分类的产品，可能会被视为构成类似的风险，包括：

（1）植入式小脑刺激仪（21 CFR 882.5820）。植入式小脑刺激仪是一种用来电刺激患者的小脑皮层以治疗难治性癫痫、痉挛和一些运动障碍的装置。该刺激器由一个带有电极的植入式接收器以及一个外部发射器组成，其中电极被放置在患者小脑上，发射器用于发送刺激脉冲经患者的皮肤到植入的接收器。

（2）植入大脑内/皮层下用于缓解疼痛的电刺激器（21 CFR 882.5840）。植入大脑内/皮层下用于缓解疼痛的电刺激器是一种将电流施于患者大脑的表面下区域以治疗严重顽固性疼痛的装置。该刺激仪由带有电极的植入接收器和一个外部发射器组成，其中电极放置在患者的大脑内，而外部发射器用于将刺激脉冲经患者皮肤发送到植入的接收器。

几乎所有的Ⅲ类设备通过PMA过程进入市场，依据每个设备自身的优点来对其评估，而不主要参照判定性设备。虽然Ⅲ类设备不能根据判定性设备而被批准，但是对于具有类似安全考虑的设备，检查审批申请的文件往往是有用的。例如虽然脑深部电刺激不是BCIs，但它们涉及许多与使用植入电极的BCI相同的安全考虑。因此，这种Ⅲ类产品的脑深部电刺激的经验以及测试，可以帮助指导一个发明家，让其了解为获得市场批准，将需要做什么。在这方面，有几个重要的注意事项。首先，建立安全性和有效性随时间、更好的科学以及监管经验的变化而变化，那么在10年里为提交可能做的工作可能对另一个是不足够的。在早期阶段与美国食品和药物管理局（FDA）协商是必要的，以确保规划是适当的，并确保避免因不适当的测试策略而浪费时间。

对于将有资格获得Ⅱ类指定（基于判定性标准）的无创BCI，只要目前没有合适的产品商业上可用，那么它有可能获得罕见疾病治疗产品指定，但这必须与FDA协商。如果新的设备在Ⅱ类有一个实质性等同的判定性标准，那么推定是市场已经充分供应。

为罕见疾病治疗产品的开发提供了许多激励措施。申请人有资格获得高达400000美元/年的R01研究经费，四年的总费用被竞争性地授予申请者，该申请者处于一个通过FDA办公室审查（目前RFA-FD-09-001）的特殊的研究竞争里。这里也有有益的税收优惠并安排豁免某些方面的良好生产规范（简称"GMP"，Good Manufacturing Practices）。在HUD规则下出售的设备不得为产品收取比投资于开发和制造更多的费用，但在这个限度内它们没有所需的价格控制。对于儿科设备，甚至没有对价格上限的限制。

在寻求HUD路线之前，必须牢记几个限制性条款。该产品上的标签必须注明此产品未被审查其有效性。也许更重要的是，不能像典型的商业化批准的设备那样自由销售该产品。而是，该设备只能在特定治疗中心IRB的监督下使用。由IRB确定特定的条件，在该条件下，该设备可以在此机构内使用。不像研究设备的情况，接受者不是临床试验的一部分，试验具有其所有随之而来的协议和监督。正如在临床试验时，接受治疗的患者不必签署知情同意书，虽然他们几乎肯定会签署通常的手术同意书，也许还有该机构的法律顾问所需的其他文件。如果制造商后来选择追求一般营销的上市前审批，在HUD期间的临床经验积累可能提供关于安全有用的数据支持，但疗效的证明几乎肯定需要研究器械豁免（Investigational Device Exemption，IDE）和临床对照试验。类似的人道主义用途的系统在欧盟和日本也是适合的。

21.5.3 定制设备

为特定的患者设计并基本上由医生开处方的定制设备，为向个别患者提供Ⅱ类或Ⅲ类医疗器械提供了一个更简单的途径（21 CFR 812.3）。该路径可能对早期研究设计独一无二的接口是有用的。然而，IRB需要为每一个患者和每一台设备单独审查研究方案，这条路径不能用于一系列患者身上类似的植入物。矫形外科领域常常使用以病人为基础设计的定制矫形器。如果植入式BCI适合一个特定的患者，并且基本上没有以可用的开箱即用的方式上市，那么有可能制作单个设备，甚至作为一个定制设备出售。制造商可以是一个学术单位或商业企业。然而，定制设备的方法有几个重要的意义。因为这样的设备被认为是临床医学的一部分，所以医生参与了为个别患者的规格设计。该设备没有经历正式的FDA提交过程。医生和机构因此隐含地接受了使用定制设备比使用由监管机构审查的设备更大的责任。如果可发表的研究采用来自已接受这种装置的患者的数据，那么研究方案（但不是设备本身的处方）将需要由IRB进行正规的评审。

21.6 偿付考虑——会有人愿意为我们的产品支付费用吗？

由以上列出的任何途径并通过 FDA 批准的设备，肯定不能保证获得市场认可。在大多数发达国家，少数个别患者愿意或能够负担得起如 BCI 这样昂贵的医疗设备。该设备以及随之而来的治疗费用通常情况下不是由病人，而是由政府运行的或私人的医疗保险计划来支付。这些保险计划的可行性要求他们降低成本，降低成本的一个方法是尽量减少昂贵的医疗技术的支出额。因此，对于新设备的审批，一个关键但常常被忽视的监管策略领域是偿付审批计划的制定（Raab 和 Parr，2009）。

21.6.1 偿付策略的要素

在美国，获得产品的偿付首先涉及由医疗保险和医疗救助服务中心（Center for Medicare and Medicaid Services，CMS）保证偿付（http://www.cms.hhs.gov/Reimbursement），凭借其最大的覆盖老年人、低收入家庭以及患有某些危及生命的疾病，如肾功能衰竭的人所担负的职责，CMS 是最大的保险公司。其他保险公司经常往往看医疗保险制度决策来指导它们的偿付决定，所以 CMS 决策对市场认可有深远的影响。CMS 通过提交过程审批一种新产品有点类似于 FDA 的过程。然而，对于 CMS，论据不取决于对安全性和有效性的要求而是取决于对合理性和必要性的要求（Scherb 和 Kurlander，2006）

对于一家医疗器械公司，为了依其产品的保险赔偿而生存，必须满足三个条件：

第一个条件，覆盖范围的决策必须到位或适当；

第二个条件，程序或设备的代码必须存在（或被创建）；

第三个条件，产品的付款必须足以证明制造和销售是合法的。

1）偿付覆盖范围

首先，该产品必须由保险人投保。医疗设备往往是被列为诊断相关组（Diagnosis Related Group，DRG）的程序综合覆盖的一部分，该产品的成本包括在给予覆盖程序的总金额中。然而，保险计划常常要求非常昂贵的设备可单独购买；而在这种情况下，保险计划必须做出覆盖决策。在医疗保险的情况下，如果该产品以太小的数量出售无法证明寻求全国性覆盖决策的合理性，那么这个决策可以按个案做出。在这种情况下，根据管理机构（管理机构往往是订约人，如私人保险公司）的判断，保险人可以做出消极或积极的决定。然而，为了确保覆盖范围将被授予在医疗保险计划下被指定了设备的所有人，有必要通过正式向 CMS 申请来寻求一个全国性的覆盖决策。这个过程会带来一些风险：如果 CMS 确实支持覆盖范围，那么无论他们住在美国的什么地方，所有适合的患者有资格得到偿付；如果 CMS 不支持覆盖范围，那么任何选区的 CMS 将不会为该设备给予偿付。

获得覆盖批准的过程是漫长的。它需要提交大量的临床数据，超出了 FDA 通常所需的临床数据。支持覆盖的临床证据还必须包括有关定价和成本节约的信息，如减少住院或护理人员的支持。如果一个新的产品在 FDA 批准的时间不被 CMS 覆盖，那么在能够获得覆盖决定之前，将至少有一年的延迟，更通常的是两年。在任何情况下，覆盖不是自动的，即使该设备是 FDA 批准的。最近一个涉及 Cyberonics 公司（植入式迷走神经刺激器的一家制造商，该刺激器被批准用于治疗难治性癫痫）的案例是有启发性的。该公司能够获得 FDA 批准其植入式迷走神经刺激作为治疗抑郁症的一种治疗性干预。然后，此公司向 CMS 申请覆盖，但覆盖被拒绝，因为相对于安全性和有效性，对于合理性和必要性这一更高的门槛，临床结果的数据不足够地令人信服。

2）编码方法

当医疗保健设施或医生试图获得覆盖设备的付款时，该设备适当的代码将被输入到计费系统，这是必不可少的。如果没有这个代码，获得偿付的过程是漫长而令人沮丧的。一个有利的保险覆盖面决定不会自动导致一个指定的代码。如果一个代码已经不存在，那么必须寻求和批准它，这需要大量的时间。因此，关于该设备覆盖和编码的存在，开发医疗设备的公司应该寻求专家的指导。一些设备将会在类似设备现有的代码名下使得该过程将相对不麻烦。然而，没有上市先例的新设备，在其获得一个编码决定之前，可能面临大量的和不可预知的延迟。

3）付款

即使覆盖和编码决策到位，在一个已经存在的代码下特定产品的偿付水平对于商业成功来说可能太低。因此，获得确保对该产品有足够支付的覆盖决定是至关重要的。如果该新产品取代另一个更贵的产品，那么新产品可以从已经为该产品建立的慷慨偿付中盈利。然而，如果新产品比竞争产品或治疗更昂贵，那么调整付款计划是必要的。在过去，这对新的、相对昂贵的具有小的目标市场的产品已经是一个主要的障碍。然而，在 2000 年推出一个称为新技术的附加支付（New Technology Add-on Payment，NTAP）的新方案。虽然在最近几年它已进一步发展以解决这个问题，但迄今该计划一直没有很成功。Clyde 等（2008）报告说，在这项计划中，有 28 项申请已申请审议，但只有 7 项符合适当的标准并被批准。

4）证明合理性和必要性

一种产品是合理的和必要的理念是医疗保险赔偿的一个中心原则。令人满意的合理性准则要求临床证据表明该产品对于其提供的益处来说，昂贵是合理的，令人满意的必要性准则要求临床证据表明该产品在治疗上是重要的。

首先，保险公司会问：BCI 设备是目标患者所必需的吗？保险公司可能会认为，这样的患者已经以其他方式管理了很长一段时间，这样的接口将不会大幅改善健康结果，事实上，可能会给个人的健康护理增加风险和成本。如果这些设备可以恢复患者的工作，或减少他们利用的医院或健康提供者的服务，那么这可能是保险人的利益要覆盖的技术。要为新设备提供这样的信息，重要的是要很早就要明确需要什么样的数据来给出相关的理由提供给 CMS。这允许从相同的临床试验收集必要的数据，这些试验是为 FDA 申请所进行的。特别需要注意的事实是，获得 CMS 申报所需的数据比 FDA 申报所需要的数据往往需要随访患者较长的一段时间。典型的美国 FDA 上市前的试验很少需要每一位患者超过一年的随访，尽管患者通常接受随访直到试验结束。因此，纳入试验的第一个患者比最后一个纳入的患者一般随访时间较长。对于评估技术的经济影响的研究，清晰的净成本节约文档可能需要收集几年来的数据，在这些年里，有效地传播与提供该系统相关的高初始成本。

其次，保险公司会问：对于他们提供患者的协助，BCI 的费用是合理的吗？为了评估这一点，CMS 需要所有与长期使用，包括相关的服务、维修、随访费用以及对任何不良事件的管理相关的成本的文档。此外，由于死亡或其基本病理的继发恶化而停止受益于治疗的接受者的成本，必须计入总成本。从一个小而广泛分散的潜在用户群获得足够的临床数据，一般需要在开创新技术的机构以外的多个中心招募。这可能会导致较匮乏的患者选择，增加了不良事件，或减少了保持的长期随访，所有这些都可以使偿付弱于在最初试点研究期间的情况。

对于植入式 BCI，使其满足合理性标准，这可能是一个挑战。例如如果植入式 BCI 售价为 25000 美元到 40000 美元（人工耳蜗植入的价格范围），这个成本对保险公司来说将是巨大的并且对于这里所考虑的各种情况，当前不会在他们付款计划里。这种情况将取决于对患者目前治疗费用的详细记录，包括费用相当大的医疗保健费，这些费用交付给患有移动性和交流能力差的患者，而这些费用可能通过利用新的设备得到减少。

21.6.2 保险公司合作

虽然 CMS 是医疗器械偿付的重要来源，但 BCI 制造商仍有可能得帮助他们的个人客户患者和医疗机构从个人保险计划获得赔偿。这场战斗往往比医学更政治化。病人权益团体和慈善基金会是关键的盟友，特别是在像脊髓损伤这样的领域。医生和治疗师的意见也很重要，但重要的是记住他们也是经营者。如果新技术的处方和管理降低了他们的成本或增加了他们的计费程序，那么在基本覆盖决策到位之后，他们更可能从事在个案基础上的担保偿付经常性的繁琐过程。

21.6.3 全球营销

医疗设备营销很少局限于一个国家。因此，对于任何产品，如上面为美国概述的分析，也应该被映射到产品最终将出售的其他国家。根据分类和特定的风险以及产品的收益，在其他国家的监管和偿付审批所需的数据将会有所不同。

已经有相当成功的国际努力来协调监管过程的许多方面。采用适当的规划，为美国 FDA 收集的数据可以支持全球申请。相反，从其他国家获得的临床试验数据通常也可用于 FDA。然而，偿付的决策和程序保持高度的巴尔干化（碎片化）（Simoens，2008）。在欧洲的每个国家，加拿大的每个省，以及美国的各个公共和私人保险公司，基于财务考量以及他们自己对地方选区的政治气候、医疗保健专业人员和商业协会的看法，做出自己的决定。在许多欧洲国家，个别医院或医疗区可以有固定的年度预算用于一大类服务和设备。他们提供一项特定技术的决策可能取决于在财政年度的时间和个体从业者的影响。在任何地点，与其他公司或与当地分销商的合作关系往往可以方便理解和导航复杂的偿付系统。

21.7 金融挑战——这种努力可持续吗？

以下的分析假设 BCI 技术至少会最终由商业实体制造和支持。这是使产品在资本主义经济体系中可用的一般路线，如现在盛行于几乎所有工业化国家的路线。类似产品和努力的经验为理性分析机会和挑战提供了基础。基于 BCIs 典型候选人的特别令人信服的境况，私人慈善家或一般社团会决定捐赠一个非商业实体，这也有可能的。鉴于他们独特的性质，基于先例正式分析这样的选择是不可能的，但这里我们会考虑一些潜在的情况。

21.7.1 资助初创公司：风险投资与天使投资人

启动一个以营利为目的的商业以建立一种新的医疗产品，这样的决定必然是由预期的投资回报率来驱动，并由成功的概率按比例分配以及根据直到盈利为止的延期来打折扣。被称为风险投资家（Venture Capitalists，VCs）或天使的专业投资者是早期的投资者，他们适当地使用这样一种冷静的分析作为决定投资一种设备的基础。新的治疗方法的发明者和开拓者可能也正把他们自己的钱投在初创公司；因为他们也正投资专业的时间（汗水股权），这些决定就更为复杂。如果一个公司要生存并使其产品提供给患者，那么它必须产生利润。如果该公司不能盈利，无论产品可能多么有效，它们将不可用。投资者也要有一个明确的退出策略——机制和计划，通过该策略他们将能够清偿相当大倍数（大约10倍）于他们的原始投资，因为他们投资所冒的风险。这通常涉及扩展该公司达到足够的规模和盈利能力，使其可以出售给一个更大的实体或者通过普通股票的首次公开发行出售给一般公众。题名为"建立一个技术初创公司方框"描述了一个典型的场景。

如方框中所描述的情境显示，可能难以说服投资者开创甚至无创 BCI 设备从无到有的商业发展。使一个有风险的商业提议更具吸引力的一个有效方法是，通过利用来自政府机构和慈善基金会的研究经费，把一个小的投资转化为一个更大的努力。这对于像 BCI 技术这样的领域是特别重要的，因为该技术风险高且市场很可能充其量是适度的。正如方框中描述的情景所示，股权投资稀释了所有权，减少了最初投资者的已经有限的上升空间潜力。相比之下，经费和合同代表经营收入，减少消耗原始资本投资的"烧钱"，从而使资产负债表更吸引新的投资者或该企业潜在的收购者。

1）美国联邦政府资助

美国大多数联邦机构的拨款立法现在包括要求：他们的校外定向资助的最低比例（称为留置）被分配到美国的小型企业实体，实体定义为少于500名雇员的公司。有两种类型的小企业补助可用。

小企业技术转让（Small Business Technology Transfer，STTR）的资助需要与非营利性研究机构有合作关系，该机构将执行至少30%的资助研究。STTR的预留目前只有0.3%，这些基金按通常的机制评审（如美国国立卫生研究院（NIH）的研究部分），导致相当低的成功率。小企业创新研究（Small Business Innovative Research，SBIR）的资助有2.5%的预留，常常由特别委员会审议，更注重于产品的开发和商业机会。SBIR的资助可以完全由小企业使用，或者它们可以包括一个学术转包（不超过授予资金的30%）。STTR的主要研究者（Principal Investigator，PI）可以在企业或学术单位有主要的工作，而 SBIR 的 PI 必须主要由小企业实体雇用。

STTR 和 SBIR 资助是分期申请和授予的。1期的试点研究资助额度小（75～100K美元）并且期限短（~6个月）。2期的开发奖励基金是相当大的（750K～1M美元），且有较长的期限（2年）。在一些计划中，额外的3期也可获得，但仅由小企业分担大量的成本。STTR 和 SBIR 资助申请的规则和过程惊人地相似于常规学术资助的那些规则和过程：对文献的学术评论，详细的研究计划，填写表格，限定的提交日期，以及审查和授予有一个长时间的延迟。结果是，这些程序对典型的小企业相对缺乏吸引力并相对难得到，这些小企业通常需要采用不熟悉学术研究的工程师员工，对现有的产品作出快速的、增量式的变化。相反，有学术根基的初创公司享有相对高的成功率，特别是在资金雄厚的小型企业创新研究（SBIR）计划中。由于 SBIR 要求至少50%的 PI 由小型企业实体雇用，这使得公司本质上是 SBIR 工厂，其收入来自于这些资助而不是来自实际产品的销售。当这样的努力不导致实际产品的销售时，它们最终不符合该规章的最初意图。

方框 21.3 建立一家技术初创公司

（1）一种新疗法的发明者通过出售他们公司的50%给风险投资家（VCs），筹集500万美元的资金启动他们的业务。此交易隐含地估价了知识产权（专利、版权、经验、专长等）

为500万美元,并且公司总的价值在1000万美元。

(2) 在2年结束时,500万美元已经花了,最初的临床试验数据是令人鼓舞的,但该公司还没有实现净利润,因此,必须寻求更多的资金以保持业务继续发展,否则将失去到目前为止的一切投资。

如果结果是非常强大的并且一个巨大的市场似乎迫在眉睫,那么可能通过发行新股(等于公司价值的20%)来筹集另外的500万美元。这隐含地估价了公司价值为2500万美元,并将原投资者持股比例稀释至40%(一个小的稀释),现在价值1000万美元(理论上)。

如果结果是适中的并且剩下的进程显得冗长,那么公司可能得筹集1000万美元,这可以通过发行代表资产重组公司80%的新股票,有效地稀释原有投资者到公司10%的股权(价值仅为1250万美元)来实现。这表示它们原始投资的375万美元的账面损失,因此把这样的第二阶段的融资称为"下一轮"。

纵观这些起伏,投资者可以收回他们的投资的唯一途径是把其股票卖给其他人;清偿公司的资产将只返回所剩无几的美元。科技初创的平均成功率在2~3年后有盈利能力的大约是10%;对于新的医疗设备,因为监管和偿付风险大,成功的比例可能更低,时间可能更长。为此,风险投资家(VCs)一般通过许多并行的项目来汇集投资基金,希望至少有一个会成功。

(1) 刚刚达到收支平衡(不计算占用资本数年的成本),在10家不同的公司做第一轮投资500万美元的风险资本(Venture Capital,VC)将不得不出售其一家公司的份额5000万美元,表示远远超过1亿美元的公司估值,这取决于后续对第一轮的稀释。

(2) 医疗器械行业的公司可以期望15:1,乃至高达50:1的价格与收益比率(Price: Earnings Ratios,P:E),这取决于进一步增长的前景。在一个P:E = 20的比率,1亿美元的公司扣除所有费用之后得产生500万美元的净利润。

(3) 典型医疗产品的销售价格可能会允许10%的利润,产品成本20%,管理和基础设施20%,以及销售成本(广告、经销商的加价、临床医师培训、技术支持等)50%。

(4) 所以当原始投资者准备退出时,公司将需要至少5000万美元/年的销售额。

(5) 这一销售目标将表示5000台/年(10000美元/台),对于目前正在开发的大多数BCI应用而言,这是一个具有挑战性的目标。

2) 寻找商业合作伙伴并与其合作

(1) 商业合作伙伴的专业知识。

博士级的科学家、工程师和医生是新的医疗技术的可能发明者,他们通常获得了关于某一特定领域的科学或技术方面深刻但狭窄的专业知识,通常不精通如商业和法律这样的领域。当这样的发明家基于自己的技术专长创业时,他们往往没有认识到这一缺点,无论其技术优势如何,最终使企业失败。寻找投资者并使其参与新的商业的过程应被视为纠正这个问题的一个机会,而不仅仅局限于获得营运资本。科学家和投资者都需要将这一过程作为学习和评估的一个机会。最后,企业的成功取决于至少与实际筹集的资金数量,也取决于充分利用双方的能力。如果投资者太缺乏经验或者情感投入而看不到到企业在商业上是不可行的,那么不可避免的失败只是被推迟和放大,宝贵的时间被浪费了,并且创建的历史可能对未来在相关产品和市场投资的环境有不良的影响。

当外部投资者进入一个小企业,发明家必须认识到投资者必然会分享公司的所有权和控制权，所有这些根据合同条款约定。这些条款常常比较复杂，因为它们必须预见在新技术、新产品和市场的开发中大量级的意外费用。开发过程几乎不可避免地比最初的预期需要更长的时间和成本，导致需要多轮提供资金以及进一步共享所有权与控制权（见题名为建立科技初创公司的方框）。在开始的时候，研究人员应仔细考虑这样的转让以审视他们的个人动机，这是很重要的。如果目标是聚敛个人财富或实现他们个人愿景的最终产品，他们很可能会失望。往往令人惊讶的是，实际导致商业上成功的产品或市场是相当地不同于研究人员最初试图开发的那个产品或市场。成功的许多功劳和收益会归于那些正确认知、投资和利用"市场拉动"而不是"技术推动"的人，这些人常常不是原创技术的发明者。从长远来看，重要的是，以商业为导向的个人对公司的成功有一定的控制作用，因为他们提供的不仅是资本，而且也提供了必要的有关公司的专业知识。

（2）复归权。

在制定投资者和发明家之间的合同条款时，如果企业失败，发明者对技术有一定的复归权（正如大多数技术初创公司实际做的），这也是很重要的。如果没有这样的复归权，任何资产，包括授权给该公司或者由其拥有的知识产权（Intellectual Property，IP），在破产的情况下，将由接管者持有，接管者可以无限期地保持这些，期望通过授许可权给未来的实体公司或者其侵权来得到一笔意外之财。知识产权（IP）复归给非赢利性的机构（此 IP 最初是在该机构开发的），至少会使再次开始另一个开发该技术的商业或非商业的尝试成为可能。

21.8 传播和支持 BCI 的可能替代方案

客观分析目前 BCI 技术和市场的商业机会揭示了实质性的挑战。当前从经皮肤的和植入式的 BCI 获得的命令信号的速度、精度和可靠性仍然相对较低，从而限制了它们直接吸引人数相对较少的患者群，对于这些患者基本上没有其他交流的替代方法（如脑干中风或晚期 ALS 闭锁症患者；见第 19 章）。给这样的患者提供即使是缓慢的交流通道可能会大大提高他们的生活质量，但它不一定会降低他们对保险公司的成本。此外，BCI 系统最初的处方和校准，以及持续的维护，即使是无创的系统，很可能会涉及额外的专业服务，可能会增加护理人员所需的经验和日常工作量。

这些考虑以及数量相对较小的这种严重残疾人，可能使商业实体对目前的 BCI 系统不感兴趣。因此，BCIs 有成为一种罕见疾病治疗技术的危险，该技术是有效的但缺乏可行的商业渠道把它传播给需要它的人。然而，通过规避或克服这个实际问题的特殊策略可能使传播成为可能。

由于极端的需要和潜在的 BCI 用户数量有限，这可能会引起慈善基金会通过同意购买、分发并支持一定数量的 BCI 来保障市场基础，从而降低了营销、销售、配送的成本，并减少偿付的风险，至少在最初阶段。另外，有可能非营利基金致力于这样的传播和支持以使自身成为一个永久性的独立实体。它的收入可能来自基金（公共的或私人的）、捐款以及有限的专业服务费，并且如果它也支持进一步的 BCI 研究和开发，还可来自授权与 BCI 相关的知识产权到商业实体。发展这样一种基金会的努力最近已经开始（见 www.braincommunication.org）。还有待观察这种对 BCI 系统的商业传播与支持的替代是否可以有效和可持续。

BCI 作为医疗产品的传播其另一个可能的选择是把研究和开发聚焦于简化无创的 BCI 系统以使得可以对它们定价，并用作消费者"生活方式"的产品，类似于专用的鼠标或计算机游戏（如现在市售的"脑波乒乓球"（Brainwave Pong）玩具）。如果在它们的推广中没有任何医疗要求并且可以购买和使用它们但不涉及处方医师，这些 BCI 可能不会被列为受监管的医疗器械。这一策略可以大大减少开发时间和费用，它可能大大扩展市场规模，从而具有商业上的可行性。同时，当然，该系统需要包含适合于极度残疾人的能力和实用性，这些人构成了最初的目标人群。

最终解决 BCI 有可能成为罕见疾病治疗技术这一问题的方案将是实现更能干、更实用、更容易维护的 BCI 系统。凭借 BCI 能力和方便性这样的改进，BCI 技术可以扩展到更大的临床市场，甚至扩展到重要的非医学应用。这种市场的扩展将使这一技术对商业实体更具吸引力。军事研究一直对 BCI 用于免提通信和控制感兴趣，并且一些有前景的与军事需求有关的快速图像分类应用最近已经出现了（见第 23 章）。虽然这样的应用不直接服务于严重残疾人，但它们的发展可以为 BCI 的商业化提供极为重要的激励作用，然后可以改变 BCI 以适合并批准用于临床市场。

21.9 趋势和结论

目前研发新的医疗器械的趋势是积极和消极因素相混合的迅速发展。当前在使用的大多数成熟和有利润的神经装置（特别是植入设备，如人工耳蜗植入、脑深部电刺激、脊髓刺激）是基于发生在 20~30 年前学术界的基础性开发。当时，医疗器械的调查研究使用有较少的法规，并且基于在很大程度上是传闻的证据，很容易获得保险赔偿。如今，在监管像 BCI 这样的新技术的学术研究和商业化的过程中存在着大量的障碍。从积极的一面，成功的产品已经催生了一个先进的医疗器械行业，该行业现在包括高科技的供应商、高可靠性元件、顾问、能够处理繁琐任务的服务机构以及资金充足的公司，这些公司积极寻求机会扩大自己的产品线和市场。赌注更高，玩家们比过去更富有经验。为了有意义地参与这些努力，学术研究者需要了解的不仅仅是科学和技术（Zenios 等，2010）。

首先是仔细地、客观地分析任何建议的开发努力的风险和回报。学者们从他们的科学研究已经熟悉资料的系统收集、趋势的预测和分析以及逻辑推理。他们需要将这些分析能力应用到与商业有关的应考虑的因素：市场的规模、商品的成本、监管和偿付的风险、销售和支持的成本以及投资的回报率。如果学术研究人员没有相关知识或工具来评估这些因素，那么引入一个商业知识渊博的合作伙伴变得更加重要。在任何情况下，学术研究者需要在一开始就考虑到这些因素，以便通知决定，例如是否要进行一项特殊的研究项目、如何设计一个原型产品以及如何收集关于临床应用的数据，这些将激发潜在的投资者和商业合作伙伴的兴趣。获得资助基金和发表期刊文章的典型学术努力可能会提供开发一个产品所需的基本知识，但仅有这些将不会直接受益于需要新医疗设备的患者。

至少在不久的将来，BCI 系统很可能是一种罕见疾病治疗的技术，具有有限的商业吸引力。把它们传播到需要它们的人数少的严重残疾人群，这可能需要特殊的策略，包括（但不限于）慈善的支持或努力，这种策略把它们自身的发展与无残疾的人使用的 BCI 系统的发展相结合。

参 考 文 献

Clyde AT, Bockstedt L, Farkas JA, Jackson C (2008) Experience with Medicare's New Technology Add-on Payment Program. *Health Affairs* 27 (6): 1632–1641.

ISO 13485: 2003 Medical devices — Quality management systems — Requirements for regulatory purposes. http://www.iso.

org/iso/iso_ catalogue/catalogue_ tc/catalogue_ detail. htm? csnumber = 36786.

ISO 14971 : 2007 Medical devices— Application of risk management to medical devices. http: //www. iso. org/iso/iso_ catalogue/catalogue_ tc/catalogue_ detail. htm? csnumber = 38193.

Kaplan AV, Baim DS, Smith JJ, Feigal DA, Simons M, Jeff erys D, Fogarty TJ, Kuntz RE, Leon MB (2004) Medical device development: From prototype to regulatory approval. *Circulation* 109 : 3068 –3072.

Loeb GE, Richmond FJR (2003) Making design controls useful for research and development. *Medical Device and Diagnostic Industry* 25 (4): 63 –68.

Ozog H (1997) Risk management in medical device design. *Medical Device and Diagnostic Industry* 19 (10): 112.

Raab G, Parr D (2009) From medical invention to clinical practice: The reimbursement challenge facing new device procedures and technology – Part 2: Coverage. *J. Am. Coll. Radiol.* 3 (10): 772 –777.

Scherb ER, Kurlander SS (2006) Requirements for Medicare coverage and reimbursement for medical devices. In Becker KM, Whyte JJ, Eds. *Clinical Evaluation of Medical Devices*, 2nd ed. , Totowa, NJ : Humana Press.

Simoens S (2008) Health economics of medical devices: Opportunities and challenges. *J Med Econ* 11 (4): 713 –717.

Zenios S, Makower J, Yock PG, Brinton TJ, Kumar UN, Denend L, Krummel T (2010) *B iodesign: The Process of Innovating Medical Technologies* , Cambridge : Cambridge University Press.

第22章 BCI用于治疗以改善大脑功能

22.1 引　言

研究人员已经广泛研究了脑－机接口促进通信和控制的能力（Ability to facilitate communication and control）。但还没有广泛研究它们促进或诱导功能恢复的能力（Ability to facilitate or induce recovery of function）。探索BCI用于诱导或促进运动功能、认知功能或情感功能的恢复才刚刚开始，这正是本章的主题。

本章介绍了一些方法，利用这些方法BCI可以作为治疗工具来为残疾患者恢复更大程度的正常运动控制功能、更大程度的正常认知功能和情感功能，本章也回顾了迄今为止的这些探索性的研究。这是一个重要的努力，因为传统的康复方法在为神经系统损伤或疾病患者恢复这些功能时常常无效或收效甚微。许多这些人的运动和认知障碍的持续存在使得有必要探索有前景的各种新方法和新技术。

正如在前面章节中所描述的，许多研究已表明，BCI能够为瘫痪患者提供通信和控制的能力。这些BCI应用替代丧失的神经肌肉功能。研究人员不打算或期望它们改变神经系统以恢复正常的功能。相反，本章描述的BCI应用其目的是为了帮助人们恢复，因受伤或疾病而丧失的正常功能。由于这类BCI应用的研发才刚刚开始，已报道的大多数研究只是初步的、只涉及少数人类被试。然而，它们是值得讨论的，因为在某些情况下，它们提供了可喜的成果，证明进一步的研究是合理的。

虽然它们的目的不同于用于交流和控制的BCI的目的，但是用于这些治疗目的BCIs拥有任何BCI的基本特性：它们测量用户的大脑信号并将其转换成输出，为用户提供即时的反馈。也就是，它们在用户和BCI系统之间建立一个实时的闭环交互。BCI用于治疗目的的不同在于：设计反馈的目的是为了改变大脑活动，从而实现通过改变持续的大脑活动和/或通过诱导和引导长期的可塑性来改善运动或认知功能的某些方面。本章回顾了目前的状况、关键的问题，展望了具有这样治疗目的的无创BCI的未来。本章侧重于利用脑电（Electro Encephalo Graphy，EEG）和功能磁共振成像（Functional Magnetic Resonance Imaging，fMRI）；中止或预防疾病发作；改善卒中后的运动康复；提高注意力、情绪反应和其他认知过程；以及管理疼痛。

22.2 基于BCI的反馈作为一种可能的治疗手段

中枢神经系统（Central Nervous System，CNS）的可塑性包括结构性和功能性的神经元和突触中枢神经系统的变化，这种变化发生在学习新的信息过程中以及在获得新的认知或运动技能的过程中。这些变化可以发生在整个中枢神经系统中，从皮层到脊髓。由中枢神经系统活动诱导和引导的这种可塑性发生于生命发展以及整个生命过程中（Wolpaw，2001；Ziemann，2004；Kempermann，1997；Foster，2001）。中枢神经系统中这些正常的和持续的适应性的改变会影响认识过程和运动行为,这些过程和行为则是个人意图和行为的表现(如交谈、吃东西、绘画等)。对动物和人类被试的研究表明,类似的依赖活动的可塑性可发生在脑卒中之后或其他中枢神经系统损伤或疾病之后(Umphred,1995;Nudo,1996;Traversa,1997;Liepert,1998;Jones,1999;Neumann-Haefelin,2000;Chu,2000;Marshall,2000;Foster,2001;Biernaskie,2001;Nelles,2001;Liepert,2001;Carey,2002;Newton,2002;Johansen-Berg,2002;Nudo,2006)。

生物反馈是一种训练方法或技术,能让个人获得一些对生理过程的控制,如对血压、心率或者通常不是有意控制的大脑活动的控制。生物反馈基于以下原理:在提供信息的训练过程中,可以学到期望的反应,信息表明是否一个特定的思想情结或行为产生了特定的所期望的生理反应。可以把它作一种干预方法,以引导个人通过改变自己的生理过程而改善功能。中风幸存者可以学会改变麻痹肌肉的肌电(Electromyographic,EMG)信号来引导恢复一些有意的肌肉激活(Dogan-Aslan,2010)。可以利用心率和其他信号来引导患有焦虑的个人放松(Elkins,2010)。可以利用各种生理信号的反馈来引导减少疼痛(Kayiran 等,2010)、偏头痛(Nicholson,2010)、过高或过低的血压(Wang,2010)、心律失常(Mikosch,2010),以及 Raynaud 疾病(Karavidas,2006);采用脑电(EEG)的生物反馈信号已用来治疗癫痫(Walker,2005;Monderer,2002;Sterman,2006;Strehl,2006)、注意缺陷/多动障碍(Monstra,2005)和其他认知障碍(Angelakis,2007)。

这些研究表明基于 BCI 的反馈可能为使人们以治疗的方式来调节大脑活动提供一个有力的工具。基于 BCI 的反馈可以用来在中枢神经系统受损或疾病之后产生更大程度的正常认知过程和运动控制(Daly 和 Wolpaw,2008;Grosse-Wentrup 等,2011)。

22.3 基于 EEG 的 BCI 用于治疗

22.3.1 减少癫痫发作频率

自 1929 年(Berger,1929)以来,脑电信号已被用于临床诊断和脑功能的研究。利用脑电反馈(EEG feedback)减少癫痫患者的发作频率,这一研究已被探索几十年了(Sterman,1972;Monderer,2002)。两种方法都已取得了前景很好的成果:调节感觉运动节律(Sensorimotor Rhythms,SMR)(见第 13 章);以及调节皮层慢电位(Slow Cortical Potentials,SCP)(见第 14 章)。

正如第 13 章所述,感觉运动节律(SMR)是在感觉运动皮层记录的 EEG 的频域特征;它们最突出的(最重要的)成分是 $8\sim12\text{Hz}$ 的 μ 节律和 $18\sim30\text{Hz}$ 的 β 节律。一些研究已经表明,在一系列基于 BCI 的训练时间段之后,癫痫患者可以学会改变 SMR 的幅度并减少发作频率(Andrews,1992;Lantz,1988;Sterman,2006)。对一共纳入 174 例药物难治性患者研究的元分析表明,显著改善了癫痫发作控制(对应于 82% 的研究参与者进行的 SMR 训练,定义为癫痫发病率至少减少 50%(Sterman,2000))。美国儿童和青少年精神病学会(American Academy of Child and Adolescent Psychiatry,AACAP)已经确定,采用这样的训练来治疗癫痫发作符合其循证实践的临床指南,因此临床医生应考虑(Sterman,2000)。

其他一些研究已经仔细审查了有意调制脑信号对癫痫的干预。Ayers(1995)描述了一项研究，包括对感觉运动皮层记录的信号同时向上调节15~18Hz活动和向下调节4~7Hz活动。对10例已经是其他药物难治性的患者10年随访表明，响应于这种训练，他们已经成为并保持无癫痫发作。Walker（2005）使用了稍微不同的方法，把对信号幅值和相干的调控结合，利用功率和相干的EEG信号特征，已成功训练药物难治性癫痫患者改变脑电信号趋向正常。这些患者能够减少大脑两个半球的相干性。在一种情况下，癫痫发作已解决和药物治疗已停止；在第二种情况下，癫痫发作得到解决，患者开始驾驶并恢复了他的正常生活活动。虽然范围有限，但这样的研究提供了令人鼓舞的结果和基于该结果一种可能的用于癫痫管理的新的治疗方案。

皮层慢电位（Slow Cortical Potentials, SCP）（第14章）是时域事件相关脑电特征，发生在特定事件发生之前、发生期间或发生之后可预测的时间。SCP来自于感觉运动皮层记录的脑电，通常由负电位组成，在实际或想象的运动和认知任务（如心算）之前出现。SCP反映了在浅表皮质层顶部树突树的极化变化，这种变化结果主要来自丘脑传入的突触输入变化（Birbaumer，1999）。负的（负向变化的）SCP表明树突的去极化，该极化降低了阵发性神经元放电的阈值，并且SCP与癫痫发作有关（Birbaumer，1990）。一些研究表明，基于SCP的BCI训练以抑制负的SCP可以降低癫痫发作频率（Rockstroh等，1993；Kotchoubey等，1996；Kotchoubey等，1999；Kotchoubey等，2001）。

总之，基于SMR或SCP的脑电生物反馈训练表明，有前景作为一种控制癫痫发作的治疗手段。基于SMR的训练已产生一些结果，充分鼓励将其包括在癫痫控制的一些临床指南中。然而，迄今只进行了单点随机对照试验，没有进行SMR和SCP训练之间任何直接的比较。另外的控制良好的研究：采用更多被试并直接比较对照和研究人群（也许是通过大型、多中心试验）可以进一步验证这些疗法和各自的优势（Ramaratnam，2008）。

22.3.2 治疗注意缺陷障碍并改善认知加工

研究人员对注意缺陷多动障碍（Attention-deficit Hyperactivity Disorder, ADHD）患者（Monastra，2005）和认知功能受损的老年人（Angelakis，2007）也进行了脑电反馈和训练的研究。在对ADHD治疗文献的综述中，Monastra等（2005）评估了治疗疗效的经验证据并发现在每一个评估研究中大约75%的被试者有显著的临床改善。采用应用心理生理学和生物反馈协会（Association for Applied Psychophysiology and Biofeedback, AAPB）和国际神经调节协会（International Society for Neuronal Regulation, ISNR）联合发表的疗效指南，Monastra等（2005）得出结论：脑电生物反馈用于治疗多动症可能是有效的。

一些研究（在文献Angelakis（2007）中评述的）表明脑电特征的一些特性与老年人的年龄和认知能力相关。Beatty（1974）发现，EEG训练之后监测任务中的警惕活动得到了提高，这种EEG训练导致枕部θ（3~7Hz）活动增强了，该增强相对于θ、α（8~12Hz）以及β（13~30Hz）活动的总和。相比之下，在导致枕部θ抑制的训练之后，警惕性下降。当训练增加α为最大的频率时，增加顶-枕部α（8~13Hz）振幅的脑电训练增加了认知加工的速度和功能，（Angelakis，2007）；或者当训练以选择性地增加较高频率的振幅，但不是较低的频率α时，它增加了心理旋转测试的性能（Zoefel等，2011）。

这些例证性的研究表明，脑电反馈训练可以对注意和认知行为产生有益的影响，并且作为一种治疗干预可能是有用的。

22.3.3 改善运动功能的恢复

基于 EEG 的 BCI 训练也可以应用于神经损伤后运动恢复的问题。尽管治疗脑卒中、其他中枢神经系统受损或疾病后的运动障碍的常规疗法依赖于肢体运动，但是基于 BCI 的训练为运动康复疗法提供了一个不同的方法。

1）神经损伤后脑的可塑性

在脑卒中后自然恢复期间可以发生广泛的大脑可塑性。例如对动物的研究，中风后运动恢复与大脑的结构变化有关，如在梗死周围未受损伤区域的神经生长（Ng，1988；Stroemer，1995）、突触形成增加（Stroemer，1995）、轴突生长（Carmichael，2001）（甚至年龄较大的动物也发生（Li，2006））。脑功能变化的证据包括兴奋性增加（Scheine，1996）和序列表达促进生长的基因（Carmichael，2005）。对人的研究也提供了在脑卒中后运动功能的自然恢复期间脑变化的证据（Cramer，2006；Cramer，1997；Teasell，2005；Jaillard，2005）。即使在远离梗死的区域，Redecker（2000）报道了如在损伤和未损伤半球神经元过度兴奋的变化。也有自然恢复期的其他种类变化的证据，包括皮层感觉和运动图谱的重组（Frost，2003；Gharbawie，2005），皮层区域之间异常连接和新连接（Dancause，2005）的出现，以及运动脑区之间正常的半球内和半球间联结的重布（重新布局）（Napieralski，1996）。

除了自然的运动恢复期间发生的可塑性变化外，一些研究已经证实，依赖活动的大脑可塑性产生于神经损伤后特定的训练（如动物模型研究包括：Nudo，2006；Foster，2001；Chu，2000；Nudo，1996；Jones，1999；Nelles，2001；Biernaskie，2001。以及对人的研究包括：Umphred，1995；Traversa，1997；Carey，2002；Newton，2002；Marshall，2000；Liepert，2001；Johansen-Berg，2002 和 Neumann-Haefelin，2000）。总体来看，这些研究为与损伤后恢复相关的可塑性程度和复杂性提供了丰富的证据。因此，通过集中对大脑活动进行直接训练，BCI 可能诱发或引导可塑性，从而导致运动控制的恢复，这是令人感兴趣的研究。

经常重复的、熟练的动作，特别是那些采用精确时间的多块肌肉激活和关节运动的协调动作，可诱发大脑的感觉运动区变化（Nudo，2007）。目前基于这种重复的治疗方法聚焦于改善肢体运动，肢体运动训练以及它诱导的感觉传入输入明显引起了任何相关的诱发性的大脑可塑性发生。值得注意的是，许多对人和动物的研究表明，基于脑电或其他大脑信号的反馈训练可以显著改变大脑的活动（Fetz，1969；Taylor，2002；Carmena，2003；Leuthardt，2004；Daly，2006；Jackson，2006）。因此，可以集中改变大脑活动本身的 BCI 可能为诱导改善运动功能的大脑可塑性提供了一个更直接、更有效的途径。BCIs 可能为中枢神经系统受损或疾病后改善运动功能提供了一个有效的新方法。

2）运动康复中利用 BCI 的策略

为把基于 BCI 的大脑信号反馈应用于运动功能的康复，研究人员已经提出了两种不同的策略（Daly 和 Wolpaw，2008）。

第一个策略集中于改变大脑的活动，该活动发生在实际的或想象的动作执行期间受损的大脑区域。目标是使这种大脑活动更像在运动任务期间通常会发生的那种大脑活动；期望形成更多正常的大脑活动，这将有助于改善运动任务本身的执行。这一策略如图 22.1（a）所示。

第二个策略是利用大脑的活动来改善已受损的动作的训练（如通过采用大脑活动来控制有助于移动肢体的运动辅助装置）。目标是提供一种尽可能接近正常的运动模式来训练运动任务；期望用更多正常的感觉反馈进行更多正常的运动模式的训练，将促进有利的依赖活动的大脑可塑性，从而逐步改善运动的性能。这一策略示于图 22.1（b）。

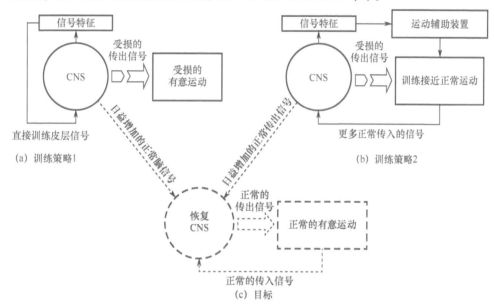

图 22.1　两个基于 BCI 的策略：用于促进和引导能改善运动功能的中枢神经系统可塑性

注：(a) 训练策略 1 将特定的脑信号特征转换为一种操作（如光标移动）并利用该操作作为反馈给训练患者以产生更多正常的大脑信号。这里的假设是产生这些更多正常信号的可塑性也将恢复更多正常的中枢神经系统功能，因此将改善运动控制（c）。(b) 训练策略 2 使特定的脑信号特征激活运动辅助设备，这种设备在运动任务期间可以补偿患者受损的神经肌肉控制。这里的假设是，通过改善运动性能，这种辅助将产生更多正常的能诱导中枢神经系统可塑性的感觉输入，该种可塑性可以恢复更多正常的运动控制（c）。总之，策略 1 试图使大脑信号正常化，并期望这样的正常化将伴随着改善的运动功能，而策略 2 利用脑信号来辅助神经肌肉控制，期望更好的运动性能产生更多正常的感觉输入将诱导改善神经肌肉控制的可塑性。（图修改自 Daly 和 Wolpaw，2008）

以下两部分讨论这两种策略以及应用它们的最初努力。

（1）通过训练（获得）更多正常的大脑活动来改善运动功能

训练人以产生更多正常的大脑活动，从而驱动更多的正常运动，这种训练的目标类似用于脑电训练以减少癫痫发作频率的治疗方法（见上文）。如果它证明是有效的，这将构成脑-机接口技术的一种新的用途。这样一种 BCI 引导的康复方法旨在通过要求患者尝试或想象通常取决于受损脑区的运动，并通过提供关于受损脑区活动的反馈，从而使大脑受损的区域参与动作。因此，如果治疗的目标是重新训练受损的手腕伸展，那么 BCI 反馈取决于直接参与手腕伸展的受损脑区的脑信号（在靶向控制一个特定的脑区时，这种方法显著不同于典型的 BCI 应用，在典型的 BCI 应用中，任何脑区的活动可以用来控制输出设备（如产生于想象的脚、手臂或面部运动的脑信号可以用来开启电灯的开关））。

尚未确定人是否真的可以学会控制特定的受损脑区产生的活动。迄今为止，只有少数几个研究用中风患者群体讨论了这个问题，结果是混杂的，但也是令人鼓舞的。在 20 次训练时间段内，采用脑磁（Magnetoencephalography，MEG）成像作为反馈，Buch 等（2008）表明，患者能够以 72.48 ± 18.36% 的准确度控制与手腕运动任务相关的脑信号（在 20 次试验时间段的最后期间达到的控制水平）。

Daly（2008）表明，利用基于 EEG BCI 的反馈，在 BCI 训练之前，曾患有中风并且不能伸展手腕或移动个人手指的三例研究被试，通过尝试或者想象手腕或手指的动作，能够获得对皮层的手臂/手区大脑信号的控制（9~24Hz 频段的 SMR）。通过想象或尝试运动，训练他们以减少（即去同步）这种 SMR 活动（指示对动作的有意控制）；通过想象或尝试放松同一肌肉以增加（即同步）这种信号（指示静息的大脑状态）。在 9 个训练时间段（三周，每周三次），他们一致地达到了 80%~100% 的准确率。这些结果汇总在图 22.2 中。

Ang（2010）也采用基于 EEG 的 BCI，表明 54 例中风幸存者中 48 例（占 89%）可以 60%~99% 的精度控制肩部/肘部任务的脑信号。在这个和 Daly（2008）的研究中，许多被试取得了良好的初始精度，甚至在最初的第一个或第二个训练时间段。Daly（2008）研究中的三名被试取得了令人印象深刻的初始脑信号控制（在第一个训练时间段 80%~99%）（图 22.2（a）和图 22.2（b））。在 Ang（2010）的研究中，11 名被试在前二次训练时间段取得了 70%~90% 不等的初始精度。然而，这两个在早期训练时间段取得高精度的报告与其他人的报告（Buch 等，2008；Hill 等，2006）形成了鲜明的对照，后者的报告说，需要更多的训练时间段以获得更高的精度。这些结果的差异可能是由研究设计的差异造成的（如信号处理方法、训练范式/模式）或由研究被试脑卒中损伤的严重程度和位置的差异造成的。

虽然这些初步的研究提供了一些令人鼓舞的见解，但是需要额外大规模的研究来建立：人能够学会控制在大脑的受损区域产生的信号，他们可以利用这种控制来产生类似于那些与正常运动相关的信号。然后将继续确定是否这些更多的正常信号与改善运动性能有关。

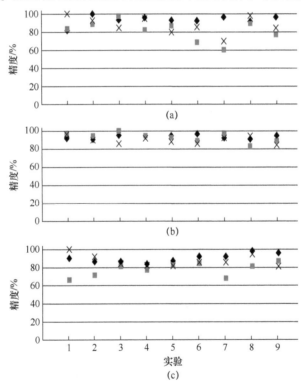

图 22.2 在 9 个训练时间段中 3 个被试执行想象的腕/手的任务（a）、试图进行腕/手任务（b）或放松的任务（c）时感觉运动节律（SMR）控制的精度

注：在（a）和（b）中，精度始终很高，几乎总是在 80%~100% 的范围内。在（c）中，精度略低，但仍然总是在 70%~100% 的范围（除了 27 个训练时间段中的 2 个）。（图修改自 Daly 等，2008）

（2）通过在训练中开启更多正常的执行来改善运动功能

在传统的运动康复中，运动训练应包括逐步增加更多正常运动的练习实践，因为异常运动的练习仅仅加强了异常运动。脑卒中后，一些人不能产生有意的运动，该运动十分接近正常运动，可以作为有用的运动练习实践。临床研究表明，在（脑卒中）这种情况下，在练习期间使得能够接近正常动作的运动辅助装置，可以增强更多正常运动的最终恢复（Daly，2005；Alon，2003；Lo，2010）。这一策略的价值由神经科学基础研究的证据支持，显示如下：同步的神经活动支持轴突生长（Carmichael 2002）；来自运动的感觉传入信息在颞部回间沟与被试正试图模仿的编码观察或构思的运动进行交互（Iacoboni 2001）；以及关于观察到的运动的视觉感知信息被映射在初级运动区（Rizzolatti，2001）。

利用相关脑区（无论是因中风受损的那些脑区还是相关完好无损的脑区）的信号来控制运动辅助装置的BCI，可能进一步增加该辅助装置提供的治疗价值（图22.1（b））。此外，把BCI输出添加到运动辅助装置治疗，可能会增加能够容忍的重复的数量以及训练实践的持续时间。最后，把BCI增加到运动辅助系统可以减少在治疗过程中需要治疗师不断参与的许多时间（对传统的和新兴的密集疗法的需要是康复中主要的费用）。

正在使用两种运动辅助设备：功能性电刺激（Functional Electrical Stimulators，FES）和机器人（Robots）。FES装置已有效地用于中风后轻度至中度受损的患者（Ring，2005；Alon，2003）和严重受损的患者（Daly，2005）的上肢运动辅助练习。Daly（2008）训练3个中风幸存者使用受损大脑半球感觉运动区的脑信号来激活FES辅助装置以训练手腕/手指伸展运动。如上所述，以及如图22.2所示，他们取得了很高的精度（80%~100%），甚至在第一个训练时间段并在9个训练时间段保持精度。

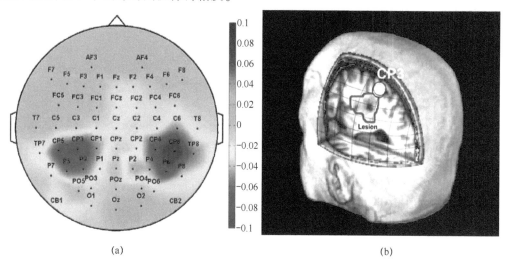

图22.3 （a）21~24Hz感觉运动节律（SMR）活动幅度变化的地形分布和
（b）CP3电极到左半球病变（画轮廓的区域）的关系

注：图22.3（a）21~24Hz感觉运动节律（SMR）活动发生于被试试图伸展右手食指。变化显示为有正负之分的r^2（试图伸展手指占幅度总方差的百分比）。变化急剧集中在受损的（左）与未受损的（右）半球（分别是CP3和CP6电极）的手区。负的r^2值表明，尝试手指伸展时，在这些位置的幅度明显降低。（b）CP3电极直接位于损伤区。（转载许可来自Daly等，2009）

在中风幸存者的另一个案例研究中，Daly等（2009）测试了一种与FES运动辅助装置相整合的基于EEG信号的BCI系统。训练包括脑信号反馈，旨在获得对脑梗塞区域附近（手指运动的一个重要的区域)记录的信号进行控制(图22.3)。在基于 BCI 的 FES 训练之前,被试无法执行独立的食指掌部指骨(Metacarpal Phalangeal,MCP)伸展。在 9 次 1h 的基于 BCI 的 FES 训练时间段之后,被试能够产生 26°独立的 MCP 食指关节伸展(图 22.4)。也已经在中风幸存者上测试了 BCI 系统用于机器人装置辅助运动训练。采用基于脑磁(MEG)的 BCI,Buch(2008)表明,到 20 个训练时间段的最后,8 例患者中有 6 例能够激活机器人手腕运动辅助装置,取得了 72.48 ± 18.36% 的精度。在另一项研究中,采用基于脑电 BCI 的一个大型的试验,Ang 等(2009)报告说,被试可以用脑信号激活肩/肘关节机器人,对于 89% 的被试,精度范围从 60% 到 99%。这些研究者(Ang 等,2009)还研究了把 BCI 训练加入到机器人训练肩/肘关节运动的价值。他们没有发现机器人 + BCI 训练与机器人单独训练相比,运动功能恢复统计上有显著的改进。

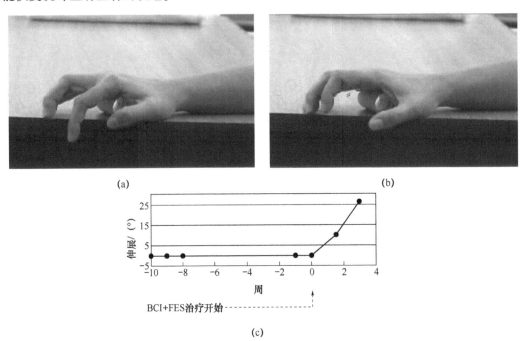

图 22.4 图 22.3 中被试 BCI + FES 训练的 9 个时间段前后有意的右手食指伸展能力

注:(a) 在训练之前,被试不能伸展手指。(b) 训练后,被试能伸展手指的掌指骨(MP)关节 26°。(在这个测试期间没有使用 BCI 与 FES)。(c) 在 14 周内右手食指 MP 伸展的能力。BCI + FES 训练之前的 10 周,没有任何 MP 伸展发生。经过 3 周(9 个训练时间段)的训练之后,被试已经恢复了 26°的 MP 伸展。(图修改自 Daly 等,2009)

在另外一个案例研究中,参与者有 14 个月的脑卒中(Broetz,2010),目标导向的物理治疗辅以 BCI,该 BCI 利用脑卒中侧运动皮层的信号驱动贴附在上肢的矫形器和机器人运动。该 BCI 应用脑磁(MEG),然后利用 EEG 测量大脑信号。一年结束时,根据运动功能测试,手功能有改进,虽然不可能确定,BCI 的使用在何种程度上提高了正常物理治疗的效果。Leamy 和 Ward(2010)已经开始研究基于近红外光谱(Near Infrared Spectroscopy,NIRS)和基于脑电的 BCI 控制相结合在神经康复中的有用性。对健康成人采用公开的手指轻敲任务,他们发现在运动皮层区 7 个位置处,近红外光谱和脑电活动相结合比单独的任一方法提供了更好的 BCI 性能。这种相结合的 BCI 方法用于神经康复,其有用性尚未确定。总之,尽管已获得令人鼓舞的早期数据,但是目前尚不清楚基于 BCI 的方法是否以及如何可能有助于运动再学习,以及 BCI 是否能够把源于受损脑区的信号用于此目的。

3)基于 BCI 的运动康复其未来研究中的关键问题

探索 BCI 方法在运动训练中的潜在作用需要解决若干问题。谁是基于 BCI 的运动训练或基于 BCI 的运动辅助训练的最佳候选人?BCI 治疗的结果是如何受到诸如病因、部位、性质以及中枢神经系统受损或疾病的严重程度这些特性的影响?哪种大脑信号特征是运动再学习或控制学习辅助装置最有用的?为记录这些信号,哪一个电极位置是最好的?哪些信号位置和特征能最容易控制?此外,弄清 BCI 所利用的脑信号特征在运动功能恢复过程中是否变化,这是很重要的。如果是这样的话,对 BCI 的使用和运动学习过程可能的影响是什么?

最后,最大的整体重要性是,解决这些问题的研究应包括足够多的被试和适当的对照,使得他们能够充分地检验基本的假设:BCI 可以改善运动康复,有超过用当前方法的可能效果。

4)将基于 BCI 的运动康复与临床环境相结合的实际问题

如果基于 EEG 的 BCI 在治疗性的运动康复应用中可以是有效的,那么将其纳入临床实践的有关问题将变得重要。首先,如在第 19 章中讨论的,设置和清理所需的时间量应尽量减少。使用最少数量的通道(即电极)并能为应用提供足够的脑信号信息是可取的。如果当有效的干电极(即不需要导电膏)(第 6 章)是可用的,那么它们应该对基于脑电信号的运动康复或采用基于 EEG BCI 方法的任何临床应用作出大的贡献。

其次,在医院环境下,用于运动疗法的电屏蔽室可帮助基于 EEG 的 BCI 免于其他康复设备或建筑电气系统所产生的电噪声信号。第三,在患者的筛查、决策、BCI 的设置以及 BCI 的训练协议中,运动康复人员需要培训。第四,基于 EEG 的 BCI 运动辅助系统可能被研发后用于家庭治疗,这种治疗可由中风幸存者单独或者在一个护理人员的帮助下进行。对于这种应用,BCI 必须是无创的、电极易穿戴以及软件界面友好(Li,2010)。最后,应该获得 BCI 辅助运动康复的医疗保险报销审批。

22.4 基于 fMRI 的 BCI 用于治疗

BCI 也可以利用代谢信号而不是由大脑活动产生的电磁信号(见第 4 章和第 18 章)。正如第 4 章所讨论的,磁共振成像是一种生成大脑图像的方法,功能磁共振成像(Functional MRI,fMRI)利用 MRI 识别在特定功能期间如动作或情绪状态下激活的脑区(Logothetis,2008)。近年来,一些初步研究已测试了采用基于 fMRI 的脑-机接口技术用于治疗目的的可行性。在这种情况下,研究人员已经使用 fMRI 反馈训练有(或没有)残障的人自我调节与感觉加工、运动功能、认知和情感的特定方面相关的脑活动。

22.4.1 改善情绪加工与控制

最近的研究已经测试了基于 fMRI 的 BCI 用于训练人以调节与情绪相关的脑区的可行性。Caria 等(2007)论证了通过基于 fMRI 的 BCI 训练,调节健康被试(实验组,$n=15$;对照组,$n=6$)脑岛前部的血氧依赖(Blood Oxygenation-dependent,BOLD)信号的可能性(第 4 章)。接着的研究($n=27$)(Caria 等,2010)表明,脑岛前部活动的有意调制引起了对情绪刺激的主观反应的变化(图 22.5)。在基于 fMRI 的 BCI 训练期间,在脑岛前部活动的自我调节每个时间块之后,要求研究的被试观察并评估情绪图片。脑岛前部 BOLD 响应的增加与更多负面情感效价评定的诱发恐惧的图片相关。这种效果不仅是特定区域的，而且还特定于图片的效果。那就是，仅对诱发恐惧的图片，脑岛前部 BOLD 的增加降低了效价（即使感知更加负面/消极）。这些发现或许可以令人信服地应用于治疗创伤后应激综合症（Posttraumatic Stress SynDrome，PTSD）、焦虑症、强迫症、或其他障碍症患者的协议。

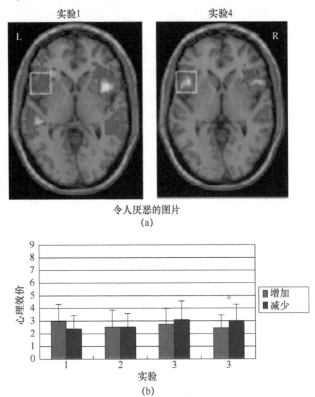

图 22.5　（a）基于 fMRI 的 BCI 训练健康被试脑岛左前部的 BOLD 信号，第一个和最后一个时间段的群组统计参数图。（b）对于令人厌恶的图片，其心理效价（介于 1 和 7 之间的值表示对这幅画的厌恶程度）的比较评级（均值和标准差）。红色条是在上调训练块期间的评级，蓝色条是在下调训练块期间的评级。（图修改自 Caria 等，2010）

其他的研究表明，基于 fMRI 的 BCI 训练可能用来提高产生的行为反应的神经元网络的效率。Lee 和他的同事（2010，2011）研究了由训练引起的脑区之间功能连接的变化，这种训练是为了调节岛叶皮层的活动。他们采用基于 fMRI 的 BCI 训练，对早先研究的数据（Caria 等，2007）进行多因素分析。如图 22.6 所示，连通性分析表明，自我调节的训练引起了网络密度最初的增加和随后的部分修剪，并加强可能的重要连接。

目前采用基于 fMRI 的 BCI 研究大脑的自我调节其另一个目的是提高对精神疾病的理解和治疗。有几项研究涉及患有精神分裂症或反社会障碍的被试，看看他们是否能够获得对负责情感的脑区进行自我调节，并确定是否这样的学习调节能够影响他们的行为。Sitaram 等（2009）采用关联性的反馈，结合与负面情绪（这些负面情绪来自这些被试的生活中以前的事件）相关的图像，看看他们是否能够学会有意调节左前脑岛。虽然这项研究由于从这一特殊人群中招募被试的困难，局限于几个被试（$n = 5$），但结果表明，患有更严重疾病的那些被试证明了大脑信号的自我调节较差。这一发现支持了这样一种观点：这些被试在情绪加工方面有缺损。

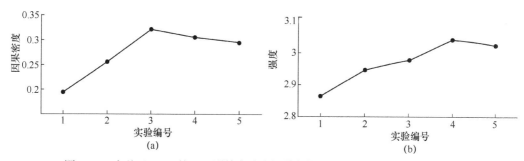

图 22.6 在基于 fMRI 的 BCI 训练岛叶皮层前部期间，采集的 fMRI 信号的有效
连通性分析所揭示的脑区之间功能上的相互作用

注：（a）整个训练时间段因果密度的变化；（b）在整个训练时间段连接之间的平均连接强度。（图修改自 Lee 等，2011）

连通性分析（即分析不同脑区之间的功能性相互作用）（Sitaram 等，未发表的资料）表明，学习调节前脑岛的信号增加了参与情绪的脑区网络的因果连接数（即因果密度），也增加了传出和传入的连接数之间的差异。在训练前和后，从左侧岛叶的传出连接数大于传入到它的连接数，但训练后的时间增加了这种差异。在另一项研究中，Ruiz 等（在印）训练（>20 次训练时间段）九例 DSM-IV 精神分裂症（美国精神病协会 1994）患者控制左、右前岛叶的 BOLD 信号。在整个个训练时间段，他们对 BOLD 信号的控制增加了。增加的控制伴随着网络的功能连接因果密度的增加，该网络参与自我调节情绪。这些变化涉及多个脑区：岛叶；内侧额上回（即认知控制区）；前扣带皮层（即注意区）；和楔叶（即视觉感知和心理想象区）。对被试进行了情绪识别测试。那些已完成了 BOLD 控制训练并成功上调 BOLD 信号的被试，在训练之后能够更准确地识别"厌恶"面孔。这些结果表明，基于 fMRI 的 BCI 在学会调制脑激活方面可能具有有益的作用，这种调制对心理病态患者有行为的影响。

Rota 和他的同事（2009）采用基于 fMRI 的 BCI 训练健康的被试改变右侧额下回的活动，(Right Inferior Frontal Gyrus，rIFG)，已知右侧额下回参与了加工听觉刺激的情绪估值（Dogil 等，2004）。如图 22.7 所示，这些结果表明渐进式学习响应了整个训练时间段的训练。对 BOLD 信号改进的控制似乎与检测和识别情感语音改进的能力相关。相比之下，句法处理能

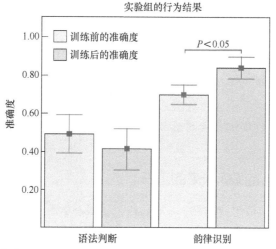

图 22.7 右侧额下回（Right inferior frontal gyrus，rIFG）（Brodman 区 45）BOLD 信号上调的行为效果

注：该图显示在 BOLD 反馈训练前后，语法判断和韵律识别的平均精度水平（±1 SE（标准误差））。只有韵律识别观察到显著的改善（即识别情感的语调）（双面 Wilcoxon 符号秩检验，$p<0.05$）。（修改自 Rota 等，2009）

力，作为一种对照指标，并没有显示出任何变化。脑信号的功能和有效连通性分析显示，右侧额下回（rIFG）与前额叶皮层和双侧中央前回的连接加强了（Rota 等，2010）。这些发现表明特定的功能连通性变化可能在增强语音处理中发挥重要作用。

22.4.2 改善运动功能的恢复

一些研究提供了初步的信息，可以引导使用基于 fMRI 的 BCI 训练来调节运动功能。如本章前面所述，尽管中风患者的运动恢复，有各种常规的选择方法可用，但是一些患者表现出很少或根本没有上肢或其他运动功能在功能上的恢复。基于 fMRI 的 BCIs 可以作为运动障碍患者一种额外的和新的工具用来学习和巩固特定运动任务策略。许多研究显示运动恢复期间的可塑性，为这种期望提供了理论依据（如在缺血性损伤初级运动区（Primary motor area，M1）之后，辅助/次级运动区，如腹侧运动前皮层（Ventral premotor cortex，PMv），可能会重组以促进运动系统的功能恢复（Ward 和 Cohen，2004；Gerloff 等，2006））。研究已表明，基于 fMRI 的 BCI 可能为功能性皮层重组的系统发展提供了一个潜在的强有力的工具（Ward 和 Cohen，2004），其中未受损伤的脑区承担了受损区域的功能。

在一个试验性的研究中，Sitaram 等（2011）评估了基于 fMRI 的 BCI 反馈训练脑卒中患者以调节 PMv 大脑活动的可行性。这一次级运动区参与了运动的观察、想象和执行（Grezes 和 Decety，2001），并且与初级运动皮层（M1）有广泛的解剖关系。采用经颅磁刺激（Transcranial Magnetic Stimulation，TMS）评价了学习调制 PMv BOLD 响应的效应。对 4 个健康成人和 2 个患有慢性皮层下卒中无残余运动的患者训练 3 天，以调节 PMv 的 BOLD 响应。结果表明，PMv 的 BOLD 信号随训练时间段而显著地增加。在反馈训练之前，被试学会这种 BOLD 控制的能力与皮层内的促进直接相关，并与皮层内抑制呈负相关（均用 TMS 测量）。在训练增加了 PMv 的 BOLD 响应之后，皮层内抑制显著减少，这说明对运动皮层输出进行自我调节训练的有益影响。虽然这些结果需要用更大的样本证实，但这项初步研究表明，基于 fMRI 的 BCIs 在脑卒中康复中可能有潜在的重要作用。

22.4.3 疼痛管理

DeCharms 等（2005）测试了基于 fMRI 的 BCI 反馈训练调节疼痛感知的能力，表明了同时的向上或下调节右侧前扣带皮层（Right Anterior Cingulate Cortex，rACC）的大脑活动，可以改善对伤害性刺激的感知。获得对 rACC 活动水平控制的慢性疼痛患者报告了训练之后疼痛减少了。这些结果是令人鼓舞的，值得进一步研究训练范式的设计以使特定区域的训练与测量的运动、认知或情绪的感受紧密相关。此外，需要进一步的研究以确定最有效的协议参数，如刺激呈现或任务的性能的最佳时机/定时（即是否应该发生在 BOLD 控制期间或之前或之后）。

22.4.4 基于 fMRI 的 BCI 未来的工作

由 fMRI 信号对认知、情感（情绪）、知觉和运动状态的预测构成了这一领域一个可能的研究方向。fMRI 信号的多变量（多元）模式分类的最新进展对这种潜力作出了重大贡献：使其能够利用 fMRI 的高空间分辨率、全脑覆盖和无创性。Haynes 和 Rees（2006）已经指出，多元的方法可以整合来自不同脑区的时间和空间的信息，比孤立地分析来自每个大脑位置的信息的单变量统计参数图能够更好地解码大脑的状态。

最近的研究（Laconte 等，2007；Sitaram 等，2010）已经证明，从大脑活动的空间分布模式，利用 fMRI 信号在线（大约 1s 的时间间隔）可以分类大脑的状态，也表明这种分类可用于开发基于 fMRI 的 BCI 反馈训练。然而，目前使用的方法是专门为个别被试开发的，需要从每个被试采用脑信号用于模式分类器的训练。进一步的研究可能开发可用于临床康复的独立于被试的分类器。当实现这一目标时，与运动、认知、或情感加工有关的脑异常患者，通过提供基于 BCI 的反馈（反馈来自在健康被试上训练的实时模式分类器），可以经过训练达到正常的功能水平。通过反复的操作性反应训练，依情况而定的分类器奖赏，患者可以学习模仿健康个体大脑的激活，从而减轻其损伤。

最后，为成功地将今天主要基于实验室的系统移到明天的实际应用中，需要探索采用更轻便、更经济实惠的方法测量大脑代谢信号的可能性，如基于功能近红外光谱（Functional Near-infrared Spectroscopy, fNIRS）的 BCIs（见第 4 章）（Sitaram 等，2009）。

22.5 小　　结

神经科学基础提供了关于脑信号产生原理的基本知识，并且临床文献提供了学会调节脑电信号以减少癫痫发作频率的有用性的证据。这样的背景已促使研究基于 BCI 的训练应用于其他的损伤和功能障碍。

虽然是初步的研究，而且在大多数情况下是对小规模的被试群体进行研究，但是本章中所描述的研究表明，可以证明基于 EEG 和基于 fMRI 的 BCI 在运动再学习、改善认知功能和情绪调节、疼痛管理方面是有用的。因此，利用基于 EEG 和基于 fMRI 的 BCI 改善中枢神经系统功能的许多方面构成了一个新的和令人兴奋的研究领域。此外，在改善运动和其他重要功能中良好对照的疗效示范将大大增加可以从 BCI 技术受益的人的数量。

参 考 文 献

Alon G, Sunnerhagen KS, Geurts AC, Ohry A. A home-based, self-administered stimulation program to improve selected hand functions of chronic stroke. *Neuro Rehabil* 18 (3) (2003): 215-225.

Andrews DJ, Schonfeld WH. Predictive factors for controlling seizures using a behavioral approach. *Seizure* 1 (2) (1992): 111-116.

Ang KK, Guan C, Chua KS, Ang BT, Kuah C, Wang C, Phua KS, Chin ZY, Zhang H. A clinical study of motor imagery-based brain-computer interface for upper limb robotic rehabilitation. Conference Proceedings of the IEEE Eng Med Biol Soc. 2009: 5981-5984.

Ang KK, Guan C, Chua KSG, Ang BT, Kuah C, Wang C, Phua KS, Chin ZY, Zhang H. Clinical study of neurorehabilitation in stroke using EEG-based motor imagery brain-computer interface with robotic feedback. 32nd Annual International Conference of the IEEE EMBS, Buenos Aires, Argentina, 2010: 5549-5552.

Angelakis E, Stathopoulou S, Frymiare JL, Green DL, Lubar JF, Kounios J. EEG neurofeedback: a brief overview and an example of peak alpha frequency training for cognitive enhancement in the elderly. *Clin Neuropsychol* 21 (1) (2007): 110-129.

Beatty J, Greenberg A, Deibler WP, O'Hanlon JF. Operant control of occipital theta rhythm affects performance in a radar monitoring task. *Science* 183 (1974): 871-873.

Berger H. Über das electrenkephalogramm des menchen. *Arch Psychiatrie Nervenkr* 87 (1929): 527-570.

Biernaskie J, Corbett D. Enriched rehabilitative training promotes improved forelimb motor function and enhanced dendritic growth after focal ischemic injury. *J Neurosci* 21 (14) (2001): 5272-5280.

Birbaumer N, Cohen LG. Brain-computer interfaces: communication and restoration of movement in paralysis. *J Physiol* 579 (2007): 621-636.

Birbaumer N, Elbert T, Canavan AG, Rockstroh B. Slow potentials of the cerebral cortex and behavior. *Physiol Rev* 70 (1) (1990): 1-41.

Birbaumer N, Ghanayim N, Hinterberger T, Iversen I, Kotchoubey B, Kübler A, et al. A spelling device for the paralysed. *Nature* 398 (6725) (1999): 297-298.

Broetz D, Braun C, Weber C, Soekadar SR, Caria A, Birbaumer N. Combination of brain-computer interface training and goal-directed physical therapy in chronic stroke: a case report. *Neurorehabil Neural Repair*. 24 (2010): 674-679.

Buch E, Weber C, Cohen L, Braun C, Dimyan MA, Ard T, Mellinger J, Caria A, Soekadar S, Fourkas A, Birbaumer N. Think to move: A neuromagnetic brain-computer interface (BCI) system for chronic stroke. *Stroke*. 39 (2008): 910-917.

Carey JR, Kimberley TJ, Lewis SM, Auerbach EJ, Dorsey L, Rundquist P, et al. Analysis of fMRI and finger tracking training in subjects with chronic stroke. *Brain* 125 (2002): 773-788.

Caria A, Sitaram R, Veit R, Begliomini C, Birbaumer N. Volitional control of anterior insula activity modulates the response to aversive stimuli. A realtime functional magnetic resonance imaging study. *Biol Psychiatry* 68 (5) (2010): 25-32.

Caria A, Veit R, Sitaram R, Lotze M, Weiskopf N, Grodd W, et al. Regulation of anterior insular cortex activity using real-time fMRI. *Neuroimage* 35 (3) (2007): 1238-1246.

Carmena JM, Lebedev MA, Crist RE, O'Doherty JE, Santucci DM, Dimitrov DF, et al. Learning to control a brain-machine interface for reaching and grasping by primates. *PLoS Biol* 1 (2) (2003): E42.

Carmichael ST, Archibeque I, Luke L, Nolan T, Momiy J, Li S. Growth-associated gene expression after stroke: evidence for a growth-promoting region in peri-infarct cortex. *Exp Neurol* 193 (2) (2005): 291-311.

Carmichael ST, Chesselet MF. Synchronous neuronal activity is a signal for axonal sprouting after cortical lesions in the adult. *J Neurosci* 22 (14) (2002): 6062-6070.

Carmichael ST, Wei L, Rovainen CM, Woolsey TA. New patterns of intracortical projections after focal cortical stroke. *Neurobiol Dis* 8 (5) (2001): 910-922.

Chu CJ, Jones TA. 2000. Experience-dependent structural plasticity in cortex heterotopic to focal sensorimotor cortical damage. *Exp Neurol* 166 (2) (2000): 403-414.

Cramer SC, Nelles G, Benson RR, Kaplan JD, Parker RA, Kwong KK, et al. A functional MRI study of subjects recovered from hemiparetic stroke. *Stroke* 28 (12) (1997): 2518-2527.

Cramer SC, Shah R, Juranek J, Crafton KR, Le V. Activity in the peri-infarct rim in relation to recovery from stroke. *Stroke* 37 (1) (2006): 111-115.

Daly JJ, Cheng RC, Hrovat K, Litinas KH, Rogers JM, Dohring ME. Development and testing of non-invasive BCI + FES/robot system for use in motor re-Learning after stroke. 13th International Functional Electrical Stimulation Society, Freiburg, Germany, 2008, Paper 5-5, at http://www.ifess2008.de/NR/rdonlyres/31C92C70-AAB8-4A0E-AF21-828F81251C8D/27648/IFESS_2008_final.pdf.

Daly JJ, Cheng R, Rogers J, Litinas K, Hrovat K, Dohring M. Feasibility of BCI training after stroke: a case study. *J Neurol Phys Ther* 33 (2009): 203-211.

Daly JJ, Fang Y, Perepezko E, Yue G. Prolonged brain motor planning time and elevated cognitive effort during a linear movement task following stroke. *IEEE Trans Neural Syst Eng* 14 (2) (2006): 168-171.

Daly JJ, Hogan N, Perepezko EM, Krebs HI, Rogers JM, Goyal KS, et al. Response to upper-limb robotics and functional neuromuscular stimulation following stroke. *J Rehabil Res Dev* 42 (6) (2005): 723-736.

Daly JJ, Wolpaw JR. Brain-computer interfaces in neurological rehabilitation. *Lancet Neurology* 7 (2008): 1032-1043.

Dancause N, Barbay S, Frost SB, Plautz EJ, Chen D, Zoubina EV, et al. Extensive cortical rewiring after brain injury. *J Neurosci* 25 (44) (2005): 10167-10179.

deCharms RC, Maeda F, Glover GH, Ludlow D, Pauly JM, Soneji D, et al. Control over brain activation and pain learned by using real-time functional MRI. *Proc Natl Acad Sci USA* 102 (51) (2005): 18626-18631.

Dirckx JH. (Ed.). *Stedman's Concise Medical Dictionary for the Health Professional*, 3rd Ed, 1997. Baltimore: Williams & Wilkins.

Dogan-Aslan M, Nakipoglu-Yüzer GF, Dogan A, Karabay I, Ozgirgin N. The effect of electromyographic biofeedback treatment in improving upper extremity functioning of patients with hemiplegic stroke. *J Stroke Cerebrovasc Dis* 2010 [Epub ahead of print].

Dogil G., Frese I, Haider H, Röhm D, Wokurek W. Where and how does grammatically geared processing take place — and why is Broca's area often involved. A coordinated fMRI/ERBP study of language processing. *Brain Lang*. 89 (2) (2004): 337-345.

Elkins G, Fisher W, Johnson A. Mind-body therapies in integrative oncology. *Curr Treat Options Oncol* 11 (3-4) (2010): 128-140.

Fetz EE. Operant conditioning of cortical unit activity. *Science* 163 (870) (1969): 955-958.

Foster TC, Dumas TC. Mechanism for increased hippocampal synaptic strength following differential experience. *J Neurophysiol* 85 (4) (2001): 1377-1383.

Frost SB, Barbay S, Friel KM, Plautz EJ, Nudo RJ. Reorganization of remote cortical regions after ischemic brain injury: a potential substrate for stroke recovery. *J Neurophysiol* 89 (6) (2003): 3205-3214.

Gerloff C, Bushara K, Sailer A, Wassermann EM, Chen R, Matsuoka T, et al. Multimodal imaging of brain reorganization in motor areas of the contralesional hemisphere of well recovered patients after capsular stroke. *Brain* 129 (2006): 791-808.

Gharbawie OA, Gonzalez CL, Williams PT, Kleim JA, Whishaw IQ. Middle cerebral artery (MCA) stroke produces dysfunction in adjacent motor cortex as detected by intracortical microstimulation in rats. *Neuroscience* 130 (3) (2005): 601-610.

Grezes J, Decety J. Functional anatomy of execution, mental simulation, observation, and verb generation of actions: a meta-analysis. *Hum Brain Mapp* 12 (1) (2001): 1-19.

Grosse-Wentrup M, Mattia D, Oweiss K. Using brain-computer interfaces to induce neural plasticity and restore function. *J Neural Eng* 8 (2) (2011): 025004. Epub 2011 Mar 24.

Hill NJ, Lal TN, Schroder M, Hinterberger T, Wilhelm B, Nijboer F, Mochty U, Widman G, Elger C, Schoelkopf B, Kübler A, Birbaumer N. Classifying EEG and ECoG signals without subject training for fast BCI implementation: comparison of nonparalyzed and completely paralyzed subjects. *IEEE Trans Neural Syst Rehabil Eng* 14 (2) (2006): 183-186.

Iacoboni M, Koski LM, Brass M, Bekkering H, Woods RP, Dubeau MC, et al. Reafferent copies of imitated actions in the right superior temporal cortex. *Proc Natl Acad Sci USA* 98 (24) (2001): 13995-13999.

Jackson A, Mavoori J, Fetz EE. Long-term motor cortex plasticity induced by an electronic neural implant. *Nature* 444 (7115) (2006): 56-60.

Jaillard A, Martin CD, Garambois K, Lebas JF, Hommel M. Vicarious function within the human primary motor cortex? A longitudinal fMRI stroke study. *Brain* 128 (2005): 1122-1138.

Johansen-Berg H, Dawes H, Guy C, Smith SM, Wade DT, and Matthews PM. Correlation between motor improvements and altered fMRI activity after rehabilitative therapy. *Brain* 125 (Pt 12) (2002): 2731-2742.

Jones TA, Chu CJ, Grande LA, Gregory AD. Motor skills training enhances lesion-induced structural plasticity in the motor cortex of adult rats. *J Neurosci* 19 (22) (1999): 10153-10163.

Karavidas MK, Tsai PS, Yucha C, McGrady A, Lehrer PM. Thermal biofeedback for primary Raynaud's phenomenon: a review of the literature. *Appl Psychophysiol Biofeedback*. 31 (3) (2006): 203-216.

Kayiran S, Dursun E, Dursun N, Ermutlu N, Karamürsel S. Neurofeedback intervention in fibromyalgia syndrome; a randomized, controlled, rater blind clinical trial. *Appl Psychophysiol Biofeedback* (2010) 35 (4): 293-302.

Kempermann G, Kuhn HG, Gage FH. Genetic influence on neurogenesis in the dentate gyrus of adult mice. *Proc Natl Acad Sci USA* 94 (19) (1997): 10409-10414.

Kotchoubey B, Schneider D, Schleichert H, Strehl U, Uhlmann C, Blankenhorn V, Fröscher W, Birbaumer N. Self-regulation of slow cortical potentials in epilepsy: a retrial with analysis of influencing factors. *Epilepsy Res* 25 (3) (1996): 269-276.

Kotchoubey B, Strehl U, Holzapfel S, Schneider D, Blankenhorn V, Birbaumer N. Control of cortical excitability in epilepsy. In: Stephan H, Chauvel P, Andermann F, Shovron SD (eds.) *Plasticity in Epilepsy: Dynamic Aspects of Brain Function. (Advances in Neurology*, Vol. 81). Philadelphia: Raven Press (1999): 281-290.

Kotchoubey B, Strehl U, Uhlmann C, Holzapfel S, König M, Fröscher W, Blankenhorn V, Birbaumer N. Modification of slow cortical potentials in patients with refractory epilepsy: a controlled outcome study. *Epilepsia* 42 (3) (2001): 406-416.

LaConte SM, Peltier SJ, Hu XP. Real-time fMRI using brain-state classification. *Hum Brain Mapp* 28 (2007): 1033-1044.

Lantz D, Sterman MB. Neuropsychological assessment of subjects with uncontrolled epilepsy: Effects of EEG biofeedback training.

Epilepsia 29 (2) (1988): 163-171.

Leamy DJ and Ward TE. A novel co-locational and concurrent fNIRS/EEG measurement system: design and initial results. Conference Proceedings, Annual International Conference of the IEEE Engineering in Medicine & Biology Society. 2010 : 4230-4233, 2010.

Lee S, Halder S, Kübler A, Birbaumer N, Sitaram R. Eff ective functional mapping of fMRI data with support-vector machines. *Hum Brain Mapp* 31 (10) (2010): 1502-1511.

Lee S, Ruiz S, Caria A, Birbaumer N, Sitaram R. Detection of cerebral reorganization induced by real-time fMRI feedback training of the insular cortex: a multivariate investigation. *N eurorehabil Neural Rep* 25 (2011): 259-267.

Leuthardt EC, Schalk G, Wolpaw JR, Ojemann JG, Moran DW. A brain-computer interface using electrocorticographic signals in humans. *J Neural Eng* 1 (2) (2004): 63-71.

Li S, Carmichael ST. Growth-associated gene and protein expression in the region of axonal sprouting in the aged brain after stroke. *Neurobiol Dis* 23 (2) (2006): 362-373.

Liepert J, Miltner WH, Bauder H, Sommer M, Dettmers C, Taub E, et al. Motor cortex plasticity during constraint-induced movement therapy in stroke patients. *Neurosci Lett* 250 (1998): 5-8.

Liepert J, Uhde I, Graf S, Leidner O, Weiller C. Motor cortex plasticity during forced-use therapy in stroke patients: a preliminary study. *J Neurol* 248 (4) (2001): 315-321.

Lin CT, Ko LW, Chang MH, Duann JR, Chen JY, Su TP, Jung TP. Review of wireless and wearable electroencephalogram systems and brain-computer interfaces--a mini-review. *Gerontology* 56 (1): 112-119, 2010.

Lo AC, Guarino PD, Richards LG, Haselkorn JK, Wittenberg GF, Federman DG, Ringer RJ, Wagner TH, Krebs HI, Volpe BT, Bever CT Jr, Bravata DM, Duncan PW, Corn BH, Maff ucci AD, Nadeau SE, Conroy SS, Powell JM, Huang GD, Peduzzi P. Robot-assisted therapy for long-term upper-limb impairment after stroke. *N Engl J Med*. 362 (19) (2010): 1772-1783.

Logothetis NK. What we can do and what we can not do with fMRI. *Nature* 453 (7197) (2008): 869-878.

Marshall RS, Perera GM, Lazar RM, Krakauer JW, Constantine RC, DeLaPaz RL. Evolution of cortical activation during recovery from corticospinal tract infarction. *Stroke* 31 (3) (2000): 656-661.

Mikosch P, Hadrawa T, Laubreiter K, Brandl J, Pilz J, Stettner H, Grimm G. Effectiveness of respiratory-sinus-arrhythmia biofeedback on state-anxiety in patients undergoing coronary angiography. *J Adv Nurs* 66 (5) (2010): 1101-1110.

Monastra VJ, Lynn S, Linden M, Lubar JF, Gruzelier J, LaVaque TJ. Electroencephalographic biofeedback in the treatment of attention-deficit/hyperactivity disorder. *Appl Psychophysiol Biofeedback* 30 (2) (2005): 95-114.

Monderer RS, Harrison DM, Haut SR. Neurofeedback and epilepsy. *Epilepsy Behav* 3 (3) (2002): 214-218.

Napieralski JA, Butler AK, Chesselet MF. Anatomical and functional evidence for lesion-specific sprouting of corticostriatal input in the adult rat. *J Comp Neurol* 373 (4) (1996): 484-497.

Nelles G, Jentzen W, Jueptner M, Muller S, Diener HC. Arm training induced brain plasticity in stroke studied with serial positron emission tomography. *Neuroimage* 13 (6 Pt 1) (2001): 1146-1154.

Neumann-Haefelin T, Moseley ME, Albers GW. New magnetic resonance imaging methods for cerebrovascular disease: emerging clinical applications. *Ann Neurol* 47 (5) (2000): 559-570.

Newton J, Sunderland A, Butterworth SE, Peters AM, Peck KK, Gowland PA. A pilot study of event-related functional magnetic resonance imaging of monitored wrist movements in patients with partial recovery. *Stroke* 33 (12) (2002): 2881-2887.

Ng SC, de la Monte SM, Conboy GL, Karns LR, Fishman MC. Cloning of human GAP-43: growth association and ischemic resurgence. *Neuron* 1 (2) (1988): 133-139.

Nicholson RA, Buse DC, Andrasik F, and Lipton RB. Nonpharmacologic treatments for migraine and tension-type headache: how to choose and when to use. *Curr Treat Options Neurol* 13 (1) (2011): 28-40. [Epub ahead of print]. Nudo RJ. Mechanisms for recovery of motor function following cortical damage. *Curr Opin Neurobiol* 16 (6) (2006): 638-644.

Nudo JR. Stem cells and stroke recovery: Introduction to postinfarct cortical plasticity and behavioral recovery. *Stroke*. 38 (2007): 840-845.

Nudo RJ, Wise BM, SiFuentes F, Milliken GW. Neural substrates for the effects of rehabilitative training on motor recovery after ischemic infarct. *Science* 21 ; 272 (5269) (1996): 1791-1794.

Ramaratnam S, Baker GA, Goldstein LH. Cochrane database systematic review. 3 (2008): CD002029.

Redecker C, Luhmann HJ, Hagemann G, Fritschy JM, Witte OW. Differential downregulation of GABA A receptor subunits in widespread brain regions in the freeze - lesion model of focal cortical malformations. *J Neurosci* 20 (13) (2000): 5045 - 5053.

Ring H, Rosenthal N. Controlled study of neuroprosthetic functional electrical stimulation in sub - acute post - stroke rehabilitation. *J Rehabil Med* 37 (1) (2005): 32 - 36.

Rizzolatti G, Fogassi L, Gallese V. Neurophysiological mechanisms underlying the understanding and imitation of action. *Nat Rev Neurosci* 2 (9) (2001): 661 - 670.

Rockstroh B, Elbert T, Birbaumer N, Wolf P, Dutching - Roth A, Recker M, et al. Cortical self - regulation in patients with epilepsies. *Epilepsy Res*. 14 (1993): 63 - 72.

Rota G, Handjaras G, Sitaram R, Birbaumer N, Dogil G. Reorganisation of functional and effective connectivity during fMRI - BCI modulation of prosody processing. *Brain Lang* 117 (3) (2011): 123 - 132. Epub 2010 Oct 2.

Rota G, Sitaram R, Veit R, Erb M, Weiskopf N, Dogil G, Birbaumer N. Selfregulation of regional cortical activity using real - time fMRI: the right inferior frontal gyrus and linguistic processing. *Hum Brain Mapp* 30 (5) (2009): 1605 - 1614.

Ruiz S, Lee S, Soekader S, Caria A, Veit R, Birbaumer N, Sitaram R. Learned self - regulation of anterior insula in schizophrenia: effects on emotion recognition and neural connectivity. Hum Brain Mapp (in press).

Schiene K, Bruehl C, Zilles K, Qu M, Hagemann G, Kraemer M, et al. Neuronal hyperexcitability and reduction of GABAA - receptor expression in the surround of cerebral photothrombosis. *J Cereb Blood Flow Metab* 16 (5) (1996): 906 - 914.

Sitaram R, Caria A, Birbaumer N. Hemodynamic brain - computer interfaces for communication and rehabilitation. *Neural Network* 22 (9) (2009): 1320 - 1328.

Sitaram R, Caria A, Gaber T, Veit R, Birbaumer N. Volitional control of anterior insula in psychopathic criminals. (unpublished data).

Sitaram R, Lee S, Ruiz S, Rana M, Veit R, Birbaumer N. Real - time support vector classification and feedback of multiple emotional brain states." *Neuroimage* 56 (2) (2010): 753 - 765. Epub 2010 Aug 6.

Sitaram R, Veit R, Stevens B, Caria A, Gerloff, C, Birbaumer N, Hummel F. Learned self - regulation of ventral premotor cortex facilitates motor output: An exploratory real - time fMRI and TMS study. *Neural Rehabil Neural Repair* (in press).

Sterman MB. Basic concepts and clinical findings in the treatment of seqizure disorders with EEG operant condition. *Clin Electroencephaolgr* 31 (2000): 45 - 55.

Sterman MB, Egner T. Foundation and practice of neurofeedback for the treatment of epilepsy. *Appl Psychophysiol Biofeedback* 31 (1) (2006): 21 - 35.

Sterman MB, Friar L. Suppression of seizures in an epileptic following sensorimotor EEG feedback training. *Electroencephalogr Clin Neurophysiol* 33 (1972), 89 - 95.

Strehl U, Trevorrow T, Veit R, Hinterberger T, Kotchoubey B, Erb M, et al. Deactivation of brain areas during self - regulation of slow cortical potentials in seizure patients. *Appl Psychophysiol Biofeedback* 31 (1) (2006): 85 - 94.

Stroemer RP, Kent TA, Hulsebosch CE. Neocortical neural sprouting, synaptogenesis, and behavioral recovery after neocortical infarction in rats. *Stroke* 26 (11) (1995): 2135 - 2144.

Taylor DM, Tillery SI, Schwartz AB. Direct cortical control of 3D neuroprosthetic devices. *Science* 296 (5574) (2002): 1829 - 1832.

Teasell R, Bayona NA Bitensky J. Plasticity and reorganization of the brain post stroke. *Top Stroke Rehabil* 12 (3) (2005): 11 - 26.

Traversa R, Cicinelli P, Bassi A, Rossini PM, Bernardi G. Mapping of motor cortical reorganization after stroke. A brain stimulation study with focal magnetic pulses. *Stroke* 28 (1) (1997): 110 - 117.

Umphred DA. *Neurological Rehabilitation*. St. Louis : Mosby (1995).

Walker JE, Kozlowski GP. Neurofeedback treatment of epilepsy. *Child Adolesc Psychiatr Clin North Am* 14 (1) (2005): 163 - 176, viii.

Wang SZ, Li S, Xu XY, Lin GP, Shao L, Zhao Y, Wang TH. Effect of slow abdominal breathing combined with biofeedback on blood pressure and heart rate variability in prehypertension. *J Altern Complem Med* 16 (10) (2010): 1039 - 1045.

Ward NS, Cohen LG. Mechanisms underlying recovery of motor function after stroke. *Arch Neurol* 61 (12) (2004): 1844 - 1848.

Wolpaw JR, McFarland DJ. Control of a two-dimensional movement signal by a noninvasive brain-computer interface in humans. *Proc Natl Acad Sci USA* 101 (51) (2004): 17849-17854.

Wolpaw JR, Tennissen AM. Activity-dependent spinal cord plasticity in health and disease. *Annu Rev Neurosci* 24 (2001): 807-843.

Ziemann U, Ilic TV, Pauli C, Meintzschel F, Ruge D. Learning modifies subsequent induction of long-term potentiation-like and long-term depression-like plasticity in human motor cortex. *J Neurosci* 24 (7) (2004): 1666-1672.

Zoefel B, Huster RJ, Herrmann CS. Neurofeedback training of the upper alpha frequency band in EEG improves cognitive performance. NeuroImage 54 (2011): 1427-1431.

第23章 BCI应用于一般人群

23.1 引　言

本书的主要焦点是利用BCI为伤残的神经肌肉疾病患者恢复通信与控制。同时，除了作为辅助技术的一种新形式，BCI有各种各样的其他可能的用途。本书第22章讨论BCI用于康复和其他治疗目的。本章讨论BCI应用于一般人群（即应用不是专门为那些残疾人）。这些非医疗用途可分为三大类。

第一类包括用于改善、稳定或其他优化常规神经肌肉性能的BCI应用。例如基于BCI监测与注意力差相关的大脑信号，这可以用来触发促进注意力的刺激。第二类包括用于提高常规神经肌肉性能使其超出它们正常能力的BCI技术应用。例如基于BCI监测与困难的视觉探测任务相关的大脑信号，这可以用来提高探测的速度或精度。第三类包括用于拓展或丰富生活体验的BCI应用。这些应用包括基于BCI的互联网浏览器应用、计算机游戏、放松应用以及可能促进艺术表达，如音乐或绘画的应用。此外，为BCI研发的技术也可以用于不适合于在第1章中所描述的BCI定义的应用，如神经营销学（Fisher等，2010）。

以下三节讨论这三种非医疗的BCI技术利用。每一节讨论具体到该类别的特定问题，评论到现在为止开发的应用，并考虑未来的可能性。同时，重要的是要注意，这些可能性的实现在很大程度上将取决于BCI在便利性、控制能力和稳健性方面有大幅度的改善。在这方面特别重要的是脑电记录方法取得进步（如可靠的干电极的可用性）以及特征提取和转换算法的进展。这些关键领域的障碍和进展在本书的第6~8章中进行了讨论。

23.2 优化常规的性能

虽然与常规的神经肌肉活动相关的大脑信号通常表现出大量的试验与试验之间的变异性，但是从一个活动执行到下一个（如在Slobounov等（2002）中的专业钢琴演奏者），活动本身通常是非常稳定的。然而，当这些任务具有高的记忆负荷或当它们需要辨别几乎没有明显的差异，或探测接近阈值的刺激时，从一个活动到下一个活动，活动的有效性可能会有很大的变化。用于减少这种变异性从而确保更稳定的活动执行性能的新方法可能是非常有用的。BCI技术：具有支持基于用户大脑信号进行实时交互的能力，可以允许这些方法的实现。例如只有在用户处于适合记忆编码的心理状态时，BCI增强词汇训练器才可能会呈现新的词汇对（Guderian等，2009）。（一种不同的但相关的方法是基于呈现词汇的诱发响应来预测编码的成功，本着KARIS等（1984）的精神）。这样一种根据用户并发的心理状态计时行为的基于BCI的方法，可以提高各种心理生理实验的可靠性，还可以发现许多现实世界的应用。这些方法通过避免或减少注意力不集中、疲劳或情绪的有害影响，从而可以提高工业操作的生产率、一致性以及安全性。

到目前，通常是通过离线分析从问卷调查、录像带或错误列表获得的数据得到有关心理状态的信息（ITU-T 记录，910 页，2008；Waltermann 等，2008）。这些方法可能有助于重新设计行为任务或工作环境，但它们不能用于实时交互式性能优化。与此相反，BCI 技术能实时评估心理状态，从而能优化行为的时序和/或产生提高性能的直接输出。研发这样的 BCI 应用才刚刚开始。本章回顾了几个有前途的首创举措。

23.2.1 注意力

注意的神经电生理基质是大量研究工作的重点，并且这些已产生日益复杂和具体的概念框架（Fan 等，2007）。实时监测注意力的可靠和方便的方法对于安全关键应用是特别相关的，其中人的性能表现往往是最可变的因素。例如致命的车祸在美国是导致死亡的主要原因之一（Mokdad 等，2004，2005；Subramanian，2007），也是导致全球儿童（9~18 岁）死亡的主要原因（Xu 等，2010）。事故的 2 个主要原因是视觉干扰（Ranney，2008；Klauer 等，2010）和警惕性降低（Lyznicki 等，1998；Fletcher 等，2005）。生理指标，如眨眼和心跳已被用来检测这些注意力的失误（Papadelis 等，2007）。然而，基于脑电信号的标记物，这可能是更直接与注意力相关的，但由于标准的脑电记录系统的实际限制，很少被使用。然而，强有力的证据表明，脑电特征用于在线监测注意力可能具有很高的价值。

在 Makeig 和 Jung（1996）所做的令人印象深刻的研究中，被试执行一个困难的听觉探测任务时，从中央和后部中线位置 Cz 和 POz 记录脑电。要求被试探测在 62dB 的白噪声背景中以 10/min 的平均速度并以随机时间出现的短暂的（260ms）6dB 增加。研究人员分析了特定的脑电频率带和错误的发生之间的相关性（即不能探测该增加）。他们发现，在短的（即试验到试验）和更长的（如分钟到分钟）时间尺度上错误与特定的脑电频段相关。在目前的情况下最重要的是，他们发现，大多数受试者在错误发生（即不能检测）之前大约 10 s（图 23.1），4~6Hz 的 θ 波活动开始增加，而大于 35Hz 的 γ 活动开始下降。这意味着，θ/γ 监测可用于在线检测出容易出错的状态并通过提醒人或延迟任务来防止错误。另一个值得探索的方法是采用所谓的"错误前电位（error-preceding potentials）"，它是大脑活动的系统变化，可预示行为的错误（Eichele 等，2010）。

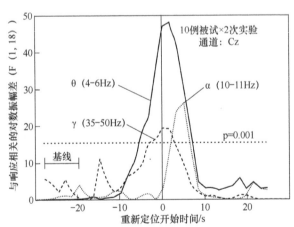

图 23.1　用 θ（实线）、α（点划虚线）、γ（短划虚线）频段的对数振幅表示的 10 个被试的命中与错误差异（用 F 统计量）的平均时间曲线

注：短划水平虚线是独立比较的 $p=0.001$ 显著性水平。在 θ 和 γ 频带一致的命中与错误差异，开始于该响应之前约 10s，而仅在响应之后才出现 α 差异。（来自 Makeig 和 Jung，1996，许可）

最近的一项研究（Muller 等，2008）评估了利用脑电信号检测类似于在许多重要任务中发现的那种设置中的错误。它模拟了一个安全监控系统，在该系统中，人需要保持密切注意一个相当枯燥的任务。其目的是要确定是否 BCI 可能利用脑电信号进行检测，并有希望预测与很高错误概率有关的心理状态。每个被试查看 2000 幅手提箱的 X 射线图像，并要求用左或右食指立即按键分别指出那些包含或不包含危险物体的手提箱（图 23.2）。呈现连续的图像，每幅图像显示 750ms，并且被试尽快反应（平均 1.750ms），然后呈现一幅图像。以 1000Hz 从 128 个通道记录脑电。任务的枯燥无味性和长的实验持续时间（即在总约 120min 中，10 个实验块，每个块 200 幅图像），预计将导致注意力的逐渐减小以及在后面的实验块中错误随之增加。

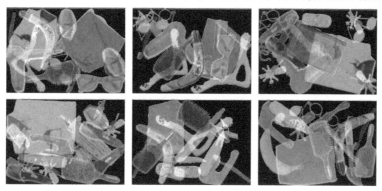

图 23.2 用于检测任务的 X 射线图像实例

注：上一行显示了三个不包含武器的手提箱，而下一行显示了三个包含武器（即机枪、刀和斧头）的手提箱。（来自 Blankertz 等，2010）

平滑错误发生的时间曲线（主要失误，而且是 6%～25% 的假阳性），以形成对注意力或专注度的一种测度指标，这被称为误差指标。为了提高分析，为每个被试建立了这种错误指标的两个阈值。高于较高阈值的值表示注意力不足，低于较低阈值的值表示有足够的注意力。比较高和低误差指标期间的脑电数据，并提供对这种分析的详细描述（Muller 等，2008）。这些结果的一个突出特征是发现左顶 - 枕部头皮区域 α（8～12Hz）活动的降低与高的误差指标相关。基于高和低误差指标期间之间的对比，注意力不足指标（Concentration Insufficiency Index，CII）来自 EEG 数据。图 23.3 画出了误差指标和 CII 之间的相关性作为它们之间时间差的函数。很显然，在零时间差异时（在零时差），两者是高度相关的。此外，在目前的情况下，最重要的是，相关性是高的，即使是未来的 50 个试验。这意味着，从脑电数据得到的 CII 可以提供预期错误增加的一种方法，从而指导干预以防止或纠正它们。

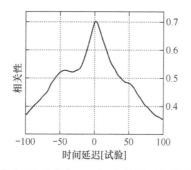

图 23.3 不同的时间偏移处 CII（来自 EEG）和性能（如错误率）之间的相关性系数

注：正如预期的，最高的相关性是在零时间偏移。此外，最重要的是，甚至在错误发生之前，CII 与错误是密切相关的

23.2.2　工作负荷

许多常见的和重要的任务是多个子任务的复杂组合，必须同时或快速连续地进行。驾驶就是这样一个复杂的任务。驾驶员必须控制车辆，注意道路，对各种可能预期的或意外的障碍物或其他事件做出迅速和适当的反应，选择或遵循一组特定的方向，也可以添加可选的任务，如交谈或听音乐。在某些时候，随着总复合工作负荷的增加，各种子任务的执行性能会恶化，并且严重的后果（如事故），可能由此产生。许多研究在连续的脑信号（Gevins 等，1995；Smith 等，2001；Berka 等，2007；Holm 等，2009）和事件相关电位（Isreal 等，1980；Donchin，1987；Kramer 等，1995；Prinzel 等，2003；Allison 和 Polich，2008）中已经确定了工作负荷与脑电的相关性。

离线分析这样一种在测试新的车辆或其他产品期间获得的工作负荷的脑电指标，可以用来确保与操作它们相关的工作负荷不达到危险的水平。例如当关键任务所需的工作负荷达到高水平时，可选的辅助系统之一可能会被关闭。这种脑电的指标也可能用于避免新的产品特征，这种特征提高工作负荷到不可接受的水平，或者相反，用来验证新的旨在减少工作负荷的特色功能（如自动控制跟车距离）。此外，在目前情况下最相关的是，这些指标可能用于实时的基于 BCI 的系统，以确保工作负荷从不会达到对个人用户的危险程度。

在与 Daimler AG 合作进行的最新研究中，Kohlmorgen 等（2007）开发并测试了工作负荷的脑电指标。当 17 个被试在高速公路上以 100km/h 的速度实际开车时，他们记录了这 17 个人的脑电（根据国际 10-20 系统定位的 32 个通道），这是他们的首要任务。在某些时候，叠加了额外的第二个和第三个任务。第二个任务是听觉反应任务，大约每 7.5 s 必须按下安装在左右食指上的两个按钮之一，以响应于声音提示。第三个任务或者是心理计算，或者听取两个同时呈现的录音之一。在最初的校准阶段，为每个驾驶者标定基于脑电的工作负荷检测器。从根本上说，这种工作负荷检测器分类特定被试的频带功率的空间模式。最初，剔除不稳定的通道和出现包含肌肉或眼动伪迹的通道。然后，评估了不同的参数配置（频段、通道集合、空间滤波器，滞后阈值），并选择了能提供对两种负荷状态最佳识别的配置。Kohlmorgen 等（2007）提出了实现这一点的算法。

经过这个校准（标定）后，该系统可以实时地确定驾驶员的工作负荷（图 23.4）。在该研究的测试阶段，每当检测到高的工作负荷时，系统就关闭听觉反应时间任务。用这种方法，它减少或减轻了驾驶员的工作负荷。

这项研究的结果表明，测试阶段（即当工作负荷探测器关闭额外的反应时间任务时）的平均反应时间比校准阶段（即尽管有高的工作负荷，但任务仍继续时）的快 100ms。在测试阶段性能的改进可以用以下事实来解释：工作负荷探测器成功地预测潜在降低反应性的时期，并在增加了工作量的期间，免除了驾驶员需要作出反应（Kohlmorgen 等，2007）。

这些和其他类似的结果（Sterman 和 Mann，1995；Gevins 等，1995；Horne 和 Baulk，2004；Lal 和 Craig，2005；Lin 等，2005；Berka 等，2007）表明，在各种高负荷风险的情况下，这种基于 BCI 的方法可以提高被试/用户性能的稳定性和整体水平。同时，需要注意的是，脑电工作负荷探测器对一些被试比其他被试更有效。虽然采用这些指标的产品开发可能局限于这样的人，但它们在广泛使用的实际产品中的应用，可能会要求它们对所有的或几乎所有的潜在用户是有效的。

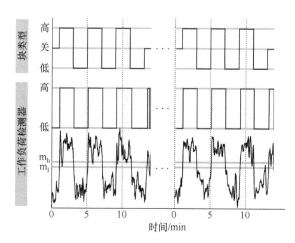

图 23.4 表现最佳被试的分类器输出的时间曲线（底部面板），相应的二分类高/低负荷指示用于控制缓解（中间面板）。真正的高和低的工作负荷状态（听觉）显示在顶部的面板上。顶部和中间面板之间的紧密对应关系指示该分类器准确地检测工作负荷（95.6%的正确率）。（Blankertz 等，2010）

23.2.3 情绪

情绪状态，如愤怒、沮丧和抑郁已被证明影响特定刺激诱出的事件相关电位（Event-relatedPotentials，ERP），并会反映在大脑的节律中（Aftanas 等，2004；Olofsson 等，2008）。在前额叶皮层记录的活动似乎特别受情绪状态的影响（Davidson，2004；Sotres-Bayon 和 Quirk，2010）。此外，情绪状态可以影响任务性能（Herrington 等，2005；Gray，2001；Cohen等，2010；Janelle，2002）。因此，每当检测到有害的情绪状态时，有可能采用并发的脑电分析，通过干预来改进任务或情绪状态，从而改善或稳定任务性能。例如每当检测到挫折或压力时，可能会延迟或简化任务。此外，有可能通过训练人以减少已知的与有损害性能的情绪状态相关的脑电指标。这个方向的重要研究考查了听音乐时情绪的可分类性（Lin et 等，2010）。

在一项试验性的研究中，Blankertz 等（2009）探究了与交互作用相关的情绪反应的神经元相关因素。当一对被试参与完成两种可供选择的强迫选择任务时，从他们记录多通道脑电。对于执行的特定时期（和受试者不知情的情况下），任务是有偏向的，以便给予一个被试或另一个被试不公平的优势（即通过较早的呈现刺激）。设计这种偏向性是为了诱导被试产生积极或消极的情绪状态（如兴奋、压力、挫折感）。这一初步研究的 4 个被试，他们的行为数据是一致的。

例如当把被试置于一个不利条件时，他/她调整自己的策略（如接受更高的错误率，以取得更快的反应时间来应对竞争对手），可能反映了一种不舒服的情绪状态。脑电分析显示了消极和积极情绪的期间之间，在 θ、α 或 β 频段具有显著的被试内差异。在被试内，这些差异有广泛的分布，以及空间上相干的地形图（即由一个或两个偶极子解释）（见第 3 章和第 6 章）。相关的频带以及它们在空间上的聚焦点随被试而变化。图 23.5 显示了一个被试的结果。

在被试者中发现的各种各样的脑电相关性表明，为通过情绪解码成功地提高任务的性能，需要自适应的方法。采用更大数量被试的研究将表明是否有一些脑电指标与个人对特定的情绪刺激情境的态度相关联。此外，需要进一步的研究以确定所观测到的脑电变化反映情绪而不是任务性能的其他方面（如在生气时更有力地按按钮）。

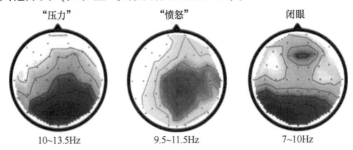

图 23.5 一个被试情绪状态为"压力"和"愤怒"下，（较高频段的）α 波段功率的地形图（减去基线）

注：为了进行比较，（较低频段的）α 波段功率的地形图显示为闭眼状态。请注意闭眼状态显示了情感状态下在不同频带中的调制。这些地形图在它们空间上的聚焦点是不同的

23.3 提高常规性能

到目前为止，我们已经考查了一些方法，采用这些方法 BCI 可能有助于确保人们以他们能力的较高水平一致地执行特定的任务。BCI 也可能让人们超出他们在准确性或速度方面正常的性能范围。本节讨论利用 BCI 的几种可能方法，使这种超常的性能成为可能。

23.3.1 目标检测

一些研究（Gerson 等，2006；Parra 等，2008；Sajda 等，2010）已经提供了令人印象深刻的例证，说明了利用脑电解码以提升搜索和决策任务的性能。呈现给被试复杂的图像，其中有几个图像包含目标对象。被试的任务是探测目标，并通过反应（如按一个按钮）尽可能快地指示探测结果。尽管计算机视觉技术（即允许计算"看到"的技术，即对于给定的任务，从图像中提取重要信息（Ballard 和 Brown，1982）取得了最新的进展，但是人比在复杂场景中探测目标的实时目标识别系统表现更准确（Bundeskriminalamt，2007））。此外，对于人类，其大脑信号可以在肌肉的实际响应（即按下按钮）之前反映检测过程，即使在没有任何要求肌肉响应的情况下，大脑信号也可以这样做。

Parra 等（2008）采用实时的基于 BCI 的脑电分析以协助人完成检测任务。在第一步（筛选或分类的步骤），以非常快的速度（即每秒 10~20 幅）呈现复杂的图像。期望包含目标对象的图像（即目标图像）能诱发 P300 的响应（见第 12 章），而不包含目标对象的图像（即非目标图像）则不能诱发。每个图像被赋予一个优先级评分，指示在什么程度上它诱发了类似 P300 的响应。然后，在第二步，根据图像的分数，排序图像（即较高的分数排第一），并以缓慢的速度把图像呈现给被试，以允许其仔细地检查和明确地检测。

这一两个步骤的方法，预计有几个原因将产生超过正常范围的性能。在分流的步骤中，可以比需要一个实际的神经肌肉反应时那些可能的速度大得多的速度呈现图像。此外，常规的自定进度的搜索通常要慢得多，因为只有在达到一个给定的确定性阈值之后，被试才响应。虽然最初的快速图像呈现本质上是一种粗粒度的方法，并可能会产生一些错误，但是图像的优先级可以大大方便随后做出最终决定的自定进度的检查。

Parra 和他的同事们采用了一种基于学习的方法来区分脑电对目标和非目标图像的响应。他们记录了 64 个 EEG 通道，提取了滑动 50ms 的时间窗，并从训练数据计算线性判别（见第 8 章），训练数据确定一个给定的图像是目标图像的概率。他们从图像呈现后第一秒的多个窗

口计算了 10 个具有可分性的脑电特征，并线性组合这些特征以产生指示该图像是目标图像的概率。设计这个过程使其对缓慢漂移和快速的样本之间的波动具有鲁棒性。采用一组五名被试者，这些研究人员表明，采用基于 BCI 的分析，快速呈现的分流步骤能正确检测出 92％的目标图像。然后，为后续更仔细的评估，赋予这些一个高优先级。

Parra 和他的同事们创造了术语"皮层耦合计算机视觉"，用于他们的 BCI 增强两步图像检测（Gerson 等，2006；Parra 等，2008；Sajda 等，2010）。为了提高图像搜索的速度和精度，这个术语表明它将整合传统的计算机视觉与 BCI 技术。

23.3.2 其他可能的基于 BCI 的性能增强

许多研究已经描述了在动作之前出现的一些脑电特征，或者甚至预测自发的或刺激触发的动作细节，如手的运动或手指屈曲（Blankertz 等，2006；Waldert 等，2008）。能够准确地检测这种运动前电位的 BCI 系统可能被用来产生一个比实际的肌肉收缩可能提供的速度更快的动作。由此产生的有效反应时间提高，在时间紧迫的情况下，例如需要车辆驾驶员对意想不到的障碍物或其他突发事件做出快速反应的情况时，这可能是特别有价值的。

另一种可能的基于 BCI 的性能增强是由多种研究提出来的，这些研究表明性能的错误与特定的脑电特征相关（如错误相关负波（Error-related negativity））（Falkenstein 等，2000；Nieuwenhuis 等，2001；Schalk 等，2000；Blankertz 等，2003；Parra 等，2003；Chavarriaga 和 Millan，2010）。一个有前景的可能性是：之前或并发的脑信号与成功或不成功的行为表现相关（Schubert 等，2009；Mathewson 等，2009；Thut 等，2006；Chen 等，2008；Fernandez 等，1999；Eichele 等，2010），这种脑信号可能被用来实时中止或纠正（如快速强制选择任务中）神经肌肉活动的错误。

23.4 拓展或丰富生活体验

在本章的最后部分，我们要讨论的 BCI 应用，不优化或不提高常规神经肌肉任务的执行性能，而是拓宽和丰富社交互动、创意努力、娱乐可选项或其他的生活体验。虽然这些 BCI 应用的最初研发主要是用于有严重残疾的人，但是随着它们的便利性和能力的提高，它们很有可能会对一般人群有吸引力。

23.4.1 与媒体相关的活动

有或无神经肌肉障碍的人对各种与媒体相关的活动感兴趣：网上冲浪；收集照片、视频和音乐收藏，并与家人和朋友分享它们；加入互动的场所，如网络聊天室；参与基于计算机的绘画或音乐创作；当然还有用于娱乐、教育或就业的消费视听材料。这些活动可以分为探索型的、社会交往、自我表达以及消费型的。因为一个人具备这些活动的能力通常在决定他或她的生活质量方面有重要的作用，用于改善这种能力的基于 BCI 的方法可能会大大改善重度残障人的生活，也可能改善其他人的生活。

目前，与媒体相关活动的 BCI 应用必须适应当前 BCI 输出命令在速度、精度以及复杂性特征方面的严重局限性。这些局限类似于并非常相似于那些适用于在小型手持移动设备，如智能手机上与媒体相关活动的限制（Murray-Smith，2009）。因此，基于 BCI 的媒体活动的研发可以从人机交互（Human-computer interaction）领域获益，该领域正不断改善这些设备的交互模型。

虽然基于 BCI 的媒体应用仍处于起步阶段，但是已经描述了一些有趣的早期例子。这些显然超出了文本输入应用，如 Farwell 和 Donchin（1988）最初的 P300 拼写网格以及它的继任者

Hex-o-Spell（Blankertz 等，2007；Williamson 等，2009）和 Dasher（Wills 和 MacKay，2006）。

图 23.6 显示了一个基于 BCI 的浏览器接口 Nessi 的例子（Bensch 等，2007）。它使用户不仅可以浏览网页，也可以访问基于 Web 的服务和基于 Web 的应用。它是平台无关的和开源的。它的功能已由一个两类的运动想象范式证明（Bensch 等，2007）。两组可选的链接，每组由两种不同的颜色之一突出显示。要选择一个链接，用户生成控制命令（即他/她已被指示使用的运动想象来表示一种给定的颜色）来选择一组包含所需链接的链接组。然后所选择的链接组被分成两个较小的组，每一个组用不同的颜色标示；以这种方式重复选择，直到选定单个链接并访问。

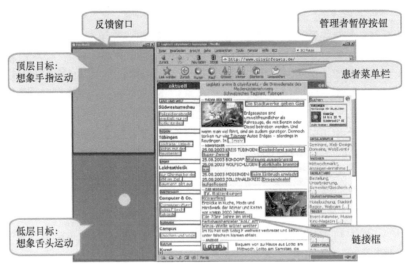

图 23.6　基于 BCI 的 Nessi 互联网浏览器截图

注：在左边，用户观察由两个运动想象任务（如想象手指运动与想象的舌头运动）产生的脑-机接口控制信号的反馈。在一系列的基于想象选择两个选择项，用户沿二叉树到达一个单一的链接。（来自 Bensch 等，2007）

23.4.2　艺术的表达

Kubler 等（2008）描述了一种基于 BCI 的脑绘画应用，采用视觉刺激诱发的 P300 响应（见第 12 章）。通过注意简单的绘图工具（如颜色、形状等）矩阵上所需的项目，用户可以将各种形状放置在数字画布上，并将它们着色。到目前为止，这种应用已经由许多 ALS 患者和一个没有残障的艺术家使用。虽然这个应用有点受到它的工具和形状集合的限制，但它能使不依赖于神经肌肉功能的艺术表达成为可能。图 23.7 显示了一个示例创作。

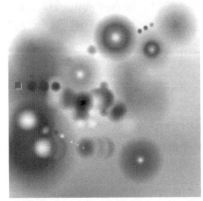

图 23.7　由基于 BCI 的脑绘画应用程序产生的艺术作品（Kubler 等，2008）（图像承蒙 Adi Hosle）

23.4.3 游戏

BCI 控制的游戏应用范围广，从严格的医学到完全的非医学应用。应用程序可以只由 BCI 控制，或者 BCI 可以是补充传统控制的一个额外输入。Nijholt（2009）以及 Allison 和 Grainmann（2008）讨论了调查：在一般水平上，该调查讨论了 BCI 控制游戏的方法和要求。Lecuyer 等（2008）对几种 BCI 游戏和虚拟环境应用提供了一个很好的概述。

1）基于 BCI 的游戏

游戏可以为实践提供强有力的动机，从而实现 BCI 系统更好的控制。因此，简单的基于 BCI 的游戏可以帮助无经验的用户掌握基于 BCI 的通信和控制应用。可以设计它们用来增加注意力的集中程度或持续时间，提高脑信号控制的速度和准确性，或改善其他重要的能力。期望的是，这些改进将转移到 BCI 的实际通信或控制使用中。例如 Lalor 等（2005）描述了一个游戏，其目的是提高操作 BCI 所需要的注意力集中，该种 BCI 利用稳态视觉诱发电位（SSVEPs）（见第 14 章）。Ramsey 等（2009）描述了一个守门员游戏，旨在鼓励快速生成基于运动想象 BCI 的命令。这些简单的 BCI 游戏在训练 BCI 使用中是有用的，但它们可能没有吸引力或身临其境的特性，与标准的游戏相比，除了它们新型的控制方法（即大脑信号而不是基于肌肉的运动），这些特性会导致人们只为娱乐而玩游戏。

图 23.8 显示了一个最近发布的基于 BCI 的游戏，该游戏只需要两级控制，但需要精确定时并模拟复杂的物理交互作用（Tangermann 等，2009）。这个应用程序证明了来自运动想象脑-机接口的控制信号，在实时玩快速反应游戏时，可以足够精确地定时。虽然定时精度和分类精度之间的权衡对所有用户都是必要的，但用户发现游戏具有高度的沉浸感和吸引力（Tangermann 等，2009）。

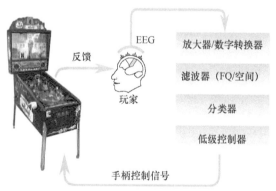

图 23.8 一个基于 BCI 的游戏（在游戏中，用户用左右手运动想象控制一个弹球机）

另一个值得注意的 BCI 游戏是一个基于非常流行的视频游戏"俄罗斯方块"（俄罗斯方块控股，www.tetris.com）。在这个游戏中，不同形状的方块沿计算机屏幕慢慢地下降，玩家可以水平移动或旋转方块 90°，通过若干步骤，使得方块在到达底部时它们完全地结合在一起。在这款游戏的 BCI 版本中（图 23.9），左或右手运动想象分别向左或右移动方块，心理旋转（Mental rotation）（Ditunno 和 Mann，1990）顺时针旋转方块，脚的运动想象使方块下降更快。虽然已经常把手和脚的运动想象用于 BCI 应用，但心理旋转是一种较新的 BCI 范式，该范式首次是用于 BCI 控制机器人（Millan 等，2004）。在这款 BCI 版本的俄罗斯方块游戏中，心理旋转用于旋转方块，显然是很自然的。已经发现心理旋转与占优的右顶叶焦点有关（图 23.9）。这一发现与已报道的与这些任务相关的神经元活动是一致的（Farah，1989；Ditunno 和 Mann，1990；Harris 等，2000）。然而，也有报道双侧（Tagaris 等，1996），甚至左半球（Mehta 和 Newcombe，1991）活动占优。Milivojevic 等（2009）提出一种方法来解决这些看似矛盾的结果。

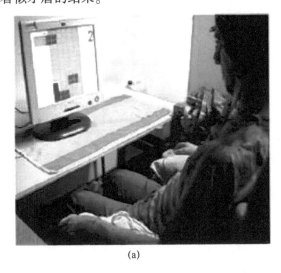
(a)

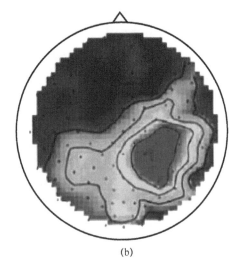
(b)

图 23.9 基于 BCI 的 "俄罗斯方块" 游戏（俄罗斯方块控股，www.tetris.com）

注：(a) 玩家利用左或右手的运动想象，分别相左或右移动下落的方块，利用心理旋转顺时针旋转方块，利用脚的运动想象使其下降更快。(b) 与心理旋转相关的 18～24Hz β 频带的去同步（即功率降低）的地形模式。这种去同步（红色）表明了皮层的激活。右顶叶的焦点与文献中的报道一致（Ditunno 和 Mann, 1990），但看到正文中关于相反发现的讨论。(照片和地形图来自一个探索性实验，该实验由柏林 BCI 研究组的个人通信进行)

基于 BCI 的游戏，尤其是那些可以利用 BCI 或通过常规的神经肌肉功能，如操纵杆（即BCI 能够玩的游戏）的游戏，通过让那些严重残疾的人与其他人合作或竞争，包括无明显障碍的人，也可以增加他们与社会的融合。BCI 版本的策略游戏，如下棋，不需要快速或精确定时的动作，它能使两人在同等条件下竞争，不管各自的神经肌肉能力如何。需要合作（而不是竞争）的游戏，其中两个或两个以上的玩家共同努力达成一个共同的目标，这种游戏可以提供更多的和更身临其境的社会融合。

在 BCI 能够玩的奖励快速动作或精确计时的游戏中，如快速的象棋或俄罗斯方块，可以放缓或以其他方式阻碍身体健康的玩家（如通过添加延迟或不确定性到键盘的输入），使得其他玩家可以在同等条件下竞争。这种调整可能使残疾人士在同等条件下参与竞争。这些游戏也允许没有残障的人进行体验，从而使他们对残障人士时常面临的巨大障碍获得更多的了解。

BCI 方法也可以用于其他常规的游戏以优化用户的心理状态和游戏的需求之间的即时匹配，从而提升用户的体验。BCI 版本或支持 BCI 的版本的慢策略游戏和快速反应的游戏还可以通过互联网远程来玩。加入游戏社区为社交互动提供了机会，并可以让严重残疾的人成为由有残疾或无残疾的人组成的社区中活跃的成员。

在设计基于 BCI 的游戏时，必须考虑到目前 BCI 方法有限的信息传输率。最大的挑战是开发一个用户界面，能适应或容纳 BCI 的有限速度和精度，并且仍然能提供了一个有吸引力的、高度身临其境的游戏体验。可通过为用户发出的每个控制命令提供丰富的和及时的反馈，使有限的控制可以部分得到补偿。这是 BCI 研究界和人机接口界之间合作的一个卓有成效的（富有成果的）领域。

2) BCI 辅助的游戏

虽然 BCI 可以作为游戏控制的唯一信号源，但它也可能在常规控制的游戏中提供一个额外的控制信道。在未来，随着脑电记录设备的鲁棒性和方便性的增加以及成本的不断下降，为了拓展和丰富一般游戏玩家自身的游戏体验，他们可能对探索 BCI 辅助标准的游戏垫、鼠标或键盘输入设备感兴趣。创建并使用这样的混合（即结合 BCI/常规）游戏应该从可靠的干电极和算法的研发中受益，这种算法能够可靠地从伪迹，如肌电或者与眼动相关的活动中分离出脑信号（见第 6 章和第 7 章）。目前，BCI 控制和肌肉控制交互的方式以及使它们能够同时和有效地运作的范式尚待确定。

混合游戏的开发应该受益于实时监测心理状态方法的开发，如在本章的第一部分中所描述的对注意和工作负荷的监测。游戏可能会利用这种信息来调节其连续操作的速度或复杂性，以增加用户的沉浸感和享受。游戏体验可以实时定制以优化每个玩家的体验。

23.5 小　　结

随着 BCI 系统变得更加方便和实惠，随着信息传输速率的提高，以及其性能变得更加可靠，它们很可能会找到新的应用，这些应用远远超出辅助通信和控制的应用，而后者是目前研究和发展的重点。然后，它们可以到达服务有残障和无残障的人——适于各种各样的用途。

本章讨论了 BCI 技术的三大类实际的或可能的非医学用途。第一大类，BCI 系统可能被用来优化或稳定常规神经肌肉任务的性能。因此，在注意力减弱时，它们可能会介入干预，或者当工作负荷达到可能会产生错误或降低性能的水平时，它们可能会调节工作负荷。

第二大类，BCI 系统可能被用来增强神经肌肉的性能，使其超越常规可能的性能。例如 BCI 检测特定于目标刺激的脑电特征，这可能增加检测任务的速度和准确性，BCI 识别脑电运动前电位，这可以使反应时间缩短，或者 BCI 错误检测可以允许取消或纠正错误。

第三大类，BCI 可以使一类系统的创建成为可能，这类系统通过可以引起无数有残障和无残障人士兴趣和努力的与媒体相关的活动（如互联网接入）、新的艺术表现方法或有吸引力的新的计算机游戏，能够扩展或丰富生活体验。基于 BCI 的游戏，或者能以 BCI 或常规方式混合操作的游戏，可以为健全和残疾的用户提供公平的比赛场，并可以促进社交互动与融合，包括那些使用互联网的。BCI 方法也可以用于其他常规的游戏以优化用户的心理状态和游戏的需求之间的即时匹配，从而提高用户的体验。

总之，在未来，非医学的 BCI 应用很可能影响健全和残疾人的多种活动，改变和改善完成重要而艰巨任务的方式，稳定甚至提高任务的性能，并扩大社会交往和娱乐的机会。

参 考 文 献

Aftanas，LI，Reva，NV，Varlamov，AA，Pavlov，SV，Makhnev，VP. Analysis of evoked EEG synchronization and desynchronization in conditions of emotional activation in humans: temporal and topographic characteristics. *Neurosci Behav Physiol* 34: 859–867, 2004.

Allison，B，Grainmann，B. Why use a BCI if you're healthy? *IEEE Intell Syst* 23: 76–78, 2008.

Allison，B，Polich，J. Workload assessment of computer gaming using a singlestimulus event-related potential paradigm. *Biol Psychol* 77: 277–283, 2008.

Ballard，DH，Brown，CM. *Computer Vision*. Upper Saddle River, NJ: Prentice Hall, 1982.

Bensch，M，Karim，A，Mellinger，J，Hinterberger，T，Tangermann，M，Bogdan，M，Rosenstiel，W，Birbaumer，N.

Nessi: An EEG controlled web browser for severely paralyzed patients. *Comput Intell Neurosci*, 2007.

Berka, C, Levendowski, DJ, Lumicao, MN, Yau, A, Davis, G, Zivkovic, VT, Olmstead, RE, Tremoulet, PD, Craven, PL. EEG correlates of task engagement and mental workload in vigilance, learning, and memory tasks. *Aviat Space Environ Med* 7 8: B231 –244, 2007.

Blankertz, B, Dornhege, G, Lemm, S, Krauledat, M, Curio, G, Müller, KR. The Berlin Brain – Computer Interface: Machine learning based detection of user specific brain states. *J Univ Comput Sci 12*: 581 –607, 2006.

Blankertz, B, Dornhege, G, Schäfer, C, Krepki, R, Kohlmorgen, J, Müller, KR, Kunzmann, V, Losch, F, Curio, G. Boosting bit rates and error detection for the classification of fast – paced motor commands based on singletrial EEG analysis. *IEEE Trans Neural Syst Rehabil Eng 11*: 127 –131, 2003.

Blankertz, B, Krauledat, M, Dornhege, G, Williamson, J, Murray–Smith, R, Müller, K R. A note on brain actuated spelling with the Berlin Brain – Computer Interface. In: Stephanidis, C (Ed.), *Universal Access in HCI, Part II, HCII 2007*, Stephanidis. Berlin, Heidelberg: Springer, *4555*: 759 –768, 2007.

Blankertz, B, Müller, KR, Curio, G. Neuronal correlates of emotions in human – machine interaction. In: *BMC Neuroscience 2009*, Eighteenth Annual Computational Neuroscience Meeting: CNS * 2009. 10, (Suppl 1): 80.

Blankertz, B, Tangermann, M, Vidaurre, C, Fazli, S, Sannelli, C, Haufe, S, Maeder, C, Ramsey, L, Sturm, I, Curio, G, Müller, KR. The Berlin braincomputer interface: Non – medical uses of BCI technology. *Front Neurosci 4*: 198, 2010.

Bundeskriminalamt. Face recognition as a search tool — "Foto – Fahndung." Technical report, Bundeskriminalamt, 2007.

Chavarriaga, R, Millán, JdR. Learning from EEG error – related potentials in noninvasive brain – computer interfaces. *IEEE Trans Neural Syst Rehabil Eng 18*: 381 –388, 2010.

Chen, YN, Mitra, S, Schlaghecken, F. Sub – processes of working memory in the N – back task: An investigation using ERPs. *Clin Neurophysiol 119*: 1546 –1559, 2008.

Cohen, N, Henik, A, Mor, N. Can emotion modulate attention? Evidence for reciprocal links in the attentional network test. *Exp Psychol*, 2010. In press.

Davidson, RJ. What does the prefrontal cortex "do" in affect: Perspectives on frontal EEG asymmetry research. *Biol Psychol 6 7*: 219 –233, 2004.

Ditunno, PL, Mann, VA. Right hemisphere specialization for mental rotation in normals and brain damaged subjects. *Cortex 2 6*: 177 –188, 1990.

Donchin, E. The P300 as a metric for mental workload. *Electroencephalogr Clin Neurophysiol Suppl 39*: 338 –343, 1987.

Eichele, H, Juvodden, HT, Ullsperger, M, Eichele, T. Mal – adaptation of eventrelated EEG responses preceding performance errors. *Front Hum Neurosci 4*, 2010.

Falkenstein, M, Hoormann, J, Christ, S, Hohnsbein, J. ERP components on reaction errors and their functional significance: A tutorial. *Biol Psychol 51*: 87 –107, 2000.

Fan, J, Byrne, J, Worden, MS, Guise, KG, McCandliss, BD, Fossella, J, Posner, MI. The relation of brain oscillations to attentional networks. *J Neurosci 27*: 6197 –6206, 2007.

Farah, MJ. The neural basis of mental imagery. *Trends Neurosci 12*: 395 –399, 1989.

Farwell, L, Donchin, E. Talking off the top of your head: Toward a mental prosthesis utilizing event – related brain potentials. *Electroencephalogr Clin Neurophysiol 70*: 510 –523, 1988.

Fernández, G, Eff ern, A, Grunwald, T, Pezer, N, Lehnertz, K, Dümpelmann, M, Van Roost, D, Elger, CE. Real – time tracking of memory formation in the human rhinal cortex and hippocampus. *Science 285*: 1582 –1585, 1999.

Fisher, CE, Chin, L, Klitzman, R. Defining neuromarketing: Practices and professional challenges. *Harv Rev Psychiatry 18*: 230 –237, 2010.

Fletcher, A, McCulloch, K, Baulk, SD, Dawson, D. Countermeasures to driver fatigue: a review of public awareness campaigns and legal approaches. *Aust N Z J Public Health 29*: 471 –476, 2005.

Gerson, A, Parra, L, Sajda, P. Cortically coupled computer vision for rapid image search. *IEEE Trans Neural Syst Rehabil Eng 14*: 174 –179, 2006.

Gevins, A, Leong, H, Du, R, Smith, ME, Le, J, DuRousseau, D, Zhang, J, Libove, J. Towards measurement of brain function in operational environments. *Biol Psychol 40*: 169 –186, 1995.

Gray, JR. Emotional modulation of cognitive control: approach-withdrawal states double-dissociate spatial from verbal two-back task performance. *J Exp Psychol Gen 130*: 436-452, 2001.

Guderian, S, Schott, BH, Richardson-Klavehn, A, Düzel, E. Medial temporal theta state before an event predicts episodic encoding success in humans. *Proc Natl Acad Sci USA 106*: 5365-5370, 2009.

Harris, IM, Egan, GF, Sonkkila, C, Tochon-Danguy, HJ, Paxinos, G, Watson, JD. Selective right parietal lobe activation during mental rotation: A parametric PET study. *Brain 123 (Pt 1)*: 65-73, 2000.

Herrington, JD, Mohanty, A, Koven, NS, Fisher, JE, Stewart, JL, Banich, MT, Webb, AG, Miller, GA, Heller, W. Emotion-modulated performance and activity in left dorsolateral prefrontal cortex. *Emotion 5*: 200-207, 2005.

Holm, A, Lukander, K, Korpela, J, Sallinen, M, Muller, KM. Estimating brain load from the EEG. *ScientificWorldJournal 9*: 639-651, 2009.

Horne, JA, Baulk, SD. Awareness of sleepiness when driving. *Psychophysiology 41*: 161-165, 2004.

Isreal, JB, Wickens, CD, Chesney, GL, Donchin, E. The event-related brain potential as an index of display-monitoring workload. *Hum Factors 22*: 211-224, 1980.

ITU-T Rec. P. 910. Subjective video quality assessment methods for multimedia applications. Geneva: International Telecommunications Union, 2008.

Janelle, CM. Anxiety, arousal and visual attention: a mechanistic account of performance variability. *J Sports Sci 20*: 237-251, 2002.

Karis, D, Fabiani, M, Donchin, E. P300 and memory: Individual differences in the von Restorff effect. *Cog Psychol 1 6*: 177-216, 1984.

Klauer, SG, Guo, F, Sudweeks, J, Dingus, TA. An analysis of driver inattention using a case-crossover approach on 100-car data: Final report. Technical report, Virginia Tech Transportation Institute, 2010.

Kohlmorgen, J, Dornhege, G, Braun, M, Blankertz, B, Müller, KR, Curio, G, Hagemann, K, Bruns, A, Schrauf, M, Kincses, W. Improving human performance in a real operating environment through real-time mental workload detection. In: Dornhege, G, del R. Millán, J, Hinterberger, T, McFarland, D, Müller, KR, Eds. *Toward Brain-Computer Interfacing*, Cambridge, MA: MIT press, 409-422, 2007.

Kramer, AF, Trejo, LJ, Humphrey, D. Assessment of mental workload with task-irrelevant auditory probes. *Biol Psychol 4 0*: 83-100, 1995.

\, A, Furdea, A, Halder, S, Hösle, A. Brain painting - BCI meets art. In: Müller-Putz, GR, Brunner, C, Leeb, R, Pfurtscheller, G, Neuper, C, Eds. *Proceedings of the 4th International Brain-Computer Interface Workshop and Training Course 2008*. Graz: Verlag der Technischen Universität Graz, 2008, 361-366.

Lal, SK, Craig, A. Reproducibility of the spectral components of the electroencephalogram during driver fatigue. *Int J Psychology 55*: 137-143, 2005.

Lalor, E, Kelly, S, Finucane, C, Burke, R, Smith, R, Reilly, R, McDarby, G. Steady-state VEP-based brain-computer interface control in an immersive 3D gaming environment. *EURASIP J Appl Signal Processing 19*: 3156, 2005.

Lécuyer, A, Lotte, F, Reilly, RB, Leeb, R, Hirose, M, Slater, M. Brain-computer interfaces, virtual reality, and videogames. *Computer 4 1*: 66-72, 2008.

Lin, CT, Wu, RC, Jung, TP, Liang, SF, Huang, TY. Estimating driving performance based on EEG spectrum analysis. *EURASIP J Appl Signal Process 19*: 3165-3174, 2005.

Lin, YP, Wang, CH, Jung, TP, Wu, TL, Jeng, SK, Duann, JR, Chen, JH. EEGbased emotion recognition in music listening. *IEEE Trans Biomed Eng 57*: 1798-1806, 2010.

Lyznicki, JM, Doege, TC, Davis, RM, Williams, MA. Sleepiness, driving, and motor vehicle crashes. Council on Scientific Affairs, American Medical Association. *JAMA 279*: 1908-1913, 1998.

Makeig, S, Jung, TP. Tonic, phasic, and transient EEG correlates of auditory awareness in drowsiness. *Cogn Brain Res 4*: 15-25, 1996.

Mathewson, KE, Gratton, G, Fabiani, M, Beck, DM, Ro, T. To see or not to see: Prestimulus alpha phase predicts visual awareness. *J Neurosci 29*: 2725-2732, 2009.

Mehta, Z, Newcombe, F. A role for the left hemisphere in spatial processing. *Cortex 27*: 153-167, 1991.

Milivojevic, B, Hamm, JP, Corballis, MC. Hemispheric dominance for mental rotation: It is a matter of time. *Neuroreport 20*: 1507–1512, 2009.

Millán, J, Renkens, F, No, JM, Gerstner, W. Non-invasive brain-actuated control of a mobile robot by human EEG. *IEEE Trans Biomed Eng 51*: 1026–1033, 2004.

Mokdad, AH, Marks, JS, Stroup, DF, Gerberding, JL. Actual causes of death in the United States, 2000. *J AMA 291*: 1238–1245, 2004.

Mokdad, AH, Marks, JS, Stroup, DF, Gerberding, JL. Correction: Actual causes of death in the United States, 2000. *JAMA 293*: 293–294, 2005.

Müller, KR, Tangermann, M, Dornhege, G, Krauledat, M, Curio, G, Blankertz, B. Machine learning for real-time single-trial EEG-analysis: From braincomputer interfacing to mental state monitoring. *J Neurosci Methods 167*: 82–90, 2008.

Murray-Smith, R. Empowering people rather than connecting them. *Int J Mobile Hum Compur Interact 1*: 18–28, 2009.

Nieuwenhuis, S, Ridderinkhof, K, Blom, J, Band, G, Kok, A. Errorrelated brain potentials are differentially related to awareness of response errors: Evidence from an antisaccade task. *Psychophysiology 38*: 752–760, 2001.

Nijholt, A. BCI for games: A "state of the art" survey. In: *I CEC '08: Proceedings of the 7th International Conference on Entertainment Computing*. Berlin, Heidelberg: Springer-Verlag, 225–228, 2009.

Olofsson, JK, Nordin, S, Sequeira, H, Polich, J. Affective picture processing: An integrative review of ERP findings. *B iol Psychol 77*: 247–265, 2008.

Papadelis, C, Chen, Z, Kourtidou-Papadeli, C, Bamidis, P, Chouvarda, I, Bekiaris, E, Maglaveras, N. Monitoring sleepiness with on-board electrophysiological recordings for preventing sleep-deprived traffic accidents. *Clin Neurophysiol 118*: 1906–1922, 2007.

Parra, L, Christoforou, C, Gerson, A, Dyrholm, M, Luo, A, Wagner, M, Philiastides, M, Sajda, P. Spatiotemporal linear decoding of brain state. *IEEE Signal Process Mag 25*: 107–115, 2008.

Parra, L, Spence, C, Gerson, A, Sajda, P. Response error correction — ademonstration of improved human-machine performance using realtime EEG monitoring. *IEEE Trans Neural Syst Rehabil Eng 11*: 173–177, 2003.

Prinzel, LJ, Freeman, FG, Scerbo, MW, Mikulka, PJ, Pope, AT. Effects of a psychophysiological system for adaptive automation on performance, workload, and the event-related potential P300 component. *Hum Factors 45*: 601–613, 2003.

Ramsey, L, Tangermann, M, Haufe, S, Blankertz, B. Practicing fast-decision BCI using a "goalkeeper" paradigm. In: *BMC Neuroscience 2009*, Eighteenth Annual Computational Neuroscience Meeting: CNS* 2009, 10 (Suppl 1): P69.

Ranney, TA. Driver distraction: A review of the current state-of-knowledge. Technical report, National Highway Traffic Safety Administration, 2008.

Sajda, P, Parra, LC, Christoforou, C, Hanna, B, Bahlmann, C, Wang, J, Pohlmeyer, E, Dmochowski, J, Chang, SF. In a blink of an eye and a switch of a transistor: Cortically-coupled computer vision. *Proc IEEE 98*: 462–478, 2010.

Schalk, G, Wolpaw, JR, McFarland, DJ, Pfurtscheller, G. EEG-based communication: Presence of an error potential. *Clin Neurophysiol 111*: 2138–2144, 2000.

Schubert, R, Haufe, S, Blankenburg, F, Villringer, A, Curio, G. Now you'll feelit — now you won't: EEG rhythms predict the eff ectiveness of perceptual masking. *J Cogn Neurosci 21*: 2407–2419, 2009.

Slobounov, S, Chiang, H, Johnston, J, Ray, W. Modulated cortical control of individual fingers in experienced musicians: An EEG study. Electroencephalographic study. *Clin Neurophysiol 113*: 2013–2024, 2002.

Smith, ME, Gevins, A, Brown, H, Karnik, A, Du, R, Gevins, AS. Monitoring task loading with multivariate EEG measures during complex forms of human-computer interaction. *Hum Factors 43*: 366–380, 2001.

Sotres-Bayon, F, Quirk, GJ. Prefrontal control of fear: More than just extinction. *Curr Opin Neurobiol 20*: 231–235, 2010.

Sterman, MB, Mann, CA. Concepts and applications of EEG analysis in aviation performance evaluation. *Biol Psychol 40*: 115–130, 1995.

Subramanian, R. Motor vehicle traffic crashes as a leading cause of death in the USA, 2004. NHTSA-Report DOT HS 810 742, NHTSA, 2007.

Tagaris, GA, Kim, SG, Strupp, JP, Andersen, P, Ugurbil, K, Georgopoulos, AP. Quantitative relations between parietal activation and performance in mental rotation. *Neuroreport 7*: 773–776, 1996.

Tangermann, M, Krauledat, M, Grzeska, K, Sagebaum, M, Blankertz, B, Vidaurre, C, Müller, KR. Playing pinball with non-invasive BCI. In: *Advances in Neural Information Processing Systems 21*, Cambridge, MA: MIT Press, 1641-1648, 2009.

Thut, G, Nietzel, A, Brandt, SA, Pascual-Leone, A. Alpha-band electroencephalographic activity over occipital cortex indexes visuospatial attention bias and predicts visual target detection. *J Neurosci 26*: 9494-9502, 2006.

Waldert, S, Preissl, H, Demandt, E, Braun, C, Birbaumer, N, Aertsen, A, Mehring, C. Hand movement direction decoded from MEG and EEG. *J Neurosci 28*: 1000-1008, 2008.

Wältermann, M, Scholz, K, Möller, S, Huo, L, Raake, A, Heute, U. An instrumental measure for end-to-end speech. In: *Proceedings of the 11th International Conference on Spoken Langugage Processing*, 2008, 61-64.

Williamson, J, Murray-Smith, R, Blankertz, B, Krauledat, M, Müller, KR. Designing for uncertain, asymmetric control: Interaction design for braincomputer interfaces. *Int J Hum Comput Stud 67*: 827-841, 2009.

Wills, S, MacKay, D. DASHER — an efficient writing system for brain-computer interfaces? *IEEE Trans Neural Syst Rehabil Eng 14*: 244-246, 2006.

Xu, J, Kochanek, KD, Murphy, SL, Tejada-Vera, B. Deaths: Final data for 2007. *National Vital Statistics Reports 58*: 1-137, 2010.

第 24 章 BCI 研究中的伦理问题

24.1 引言

科学和工程的发展常常带来重要的伦理问题。作为进步的一个突出部分，现在预示着前所未有的认识并理解大脑及其疾病，对人的脑-机接口研究引发了伦理问题，这些问题吸引了人们的注意并影响科学家、工程师、医生和政策制定者的行动。这些问题中的一些是简单的，通过坚持既定的原则，可以有效地解决（虽然不总是很容易）。其他问题是新的和独特的。从 BCI 研究的现实或从 BCI 自身的根本性质所产生的问题，目前它们可能还没有明确的解决方案。

本章讨论了对人的脑-机接口研究引发的伦理道德问题。围绕着 1978 年贝尔蒙（Belmont）报告中阐述的三项原则（保护人类被试的国家委员会，1978）来组织本章内容，通常认为该报告是现代人类研究标准的创始文件。这三个原则是行善、对人的尊重和公正。最简单地说，行善需要：对人类研究的潜在利益（对人类，也许对研究被试）远大于其对被试的风险。尊重人需要：获得被试的知情同意。公正要求：公平分配研究的利益和负担。所有这些原则在理论和实践上都是复杂的，它们一起已产生了大量和稳步增长的文献（医学研究所，2005；Ackerman，2006；Illes，2006；Leshner，2007；Beauchamp 和 Childress，2009）。在本章中，我们着重于与目前的 BCI 研究最相关的那些方面。

在应用这些原则时，有助于把 BCI 研究划分为两种不同的类型，虽然可能重叠。第一类包括的 BCI 研究旨在帮助残疾患者获得等同于没有残疾的人的功能状态。根据在第 1 章中提出并在本书中使用的脑-机接口定义，这一类包括的研究旨在恢复或替代自然的中枢神经系统输出，或旨在改善自然的输出使其等同于没有残疾的人的那种输出。这一领域一直是并将继续是 BCI 研究的重点，也是本章的重点。第二类包括针对一般人群的研究。根据第 1 章的定义，这一类包括的研究旨在增强或补充自然的中枢神经系统输出或提高自然的输出以达到超常的水平。因为这种工作才刚刚开始，而且因为它所引起的额外的伦理问题目前在很大程度上是假设的，这里的应对方法相对比较简单。

24.2 帮助残疾人的 BCI 研究

为严重的神经肌肉障碍患者恢复交流和控制的能力，一直并将继续是 BCI 研究的主要焦点。这一计划必不可少的对人的研究引起了各种伦理问题。有一些问题是出现在许多其他生物医学研究领域里的或多或少的标准问题。其他问题则是 BCI 研究或者更广阔的神经技术领域里的独特问题。

24.2.1 行善：做有益的事，不做有害的事

评估任何事业的行善的先决条件是明确定义行善，也就是，对正在追求的善行其确切性

质的规范。对于旨在残疾人的 BCI 研究，这个定义是清楚的：如果它帮助人们恢复正常的功能——交流、移动、工作和娱乐等，那么研究是有益的。由这个定义，BCI 研究的潜在好处没有受到严重的怀疑。本书的章节提供充足的证据表明，即使 BCI 目前存在局限，但它可以为那些最严重的神经肌肉障碍患者恢复其基本的交流和控制能力，并可以最小的风险来这样做。这些人有很少的或根本没有能力进行独立行动，他们可能完全依赖于护理人员。BCI 可以恢复其一定程度的自主性和独立性，使他们能够保持与家人和朋友的社会关系，把他们的愿望传达给护理人员，操作环境控制或娱乐系统，甚或继续做有收入的工作（Sellers 等，2010）。事实上，有人认为社会有道德义务使有沟通能力的人这样做（Fenton 和 Alpert，2008；Fins，2009a）。随着 BCI 技术的提高，它很有可能对大量残疾不太严重的人有用。总之，BCI 技术对人类的潜在益处是明确的，并为实现它们所需要的对人类的研究提供了充足的理由。同时，为最大限度地发挥这些益处，注意一些重要的因素是必不可少的。

许多与 BCI 研究相关的风险不如其他新的神经技术和治疗相关的风险那么明显的，这些新的神经技术和治疗如脑深部电刺激（Deep Drain Stimulation，DBS）或其他部脑刺激方法，调控神经递质功能的药物，或促进神经元再生的物质（Farah 等，2004；Illes 和 Bird，2006；Schermer，2009；Gillett，2006；Hamilton 等，2011）。不像这些其他的方法，BCIs 不直接作用于大脑；它们只充当测量中枢神经系统活动的接收设备。正如第 1 章所述，BCIs 把中枢神经系统的活动转化为新的输出，新的输出可以替代、恢复、增强、补充或改善自然的中枢神经系统输出。然而，这些新的基于 BCI 的输出确实会有风险。例如它们可能引起不希望的大脑可塑性，涉及植入手术的有创 BCI 会引入随之而来的出血、组织反应和感染的危险。这些和其他风险可能是巨大的，应设计并执行研究以尽量减少它们。下面的小节讨论旨在最大限度地提高对人的 BCI 研究的益处并把其风险减至最低程度的措施。

1）需要多学科的专业知识和协作

正如本书的许多章节十分清楚说明的，BCI 的研究本质上和必然是多学科的。它涉及神经科学、物理、机械和电气工程、应用数学、计算机科学、神经病学、神经外科、康复、辅助技术、行为心理学、人因工程。（事实上，BCI 和其他神经技术的多学科性质体现在神经伦理学的必然的跨学科性质里（Fins，2011））。来自所有这些不同学科的贡献以及它们之间的合作是 BCI 研究的中心目标获得成功所需要的，其中心目标：为那些残疾人恢复交流和/或其他能力。这一现实对 BCI 的研究提出了两个特定而具体的伦理要求。

2）确保护理质量

首先和最明显的是，进行人（或动物）研究的人员应具有与该研究相关的所有学科足够的专业知识。事实上，这一要求可以追溯到纽伦堡州准则（Nuremberg Code，1949），其中确定了，在研究设置的环境中提供的护理质量必须等同于在临床设置下提供的护理质量。例如如果一个研究组的人员其主要的专长和兴趣是研发信号处理算法，他们寻求从人类被试采集脑电数据，那么他们需要确保（通常通过合作）脑电记录的详细信息（即电极位置、参考选择、阻抗降低，数字化的分辨率和速度、伪迹检测等）得到妥善的处理。当被试是特定残疾人时，这种多学科的要求可能会更难以满足，因为需要临床医生参与被试的纳入和选择。当测试 BCI 由残障人士长期使用时（此时需要专家的软硬件支持以及处理与护理人员和家庭经常性的复杂交互的技能），或者当研究有创 BCI 时（此时设备工程和神经外科也成为必不可少的组成部分），这可能变得更加困难。类似的多学科要求适用于主要专长在工程、辅助技术、行为心理学等领域的 BCI 研究组。与一个研究相关的学科中任何一门学科知识的缺乏，可能阻止其产生实质性的结果，甚或可能给研究被试带来额外的风险。因此，对于 BCI 的研究，正如其他神经技术的研究（Fins 等，2006）那样，需要多学科的专业知识以确保研究的每一个环节都是精心设计和执行的，这是一种伦理上的必要性。

3）确保结果易得到

BCI 研究的多学科性质的第二个伦理的含义是任何 BCI 研究的结果使其容易为其他研究组可利用或可重复获得。这与好的科学和 Belmont 报告中明确的公正原则是一致的；这样的知识合作促进了进步并且应该提高以获得新技术。此外，这也与大多数 BCI 研究由公共资金支持的事实相一致。这表明，研究结果并不意味着是专有的，而是以促进和有益于从事协同工作的科学界的方式共享（Fins，2010）。

从实际的角度来看，对研究结果和方法的开放获取有利于该领域的增长。许多研究组缺乏需要用来获得特定类型数据的专业知识或者数据库，他们凭借自己所拥有的专业知识，能够利用其他研究组收集的数据做进一步的分析，这就增强和扩展了数据的价值。使 BCI 数据具有广泛可用的价值，其优秀的实例是几次 BCI 数据竞赛，数量相对少的研究组已提供了特定类型的 BCI 数据，可供全世界的信号处理组进行分析（Sajda 等，2003；Blankertz 等，2004；Blankertz 等，2006）。这些实质上的合作性努力已产生了信号处理方法的重要进展．然而，尽管有这些令人鼓舞的例子，但是迄今为止绝大多数的 BCI 研究都没有产生完全可访问的数据。当然，即使存在公共的数据格式（Schalk 和 Mellinger，2010），然而提供具有足够信息的数据使其对另一个研究组有用，并确保被试的保密性得到维护，可能仍然是一个重大的任务。然而，在任何可能的时候应采取必要的努力，以使 BCI 数据尽可能富有成效，这些数据往往需要特殊的环境和大量的努力来收集它们。鉴于获得它们常常涉及相当大的代价，并且美国国立卫生研究院和其他地方的研究经费普遍严重短缺的局限性，最大化这些数据的收益尤其重要。

4）有创 BCI 研究：从动物过渡到人

用于有创 BCI 方法的植入物可产生组织损伤和反应、感染、设备故障以及长期功能性不稳定的风险（见第 5 章和第 16 章）。这些风险可以在很大程度上通过对动物的研究来进行评估并减少，对动物的研究用来优化电极设计，开发更好的植入程序，并评估长期的安全性和有效性。需要把这种对动物的研究作为对人研究的一个必要的先决条件，这种需要首先被清楚地表达在纽伦堡准则里（Nuremberg Code，1949）。对于有创的 BCI，必要的研究主要是在老鼠和猴子身上进行。大鼠的研究适用于一些问题（如组织的相容性，设备的耐久性）。然而，啮齿类动物和灵长类动物之间的实质性差异（如感染的易感性、脑解剖和组织运动）意味着需要对猴子的研究以便解决其他的关键问题（如感染风险，长期记录稳定性）。此外，因为可以训练猴子执行复杂的协议，所以对猴子的研究原则上可以解决很多关于 BCI 控制能力的问题。当然，这些对动物的研究必须坚持实验动物的护理和使用的既定要求，并必须由当地机构动物护理和使用委员会（更新实验动物护理和使用指南的委员会，2011）审查和批准。

虽然对动物的研究通常是对人进行有创 BCI 研究的必要前提，但是对人类的研究具有它们自身所带来的风险，它们成为正当的或必要的，对这一点的确定是一个具有重要伦理成分的复杂问题。最极端的立场是人体植入是不合适的，直到可能在动物上被解决的所有问题已经得到解决并令人满意的答案为止，也就是直到安全并有效地在猴子上运行多年的完全植入式系统被研发并得到验证，表明它们可以提供大大超过无创 BCI 系统可能提供的功能为止。依据这种极端的立场，只有那时人体植入和对人的研究才是正当的。然而，因为人类大脑独特的能力和复杂性，这种立场的实际执行存在很大的问题。它并没有被广泛采用，无论是由研究人员或由那些负责调节对人研究的人。

目前，正在动物和人体身上进行有创 BCI 的研究。若干因素证明了这些对人体身上的研究是合理的。首先，带来的风险（如感染、组织损伤、设备故障）显得很适中，和引发的并发症通常是短暂的并且似乎没有持久的危害（见第 16 章）。其次，这些研究通常仅限于对人体的风险不被并发的健康问题、不良的环境因素，或不切实际的治疗观念负担（即对设备的益处和它能够恢复失去的功能持有不正确的和过于乐观的思想）所放大（Lidz 等，2004）。也就是，除了被试严重的神经肌肉障碍外，他们是健康的并且病情稳定，他们具有支持的生活环境，并且他们理解他们正在参与的研究，也理解 BCI 不打算也可能不是解决他们自己交流和控制需要的方案。因此，他们的参与不构成过多的额外负担。的确，他们普遍欢迎这个研究，主要是把其作为促进重要研究的契机，其次才是把其作为或许可能有益于他们个人的未来。第三，这些研究的主要目的，通常包括很难或甚至不可能在猴子上得到解决的目标。尽管事实上一些 BCI 控制应用在理论上可以用猴子来测试，但是只有对人的测试可以很容易地检验如复杂的通信或者精巧的、高度灵活的运动控制这样的应用。另一方面，完全植入系统原型的如长期安全性、稳定性和有效性的问题，在进行可比的人体测试之前，最好首先详尽地在猴子身上进行评估。

5）研究由残疾人使用的 BCI

研发 BCI 系统中必要的最后一步是证明它对其目标人群是可用的并且也是有用的。虽然这一步可以始于短期的研究，在短期研究中重度残疾的人在密切监管下使用 BCI，但它最终需要长期（即 >6 个月）的独立使用研究（通常在用户的家里），长期研究中该系统的日常运行和监管由用户和护理人员处理，从研究组获得的持续技术支持最少。在第 20 章详细讨论了这些要求高的长期研究。在这里，我们讨论这项工作可能涉及的风险。我们开始介绍了身体和心理的风险，它们在很大程度上类似于在生物医学研究的许多其他领域中遇到的那些风险。然后我们讨论特定于 BCI 研究的风险，无论是因为 BCI 的基本性质还是由于其目前的研发状况。

(1) 身体风险

与无创 BCI 使用相关的身体风险通常是最小的。通过适当的培训负责支持 BCI 使用的护理人员，可以预防或很容易解决一些如日常电极的运用而引起的皮肤过敏问题。BCI 系统使用医疗级的电子元件，使得受到意外冲击的风险几乎不存在。同时，无论是研究人员还是护理人员需要确保定期检查并妥善维护硬件和软件。

如果有创 BCI 系统进入长期的独立家庭使用测试，身体风险会增加。用户和护理人员将需要学习如何识别局部或全身的感染症状或植入故障（如红斑、肿胀、发热、性能下降），研究人员将需要有适当的监管程序以及快速和成功应对此类问题的方案。同时，假设临床前的研究已经很彻底和成功，这些风险应该只有非常低的概率，如果发生，应该能够有效地解决。

(2) 心理风险

像研究任何一种有前景的新的治疗方法一样，无论是药物还是装置，对严重残疾人士的 BCI 研究冒着被试会失望的风险，如果该系统被证明没有可用性或没有用。通过在知情同意过程中和被试的整个参与过程中强调该研究的局限性和不确定性，可能会减轻这种风险，但不能消除。

为了尽量减少这些心理风险，研究人员应该强调的是，志愿参加的被试正在提供一项服务，无疑是为了研究组，更重要的是，一般来说他们是为了人类。应该仔细说明使被试受益不是本研究的主要目的（尽管它可能会这样）。相反，实际上是被试的利他行为令其自愿在新的知识以及有希望在有用的新的辅助技术中提供益处。当研究人员首次邀请人们参与时，在知情同意的过程中，以及整个的研究过程中，他们应该强调这一点。当然，有些被试可能仍然选择参与主要是因为他们希望受益于自己。这是可以理解和可以预期的，但至关重要的是，所有的被试应明白，没有承诺任何个人利益（特别是对于早期的试验），他们的参与主要是对 BCI 研究和发展的一个非常令人钦佩和高度赞赏的贡献。这种理解将常常有助于降低对被试一部分的治疗性误解的风险，也就是，不切实际的期望会导致失望（Lidz 等，2004）。

对于把 BCI 作为最后手段的被试，因为传统的辅助装置都失败了，对他们而言，心理风险可能特别显著。在最极端的情况下，特别盛行于那些患有进行性疾病，如 ALS 的患者，被试和家庭成员在作生活决定时，例如是否接受全天候人工换气，他们可能要考虑基于 BCI 通信的可能性。事实上，42% 的长期依赖呼吸机的 ALS 患者表示，如果当他们变得无法交流时，就应该停止这样的呼吸（Moss 等，1996）。未来的 BCI 用户和他们的家庭对阻止他们预见的即将到来的完全隔离和依赖的方法可能是绝望的。因此，研究人员可能会卷入非常复杂和高度情绪化的困境，这远远超出了科学研究的范围，并且这可能给被试和他或她的家人带来主要的心理和其他风险。研究组在设计研究和确定选择被试的标准时，应慎重考虑这些潜在的风险。例如为降低实验者可能挑选的风险，至少在最初阶段，只研究那些已作出了艰难的决定以接受呼吸机的人，或只研究那些有稳定残疾的人，对他们而言，存在其他可选的交流和控制项。

把研究限制于有稳定障碍的人也会降低疾病进展使得 BCI 对他们的作用越来越少的风险。如果发生这种情况，研究小组可能会觉得有义务，或者可能被要求，尝试修改 BCI 以恢复其有效性。当然，简单修改一些措施可以纳入最初的研究计划。然而，除了这些基本的反应外，特别修改的努力可能常常需要额外的努力，此种努力对通常非常有限的资源有巨大的需求。此外，任何这样的努力本质上是新的研究，因此可能需要自己的审批过程。同时，帮助被试的愿望可能是令人信服的。对稳定残疾被试的研究是一种降低这种困境出现的概率的方法。然而，每个研究组应该尝试事先考虑：如果这些情况发生，将如何处理他们。

局限于那些已接受呼吸机的被试的研究必须避免给人留下这样的印象，这是强迫继续呼吸。被试必须继续感到完全自由于终止呼吸；在接受 BCI 之前，不应以任何方式约束这一决定。

对于已经证明安全并具有一些有效性的 BCI 系统，更好的方法可能包括可选择的方法，如在研究协议中接受或拒绝呼吸机，包括获知被试和他们的家属在做出这样困难的选择时如何实际考虑（甚或使用）BCI 系统。毕竟，重要的是在现实生活的环境下测试这些设备，它们很可能改善患有严重的且常常是渐进性残疾人的护理，或许也使其变得复杂。这种研究应该密切涉及当地的伦理委员会和治标护理专家，他们可以帮助确保研究被试和患者的权利，在整个生命周期中得到充分的保护（Fins，2006）。

（3）不适当输出的风险

对日常生活中使用 BCI 的人进行的研究也可能会遇到与此问题相关的风险。例如通过人为或系统的错误，用于环境控制和与护理人员简单交流的 BCI 可能不正确地设置房间的温度或者可能无法通知护理人员有严重的问题，如呼吸机故障。这种可能性使研究组有责任设计和配置 BCI 应用以尽量减少此类故障的可能性，并培训用户和护理人员以避免和检测这些故障。履行这一义务需要仔细和富有想象力的考虑，考虑所有可能的故障，并需要持续细致地注意到它们的预防及其检测。

（4）侵犯隐私权的风险

关于 BCI，经常提出的一个问题是它们的用户可能会无意中泄露私人的想法和情绪，甚或外界当权者可能利用 BCI 提取未经同意的信息。事实上，P300 诱发电位，一类广泛使用的 BCI 的基础，已被提出作为一种测谎的方法（Levy，2007）。这种对 BCI 技术的关注是普遍对潜在滥用新的脑成像技术（如 MRI，fMRI）和其他新的诊断方法（如遗传分析）（Farah 等，2004；Illes 和 Bird，2006）关注的一部分。然而，在现实中，BCI 提出的隐私的危险，虽然乍一看似乎是合理的，但这种危险不可能成为一个主要的问题。正如第 1 章讨论的，BCI 提供给大脑新的非肌肉输出通道；它们使用户能够通过大脑信号而不是肌肉与外部世界通信并作用于外部世界。因此，它们通常需要用户的主动参与，因此不是读心设备。重要的是研究人员和伦理学家把这几点明确，以免不必要的担忧削弱了 BCI 的合法用途，并对需要新的辅助通信和控制设备的人群，限制了其可用性（Fins，2007）。

采用皮层神经元或感觉运动节律的 BCI 需要至少与正常的肌肉控制一样多的用户参与和技能形成；甚至基于 P300 的 BCI 取决于用户注意呈现的刺激。因此，BCI，即提供大脑新输出的系统，不可能对个人隐私构成实质性的新威胁。在未来，如果 BCI 结合一些方法，如靶向脑刺激（Targeted brain stimulation），如提供感觉反馈（Sensory feedback），以提高它们的性能，那么可能会出现额外的伦理问题。然而，这样的系统会超过简单的 BCI，从而超出了本书的讨论范围。

另一方面，独立的 BCI 的使用，作为其长期研究部分的数据采集和分析可能引入侵犯隐私权的风险。例如，如果用户使用 BCI 与家人、朋友或同事进行交流，收集了关于 BCI 使用的完整数据，那么这些数据将必然包括这些交流。虽然这些交流可能仅对研究人员可理解，但他们的知识本身可能构成对隐私的侵犯或者被用户或用户的交流者视为这样。因此，数据的采集可能被设计了避免收集信息（如通过只测量拼写字母或单词的数目和由退格键数目评估错误）。

（5）有时限研究的问题

另一个特别困难的伦理问题产生于大部分研究的性质：它们的设计和资助限定于一定的时间周期。对于长期 BCI 使用的研究，周期可能是漫长的，甚至几年，但它不是无限的，因为通常不会无期限地资助这一项研究。虽然这种时间限制对这些被试没有提出任何问题，即该技术对其没有用的被试，但是对那些被试可能是一个问题，即该技术证明对其是有用的被试：他们可能要在研究期间之外继续使用它。在最极端的例子中，他们继续交流的能力可能完全取决于或主要取决于 BCI 的持续使用。他们对 BCI 系统的持续拥有本身可能不存在问题，因为其初始成本可能由研究预算覆盖。然而，仍然需要供应资金（如电极帽），最重要的是，需要专家提供技术支持。即使被试能够支付这种支持的费用，但除了从研究组，这种支持可能不可用，因为通常不设计或授权研究组在研究设置的外部提供这样的支持。研究组可能会以这样或另一种方式来继续提供技术支持，但这通常不能提前保证。因此，提及这种不确定性应包括在知情同意过程里。

在 BCI 技术变得更广泛可用并由服务而不是研究和组织按常规支持它之前，持续支持这个问题仍将是一个没有明确解决方案的问题。直到那时，资金机构、审查委员会以及研究组必须根据他们自己最佳的标准和能力来解决它。

当伦理学家谈到这样的伦理困境时，他们提出不抛弃的原则，也就是，对那些有需要的或弱势的人，不离开自己的职业义务。植入设备的被试以及那些需要特别供应或特定接口的被试，高度依赖研究团队，并且当完成正式研究时，团队的成员有道义上的义务尽一切所能不放弃他们（Fins，2009b）。为正式承认这一义务，并增加该义务得到遵守的可能性，机构审查委员会（Institutional Review Boards，IRB）应要求研究方案包括此义务的条款。这些条款可能包括提前留出足够的资源，和/或确保所需要的长期服务将由常规的健康保险覆盖。如果没有这样的规定，被试可能在随访阶段是非常脆弱的，应该在最大可能的程度上最小化这种风险。

(6) 有害的中枢神经系统可塑性的风险

正如在第1章中讨论的，通过参与的许多不同的中枢神经系统区域的初始和持续的可塑性，获得并保持大脑的神经肌肉技能（如散步、说话等行为）。在整个生命过程中，中枢神经系统的神经元和突触不断地变化以掌握新的技能并保持那些已经掌握了的技能。BCI，通过提供新的输出通道（即大脑信号而不是肌肉），要求中枢神经系统以新的方式适应以便有效地利用这些新的输出。迄今为止的研究提供了大量的证据表明，这种可塑性确实发生并且它是很重要的（见第13章）。如果神经可塑性允许BCI的使用变得与正常的肌肉控制一样容易，从而使残障用户在这世界上有更多的功能正常起作用，那么这种可塑性的发生显然是可取的。在这种情况下，这个人对技术的依赖应该不比有视觉障碍的人依赖眼镜或有听力障碍的人依赖助听器引起更多的麻烦。

同时，由于中枢神经系统中可塑性无处不在的能力以及中枢神经系统必须保持许多不同技能的事实，BCI的使用很可能产生非常复杂的、可能会影响中枢神经系统功能其他方面的可塑性。这种相关联的可塑性的危害是未知的。一方面，改变人们与世界交互方式的任何新的技术（如汽车、打字机和视频游戏），都可能产生广泛的中枢神经系统的可塑性。另一方面，这些其他的技术只涉及大脑的自然神经肌肉输出。BCI在提供新的、完全人工的输出方面是独特的。此外，BCI的操作是基于两个自适应控制器的交互，即用户的大脑和BCI（见第1章）之间的交互，这一事实为新的可塑性引入了前所未有的可能性（Wolpe，2007）。因此，已习惯使用BCI的个人其大脑可能以前所未有的方式发生改变。

这种额外的可塑性的程度、性质和功能上影响是未知的。目前，没有任何证据表明有害的影响，鉴于BCI技术其大量对人的承诺，这种理论上的风险是有理由的。此外，现有的BCI有限的能力和应用表明，它们引起的任何不经意的可塑性，很可能是适中的。然而，BCI的研究人员和其他参与BCI研发的人应该意识到这种潜在的问题，应该注意它，并对其出现应准备适当的回应。同时，重要的是要强调，这种风险仍然是纯粹理论上的，缺乏任何支持的证据。因此，不应该允许抑制精心设计并认真执行的BCI研究，该研究可能为严重残疾人士提供实质性的益处。

(7) 未经审查行为的风险

人们常常想象，甚或认真地考虑不适当的、反社会的或对自己或他人有害的行为。这些预期的行为通常不会发生，因为某些大脑区域的活动（如额叶）确保了它们不会到达皮层和皮层下运动区，并从它们继续传递到脊髓和脑干运动神经元。然而，BCI的输出是由大脑信号产生的，不是由运动神经元产生的，这些信号可能来自非运动脑区。因此，可以想象的是，基于BCI的行为有时会绕过大脑的正常的审查过程，以致BCI用户可能产生他们通过常规的基于肌肉的输出从来不会产生的行为（或语言）。

正如 BCI 可能导致有害的中枢神经系统的可塑性这种可能性，它们可能会产生未经审查的行为这种可能性目前也是未知的。目前还没有这样行为的任何证据。可能是希望，甚或是预计：参与学习如何使用 BCI 的技能习得过程将包括正常审查过程的纳入。然而，未经审查的行为其可能性存在，对其的一些预防是可行和适当的。目前，Isaac Asimov 的机器人第一定律的第一部分的释义中总结了适当的预防措施（Asimov，1942），具体为：应配置 BCI 使其不能伤害人类。（这条规则类似于著名的医学格言：先不伤害，即首先不造成任何伤害）。

首先，最简单的，要保护的人是用户。因此，BCI 操作的轮椅不应该能够开下悬崖，BCI 操作的机器人手臂不应该能够击打它的用户，BCI 操作的矫形器不应该能够迫使四肢关节超出正常的运动范围，以及 BCI 操作的环境控制系统不应该能够提高或降低房间温度超出生理上可接受的范围。当然，许多这些简单的限制将已经被要求作为对 BCI 本身故障的预防措施。然而，当考虑其他不适当的行动，特别是当考虑对其他人类的伤害时，预防变成相当多的高要求。例如 BCI 操作的轮椅应拒绝穿过危险的繁忙的街道并且它是如何决定的？或者，BCI 操作的机器人手臂可以指点电视上的遥控器，但它同时必须是无法用枪指着另一个人并且它如何做出这个区别？

这些问题提出了困难的技术、伦理、社会和法律责任问题，可与其他基于计算机技术的开发相关的那些问题相媲美。在何种程度上未经审查的行为是一种 BCI 风险，只有当 BCI 的用法和功能增加时，这将变得清晰。同时，积极的注意：当前 BCI 的有限能力意味着它们产生不适当行为的潜力受到相应比例的限制，并且通过简单的保障措施容易解决。此外，对这些首批 BCI 的持续体验应该揭示问题的严重程度，随着更强大的 BCI 被开发出来，应努力引导去处理它。

24.2.2　尊重人：知情同意

像任何对人的研究，BCI 研究要求被试提供知情同意。对于大多数人来说，即使是那些严重残疾的人，知情同意的过程通常不是一个主要问题。只要被试能够理解所提供的信息并具有可靠的通信手段，那么就可以令人满意地执行这个过程。这种交流能力可以很简单，即使是一个单一的开关能力，只要配置它（如采用传统的辅助技术）使被试能够问问题并且必要时表达关切。同时，重要的是确保在决策参与时潜在被试的自主性，关于 BCI 将提供什么（如持续的交流能力），不被令人信服的（也许是不切实际的）期望（对被试和/或家庭成员的那部分）妥协（Haselager 等，2009）。在最小化心理风险一节中讨论了这一风险以及可能减少的措施。

对于少数没有可靠交流的被试，原则上可以从那些被视为法定代表的代理人获得知情同意，按照既定程序，法定代表已承担了对该人的官方责任（Buchanan，1989；Winslade，2007；Fins，2009a）。尽管这种替代对于无创 BCI 的研究通常是简单的，但对于有创 BCI 的研究，鉴于其潜在的风险，它变得更加复杂和困难。对于没有可靠通信手段的被试，不适或疼痛的风险是特别值得关注的问题。

解决这个问题的一个方法就是提前计划，对于患有进行性疾病的人，如 ALS，这往往是可能的。这可以通过对研究的一个预先指示（类似于那些常常通过前瞻性研究患有精神疾病或处于痴呆疾病早期阶段的被试所完成的研究）来完成。如果当这个人丧失了交流的能力时，这样的指示会说出关于 BCI 研究参与的个人偏好，和/或会确定一个人做出这些决定。就像在 ALS 早期阶段的人常常决定他们是否会接受呼吸机，当它成为他们的生存所必需时，他们也可能会决定他们是否会参与具体的 BCI 研究。他们甚至可能预先计划立即开始 BCI 使用。

当然，对由于突然开始和没有警告的疾病，如脑干中风已失去了通信能力的人，这种前瞻性的解决方案是不可能的。尽管到目前为止缺乏所有交流能力的人其 BCI 体验一直没有令人鼓舞（Birbaumer，2006；Hill 等，2006），但是进一步仔细的研究是必不可少的。个人的显著成就，如 Judy Mozersky（1996）和 Jean-Dominique Bauby（1997）鼓励这样的努力。

对于长期独立 BCI 使用的研究，知情同意过程的一个独特方面是，它可能涉及的不仅仅是未来的 BCI 用户。被试的主要护理人员在此类研究中通常有重要的作用，因此他们的知情同意也需要。此外，关于 BCI 对被试生活质量的影响以及对他们与被试交互的影响，评估护理人员、家庭成员和其他人对这些影响的看法，可能是研究的一个重要组成部分；为此目的，需要他们的知情同意。

24.2.3 公正：回应诉求、报告研究结果并促进广泛传播

公正的原则规定，研究的益处和负担应分配公平。当益处的性质和可能性到现在为止在很大程度上仍然是未知时，可能难以评估这一声明的益处方面，特别是在早期试验中。该声明的负担方面较容易解决。本章的其他部分已经指出了研究参与者的选择如何能够避免包含那些参与将有可能构成过度负担的人。对于决定是否接受呼吸机的在阵痛中的人、具有不稳定医疗条件的人、在艰难生活环境中的人或有不可靠护理人员的人，情况可能往往会如此。

在为一项研究选择被试时，研究人员普遍受到实际因素的严格限制，如一个人是否住得足够近，以容易获得初步的评估和持续的技术支持。然而，研究人员可能在几个方面有助于帮助数量较大的未来 BCI 用户，以确保该研究的益处广泛可用。

1) 回应潜在用户的诉求

BCI 研究与开发引起了媒体的广泛关注。因此，研究组会经常接触到严重残疾人的家庭成员或朋友，这些严重残疾人往往是绝望地正寻求一种方法为自己提供交流的能力。如果研究人员正进行长期独立 BCI 使用的研究，并且如果这个人符合纳入标准，那么这种诉求可能通过招募这个被试进入研究而被及时和容易地处理。然而，这一偶然巧合的情况是很少的。大多数研究组没有参与这样的临床研究，对于那些参与临床研究的研究组，研究的人群是有限的，必须满足严格的纳入标准，通常局限于住地相对较近的人。当然，如果研究人员知道另一个 BCI 研究组进行的研究有很好的候选人，那么推荐是合适的。但鉴于 BCI 临床研究的数量相对较少和规模也相对小，这是不可能的。

那么，研究人员如何回应迫切需要的人的这种要求呢？不管它可能似乎有多么吸引人，在大多数情况下，要避免的一个回应是，尝试为正式的和适当批准的研究协议之外的人提供和维护一个 BCI 系统。首先，这样的努力很可能会失败，因为研究组通常缺乏建立和维持它们所需要的资金、人员、和/或全方位的专业知识。其次，这种努力本身是不适当的，因为它们既不构成研究也不构成临床实践。它们不是研究，因为他们不是在完全定义和 IRB 批准的协议下进行，它们也不是常规的临床护理，因为他们提供的技术还没有被正式证明是有效的，并且也未经相关的监管机构（如美国的 FDA）批准使用。虽然 FDA 的人道主义器械豁免（见第 21 章）可能提供给研究人员在特殊情况下的另一种选择，但是它的使用可能会出现问题（Fins 等，2011），它不产生可推广的结果，通过调查装置豁免的标准路线（常常作为上

市前批准（Premarket Approval，PMA）过程的一部分）和精心设计的以及 IRB 批准的临床试验（第 21 章），这是更好的追求。这后者的路线最终将最好地服务于需要 BCI 技术的人。总之，提供一种研究级的 BCI 系统只作为对个人诉求的一种特设的回应，通常既不符合伦理和无效，也与监管要求和现行法律不一致。

显然，对这样的诉求，最终的解决方案是强大而实用的 BCI 系统的广泛传播和支持（第 21 章）。不幸的是，到现在为止，这种传播仍处于不确定的未来。同时，它正处于未来 BCI 用户最感兴趣的关注，并且总的来说，也正处于 BCI 应用的领域仍然几乎完全在已建立研究协议的支持下。

然而，在过渡时期，研究组仍然可以用实质性的、往往是有帮助的方式来回应他们收到的许多诉求的帮助。对于许多这样的诉求，简短的谈话将表明，BCI 技术有很少或者没有什么可以提供给这个人，而且，如果这是真的，应该把它传达给询问者。最重要的是，无论是否是这种情况，研究组通常可以通过提供有关范围越来越大的、强大的传统（即基于肌肉的）辅助通信设备（如眼球跟踪系统）和有关在该诉求人附近可以进行综合的辅助技术（AT）评估并提供使用适当设备的组织（医院、诊所、基金会）的信息，从而给予他实质性的帮助。

就作者的经验，现在包括超过 200 个这样的诉求，大多数人在很大程度上或完全没有意识到这样的传统技术或没有意识到能够提供指导和获取它的实体机构。BCI 研究组应该使他们自己熟悉这个推荐信息并应准备以适当的方式把它提供给那些询问的人。仅通过这样做，他们可以常常提供宝贵的帮助给那些诉求于他们的人。

此外，正如在第 11 章中详细讨论的，基于 BCI 的辅助技术（AT）最好被理解和宣传为是对常规或传统的基于肌肉的辅助设备的一种重要的新的扩展。因此，通过让潜在的用户联系辅助技术的诊所和其他的机构，BCI 研究人员可以促进他们最终获取基于 BCI 的辅助技术。这样的行为符合 Belmont 公正的原则。

2）报告研究结果

正如在其他具有创造性的研究领域，BCI 研究的重点应放在在高质量的科学与工程类期刊上发表同行评审的原创性论文。此外，研究人员应该认识到，BCI 吸引了热切的并且常常是扭曲的媒体关注，虽然有某些方面的益处，但也是潜在的不利，因为它在公众中产生不切实际的期望，在公众并在其他科学家中引起怀疑。

因此，在 BCI 研究人员与大众科学媒体进行交互时，他们应坚持事求是和适中的观点，这是非常重要的（Illes 等，2010）。这并不排除或妨碍与媒体尽责的接触，它只是要求谨慎和避免对有关新设备和它们的能力进行夸张的和不切实际的断言或推断。虽然这种方法有时可能会降低一个科学家的媒体关注度或声望，但这应最终有助于对该科学家和整个研究领域的信任。

出于类似的原因，研究人员应尽可能坚持 Ingelfinger 规则（Ingelfinger rule），即这一原则：同行评审的出版物必须先于研究成果的任何其他详细传播。虽然研究往往首先在会议简报和摘要中报告，并可能以这种方式传到科学和大众化的媒体，但它们的第一个完整的描述和记录应该是以同行评议的出版物为准（Relman，1981）。

3）促进广泛传播

像许多新技术一样，BCI 的生产和维护是昂贵的。虽然随着研发的继续，无创 BCI 的初始成本可能会下降，但是技术支持的成本很可能仍然很大。此外，因为有创 BCI 需要手术，它们通常都是非常昂贵的。因此，确保 BCIs 对那些需要它们的人广泛可用，无论他们的财务资源如何，这是一个相当大的问题，在第 21 章中的一些细节考虑了这个问题。虽然这不仅是（或主要是）一个研究问题，但是 BCI 研究人员可能仍然以几种方法来有助于实现有效的解决方案；并且，在这样做时，他们可以进一步服务于公正的原则。

研究人员可以通过考虑设计费用，通过将目标，如尽量减少必要的技术支持纳入他们的研究，并通过研发能减少需要持续的护理人员照管，甚至使用户能够恢复有收益的职业的 BCI 应用，它们有助于 BCI 的传播。这些努力可以大大降低成本并提高 BCI 的个人和经济吸引力，因此它们应被视为临床实用的 BCI 系统研发的重要方面。

广泛的传播和支持 BCI 为残疾人服务最终取决于商业企业的参与和成功。在第 21 章中，认真考虑了将决定商业参与是否以及如何发生的复杂因素。这些因素远远超出了科学和技术问题。然而，BCI 研究人员可以通过仔细考虑他们在哪里以及如何参与努力开发商业上切实可行的 BCIs，从而帮助确保 BCI 满足那些最需要它们的人。因此，他们可能会选择只参加商业计划，包括有重要意图的和精心组织的计划，该计划为主要目标人群，即有实质性残疾的人制造 BCI 系统。当然，这样的举措可能包括并受益于其他的目标，如基于 BCI 的视频游戏。然而，通过选择参加商业计划或活动，包括基于 BCI 的辅助技术作为其产品线的一个重要组成部分，BCI 研究人员可以促进 BCI 技术传播给那些最需要它的人，从而能够遵守正义的原则。同时，参与商业投资的研究人员应警惕真正的或明显的利益冲突（Fins 和 Schiff, 2010），在知情同意的过程中，在他们与监管机构的交互中，在他们演讲和出版物中，应披露并证明这种参与的合理性。

24.3 用于一般人群的 BCI 研究

BCI 研究开始主要作为回应严重残疾人士的需求，这些需求继续是它的主要中心。同时，研究人员也正转向研发由一般人群用于各种目的的 BCI。公司正开发和销售基于 BCI 的计算机游戏和用于艺术表达的 BCI，研究人员正在探索促进任务，如目标检测任务的基于 BCI 的方法（第 23 章）。根据在第 1 章中清楚表达的 BCI 定义，这些努力寻求利用 BCI 增强或补充自然的中枢神经系统输出或者改善自然的输出以达到超常的水平。

正像研发 BCI 用于临床目的的研究，旨在为非临床目的 BCI 研究受到行善、尊重人（即知情同意书）和正义的贝尔蒙（Belmont）原则的支配。知情同意原则的问题对无残疾的人是不太复杂的。交流的局限性和心理状态的不确定性是不存在的，对 BCI 可以提供的通信能力的迫切需要不会过多地影响或强迫潜在的被试。另一方面，如果当 BCI 能够提高特定群体的表现（如航空公司的飞行员），可能会出现强迫的问题，对于需要植入式传感器的 BCI，它可能会很严重（Moreno, 2006; Foster, 2006）。

善行原则的应用在这个更广阔的领域里更加困难，首先因为善行是难以界定的，其次因为可能的非临床的范围到现在为止仍然是未知的。尽管旨在帮助严重残疾人的 BCI 研究的善行是清楚的，但是旨在增强、补充或改善没有残疾的人其中枢神经系统输出的 BCI 研究的善行取决于应用新功能的目的，取决于人类研究委员会或协会通常对这些目的的价值。

改善飞行员或外科医生表现的 BCI 研究可能会被认为是非常有益的，这比改善视频游戏或篮球表演的 BCI 研究益处多。然而，在现实中，改善这些领域中任何一个领域的性能的 BCI，几乎肯定也适用于其他领域。事实上，可能很难想象任何增强、补充或改善中枢神经系统输出的BCI，不能被放到大多数人会认为值得的目的。相同的BCIs也可以服务不理想的、甚至不良的目的，这一事实不是一个特定于BCI或BCI研究的伦理问题。这是一个适用于最有效的新技术的问题。因此，它可能会通过已建立的社会规范和法律规范得到解决，或者它可能需要它们的进一步发展。扩展或修改已建立规范以防止滥用的需要是科学和技术进步一个常见的和不可避免的结果。BCI将会被滥用的可能性并不需要阻止或阻碍研究，特别是鉴于这项工作可能提供大量的人类利益。

为无残疾的人的BCI研究其特定的风险通常都比为残疾人的BCI研究的那些风险不那么复杂，因为BCI失败的心理风险，个人和家庭情况的并发症以及疾病的进展和研究终止所提出的问题不太严重或完全不存在。当然，身体风险以及BCI故障或者不正确输出的风险是可比的，并需要类似的预防措施。在一般人群使用这些有创BCI之前，与它们相关的感染、损伤以及设备故障的风险可能在临床研究中被解决或最小化。BCI植入没有残疾的人在不久的将来似乎是不可能的。事实上，只有在所有的困难和危险已经解决之后，以及在它们优于无创的可选方法的优势已被令人信服地证明之后，才会着手使用它们。

这种BCI研究也存在着意想不到的和可能有害的中枢神经系统可塑性以及未经审查的行为，这些是很大程度上未定义的风险。有关这些风险的性质和程度的一些信息可能来自为残疾人的BCI研究。在BCI被一般人群用于许多不同目的的情况下，这些风险潜在地更大，可能有显著的社会影响。完全融入人们日常生活的BCI很可能有目前不可预知的甚至不可预见的个人和社会的影响。然而，它们在这方面基本上没有什么不同于其他扩大中枢神经系统输出能力的新技术，如印刷机、汽车或互联网。

最后，关于正义的原则，补充或增强自然中枢神经系统输出的BCI，通过提供给那些人有更多机会获得具有更大优势的新技术，会引起进一步将社会分层的风险。虽然这是一个与许多新技术相关的风险，但应该指出的是，贝尔蒙报告（Belmont Report）反对利用精神外科手术来增强自然中枢神经系统的输出（美国生物医学和行为研究人体试验保护委员会，1977；Fins，2003）。这方面的考虑提供了进一步的理由以推迟BCI植入没有残疾的人，直到已基本消除身体风险，已建立了独特的益处，以及更好地理解了这些社会问题。

24.4 小　　结

最近出现的一种广泛的新技术和新治疗方法，承诺前所未有的理解并获取大脑及其疾病的信息，这引发了一系列实际的和理论的伦理问题。本章聚焦于那些对BCI研究和发展最重要的问题，围绕着在1978年贝尔蒙报告中阐述的三项原则：善行、对人的尊重和公正。善行要求研究的益处（对人类，也许对研究被试）远大于其对被试的风险；尊重人要求被试提供知情同意书；公正要求公平分配研究的益处和负担。

为严重残疾人士的BCI研究，已经表明对人有大量的益处，该研究显然在伦理上有正当的理由。同时，BCI研究固有的多学科性质意味着从事其研究的研究组在道德上有义务确保他们具有足够的与所提出的研究相关的每一个学科的专业知识，以及确保他们的研究结果可由其他研究者获取并用于进一步的分析。

有创BCI方法的研发涉及对动物和人的研究。与伦理研究的原则一致，对人的研究应主要限于只能在人体上可以解决的问题，尽管应首先在动物体上解决其他问题（如实现安全的和有效的长期植入方法）。此外，有创BCI研究需要有一个合理的期望：它将产生用无创BCI

方法不可能产生的能力。

由残疾人使用的 BCI 的研究应该被设计并执行以保证：被试和他们的家庭理解他们通过参与正在做一项服务，很可能不利于自己；最小化 BCI 失效或故障的心理和身体风险；最小化不适当的 BCI 输出的风险；防止侵犯隐私的措施到位；以及被试可能要使用 BCI 超出该研究的期限或者疾病进展可能降低 BCI 效能的可能性，这些可能性应被考虑并尽可能有效地解决。

BCI 提出了几个理论上的风险。一是长期的 BCI 使用会产生有害的中枢神经系统可塑性。二是基于 BCI 的动作可能绕过基于肌肉的动作受到的正常审查过程。虽然目前还没有证据表明这些风险的现实存在，但 BCI 研究人员在研究设计时应该考虑它们并对其出现保持警惕。

在确定被试标准和从严重残疾被试获得知情同意时，重要的是要考虑到：由于他们残疾其交流的局限性；他们残疾的严重性或预期的进展可能会迫使他们参与的可能性；以及可能还需要从护理人员和/或家庭成员获得同意。

BCI 研究组经常收到帮助有严重残疾人的诉求。研究人员通常不能提供和维护 BCI 响应这样的诉求，他们不应该在正式批准的研究方案之外这样做。然而，简单地通过教导人们关于广泛可用的常规的辅助技术，并指导他们使用提供并维护这些技术的设施，他们仍然可以提供大量的帮助。

高质量的同行评审的出版物应该是 BCI 研究的主要目标；BCI 研究人员在其与大众和科学媒体交互时，应始终如一地坚持实事求是。

BCI 研究人员通过把临床上相关的实用目标结合进他们的研究，以及通过把他们参与商业企业聚焦于那些包含在他们的目标中，旨在一个重要的意图：研制出对患有严重神经肌肉障碍的人有用的系统，从而可以帮助促进临床上有用的 BCI 系统的实现和广泛传播。

旨在为一般人群的 BCI 研究也受约束于贝尔蒙报告（1978）中所阐述的原则。虽然一些特定于严重残疾人的问题对于这个大得多的人群是不太重要，但是行善的确定更复杂，并且滥用的可能性会引起远远超出科学与工程的社会和法律问题。同时，通过为残疾人的 BCI 研究所获得的知识，特别是关于像不经意的中枢神经系统可塑性或未经审查的动作这样的风险，应该有助于指导开发为一般用途的 BCI。

参 考 文 献

Ackerman, S. Hard Science, Hard Choices: Facts, Ethics, and Policies Guiding Brain Science Today. New York: Dana Press, 2006.

Asimov, I. Runaround. In: Astounding Science Fiction. March, 1942. Bauby, J.-D. The Diving Bell and the Butterfly, translated by J. Leggatt. New York: Vintage International, 1997.

Beauchamp, T. L., and Childress, J. F., Principles of Biomedical Ethics, 6th ed. New York: Oxford University Press, 2009.

Birbaumer, N. Editorial: Brain-computer interface research: coming of age. Clinical Neurophysiology 117: 479-483, 2006.

Blankertz, B., Müller, K-R., Curio, G., Vaughan, T. M., Schalk, G., Wolpaw, J. R., Schlögl, A., Neuper, C., Pfurtscheller, G., Hinterberger, T., Schrögder, M., and Birbaumer, N. The BCI competition 2003: Progress and perspectives in detection and discrimination of EEG single trials. IEEE Transactions on Biomedical Engineering, 51, 1044-1051, 2004.

Blankertz, B., Müller, K.-R., Krusienski, D., Schalk, G., Wolpaw, J. R., Schlögl, A., Pfurtscheller, G., Millán, J., Schroder, M., and Birbaumer, N. The BCI competition III: Validating alternative approaches to actual BCI problems. IEEE Transactions on Neural Systems and Rehabilitation Engineering, 14, 153-159, 2006.

Buchanan, A. E. Deciding for Others: The Ethics of Surrogate Decision Making. Cambridge: Cambridge University Press, 1989.

Committee for the Update of the Guide for the Care and Use of Laboratory Animals. *Guide for the Care and Use of Laboratory Animals*, 8th ed. Washington, DC : The National Academies Press, 2011.

Farah, M. J., Illes, J., Cook – Deegan, R., Gardner, H., Kandel, E., King, P., Parens, E., Sahakian, B., Wolpe, P. R. Neurocognitive enhancement: what can we do and what should we do? Nature Reviews Neuroscience 5 : 421 – 425, 2004.

Fenton, A., and Alpert, S. Extending our view on using BCIs for locked – in syndrome, Neuroethics 1 : 119 – 132, 2008.

Fins, J. J. From psychosurgery to neuromodulation and palliation: History's lessons for the ethical conduct and regulation of neuropsychiatric research. Neurosurgery Clinics of North America 14 : 303 – 319, 2003.

Fins, J. J. *A Palliative Ethic of Care: Clinical Wisdom at Life's End*. Sudbury, MA : Jones and Bartlett, 2006.

Fins, J. J. A review of *Mind Wars: Brain Research and National Defense* by Jonathan D. Moreno. New York : Dana Press, 2006. Journal of the American Medical Association 297 : 1382 – 1383, 2007.

Fins, J. J. Being conscious of their burden: severe brain injury and the two cultures challenge. In Disorders of Consciousness, Ann. N. Y. Acad. Sci. 1157 : 131 – 147, 2009a.

Fins, J. J. Deep brain stimulation, deontology and duty: The moral obligation of non – abandonment at the neural interface. Journal of Neural Engineering 6 : 50201. Epub Sept 1, 2009b.

Fins, J. J. Deep brain stimulation, free markets and the scientific commons: Is it time to revisit the Bayh – Dole Act of 1980? Neuromodulation 13 : 153 – 159, 2010.

Fins, J. J. Neuroethics and the lure of technology. In Handbook of Neuroethics. Illes, J. and Sahakian, B. J, (Eds.) New York : Oxford University Press. In Press.

Fins, J. J., Mayberg, H. S., Nuttin, B., Kubu, C. S., Galert, T., Strum, V., Stoppenbrink, K., Merkel, R., and Schlaepfer, T. Neuropsychiatric deep brain stimulation research and the misuse of the Humanitarian Device Exemption. Health Affairs 30 : 302 – 311, 2011.

Fins, J. J., Rezai, A. R., Greenberg, B. D. Psychosurgery: Avoiding an ethical redux while advancing a therapeutic future. Neurosurgery 59 : 713 – 716, 2006.

Fins, J. J., and Schiff, N. D. Conflicts of interest in deep brain stimulation research and the ethics of transparency. Journal of Clinical Ethics 21 : 125 – 132, 2010.

Foster, K. R., 2006. Engineering the Brain. In J. Illes, Neuroethics: Defining the Issues in Theory Practice, and Policy. Illes, J. (Ed.) New York : Oxford University Press, 185 – 199.

Gillett, G. Cyborgs and moral identity. Journal of Medical Ethics 32 : 79 – 83, 2006.

Hamilton, R., Messing, S., Chatterjee, A. Rethinking the thinking cap. Neurology 76 : 187 – 193, 2011.

Haselager, P., Vlek, R., Hill, J., and Nijboer, F. A note on ethical aspects of BCI. Neural Networks 22 : 1352 – 1357, 2009.

Hill, N. J., Lal, T. N., Schröder, M., Hinterberger, T., Wilhelm, B., Nijboer, F., Mochty, U., Widmer, G., Elger, C., Scholkopf, B., Kübler, A., and Birbaumer, N. Classifying EEG and ECoG signals without subject training for fast BCI implementation: Comparison of nonparalyzed and completely paralyzed subjects, IEEE Transactions in Neural Systems and Rehabilitation Engineering, 14 : 183 – 186, 2006.

Illes, J. Neuroethics: Defining the Issues in Theory, Practice, and Policy. New York : Oxford University Press, 2006.

Illes J., Bird S. J. Neuroethics: A modern context for ethics in neuroscience. Trends in Neurosciences 29 : 511 – 517, 2006.

Illes, J., Moser, M. A., McCormick, J. B., Racine, E., Blakeslee, S., Caplan, A., Hayden, E. C., Ingram, J., Lohwater, T., McKnight, P., Nicholson, C., Phillips, A., Sauvé, K. D., Snell, E., and Weiss, S. NeuroTalk: Improving the communication of neuroscience. Nature Reviews Neuroscience 11 : 61, 2010.

Institute of Medicine Responsible Research: A Systems Approach to Protecting Research Participants. Washington, DC : IOM, 2005.

Leshner A. I. Ethical issues in taking neuroscience research from bench to bedside, In Glannon W. (Ed.), Defining Right and Wrong in Brain Science New York : Dana Press, 2007.

Levy, N. Neuroethics: Challenges for the 21st Century, Cambridge: Cambridge University Press, 2007.

Lidz, C. W., Appelbaum, P. S., Grisso, T., Renaud, M. Therapeutic misconception and the appreciation of risks in clinical trials. Social Science & Medicine 58 : 1689 – 1697, 2004.

Moreno, J. D. Mind Wars: Brain Research and National Defense. New York: Dana Press, 2006.

Moss, A. H., Oppenheimer, E. A., Casey, P., and Carroli, P. A. Patients with amyotrophic lateral sclerosis receiving long-term mechanical ventilation: Advance care planning and outcomes, Chest 110: 249-255, 1996.

Mozersky, J. Locked In: A Young Woman's Battle with Stroke, Ottawa: Golden Dog Press, 1996.

National Commission for the Protection of Human Subjects of Biomedical and Behavioral Research. Use of psychosurgery in practice and research: Report and recommendations of National Commission for the Protection of Human Subjects of Biomedical and Behavioral Research. Federal Register 42: 26318-26332, 1977.

National Commission for the Protection of Human Subjects The Belmont Report: Ethical Principles and Guidelines for the Protection of Human Subjects of Research, Washington, DC: Government Printing Office, 1978.

Nuremberg Code. Trials of War Criminals before the Nuremberg Military Tribunals under Control Council Law No. 10. Vol. 2: 181-182. Washington, DC: U. S. Government Printing Office, 1949.

Relman, A. S. The Ingelfinger rule. New England Journal of Medicine 305: 824-826, 1981.

Sajda, P., Gerson, A., Müller, K.-R., Blankertz, B., and Parra, L. A data analysis competition to evaluate machine learning algorithms for use in brain-computer interfaces. IEEE Transactions on Neural Systems and Rehabilitation Engineering, 11: 184-185, 2003.

Schalk, G., and Mellinger, J. A Practical Guide to Brain-Computer Interfacing with BCI2000. Berlin: Springer, 2010.

Sellers, E. W., Vaughan, T. M., and Wolpaw, J. R. A brain-computer interface for long-term independent home use. Amyotrophic Lateral Sclerosis 11: 449-455, 2010.

Winslade, W. J. Severe brain injury: Recognizing the limits of treatment and exploring the frontiers of research. Cambridge Quarterly of Healthcare Ethics 16: 161-168, 2007.

Wolpe, P. R. Medicine and society: Ethical and social challenges of braincomputer interfaces. Virtual Mentor: American Medical Association Journal of Ethics 9: 128-131, 2007.

第6篇 结　　论

第 25 章　BCI 的未来：满足期望

25.1　引　　言

　　这本书始于 74 年前 Herbert Jasper 送给 Hans Berger 的节日问候（图 1.1）。Jasper 所画的 BCI 在当时是纯粹的幻想并保持了很多年。然而，现在，幻想已变成现实。开始于大约 25 年前，全世界各地的科学家们开始开发可与 Jasper 画中想象的那些能力相媲美的能力。从早期基于脑电（Electroencephalography，EEG）的拼写和基于单个神经元（Single neuron）的设备控制的演示，他们已经转移到把脑电、皮层内（Intracortical）、皮层脑电（Electrocorticographic，ECoG），以及其他脑信号（Brain signals）应用到光标、机器人手臂/机械臂（Robotic arms）、假肢（Prostheses）、轮椅和其他设备的日益复杂的控制中。Jasper 和 Berger 在得知 BCIs 是可能的，甚至是有用的时候，他们大概即使不会惊讶，但会高兴。BCI 的持续发展是快速增长的研究和开发企业的焦点，这在科学家、工程师、临床医生和公众中产生了巨大的兴奋。这种激动人心的事反映了 BCI 的前途，这确实是非常丰富的。

25.2　承　　诺

　　按照在这本书中使用的定义，BCI 是利用大脑的信号来替代、恢复、增强、补充或改善大脑自然输出的系统（图 1.3）。自然输出的替代和恢复主要目的是用于严重残疾的人。它们已经并继续是 BCI 研究的主要焦点。这样的 BCI 可能最终被证明是充分有效的，可常规地用于替代或恢复许多因神经肌肉疾病而残疾的人有用的功能。随着技术和训练的进步，这些 BCI 可能支持与正常的打字或说话一样快的交流，可能使瘫痪的肢体产生正常的动作，并可能恢复膀胱、肠和其他自主神经的功能。总之，它们可能使一类变革性的新型辅助技术的实现成为可能。

　　BCI 也可能增强或补充飞行员、外科医生、军人、空中交通管制员以及高技能专业人员自然的运动输出。它们可能会提供给艺术家、运动员、视频游戏玩家以及其他人新的机遇和挑战。因此，它们可能构成一种重大的新技术，将由大多数的一般人群广泛使用，并可能从根本上改变日常生活的重要方面。

　　BCI 也可以用来改善患有中风、头部外伤以及其他机能失调的人恢复，这是通过提供强大的新方法来诱导和引导中枢神经系统的可塑性使之恢复有用的功能来实现的，超过了用其他方法的那种可能结果。因此它们可能是对康复治疗的医疗设备一种潜在的重要补充。随着发现中枢神经系统（CNS）再生的方法以及它们的进步，BCI，通过它们能够诱导适应性的可塑性，可能在指导神经元连接的功能再生中发挥重要作用。因为它们可以帮助非常多的人，这些治疗型的 BCI 应用会大大增加 BCI 技术的临床意义。

　　这些未来的愿景可理解地激发了振奋和能量，并吸引资源，现在集中于 BCI 的研究与开发。然而，尽管过去20年里取得了卓越的成就，以及对该领域产生越来越多的兴趣和活动，但这个未来是不确定的。BCI技术的未来将取决于许多因素。目前还不知道是否直接从脑信号产生的输出的固有局限性将会限制BCI技术的成功，研究人员无法控制这些限制。然而，我们当然可以控制我们所要解决的问题的选择以及我们用来解决这些问题的策略。为了所设想的鼓舞人心的未来到实际发生，需要集中关注几个关键的问题。

25.3 最重要的问题

在我们看来，为了实现真正实用的、有效的BCI，必须解决三个关键领域里的问题。这些领域是：信号采集硬件、验证和传播以及可靠性。我们会审视每一个领域的需求，并考虑如何最好地解决这些问题。

25.4 信号采集硬件

非侵入性和侵入性的BCI系统依赖于采集大脑信号的传感器和相关的硬件。这个硬件方面的大幅改善是BCI未来成功的关键。一些必要的改进是明确的并且用目前的技术可完成，而其他改进取决于进一步的生物工程进展。

25.4.1 非侵入性（无创）的BCI

对于基于EEG的BCI，硬件需求是众所周知的，人们把脑电用于BCI或者用在受保护的实验室或临床环境之外的其他长期目标。BCI使用的电极和放大器应该（最好）是：

（1）不需要皮肤擦伤或导电膏（即所谓的干电极）；
（2）体积小并且是完全便携的；
（3）具有舒适、方便、不显眼以及外观上可接受零配件；
（4）易于设置、初始化和监控；
（5）能运行几个小时而不需要维护；
（6）在所有环境中表现良好，没有显著的伪迹；
（7）通过遥测而不是使用大量的布线来操作；
（8）能与BCI应用方便和可靠地接口。

对于许多这些要求，实现的路径是相当清晰的，只需要做工作。然而，有或没有干电极，可能都特别难以满足在各种环境下对稳健鲁棒的性能需要。因此，稳健鲁棒的性能应是持续研究的主要目标。

对于基于功能性近红外（Functional Near-infrared，fNIR）的BCI，理想的硬件的改善在很大程度上类似于基于EEG的BCI所需要的那些改善。然而，基于fNIR的BCI其整体能力目前定义的不太好，并且可能受到BOLD信号固有的缓慢的严重限制（见第4章和第18章）。另一方面，如果这项技术被证明能够更快速地监测代谢过程（第4章），那么这种限制可能会消失或变得相当不显著。

基于功能磁共振成像（Functional Magnetic Resonance Imaging，fMRI）或脑磁（Magnetoencephalography，MEG）的BCI的前景完全不同于那些基于EEG或fNIR的BCI。由于费用昂贵、体积庞大笨重，以及对它们硬件的环境要求，这些方法，至少在可预见的未来，依然局限于实验室研究。重大的创新（尚未预见）将是必要的，以使得它们更实用。然而，正如

第4章所述，这些方法在帮助放置有创 BCI 传感器，如微电极阵列，定位其最佳的位置，可能是非常有用的。

25.4.2 植入式（侵入性或有创）的 BCI

植入式（侵入性或有创）的 BCI 呈现更复杂的情况。总的目标是实现完全植入式的系统：

(1) 是安全的；
(2) 几十年保持完好无损、运转正常和可靠；
(3) 多年记录稳定的信号；
(4) 通过遥测传送记录的信号；
(5) 可以在原位由无线能量传输充电或其他方法（或有持续很多年的电池）；
(6) 有稳健鲁棒、舒适、方便和不显眼的外部要素；
(7) 很容易和有效地与高性能的应用接口。

虽然实现植入式 BCI 接口的这些目标所需的一些改进是明确的并且可达到，但其他的改进更具挑战性。

技术先进的传感器的开发，如犹他阵列（Utah array）、密歇根电极（Michigan electrode）和微皮层脑电阵列（Micro-ECoG arrays）已经延长了植入式传感器的运行寿命，提高了它们记录的稳定性和保真度，减弱了与它们插入相关的组织损伤并使它们持续有效。尽管有这些巨大的进步，但是充分满足这里所列出的需要的传感器还有待实现。虽然现在使用的电极阵列在短期内有效地起作用，有时也长期起作用，但发生了显著的长期组织反应，并且在所记录的神经元群体中有不稳定现象。在相当程度上，可以预期进一步的工作需要弄清楚和解决这些问题。

然而，微电极阵列，无论如何精细加工和小型化，都是插入到微妙和动态的脑组织生物环境里的异物。这样，它们会引发了一系列的效应，从简单的机械损伤到复杂的电生理、生化以及免疫事件（第5章）。已经提出各种新的方法用来减少这些效应或者它们对正常工作的影响，一些方法目前正在研究中。目前还不清楚哪些方法将是成功的，或者它们将是多么成功的。到现在为止，有创 BCI 需要传感器技术中重要的未定义的创新以实现它们的全部承诺，这是有可能的。BCI 植入的创新必将从大脑的传感器和刺激器的研究和开发中受益，这些研究和开发已用于其他临床目的。直到目前，为任何这些目的的传感器的开发主要是通过对动物的研究来取得进展的，这无疑也将是未来的情况。这不仅需要安全，而且也需要谨慎，因为最初的对人的新技术研究冒有风险：产生严重不利影响的早期失败，可能会很长一段时间抑制进一步的研究。

最后，对于几个潜在的最有用的 BCI 的应用，有可能需要额外的植入设备来刺激特定的 CNS 或外周结构。例如需要植入式的刺激器来支持基于 BCI 的膀胱或肠道功能恢复或者基于 BCI 的肢体动作恢复，这些是通过激活个别肌肉来实现恢复的。目前，这样的一些植入物不存在，但对它们的能力、方便性以及可靠性的进一步改善是可取的，而且它们需要有效地与 BCI 输出接口。

25.5 验证和传播

25.5.1 比较不同的信号和方法

BCI 的研究人员正在探索各种各样的有前景的非侵入性和侵入性的大脑信号和方法。到目前，主要目标是简单地表明一个给定的 BCI 设计工作。然而，随着该领域的进展以及 BCI 开始进入实际的临床使用，其他两个问题变得很重要。第一个问题是，一个给定的 BCI 能够变得如何好（如可靠性如何、有多快、它能够提供多少个自由度等）。第二个问题是，哪种 BCI 设计对哪种目的是最好的。

第一个问题意味着应该优化每一个有前景的设计，此外，应定义该设计对用户能力的最大限制。这将需要良好的结构化方法来达到和定义性能的上限。开发协议：推动用户和信号分析方法的性能限制，以及两个在一起的性能限制，这将是重要的。

第二个问题是哪种设计对哪种类型的应用是最好的。这将是一个更难回答的问题。关于哪些应用应被用于比较设计，以及应如何测量它们的性能，这将需要研究组之间达成一些共识的评估措施。在不太遥远的将来的某个时刻，这个问题需要合理的正式的注意。最明显的相关例子是这个问题：是否用皮层内信号获得的可能性能明显优于采用 ECoG 信号，甚至优于脑电信号得到的可能性能。正如在第 1 章中提到的，迄今为止的数据（见第 13、15、和 16 章）没有给出明确的答案。据推测，对许多潜在的用户，有创 BCI 设计将需要显著优于被认为是最好的非侵入性设计。随着各种设计走向临床使用，对应该如何比较它们达成一些协议，这将变得越来越重要。

25.5.2 聚焦临床的价值

BCI 研究得益于几个方面的事实，其主要的目的是为患有严重残疾的人替代或恢复有用的功能。首先，这个目的吸引了政府以及对促进健康和帮助残疾人感兴趣的私人机构大量的资金。其次，它促进仔细专注于实际的脑信号并避免通常出现的伪迹（如头盖骨的肌电（Electromyographic，EMG）活动）。它还设置了相对适中的和可实现的目标。事实上，现有 BCIs 功能的适度水平，其价值主要是针对已丧失了几乎所有正常的神经肌肉功能的人。

同时，为残疾人的 BCI 开发需要把有说服力地验证有效性、实用性以及对生活质量影响方面的现实价值作为其最后的一步。如在第 20 章所述，这是一个要求很高的计划。它需要多学科的团队承诺在复杂的、通常是困难的环境下，持续很久的对现实生活中使用的 BCI 研究所需要的时间和资源。然而，如果 BCI 要实现自己的诺言，那么验证研究是一个重要的步骤。这些研究的结果也能鼓励和引导为一般人群的 BCI 应用开发。对旨在提高中风后或其他疾病康复的 BCI 系统的验证同样是要求高的，并且需要与单靠传统方法得到的结果作仔细的对照比较。

25.5.3 传播的问题

就 BCI 目前的能力，使它们主要对患有最严重残疾的人士有用，BCI 本质上是一种治疗罕见疾病的技术。正如在第 21 章中所讨论的，治疗罕见疾病的技术是一种在实验室被证明（也许在现场测试），但没有为商业利益提供足够的激励来产生它并促进其广泛传播的技术。有说服力的演示表明 BCI 可以改善运动康复，这能明显扩大潜在的用户群。然而，BCI 用于这样的治疗目的其疗效目前仍然不确定（见本书第 22 章）。在任何情况下，如果进一步的研究提高了 BCI 的功能性并使其在商业上具有吸引力，那么它们的传播将需要可行的商业模式，该模式不仅为商业公司提供财源的激励，也给有效地利用和支持 BCI 的临床技术人员足够的补偿。

最佳可行的方案可能是这种：旨在帮助严重残疾人的 BCI 可与一般人群使用的 BCI（第

23章）协同发展。前者的开发会提供必要的科学知识、技术能力和临床经验，而后者的开发将为大规模的传播提供必不可少的商业激励、简化和鲁棒性。

25.6 可靠性

第三个问题可能也是最困难的问题：BCI的可靠性。虽然BCI技术的未来无疑取决于信号采集的改进、有说服力的验证研究以及可行的传播模式，但是这些问题的困难程度和不确定性同那些与BCI可靠性问题相关的困难程度和不确定性相比，逊色很多。这个问题是BCI技术成功的关键，很可能会对其未来有最大的影响。

实现基于BCI控制多维运动的努力也许最好地揭示了问题的严重性。在高调的文章里令人印象深刻的报告中已经很好地描述了这些努力的结果，这些报告已经在科学媒体和一般媒体广泛报道。然而，它们的成功仅在这一点上。首先，它们都是实验室的演示，并没有在真实世界的环境中证明自己。其次，即使是在由专家持续监督的简化的环境中高度受控的、最优条件下采集的数据，不同的试验、不同的时刻、不同的时期以及不同的个体，BCI性能变化明显并且不可预知。虽然良好性能的时间段肯定会发生（为出版和令人印象深刻的视频提供统计上显著的数据），虽然性能会随着实践倾向于得到改善，但它从来没有接近基于正常肌肉的运动控制；而且，最重要的是，它从来没有达到，甚至在受保护的实验室环境里，可靠性是实际使用必不可少的条件。

在所有方面，无论信号类型、信号处理方法、学习的任务或者它的应用，BCI的可靠性仍然很差，特别是对于像运动控制这样的应用。适合转化为现实生活中有用的BCI必须和基于自然肌肉的动作一样可靠。如果没有对迄今为止未知性质的定性升级，那么BCI在现实生活中的有用性，在最好的情况下（充其量）仍然只限于为那些患有最严重障碍的人提供最基本的交流功能；目前它们还不能为许多人在其日常生活中的多种用途提供有用的控制。是可靠性最有可能决定BCI技术的未来，它超过最大速度或最大自由度的决定作用。

如何解决这个棘手的问题呢？可以通过识别并参与解决这三个基本问题来确定可能的解决方案的途径。第一个基本问题是在实现和保持成功的BCI操作中自适应交互（Adaptive interactions）的核心作用。第二个基本问题是需要BCI系统识别并尽可能地模拟正常中枢神经系统的分布式工作方式。第三个基本问题是需要考虑到神经系统功能的复杂性，可通过寻找超越目前用于BCI控制的脑信号和现今提供的反馈的类型，也就是，通过融合额外的大脑信号并提供额外的感觉输入。

25.6.1 适应性（自适应性）

需要BCI和CNS（中枢神经系统）双边持续的交互适应已在第1章中做了介绍，并且也在其他几章中进行了讨论。本书的最后一章返回到它，是因为它在BCI最终成功地提供既准确又可靠的控制中具有关键的重要性，这是现实生活中任何有意义有价值的控制的唯一一种特性。

BCI提供给中枢神经系统获得新技能的机会，在此过程中，大脑信号取代脊髓运动神经元，而脊髓运动神经元产生常规的基于肌肉的技能。神经肌肉的技能是中枢神经系统的自然功能，它们最初的习得和长期的维持取决于中枢神经系统中许多区域（从皮层到脊髓）持续的依赖活动的可塑性（第1章）。这种可塑性，通常需要几个月甚至几年的强化练习，让幼儿学会走路和说话，让孩子们掌握阅读、写作和算术，以及让成人获得专业的运动、艺术和智力技能。获得并维持可靠的基于 BCI 的技能，如多维运动控制，可能需要类似的依赖活动的可塑性。非侵入式和侵入式 BCI 的研究提供了充足的证据（如第 13、15 和 16 章）表明在 BCI 操练期间学到的新技能涉及他们自己的中枢神经系统的适应，当然此种适应发生在产生相关信号的脑区，并也可能在多个连接的脑区。

正如第 1 章指出的，BCI 操作取决于两个自适应控制器：CNS（中枢神经系统）和 BCI 的有效交互。BCI 必须适应以确保其输出对应于用户的意图。也就是，它必须适应以使得它聚焦于编码用户意图的脑信号特征。同时，BCI 也应该激励和促进中枢神经系统的可塑性，该可塑性能提高精度和可靠性，据此把用户的意图编码在脑信号中。因此，在所有的情况下，BCI 和中枢神经系统必须一起工作来获得并保持有效的和完全可靠的合作关系。

虽然 BCI 通常是最初适应用户的脑信号，但不断适应的重要性，特别是对于像运动控制这样的复杂应用，较少被广泛地意识到。此外，仅使用了一些最简单的方法：BCI 定期参数化其转换算法使得充分利用脑信号，正如在过去那样使用它们，而且它要求 CNS 在未来能够适应该算法。虽然这种基本的操作性条件反射的设计可能是有效的，但当前 BCI 持续的不可靠性表明这种设计是不充分的。管理 CNS 和 BCI 的持续相互适应是为了最大限度地提高并稳定对用户意图的编码以及 BCI 对该意图的识别，这取决于开发能够实现和优化这种适应的算法。这也取决于找到几个关键问题的答案。哪个脑区最能适应？哪种脑信号是最易适应（如脑电或 ECoG 中的 $\mu/\beta/\gamma$ 节律，局部场电位，多个或单个神经元活动）？最有效的训练方案是什么？适应的时间尺度是什么（即从几秒到几周到几年）？

需要解决这些未知的工作才刚刚开始，工作肯定是困难的并且是劳动密集型的。一个人只需要考虑为获得其他生活技能所需的长期训练。基于 BCI 的复杂技能可能也需要长时间的训练，其中益处变得明显需要一个非常缓慢的渐进过程。此外，影响适应的关键问题的最优解方案，很可能对不同的 BCI 应用、不同的用户会有所不同。

参与并管理 CNS 的适应性涉及基础神经科学的问题，一般来说，可能会产生对 CNS 功能的重要见解。通过学习哪种信号、哪个脑区能或不能最有效地适应，以及哪个协议能诱导有效的和稳定的适应，最后，通过探索有效适应的功能和结构机制，BCI 研究有可能阐明自然 CNS 功能的特性，并导致更好地理解 CNS 如何产生其自然的肌肉输出。事实上，因为它为阐明神经系统功能提供了独特的模型，所以一般来说，BCI 研究对神经科学有价值，而神经科学独立于实际应用，后者是目前大多数努力的主要焦点。

CNS 适应的核心重要性具有进一步的含义。这意味着，BCI 开发中最关键的（但希望是不难处理的）问题可能是神经生物学而不是技术。控制 CNS 如何获得、提高并保持其基于自然肌肉的功能的原理，可能是指导设计有效的 BCI 系统的最佳来源。根据这种观点，我们简要地考虑了通过更接近地模拟正常的基于肌肉的功能，基于 BCI 的功能如何可能会提高其可靠性。

25.6.2 控制的分布

CNS 对动作的控制通常分布在多个脑区。虽然皮层区可能控制目标和动作的整体轮廓，但很多细节，尤其是在执行过程期间的高速感觉运动交互，通常主要是在皮层下处理。例如脊髓反射通路对突然的负荷增加或姿势不稳定产生最早的反应；皮层得知这些扰动之后，可能会或不会产生额外的纠正行动。此外，控制的分布取决于任务的要求。弹钢琴需要皮层控制个人的手指运动，但抓握物体不需要。对于后者，手指肌肉收缩的高速控制在很大程度可能委派给脊髓和皮层下的通路，它们对感觉输入能够很快作出反应，感觉输入反映了物体的物理性质（即形状、硬度、重量）。

BCI 的性能也可能获益于分布式控制。在 BCI 设计中，可比的分布将在 BCI 的输出命令（即用户的意图）和接收这些命令并把它们转化为动作的应用设备之间。第 1 章描述了这种分布的两种可能的极端。在目标选择中，BCI 简单地指定要实现的目标，然后应用设备处理动作的产生以实现目标。在过程控制中，BCI 控制动作的每一个细节。图 1.6 说明了这两种可选方案。对于一个特定的 BCI，最优方案可能会因应用的不同而有所不同，往往是目标选择和过程控制二者的组合。例如考虑 BCI 控制机器人的手。如果任务是弹钢琴，那么 BCI 将需要指定单个手指的动作。然而，如果任务是抓握瓶子，那么 BCI 可以简单地指定目标是抓握瓶子，然后该应用和它的软件可以执行这个动作，利用机械手上的压力传感器的反馈来控制单个手指，从而保持有效的抓握。在后一种情况下，BCI 的任务比要它控制该任务的所有方面时简单多了（在自由度和所需的速度方面）；因此取得始终如一的高质量表现可能更容易和更可靠。这种情况下的控制分布使得大脑皮层的操作更像它在正常的神经肌肉执行期间那样，其中许多细节，特别是那些需要高速响应的，往往是授权给皮层下区域。

总之，通过与应用本身相结合，与要产生的动作相一致的尽可能多的控制，可大幅促进实现可靠的、高品质的 BCI 性能。理想情况下，如果像机器人手臂这样的应用要能够完成许多不同类型的动作，那么 BCI 和应用之间的控制分布应适应每一个动作，正如在 CNS 内的控制分布通常适应于每一个神经肌肉动作。

25.6.3 来自多个脑区的信号以及额外的感觉输入

正常的 CNS 的神经肌肉输出反映了从皮层到脊髓许多大脑区域的协同贡献。例如直接连接到脊髓运动神经元的皮质脊髓束只代表许多作用之一，这些作用到达运动神经元并控制它们的活动。不同的皮层区和皮层下中心以及它们的互连有不同贡献，在第 2 章中讨论了这些。对于目前的讨论，最相关的观察结果是，尽管这个事实：在这些许多脑区的活动，不同的试验可能有很大的差别，但神经肌肉的动作仍然稳定和可靠，令人印象深刻，即使在各种不同的条件下。

这一观察结果表明，通过采用多个脑区的信号，并包括反映脑区之间关系的特征（如相干），可能会提高和稳定 BCI 的性能。通过使 CNS 的运作更像在产生基于肌肉的技能时的运作（即通过不同脑区之间的协作），这种策略可能最终降低目前 BCI 的不可靠性特性。这方面的工作已经开始，并且需要更多的工作。它是复杂的而且要求高的，因为有这么多可能的不同脑区的特征组合，以及有那么多不同的方法可以用来测量它们之间的关系。

利用多个脑区的信号可能也会有助于消除完全实用的 BCI 的另一个障碍。目前的 BCI 主要是同步的；也即，是 BCI 而不是用户决定何时产生输出（第 10 章）。理想的情况是，BCI 应该是异步的（即自定节奏），以便 BCI 始终可用，并且用户的大脑信号仅当产生 BCI 输出时才进行控制。从多个脑区记录信号的 BCI 更可能对相关的当前情景敏感，这些情景包括环境、用户的状态和活动。因此，这样的 BCI 可能更好地能够识别它们何时的输出是适当的或不适当的。

至今 BCI 应用主要提供了视觉反馈，这是一种相对缓慢的、往往是不精确的反馈。相比之下，传统的基于肌肉的技能一般依赖于许多的感觉输入，它们的模式不同（如本体感觉、皮肤、视觉、听觉）和/或源位置（如远端或近端四肢、躯干）。控制涉及高速复杂运动（如肢体运动）任务的 BCI 可能需要比视觉更快和更精确的感觉反馈形式。正如第 5 章所指出的，努力通过在感觉运动皮层、丘脑或者其他位置的刺激提供这样的反馈已经开始。在这一点上，最佳的外周或中枢部位以及最有效的刺激在很大程度上是未知的。选择可能会随不同的 BCI 类型、不同的应用，以及用户残障的病因（如脊髓损伤患者的外周输入往往无效）有所不同。位置和刺激的选择也应该受益于更好地了解在基于自然肌肉的控制期间，这些位置的正常作用以及在它们产生或接收的输入类型。

25.7 小　　结

BCI 的发展有光明的未来，在世界各地的实验室里有许多充满活力和有效率的研究人员正实现 BCI 系统，仅在几年前它似乎还在科幻小说里。这些 BCI 系统采用多种不同的大脑信号、记录方法和信号处理方法。它们可以控制各种外部设备，从计算机屏幕上的光标和化身，到电视和轮椅，再到机器人手臂（即机械臂）和神经义肢。有残疾和没有残疾的人已经测试了这些设备，一些人已经把它们用于他们日常生活中的重要目的。随着信号采集硬件的改进、临床验证的令人信服、传播模式的有效，也许最重要的是，随着可靠性的提高，BCI 有望成为残疾人的一项重大的新技术——并且也可能是普通人群的。BCI 的研究和开发仍将是一个臻于完美的多学科的努力，未来几年应该的确令人振奋。

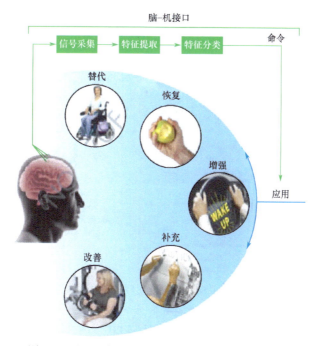

图1.3 脑-机接口（BCI）系统的基本设计和操作

注：在这个图中，BCI用绿色显示，反映大脑活动的电信号是从头皮、大脑皮层的表面或从大脑内部采集获得的。对信号进行分析，以测量反映用户意图的信号中的特性（如脑电节律的幅度或单个神经元的发放率）。这些特征被翻译为操作应用设备的命令，如替代、恢复、增强、补充或改善自然的中枢神经系统输出。（修改自Wolpaw等，2002）（补充图像由©Stelarc，http：//stelarc.org；提高图像由©Hocoma AG，www.hocoma.com）

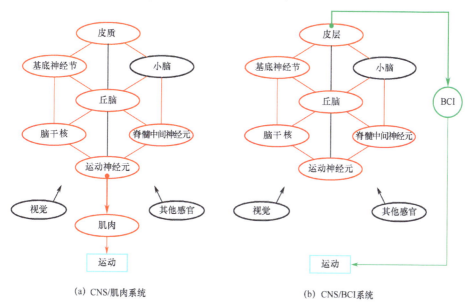

(a) CNS/肌肉系统　　　　　　(b) CNS/BCI系统

图1.4 中枢神经系统（CNS）产生的基于肌肉的动作与基于BCI的动作相比较

注：图(a)显示了正常运动行为的产生由许多中枢神经系统脑区协作，以控制脊髓（或脑干）的运动神经元，从而激活肌肉。红色代表所有的中枢神经系统脑区自适应以优化肌肉控制。图(b)显示了BCI调节的（或介导的）动作，也由相同的中枢神经系统脑区产生，这些区域现在协作以优化皮质区的控制，这些皮质区产生大脑信号，BCI将大脑信号转化为输出命令。BCI委派皮层为输出角色，该角色通常由脊髓运动神经元完成的。从而要求中枢神经系统脑区自适应以优化全新的输出。图(b)指示了中枢神经系统适应性目标的这个变化，通过所有这些脑区（绿色）的颜色现在与BCI的颜色相匹配这一事实来说明。（Wolpaw，2007）

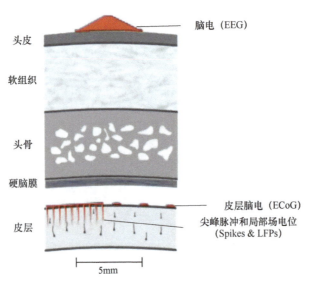

图 1.5　BCI 系统利用的电生理信号的记录位置

注：图中表明脑电（EEG）是由放置在头皮上的电极记录的；皮层脑电（ECoG）是由放置在皮层表面上的电极记录的。神经元动作电位（尖峰脉冲）（Neuronal action potential/spike）或局部场电位（Local field potential, LFP）是由植入皮层（或其它脑区）的微电极阵列记录的。图中标示了一些有代表性的皮层锥体神经元。（修改自 Wolpaw 和 Birbaumer, 2006）

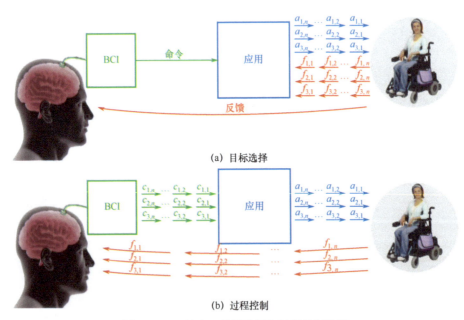

图 1.6　BCI 输出：目标选择与过程控制比较

注：BCI 输出命令可以是选择目标或控制过程。在图（a）的目标选择中，BCI 命令仅仅指定用户的意图，实现这个意图的过程由应用（如电动轮椅）来完成，应用产生若干并发的动作序列（如 $a_{1,t=1}$, $a_{1,t=2}$, …, $a_{1,t=n}$; $a_{2,t=1}$, $a_{2,t=2}$, …, $a_{2,t=n}$; 等）控制其运动，并且管理这些动作和所产生的反馈序列（如 $f_{1,t=1}$, $f_{1,t=2}$, …, $f_{1,t=n}$; $f_{2,t=1}$, $f_{2,t=2}$, …, $f_{2,t=n}$; 等）之间正在进行的交互作用。提供给用户的反馈主要是最终结果。在图（b）的过程控制中，大脑和 BCI 提供若干并发命令序列（如 $c_{1,t=1}$, $c_{1,t=2}$, …, $c_{1,t=n}$; $c_{2,t=1}$, $c_{2,t=2}$, …, $c_{2,t=n}$; 等），对应应用产生的动作序列；并且大脑和 BCI 继续管理这些动作和由此产生的反馈之间持续的交互作用。最成功的 BCI 很可能是适当地结合目标选择和过程控制以适用于每个目的，从而模仿基于正常肌肉的 CNS 输出其分布式的控制特点。（修改自 Wolpaw, 2007）

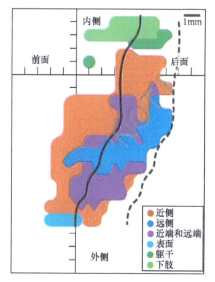

图 2.6 猴子初级运动皮层内微刺激的效应图

注：该图表明刺激大脑皮层上的每一个点所激活的身体部位。已展开显示中央沟。虚线表示中央沟的基底（即底部），实线是中央前回的顶部。（改编自 Park 等，2001）

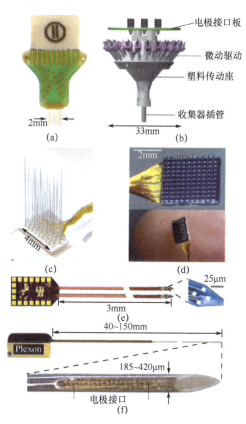

图 2.16 用于记录皮层神经元尖峰脉冲的不同类型微电极阵列

（a）微丝（Tucker Davis 技术）；（b）多个四极微驱动（Kloosterman 等，2009；Nguyan 等，2009）；（c）浮置的微电极阵列；（d）100 硅电极阵列（犹他阵列）（Blackrock 微系统）；（e）平面多位点硅电极（密歇根电极）（Neuronexus 技术）；（f）金属多位点电极，"U 型 – 探针"

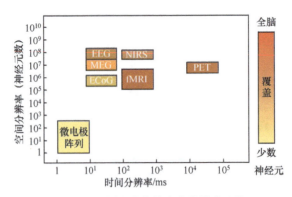

图 4.1　不同脑成像技术的分辨率比较

注：颜色梯度表示一次实验中，在多大尺度上可以对大脑进行成像

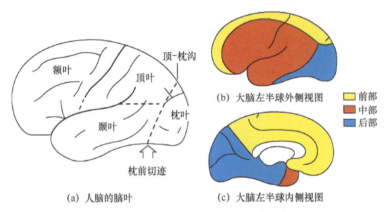

(a) 人脑的脑叶　　(c) 大脑左半球内侧视图

图 4.2　人类大脑的脑叶和左半球的内外侧视图

注：图 (b) 和图 (c) 中三个主要大脑主干（见颜色图例）提供不同的（和部分重叠的）的区域。(b) 和 (c) 分别是左半球的外侧 (Lateral, LAT) 和内侧 (Medial, MED) 视图。（改编自 O'Rahilly 等，2004）

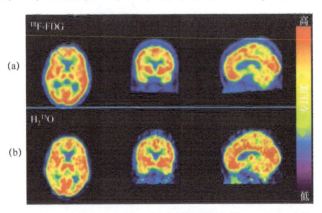

图 4.3　一个被试大脑的正电子发射断层扫描 (DET) 成像

注：图 (a) 为 ^{18}F-氟脱氧葡萄糖（^{18}F-FDG）的分布，一种葡萄糖代谢的放射性标记物，在每个轴向、冠状和矢状位方向上呈现了一个切片。图 (b) 为脑血流量的放射性标记物（在水里为 ^{15}O）分布，其反映了大脑活动。（由荷兰阿姆斯特丹自由大学医学中心的 B. N. M. van Berckel 提供）

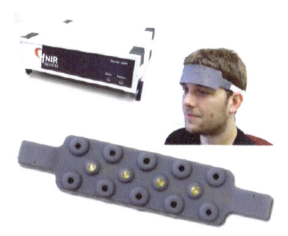

图 4.4 具有光源和传感器的 fNIRS 装置的一个例子

注：在中间一行的四个发光器是光源，边缘的两排装有 10 个探测器。（转载自 Biopac 系统；检索自 fNIRdevices.com）

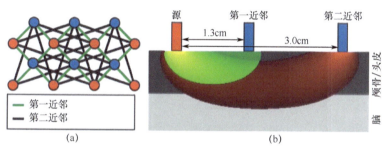

图 4.5 fNIRS 传感器方案的例子

注：因为光束在离开头部之前会发生散射，可以用多个位置的传感器来探测它。(a) 14 个光源和传感器可能的源传感器配对。(b) 光源和传感器之间的距离效应（附近是第一近邻，其次是第二近邻）。需要注意的是：从光源到散射光束抵达的传感器，其路径形成了一个香蕉形状。对于第二近邻，光束路径较远且较深。（转载自 Gregg 等，2010，允许转载）

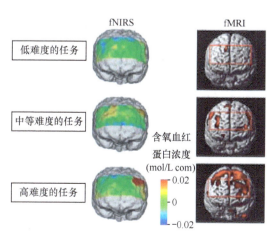

图 4.6 在一个三级难度的心理任务期间用 fNIRS 和 fMRI 获得的大脑活动映射图

注：颜色指示激活的强度（即氧合血红蛋白浓度，Oxy–Hb concentration）。注意这两种技术之间的空间细节（分辨率）上的差异。（转载自 Tsunashima 和 Yanagisawa，2009）

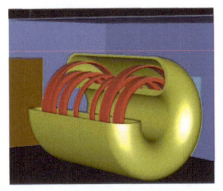

图4.7 核磁共振成像的主磁铁示意图

注：6个红色内圆环表示在隧道内产生主磁场（B_0）的电线束。两个红色外圆环产生一个反向磁场以减少扫描仪外的磁场，使得核磁共振成像可以安装在有限的空间内。（转自Cobham技术服务允许转载；从http://www.wordsun.com检索）

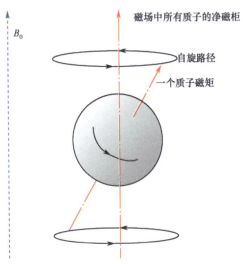

图4.8 氢质子核自旋和产生的磁矩（红色斜虚线箭头），该磁矩绕B_0磁场轴旋动

注：图中显示了一个质子的运动。磁场中所有质子的净磁矩（红色垂直虚线箭头）方向与B_0场（蓝色垂直虚线箭头）一致

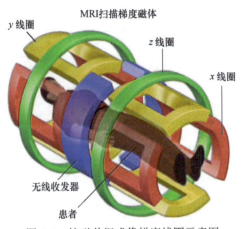

图4.9 核磁共振成像梯度线圈示意图

注：每组线圈（这里用颜色编码）建立一个额外的磁场：x线圈产生从右到左的磁场，y线圈产生从前到后的磁场，z线圈是产生从脚到头的磁场。（转载自http://www.magnet.fsu.edu）

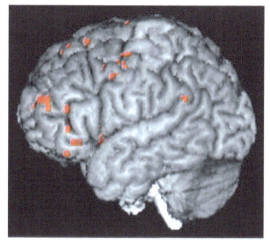

图 4.11 在一个健康志愿者阅读任务期间的功能磁共振成像产生的图像例子

注：视图是从大脑左边看的，大脑前部在左边。显著的活动显示为红色

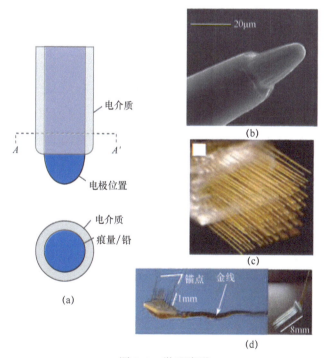

图 5.2 微丝阵列

注：(a) 单个微丝末端构成组件示意图。在典型情况下，微丝未隔离的尖端为电极位置；隔离微丝的部分作为互连元件；隔离涂层为电介质层。微丝没有单独的基底组件。(b) 一个典型的利用激光刻蚀绝缘层形成的铂-铱（PtIr）微丝尖端以及它的化学成形的扫描电子显微照片（Cogan，2008）。(c) 精确排列的微丝束形成的微丝阵列（Nicolelis 等，2003）。(d) 采用陶瓷作为基底和多股金丝互连的微丝阵列可以创建一个"悬浮式"的植入阵列，可用于记录和刺激。(Musallam 等，2007)

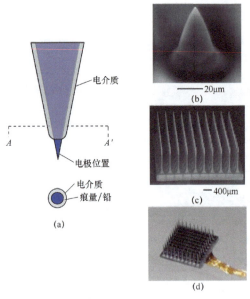

图 5.3 犹他电极阵列（Utah electrode array，UEA）

注：(a) UEA 单个尖头的末端结构组件示意图。掺杂硅尖末隔离的末端为电极位置；隔离尖头的部分为互连组件；聚对二甲苯薄膜涂层和氮化硅为电介质部件；硅尖本身是基底。(b) UEA 尖头的末端其扫描电子显微照片（Bhandari 等，2010）。(c) 典型的 10×10 UEA（100 个尖头，间距为 400μm）底部侧（脑）的扫描电子显微照片，表示了"钉床"的结构（Bhandari 等，2010）。(d) UEA 结合多股金丝互连电缆构成的"悬浮式"植入阵列，可用于皮层内记录和刺激。(Donoghue 等，2007)

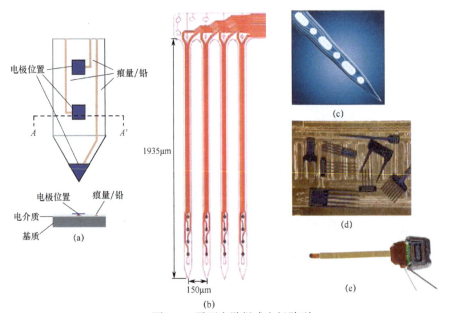

图 5.4 平面密歇根式电极阵列

注：(a) 典型的平面密歇根式电极阵列单个柄末端的结构组件示意图。电极为沿柄指定位置处薄层的金属点。多晶硅薄膜或金属导线把各个电极位置连接到探针后端单独的纽带衬垫处。该金属导线被掩埋在无机（通常是氮化硅或二氧化硅）或有机的薄膜层里，这些薄膜层组成电介质组件。电极的硅质后端为基底。(b) 典型的密歇根电极设计布局具有 4 个柄，每个柄有 4 个测量点。(c) 密歇根电极的柄尖端的电子显微镜照片显示有 6 个精确排列的电极测量位置点。(d) 8 个不同测量位置点和柄设计用于皮层内记录的例子。(e) 密歇根式电极阵列连接到一种柔性聚合物薄膜带状电缆，从而创建一个"悬浮式"的植入阵列，可用于皮层内记录和刺激。(由 NeuroNexus, Ann Arbor, MI 提供)

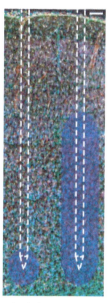

图 5.6 植入老鼠大脑皮层（图中上部为大脑皮层表面）的微电极周围的脑组织微观环境

注：该图像由 64 个三维图像布局合成，这些三维图像是采用混合像元分解的 Zeiss LSM META 系统采集的。图中蓝绿色的 CyQuant 标记为细胞核，紫色的 NeuroTrace 标记为尼氏体，黄色 Iba1 标记为小神经胶质，红色的 GFAP 标记为星形胶质细胞，绿色的 EBA 标记的为血管（感谢伦斯勒理工学院的 C. Bjornsson 为本章修改图片（Tsai 等，2011））。为了说明植入的微电极相对于主要脑组织元素密度的比例，两个典型的微电极柄/尖头（直径 50μm，间隔 400μm）的外形（虚线）被叠加在布局合成的图像上。左侧的微电极描绘的是在尖端只有一个测量点（如微丝或犹他电极阵列）。右侧的微电极描绘的是一个尖端测量点和沿柄的一组测量点（如密歇根式电极阵列）。它们各自近似的记录范围（距电极位置约 100μm 的半径）用蓝色显示

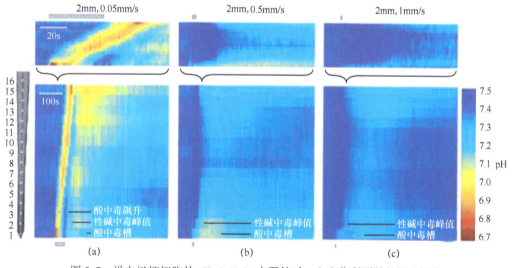

图 5.7 沿电极柄细胞外 pH（pHe）水平的时-空变化所测量的插入损伤

注：图中的电极柄以三种不同的速度（(a)：0.05mm/s；(b)：0.50mm/s；(c)：1.00mm/s），插入 2mm 深。pHe 的时-空图显示慢速插入会引起更稳健的长期酸性过多症（如（a）），以及沿探针柄反应的变异性。上面的图给出了插入过程中 pHe 反应的详细情况（底部的灰色条指示插入时间）。下面的图显示了 10min 的响应窗口。在最慢的插入速度下，包括大量的长期酸性过多症的三相酸性-碱性-酸性波形非常明显（a）。0.50mm/s 和 1.00mm/s 的插入速度（b）和（c）通常会引起双相的碱性-酸性波形，其酸性区间微弱。（Johnson 等，2007）

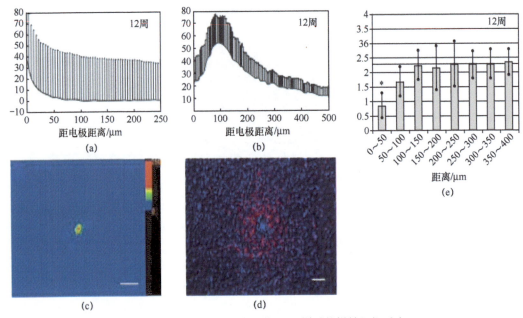

图 5.8 老鼠运动皮层植入微丝 12 周后的慢性组织反应

注：(a) 小神经胶质是离植入物距离的函数，由平均 ED-1 免疫反应性（±标准差）指示。(b) ED-1 免疫反应性的平均表面图显示了在微丝周围呈对称的分布（图中比尺为 100μm）。(c) 星形胶质细胞随距植入物距离而变化，由平均胶质原纤维酸性蛋白（GFAP）的免疫反应性（±标准差）指示。(d) 典型的指截面说明了肥厚型星形胶质细胞的反应，由 GFAP 免疫反应性（粉红色）指示。DAPI（4′,6-二脒基-2-苯基）染色（蓝色）表明在电极-组织接口周围存在其他的类型细胞。图中比例 R 为 100μm。(e) NeuN 标记的神经元细胞体平均数（±标准差）随植入物距离而变化。与未植入的组织中的平均数相比（由浅灰色水平线标记），在距离微丝 50mm 范围内，神经元细胞核的数目有显著的减少（$^*p \leqslant 0.05$）。(Winslow 和 Tresco, 2010)

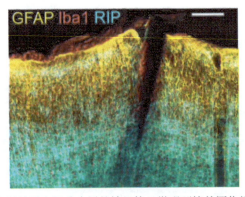

图 5.9 电板放置在运动皮层的神经接口微观环境的原位组织学图像

注：图中显示了在成像前 1 周植入硅基密歇根式微电极阵列，该阵列位置处的单个光条（经由运动皮层，约 50μm 后进入到 300μm 厚的矢状面）。黄色为 GFAP；红色为钙离子结合适配器分子 1（LBA1）；蓝绿色为受体相互作用蛋白（RIP）。比例尺度为 200μm。(Woolley 等, 2011)

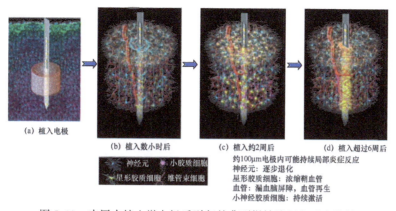

图 5.10　皮层内植入微电极后引起的典型慢性脑组织反应总结

注：慢性阶段包含不同程度的动态神经炎症过程，该过程由对植入式电极这种异物的反应引发。(a) 在电极插入以后细胞损伤、局部出血、局部缺血和水肿为特征的急性损伤反应立即发生。(b) 慢性反应的早期阶段，包括激活的小胶质细胞（紫色）和反应性的星形胶质细胞（黄色），同时伴随着一定程度的神经元损伤或缺失（蓝色）。(c)、(d) 慢性反应贯穿植入物整个寿命过程并包括谱响应。其中可能包括连续的神经元逐渐退化、反应性星形胶质细胞凝缩进入电极周围的鞘内、持续的低水平小胶质细胞激活以及漏血的脑屏障。造成反应性细胞对电极渐进式包裹（包括(c) 到 (d) 转移过程中的反应性星形胶质细胞的凝结）因素目前还没有被完全理解。包裹的发生似乎与电极设计、手术技术和电极－组织微观环境的局部特性有关。（来自作者与西雅图华盛顿大学 W. G. Shain）

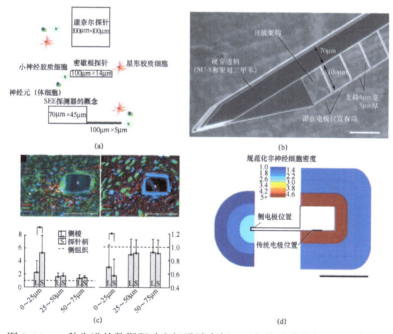

图 5.11　一种先进的数据驱动电极设计实例：亚细胞边缘电极（SEE 探针）

注：图中的亚细胞边缘电极（SEE 探针）是基于亚细胞大小调节异物反应的仿生原理。(a) 中用细胞的相对大小来显示：一种相对较厚的硅探针（康奈尔探针）（顶部）、密歇根式硅探针（中间）以及 SEE 探针设想（底部）的横截面示意图。上面的两种结构在植入 4 周后发现有类似的组织反应（Szarowski 等，2003）。SEE 探针横向平台具有亚细胞的尺寸；注意小胶质细胞的大尺寸是相对于 5μm 的边缘。(b) 一种 SEE 探针原型的扫描电子显微照片，该原型具有一个传统尺寸的稳定柄，并带有一个薄的、格子状的横向平台。标尺长度为 100μm。(c) 两种非功能性 SEE 探针周围的定性和定量结果。左上：GFAP（红色）和 OX42（绿色）抗体分别标记星形胶质细胞和小胶质细胞（比例尺为 100μm）。右上：GFAP（红色）和 NeuN（绿色）分别标记星形胶质细胞和神经元细胞体（比例尺为 100μm）。左下：归一化的平均非神经元密度随距离探针接口的距离而变化（$P<0.05$）。右下角：平均的神经元密度随探针接口而变化（$P<0.05$）。尺寸小于 7μm 和基板上有大穿孔的先进体系结构可以通过降低包裹并减少神经元的损失来改善长期植入神经接口的性能。(d) 电极放置示意图比较了 SEE 和传统探针并显示相应的平均非神经元密度区域。组织学结果表明，最佳的电极放置是在横向边缘（比例尺为 100μm）。(Seymour 和 Kipke，2007；Seymour 等，2011)

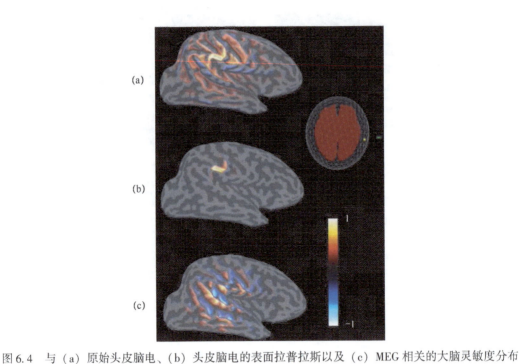

图 6.4 与 (a) 原始头皮脑电、(b) 头皮脑电的表面拉普拉斯以及 (c) MEG 相关的大脑灵敏度分布

注：右边插图中的黄色圆圈为单个脑电电极位置，右边插图中的绿色线为单个磁线圈位置。皮层表面由一个被试的磁共振成像（MRI）来构建。模拟的偶极子源 $P(r, t)$（单位体积的偶极矩，一个半球里为 100000 个）被假定为对局部皮层表面是正态的。基于同心三椭球头模型来计算每个偶极子在插图中所示位置的电极和线圈位置处引起的头皮表面电位、头皮拉普拉斯以及表面正态的磁场（对于这些模拟的细节见 Srinivasan 等（2007））。原始电位、拉普拉斯和磁场根据它们的最大值（即比例尺上的 +1 和 −1）进行了归一化处理，以便能够比较这三种测量的相对灵敏度。(a) EEG 电极对电极下方的脑回源最敏感，但这个电极对相对远的脑回中区域的源也敏感；它对皮层褶痕里面的源不太敏感。(b) 拉普拉斯算子对电极下方的脑回源最敏感；对中等距离和远距离处的脑源，灵敏度下降非常迅速。(c) MEG 对于皮层褶痕中的源最敏感，该源往往相切于 MEG 线圈。发生在褶皱的最大 MEG 灵敏度，在相切于表面的方向上距线圈大约 4cm 处。蓝色区域对 MEG 的贡献与对反映褶皱两侧的偶极子黄色/橙色区域的贡献相反；这些会趋向于抵消线圈处的磁场

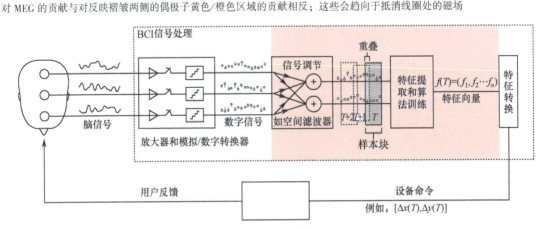

图 7.1 BCI 系统框图

注：阴影表示特征提取部分。脑信号由多种方法的一种来记录，它们被放大和数字化，之后进行信号调理（如空间滤波），并转化为一系列连续的样本块（图中当前处理的样本块编号为 T，其后的样本块编号为 $T+1$，依次类推），然后发送到特征提取（如频域分析）和调理（如归一化）算法。对于每个被处理的连续样本块，将产生一个单一的特征向量（函数 T），该特征向量被转换为一个设备命令（如光标相对于前一个位置的垂直位移量，也是 T 的一个函数）。应用设备执行该命令并向用户提供反馈，从而完成这个闭环

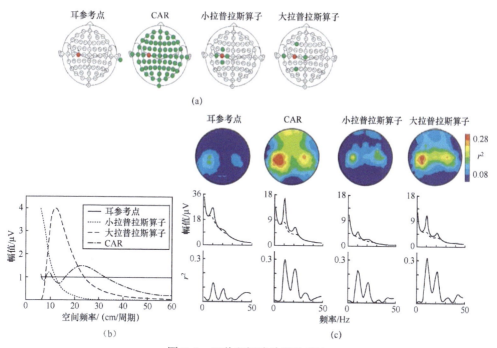

图 7.6 四种空间滤波器的对比

注：图中显示的是：在训练有素的（训练良好的）被试（well-trained subjects）采用感觉运动节律（using sensorimotor rhythms）把光标移动到视频监视器顶部或底部边缘上的目标（Online control and feedback results，在线控制并反馈结果）时采集了 64 通道的脑电数据，对采集到的数据利用四个空间滤波器进行离线分析所得到的结果。(a) 四个不同的空间滤波器用于处理从 C3 电极位置（红色）记录的脑电时所采用的电极位置。对于共同平均参考（Common Average Reference，CAR）和拉普拉斯方法，所有绿色电极的脑电被平均并从 C3 电极的脑电中减去。(b) 空间带通。对每种方法，图中曲线显示了当头皮的空间频率从 6cm（两倍的电极间距，即不会引起空间混叠的最高空间频率）变化到 60cm（近似头的周长）时，幅值按正弦变化的信号其均方根值的平方根（幅值，mV）。(c) 是在线使用每种空间滤波器方法，对训练有素的 BCI 用户的脑电数据进行处理后，在不同频率和电极位置处得到的平均 r^2 地形图、幅值和 r^2 谱（r^2 是用户有意把光标指向目标方向的信号特征其方差所占的比例）。每种方法都是用相同的数据集。对每种方法，脑电控制（用 r^2 进行测量）集中在感觉运动皮层和 μ 以及 β 节律频带。在这个采用感觉运动节律的例子中，共同平均参考（CAR）和大拉普拉斯空间滤波器的 r^2 值是最高的，耳垂参考的 r^2 值是最低的。（改编自 McFarland 等，1997；已获得临床神经生理学（Clinical Neurophysiology）的重印转载许可）

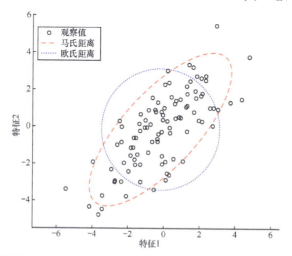

图 7.10 从具有相关特性的二维特征分布的平均值得到的等距马氏距离和欧氏（蓝色）轮廓线例子

注：马氏轮廓线能够捕捉特征方差，而欧氏轮廓线则不能

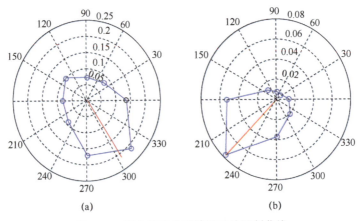

图 7.12 两个运动皮层神经元的调制曲线

注：每个神经元的调制（或调谐）曲线用蓝色折线显示。每条调制曲线上的每个点都在以结点为中心的 45°扇形区来估计它。调制曲线显示神经元对空间中每个运动方向的敏感度。在本例中，相对于被试的位置进行测量，左侧神经元被调谐到 300°的运动方向，右侧的神经元被调谐到 230°的运动方向。每个图中的红色直线代表神经元的首选方向（或偏好）方向（第 2 章）。（根据来自 Principe laboratory 实验室）

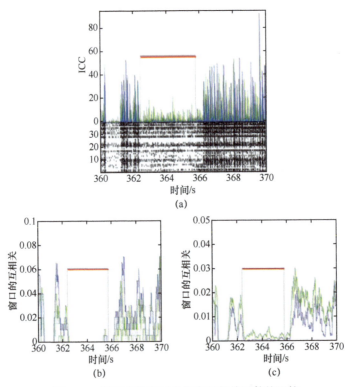

图 7.13 核互相关和正常加窗互相关函数的比较

注：图（a）为 34 个运动皮层神经元的核互相关的类内相关系数（Intraclass Correlation Coefficient，ICC）和尖峰序列（即栅格畔：Rester Plts/spike trams）。图（b）、（c）为两种不同策略的标准加窗的互相关函数。图（b）对一对神经元采用 200ms 滑动窗，1ms 步长的结果。图（c）与核互相关相同，但是在通道对之间在空间上求平均。数据采集自老鼠的运动皮层（蓝色为右侧皮质，绿色为左侧皮层）。红色部分表示老鼠按压杠杆的时间区间。核互相关（图（a））同时显示了高频和低频的变化，但是高频变化在传统的互相关中不太明显（图（b）、（c））。（数据来自 Principe laboratory）实验室

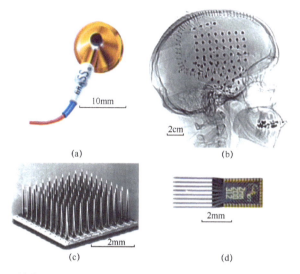

图9.1 （a）单个 EEG 电极（由 Grass Technologies，West Warwick，RI 提供）。（b）X 射线显示两个植入硬膜下的 Ad-Tech 公司的 ECoG 电极网以及一个有 4 个电极的短条（Ad-Tech，Racine，WI）。（c）犹他电极阵列（Maynard 等，1997）。（d）密歇根式电极阵列的一种配置。（Kipke 等，2003）

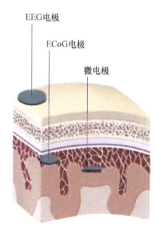

图9.2 不同 BCI 记录方式

注：脑电（EEG）电极、皮层脑电（ECoG）电极和皮层内微电极被放置于不同的位置（修改自 Leuthardt 等，2006b）

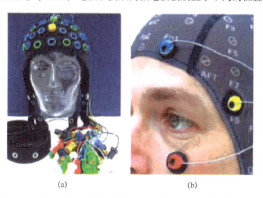

图9.3 右边（b）内置电极的电极帽给出了一种特定的电极布局及左边（a）具有许多位置可以单独旋入电极的电极帽

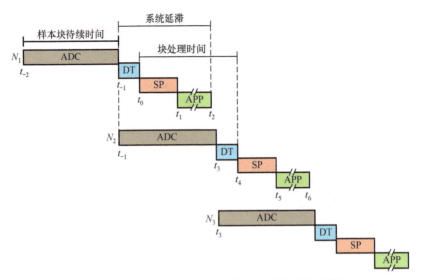

图 9.7 典型 BCI 系统中显示事件时间线的系统时序图

注：该图显示从放大器输入到 BCI 应用装置，包括了三个数据块（N_1、N_2 和 N_3）的处理进展。ADC：模/数转换；DT：数据传输；SP：信号处理；APP：应用。定义每个连续事件的延迟时间标记为时间（t）

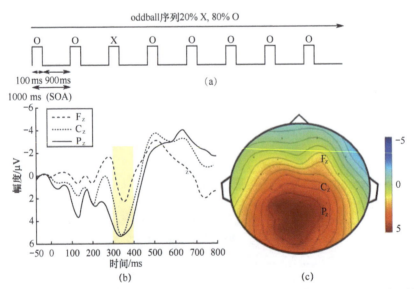

图 12.1 一个标准 oddball 协议的时间过程、一个被试在电极位置 F_z、C_z、P_z 的平均 oddball ERP 和 oddball 刺激后 300～400ms 平均 ERP 波幅的地形分布

注：(a) 一个标准 oddball 协议中稀少刺激（也即 oddball）（X）和普通（O）刺激的时间过程。(b) 一个被试在电极位置 F_z、C_z、P_z 的平均 oddball ERP，从额叶到中央区，再到后脑区位置呈现出逐渐变大的正向偏移。这里使用惯例下为正的幅度，上为负的幅度。(c) oddball 刺激后 300～400ms 平均 ERP 波幅的地形分布。大的正向 ERP 成分（即 P300）在 P_z 最大，广泛分布在后顶叶区

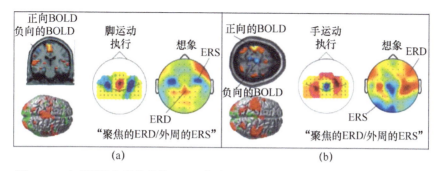

图 13.1 在实际的和想象的脚（a）或手（b）运动期间 ERD 和 ERS 模式的例子

注：该图从 EEG 和 fMRI 数据得到。清晰可见激活的拮抗模式（ERD，正的血氧依赖水平（BOLD）信号（见第 4 章）和去激活/失活（ERS，负的 BOLD 信号）。也注意实际和想象运动有相似的 ERD 图。（Pfurtscheller 和 Lopes da Silva，2011）

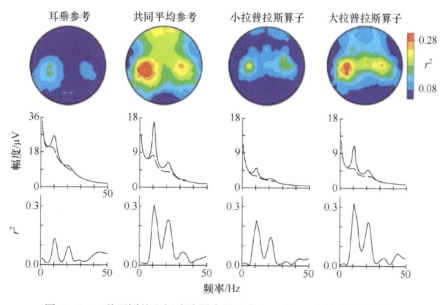

图 13.4 三种不同的空间滤波器应用于来自 4 个 BCI 用户的相同数据

注：这些被试利用他们的 SMRs 控制光标运动。（上）对于顶部/底部目标差异，r^2 的平均地形图；（下）对于用于光标控制的通道，r^2 的平均功率谱。（McFarland 等，1997）

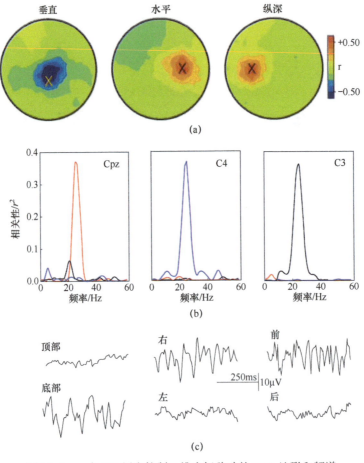

图 13.6　一个 BCI 用户控制三维光标移动的 SMR 地形和频谱

注：在这种情况下，每个维度的运动由 1 个或 2 个特定电极 26Hz 的脑电活动控制。(a) 分别是垂直、水平和深度目标位置 26Hz 频带相关性的头皮地形图（上部是鼻子）（相关性显示为 r，以区分负的和正的相关性）。控制每个维度运动的电极都标有 ×。(b) 显示了对控制信号有最大贡献的频谱，该频谱相应于头皮电极处活动的相关性（r^2）。垂直、水平和深度维度的相关性分别表示为红色、蓝色和黑色线。电极上的活动提供给定的控制信号，与对应的目标位置的维度强烈地相关，而与其它维度不相关。(c) 单次试验在标记的电极位置处脑电活动的样本；这些说明了每个维度的控制，用户采用这些维度移动光标到目标位置。（McFarland 等，2010）

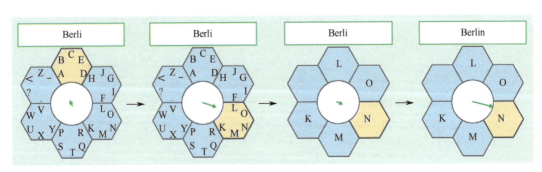

图 13.7　Hex-o-spell

注：BCI 系统分类的的两个状态分别控制绿色箭头的转向和延长。两步的过程可以选择字母。首先选择一个分组，然后选择包含所需字母的六边形。（Mller 和 Blankertz，2006）

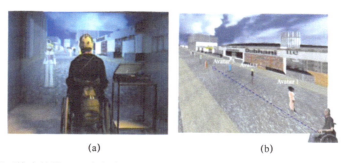

图 13.8 在虚拟环境中轮椅上四肢瘫痪的用户从一个化身到另外一个化身向街道尽头的方向前移动

注:(a) 虚拟街道上有 15 个化身(头像),轮椅上四肢瘫痪的用户在一个多投影壁虚拟现实系统中。BCI 用户戴上电极帽,其上一个双极通道连接到脑-机接口系统(右边的放大器和笔记本计算机)。(b) 参与者的任务是从一个化身到另外一个化身趋向街道尽头的方向(用虚线标出的轮廓)。人的化身一字排开(排成一列),每个化身有无形的通信范围(这里画成虚线)。该 BCI 用户得停止在这一范围,与化身不太近也不太远。(Leeb 等,2007)

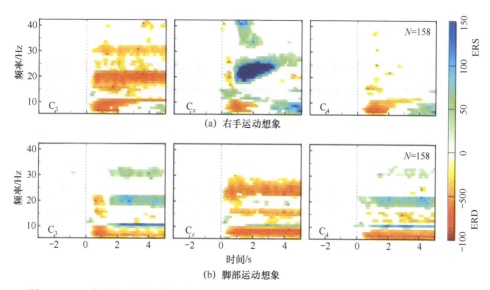

图 13.9 一个训练过的被试右手(a)与脚(b)运动想象在线 BCI 实验的时频图例子

注:任务是只用运动想象沿虚拟街道步行(Pfurtscheller, Leeb, Keinrath 等,2006)。在 $t=0$ 时呈现提示,运动想象过程持续几秒钟。仅仅没有伪迹的试验(trials)($N=158$ 和 $N=154$)用于计算时频图。在右手与脚运动想象期间发生了不同的有反应的模式。手运动想象在对侧(C_3)显示宽带 10Hz 和 20Hz 事件相关去同步(ERD)以及在中间中央区(C_z)显示 β 事件相关同步(ERS);而脚运动想象在电极位置 C_3 和 C_4 显示窄带 11Hz、22Hz 和 33Hz 事件相关同步(ERS)以及在中间中央区显示宽带 β 事件相关同步(ERD)。(详见 Leeb,2008)

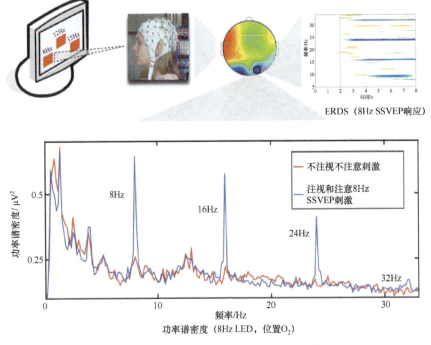

图 14.1 基于 SSVEP 的 BCI 操作与分析

注：用户注视三个红色盒子，每一个以不同的频率闪烁。通过选择集中于 8Hz 的盒子，她在 8Hz 及其谐波频率处诱发脑电活动（如在枕区位置 O_2 脑电活动的频谱；在底部面板的蓝色曲线）。为比较，也显示了用户不注视盒子时（红色曲线）产生的频谱。它缺乏 8Hz 和谐波峰值但其他是类似的。8Hz 的活动主要集中在枕区（如 8Hz 功率的地形图[顶部中间]所示（蓝色指示较高的功率））。顶部右面板显示，这种增加的活动不会立即发生。垂直线表示用户决定注视 8Hz 盒子的时间。8Hz 及其谐波频率的功率在接下来的 2s 显著增加（由蓝绿色表示 $p<0.01$）（黄色表示显著的功率下降）

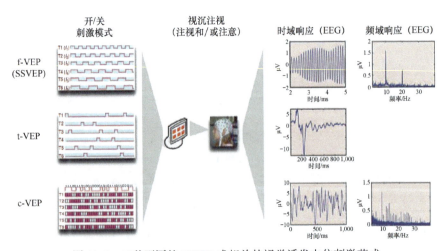

图 14.2 三种不同的 SSVEP 或相关的视觉诱发电位刺激范式

注：T1~T6 是 6 种不同的重复刺激，每个代表一个不同的脑-机接口输出。左面板显示，当刺激打开（高的曲线）或关闭（低的曲线）。请注意，仅仅 f-VEP（即 SSVEP）范式利用有节律的刺激（由均匀间隔的方波脉冲表示）。右侧面板显示所得的脑电度量法。请注意，t-VEP 情况没有显示频域响应，因为通常只在时域分析 t-VEPs。可看文字解释。（改编自 Bin 等，2009）

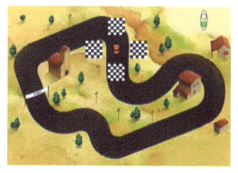

图 14.4 截图：一个基于 SSVEP 的 BCI 导航赛道上的虚拟车

注：被试注视四个棋盘格之一。36 个子域中的每一个以不同的刺激频率在黑和白之间切换，四个棋盘盒随车移动。（Martinez 等，2007）

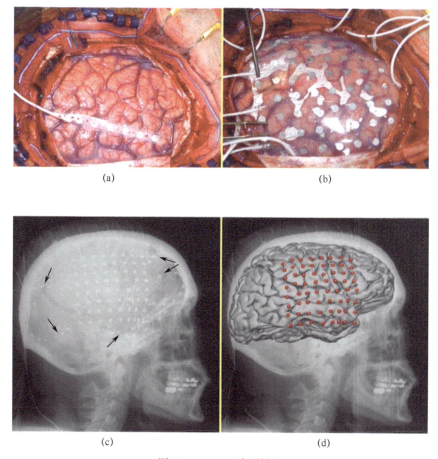

图 15.2 ECoG 阵列情况

注：(a) 开颅手术后暴露的大脑（切除颅骨的一部分）；(b) 大脑表面的 8×8 电极网格；(c) 横向 X 射线图像，电极网格和几个电极条（见箭头）是可见的；(d) 平均脑模板和电极位置配准于 X 射线图像。（修改于 Schalk 等，2008）

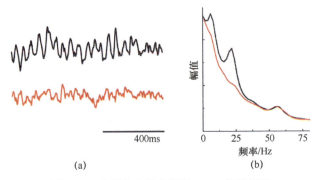

图 15.3 在任务和休息期间 ECoG 信号例子

注：(a) 在休息期间（黑色曲线）和当想象说"移动"一词（红线）时来自一个被试的原始 ECoG 信号，与休息相关的振荡随着想象而减少；(b) 相应条件的频率谱。想象与 μ（8~12Hz）和 β（18~26Hz）频带功率的减少相关联。(Schalk，2006)

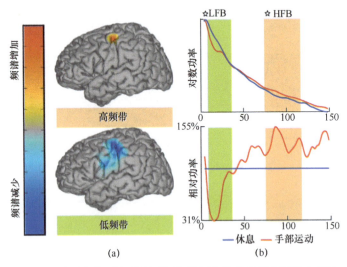

图 15.4 在重复打开和关闭手任务期间和休息期间皮层脑电例子

注：(a) 执行任务时的 μ/β 频带信号（5~30Hz）下降，空间上也局部化（即它们在地形图上广泛分布），而 γ 频带信号（这里测量的是 70~116Hz）在执行任务时增加，并且在空间上更聚焦（即它们在地形图上局部化）；(b) 地形图上标记为星的电极的对数功率谱说明了 μ/β 频带下降（标记为绿色条的）和 γ 频带增加（橙色条）。（布鲁纳等，2009）

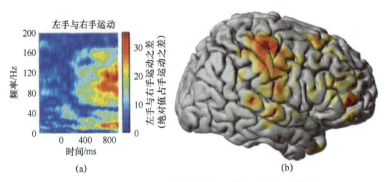

图 15.5 ECoG 记录揭示了关于手运动方向的信息

注：(a) 从一个被试对侧手运动皮层一个位置记录的不同频段的 ECoG 信号，识别左、右运动方向（Leuthardt 等，2004）；(b) 5 个被试的平均数据的颜色编码的阴影，说明了关于手运动方向的信息，该信息由不同皮层区记录的 ECoG 提供。大部分的信息捕获于运动皮层的手表示区。（来自 Schalk 等，2007）

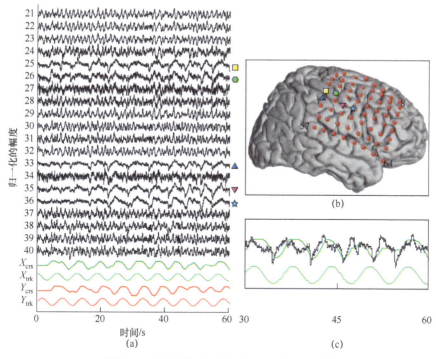

图 15.6 在跟踪任务期间 ECoG 时间曲线例子

注：在这个任务中，被试者使用手控制的操纵杆来移动光标以跟踪一个在电脑屏幕上移动的目标。(a) 来自 20 个位置（见 (b)）的 ECoG 信号时间曲线和（底部四条曲线）为光标的水平和垂直位置（X_{crs}，Y_{crs}）和移动目标（X_{trk}，Y_{trk}）。沿 y 轴到图的右侧符号显示 5 个通道（即 25、26、33、35、36），与运动参数 X_{crs} 或 Y_{crs} 相关的 ECoG 活动的时间曲线（即局部的运动电位 LMP）。(b) 具有通道符号的网格电极位置，显示 (a) 的数据确定的 LMP。(c) 从 30～60s 的通道 35 ECoG 时间曲线的放大，以及光标的水平位置（暗绿色的曲线）和移动目标（浅绿色的曲线）。黑色的 ECoG 时间曲线与深绿色的光标位置的相关性比与浅绿色的目标位置更好。（来自 Schalk 等，2007）

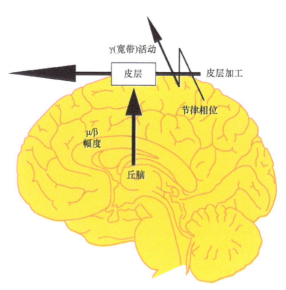

图 15.7 当前和新兴的对 ECoG 信号生理起源的理解示意图

注：μ/β 节律振荡的幅度代表丘脑皮层相互作用的水平；γ 活动表示局部皮层加工的程度；ECoG 节律的相位调节局部皮层加工（ECoG rhythm phase modulates local cortical processing）

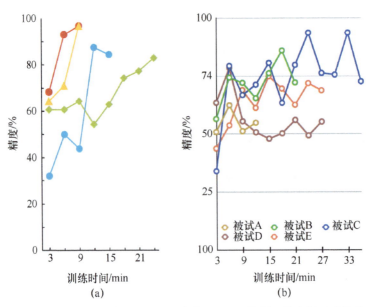

图 15.8　ECoG 控制光标垂直运动的学习曲线和 ECoG 控制二维光标运动的学习曲线

注：(a) 利用运动想象移动光标向上和利用休息移动光标向下，没有控制的准确率为 50%，患者 B（绿色曲线）想象开闭右手（打开和关闭右手），患者 C（黄色曲线）和 D（红色曲线）想象说 "移动" 这个词，并且患者 D（蓝色曲线）想象伸出舌头（图来自 Leuthardt 等，2004）；(b) 没有控制的精度是 25%（图修改自 Schalk 等，2008）

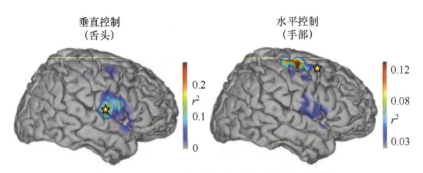

图 15.9　一个被试控制二维光标移动的地形图

注：计算所有电极位置和在线 ECoG 特征提供的控制信号。这些地形图显示用颜色编码的所选 ECoG 特征与垂直或水平运动的相关性（如 r^2 值），从而表明不同皮层区的任务相关的控制水平。该被试采用想象的舌头运动用于垂直控制，想象的手部运动用于水平控制。黄色的星指示用于在线控制的位置。这些图表明选择不同的位置可以取得更好的在线性能，特别是对于水平控制。这表明，适当的特征选择是很重要的。（图来自 Schalk 等，2008）

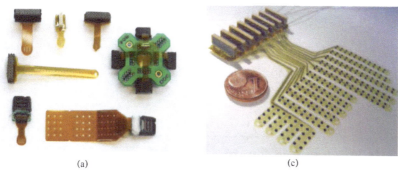
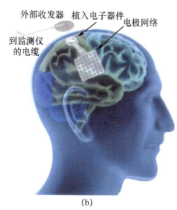

图 15.10 新兴一代的 ECoG 记录装置

注:(a)基于薄膜的 ECoG 器件及其在不同物种的记录连接器(图片来源 Justin Williams 博士);(b)用于猴子的高通道数记录的 ECoG 记录装置(来自 Rubehn 等, 2009);(c)提出的具有无线接口的 ECoG 网格。(由 Ripple 公司提供)

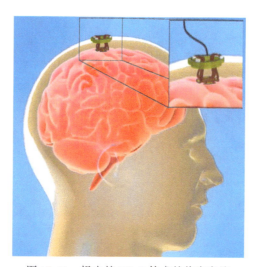

图 15.11 提出的 ECoG 技术的临床实施

注:基于标准的 19mm 的神经外科颅骨环钻的微 ECoG 植入平台示意图。柔性电极基板被折叠成"树叶-弹簧"的排列,允许植入体弯曲并适应大脑和头骨之间的相对运动。(图像由 Justin Williams 和 Joseph Hippensteel 提供)

541

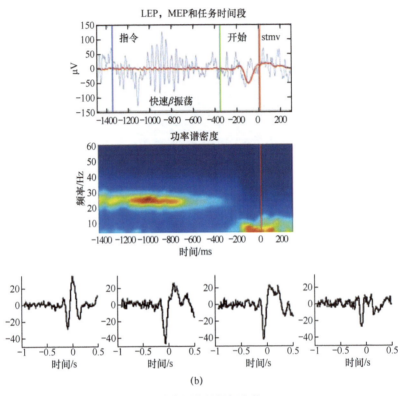

图 16.2 运动皮层的局部场电位（LFPs）

注：(a) 上部是原始的信号（蓝色，0.3~100Hz 滤波）以及猴子初级运动皮层（MI）多电极阵列一个通道的多个单次试验平均的 LFP 信号（红色），表明在移动的提示之前运动前 β 频段（20~30Hz）活动，以及刚好在运动开始前（时刻 0，红色垂直线）的运动事件相关电位。(a) 底部是相同 LFP 数据的频谱图，显示了在运动前延迟期突出的 β 波活动以及在手臂运动开始时刻较低频率的活动。彩色编码显示相对功率（红色＝高，蓝色＝低）（Truccolo 和 Donoghue，未发表数据）。(b) 曲线显示低频的事件相关电位（滤波：0.3~10Hz）手臂运动开始时刻（时间＝0）前后，当猴子在水平面上到达四个正交位置中每一个位置的目标（见图 16.3 (b)）。电位形式上的差异反映了在该低频 LFP 的定向调制

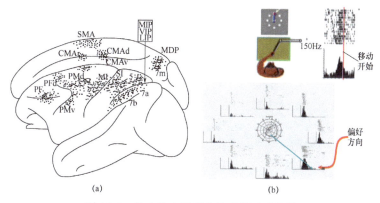

图 16.3 从大脑皮层采集的手臂运动信号

注:(a) 在行为表现完整无缺的猴子大脑额叶和顶叶区域中发现了与手臂动作有关的尖锋活动。(加点的区域) 点画指示每个皮层区的点 (如 M1,PM),在这些区域记录了单个神经元的活动,活动由运动的运动学调制 (Modulate with movement kinematics) (以及对某些脑区,由力量 (forces)、目标 (goals)、规划 (plans) 以及其它特征调制) (Kalaska 和 Crammond,1992) (见第 2 章)。每个脑区是 BCI 控制信号的一个潜在来源。(b) 在到达期间 (During reaching) 猴子 M1 区运动相关神经元尖锋放电活动 (Movement-related spiking activity)。(左上部) 猴子执行 "中心出" 到达任务 (Performing a "center out" reaching task) 的一个示意图 (Cartoon);运动目标 (所有可能的目标:白色;当前目标:红色) 呈现在一个垂直展示的显示器上。猴子通过手臂运动从中心保持区 (Center hold zone) 到达实验者选择的一个目标,把光标移到选定的目标。(右上部) 栅格图和摘要直方图显示,这个 M1 神经元在运动前约 150ms 尖锋发放率增加并与运动相关。每个栅格线是一次试验;这些试验对准于运动的开始 (Trials are aligned on the start of movement) (竖线在 0 处,每一个时间刻度是 100ms,Y 轴是尖峰/s)。(下方) 一个 M1 神经元的定向 (方向) 调制。每个栅格图和摘要直方图显示了移动到八个目标之一的期间一个神经元的发放率 (如上面的图 (b) 所示)。注意,对于向下和向右 (即它优选方向:Its preferred direction) 运动,这个神经元最活跃,当运动偏离这个方向,它的活动减少。尖锋脉冲数目与运动方向的平滑相关性 (Smooth correlation) 可由一个余弦函数很好地拟合出来,它可以作为一个模型由发放率预测运动的方向 (第 2 章)。定向调制的神经元群 (Populations of directionally tuned neurons) 提供对实际运动方向的一个可靠估计,这可以作为 iBCIs 的一控制信号。(Donoghue 实验室未发表的数据)

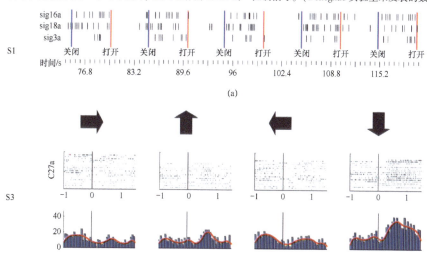

图 16.4 利用长期植入的多电极阵列记录四肢瘫痪患者在想象的上肢运动期间 M1 皮层手臂和手的神经活动

注:(a) 在连续的口头要求想象打开或关闭手期间 (S1,脊髓损伤) 从 3 个 M1 神经元记录的尖峰脉冲栅格图。注意每个神经元的尖峰放电与关闭手的意图之间有清晰的相关性 (Hochberg 等,2006)。(b) 脑干中风后四肢瘫痪患者 (S3) M1 神经元的定向调制 (方向调制)。在重复的单次试验期间,要求参与者想象由箭头指示的向右、向上、向左、向下的手臂动作,栅格显示了发放率 (Firing)。直方图显示每个方向试验 (Trials) 总计的活动 (发放率单位为 Hz;时间单位为 s;0 为口头要求时刻;红线为平滑率)。注意:定向调制 (Directional tuning) 于想象的手臂到达 (Imagined arm reaches),该到达类似于身强力壮的猴子使其到达运动 (Making reaching movements) 的活动 (与图 16.3 比较) (也见第 2 章)

543

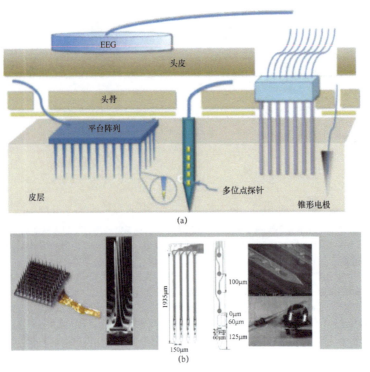

图 16.5 用于长期的神经元（尖峰电位）和局部场电位（LFP）记录的各种 iBCI 传感器

注：在（a）左边为平台阵列，有多个电极从平顶的上层结构伸出，该结构搁在软蛛网膜上，每个电极具有锋利的尖端和绝缘（除了记录面）（Donoghue，2008）。在（b）左边是一个具有 100 个微电极的阵列，其平台 4mm×4mm，电极 1.0mm。右边是扫描电子显微照片放大的一排微电极，说明它们的几何结构（Blackrock 微系统）。显示于（a）中间和（b）右边的多个位置探针，它扁平的柄上有多个暴露的侧端口，允许沿其长度在多个位置记录（市售可从 neuronexus，Ann Arbor，MI）。显示在（a）右边的微丝是典型的实验室制备的阵列，有细的线（≈50μm）并且仅两端暴露，通常固定于颅骨。在（a）右下锥形电极由 1~4 个微丝封装在一个玻璃吸管尖端里，该尖端含有生长因子。神经细胞的突起（轴突）成为锥形，然后可以由微丝检测尖峰电位。这种传感器基本上集成到了皮层里。（Kipke，2004；Vetter 等，2004）

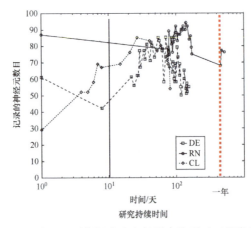

图 16.6 在 83 天、154 天和 514 天期间由多电极平台阵列对三只猴子记录的神经元数目

注：在定义的时间内（日志表的时间）记录每只猴子，然后停止数据采集。请注意，在第一周，神经元数目的增加和减少不同于记录和计数的波动以 10% 的阶顺序经常发生，偶尔有较大的上升或下降的变化。还请注意，延迟期间第一个和最后一个实验的数据采集，神经元的数量大致相同。这表明在猴子的大脑皮层通过 iBCI 阵列可以长时间记录大量的信号。（摘自从 Suner 等，1999）

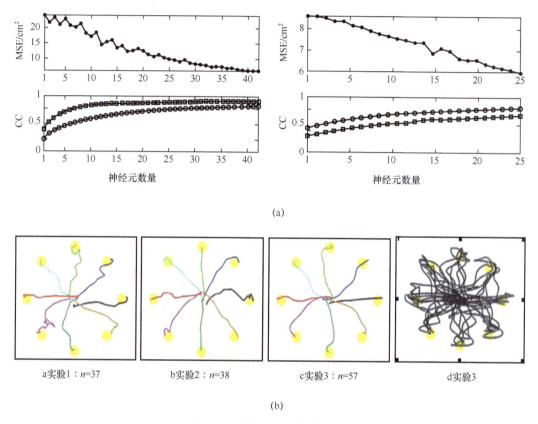

图 16.7 采用 iBCI 系统的控制

注：(a) 从小群的 M1 神经元解码运动（Wu 等，2006）。这些图显示成功解码中心出任务中手臂到达运动（见图 16.3），其中两只猴子作为所用神经元数目的函数。上面板显示偏离于理想（直的）路径的均方误差，较低的面板显示作为神经元数目函数的互相关系数。取决于猴子，表现（性能）似乎是约 25~40 个神经元的渐近线。(b) 面板 a~c 显示了在一个从中心出的任务中，该任务要求将光标从中心保持区移动到外围的目标，从四肢瘫痪患者的一群 M1 神经元得到的平均解码轨迹。对所有要做的运动，不断重复动作（不中断），但为清晰起见，只显示向外的路径。面板 d 显示一个实验的每一条路径。（数据和图来自 Kim 等，2008）

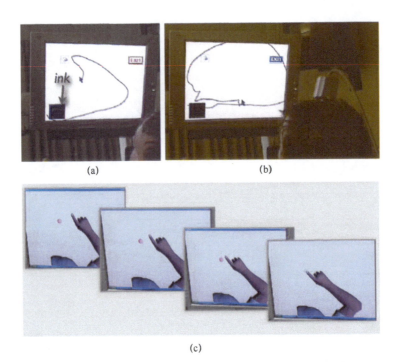

图 16.8 利用"脑门(BrainGate)"神经接口系统控制光标

注:(a)、(b) 两个试图通过四肢瘫痪患者用想象的手臂动作用光标(箭头)画一个圆。由 M1 皮层神经元群记录的神经活动控制光标。运动从黑色方块(作为一个墨水池)开始,并由光标的线末端显示。在第一个试验中,参与者避免移动光标到橡皮(左上)而无法完成画圆。在同一个实验随后的尝试中,没有额外的练习,该主题避免了橡皮,并成功地产生了一个完整的循环。(来自 Hochberg 等,2006)。(c) 神经控制虚拟的功能性电刺激(Functional Electrical Stimulation,FES)系统。该面板说明了在四肢瘫痪患者利用虚拟 FES 系统神经控制期间产生的运动,虚拟 FES 系统建模电流 FES 系统控制瘫痪手臂的所有特征。在这种情况下,指尖位置由模拟的 FES 系统控制,该系统基于四肢瘫痪患者 M1 神经元活动得到的命令驱动四肩和两肘肌肉模型。用户能够把指尖移动到放置在一个随机屏幕位置上的红点。在最右边的面板,到达目标并变为白色。这说明采用 iBCI 阵列记录的神经元活动驱动 FES 系统的可能性,FES 系统激发因脊髓损伤、中风或其它中枢病变而瘫痪的肌肉。(来自 Chadwick 等,2011)

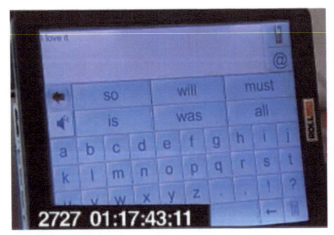

图 16.9 四肢截瘫患者使用基于 iBCI 通信接口的例子

注:计算机显示一个按字母顺序排列的键盘并实现按照输入的字母预测单词(Rolltalk 系统,abilia,瑞典)。当想象手运动时,解码运动想象的神经活动,利用解码结果移动光标到字母或单词来选择字母,然后用想象的手挤压选择这个位置。句子 "I Love it" 已输入以响应询问用户对该系统的意见。(来自 Hochberg 实验室,获得许可)

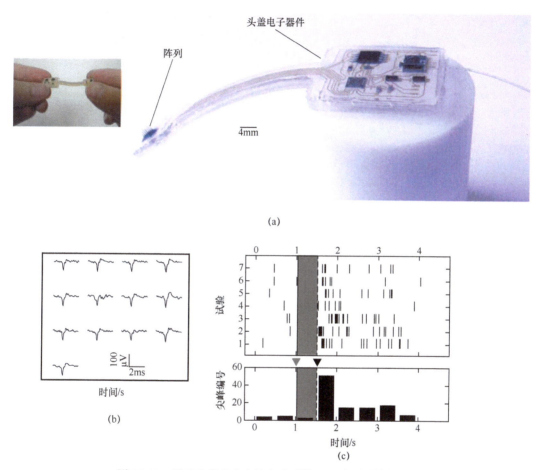

图 16.10 用于人类的完全植入式无线 iBCI 阵列系统的原型

注：(a) 一个 96 通道、芯片规模的前置放大器和模拟多路复用器，直接安装在阵列平台底座的背面（太小而看不到）。从 100 个微电极采集的信号通过带状电缆传到安装于头骨上方和皮肤下的电子器件衬垫（头盖电子器件）。这些组件滤波信号以产生一个宽带多路复用信号（包括 LFPs 和尖峰脉冲），然后这些数字信号通过安装在一个芯片上的红外激光穿过皮肤而传输。(b) 利用这个系统从猴子 M1 皮层记录的尖峰脉冲波形。皮肤上方的接收器检测这些信号，并利用外部的软件和硬件进一步处理（分离、滤波、识别）。(c) 总结在直方图下面的栅格图显示了与手臂动作相关的尖峰脉冲序列的调制，手臂动作发生在红色和蓝色的三角形标记的间隔期间。（图来自 Borton 等，2009；Patterson 等，2004）

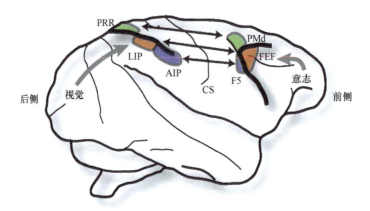

图 17.1 在猴脑中与动作规划相关的顶叶和前运动脑区

注：顶叶和运动前皮层细分为具有不同功能的特定区域。顶叶皮层区（Parietal cortex areas）：PRR（Parietal Reach Region），顶叶到达区（绿色，即手臂到达（Arm reaching））；LIP（Lateral Intraparietal Area），外侧顶内沟区（橙色，眼动（Eye movements））；AIP（Anterior Intraparietal Area），前顶内沟区（紫色，手抓握（Hand grasping））。运动前皮层区（Premotor cortex areas）：PMd（Dorsal premotor cortex），背外侧运动前皮层（绿色，手臂到达（Arm reaching））；FEF（Frontal Eye Field），额叶眼区（橙色，眼动）；F5，运动前区 F5（紫色，手抓握）。功能上相关的区域由直接和相互的解剖投射连接起来（双向箭头，用类似的颜色指示相关的区域）。顶叶区接受强的感觉，尤其是视觉上的输入，运动前区接收有意的输入。中央沟（Central Sulcus，CS）；前端（Anterior）：大脑的前端；后端（Posterior）：大脑的后端

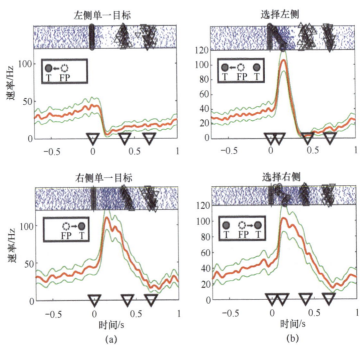

图 17.3 目标选择手臂到达过程中神经元活动的例子

注：(a) 到左或右侧的单一目标试验的活动（见插图）。(b) 在选择试验期间的活动，期间动物选择左侧或右侧的目标（见插图）。每个面板的顶部是一行的点组成的尖峰栅格，表示单次试验的动作电位；底部是一个外周刺激时间直方图，指示平均峰值速率（红色）和 95% 的置信区域（绿色）。横轴上的时间标记指示第一个（T1）和第二目标（T2）出现的平均时间、该运动开始（M）和结束（H）的平均时间。T2 的出现比 T1 有一些延迟以弥补动物的选择偏差。试验对齐于第一个目标（T1）的出现。（图修改自 Scherberger 和 Andersen，2007）

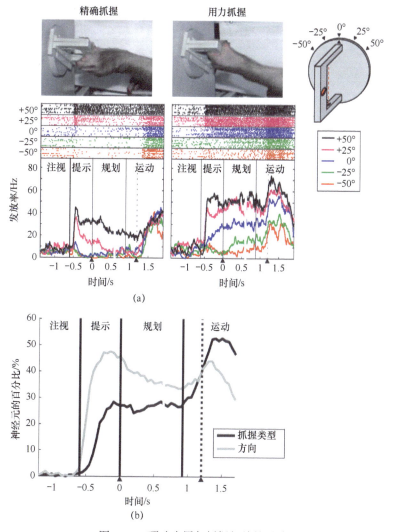

图 17.4 顶叶皮层与抓握相关的活动

注：(a) 延迟的抓握任务期间单个 AIP 神经元的活动，在该任务期间，猴子以精确的抓握（左），用力抓握或握力抓握旋转手柄（右）（画在最右边）。精确的抓握试验显示在左栏，握力试验在右栏。对五个手柄方向中的每个方向（凡例在最右边），用不同的颜色呈现峰栅格和平均发放率。显示的神经元调制于（即发放更多）最右边的手柄方向（+50°）（图中黑色线）和握力。(b) AIP 神经元群（571 个单个神经元）对方向和抓握类型的调制。这些曲线显示了在试验过程中（滑动窗宽度为 200ms，以每个数据点为中心），调制于方向（灰色）或抓握类型（黑色）神经元的百分比（即放电率受影响的百分比）。在 0.6s 之前，数据曲线对齐于提示的结束（箭头标志的 $t=0$ 处）；0.6s 后，它们对齐于运动的开始（箭头标记的虚线）。这种对齐方式的变化由曲线在 0.6s 时的中断指示。（图修改自 Baumann 等，2009）

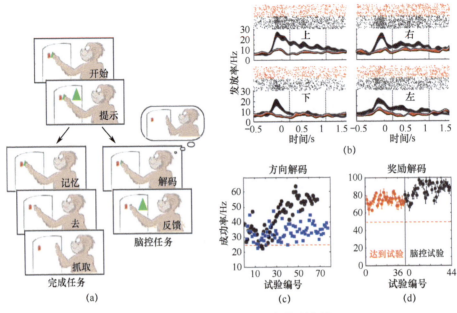

图 17.5 用于神经假肢的认知控制信号

注：(a) 如文中所述的延迟到达任务和脑控任务。(b) 在脑控任务期间一个神经元活动的例子。脑控任务：按照指示的向上、向右、向左和向下并可奖赏橙汁（黑色）或水（红色）的动作任务。在期望喜好的奖励（橙汁，黑色）的试验中，该神经元更活跃。(c) 在随后的两个动物的记录实验中（黑色和蓝色的点），从 4 个可能的目标解码预期的运动所得的整体成功率。虚线：机会水平 (25%)。这两个动物都用经验提高了它们的表现。(d) 三个动物的 36 个到达（红色）和 44 个脑控（黑色）实验中，离线解码期望的奖励（即果汁或水）得到的成功率。误差线指示了通过交叉验证获得的标准偏差。虚线：机会水平 (50%)。（改编自 Musallam 等，2004；许可来自 AAAS）

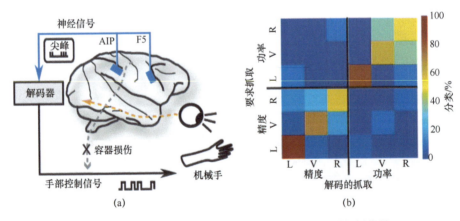

图 17.6 解码记录自猕猴 AIP 和 F5 脑区神经元的手抓握信号

注意：(a) 解码原理图。对于瘫痪患者，运动指令不能再从大脑传递到运动的效应器（虚的灰色线）。可以通过直接在大脑中（蓝色垫）的神经记录并在外部处理从而绕过这种缺失。(b) 混淆矩阵（见正文）指示了从 80 个永久植入 AIP 和 F5 的电极解码抓握方式（用力和精确抓握）以及抓握方向（向左倾斜 (L)，垂直 (V)，或向右倾斜 (R)）的性能。数据显示了一个在线解码实验的结果，该实验大约有 180 个解码试验。如果解码性能是完美的，那么 100% 的试验将对齐于从左下角到右上角的对角线。这里的对角线显示了所有 6 个条件下 72% 的平均性能。（修改自 Townsend 等，2008 和 2011）

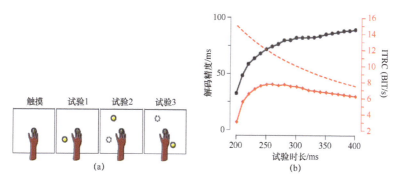

图 17.7 在快速的假肢 – 光标试验期间信息传输速率容量

注：(a) 三个假肢 – 光标试验的序列。动物把它的手放在板上（触摸）之后，一个目标（实心圆）出现（试验1），解码有意的（预期的）到达运动，并且把光标（试验2，虚线圆圈）放置在预测位置的屏幕上。如果预测的位置是正确的，下一个光标试验将立即启动，一个新的目标出现新的位置（试验2，黄色点）。重复这个过程（如试验3）直到总共有三个或更多的假肢 – 光标试验，之后是一个标准的延迟到达试验，允许动物到达目标。如果这个到达试验和之前的假肢试验序列都是成功的，动物收到果汁奖励。在错误的情况下，试验序列中止，并且不提供任何奖励。(b) 不同的试验长度解码精度（黑色曲线）和信息传输速率容量（ITRC）（红色实线），从一个八目标的对照实验进行评估。解码精度随试验长度而增加（在大约250ms开始到达饱和）。约260ms的试验长度时 ITRC 最大，然后下降。理论上的 ITRC（红色虚线）假设所有试验长度有100%的精度。（改编自 Santhanam 等，2006）

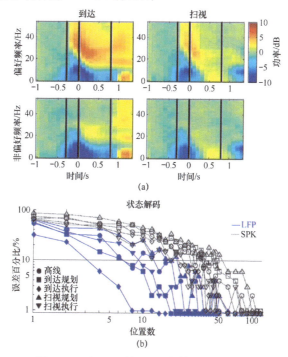

图 17.8 由 PRR 的 LFP 活动解码到达运动

注：(a) 在偏好的（上排）和非偏好的（下排）方向上延迟的到达（左列）和延迟的扫视（右列）运动期间，LFP 活动的神经元群频谱图（来自一组在 PRR 的记录位置的 10~20 个重复试验）。颜色编码表示相对于基线活动（dB）的 LFP 功率。垂直线标志提示的开始、规划和运动期间。（每个记录位置的偏好方向由 25~35Hz 频段的调制来确定）。图中显示的数据表明，在规划和执行独立于运动的方向期间，低频成分（0~15Hz）编码了运动类型（到达与扫视）（即注意偏好和非偏好方向的频谱之间在低频率部分的相似性）。在更高的频率（15~50Hz），LFP 也反映了运动方向（即注意偏好和非偏好方向的频谱之间在高频率部分的差异）。(b) 采用 LFP（蓝色）或脉冲活动（黑色）解码五种行为状态。行为状态为基线（圆圈）、到达规划（方形）、到达执行（菱形）、扫视规划（朝上的三角形）和执行（向下的三角形）。采用 LFP（蓝色）对行为状态的解码性能始终比采用神经元脉冲活动（黑色）的较好（即有较小的百分比错误）。（改自从 scherberger 等，2005）

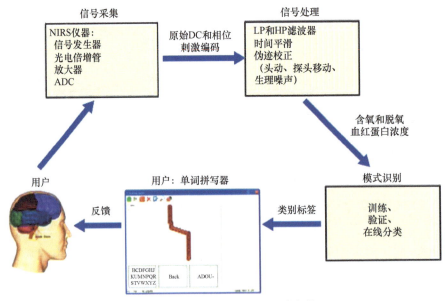

图 18.1 基于 fNIRS BCI 的基本架构

注：由脑区确定的配置（这些脑区产生 BCI 利用的信号），把一对或多对光源和探测器（见图 18.2（b））定位在用户的头上。通过 fNIRS 仪器采集、放大和数字化直流（Direct-current，DC）振幅和相位值，然后进行预处理（即通过滤波和伪迹剔除算法），并根据 Beer-Lambert 定律转换为 oxy-Hb 和 deoxy-Hb 浓度值，最后转换（如通过简单的阈值、线性判别分析或模式分类）为实时输出（如拼写应用程序或设备控制器）。这里的 BCI 输出把单词拼写器里下降的红色光标向左或向右移动，以选择所需的在屏幕底部的选项。ADC（Analog-to-digital Converter）为模数转换器；LP（Low-pass）为低通；HP（High-pass）为高通。（修改和重印许可来自 Sitaram 等，2007a）

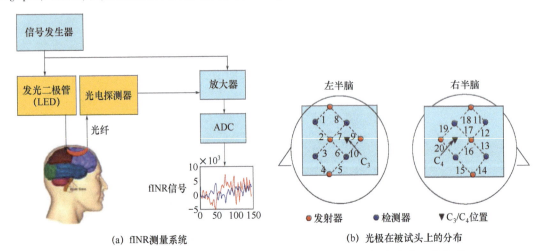

(a) fINR 测量系统　　(b) 光极在被试头上的分布

图 18.2　连续波（CW）fNIRS 系统和一种多通道 fNIRS 光极在头皮上的排列

注：(a) 在连续波（CW）fNIRS 系统中，由一个信号发生器以低的频率（几十千 Hz）不断产生或调制两个或两个以上波长（如 780nm 和 805nm）的光。光以一条曲线路径穿过头皮，并穿过几毫米的大脑上层，该路径有时被称为光子香蕉（见第 4 章）。由光电二极管测量从头部出来的光。在这些波长检测到的光其幅度的变化反映了含氧和脱氧血红蛋白浓度的变化，并用以指示大脑活动的水平。在本例中，图右下方显示的数据（Sitaram 等，2007）是在运动想象期间由一个多通道的 fNIRS 仪器（日本东京，日本岛津公司的 OMM–1000）采集得到，该仪器以 3 个不同的波长（780nm、805nm 和 830nm）运行，采样率为 14Hz，采用 16 位模数转换器数字化（红色是氧合血红蛋白（oxy-HB），蓝色是脱氧血红蛋白（deoxy-Hb））。(b) 一种多通道 fNIRS 光极在头皮上的排列。光极安装在运动皮层上面被试头部的左、右两侧（即靠近国际 10–20 系统的 C_3（左半球）和 C_4（右半球）位置）。一对相邻的发射器和检测器光极形成一个通道（虚线）。在所显示的排列中 4 个发射器和 4 个探测器在头部的每一边得到 10 个通道（编号为 1~10 和 11~20）。（修改和重印许可来自 Sitaram 等，2007b）

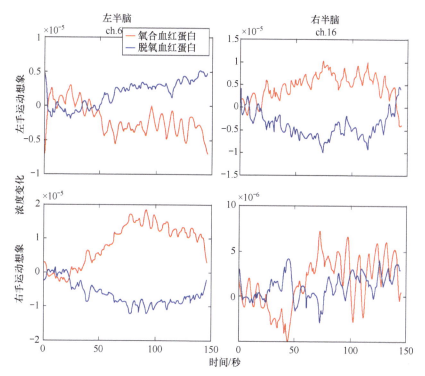

图 18.3 在同侧（与运动的手在同一侧）和对侧运动皮层运动想象期间 BOLD 响应

注：该图显示了从一个被试执行左手和右手运动想象平均响应的左右半球信号样本。在运动想象对侧运动皮层侧的通道（右上和左下）显示出激活（即氧合血红蛋白增加和脱氧血红蛋白下降）。在运动想象同侧运动皮层上的通道（左上和右下面板）显示或者一个类似的、但较小的响应（右下面板）或者一个相反的响应（左上面板）。（修改和重印许可来自 Sitaram 等，2007b）。所有图的 Y 轴显示摩尔浓度的变化（红色表示氧合血红蛋白；蓝色表示脱氧血红蛋白）。

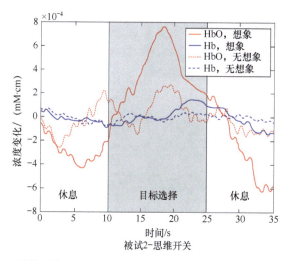

图 18.5 在"思维开关（Mindswitch）"系统中通过运动想象进行目标选择期间
右侧运动皮层的血液动力学（BOLD）响应的功能近红外光谱（fNIRS）检测

注：显示了 10 个试验的平均响应。运动想象期间被试的氧合血红蛋白（HbO）水平增加（HbO：oxy-Hb；Hb：deoxy-Hb）。（转载自 Coyle 等，2007，获得许可）

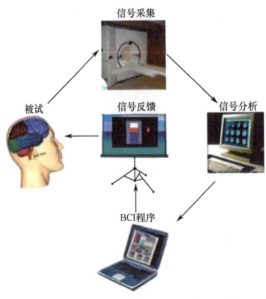

图 18.6 基于 fMRI 的脑-机接口系统可以看作是一个闭环控制系统

注：采用传统的回波平面成像（Echo Planar Imaging，EPI）序列或其变体之一采集健康被试或患者的全脑图像。由于 BOLD 效应，对测量的血流动力学响应进行预处理以校正伪迹（如头部运动）。信号分析子系统完成统计分析并生成功能图。可以不同的方式或模式（如视觉和听觉信息）和各种可视化方法把反馈呈现给被试（如采用如图所示的图形化温度计呈现一个或多个感兴趣的脑区（Regions of Interest，ROI）的不同的活动水平，或用功能地图，一个或多个选定的感兴趣脑区的不断更新的平均活动曲线，或采用如虚拟现实等增强的接口）

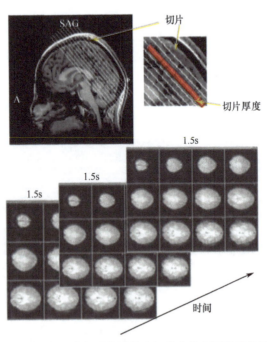

图 18.7 在实时功能磁共振成像测量中切片定位和图像采集的一个说明

注：用对被试初始的 EPI 参考扫描定位切片。这个例子中，在矢状面视图中定位 16 个切片，并显示了切片厚度和片之间间隙厚度。（数据来自作者的实验室）

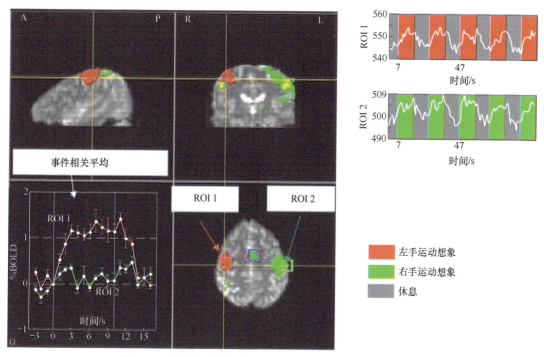

图18.8 从两个感兴趣的脑区（ROI）在线产生BOLD信号

注：ROI1（红色）是在右侧的初级运动皮层，并由左手运动想象激活（右上角顶图中红色标示的时间段）；ROI2（绿色）是在左侧初级运动皮层，由右手运动想象激活（右上角底图中绿色标示的时间段）。被试利用基于fMRI的BCI反馈获得有意调控的BOLD信号。图像的左侧是大脑的右侧（影像学定位）。A，前；P，后；R，右；L，左。（数据来自作者的实验室）

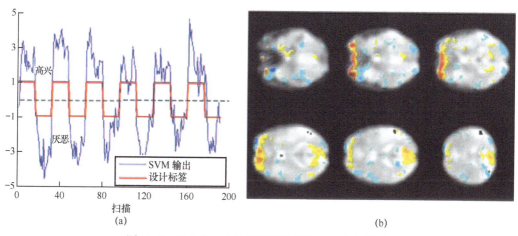

图18.9 二分类一个被试的两种情绪（快乐和厌恶）

注：(a) 在线支持向量机（SVM）输出。(b) 效应图：黄色/红色描绘可区分快乐状态的像素，而用蓝色/绿色描绘厌恶条件的像素。这六个图像表示了单个被试大脑的切片。大脑的激活（彩色）是多次情感想象试验时采集的fMRI信号多变量分析的结果。（改编自Sitaram等，2010）

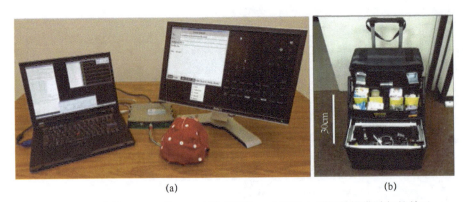

图 20.1 一种基于 P300 的 BCI 家用系统和一个紧凑小巧的易携带随行的单元

注：(a) 目前 Wadsworth 基于 P300 的 BCI 家用系统。组件包括一个笔记本计算机、一个八通道脑电放大器（Guger 科技公司）、一个电极帽（电－帽国际）、一个 20 寸显示器和若干连接电缆。(b) 一个小巧紧凑的易携带随行的 BCI 评估单元；该设计易于安装、拆分和存储所有必要的硬件和物资

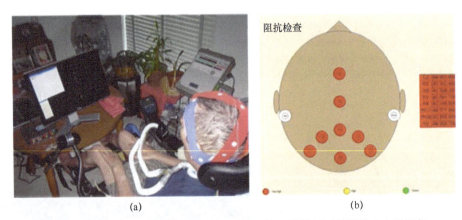

图 20.2 运行中的沃兹沃思 BCI 家用系统和护理者使用显示器检查电极阻抗

注：(a) 一个患有肌萎缩侧索硬化症（Amyotrophic Lateral Sclerosis，ALS）的严重残疾人在他的家里使用沃兹沃思脑－机接口（BCI）系统。他戴了一个改进的八通道电极帽。(b) 红色点是八个记录电极的位置。当所有的位置变成绿色时，电极阻抗足够低，护理者可以启动 BCI 使用

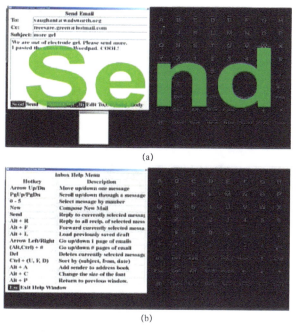

图 20.3 基于 P300 的 Wadsworth BCI 家用系统应用于电子邮件

注：(a) 右边是标准的 8×9 矩阵，能够控制任何可以用键盘操作的基于 Windows 的程序。左边是 BCI 用户刚刚起草和发送的一个电子邮件，绿色"发送"给用户确认，"发送"命令已被确认和执行。该消息下面的小窗口是一个能够提高写作速度的可选的预测拼写功能。(b) 左边是帮助菜单，可以从矩阵（右边）底部一行的第四列选择单词"帮助"来访问。此菜单列出了可以通过其他的矩阵选项来执行的命令。（本书第 12 章完整地解释在这里用到的基于 P300 脑–机接口方法）

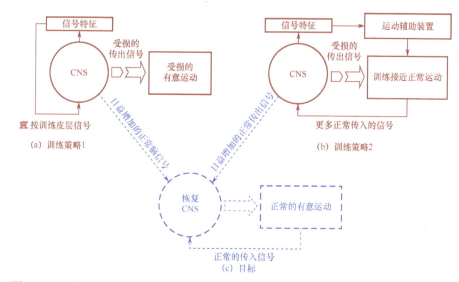

图 22.1 两个基于 BCI 的策略：用于促进和引导能改善运动功能的中枢神经系统可塑性

注：(a) 训练策略 1 将特定的脑信号特征转换为一种操作（如光标移动）并利用该操作作为反馈给训练患者以产生更多正常的大脑信号。这里的假设是产生这些更多正常信号的可塑性也将恢复更多正常的中枢神经系统功能，因此将改善运动控制（c）。(b) 训练策略 2 使特定的脑信号特征激活运动辅助设备，这种设备在运动任务期间可以补偿患者受损的神经肌肉控制。这里的假设是，通过改善运动性能，这种辅助将产生更多正常的能诱导中枢神经系统可塑性的感觉输入，该种可塑性可以恢复更多正常的运动控制（c）。总之，策略 1 试图使大脑信号正常化，并期望这样的正常化将伴随着改善的运动功能，而策略 2 利用脑信号来辅助神经肌肉控制，期望更好的运动性能产生更多正常的感觉输入将诱导改善神经肌肉控制的可塑性。（图修改自 Daly 和 Wolpaw，2008）

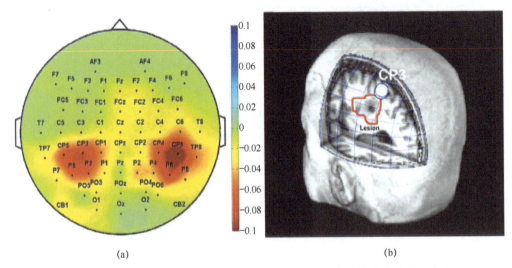

图 22.3 （a）21～24Hz 感觉运动节律（SMR）活动幅度变化的地形分布和
（b）CP3 电极到左半球病变（画轮廓的区域）的关系

注：图 22.3（a）21～24Hz 感觉运动节律（SMR）活动发生于被试试图伸展右手食指。变化显示为有正负之分的 r^2（试图伸展手指占幅度总方差的百分比）。变化急剧集中在受损的（左）与未受损的（右）半球（分别是 CP3 和 CP6 电极）的手区。负的 r^2 值表明，尝试手指伸展时，在这些位置的幅度明显降低。（b）CP3 电极直接位于损伤区。（转载许可来自 Daly 等，2009）

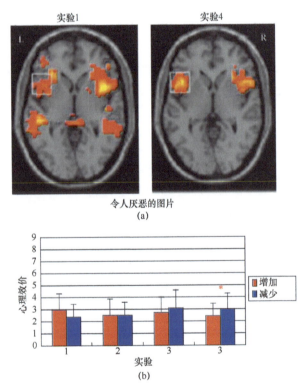

图 22.5 （a）基于 fMRI 的 BCI 训练健康被试脑岛左前部的 BOLD 信号，第一个和最后一个时间段的群组统计参数图。（b）对于令人厌恶的图片，其心理效价（介于 1 和 7 之间的值表示对这幅画的厌恶程度）的比较评级（均值和标准差）。红色条是在上调训练块期间的评级，蓝色条是在下调训练块期间的评级。（图修改自 Caria 等，2010）

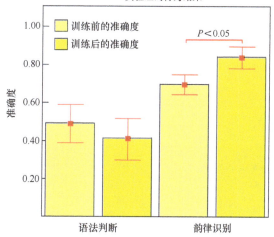

图22.7 右侧额下回（Right inferior frontal gyrus，rIFG）（Brodman区45）BOLD信号上调的行为效果

注：该图显示在BOLD反馈训练前后，语法判断和韵律识别的平均精度水平（±1 SE（标准误差））。只有韵律识别观察到显著的改善（即识别情感的语调）（双面Wilcoxon符号秩检验，$p<0.05$）。（修改自Rota等，2009）

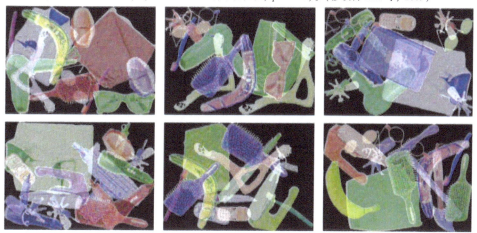

图23.2 用于检测任务的X射线图像实例

注：上一行显示了三个不包含武器的手提箱，而下一行显示了三个包含武器（即机枪、刀和斧头）的手提箱。（来自Blankertz等，2010）

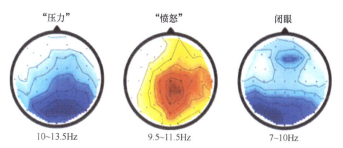

图23.5 一个被试情绪状态为"压力"和"愤怒"下，（较高频段的）α波段功率的地形图（减去基线）

注：为了进行比较，（较低频段的）α波段功率的地形图显示为闭眼状态。请注意闭眼状态显示了情感状态下在不同频带中的调制。这些地形图在它们空间上的聚焦点是不同的

559

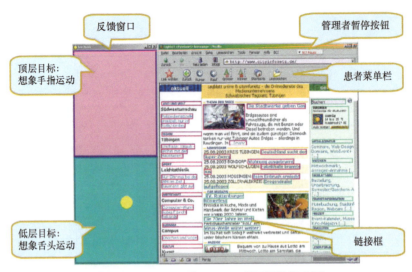

图 23.6　基于 BCI 的 Nessi 互联网浏览器截图

注：在左边，用户观察由两个运动想象任务（如想象手指运动与想象的舌头运动）产生的脑－机接口控制信号的反馈。在一系列的基于想象选择两个选择项，用户沿二叉树到达一个单一的链接。（来自 Bensch 等，2007）

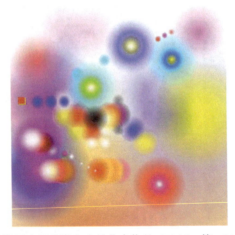

图 23.7　由基于 BCI 的脑绘画应用程序产生的艺术作品（Kubler 等，2008）（图像承蒙 Adi Hosle）

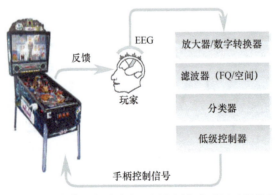

图 23.8　一个基于 BCI 的游戏（在游戏中，用户用左右手运动想象控制一个弹球机）

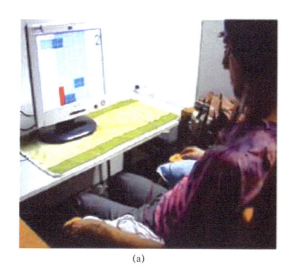 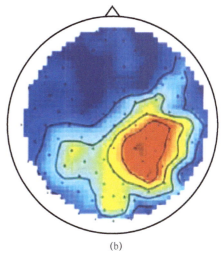

(a) (b)

图 23.9 基于 BCI 的 "俄罗斯方块" 游戏（俄罗斯方块控股，www.tetris.com）

注：(a) 玩家利用左或右手的运动想象，分别相左或右移动下落的方块，利用心理旋转顺时针旋转方块，利用脚的运动想象使其下降更快。(b) 与心理旋转相关的 18~24Hz β 频带的去同步（即功率降低）的地形模式。这种去同步（红色）表明了皮层的激活。右顶叶的聚焦活动与文献中的报道一致（Ditunno 和 Mann，1990），但看到正文中关于相反发现的讨论。（照片和地形图来自一个探索性实验，该实验由柏林 BCI 研究组的个人通信进行）